中国中医药年鉴

周谷城题

国家中医药管理局 主办

中国中医药出版社 承办

《中国中医药年鉴》编委会 编

中国中医药出版社

二〇〇五年·北京

图书在版编目（CIP）数据

中国中医药年鉴.2005/《中国中医药年鉴》编辑委员会编.—北京：中国中医药出版社，2005.12

ISBN 7-80156-919-9

Ⅰ.中…　Ⅱ.中…　Ⅲ.中国医药学-2005-年鉴　Ⅳ.R2-54

中国版本图书馆CIP数据核字（2005）第142676号

责任编辑：芮立新　高欣

ISBN 7-80156-919-9

9 787801 569196 >

中国中医药出版社出版
北京市朝阳区北三环东路28号易亨大厦16层
邮政编码：100013
传真：64405750
三河市宏达印刷有限公司印刷
各地新华书店经销

*

开本　880×1230　1/16　印张25　彩页4.125　字数1007千字
2005年12月第1版　2005年12月第1次印刷
书　号：ISBN 7-80156-919-9/R·919　册数1000

*

定价：85.00元
网址　WWW.CPTCM.COM

社长热线　010 64405720
购书热线：010 64065415　010 84042153
京工商广临字朝2002-17号

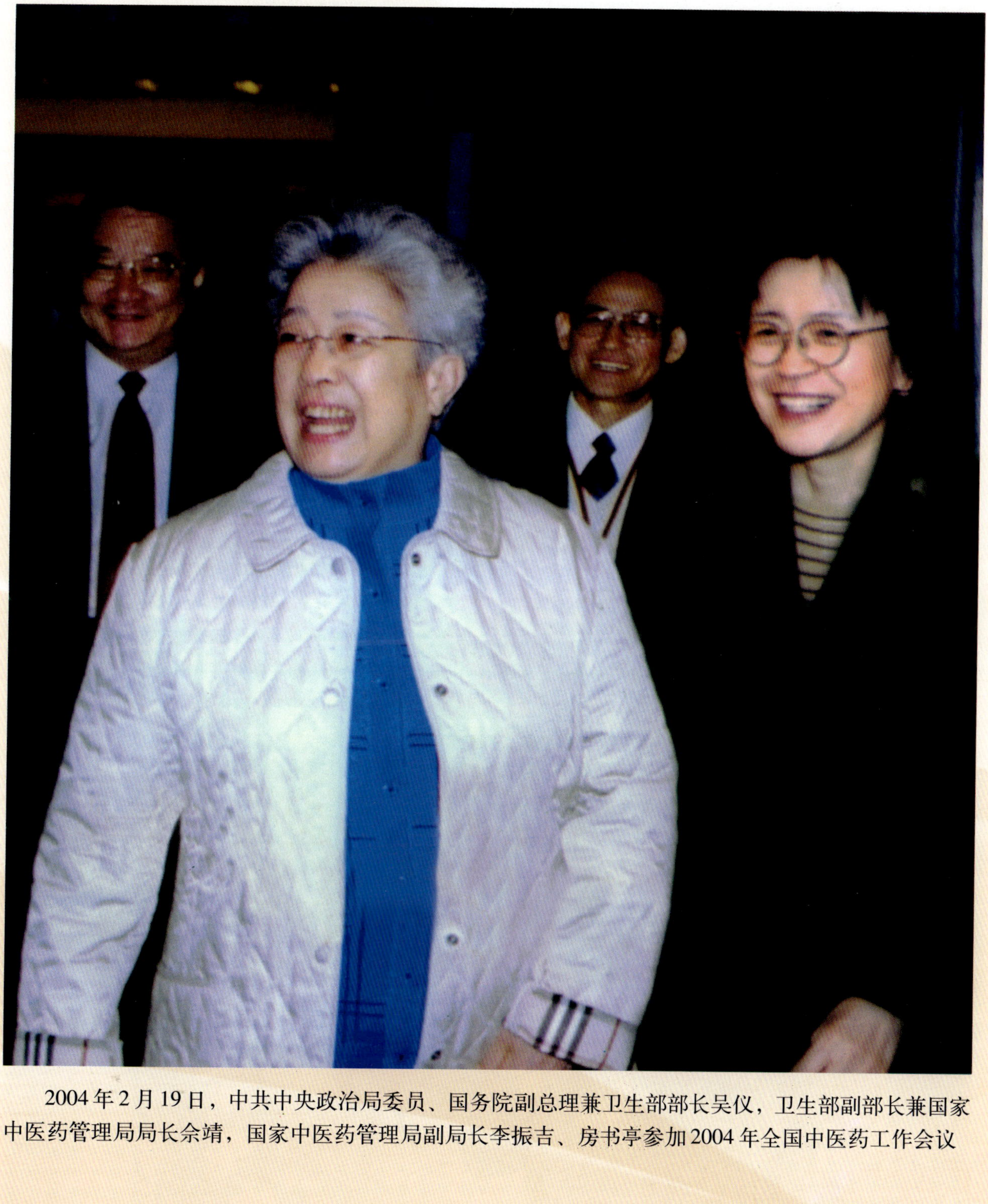

2004年2月19日，中共中央政治局委员、国务院副总理兼卫生部部长吴仪，卫生部副部长兼国家中医药管理局局长佘靖，国家中医药管理局副局长李振吉、房书亭参加2004年全国中医药工作会议

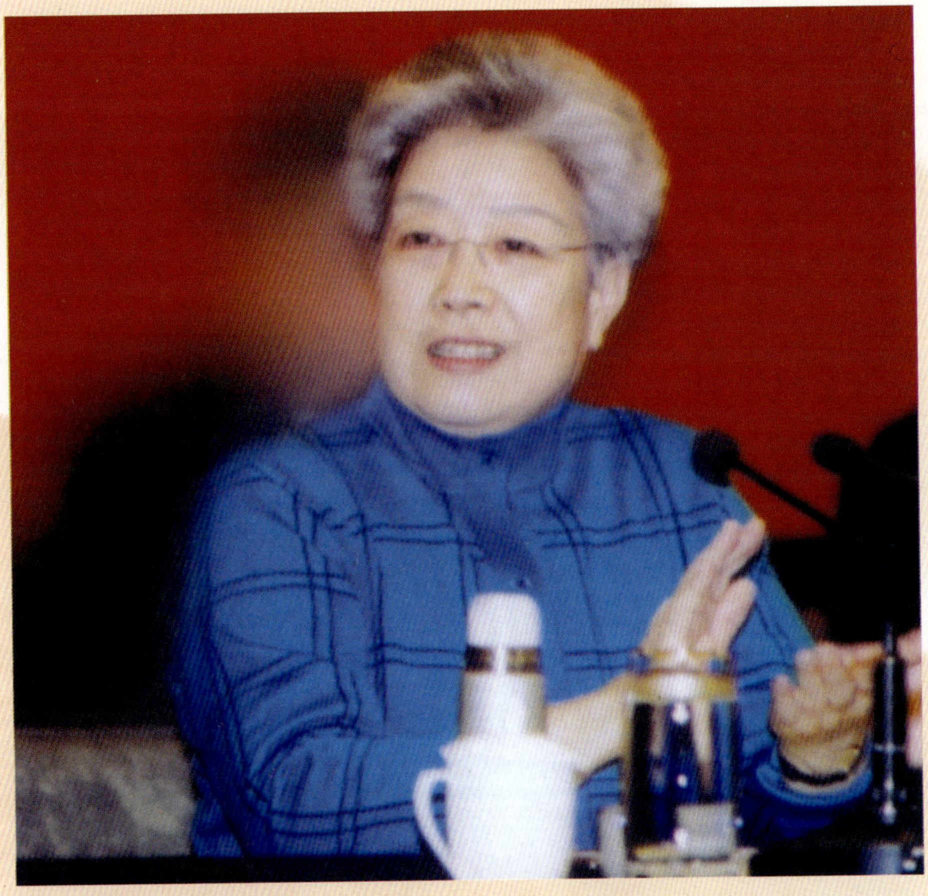

中共中央政治局委员、国务院副总理兼卫生部部长吴仪出席2004年全国中医药工作会议，并发表重要讲话

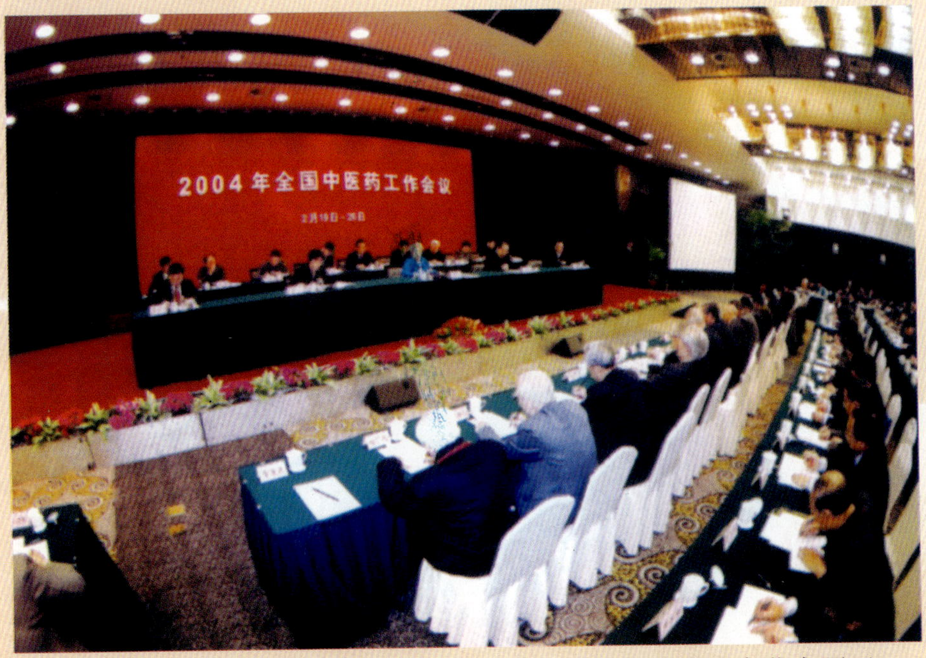

2004年2月19日～20日，2004年全国中医药工作会议在北京召开

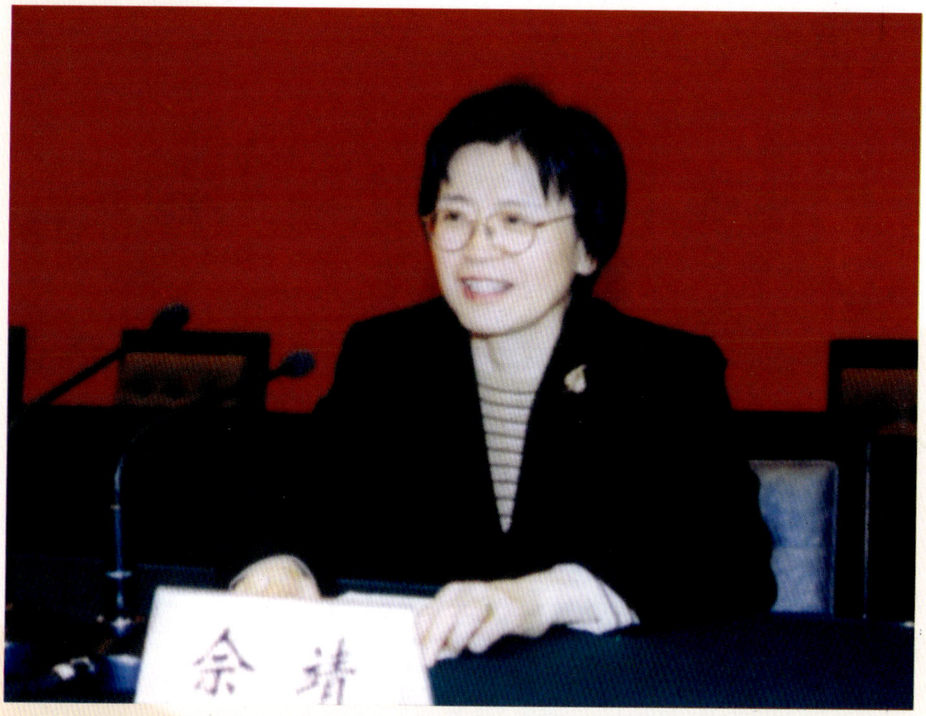

卫生部副部长兼国家中医药管理局局长佘靖在2004年全国中医药工作会议上作题为“统筹兼顾 锐意改革 大力发展中医药事业”的报告

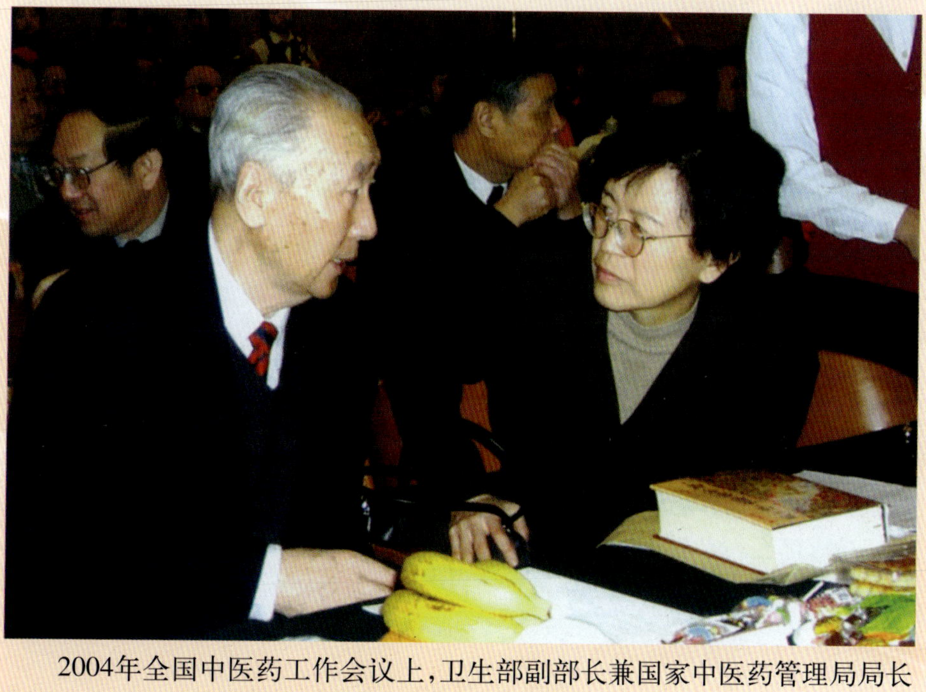

2004年全国中医药工作会议上，卫生部副部长兼国家中医药管理局局长佘靖与国家中医药管理局原副局长田景福亲切交谈

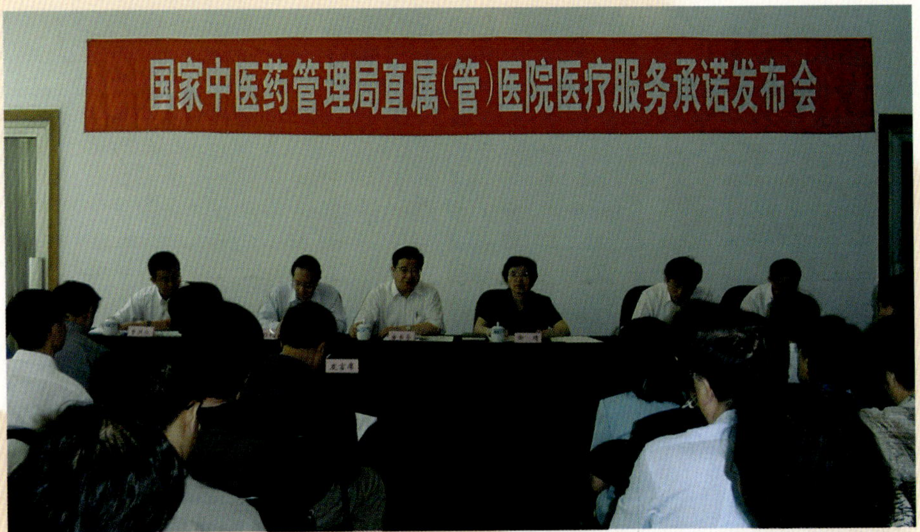

2004年6月2日，卫生部副部长兼国家中医药管理局局长佘靖，国家中医药管理局副局长房书亭、于文明参加局直属（管）医院向社会公开医疗服务承诺发布会

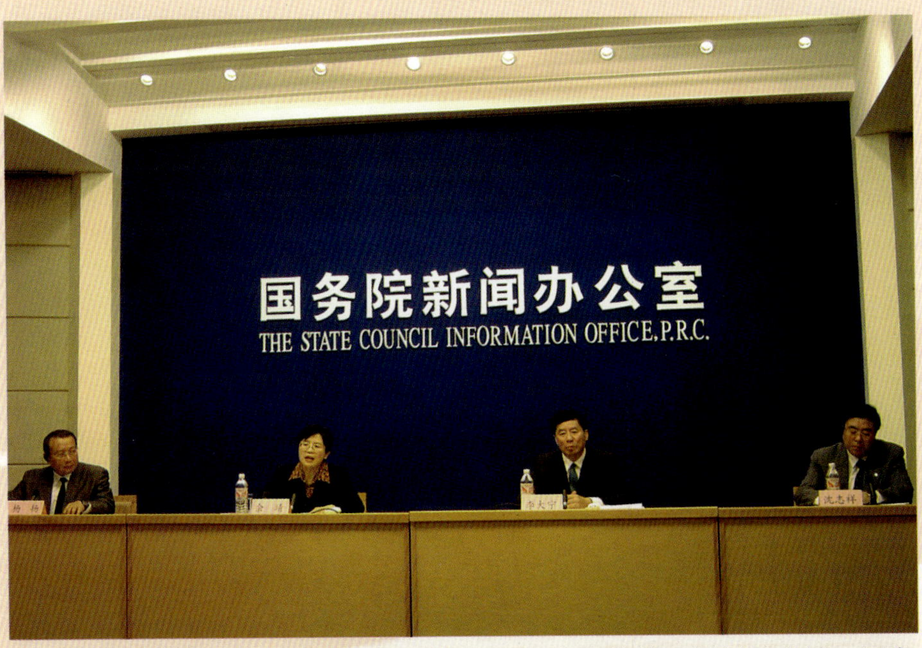

2004年10月8日，卫生部副部长兼国家中医药管理局局长佘靖，国家中医药管理局人事与政策法规司司长李大宁、国际合作司司长沈志祥等出席国务院新闻办公室新闻发布会，国务院新闻局副局长杨扬主持了新闻发布会

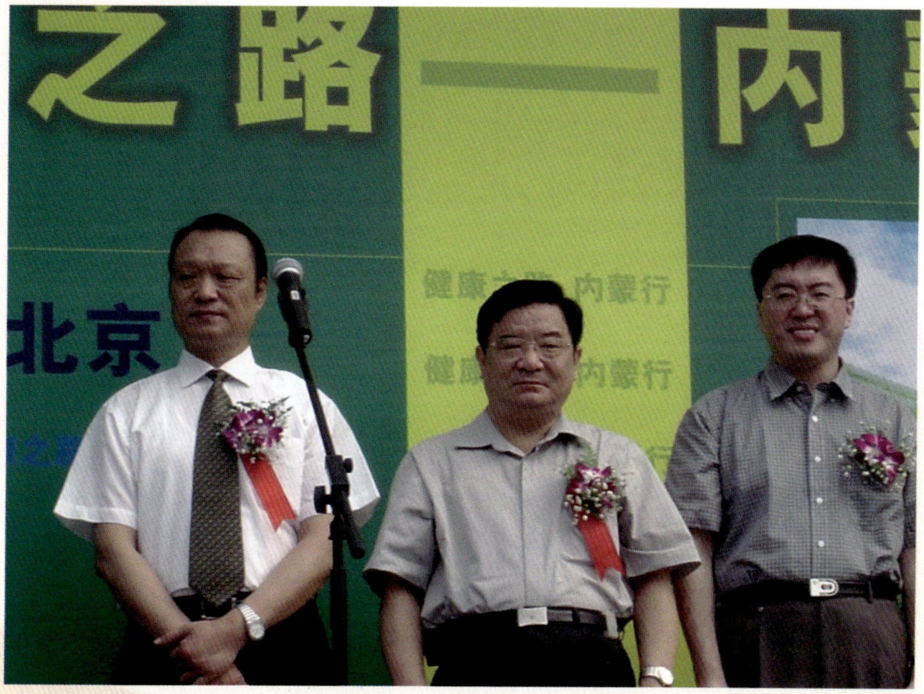

2004年7月23日，由卫生部、国家中医药管理局、农工民主党中共委员会、北京市卫生局、中央电视台共同主办的“健康之路——内蒙行”活动在中央电视台举行出发仪式。国家中医药管理局副局长房书亭出席了出发仪式

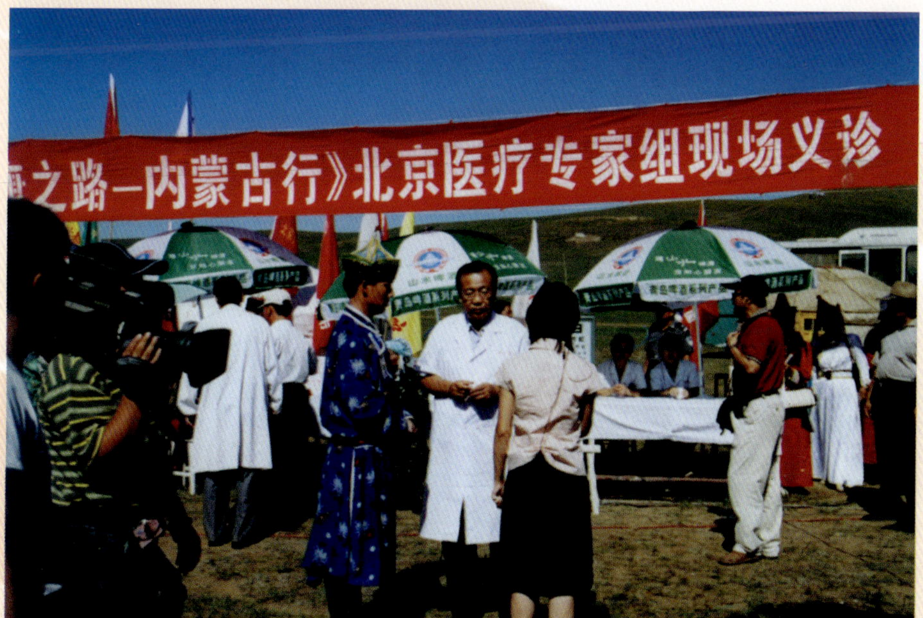

“健康之路——内蒙古行”北京医疗专家组在内蒙为当地群众现场义诊

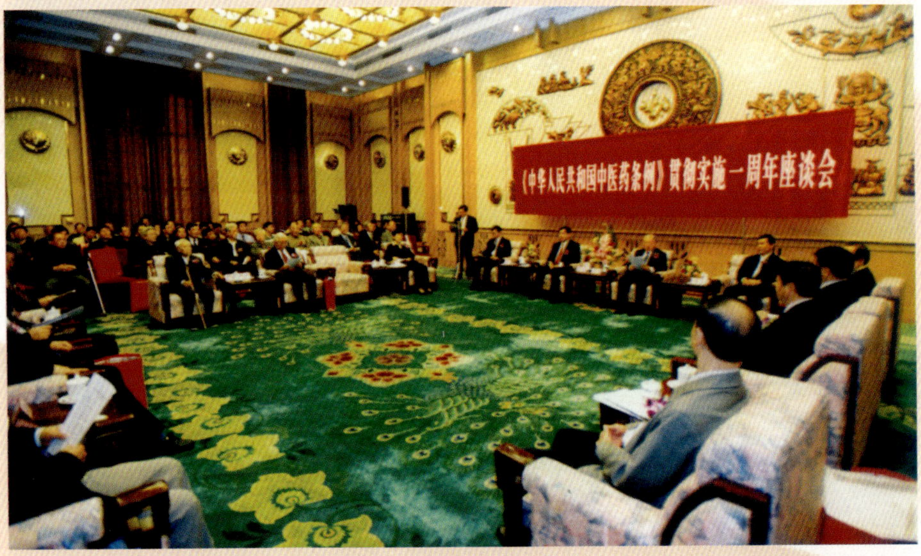

2004年10月11日，卫生部、国家中医药管理局、国务院法制办公室在北京人民大会堂联合举办《中华人民共和国中医药条例》贯彻实施一周年座谈会

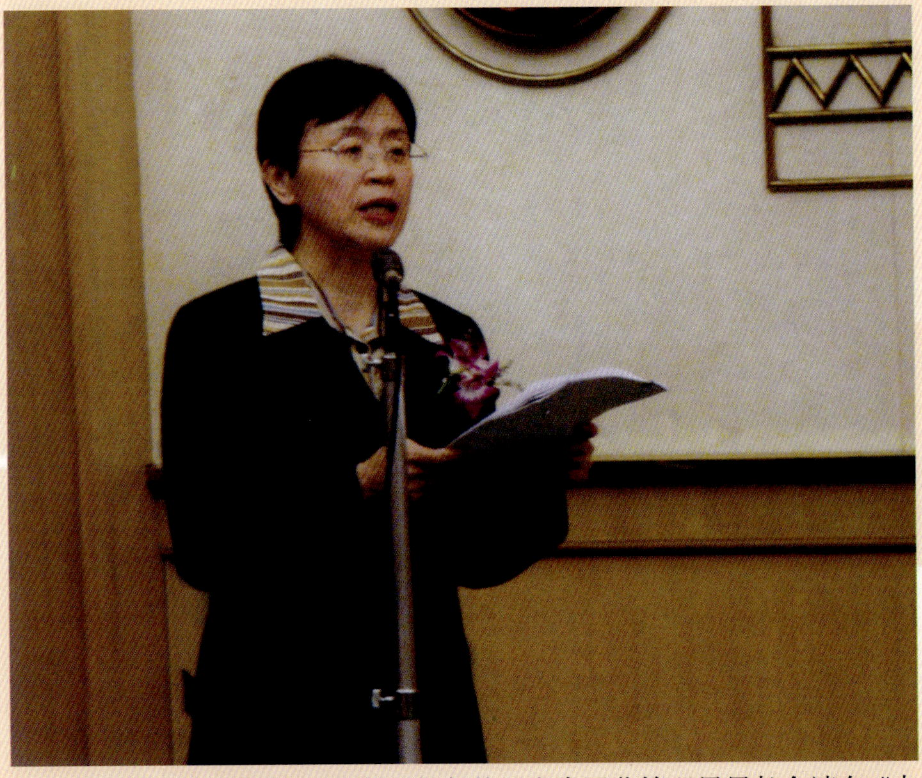

2004年10月11日，卫生部副部长兼国家中医药管理局局长佘靖在《中华人民共和国中医药条例》贯彻实施一周年座谈会上讲话

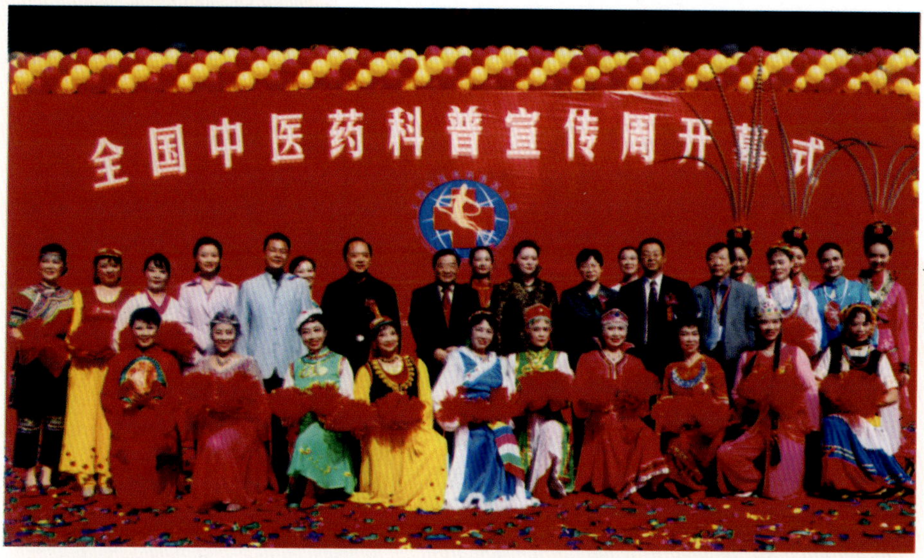

2004年10月12日，由卫生部、国家中医药管理局、国务院法制办、中央电视台联合举办的“全国中医药科普宣传周”在北京中山公园举行开幕仪式

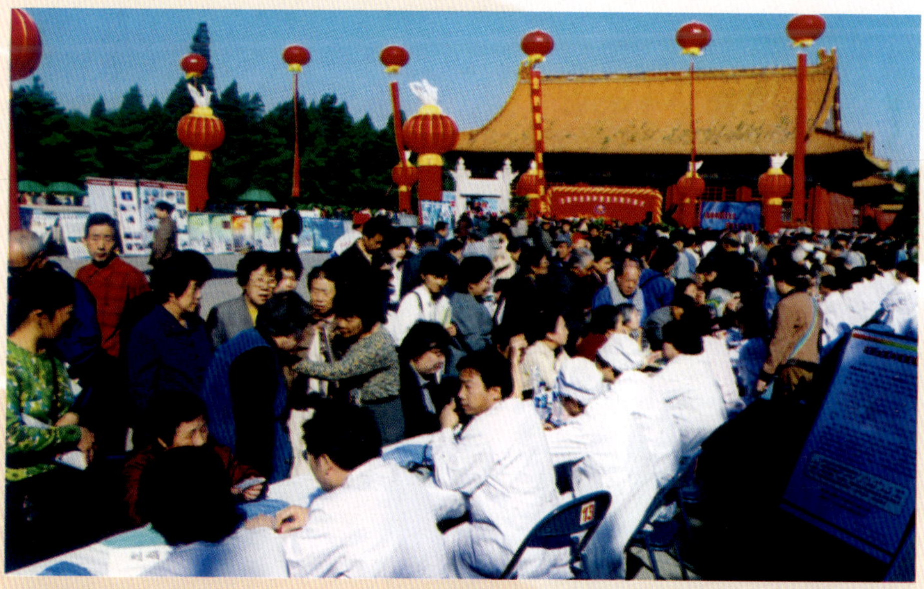

2004年10月12日，在全国中医药科普宣传周开幕式现场，来自北京市的31家中医、中西医结合、民族医医院和综合医院中医科的中医专家为群众义诊

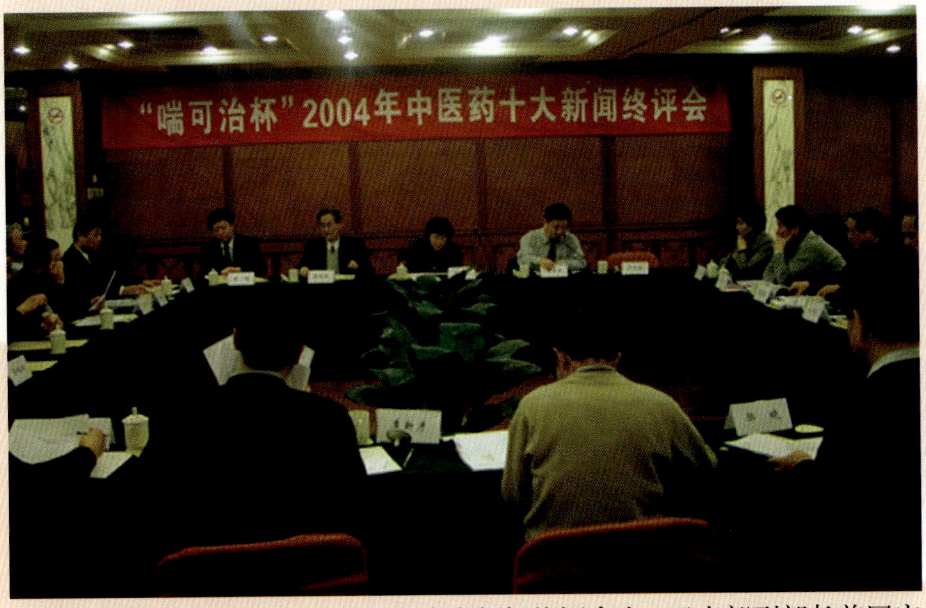

在“喘可治杯”2004年中医药十大新闻终评会上，卫生部副部长兼国家中医药管理局局长佘靖，国家中医药管理局副局长李振吉、房书亭、吴刚及有关专家在评审十大中医药新闻

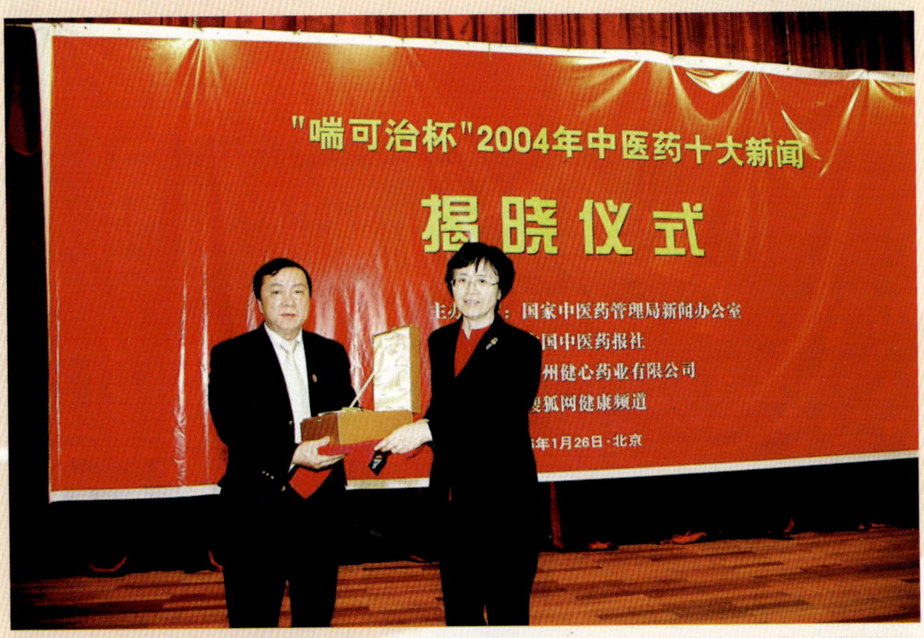

在“喘可治杯”2004年中医药十大新闻揭晓仪式上，卫生部副部长兼国家中医药管理局局长佘靖为广州健心药业有限公司颁发协办单位奖杯

《中国中医药年鉴》（2005）编委会

《中国中医药年鉴》(2005)特约编辑

陈　伟　国家中医药管理局办公室综合处处长
张恒有　国家中医药管理局人事与政策法规司政策法规研究室调研员
严华国　国家中医药管理局医政司干部
周景玉　国家中医药管理局科技教育司干部
朱海东　国家中医药管理局国际合作司副处长
周登峰　总后卫生部医疗管理局助理
曹　云　中国中医研究院办公室主任
陆　静　中国中医药报社办公室主任
李秀明　中国中医药出版社办公室主任
朱　桂　中华中医药学会办公室主任
刘　穗　中国中医药科技开发交流中心办公室主任
郭静华　中国传统医药国际交流中心综合处处长
穆利华　国家中医药管理局台港澳交流中心办公室副主任
张治强　国家中医药管理局中医师资格认证中心办公室主任
骆永玲　北京市中医管理局办公室副处级调研员
王福菊　天津市卫生局主任科员
姜建明　河北省中医药管理局
刘　浚　山西省卫生厅中医管理局主任科员
于连云　内蒙古自治区卫生厅中蒙医处处长
徐东年　辽宁省卫生厅中医处主任科员
孟庆彬　吉林省中医药管理局办公室副主任科员
靳万庆　黑龙江省中医管理局副局长
刘文选　上海市卫生局中医处助理调研员
李　郁　江苏省中医药局主任科员
王　颖　浙江省中医药管理局办公室主任科员
王继学　安徽省卫生厅中医管理局
林秀明　福建省卫生厅中医药管理处处长
程兆盛　江西省卫生厅中医处处长
乞蔚国　山东省中医管理局副局长
樊英戈　河南省中医管理局综合处科员
张志由　湖北省卫生厅中医处主任科员
彭中华　湖南省中医管理局主任科员
肖纹绮　广东省中医药局主任科员
黎甲文　广西壮族自治区卫生厅中医管理处助理调研员
邢伯茹　海南省卫生厅中医处科员
吕克潜　重庆市卫生局中医处正处级调研员
罗　建　四川省中医药管理局办公室主任
周　茜　贵州省中医管理局主任科员
赵　勇　云南省卫生厅中医处副处长
德　吉　西藏自治区藏医药管理局主任科员
黄　斌　陕西省中医管理局助理调研员
张红伟　甘肃省中医管理局科员
黄立成　青海省中藏医药管理局局长
黄　萍　宁夏回族自治区卫生厅中医药管理局宣传干事
赵新建　新疆维吾尔自治区卫生厅中医民族医药管理处助理调研员
李春梅　大连市卫生局中医处副处长
郭永斌　宁波市卫生局中医处科员
孙　健　厦门市卫生局中医处处长
汪运富　青岛市中医管理局助理调研员
廖利平　深圳市卫生局中医处处长

编 写 说 明

《中国中医药年鉴》是由国家中医药管理局主办，综合反映中国中医药工作各方面情况、进展、成就的史料性工具书。《中国中医药年鉴》前身为《中医药年鉴》，1989年更名为《中国中医药年鉴》，自1983年起已连续出版21卷。本卷为2005卷（总22卷），收编内容截至2004年底。

本卷分为14个部分：1. 重要会议报告；2. 政策法规；3.2004年重点工作；4. 工作进展；5. 国家中医药管理局直属机构；6. 地方中医药；7. 中药工作；8. 解放军中医药；9. 中医药院校；10. 学术团体与社会团体；11. 机构与干部；12. 大事记；13. 中医药统计；14. 附录。

工作进展部分下设7个专栏：（1）医政管理；（2）科研管理；（3）教育管理；（4）规划财务管理；（5）国际交流与合作；（6）新闻出版；（7）行风建设。

统计部分数据系由国家中医药管理局办公室发布（不包括香港、澳门特别行政区及台湾省数据）。

《中国中医药年鉴》编辑部

2005年7月

《中国中医药年鉴》(2005)理事单位

张伯礼　天津中医学院院长
陶功定　山西中医学院院长
赵清树　内蒙古医学院中蒙医学院院长
王　键　安徽中医学院党委副书记、副院长
陈宝贵　天津市武清区中医医院院长、党委书记
张淑琴　河北省黄骅市中医院院长
杨关林　辽宁中医学院附属医院院长
刘沈林　江苏省中医院院长
王建敏　浙江省杭州市余杭区中医院院长
黄　进　山东省潍坊市中医院院长、党委书记
石鹤峰　河南省中医药研究院党委书记
樊方桂　湖南省常德市第一中医院院长
李　强　甘肃省中医院院长
崔朝阳　甘肃省天水市中医医院院长
宋广军　新疆生产建设兵团奎屯中医院院长

目　　录

重要会议报告

政 策 法 规

2004 年重点工作

(一)《中华人民共和国中医药条例》贯彻实施情况

(二) 抗击“非典”

工 作 进 展

（一）医政管理

（二）科研管理

（三）教育管理

（四）规划财务管理

（五）国际交流

（六）新闻出版

（七）行风建设

国家中医药管理局直属机构

地方中医药

中药工作

解放军中医药

中医药院校

学术团体与群众团体

（一）总部设在中国的中医药国际组织

（二）全国性学术团体与社会团体

机构与干部

（一）中医药管理机构

（二）中医药界人物

大 事 记

中医药统计

（一）中医药期刊

（二）中医资源

（三）中医医疗机构运营与服务

（四）中医教育

（五）中医药科研

附 录

（一）地方性学术团体与社会团体

（二）香港、澳门特别行政区和台湾省中医药

（三）国外中医药

重要会议报告

重 要 会 议 报 告

吴仪副总理在2004年全国中医药工作会议上的讲话

（2004年2月19日）

按照国务院的规定，我不应该出席今天的会议，佘局长也没有向我发出邀请，但是，我主动要求参加这个会，而且要讲话，我就是想以这样的实际行动支持中医药事业的发展。首先，我代表国务院，对会议的召开表示热烈的祝贺！向与会的全体同志，并通过你们向全国中医药行业的同志们致以亲切的问候！

这些年来，在卫生部、国家中医药管理局和地方各级党委、政府的领导下，在各有关部门和社会各方面的支持下，中医药行业广大干部职工认真学习邓小平理论和“三个代表”重要思想，贯彻落实卫生工作方针和中医药政策，中医药事业取得了发展，在医疗卫生工作中发挥了不可替代的重要作用，为保障广大人民群众的身体健康作出了重大贡献。特别是在去年抗击“非典”期间，按照党中央、国务院的决策部署，中医药战线广大干部职工全力投入抗击“非典”的战斗，为取得抗击“非典”斗争的阶段性胜利作出了积极贡献。在此，我向广大中医药工作者表示崇高的敬意，对你们为发展中医药事业、提高人民健康水平所做的努力和贡献，表示衷心的感谢！下面，我就中医药工作谈5点意见。

一、充分认识中医药的地位、作用和前景

在现代医学科学快速发展的影响下，社会上甚至中医药行业内对中医药的认识是有差异的。我以为，中医药学是我国人民在长期的劳动、实践和与疾病斗争的经验积累中，逐步形成的独特而系统的科学理论和诊疗方法，凝聚着中华民族的智慧，是中华民族的优秀传统文化，是我国卫生事业的特色和优势。从战国开始成于西汉时期的《黄帝内经》，奠定了中医学理论基础；东汉时期《伤寒杂病论》、《金匮要略》提出了临床系统诊断方法，开创了辨证论治先河；明清时期以《温疫论》、《温热论》、《温病条辨》等著作为代表的温病学说，标志着中医学在急性传染病及危重感染性疾病的理论和治疗方面取得较大进展；明代李时珍所著《本草纲目》总结了明以前历代本草的经验和大量宝贵的医学资料，其中对药物的分类，尤其是生物的分类具有划时代的意义。这些不仅给后人留下了宝贵的医药学财富，而且对人类防治疾病和医学科学的发展都产生了极为重要的影响。千百年来，中医药在重大疫病流行时期都发挥了重要作用，挽救了无数人民群众的生命，为中华民族的繁衍生息、日益强盛发挥了十分重要的作用。新中国建立以来，中医药取得了前所未有的大发展，截至2002年底，全国共有县及县以上中医医院（包括中西医结合和民族医医院）2864所，病床27万余张，绝大多数综合医院也都设有中医、中西医结合或民族医科，中医门诊服务量约占门诊服务总量的1/4；高等中医药院校（含民族医药院校）27所，中等中医药学校48所，独立的中医药科研院所94个；中医执业医师（含助理医师）、执业中药师27万余人，基本形成了中医药的医疗、教学、科研体系，为防病治病、提高广大人民群众健康水平发挥了十分重要的作用。今天，随着人类回归大自然愿望的增强以及崇尚天然药物和传统疗法的兴起，中医药发展方兴未艾，并已经传播到世界120多个国家和地区，受到各国人民的欢迎。这一切说明，中医药事业已经成为我国卫生事业的重要组成部分，中医药为人类健康作出了卓越的贡献，对世界文明的进步产生了积极影响。

新中国成立以来，党和国家高度重视中医药事业的发展，逐步制定、形成了一系列保护、扶持和发展中医药的方针政策。我国将发展传统医药写入《中华人民共和国宪法》，为中医药发展提供了根本的法律依据。国家成立了专门的中医药行政管理机构，为中医药发展提供了有力的组织保障。党的三代领导人对中医药工作都作出过许多重要指示和论述，强调祖国医药学是一个伟大的宝库，应当努力挖掘，加以提高；强调中医不能丢，必须保存和发展，特别是要为中医创造良好的发展与提高的物质条件；强调要坚持中西医并重的卫生工作方针，中医、西医互相补充，共同发展，为人民群众提供更加完善有效的医

疗保健服务。以胡锦涛同志为总书记的新一届中央领导集体对中医药事业也十分重视，多次强调要充分发挥中医药在防病治病中的作用。新一届政府成立以来，一如既往地支持中医药事业的发展。在防治“非典”工作中，为充分发挥中医药作用，国务院广泛听取专家意见，进行专题研究，作出具体部署。《中华人民共和国中医药条例》是本届政府组成后公布的第1部行政法规，并已于去年10月1日正式实施，为进一步发展中医药事业提供了法制保障。

当前，中医药正面临新的发展前景。一是医学模式由单纯生物医学模式向生物－社会－心理医学模式转变，这与中医药学的整体观念、辨证论治等本质特征以及注重社会环境、心理因素的观念相一致。二是疾病谱的变化、医源性和药源性疾病的增加都预示着中医药应该更为广泛地参与疾病防治，为解决当代医学疑难问题提供更多手段。三是随着生活水平的提高和健康观念的转变，人民群众对健康水平和生活质量有了更高的追求，养生保健意识不断增强，中医药在养生保健方面所具有的独特优势，完全符合人们的现实需求；四是我国社会呈现老龄化的发展趋势，老龄群体对运用中医药防治老年病十分信任(我本人就非常相信中医)，对中医药的需求日益扩大。五是世界经济全球化、文化多元化的新格局，为中医药更广泛地走向世界提供了良好的机遇。这些都为中医药事业的发展搭建了新的舞台，提供了广阔的空间，展示了更加美好的前景。

我们一定要从中医药的历史地位、现实作用和发展前景等方面，充分认识做好中医药工作的重要意义，振奋精神，埋头苦干，扎实工作，努力促进中医药事业的发展。

二、坚持继承创新，促进改革发展

新中国建立以来，特别是改革开放20多年来，中医药事业得到很大发展，成绩是巨大的。但在新的时期，面对新的形势、新的任务，中医药在发展中还存在一些不适应的地方，出现了一些新的问题，例如，思想观念还不适应形势的发展，改革和发展的思路还不很清晰，体制机制改革还比较滞后。在当今世界经济竞争日趋激烈、科学技术飞速发展的形势下，中医药的创新发展比任何时候都显得更为紧迫和重要。逆水行舟，不进则退，不改革就没有出路，不创新就没有生存的空间。要树立科学的发展观，坚持中医药继承创新，绝不能丢弃好的，也不能拒绝新的。要切实继承和发扬中医药的科学内涵、学术本质和特色优势，同时要积极利用现代科学技术，丰富和发展中医药的理论和实践。要用更博大的胸怀、更宽广的视野、更开阔的思路提高认识，大胆实践，勇于探索，走出一条中医药健康快速发展的路子来。

要坚持不懈地推动中医药的理论创新。当前和今后一段时间，要在对中医药理论系统整理的基础上，加强中医药学术和理论规范研究，重点开展脏腑经络理论、辨证论治理论、方剂配伍理论等基本理论的深入研究，加强对中医药预防保健、养生康复理论和技术的挖掘整理和推广运用。

要努力推进中医药现代化。要加强对中医药现代化战略的研究，进一步明确阶段目标，把握方向，突出特色。当前要重点抓好中医药标准化、规范化研究，抓紧制定一批国家标准和行业标准，以标准化带动现代化。

要继续推进中药现代化，加强中药创新基地的建设、中药发展关键性技术的研究、中药产品创新、优势产业培育和中药资源保护和可持续利用。国务院批准的《中药现代化发展纲要》对推进中药现代化提出了原则要求，明确了政策措施，要认真地贯彻落实。

要切实推进中医现代化。中医在诊断治疗、预防保健、养生康复等方面积累了非常丰富的经验，要在中医理论的指导下，在不断实践的基础上，借鉴、运用现代科学理论和技术手段，对既有的经验进行系统总结，制定科学的评价方法和技术标准，逐步实现中医诊疗的规范化，促进中医的现代化发展。

要加强中医与中药的结合，中医理论和临床实践是中药研发的基础和源泉，中药要在中医理论指导下应用，才能更好地发挥疗效。既要高度重视中医现代化发展，又要切实加快中药现代化发展，实现中医中药相互促进、协同发展。

民族医药在保障人民群众身体健康方面也发挥着重要作用，要认真做好挖掘、整理、总结、提高工作，大力促进其发展。

要主动适应市场经济的要求。中医药行业要面向市场，面向临床，面向生产实践，进一步树立市场意识，积极推进中医医疗机构和科研体制改革，探索建立适应社会主义市场经济体制要求的新的中医药发展机制。

要以中医药特色优势为根本，根据市场需求，大力实施品牌战略，把名院、名科、名医的文章做大，扩大中医的社会影响，优化中医资源配置，为社会提供优质中医服务；要把名厂、名店、名药的文章做大，以诚信和质量培育新的经济增长点，为社会经济发展作出贡献。同时，要强化知识产权意识，加强对中医药知识产权的保护，鼓励创新，扩大竞争优势，促进学术创新和技术进步。

要加快推进中医药国际化。一是要实施“走出去”战略，积极鼓励和支持中医药在外办医办学，援外医疗队中要有中医药人员，能够提供中医药服务。二是要“请进来”，为国外培训中医药人才，不断扩大中医药在国际上的传播面；还要积极学习、吸收、运用国际最新的科学技术成就和先进的管理经验，增强中医药的创新发展能力。三是要在国际上宣传和推广中医药标准规范，提高中医药对外交流与合作的质量和水平，保持我国在世界传统医药界的领先地位。四是要加强与WHO等国际组织及政府间的交流与合作，同时进一步拓宽中医药的民间交流，努力扩大中医药的国际影响。

三、进一步发挥中医药的作用

在基本医疗方面。中医药在治疗常见病、多发病，特别是某些疑难重病方面，有很多独到之处，有着广阔的服务空间。

在应对突发公共卫生事件方面。要将中医药纳入突发公共卫生事件医疗救治体系中，充分发挥中医、中西医结合在应对突发公共卫生事件中的作用。

在农村卫生工作方面。在广大农村地区，中医药有着深厚的群众基础，中药资源十分丰富。要从我国广大农民对医药费用的承受能力还很有限的实际出发，充分发挥中医药诊疗手段简便、成本相对低廉的优势，积极推广农村中医药适宜技术，加强城市中医医疗机构对农村的支援，更好地发挥中医药在农村初级卫生保健和新型合作医疗中的作用。在少数民族集中居住的农村和偏远山区、牧区，还要注意发挥民族医药的作用，要高度重视民族医药的发展。

在社区卫生服务方面。社区卫生服务具有综合、便捷、低廉、持续的特点，治疗的病种以慢性病、老年病为主，中医药在这方面有着鲜明的优势，在社区卫生服务中具有广阔的发展前景。

在预防保健方面。当前，我国城乡主要死亡疾病已由解放初期的各种传染性疾病转变为慢性非传染性疾病。中医药在防治慢性非传染性疾病方面有着悠久的历史和丰富的经验。

四、切实加大对中医药事业支持的力度

近几年来，在开展城镇医药卫生体制改革、实施区域卫生规划、发展社区卫生服务、建立城镇职工基本医疗保险制度、发展农村卫生事业、实施农村初级卫生保健第2个10年规划纲要、加强公共卫生体系建设等各项工作中，国家都结合中医药工作的实际，为促进中医药事业的发展，明确了有关政策，采取了具体措施。但是，实际工作中，这些政策、措施在一些地方没有得到全面贯彻落实，比如在区域卫生规划中，不仅没有把中医药作为需要加强的领域，反而认为中医药资源过剩；在实施城镇职工基本医疗保险制度改革中，没有把符合规定的中医医院院内制剂纳入给付范围，等等。我们都在讲中医药是国粹，要努力保护，加以提高，但是不给予积极支持，连起码的政策都不落实，又谈何重视，谈何保护，谈何提高。这必须引起我们的高度重视，要坚决落实好既有的政策，把对中医药的支持落实到行动上来。同时，要不断研究制定新的有利于中医药发展的政策，要进一步在以下方面予以加强。

一是要把中医药的发展列入公共卫生体系建设规划，乃至国民经济和社会发展的整体规划中，从指导思想、发展目标、主要任务、重点项目、政策措施等方面加以明确，使中医药事业在公共卫生建设、国民经济和社会发展中具有应有的位置。要坚持中西医并重、共同发展，切实解决好忽视甚至偏废中医药发展的问题。

二是国家和地方各级政府要加大对中医药基础设施建设的投入，特别是中西部地区中医与民族医机构的建设、重点中西医结合医院建设和公共卫生体系中的中医医院建设。要加大对中医药科研和人才培养的投入，对中医药标准与规范建设、中医药重大基础理论研究、中药资源的保护和可持续利用、中医古典文献的抢救与整理、农村中医药实用人才的培养等给予支持。国家和地方实施重大卫生项目，要充分利用中医药资源，发挥其特色和优势，统筹考虑，一并安排。

三是要制定和完善中医药事业发展中相关经济政策，当前要重点研究中医药技术服务的价格政策，充分体现中医药的技术劳务价值；研究城镇职工基本医疗保险和新型农村合作医疗制度中的中医药服务给付政策，以引导患者积极利用中医药服务。

四是起草制定和施行与中医药相关的法律法规，要充分体现中医药的特点，积极鼓励和扶持中医药的发展。在中药、民族药的新药审批中，要制定区别于审批西药的标准。

五是要进一步重视中医药管理体制建设，省级中医药管理部门要充分发挥作用，认真履行好职责；省级以下卫生行政主管部门的中医药工作，要有机构管，有专人抓，切实负起责任来。

推进中医药事业的发展，是各地区、各有关部门的共同责任。卫生部和各级卫生行政主管部门首先要重视起来，把中医药发展摆上重要议事日程，要克服厚此薄彼的现象，像抓西医一样地抓好中医药工作。各有关部门和地方各级政府也要提高认识，高度重视中医药工作，对以上提出的政策性问题要认真研究，努力解决，要加强机构建设，加大投入力度，确保新形势下中医药事业能够持续健康快速发展。

五、中医药系统要加强自身建设

各级中医药行政管理部门要按照建立和完善社会主义市场经济体制的要求，切实转变职能，严格依法行政，强化全行业管理，认真履行好职责。要加强监督管理，当前特别要加强对中医医疗机构、技术和人员准入的管理，加强对中医医疗广告和医疗质量的管理，严厉打击假冒伪劣中药产品，坚决取缔各种非法中医医疗活动。

加强队伍建设是中医药事业发展的重要基础。中医、中西医结合、民族医药专业技术人员间要加强团结，中医药专业技术人员和西医药及从事中医药工作的其他专业技术人员之间要互相尊重，互相学习。在学术问题上，要坚持双百方针，形成宽松和谐的氛围，促进中医药学术繁荣和进步。坚持科学严谨的学风，倡导埋头苦干、潜心研究，力戒浮躁。要提高职业道德素养，继承发扬民族优秀传统医德医风，树立发展中医药事业、做好中医药工作的崇高历史责任感和使命感，恪守职业道德，坚持为人民服务的宗旨，为人民群众提供更好的中医药服务。

要认真贯彻全国人才工作会议精神，大力加强中医药人才培养，全面提高中医药队伍的整体素质，使中医药人才队伍的知识结构、层次结构更加适应中医药事业发展的要求。要培养、造就一批名医、一批优秀的学科带头人、一批优秀的中医药管理者。要继续抓好名老中医药专家学术经验的继承工作和农村中医药实用性人才的培养。要树立新的人才观，鼓励各种人才在各自的领域脱颖而出，为人才的健康成长创造良好的环境和条件。

在新的形势下，中医药面临新的挑战，同时也面临难得的发展机遇，我们要以“三个代表”重要思想为指导，认真贯彻落实党的十六大精神，与时俱进，积极探索，大胆实践，开拓创新，努力开创中医药事业的新局面，为实现全面建设小康社会的目标作出新的贡献。

统筹兼顾　锐意改革　大力发展中医药事业 为维护和增进人民健康做出新的贡献

——卫生部副部长兼国家中医药管理局局长佘靖在2004年全国中医药工作会议上的讲话

（2004年2月19日）

2004年全国中医药工作会议今天开幕了。这次会议的主要任务是，以邓小平理论和“三个代表”重要思想为指导，深入学习贯彻党的十六大和十六届三中全会精神，总结2003年中医药工作，研究部署今年中医药工作。下面，我代表国家中医药管理局讲几点意见。

一、2003年中医药工作的回顾

2003年是很不寻常的一年。复杂多变的国际形势，突如其来的“非典”疫情，频繁发生的自然灾害，使我国改革开放和社会主义现代化建设事业经受了严峻的考验。全国人民在以胡锦涛同志为总书记的党中央坚强领导下，夺取了抗击“非典”斗争的阶段性胜利，取得了令世人瞩目的建设成就。中医药行业在“三个代表”重要思想和十六大精神指引下，开拓进取，团结奋斗，各项工作都取得了新的进展。

（一）中医药在防治“非典”中发挥了重要作用。

抗击“非典”期间，胡锦涛总书记、温家宝总理先后就充分发挥中医药的作用做出重要批示，吴仪副总理专门召开中医药专家座谈会，对中医药参与防治“非典”工作作了重要指示。国家中医药管理局认真贯彻中央领导同志的指示精神，按照中央的统一部署，认真组织，全面指导全国中医药行业参与防治“非典”工作，下发了《关于进一步加强中医药防治非典型肺炎工作的意见》、《关于加强农村中医药防治非典型肺炎工作的通知》等文件，加强了与北京、广东、天津、河北、山西、内蒙古等重点疫情地区的联系，及时沟通信息，协调工作。各省中医药管理部门在当地政府的统一领导下，积极组织中医药力量参与防治“非典”工作。大部分省参加了省级防治“非典”指挥系统，有的省还专门成立了中医药防治“非典”工作领导小组和专家指导组。全国大部分中医医院设立了发热门诊，有的被确立为定点医院。各地相互支援，相互协作，为全国抗击“非典”做出了积极的贡献。广东省中医院积极派专家支援香港特别行政区防治“非典”，产生了积极的影响。

为加强对全国中医药防治“非典”的技术指导，充分发挥中医药的特色和优势，国家中医药管理局先后组织制定了《非典型肺炎中医药防治技术方案（试行）》和《传染性非典型肺炎推荐中医药治疗方案》，下发了《2003～2004年度全国中医药系统防治传染性非典型肺炎工作方案》、《传染性非典型肺炎中医诊疗指南》和《传染性非典型肺炎恢复期推荐中医药治疗方案》。全国13个省（区、市）也积极制定了当地中医药防治“非典”技术方案，这些方案对指导中医药防治“非典”，发挥技术优势，起到了重要作用。各地采用中西医结合方法防治“非典”，取得了积极成效。去年在与世界卫生组织共同举办的中医、中西医结合防治SARS国际研讨会上，世界卫生组织的专家对我国中医药参与防治“非典”进行了分析、评估，做出了中医药防治“非典”是“安全、具有潜在效益”的评价，建议早期、全程、合理使用，认为中西医结合治疗“非典”的成功经验可以作为其他国家防治急性传染病的参考。据不完全统计，“非典”期间，全国有6所中医医院作为收治“非典”定点医院；96所中医医院向93所定点医院派出医护人员2163人次；在5326例内地“非典”确诊病例中，中医药参与治疗3104例，占58.3%。

为加强中医药科学防治“非典”，联合中央、地方、军队等各方面中医药临床科研力量，建立全国科研协作网络，设立临床研究专项，先后组织了21项课题，开展科技攻关。同时，筛选出在改善症状等方面有较强针对性作用的8种中成药，为临床一线医务人员提供技术支持。之后又适时启动了“中西医结合治疗SARS患者骨坏死临床研究”非典型肺炎研究专项。部分省也积极开展了中医药防治“非典”的科学研究。为充分发挥社会各界参与“非典”防治的积极性，及时发布了《受理群众为中医药防治“非典”献方献策管理办法（试行）》，受理函件1 869件，接听来电1842人次，充分吸纳合理建议，为防治“非典”提供参考。

在抗击“非典”斗争中，中医药行业广大干部职工充分发扬救死扶伤的革命人道主义精神，以对人民极端负责的态度，服从大局，勇于奉献，恪尽职守，临危不惧，积极投身防治“非典”的第一线，为挽救患者生命、有效控制“非典”疫情，做出了重要贡献。涌现出一大批如叶欣、段力军、张林国等英雄人物和先进典型，他们用生命谱写了中医药行业广大医务工作者抗击“非典”的颂歌，体现了把人民群众生命安危放在第一位的崇高职业道德和挺身而出、舍生忘死的英雄气概。他们是广大中医药工作者的优秀代表，我们为失去他们而感到悲痛，更为有这样的好同志而感到骄傲。在抗击“非典”取得阶段性胜利的今天，人民不会忘记他们。我们要以他们为榜样，向他们学习，把中医药工作做好，为人民健康做出更大的贡献。

（二）《中华人民共和国中医药条例》正式实施。

2003年10月1日，我国第1部专门的中医药行政法规——《中华人民共和国中医药条例》（以下简称《中医药条例》）正式实施，这是中医药发展史上的一件大事，标志着中医药法制化建设步入了新的阶段。为做好《中医药条例》的贯彻实施，国家中医药管理局认真组织学习，统一思想认识，及时召开全国电视电话会议，下发通知，部署学习宣传贯彻工作；认真组织制定相关的配套文件。各省非常重视《中医药条例》的贯彻落实，湖南、黑龙江、宁夏、上海等省（区、市）政府的领导还在有关会议上就《中医药条例》的贯彻落实发表讲话。全国各地大力开展学习宣传活动，通过举办各类学习班、专题讲座、座谈会，学习领会《中医药条例》颁布实施的重大意义；利用各种媒体，采取系列报道、知识竞赛、文艺晚会、宣传周、宣传月、大型义诊等多种有效形式，掀起了学习宣传贯彻《中医药条例》的热潮。四川省配合《中医药条例》贯彻和地方中医药法规的实施，成立了中医行政执法责任制领导小组，组建中医执法队伍，加强了对中医药的监督管理。《中医药条例》的颁布实施，极大地鼓舞了中医药行业的士气，进一步推动了全国中医药事业的发展。

（三）农村中医药工作进一步加强。

为继续贯彻《中共中央、国务院关于进一步加强农村卫生工作的决定》，2003年国家中医药管理局与卫生部联合下发了《关于进一步加强农村中医药工作的意见》，对农村中医药工作作了全面部署，以指导各地农村中医药工作的开展。

参与全国农村新型合作医疗的试点工作，认真贯彻国务院办公厅转发卫生部等部门《关于进一步做好新型农村合作医疗试点工作的指导意见》，组织探索在新型农村合作医疗试点工作中发挥中医药的作用和优势，努力为农民提供价格比较低廉、质量优良的中医药服务。云南、湖北、浙江、吉林等试点省中医药管理部门积极参与当地新型农村合作医疗试点工作，研究总结有关政策措施，提出了相关工作思路。

在继续做好农村中医工作先进县建设的同时，开展了农村中医工作先进市（地）建设工作，威海等3个地级市成为全国农村中医工作先进市（地）建设单位。截止到2003年底，全国共有先进县101个，先进县建设单位110个。同时，各地也普遍开展了省级农村中医工作先进县建设。

各省中医药管理部门认真落实《中国农村初级卫生保健发展纲要（2001～2010年）》中确定的中医药工作指标，积极配合当地政府，结合本地实际情况，制定具体措施方案。通过中医药相关指标的建立和落实，使中医药在农村卫生工作中的特色和优势得到具体体现。

为进一步加强农村中医药服务功能，国家中医药管理局与卫生部联合下发了《乡镇卫生院中医药服务管理基本规范》。各地积极采取措施，切实加强乡、村医疗机构的中医药业务建设。甘肃等省针对本地区情况，制定了《乡镇卫生院中医科建设标准》、《村卫生所（室）中医药业务建设标准》。各地针对农村常见病、多发病，积极组织筛选、推广农村中医药适宜技术。山东、福建、浙江等地自编教材，组织培训，有效地促进了适宜技术的推广。国家中医药管理局组织开展了四川、湖南等6省农村在职中医药人员的学历教育试点项目和全国农村中医药人力资源现状与需求分析研究，进一步探索农村中医药人才培养规律。

（四）中医医疗机构改革稳步推进。

去年，一些地区在鼓励民营中医医疗机构发展、中医医疗机构股份制改造等方面进行了有益的尝试。广东、上海、江苏等地积极进行了组建医疗集团、所有权与经营权分离的探索。“病人选医生”、“住院费用一日清单”制度得到广泛实行，价格公示制度得到普遍推广，药品集中招标采购的范围进一步扩大。宁夏、青海等省（区）中医医疗机构通过参加药品集中招标采购，药品价格下降20%～50%，减轻了患者的负担。各地进一步加强行业作风建设，完善监督制约机制，严肃查处药品回扣、收受“红包”等违纪行为，促进了行业作风的好转。继续加强医疗服务质量管理，完善各项规章制度，强化“以病人为中心”的服务理念，改善服务态度，医疗服务水平得到进一步提高。

为发挥中医药在社区卫生服务中的作用，国家中医药管理局与卫生部联合下发了《社区卫生服务中心中医药服务管理基本规范》，对社区卫生服务中心中医药业务建设提出了具体要求。与卫生部、民政部共同开展了全国社区卫生服务示范区创建工作，联合制定了《全国社区卫生服务示范区中医药特色补充评估参考标准》，并先期在全国 31 个省（区、市）的 31 个区（市、县）开展了争创中医药示范区建设试点工作。宁波市海曙区、十堰市张湾区、济南市历下区等地围绕社区中医药人才培养、中医药适宜技术推广等问题，积极探索中医药融入社区卫生服务的有效途径，取得了好的经验。

（五）中西医结合、民族医药工作受到重视。

为进一步加强中西医结合工作，国家中医药管理局在深入调查、广泛听取有关专家意见的基础上，下发了《关于进一步加强中西医结合工作的指导意见》，明确了今后一个时期中西医结合工作的指导思想、主要任务和具体措施。并在全国开展了重点中西医结合医院创建工作，确定了 11 所中西医结合医院作为重点建设单位，推动了全国中西医结合工作的进展。中西医结合治疗急腹症和肝纤维化的科学研究取得了新进展。

去年，国家中医药管理局与国家民委共同启动了全国民族医药基本情况调研工作，并在云南组织召开了民族医重点专科建设工作座谈会，认真总结经验，分析问题，研究措施，对下一阶段工作进行了部署。开展了藏、蒙、维等 15 个民族 60 部民族医药文献的整理研究，已完成《布依族医药》等 10 部著作的编辑或出版；76 门藏、蒙、维医药本专科教材编写工作进展顺利，其中 26 门已完成审定，待出版发行。

（六）中医药科技和人才培养得到加强。

努力推进中医药现代化，下发了《关于落实中药现代化发展纲要的通知》，对贯彻落实国务院办公厅转发的《中药现代化发展纲要》提出了具体指导意见和措施，组织完成了《中药产业国际化发展战略研究》，论证了《中医现代化发展战略研究》课题方案，修订了《国家中医药管理局科技项目管理办法》和《实验室分级管理办法》，对全国 158 个中医药科研三级实验室进行了评估。

精心组织重点中医药科研项目的研究，配合科技部启动了“十五”重大科技专项，组织了一批局级重点研究课题，提出了“中医药防治艾滋病研究方案”。去年国家“十五”科技攻关项目“中医药现代化研究与产业化开发”、国家重点基础研究规划（973）项目“方剂关键科学问题的基础研究”取得阶段性成果。

为培养高素质的中医临床人才，启动了“优秀中医临床人才研修项目”，在各省推荐的基础上，通过全国统一考试，选拔了 215 名中医主任医师进行重点培养，为他们成长为高层次的优秀中医临床人才创造条件。全国第 3 批老中医药专家学术经验继承工作进展顺利。中医药远程学历教育发展迅速。启动了西部地区中医药重点学科建设项目。加强了中医药重点学科建设，规范了过程管理，制定了《国家中医药管理局重点学科评估标准体系》。

（七）中医药对外以及与港澳地区交流与合作取得进展。

全国中医药对外交流与合作工作会议的召开，总结了 7 年来中医药对外交流与合作的经验，进一步明确了新形势下中医药对外交流与合作的指导思想，提出了下一步工作的主要任务和措施。

政府间的交流与合作有了新的进展，和乌克兰、摩尔多瓦、埃塞俄比亚等国家签署了传统医药的合作协议，与韩国、日本、挪威等国家进一步扩大了合作领域。通过参加世界卫生大会、世界卫生组织西太区网络地区会议以及会见世界卫生组织官员等重要活动，加强了与世界卫生组织的沟通与合作。国际民间中医药学术组织世界中医药学会联合会在北京成立，进一步拓展了中医药对外交流与合作的民间渠道。

积极参加与香港、澳门特别行政区三地卫生行政高层合作会议，与有关部门配合推动内地与港澳之间在中医师资格认证、中医药科研及中药产业化等方面的交流与合作。

过去的一年，在党中央、国务院的正确领导下，中医药行业经受了考验，增强了信心，锻炼了队伍，各项工作取得了新的成绩。这些成绩，是中央各部门和各级地方党委、政府大力支持的结果，是中医药行业广大干部职工认真实践“三个代表”重要思想、锐意进取、团结奋斗的结果。在此，向给予我们指导、帮助和支持的各部门领导、各省市卫生厅局领导、中医药局领导和中医药行业广大职工表示崇高的敬意和诚挚的感谢。在回顾与总结成绩的同时，我们也应清醒地看到差距和不足，主要是在思想上对中医药如何在参与公共卫生体系建设及应对突发公共卫生事件中发挥作用缺乏研究和准备；农村中医药工作的基础比较薄弱，各项措施狠抓落实还不够；思想还不够解放，中医药改革与发展思路还不够清晰，改革中有关中医药政策没有得到全面落实；中医药特色和优势还未充分发挥，创新能力比较弱。这些问题必须引起我们的高度重视，要进一步解放思想，转变观念，调整工作思路，深化改革，采取切实可行的措施，努力加以解决。

二、认真实践“三个代表”重要思想，转变观念，深化改革，促进中医药事业全面、协调、持续发展

党的十六届三中全会提出了完善社会主义市场经济体制的目标和任务，提出了深化公共卫生体制改革，强化政府公共卫生职能，建立与社会主义市场经济体制相适应的卫生医疗体系的要求，为今后一个时期我国卫生改革与发展指明了方向。当前，随着经济全球化进程加快，科学技术迅猛发展，特别是我国加入世界贸易组织，为我国的卫生事业及中医药的发展带来了良好的机遇。同时，人口的快速增长，尤其是人口的老龄化、环境污染、气候变化、生物威胁、疾病谱的改变等所引发的一系列问题，给人类的健康和生命安全带来了严峻的挑战。面对当前形势和要求，我们要认真实践“三个代表”重要思想，坚持以人为本，树立全面、协调、可持续的发展观，以维护和增进人民健康为目标，明确工作重点，深化改革，加快中医药发展，更好地为人民健康服务。

（一）坚持以人为本，树立全面、协调、可持续的发展观。

十六届三中全会明确地提出了“以人为本”的重要思想。以人为本就是满足人的需要和促进人的全面发展。身体健康和生命安全是人民群众的最基本要求。中医药工作坚持以人为本，就是要通过发展中医药事业，更好地为人民群众健康服务。这就要求我们一定要解放思想，转变观念，从国民经济和社会发展全局的高度，把中医药事业的发展作为卫生事业发展的重要组成部分，把满足人民的需要、维护广大人民的根本利益放在首位，把向人民提供满意的中医药服务作为工作的出发点和落脚点，把维护和增进人民健康作为衡量中医药工作的尺度和标准。越是在深化改革的关键时期，越是在涉及人民群众切身利益的时候，越要本着对人民高度负责的态度，坚持为人民服务。应该说，发展中医药事业与坚持以人为本的根本目标是一致的。我们要认真实践“三个代表”重要思想，坚持以人为本，正确处理好国家、集体、个人三者利益的关系，努力提高中医药在卫生医疗保健体系中的贡献率，为逐步解决人民群众看病难、看病贵的问题做出贡献。

十六届三中全会提出了全面、协调、可持续的发展观，是我国今后一个时期改革开放的指导思想，也是今后一个时期中医药改革与发展的指导思想。树立全面、协调、可持续的发展观，就是要求我们从全局的高度把中医药发展作为有中国特色社会主义卫生事业的优势和特色，作为中华民族优秀文化的重要组成部分，坚持中西医并重，互相合作，互相补充，共同为人民群众提供完善有效的医疗保健服务。要正确处理保护中医药事业发展与加强管理、规范行为的关系；深化改革与促进发展的关系；城市中医药与农村中医药的关系；中医、中西医结合、民族医的关系；中医与中药的关系；中医药养生防病与治疗的关系；突出中医特色与吸收利用现代医学科学技术的关系；中医医疗、教育、科研的关系；做好国内中医药工作和推动其走向世界的关系；中医药发展与资源保护、可持续利用的关系。坚持以维护和增进人民健康为目标，以深化改革和提高防病治病能力为主线，切实做好中医药改革发展的各项工作。

（二）发挥中医药特色和优势，积极参与公共卫生体系建设。

公共卫生是我国卫生事业发展最基础最重要的部分，主要包括改善环境卫生条件、预防控制传染病和其他疾病流行、进行健康教育、培养公众良好的卫生习惯和文明的生活方式、提供基本医疗卫生服务等内容。这些都是中医药可以充分发挥作用的领域。中医药是我国人民长期与疾病作斗争的智慧结晶和经验总结，几千年来，为我国人民防病治病和中华民族的繁衍生息做出了不可磨灭的贡献，并形成了完整的理论体系、独特的诊疗方法和有效方药。新中国成立后，中医药在控制麻疹、乙脑等传染性疾病方面都发挥了重要的作用，在去年防治“非典”的斗争中，也显示出了自身的特色和优势。今天，中医药与现代医学相互补充，共同承担着我国人民的医疗保健任务。因此，在当前加强公共卫生体系建设中，要充分发挥中医药的作用。我们要统一思想，提高认识，创造条件，结合中医药行业的特点，积极参与公共卫生体系建设，提高中医药应对突发公共卫生事件的能力和水平。

公共卫生体系建设重点在农村。当前，我国农村卫生发展滞后，因病致贫、因病返贫的问题依然突出，严重影响了农民的身体健康和生活水平的提高，影响了农民脱贫致富奔小康，农村卫生问题已经成为影响农村经济社会发展的重要因素。中医药在广大农村地区有着广泛的群众基础，长期以来，为保障农民健康发挥着重要的作用。但同时我们也应看到，目前农村中医药的基础条件仍很薄弱，人才缺乏，据调查显示，近年农村中医药服务的比例有所下降，农村中医药的发展还不能与农民的健康需求相适应，这些应引起我们足够的重视。要进一步提高认识，加强领导，采取有效措施，切实把中医药工作重点放到农村，改变农村中医药资源相对薄弱的状况。要多渠道增加对农村中医药的投入，在农村医疗卫生服务体系中，健全农村中医药服务网络，加大农村中医药人才培养力度，增强中医药服务功能。积极探索新形势下加强农村中医药工作的途径和有效办法，充分发挥中医药“简、便、验、廉”的特点，更好地为农民的健康服务。

重大疾病严重威胁人类生命健康，是导致人类死亡的主要原因。人类防治传染性疾病的任务远未完成，防治慢性非传染性疾病的任务又十分艰巨。中医药积极参与公共卫生体系建设，应加强对重大疾病的防治。中医药在防治传染性疾病和慢性非传染性疾病方面有自身的特点，但随着现代医学的快速发展，中医药防治传染性疾病的优势受到严峻的挑战，而在防治慢性非传染性疾病方面的优势又未能得到充分发挥，这些既关系到维护和增进人民健康，又关系到中医药事业的生存与发展。因此，我们要增强危机感和忧患意识，积极开展中医药重大疾病防治，整合全国中医药资源，组织科技攻关，加强临床与基础理论研究，进一步从古籍文献中挖掘整理中医药治疗重大疾病的理论和临床经验；充分利用现代科学技术，对中医药治疗有优势的重大疾病开展技术创新，提高临床疗效；加强临床、科研、人才培养及新药开发的统筹协调。突出重点，常抓不懈，深入研究，力争在防治严重危害我国人民健康的重大疾病方面取得实质进展。

（三）积极探索，深化中医医疗机构改革。

近年来，各地按照城镇医药卫生体制改革的整体要求，积极进行了中医医疗机构改革的试点工作，取得了一定成绩。但目前一些体制性、机制性、结构性的深层次矛盾依然突出，需进一步通过深化改革，加以解决。十六届三中全会提出了加快城镇医疗卫生体制改革的要求，我们要进一步解放思想，转变观念，提高认识，积极探索，把中医药改革不断引向深入。在深化城镇医疗服务体系和医疗管理体制改革中，努力探索政府所属中医医疗机构体制改革。要根据群众对中医药的需求、区域卫生规划的布局及继承发扬祖国医药学的任务，保留一定数量的政府所属的中医医疗机构；积极探索政府所属中医医疗机构管理体制改革，明晰政府所属中医医疗机构的产权关系，按照管资产、管人、管事相结合的原则，建立完善政府所属中医医疗机构出资人制度；改革政府所属中医医疗机构管理结构，探索设立管理委员会、理事会，完善院长负责制；深化政府所属中医医疗机构人事制度和分配制度改革，完善经济政策，充分调动医院职工的积极性。

支持和鼓励社会资金进入中医医疗服务领域，吸纳社会资源参与对现有政府举办的中医医院进行改制，可以探索整体出让或委托经营，进行股份制或股份合作制改造等形式。鼓励社会兴办中医医疗机构，引导社会资金投资到中医医疗资源相对薄弱的地区。

切实加强对改革的领导，坚持从实际出发，因地制宜，精心组织，先行试点，稳妥推进。做到改革要有利于中医药事业的发展，有利于中医药资源合理利用，国有资产不流失；改革要有利于满足人民群众的中医医疗服务需求，有利于充分调动广大职工的积极性。

（四）进一步转变中医药工作职能。

加快政府职能转变，深化行政管理体制改革，是深化经济体制改革的重要任务，也是完善社会主义市场经济体制的内在要求。各级中医药管理部门要进一步转变职能，加强宏观调控，制定中医药事业发展规划，组织开展战略研究，改善社会管理和公共服务，用政府主导和市场调节两种手段发展中医药事业。坚持依法行政，强化中医医疗机构、技术、人员准入的管理，加强中医医疗市场监管，坚决打击和取缔非法行医。做好信息发布，加强行业作风建设，维护群众利益，保护合法权益。要切实转变工作作风，建设一支高素质中医药管理队伍。当前要在深化公共卫生体制改革中，组织全行业积极参与公共卫生体系建设，加强重大疾病的防治，提高应对突发公共卫生事件的能力，加强农村中医药工作。通过深化改革，在新的医疗卫生服务体系中建立中医药的服务网络，向人民提供基本医疗服务。

三、2004年的中医药工作

今年中医药工作的总体要求是：以“三个代表”重要思想为指导，认真贯彻十六大和十六届三中全会精神，坚持以人为本，树立全面、协调、可持续的发展观，深化改革，求真务实，以维护和增进人民健康为目标，加强中医药应对突发公共卫生事件能力建设和农村中医药工作，认真贯彻落实《中医药条例》，继续实施科技兴业、人才强业、依法治业和“走出去”基本战略，推动中医药事业的发展进入一个新的阶段。

（一）加强中医药应对突发公共卫生事件能力建设，提高中医药参与公共卫生服务的水平。

为提高对突发公共卫生事件应急反应能力，目前国家正在加强预警指挥体系、疾病预防控制体系、医疗救治体系和公共卫生信息网络体系的建设。希望各地在应对突发公共卫生事件时，注意协调利用中、西医两种资源，发挥中西医结合的优势与作用。在防治指挥的组织系统中吸收中医药管理人员参加；在应急卫生队伍的建设中，结合本地情况，建立中医药应急救治专业技术队伍和专家指导小组，或在建立应对突发公共卫生事件医疗救治专业技术队伍时，吸收一定数量的中医药专业技术人员参加，紧急状态下接受卫生行政部门统一调度；地市级以上可成立应急救治中医药专家库（组），为应对突发公共卫生事件提供中医药专业技术指导。加强对中医药救治专业技术人员应对突发公共卫生事件的培训，提高中医药应对突发公共卫生事件的能力。

在突发公共卫生事件医疗救治体系建设中，鼓励和倡导各级传染病医院设立中医科和中医、中西医结合病房。对已成为当地紧急救援中心的中医医院，要进一步加强建设，提高应急救治能力。鼓励和支持中医医院进入当地紧急救援网络；鼓励和支持将各级中医医院急诊科（室）纳入当地应对突发公共卫生事件急救网络，加强建设。

各地应积极建立中医药应对突发公共卫生事件科研工作的长效机制，按照平战结合的原则，认真开展中医急症学术研究，加强中医药应急救治科研工作。积极探索中医药参与公共卫生体系建设的途径和方式以及提高中医药应对突发公共卫生事件能力的有效机制。根据工作需要，目前，国家中医药管理局起草了《全国中医药系统应对突发公共卫生事件工作方案（征求意见稿）》，这次会上发给大家，请大家认真讨论，充分发表意见，我局将尽快修改后下发，请大家在工作中抓好落实。

抓好重大疾病的防治，提高中医药参与公共卫生服务水平。按照卫生部防治“非典”工作的整体要求，进一步做好中医药防治“非典”工作，完善中医药防治“非典”的技术方案，加强对中医药队伍的法制教育和相关技术培训。针对今年国内部分地区禽流感疫情发生的特点，配合有关部门积极做好人禽流感疫情的预防控制，制定中医药防治人禽流感的技术指导方案，开展对高危人群的中医药预防研究。党中央、国务院十分重视艾滋病防治工作，国务院艾滋病性病防治工作委员会制定了一系列政策措施，加强统一部署，今年还将召开艾滋病防治工作会议。中医药要发挥在艾滋病防治工作中的作用，年内将在河南等5省开展中医、中西医结合防治艾滋病的工作，对农民和经济困难的艾滋病患者免费发放中药。通过实践，筛选出中医、中西医结合治疗艾滋病方案，研究开发治疗艾滋病的中药新药，为更多的艾滋病患者提供中医药服务，在部分艾滋病综合防治示范区探索发挥中医药的作用。组织开展中医药防治艾滋病的科学研究，建立中医药防治艾滋病的技术队伍。认真落实中医药事业“十五”计划中提出的重大疾病防治任务，重视加强中医、中西医结合防治病毒性肝炎的工作，开展恶性肿瘤、心脑血管疾病、老年性疾病等重大疾病中医药防治和研究，同时注重对中医药治疗有特色和优势的病种的研究。加强全国中医药科技、医疗资源的整合和利用，组织协作和攻关，充分发挥中西医结合的优势，力争在一些重大疾病防治方面取得突破。各地也要根据本地的特点，积极开展工作。

（二）加强农村中医药工作，更好地为农民健康服务。

继续贯彻《关于进一步做好新型农村合作医疗试点工作的指导意见》，积极参与新型农村合作医疗制度的试点工作。国家中医药管理局将在浙江、湖北、云南、吉林4省中各选1个县组织工作研究组，探索在新形势下如何给农民提供优质价廉的中医药服务。落实城市对口支援农村工作，积极协调东、中部省份大中型中医医院，采取“一帮一”的形式对口支援西部地区中医医院，组织局属局管中医医院到西部开展巡回医疗。各地也要做好辖区内中医医院对口支援本地区农村中医药工作。鼓励城市离退休和富余中医药人员到农村工作，认真执行城市中医医院医生在晋升主治医师和副主任医师职称前到农村累计服务1年的制度。今年，国家中医药管理局将适时召开农村中医工作经验交流会。

继续落实《中国农村初级卫生保健发展纲要（2001～2010年）》，各地要在以前工作的基础上，认真总结经验，制定可行措施，加强检查，确保有关中医药工作指标的落实，发挥中医药在初级卫生保健中的作用。

继续落实《关于进一步加强农村中医药工作的意见》，加大力度，进一步完善农村中医药服务功能。在农村乡镇卫生院改革中，按照《乡镇卫生院中医药服务管理基本规范》要求，进一步强化乡村两级卫生机构中医药服务功能。结合当地实际，制定符合本地区情况的县级中医医院、乡（镇）卫生院中医科基本设施配置标准以及村卫生室中医药业务建设标准。加快县级中医医院房屋设备及乡（镇）卫生院中医科、村卫生室开展中医药服务所必需的基础设施的改造和建设。继续开展农村中医药适宜技术推广工作，制定下发《乡村医生应具备中医药知识与技能基本标准》，启动农村中医药人员培训项目。

（三）积极推进城镇中医医疗机构改革。

要认真总结《关于城镇医药卫生体制改革的指导意见》的贯彻情况，对得到落实、行之有效的措施要总结经验。进一步完善“病人选医院”、“病人选医生”、“住院费用一日清单”、“医疗服务、药品价格公示”制度，方便群众就医。对未能落实的措施要分析原因，研究探索改革办法。目前，卫生部正在组织研究进一步深化城镇医疗卫生服务体系和医疗机构管理体制改革工作，广泛听取专家、管理人员意见，拟提出一个深化改革试点意见的讨论稿，提交全国卫生工作会议讨论，进一步修改，统一认识后下发执行。文件将对下一步加快城镇医疗卫生体制改革试点工作提出要求，届时我们将按照总体部署，结合中医药行业的实际，积极试点，推进改革。当前要集思广益参与试点意见的研究、拟定。各地应针对改革的任务，认真研究新情况、新问题，对已经或正在改制的中医医疗机构，及时总结经验，加强引导。

深化中医医疗机构内部运行机制改革，引入竞争机制，建立有效的制约和激励机制，提高运行效率。加快推行和规范人员聘用制度。按照效率优先、兼顾公平的原则，探索具有激励作用、向优秀人才和关键岗位倾斜的分配形式，逐步建立以按岗、按贡献取酬为主要形式的自主灵活的分配机制。开展对中医医院质量、安全、服务、绩效的评估，及时向社会公布信息，提高中医医院服务水平。

按照《社区卫生服务中心中医药服务管理基本规范》的要求，不断丰富中医药服务项目，强化社区卫生中医药的服务功能，充分发挥中医药的优势和作用，让更多的社区居民享受到质优价廉的中医药服务。积极探索中医药融入社区卫生服务的途径和方法，开展广泛而深入的调查研究，认真总结经验，不断完善政策措施。鼓励中医医疗机构与社区卫生服务机构开展多种形式的联合，发展社区卫生中医药服务。鼓励社会力量开展社区卫生中医医疗服务或投资兴办社区卫生中医医疗机构。加强社区卫生服务人员中医药知识的培训和中医药人才队伍建设。继续与卫生部、民政部联合开展全国社区卫生服务中医药示范区创建活动。

（四）实施科技兴业、人才强业战略，提高中医药综合实力。

重视中医药发展战略研究，组织开展中医现代化发展战略研究课题，提出今后一个时期中医现代化发展方向、发展思路、战略目标、重点任务和实施步骤。

进一步加强中医药科技平台建设，积极探索中医药研究室建设的模式和方法，继续推行中医药科研实验室分级管理工作。积极推进中医药科技管理体制和运行机制的改革。今年将召开中医药科技管理体制改革经验交流会。

强化中医药科技项目监管，安排好2004～2005年国家中医药管理局科学研究专项，加强对“十五”国家第3批重点科研项目的监管和实施，做好“十五”国家科技攻关项目、国家重点基础研究规划项目以及国家中医药管理局“中医临床诊疗技术整理与研究”等重点专项的结题验收。研究建立中医药科技成果评价方法和评估体系，做好科技成果的总结评价。

认真贯彻全国人才工作会议精神，组织制定中医药行业人才培养规划。以培养优秀中医临床人才为重点，全面做好中医药继续教育工作，做好项目实施效果评估。根据计划安排，加强管理，认真实施“优秀中医临床人才研修项目”；建立分片区督查机制，完善结业考核指标体系，保证全国第3批老中医药专家学术经验继承工作的质量；认真总结中医药远程学历教育的试点工作，不断改进完善，使其更好发挥作用。

加强临床教学和临床师资队伍培养，提高学生创新能力和动手能力。继续组织协调做好各级各类中医药教材的编写工作和教材质量评估。认真做好中医药重点学科建设的中期评估，抓好西部地区中医药重点学科建设。会同教育部门根据中医药人才市场需求，指导中医药院校调整专业设置和招生规模，不断深化教学内容与课程体系改革，遵循中医药教育规律，突出办学特色，保证教学质量。

加强中医药宣传工作，认真宣传党的中医药方针政策，围绕今年中医药工作的中心任务，及时宣传中医药改革与发展的实践。积极开展中医药知识的普及，向人民群众广泛宣传中医药文化的内涵，宣传中医药防病治病的理念、知识和作用，提高人民群众利用中医药防病治病，进行自我保健的意识和能力。针对不同地域和人群的特点，采用群众喜闻乐见的形式，以农村为重点，提高中医药知识宣传的质量与效果。大力宣传先进人物和事迹，积极推广好的典型。加强中医药宣传队伍、网络和信息源建设，充分发挥新闻媒体的作用，让中医药为更好地造福于人民健康做出贡献。

（五）促进中医药对外与对港澳台交流与合作。

贯彻落实2003年全国中医药对外交流与合作工作会议精神，按照《国家中医药管理局关于进一步落实〈中医药对外交流与合作十年规划〉的指导意见》要求，在进一步发展对外联系网络，巩固多形式、多渠道、多层次对外交流与合作工作格局的基础上，不断提高交流与合作的质量和水平。各地要从实际出发，研究制定本地区中医药对外交流与合作的发展规划和战略，引导、组织和支持本地区中医药机构更加广泛地“走出去”。认真贯彻中央对外工作的精神，进一步加强宏观管理，严格外事纪律，保证中医药国际交流与合作的健康、有序。

继续加强与世界卫生组织在传统医药的管理与法规建设、传统医药参与公共卫生体系建设与在防治重大疾病中的作用、传统医药技术标准制定和质量控制等方面的交流与合作，推动中医药在世界范围的发展。进一步加强与各国政府在传统医学领域的双边交流与合作，落实政府间已签订合作协议，深入开展合作项目。加强民间交流合作，充分发挥总部设在中国的世界中医药学会联合会和世界针灸学会联合会等民间组织的作用，支持协助2个联合会今年在北京召开第3届世界传统医药大会，同时主办“传统医学政府论坛”。

进一步加强与香港、澳门特别行政区和台湾地区的中医药交流与合作。贯彻中央关于内地与香港、内地与澳门更紧密关系的安排精神，提高内地与港、澳的中医药合作水平。积极开展两岸中医药学术交流与合作，共同推动中医药的发展。

（六）推进中医药依法治业，加强行业监督管理 。

认真贯彻实施《中医药条例》，继续抓好《中医药条例》的学习和宣传，切实掌握《中医药条例》的精神实质。抓紧制定相关配套文件，推进中医药依法治业。已出台地方中医药法规的省份要做好与国务院行政法规的衔接工作，继续做好地方中医药法规的贯彻和执法监督。年内国家中医药管理局将组织进行《中医药条例》贯彻实施1周年情况检查。

推进中医药标准化、规范化建设，年内要制定《中医药标准化建设规划》，建立中医药标准审定委员会，组织制定和修订一批中医药标准，开展一批标准化研究项目。

切实履行好《执业医师法》、《中医药条例》等法律法规所赋予的职责。加强中医医疗市场的监管，严格中医医疗机构、人员、技术准入的管理，清理和取缔各种形式的非法中医医疗活动，会同有关部门进一步加强中医医疗广告的管理，规范中医医疗市场。探索新形势下中医药行业执法监督的有效形式和途径。

认真贯彻《行政许可法》，加强对《行政许可法》的学习、宣传和培训，按照国务院要求，进一步清理中医药行政审批项目，取消不符合法定权限设立的行政审批项目。转变政府职能，强化政府社会管理和公共服务，加强宏观管理和政策研究，创新管理机制和方式，推行政务信息公开，积极发挥中医药社会团体和中介机构的作用，并为其发展创造条件。

（七）加强中医药行业作风建设。

中医药行业与广大人民群众的切身利益密切相关，加强中医药行业作风建设，是贯彻落实“三个代表”重要思想，坚持立党为公、执政为民的具体体现。要认真贯彻中纪委3次全会精神，加强教育，弘扬正气。结合行业特点，深入开展职业道德和优良传统作风教育，广泛开展法制宣传和职业纪律教育，大力弘扬广大中医药医务人员在抗击“非典”斗争中所表现出的高尚品质和道德情操。继续学习广东省中医医院行风建设的先进经验，牢固树立“以病人为中心”的理念，始终把人民群众健康权益放在第一位，使尊重病人、关心病人、服务病人、爱护病人，成为广大中医药医务人员的自觉行动。要加强监督检查，严肃行业纪律，坚决查处药品回扣、开单提成和索要、收受“红包”等违纪行为。要坚持从源头治理，建立和完善各项监督制约机制，规范医疗服务行为。按照“管行业必须管行风”的原则，把加强业务管理与行风建设工作紧密结合起来，全面落实纠风工作责任制。积极探索体制、机制、制度创新，建立对医疗行为和医疗服务质量的定期监督稽查制度。进一步规范药品集中招标采购和医疗服务收费行为。切实改善服务态度，提高服务质量，控制医药费用，减轻群众负担。

今年，要继续加强中西医结合工作。认真贯彻落实《关于进一步加强中西医结合工作的指导意见》，抓好重点中西医结合医院建设工作，将其纳入医疗质量监测系统，发挥其龙头作用。同时开展对各级中西医结合医院质量与绩效的评估，强化监督管理，提高中西医结合医院的整体建设水平；开展对国家级重点中西医结合专科的中期评估，提高重点专科的建设水平。加强中西医结合人才培养，年内国家中医药管理局拟举办1期全国西医学习中医班，开展5～10个国家级中西医结合继续教育项目。

继续加强民族医药工作。重视民族医医院内涵建设，努力改善民族医医院办院条件，深入开展国家级重点民族医专科建设工作。积极组织对当地民族医药适宜技术的筛选与推广，不断提高民族医药的技术水平。继续开展民族医药文献整理，今年计划组织完成藏、蒙、维、傣等10个民族24部医药文献的整理，出版20部民族医药文献著作。

同志们，今年是实现“十五”计划的关键一年，也是全面落实党的十六大和十六届三中全会精神重要的一年。面对新的形势和要求，中医药工作的任务相当繁重，也十分艰巨。因此，我们在今后工作中，务必保持清醒的头脑，树立大局意识、政治意识、责任意识和忧患意识，认真实践“三个代表”重要思想，坚持以人为本，树立全面、协调、可持续的发展观，弘扬求真务实精神，大兴求真务实之风，认真落实这次会议提出的主要任务，抓住机遇，深化改革，加快中医药发展，为我国社会主义现代化建设事业和人民健康做出新的更大的贡献。

最后，祝大家工作愉快，身体健康。

国家中医药管理局副局长李振吉在2004年全国中医药工作会议上的总结讲话

（2004年2月20日）

历时2天的全国中医药工作会议，经过大家的共同努力，顺利完成了预定任务，今天就要结束了。这次会议是我们以邓小平理论和“三个代表”重要思想为指导，紧密联系中医药工作实际，认真学习贯彻党的十六大和十六届三中全会精神，进一步统一思想，明确方向，分析形势，部署任务的一次重要会议。

国务院副总理吴仪同志对这次会议非常重视，出席了会议开幕式并作了重要讲话，使与会代表深受鼓舞，极大地振奋了中医药行业的士气。外交部、国家发改委、教育部、科技部、国家民委、财政部、劳动和社会保障部、卫生部、国家食品药品监督管理局、国务院法制办等国务院有关部委局的领导、代表也应邀参加了这次会议，表明了这些部门对中医药工作的关心和支持。开幕式上，卫生部副部长兼国家中医药管理局局长佘靖同志作了题为《统筹兼顾，锐意改革，大力发展中医药事业，为维护和增进人民健康做出新的贡献》的工作报告。与会代表在认真学习领会吴仪副总理的重要讲话精神的基础上，对佘靖副部长兼局长的工作报告进行了认真的学习和讨论，交流了中医药工作经验，并对会议提供的《2004年中医药工作要点》、《全国中医药系统应对突发公共卫生事件工作方案（征求意见稿）》、《关于农村中医药人才培养和队伍建设的实施意见（征求意见稿）》提出了许多好的、具有建设性的修改意见。与会代表普遍反映，这次会议主题鲜明、内容丰富，收获很大。会议进一步增强了信心，鼓舞了士气，统一了思想，理清了思路，明确了任务。会议充分体现了求真务实的特点，开得很成功，达到了预期目的。下面，我就贯彻会议精神讲几点意见。

一、认真学习贯彻吴仪副总理的重要讲话精神，努力做好新时期中医药工作

党中央和国务院对中医药工作十分重视，为中医药事业的发展创造良好的环境。本届政府组成以后，2003年4月，国务院正式颁布了《中华人民共和国中医药条例》，使中医药法制化建设步入了新的阶段。2003年上半年，在党中央、国务院的正确领导下，中医药积极参加“非典”防治工作，为取得抗击“非典”的阶段性胜利作出了重要贡献。

吴仪副总理又亲自出席全国中医药工作会议并发表重要讲话，势必推进中医药在新世纪新阶段取得新的更大的发展。

在讲话中，吴仪副总理从中医药地位作用前景、中医药继承创新、在卫生工作中进一步发挥中医药作用、大力支持中医药事业、加强自身建设5个方面，进一步明确了国家对中医药的认识问题和发展战略问题，对如何进一步发挥中医药的作用以及加大对中医药的支持力度等影响中医药事业发展的一些关键性问题，站在国家的角度，提出了具体的指导性意见，同时对中医药行业加强自身建设也提出了殷切希望。大家对吴仪副总理的重要讲话反应热烈，倍感振奋，认为吴仪副总理的重要讲话高屋建瓴，内容丰富，既有战略思考，政策阐述，又有求真务实的具体措施，对今后一个时期指导中医药工作、发展中医药事业将产生重大的影响。

学习贯彻好吴仪副总理的重要讲话，是认真贯彻这次会议精神最主要的任务，也是今年中医药工作的头等大事。我们要从实践"三个代表"重要思想的高度，从历史责任感的高度，下大力气，认真组织学习，深刻领会，把握实质，把大家的思想认识统一到吴仪副总理的讲话精神上来。吴仪副总理的重要讲话精神实质，归根到底是要把中医药事业办好，把祖国的优秀传统文化发扬光大，使中医药能够在今天更好地为人民健康服务，作出贡献。我们学习贯彻吴仪副总理的重要讲话精神，一定要深刻把握这个精神实质，充分认识历史赋予我们的任务，进一步贯彻落实党的中医药政策，进一步转变观念，深化改革，进一步团结广大中医药行业的同志，紧紧围绕中医药继承发展这个根本目标，努力克服工作中存在的困难，把握住摆在我们面前的重大战略机遇，统筹兼顾，锐意改革，大力发展中医药事业。

我们要以求真务实的精神，进一步落实吴仪副总理的讲话。对吴仪副总理的重要讲话对我们工作中提出的要求，我们要认真进行贯彻和落实，对工作中薄弱环节，我们要确实加强，对出现的新情况、新问题，要认真加以解决。我们要进一步完善工作方案，同时，我们要根据会议精神，抓住机遇，积极争取国家相关政策支持。对已明确的支持中医药的政策，要抓紧对照落实。没有落实或落实不够的，要积极协调有关部门，各地要根据吴仪副总理的重要讲话精神，积极向当地政府反映情况，协调有关部门，做好落实工作。国家中医药管理局要与地方共同努力，把吴仪副总理的重要讲话落到实处。

许多代表希望会后将吴仪副总理的重要讲话带回去。目前我们已完成了吴仪副总理重要讲话的录音整理工作，已请示国务院办公厅。

二、认真落实会议工作部署，做好今年中医药工作

贯彻落实好这次会议精神，做好今年中医药工作。我们一定要从实践"三个代表"重要思想的高度，按照会议工作部署要求，狠抓落实。

会议之后，我局将召开专门的局务会议，认真学习领会吴仪副总理的重要讲话精神，对《2004年中医药工作要点》进一步修改完善，充实吴仪副总理提出的工作要求。根据讲话中涉及到的政策要点，开展专题研究，提出措施，加强部门协调，努力加以落实。根据吴仪副总理提出的工作要求，结合佘靖副部长兼局长的工作报告，进一步调整工作思路，明确工作重点，确定局机关今年的重点工作任务，并将任务分解到局各有关部门，明确责任、进度和目标，狠抓落实，抓成效。

各省（区、市）中医药管理部门要根据吴仪副总理的讲话精神，结合佘靖副部长兼局长的报告要求，加强制度创新，创造性地开展工作。因地制宜、结合实际，认真研究制定本省贯彻落实全国中医药工作会议精神的工作计划，于4月中旬之前报送我局，并在年底前报送年度工作总结，以便我们了解各地情况。这次会议讨论了《全国中医药系统应对突发公共卫生事件工作方案（征求意见稿）》、《关于农村中医药人才培养和队伍建设的实施意见（征求意见稿）》2个配套文件，请各省回去后，认真讨论修改，及时将意见反馈我局。各地需要我局出面协调的工作，我们积极配合。

要加强政策与战略研究。新的形势和任务要求我们，不断对改革与发展实践中出现的新情况、新问题进行认真的研究，及时提出政策措施来指导中医药工作。为加强这项工作，我局专门成立了政策法规研究室，对中医药事业改革与发展中的重大政策与战略问题，有组织、有计划地开展研究，同时加强与各地的沟通与合作，形成全国的研究力量和队伍。各地也要切实转变政府职能，加强政策研究，对中医药工作中的一些热点、难点问题开展专项性的调查研究，为中医药事业的发展提供政策理论支撑和政策依据。各地要增强做好中医药工作的积极性、主动性和创造性，找出影响中医药事业发展的带有政策性的问题。

要进行实践的探索，积极开展试点，抓好典型，及时总结一些成功性经验，丰富政策内容，推动本地中医药工作的开展，并为全国中医药工作提供好的可借鉴的经验和作法。对本省涌现出的一些好的典型、好的经验做法以及一些战略政策研究成果，随时报送我局。

要重视发挥中医药宣传工作的作用，让社会了解中医药，争取行业内外对中医药工作更大的支持。我局为此成立了专门的新闻办公室，发挥行业信息沟通、联络协调的作用，重点加强中医药信息源建设和管理。要在行业建立起工作信息报告制度，各省（区、市）每年至少向国家中医药管理局报送2次信息，一次是年初的工作计划，一次是年底的工作总结。一些工作经验、先进典型和战略政策研究成果则随时报送。

三、关于会议讨论中大家反映的几个问题

（一）关于中医药工作面临困难的问题。

在分组讨论中，很多代表反映

中医药在政府部门工作中不受重视，开展中医药工作的难度较大，工作很难开展，有许多酸甜苦辣。这些问题确实存在，我们在工作中也有同样的体会，也是我们在工作中经常遇到的问题，我们理解这些困难给大家工作带来的难度。这些困难既有中医药发展外部环境的问题，也有我们自身发展的思想认识、工作思路的问题。总的来看，是中医药改革与发展前进中的问题，涉及到体制、机制等方面深层次的问题。我们相信，随着党的中医药方针政策的贯彻落实，随着社会经济协调发展的新的发展观在全社会形成共识，随着人们对中医药文化的重新认识，随着改革开放的不断深入，经济发展水平的不断提高，这些问题能够逐步得到解决。我们要增强信心，相信中医药的科学价值和潜在的发展前景，能够为社会广泛认识。越是工作有困难，越需要我们去解决，解决这些困难也是我们的工作，也是我们的职责，中医药事业就是在不断克服困难中前进的，只有这样才能体现我们工作的价值和成就。我们要认真贯彻吴仪副总理的讲话精神，认识研究，提出措施，加强协调，广泛宣传，扎实工作，切实加以解决。

（二）关于中医医疗机构管理体制改革的问题。

中医医疗机构管理体制改革是目前中医药改革与发展的焦点、难点问题。讨论中，大家反映，这次会议对中医医疗机构管理体制改革讲的太少，不解渴，应及时出台一些有效的具有实际操作性的指导意见。关于这些问题，是一个系统的工程，涉及许多部门，方方面面。卫生部、国家中医药管理局极为关注和重视这些问题，已经在进行认真的研究。目前卫生部正在起草有关文件，将对下一步医疗机构改革提出改革试点意见。会前我局已经与卫生部进行了充分的沟通，统一了认识。目前，有关文件正在进一步地听取管理人员、专家等各方面的意见，拟提交全国卫生工作会议讨论、征求意见、商榷，有关部门统一认识后，报国务院下发。中医药行业的改革，要与卫生改革同步，届时我们将根据卫生部总体部署，结合中医药工作的实际，进一步提出中医医疗机构改革的意见。当前，我们的工作是积极参与卫生部有关论证工作，加强对已经或正在改制的中医医疗机构的调研，认真研究，总结经验。

（三）关于中医药参与公共卫生体系建设的问题。

关于这一问题，大家有不同的认识。我们认为中医药如何参与公共卫生体系建设，首先要了解公共卫生的基本概念，公共卫生主要包括改善环境卫生条件，预防控制传染病和其他疾病流行，进行健康教育、培养公众良好卫生习惯和文明生活方式，提供基本医疗卫生服务等内容。这些涉及到重大疾病防治、基本医疗、康复保健、农村卫生、社区卫生等方方面面，都是中医药可大有作为的领域。我们考虑，在新时期发展中医药事业，就必须积极参与公共卫生体系建设，但是，这种参与要适合中医药自身的特点，发挥中医药的长处，能当主角的当主角，能当配角的当配角，方式是灵活的，态度是积极的，以发挥出中医药的特色和优势，满足人民群众的中医药服务需求为出发点。

（四）关于中医药管理体制建设和经费问题。

关于中医药管理体制问题，大家非常关注，讨论也极为热烈。认为中医药事业的发展应有强有力的组织保障，大家的问题提到了关键，管理体制的不完善，确实给我们的工作带来了很大的困难。我们要按照吴仪副总理的讲话精神，积极与有关部门协调，要以“有专门的机构设置，工作有人抓，保证中医药工作任务的落实”为原则。

关于经费问题，大家认为中医药资金投入不足。原因是多方面的。我们认为，随着国民经济的发展，国家对卫生的投入在逐步增加，对中医药的投入总体上也是逐年增加的。国家增加对公共卫生的投入，有利于整个卫生事业的发展。对于增加对中医药的投入，一是要按照吴仪副总理的讲话精神，争取把中医药事业列入国民经济社会发展的整体规划，使中医药事业在公共卫生建设中具有应有的位置。二是要做好中医药的发展规划和项目工作，使中医药项目与卫生事业发展、人民群众的需求相适应，要做好项目论证和实施工作，争取国家更多的支持。三是面向市场，通过市场机制，积极引进社会资金，发展壮大中医药事业。

同志们，短短2天的全国中医药工作会议就要结束了，大家即将回到各自的工作岗位开始新的工作。希望代表们回去以后，及时把吴仪副总理的重要讲话和佘靖副部长兼局长的报告的主要精神向各省、区、市党委（党组）、政府和有关部门进行汇报，向卫生厅局党组汇报，积极争取党委（党组）、政府及有关部门的领导和支持。在此基础上，要将会议精神以及党委（党组）、政府和卫生厅局党组对中医药工作的指示要求，尽快传达到全体中医药干部职工，并组织好学习讨论。要与工作部署结合起来，筹备和开好各地中医药工作会议。

利用这个机会，向大家报告一个好消息，在刚刚结束的国家科技奖励大会上，“血瘀证与活血化瘀研究”获得了国家科技进步一等奖。这是几十年来中医药行业坚持“继承、发扬”指导思想的体现，是中医药科技工作坚持以提高防病治病能力为中心，促进临床研究、基础研究、开发研究紧密结合，注重发挥中西医结合、中医中药结合的优势，促进多学科参与协作的重大成果。

同志们，我们正处于我国改革开放和现代化建设重要历史阶段，面临着社会主义市场经济体制不断完善的新形势、新任务。中医药工作必须求真务实，乘势而上，不断推进改革创新。我们相信，虽然当前中医药事业面临的困难和问题还不少，但只要我们解放思想，与时俱进，就一定能够克服前进道路上的困难，开创中医药事业发展的新局面。

国家中医药管理局副局长房书亭在全国中医药社区卫生服务工作座谈会上的讲话

（2004年7月1日）

今天我们在这里召开全国中医药社区卫生服务工作座谈会，回顾、总结前一阶段中医药社区卫生服务工作情况，分析当前面临的形势，交流实践工作中的经验，部署下一阶段工作任务，进一步推动中医药社区卫生服务工作。下面我代表国家中医药管理局就中医药社区卫生服务工作讲几点意见。

一、中医药社区卫生服务工作回顾与经验体会

近年来，各地按照《中共中央、国务院关于卫生改革与发展的决定》中建立我国新型卫生服务体系的要求，认真贯彻卫生部、国家中医药管理局等部委《关于发展城市社区卫生服务的若干意见》、《关于加快发展城市社区卫生服务的意见》等文件精神，把发展社区卫生服务作为改革城市卫生服务体系的突破口，作为建立与社会主义市场经济体制相适应的城市卫生服务体系的重要基础，社区卫生服务工作取得了令人可喜的成绩。

从1997年开始，全国社区卫生服务工作由酝酿及试点阶段（2000年以前）过渡到了框架建设阶段（2000～2005年），社区卫生服务网络建设、社区卫生服务功能拓展、社区卫生服务人才培养不断得到加强与完善。据试点期末不完全统计，全国建有社区卫生服务中心2400多个，社区卫生服务站9700多个。中医药社区卫生服务工作也取得了较大进展，对满足广大人民群众日益增长的医疗、保健、康复需求以及方便群众就医、减轻患者负担起到了积极作用。

（一）主要成绩。

1. 中医药社区卫生服务工作日益受到重视。

吴仪副总理在今年全国中医药工作会议的讲话中指出："社区卫生服务具有综合、便捷、低廉、持续的特点，治疗的病种以慢性病、老年病为主，中医药在这方面有着鲜明的优势，在社区卫生服务中具有广阔的发展前景。"卫生部、国家中医药管理局等部委在有关文件中明确要求，"社区卫生服务机构要积极采用中医药、中西医结合与民族医药的适宜技术，充分发挥中医药在社区卫生服务中的特色和优势。"

目前，各级政府对中医药社区卫生服务工作的认识逐步提高，将中医药社区卫生服务纳入本地区的社区卫生服务发展总体规划，结合创建有中医药特色全国社区卫生服务示范区活动，进一步明确了中医药社区卫生服务工作任务；许多省（区、市）成立了有中医药管理部门或中医药专家参加的中医药社区卫生服务工作领导小组；部分省（区、市）还制定、完善了中医药社区卫生服务的制度和规范，加强了中医药社区卫生服务的管理，使中医药社区卫生服务逐步步入科学、规范管理的轨道。中医药社区卫生服务在社区居民防病治病、康复保健等方面发挥了重要作用，不仅丰富了社区卫生服务的内容，也极大地促进了社区卫生服务的健康发展。

浙江省制定了《浙江省中医药参与社区卫生服务的意见》和《浙江省中医药参与社区卫生服务建设标准（试行）》等文件，进一步规范和促进了中医药社区卫生服务的发展；湖北省开展了"湖北省中医药服务示范区"创建活动，较好地调动了地方政府开展中医药社区卫生服务工作的积极性，带动了全省中医药社区卫生服务工作的开展；广州市荔湾区政府高度重视中医药在社区卫生服务中的作用，将其真正列入政府议事日程，在社区卫生服务建设的投资、规划、具体工作等方面给予直接支持，成为受群众欢迎的中医药服务示范区。这些经验和做法都值得我们努力研究、学习。

2. 中医药社区卫生服务基础条件逐步改善。

许多地方依托已有的社区卫生服务网络，不断加强中医药社区卫生服务的基础建设。部分市（地）的区级中医医院根据区域卫生规划，逐步转轨变型成为中医药特色鲜明的社区卫生服务中心；广东省深圳市等许多地方将中医医疗机构作为社区卫生资源的重要组成部分加以利用，合理发挥中医医院的技术和人才优势，积极举办中医药社区卫生服务中心（站）；绝大多数地方中医医院都承担了辖区内中医药社区卫生服务中心（站）的中医药技术指导工作。不少社区卫生服务中心（站）也根据需求，按照建设标准建立了中医科、针灸科或理疗科，配备了中医药或中西医结合人员，设立了中药房、中药库，配置了开展中医药服务的基本设施，积极运用中医药适宜技术为社区居民提供优质、便捷的服务。

重庆市渝中区以大坪中医院为基础组建了大坪社区卫生服务中心，取得了较好的社会和经济效益；北京、福建等省（市）积极开展了中医药社区卫生服务示范中心（站）的建设，通过建设，各示范中心（站）加强并完善了中医科室和中医专科（专病）诊室建设，添置了针灸针、艾条、火罐、电针仪、中药熏蒸器、中药煎药机等常用中医药器具，配备了相应数量的中药饮片和中成药，为不断满足社区居民不同层次的中医药服务需求创造了良好的条件。

3. 中医药社区卫生服务功能逐步完善。

不少社区卫生服务中心（站）以医疗服务作为工作切入点，积极运用中医药技术和方法开展社区常见病、多发病的防治工作，对肢残等特殊人群进行康复治疗；同时还注意运用中医养生保健的理论，指导社区居民调摄情志，运用中医食疗药膳方法调理疾病，向社区居民传授传统体育方法进行养生保健；此外，还利用多种形式宣传中医药防病、保健知识，编制、发放中医药健康教育处方、宣传册，开展有中医药特色的健康教育活动。

天津市和平区针对60岁以上老人和高血压、糖尿病患者，建立了中西医结合健康档案，制定了《慢性病中西医结合防治康复方案》；辽宁省沈阳市皇姑区积极开展中医药社区卫生服务需求调研，根据社区居民需求开展中医药社区卫生服务工作；上海市闸北区针对社区常见病、多发病的病前、病中和病后的3个阶段，分别制定了预防、治疗、康复、保健综合中医药服务“菜单”。

4. 中医药社区卫生服务人员队伍素质进一步提高。

截止到2002年底，全国社区卫生服务机构中中医医师占医师总数的15%，中西医结合医师占4%。不少社区卫生服务中心配备了中级以上职称的中医药人员。各地针对自身特点加强了中医药人员全科知识和西医人员中医药知识的培训，逐步提高社区卫生技术人员的全科医学水平与中医药服务能力。

上海、天津、山东等省（市）编制了中医药社区卫生服务培训教程，编写了基层中医药适宜技术推广教材，提高了培训的针对性和实用性；黑龙江、福建等省开展了中医药知识与技能的专题培训；四川等省开展了社区中医药人员的学历教育；北京市海淀区在社区卫生服务中开展了全科中医岗位试点工作；浙江省宁波市等地区还通过各种形式，为社区卫生服务中心（站）配备了高水平的中医药人员，深受社区居民的欢迎。各地通过不同形式的教育、培训工作和社区卫生服务的具体实践，逐步提高了中医药社区卫生服务人员队伍的整体素质。

（二）经验与体会。

近年来，广大社区卫生技术人员的实践和探索为中医药社区卫生服务发展积累了宝贵经验，我们认为主要有以下几点：

1. 特色优势是核心。

中医药作为中华民族的瑰宝，以其简、便、效、廉的特色为人们所信赖和接受。充分发挥中医药的特色与优势，发展有中医药特色的社区卫生服务，是满足社区居民需求的重要举措，是建设有中国特色社区卫生服务的重要内容。没有了中医药的特色，就失去了中医药在社区卫生服务中的生命力，就得不到社区居民的欢迎。特色有了，还需要有人才、技术、政策支持的保障，使特色充分发挥出来并形成优势。只有这样，我们才能为社区居民提供满意的中医药服务，这是中医药社区卫生服务的核心所在，抓住了这个核心，中医药社区卫生服务才能持久，才能发展。因此，我们在中医药社区卫生服务工作中，要始终把充分发挥中医药特色与优势作为核心工作来抓，为社区居民提供更加完善、有效的中医药服务。

2. 人才培养是关键。

没有高素质的中医药社区卫生服务人员就没有高水平的中医药社区卫生服务。培养、造就一大批中医业务骨干是推动中医药社区卫生服务发展的关键所在。提高中医药社区卫生服务人员素质，是社区卫生服务发展的需要，也是为社区居民提供优质中医药服务的根本保障。从中医药社区卫生服务的实践来看，尽管各地中医药社区卫生服务发展水平还很不平衡，但有一点是共同的，注重了中医药社区卫生服务队伍的建设，注重了中医药人才的培养，中医药的特色和优势发挥得就好，中医药社区卫生服务工作开展得就有声有色。因此，我们要在社区卫生服务的实践中努力培养中医药全科人才，为中医药社区卫生服务提供智力支持。

3. 基础建设是前提。

中医药社区卫生服务基础建设是中医药社区卫生服务发展的前提条件，也是一项长期任务。只有不断提高基础建设的水平，才能逐步完善中医药社区卫生服务的功能，才能发挥中医药的特色与优势，才能提高中医药社区卫生服务的水平。如果中医药社区卫生服务基础建设搞得不好，中医药社区卫生服务就会成为无源之水、无本之木。因此，各级中医药管理部门要高度重视中医药社区卫生服务的基础建设，不断提高建设水平。

4. 政策支持是保障。

实践证明，凡是中医药社区卫生服务开展较好的地区，都有促进中医药社区卫生服务发展的政策。如果没有政策的支持和保障，中医药社区卫生服务就很难调动各方面的积极性，它的发展就会受到影响，甚至无法发展。因此，各级中医药管理部门要认真开展调查研究，积极协调有关部门制定相关政策措施，促进中医药社区卫生服务的发展。

中医药社区卫生服务工作涉及到许多方面，只有各级政府领导的高度重视，才能为中医药社区卫生服务发展提供有利的条件。从中医药社区卫生服务已取得的经验看，没有各级政府领导的重视，没有各相关部门的支持，中医药社区卫生服务难以很好地开展。因此，各级中医药管理部门，一方面要加强对中医药社区卫生服务工作的领导；另一方面，要积极争取各级政府领导的支持，主动协调各有关方面，努力营造发展中医药社区卫生服务的良好氛围。

（三）存在的主要问题。

中医药社区卫生服务工作虽然取得了一定的成绩，但是我们也要清醒地看到，有些地区对发展中医药社区卫生服务的重要性认识不足，各地中医药社区卫生服务发展水平还很不均衡；社区卫生服务的中医药特色还不够鲜明，优势未能充分发挥，中医药技术和方法与社区卫生服务六位一体功能的结合还不够紧密，基础条件还不能适应开展中医药工作的需要；中医药人员数量不足，素质还有待于提高；中医药社区卫生服务评价体系尚未建立等等。这些问题都是今后中医药社区卫生服务工作需要改进和加强的。我们要认真总结经验，不断查找工作中的不足，促进中医药社区卫生服务工作健康发展。

二、中医药社区卫生服务工作面临的形势与主要任务

（一）面临的形势。

第一，社区卫生服务广泛深入的开展，为发挥中医药在社区卫生服务中的作用提供了施展舞台。

国务院转发的卫生部、国家中医药管理局等11部委《关于加快发展城市社区卫生服务的意见》明确提出，要"鼓励社区各方面力量共同构建以社区卫生服务为基础、合理分工的新型城市卫生服务体系，增加基层卫生服务供给，更好地满足广大群众日益增长的健康需求"。当前，我国的社区卫生服务呈现出良好的发展势头，以社区卫生服务为基础的城市新型卫生服务体系正在形成，社区卫生服务得到了政府、社会和广大社区居民的重视、关注和支持。

各级领导的重视、社会经济的发展、社区建设的深化以及社区居民对医疗卫生需求的增长，这些都为社区卫生服务工作提供了机遇，更为在社区卫生服务中充分发挥中医药的作用提供了良好的机遇。2003年10月1日实施的《中华人民共和国中医药条例》，明确提出"依法设立的社区卫生服务中心（站）、乡镇卫生院等城乡基层卫生服务机构，应当能够提供中医医疗服务"，这就确立了中医药社区卫生服务的法律地位。去年，卫生部和国家中医药管理局为贯彻实施《中华人民共和国中医药条例》，联合制定了《社区卫生服务中心中医药服务管理基本规范》，对中医药社区卫生服务工作提出了具体要求。这次我局又专门召开全国中医药社区卫生服务工作座谈会，总结工作，交流经验，以继续推动中医药社区卫生服务工作的深入开展。

第二，社区居民日益增长的中医药服务需求，为中医药社区卫生服务提供了广阔空间。

长期以来，中医药有着深厚的群众基础，社区居民普遍认为中医药防治疾病具有疗效稳定、副作用小等优势，尤其是一些老年人和慢性病患者对中医药服务形成了固定需求，中医药在社区具有广泛的市场和广阔的前景。辽宁省沈阳市皇姑区卫生局中医药社区卫生服务需求调研，对皇姑区12509名居民分类抽样调查，结果显示：被调查居民对中医药在疾病预防、治疗、恢复期和康复上的作用具有较高的认知度，有65%以上的社区居民希望得到中医药服务。

第三，中医药与社区卫生服务特征相吻合，使中医药在社区卫生服务中具有强劲的生命力。

中医药历来重视社会环境、心理因素对人体健康的影响，强调"天人合一"的整体观念，与社区卫生服务的"综合"的特征相吻合；中医药以预防保健，辨证施治，治疗慢性疾病、老年病及功能性疾病见长，与社区卫生服务"持续"的特征相符合；中医诊疗技术简便，方法灵活，与社区卫生服务"便捷"的特征相匹配；中医药安全有效、费用相对低廉的特点，与社区卫生服务"经济"的特征相一致。这些都决定了中医药在社区卫生服务中具有强劲的生命力。

第四，中医药社区卫生服务的实践，为今后的工作奠定了基础。

近年来，全国各地围绕发展中医药社区卫生服务，在政策支撑、组织管理、基础建设、服务项目、技术规范、人才培养等多方面进行了积极的探索，取得了有益的经验，涌现了一批先进典型。这些都为下一步中医药社区卫生服务的进一步深化奠定了基础。

（二）目标与原则。

社区卫生服务已经进入框架建设阶段，根据国家社区卫生服务整体规划，今后几年中医药社区卫生服务工作的总体目标是：在社区卫生服务中充分发挥中医药作用，将中医药服务有机地融入社区卫生服务预防、医疗、保健、康复、健康教育和计划生育技术服务等各个领域；培养、造就一批能提供中医药服务的社区卫生技术人才；努力降低人民群众医疗卫生费用，为社区居民提供安全、有效、优质、便廉的中医药医疗保健服务。

为实现上述总体目标，我们在中医药社区卫生服务工作中要把握好以下基本原则：

第一，坚持为人民健康服务、为社会主义现代化建设服务的根本宗旨，紧紧围绕提高社区居民健康水平和降低医疗卫生费用的工作目标，与社区卫生服务的总体发展相协调。

第二，坚持依托社区卫生服务网络，充分利用和合理配置中医药资源，构建中医药社区卫生服务的发展平台。

第三，坚持以社会需求为导向，积极应用中医药技术和方法，不断拓宽中医药服务领域，增强中医药综合服务能力。

第四，坚持以人才培养为重点，努力建设一支掌握中医药知识和技能的社区卫生服务队伍，提高中医药社区卫生服务人员的整体素质和服务水平。

（三）主要任务。

今年以来，国家领导人多次指示，要加快发展社区卫生服务。温家宝总理在2004年《政府工作报告》中明确要求"发展社区卫生事业"。吴仪副总理在今年全国卫生工作会议的讲话中把社区卫生服务工作作为"关系卫生工作全局、涉及群众切身利益"的6项工作之一，并指出"社区卫生服务是看准的事"，要全力推进。我们要认真贯彻落实国务院领导同志的指示精神，积极稳妥地推进中医药社区卫生服务工作，重点做好以下工作：

第一，提高思想认识，加强组织领导，切实推动中医药社区卫生服务的健康发展。

我们要充分认识加强中医药社区卫生服务工作的重要性。在社区卫生服务中充分发挥中医药的作用是构建有中国特色的社区卫生服务体系的必然要求，有利于社区卫生服务的功能实现和优势体现，有利于满足人民群众日益增长的多样化卫生服务需求，有利于提高人民群众健康水平。民有所呼，我有所应，需求所然，责任所在。

省级中医药管理部门是本地区中医药社区卫生服务工作的组织者和领导者，要切实加强组织领导，明确工作职责，创新管理方法。要克服“等”（等政策）、“靠”（靠项目）、“要”（要经费）的思想，克服“无关”、“无位”和“无为”的消极、畏难情绪，不做局外人。要积极主动、富有创造性地开展工作，要加强与有关部门的沟通、协调和配合。在各地政府成立的社区卫生服务领导小组中，要积极争取中医药人员参与；在制定社区卫生服务工作目标和计划时，要充实、完善中医药内容；在出台社区卫生服务发展政策时，要有利于中医药特色与优势的发挥。对符合基本医疗保险有关规定的中医药医疗服务项目，要保证按城镇职工基本医疗保险有关规定支付；对使用中医药特别是使用中医非药物疗法的，要积极争取适当降低个人支付比例。

各级中医药管理部门，要加强对社区卫生服务机构开展中医药业务的组织、指导、监督和管理，保证相关政策落实到位，促进中医药社区卫生服务的协调发展。

各地要加大对中医药社区卫生服务的支持力度，为中医药社区卫生服务发展提供必要的物质保障，相对集中财力，逐步解决本地区中医药社区卫生服务工作中的突出问题。在设置社区卫生服务机构时，应将中医医疗机构作为社区内卫生资源的重要组成部分而加以合理利用。

第二，加强网络建设，改善基础条件，努力创造中医药社区卫生服务的良好环境。

卫生部和我局去年下发的《社区卫生服务中心中医药服务管理基本规范》，对社区卫生服务机构开展中医药服务提出了具体要求，各地要认真贯彻落实，制定切合实际的实施细则，把规范落到实处。社区卫生服务中心是开展中医药社区卫生服务的主体，要拥有开展中医药工作的必要条件，要配备一定数量的中药饮片、中成药以及针灸理疗等常用的中医药诊疗设备，以基本满足中医药社区卫生服务的需求。各级各类中医医疗机构，要重视并积极参与社区卫生服务工作，加强对社区卫生服务机构的中医药业务指导，主动承担社区卫生技术人员中医药知识与技能的培训任务，为社区卫生服务机构提供必要的技术支持和双向转诊服务。要打破部门垄断和所有制界限，鼓励企业事业单位、社区团体、个人等社区力量多方举办社区卫生服务机构，开展中医药社区卫生服务。

第三，突出特色优势，拓宽服务领域，充分发挥中医药在社区卫生服务中的作用。

将中医药有机地融入到社区卫生服务预防、医疗、保健、康复、健康教育、计划生育技术服务六位一体工作中，是今后中医药社区卫生服务的一项重要任务。我们提倡的中医药社区卫生服务是全方位的中医药服务，而不仅仅是中医医疗服务，要改变“重医疗轻其他”的现象。社区卫生服务机构要积极应用中医药对诊断明确的常见病和多发病进行治疗，在出诊、家庭护理、家庭病床等工作中提供中医药服务；同时，还要积极应用中医药对社区重点人群开展预防保健、健康教育、计划生育技术指导等服务工作；此外，也要注重应用中医理论指导社区居民进行养生保健，对中风、肢残等病人进行康复治疗和功能锻炼的咨询指导。

第四，增加人员配备，提高人员素质，切实加强中医药队伍建设。

目前，一些社区卫生服务中心缺乏中医药人员，不少社区卫生服务站没有懂中医的人员，影响了社区卫生服务机构中医药业务的开展，这个问题必须引起我们的高度重视。

各地要把中医药社区卫生服务人员队伍建设作为一件大事来抓。一方面，要增加社区中医药人员的配备。按照《社区卫生服务中心中医药服务管理基本规范》的要求，社区卫生服务中心要配备主治医师以上的中医药人员，社区卫生服务站要配备中医或能够提供中医药服务的人员。目前尚未达到要求的，要采取有力措施尽快达到要求。另一方面，要切实提高社区卫生服务机构卫生技术人员中医药业务素质。为加强此项工作，我局正在组织制定《全科医师（中医）应具备中医药基础知识与技能标准》、《全科医师（中医）规范化培训大纲》。各级中医药管理部门要结合当地实际情况，制定社区卫生服务机构中医药人员全科医师（中医）培训计划以及临床医疗服务人员中医药知识与技能培训计划，采取不同形式，实行全员培训。

第五，做好创建工作，发挥示范效应，带动中医药社区卫生服务的全面健康发展。

目前，各地创建有中医药特色全国社区卫生服务示范区活动开展得有声有色，取得了初步成效。通过开展创建活动，较好地调动了地方各级政府及有关部门支持与发展中医药社区卫生服务的积极性、主动性和创造性，使中医药社区卫生服务在资源整合、服务功能、群众受益等方面实现了新的突破。

下一步，创建有中医药特色全国社区卫生服务示范区活动，要重点做好以下几个方面的工作：

一是各级中医药管理部门要提高对创建工作重要性的认识，进一步明确创建工作的目标和思路，把创建工作作为发展中医药社区卫生服务的重大机遇来抓，真正发挥创建工作示范带动作用，促进中医药社区卫生服务的健康发展。

二是加强协调配合。创建工作是由卫生、民政、中医药 3 个部门共同负责，工作也涉及到多个方面和多个部门，做好组织协调工作是保证创建工作顺利开展并完成任务的必要条件。因此，各级中医药管理部门要切实做好创建工作的组织协调工作。申报2004年度有中医药特色全国社区卫生服务示范区的省份，省级中医药管理部门要主动与卫生、民政部门沟通协调，认真完成对候选示范区的初审工作，并于2004年9月底前将申请报告和初审意见上报我局，我局将组织有关专家根据评审标准与细则进行评审，并报国家级联合领导小组复核，确定示范单位。申报2005年度有中医药特色全国社区卫生服务示范区的省份，省级中医药管理部门要按照创建活动的要求，认真做好创建组织工作，按时完成创建任务。

三是各省级中医药管理部门要认真总结推广创建活动经验，积极探索发挥示范带动作用的途径和模式，使示范区真正起到"典型示范引路，带动全面发展"的作用，整体推动中医药社区卫生服务向前发展。各地可以在创建工作的基础上，开展有中医药特色省级社区卫生服务示范区创建活动，引导中医药社区卫生服务深入发展。

同志们，中医药社区卫生服务正面临极好的机遇，发展思路已清晰，目标任务已明确，时不我待。我们要以这次会议为新的起点，贯彻落实"三个代表"重要思想，坚持"中西医并重"的卫生工作方针，紧紧围绕国家发展社区卫生服务的总体目标和要求，进一步发挥中医药的优势和作用，不断加强中医药社区卫生服务内涵建设，提高中医药社区卫生服务水平，为促进我国社区卫生服务健康发展，更好地保障人民群众身体健康，做出新的更大的贡献。

发展中医药事业　为人民健康服务

——卫生部副部长兼国家中医药管理局局长佘靖在国务院新闻办新闻发布会上的讲话

（2004年10月8日）

女士们、先生们：

上午好！

我国《宪法》明确规定"发展现代医药和我国传统医药"。政府制定了一系列方针政策，有力地保护、扶持和促进中医药事业的发展，在人民群众的卫生保健中发挥了重要作用。这里我就有关情况作简要介绍：

一、中医药事业发展现状

1. 以中医医院为主体的中医医疗保健服务体系基本形成。目前，全国有中医医院2868所，床位28万余张，中医执业医师（含助理医师）27万余人；大部分综合医院设立了中医科；有89%的社区卫生服务中心和50%的社区卫生服务站能提供中医药服务。中医药既对一些慢性病、疑难病、老年性疾病和功能性疾病有很好的疗效，同时在急性传染病的防治中也可以发挥作用。在2003年治疗"非典"的临床研究中，证明中西医结合治疗"非典"的方案优于单纯西医的治疗方案。中医药早期治疗艾滋病，可用于治疗机会性感染，调节免疫功能，减毒增效，提高病人的生存质量。

2. 农村中医工作得到加强。在农村，约70%的县建有中医院，70%的乡镇卫生院设有中医科，40%乡村医生采用中医或中西医2种方法为患者治病。全国中医工作先进县113个、建设单位111个。国家中医药管理局先后为各地县级中医医院培训技术骨干3600名。

3. 中医药学术水平不断提高，科研成果大量涌现。全国现有独立的中医药科研机构100余所，技术人员1万余人。形成了行业内外结合，多学科参与、联合攻关的中医药科研格局。已整理、出版中医古籍600余种，从国外影印回归200多种善本中医古籍。"973""方剂关键科学问题的基础研究"已取得新进展。对心脑血管疾病、肝病、肾病等疾病的治疗已形成了规范的诊疗方案。"十五"以来，中医药成果获国家科学技术奖11项。

4. 中医药教育形成了现代化教育方式和师承教育相结合的教育网络，基本建立了多形式、多层次、多专业的中医药教育体系。全国有高等中医药院校32所，中等中医药专科学校45所，另有52所综合院校和184所卫生学校开设中医药专业。3批师承工作共确定了老中医药专家1607人次，培养继承人2285人。启动"优秀中医临床人才研修项目"，确定215名中青年临床学术骨干进行培训。

5. 中西医结合工作取得新进展。全国有中西医结合医院193所，中西医结合人员3万余人。重点加强了27个中西医结合专科和10所中西医结合医院建设。组织编写了本科中西医结合教材。"中西医结合治疗股骨头坏死的临床研究"等一批科研成果获国家级奖励。

6. 民族医药得到进一步发掘整理提高。全国有民族医医院157所，从业人员8千余人。在一些综合医院和乡镇卫生院也设有民族医科。14个民族医专科（专病）被列为重点建设单位。全国有高等民族医药院校3所，3个民族医药学科被列为全国重点学科，编撰民族医药教材76门。完成了对藏、蒙等15个民族的60部民族医药文献的整理。

7. 中医药对外交流与合作日益增多，国际传播进一步扩大。目前，在我国与外国政府签订的双边、多边卫生协议中包含中医药内容50个，专门的中医药协议17个。与世界卫生组织的合作促进了全球传统医学战略的制定和实施。民间交流渠道不断拓宽。

二、中医药事业的管理

国家中医药管理局的职责是负责指导和组织全国中医药工作：

1. 依据国家卫生、药品的有关政策和法律法规，研究制定中医药方针、政策和中医药发展规划，加强中医药发展重大理论与实践问题的研究。

2. 贯彻实施《中华人民共和国中医药条例》等法律法规，加强对中医医疗机构、中医人员准入的监管。对中医医疗、预防、保健、康复、护理及临床用药等进行监督和业务指导。

3. 规划、指导和协调中医医疗、科研、教学机构的结构布局及其运行机制的改革。

4. 研究、指导中西医结合和民族医药工作，制定有关管理规范和技术标准。

5. 制定中医药教育机构和临床教学基地标准，对中医药教育质量进行监督和业务指导。

6. 指导与协调中医药对外工作，推进中医药科学的国际传播。

三、下一步的工作思路和重点

1. 积极参与突发公共卫生事件应急体系建设，加强对艾滋病等重大疾病的防治。

2. 继续实施“名院、名科、名医”战略，突出中医药优势特色。

3. 加强中医现代化发展战略研究，贯彻落实《中药现代化发展纲要》，推进中医现代化科技发展工作。

4. 加强农村中医药工作，改善县级中医医院和乡镇卫生院中医科的基础条件，加强农村中医药人员的培养，推广中医药特色诊疗技术，积极开展新农合中医药试点工作。

5. 全面贯彻施行《中华人民共和国中医药条例》等法律法规，加强对中医医疗机构、中医人员准入的监管。提出和制定一批中医药国家标准和行业标准。

6. 实施“走出去”战略。加强与国际组织、政府间的交流与合作，进一步拓宽中医药的民间交流。

进一步贯彻实施《中华人民共和国中医药条例》促进中医药事业健康发展

——卫生部副部长兼国家中医药管理局局长佘靖在《中华人民共和国中医药条例》贯彻实施一周年座谈会上的讲话

(2004年10月11日)

同志们：

今天，在《中华人民共和国中医药条例》（以下简称《中医药条例》）颁布实施1周年之际，国家中医药管理局、国务院法制办、卫生部在人民大会堂联合举办《中医药条例》贯彻实施1周年座谈会，共商中医药法制建设的大事，对我们来说，是一次非常有意义的会议。

不久前，刚刚闭幕的党的十六届四中全会，确定了当前和今后一个时期加强党的执政能力建设的主要任务，其中很重要的一条就是贯彻依法治国基本方略。中医药行业要认真学习、贯彻十六届四中全会精神，加强中医药法制建设，提高依法保障和管理中医药事业发展的能力。下面，我讲3点意见：

一、中医药法制建设逐步取得进展，中医药事业发展基本走上法制化、规范化轨道

新中国成立以来，党和国家非常重视中医药事业的发展，制定了一系列保护、扶持和发展中医药的方针政策。党和国家的中医药方针政策不仅为中医药事业发展提供了有力保障，也为中医药法制建设奠定了良好的基础。改革开放以来，我国的法制建设取得了显著的成就。党的十一届三中全会上，确立了社会主义法制建设的地位和作用；党的十五大适时提出“依法治国、建设社会主义法治国家”的基本方略；九届全国人大二次会议将这一治国方略写入宪法；党的十六大又将依法治国作为建设社会主义政治文明的重要内容；新一届党的领导集体，进一步提出了依法行政，建设法治政府的目标。随着我国法制建设的不断发展中医药法制建设得到了党和国家的重视和关注。1982年我国《宪法》明确提出“发展现代医药和我国传统医药”，确立了中医药的法律地位，为中医药事业的发展提供了根本的法律依据。1984年颁布的《药品管理法》、1994年颁布的《医疗机构管理条例》、1998年颁布的《中华人民共和国执业医师法》等法律法规，使我国中医医疗机构、人员、中药的准入与管理有了法律依据。2003年10月1日施行的《中医药条例》，全面概括了党的中医药方针政策，进一步对保障和规范中医药事业发展作了较为全面的阐述，是我国政府颁布的第1部专门的中医药行政法规。与此同时，全国已有23个省、市、自治区颁布了地方中医药行政法规。此外，国家中医药管理局为进一步加强中医医疗机构、医疗服务、人才培养、科学研究、对外交流与合作等方面的规范和管理，建局以来独自或与其他部门共同制定颁布了部门规章、技术标准等规范性文件140余件。上述一系列有关中医药法律、法规、规章、标准、规范的颁布和制定，标志着中医药法制建设取得了阶段性进展，中医药工作做到有法可依，中医药事业发展基本走上了法制化、规范化的轨道。

我国中医药法制建设取得的成就，对许多国家和地区的传统医药立法也产生了积极的影响。许多国家和地区纷纷来我国考察中医药立法情况和管理经验。目前，韩国、泰国等国家已颁布了有关传统医药和中医药的法律法规；美国、澳大利亚、加拿大等许多国家的部分地区颁布了有关中医、针灸的地方法规；阿联酋、南非、越南、新加坡等国家政府相继宣布中医在本国纳入医疗保健体系的管理；越南、新加坡等国还建立了专门的传统医学管理机构。我国中医药法制建设的不断发展是中医药国际交流合作的重要内容，提高了中医药的国际声誉，扩大了我国的国际影响。

中医药法制建设取得的成绩，是坚持“依法治国、建设社会主义法治国家”的具体体现，是我国卫生法律体系建设的重要组成部分，为继承和发扬中医药，保护、扶持、发展中医药事业，加强和规范中医药行业管理，维护和增进人民健康，提供了重要的法律保障。

二、《中医药条例》的颁布施行，有力地促进了中医药事业的发展

今年10月1日是《中医药条例》颁布施行1周年。为了解各地贯彻实施《中医药条例》情况，国家中医药管理局部署在全国开展《中医药条例》贯彻实施1周年自查总结的同时，会同国务院法制办、卫生部赴河南、安徽、江苏、浙江、陕西、四川6个省联合开展了《中医药条例》贯彻实施1周年情况的检查。现结合检查，对1年来全国贯彻实施《中医药条例》情况做一简要通报。

各地加强领导、精心组织，认真组织安排《中医药条例》的学习、宣传和贯彻工作。及时转发了《国家中医药管理局关于学习宣传贯彻＜中医药条例＞的通知》等相关文件，组织收听、收看了全国学习宣传贯彻《中医药条例》电视电话会议。许多省份专门召开会议，制定下发了本省加强学习宣传贯彻《中医药条例》的意见。四川省结合《中医药条例》与地方中医药法规的贯彻实施，颁布了《四川省中医药管理办法》。湖南、黑龙江、宁夏、上海等省的政府主要领导在相关会议上发表了重要讲话。有的省中医药管理部门会同省人大、卫生部门，结合地方中医药法规的监督执行，开展了《中医药条例》的检查落实工作。

各地中医药管理部门，积极采取多种形式、多种途径、多种方式，组织开展《中医药条例》的学习、宣传。通过举办各种类型的学习班、座谈会、研讨会、专题讲座，深刻领会《中医药条例》的精神实质和重大意义。各类中医药机构及有关单位，积极组织广大干部、职工和学生学习《中医药条例》，参加全国《中医药条例》知识竞赛等活动。为加强学习和宣传，各地普遍印发了宣传画、宣传资料和《中医药条例》单行本。江苏省在组织义诊的同时，共发放宣传资料10万余份，宣传画1万余张，《中医药条例》单行本3万册，接待义诊咨询群众8万余人次，在社会中引起很大反响。各地充分利用广播、电视、网络、报刊等各种媒体，采取宣传月、宣传周、流动宣传车、文艺晚会等多种形式面向社会进行广泛宣传。北京、浙江、湖北等地与当地电视台《健康栏目》开展合作，定期宣传《中医药条例》和中医药知识。为了增强《中医药条例》的宣传效果，各地积极组织中医医疗机构、人员深入农村和社区，广泛开展各种规模的义诊和健康咨询活动，使中医药更加深入社会，深入人心。福建省《中医药条例》颁布实施1年来，共组织2600多名中医药专家开展义诊和健康咨询活动188次，增进了社会对中医药工作的理解和支持，产生较好的社会影响。

各地认真贯彻落实《中医药条例》，制定了一系列扶持、保护、发展中医药事业的政策与措施。《中医药条例》颁布实施以来，一些省、市政府领导更加关注和支持中医药发展，亲临中医药机构视察，召集政府有关部门现场办公，解决制约中医药机构发展的实际问题，以实际行动贯彻落实《中医药条例》。许多省、市都将中医药事业的发展纳入当地国民经济和社会发展计划。有的省规定将中医医疗机构建设纳入当地区域卫生规划，将政府举办的非营利性中医医疗机构的专项经费纳入财政预算统筹安排。安徽省明确提出每个市、县都要办好1所政府举办的非营利性中医医疗机构。有的县（市）在医疗体制改革中，对准备要拍卖、合并的中医院，继续履行政府的责任，保留为由政府举办的中医医院；有的县（市）在城镇职工基本医疗保险制度改革中，将中医院院内制剂和中医诊疗技术纳入基本医疗保险目录范围；有的县（市）在新型农村合作医疗试点工作中规定，中医、中药的报销比例可以比西医药高5个百分点。

一些省份和地区积极探索中医药管理体制建设的有效途径。根据需要，吉林、陕西省成立了副厅级的省中医药管理局，江苏省13个省辖市的卫生行政管理部门内均成立了中医处。四川省21个市（州）有19个市（州）的卫生局同时加挂中医局的牌子，由卫生局长兼任中医（药）局长。河南省有20个县（市）在卫生行政部门内设立了中医局。许多省在中医药专业技术职务任职资格的评审，中医医疗、教育、科研机构的评审、评估等方面成立了专门的中医药评审、鉴定组织。

各地结合实际，增加了投入，支持中医药的基础条件建设、专科专病建设和科学研究等工作。据了解，浙江省中医事业费较去年增加了26.5%，占卫生事业经费的15%左右。江西省财政2004年新增加中医专款100万元。河南省财政近年来先后投入建设资金1500多万元，地方配套资金2000多万元，对43所县（市）中医院进行了重点建设。

各地认真贯彻落实《中医药条例》，加强监督管理，维护中医医疗秩序。积极开展专项治理，严厉打击非法中医医疗活动。重点加大了对非法行医、非法坐堂医、游医、超范围执业等违法违规行为的查处。严格按条件加强对中医医疗机构、人员准入的管理，对不符合新设中医医疗机构设置标准的一律不批，凡从事中医专业的技术人员，必须具备执业资格。各省中医药管理部门认真履行中医医疗广告审查职责，积极配合工商部门开展中医医疗广告的专项检查，依法查处夸大宣传或未经审批的医疗广告，规范中医医疗广告行为。据对6个省开展联合检查了解，1年来配合有关部门共开展中医医疗广告清理整顿活动近50次，查处非法中医医疗广告80余件。

三、进一步贯彻落实《中医药条例》，推进中医药法制化进程

1年来，各地贯彻落实《中医药条例》，取得了良好的开端和进展，有力地促进了中医药事业的发展。但同时也应看到，各地贯彻落实《中医药条例》的进展还很不平衡；《中医药条例》的学习、宣传和贯彻还有待进一步深入；《中医药条例》中有关保障中医药事业发展的政策与措施有待进一步落实；《中医药条例》中有关行业监督管理的职责有待进一步加强。因此，在今后工作中，我们要继续努力，采取措施，加大力度，进一步抓好《中医药条例》的贯彻落实。

第一，继续加强《中医药条例》学习和宣传，进一步提高认识。要认真组织学习《中医药条例》，不断加深和提高对贯彻落实《中医药条例》重要性的理解和认识。要充分认识到，贯彻落实《中医药条例》，是建设法制政府、法制国家、法制社会的必然要求，是中医药事业纳入法制化轨道的发展趋势和长期任务，是促进中医药事业健康发展的根本途径，是中医药行业落实提高执政能力，实施依法行政、依法治业的具体体现。

要加大对《中医药条例》的宣传力度，积极探索有效的宣传形式。各级中医药管理部门，要认真总结经验，结合本地区的特点和实际情况，进一步加强宣传的针对性，不断扩展宣传的广度和深度。既要大力宣传贯彻落实《中医药条例》，又要通过主动积极的沟通，建立有效的协调机制，争取相关部门的切实支持。要继续做好中医药行业内的宣传，认真履行《中医药条例》赋予的责任和义务；要广泛开展对社会和人民群众的宣传，紧紧围绕中医药的地位、作用和发展前景，通过宣传中医药事业的成就和中医药科普知识，采用群众喜闻乐见的形式，进一步扩大中医药的影响和群众基础。

第二，进一步贯彻落实《中医药条例》，为中医药事业发展提供必要的保障。一是要将中医药事业纳入当地国民经济和社会发展计划，保障中医药发展随着地方国民经济和社会发展而发展。同时，要将中医药发展纳入当地区域卫生发展规划，要在公共卫生体系建设、应对突发公共卫生事件、重大疾病防治、农村卫生服务网络建设、医保定点医疗机构等方面充分考虑中医药的内容。

二是要加强中医药管理体制建设。要按照吴仪副总理的讲话要求，省级中医药管理部门要充分发挥作用，认真履行职责；省级以下卫生行政主管部门的中医药工作，要有机构管，有专人抓，切实负起责任来。各地中医药管理部门要加强与政府有关部门的沟通协调，探索加强中医药管理体制建设的有效途径，为中医药事业发展提供最基本的组织保障。

三是要随着地方经济的增长，不断加大对中医药的支持，根据需要和可能增加对中医药事业的投入。在医疗体制改革中，各地要充分考虑中医药的特点和人民群众对中医药的需求，完善中医医疗机构的经济补偿政策，适当提高中医技术劳务价格。积极制定有关政策和措施，鼓励社会资金多渠道投入，发展多种形式的中医医疗机构，为中医药事业发展提供和创造必要的物质条件。

第三，进一步贯彻落实《中医药条例》，提高中医药依法行政的能力和水平。中医药法制工作是我国卫生法律体系建设的重要组成部分。中医药管理部门要积极参与卫生法制建设工作，加强与有关部门的沟通协调，保障中医药在卫生法律体系中应有的地位；各地要依据实际情况，做好地方条例与《中医药条例》的衔接工作。我局要抓好中医药教育机构设置标准、中医药教育机构临床教学基地标准、中医医疗技术标准和技术操作规范的制定。各地要积极参与此项工作，同时结合实际，主动探索符合地方特点的标准化建设项目。

要加强中医的执法监督管理，积极参与卫生执法监督体制改革，将中医执法监督工作纳入卫生执法监督工作之中。根据《中医药条例》的规定，对于中医医疗机构的设置、中医从业人员的准入，要严格按照规定的条件和标准予以审批；在医疗市场专项治理活动中，进一步整顿中医医疗服务市场秩序，严厉打击违法行医，严肃查处中医医疗机构、中医执业人员超范围行医等违法行为。加强中医技术准入管理，抓紧制定相关技术标准规范。严格按标准审核中医医疗广告，探索建立中医医疗广告信息反馈监测机制。

第四，进一步贯彻落实《中医药条例》，促进中医药各项工作的开展。要切实履行《中医药条例》赋予的责任和义务，加强自身建设和行业自律，提高中医药人员的职业道德素质和业务水平。继续开展老中医药专家学术经验和技术专长继承工作；组织对中医药预防、养生康复理论和技术的挖掘整理，系统整理中医药文献，逐步实现古籍文献的数字化；组织开展中医药基础理论研究和临床研究，加强中医药科技创新，推进中医药现代化；实施“名院、名科、名医”战略，突出中医药特色优势。积极参与中医药应对突发公共卫生事件应急体系建设，开展对艾滋病等重大疾病的防治。加强农村中医药工作，改善农村中医医疗机构基础条件，加强农村中医药人才培养，发挥中医药在新型农村合作医疗中的作用。实施“走出去”战略，进一步扩大中医药国际交流与合作，促进中医药更广泛地走向世界。

《中医药条例》是新一届政府成立后颁布的第1部行政法规，也是中医药发展史上的一件大事。我们要认真贯彻“三个代表”重要思想，坚持科学发展观，进一步贯彻落实《中医药条例》，推进中医药法制化进程，促进中医药事业健康发展，为全面建设小康社会做出更大的贡献。

国务院法制办公室副主任汪永清在《中华人民共和国中医药条例》贯彻实施一周年座谈会上的讲话

（2004年10月11日）

各位领导、各位专家，同志们、朋友们：

《中医药条例》颁布施行至今已经1周年。今天，由卫生部、国家中医药管理局和国务院法制办公室共同组织座谈会，对总结条例实施的经验、进一步贯彻落实条例、促进中医药事业持续健康发展，都是很有意义的。

中医药是我国的传统医药，是我国卫生事业的重要组成部分，在治疗常见病、多发病和疑难病方面具有独特的理论体系和鲜明的诊疗特点。中医药又是中华民族的优秀文化，为中华民族的繁荣昌盛作出了卓越的贡献，也对整个人类健康和世界文明产生了积极、重大的影响。新中国成立后，在党的中医药政策的指引下，中医药事业取得了令人瞩目的成绩：中医医疗服务体系基本建立，中医药教育体系逐步形成，中医药科技迅速发展。中医药以其收费低、疗效好、副作用小等特点，深受广大人民群众的喜爱，在我国卫生事业中发挥着越来越重要的作用。但是，中医药事业在发展的过程中也存在着继承与发展后劲不足、与现代医学的结合和互补乏力、管理手段相对薄弱等问题。

为了实现中医药事业的规范化管理，并增强其市场竞争力和国际竞争力，经过20年的努力，中医药条例于去年终于出台。这是本届政府成立以来，颁布的第1个行政法规，也是我国首次以立法的形式确立了中医药在保障人民健康、促进经济建设和社会发展中的地位和作用，充分体现了党和国家对中医药事业发展的高度重视与大力支持，也体现了全社会对中医药事业发展所寄予的厚望。条例主要规定了以下几方面内容：一是进一步明确了党和国家支持与发展中医药事业的方针政策；二是强化了对中医医疗机构和中医从业人员的规范化管理；三是规定了中医药教育与科研、中医医疗机构和中医从业人员从事医疗服务、中医药人才培养、中医药评审等活动应当遵循中医药发展规律；四是进一步确认了老中医专家学术经验和技术专长继承工作；五是规定了一系列扶持中医药事业发展的保障措施。从条例施行1年的实践来看，总的情况是好的，条例的主要制度得到了较好的贯彻落实，为规范与发展中医药事业发挥了重要作用。

当今世界，经济的全球化带来了生态的恶化、资源的消耗与人员物资的规模流动。生态的恶化与资源的消耗导致旧传染病死灰复燃，新传染病不断发生，而且它们对人类威胁的性质和程度都非常严重。人员物资的规模流动使得病毒的影响将不再局限于传统的民族国家的疆域内。疾病无国界，医学也无国界。因此，为了适应新的形势，利用中医药在应对人类共同的公共卫生问题方面继续发挥更大的作用是完全必要的。纵观中医药事业的发展，贯彻落实条例还应当从以下几个方面继续努力：

一是要以纪念《中医药条例》贯彻实施1周年为契机，进一步开展条例的学习、宣传工作。通过组织学习、宣传条例以提高全社会对中医药的正确认识，使执法人员增强依法规范和发展中医药事业的法律意识，严格依法行政；使中医医疗机构和中医从业人员增强对中医药事业的信心和信念，自觉依照条例的规定，开展中医药服务；使广大人民群众提高利用中医药进行健康保护的意识。

二是各级政府和各有关部门要切实落实条例中规定的法律制度。要落实好促进中医药事业发展的各项制度措施，将人民群众的健康权益放在首位；要注意加强部门间和地区间的配合以及国际间的交流合作，充分整合现有资源、利用国内外各方面的力量来发展中医药事业。

三是要加强中医药事业的制度

建设。要尽快制定或者不断完善条例所要求的配套规定，如中医医疗机构设置标准、中医从业人员的从业规范、中医药教育机构的设置标准、中医药教育机构临床教学基地标准等。要对各地已经出台的与中医药有关的地方性法规以及其他规范性文件进行清理，凡是与行政许可法以及条例不一致、阻碍中医药事业发展的，一律予以废止。要加强对条例的实施情况的跟踪调查并定期进行评估，深入研究条例施行过程中出现的新情况、新问题，适时提出完善中医药法律制度的建议，特别是要在发展中医药事业的制度创新上下工夫。

总之，各级政府法制工作机构应当为进一步贯彻落实中医药条例，配合政府有关部门促进中医药事业的持续健康发展发挥应有的作用，使中医药为我国的乃至世界的卫生事业不断作出新的更大贡献。

卫生部副部长朱庆生在《中华人民共和国中医药条例》贯彻实施一周年座谈会上的讲话

（2004年10月11日）

同志们：

今年10月，是我国第1部专门的中医药行政法规《中华人民共和国中医药条例》（以下简称《中医药条例》）颁布实施1周年，国家中医药管理局、国务院法制办、卫生部共同组织召开这次《中医药条例》贯彻实施1周年座谈会，对继续深入贯彻《中医药条例》，加强中医药法制建设，促进中医药事业发展具有重要的意义。刚才佘靖同志作了重要讲话，总结1年来各地《中医药条例》贯彻落实情况，对下一步中医药法制建设提出了明确的要求。总的来说，《中医药条例》实施1年来推进了中医药事业发展的各项政策的落实，取得了成效，积累了经验。我完全同意佘靖同志的讲话。下面，我代表卫生部讲几点意见：

党的十五大提出依法治国的基本方略，九届人大二次会议将依法治国、建设社会主义法治国家载入宪法。党的十六大提出了全面建设小康社会的宏伟目标，把发展社会主义民主政治，建设社会主义政治文明作为重要目标之一。在新的历史时期，为了适应经济社会发展的需要，我国正在逐步建立和完善与社会主义市场经济相适应的法律体系，依法行政已经成为现代社会的文明国家治国理政的重要途径。本届政府把建设法治政府作为重要目标，对推进依法行政工作作出部署。卫生行政部门按照国务院要求，结合卫生工作实际，正在抓紧做好有关贯彻落实工作。

当前，卫生事业发展正处于继往开来的历史阶段，深化公共卫生体制改革，加强公共卫生体系建设，建立突发公共卫生事件应急机制，加强重大疾病防治，加强农村卫生和新型农村合作医疗试点工作，深化城市医疗卫生体制改革，任务艰巨繁重。为做好新形势下的各项卫生工作，应当不断提高卫生法制建设水平，完善卫生执法监督体系，促进卫生事业的持续、稳定、健康发展。这就要求我们必须提高认识、转变观念，坚持卫生法制建设和卫生事业发展的统一协调。根据国家法制建设任务和要求，从卫生事业发展需要和实际情况出发，加强法制建设，转变政府职能，提高依法行政水平，推动卫生事业发展，保障人民健康。

中医药是中华民族优秀传统文化的瑰宝，是我国卫生事业的重要组成部分。在卫生工作中，要坚持中西医并重的方针，充分利用中医药资源，发挥中医药的优势和特色，调动广大中医药工作者的积极性和创造性，为发展我国卫生事业做出贡献。同样，中医药法制建设是卫生法制建设的重要内容，中医药的立法和执法要纳入整个卫生法制体系建设中。这是保障中医药行业持续、稳定、健康发展的需要，是适应卫生改革与发展的需要，是建立卫生服务体系、加强行业管理、保障人民合法权益的需要。从这个意义上说，中医药法制建设是中国卫生法制体系建设中不可或缺的一个重要部分，应该摆在卫生法制建设的重要位置。为此，要以《中医药条例》贯彻实施为契机，进一步贯彻落实党的方针政策，进一步保护、扶持、发展中医药事业，继承和发展祖国医药学，为增进人民健康服务。

各级卫生行政部门的同志特别是领导同志要统一思想、提高认识，把中医药法制建设作为今后卫生法制建设的重要任务，切实负起责任，给予足够的重视和支持，积极采取各项有效措施，切实推进中医药法制建设进程。

要以提高中医药立法质量为重点，按照条件成熟、突出重点、统筹兼顾的原则，在卫生立法工作中统筹协调好中医药立法项目，制定出台一批与贯彻实施《中医药条例》工作配套的部门规章。在卫生法律法规、规范性文件的起草中，要有中医药人员参与，听取相关意见，体现中医药有关内容，与中医药管理部门同志多协商、多研究、多沟通。在卫生执法监督体系建设中，要充分考虑中医药的重要性和特殊性，从解决执法主体、监督队伍和执法要求入手，切实解决中医药执法监督工作中存在的问题，要充分发挥各级中医药主管部门的作用，加强中医药技术规范和技术标准的制定，并将其作为卫生执法监督的重要内容。在卫生执法队伍中要有专门的机构和人员来具体负责中医药执法监督工作，严格按照法律法规的规定，实施行政许可与监督。

《中医药条例》的颁布施行，标志着中医药法制建设步入了一个新的阶段，贯彻《中医药条例》要持之以恒地抓落实。当前，中医药法制建设虽然有了较大的进展，但还存在着不少困难，在新形势下也出现了一些新的情况和问题。各级卫生行政部门要把中医药法制建设作为卫生工作的一件大事，作为重要的本职工作予以重视，并在人员配备、经费等方面给予保障，大力加强中医药法制建设，不断推进中医药法制建设进程，为中医药事业的全面发展，为实现全面建设小康社会的宏伟目标而努力奋斗。

国家食品药品监督管理局副局长任德权在《中华人民共和国中医药条例》贯彻实施一周年座谈会上的讲话

（2004年10月11日）

今天，很高兴参加由国家中医药管理局、国务院法制办和卫生部共同举办的《中华人民共和国中医药条例》（以下简称《中医药条例》）贯彻实施1周年座谈会。刚才，佘靖副部长、汪永清副主任和朱庆生副部长对《中医药条例》实施的意义和贯彻落实工作作了重要讲话。听了以后，也深受启发。《中医药条例》是我们党和国家对中医药事业在新时期的、与时俱进的、予以重视的一种升华，是把党和国家对中医药事业的政策上升到法律的形态，把中医药事业的地位和作用从法律的地位予以明确。这充分肯定了中医药事业是中华民族的优秀文化，是代表先进文化的一个重要组成部分；同时，也明确提出实现中医药现代化这个目标，要通过各项工作的开展，积极推进中医药的现代化，促进中医药持续健康发展，使之成为代表先进生产力发展方向的一个重要部分。通过这个目标的实现，更好地为人民服务，这也是实现“三个代表”重要思想，坚持以人为本的具体体现。

作为国务院的条例，我们各个部门都要责无旁贷地贯彻执行，要坚持依法行政。作为国家食品药品监督管理局，在药品方面，特别是在中药的研制、生产、经营、使用和监督管理方面，在执行《中华人民共和国药品管理法》的同时，要自觉地贯彻执行《中医药条例》中的各项具体的有关中药的政策和规定。要以科学的发展观为指导，把人民的健康和生活质量的提高放在第一位，全面做好我们的工作，使中医药事业能够协调发展。

中医药是我国的传统医药，是中华民族传统文化的瑰宝。中医药文化包含许多深刻的科学发展观的概念。中医药的这个“中”，既是代表传统中医药学是来自于、诞生于中华民族祖国大地的概念；同时，中医药的这个“中”，也含有讲究平衡、讲究协调、讲究调理的概念，其核心就是平衡。“中医”最早的文字记载至少可见于《汉书·艺文志》：“有病不治，常得中医。”文中言及病之所以治不好，系“以热益热，以寒增寒”，应“反之于平”，得以中医。这里所谈的中医的“中”，是指中医理论的一个核心特色，就是讲究平衡。所以，中医理论从这个意义上也体现了在人体的健康疾病方面的科学发展观。我们应该自觉地贯彻这个思想，正如《中医药条例》中明确讲的“发展中医药事业应当遵循继承与创新相结合的原则，保持和发扬中医药特色和优势。”我们各级食品药品监督管理部门都应该按照《中医药条例》中规定的，在审批研制新的中成药方面，坚持中医药的特色，鼓励以中医药理论为基础的新的中药开发研究，也包括对传统中成药的提高。

同时，我们有一项重要工作，就是要积极抓好饮片质量管理，切实使我们的饮片质量能对得起老祖宗、对得起老中医、对得起老百姓。这方面，现在问题还很多。我们要贯彻《中医药条例》，贯彻药品法，在今后一个阶段，把这项工作作为一项重要任务来抓。不久前，我们和国家中医药管理局一起在青岛市召开了中药饮片监督管理工作座谈会，认真贯彻《中医药条例》的精神，把饮片质量做好，切实使饮片质量能让老中医放心。此外，还要积极做好药材的监督管理工作。《中医药条例》二十九条明确提出，要“鼓励建立中药材种植、培育基地，促进短缺中药材的开发、生产。”在保证药材质量的同时，要保持药材资源的持续利用，这也是贯彻《中医药条例》，体现可持续发展的科学发展观。目前，我们正在逐步推行GAP的落实工作，科技部和国家中医药管理局在这方面也做了大量工作。我们要加强沟通与协调，共同贯彻落实《中医药条例》，把方方面面的工作做好。

《中医药条例》的贯彻仅1年，我们还有许多工作要做。作为国家食品药品监督管理局，我们责无旁贷，要与国家中医药管理局、卫生部一起，在国务院法制办的指导下，自觉地贯彻好《中医药条例》，促进中医药事业的发展，造福于人民。

政策法规

政 策 法 规

国务院关于切实加强艾滋病防治工作的通知

国发［2004］7号

各省、自治区、直辖市人民政府，国务院各部委、各直属机构：

我国自1985年首次报告艾滋病例以来，在党中央国务院的正确领导下，各地区、各部门认真研究制定防治规划，明确相关政策，开展健康教育，落实防治措施，加强患者救治，艾滋病防治工作取得了积极成效。但从总体上看，我国艾滋病疫情仍呈快速上升趋势，其传播和蔓延的势头还没有得到有效遏制。与此同时，防治工作还存在宣传教育不够广泛、疫情监测不够落实、干预措施不够普及、法律法规不够健全、防治力量薄弱、技术手段欠缺、一些地区和部门对防治工作认识不够等问题。为有效遏制艾滋病疫情快速上升的趋势，切实加强艾滋病防治工作，现就有关工作通知如下：

一、加强组织领导，明确职责任务

艾滋病防治关系经济发展、社会稳定、国家安全和民族兴衰，是一项长期、艰巨的任务。地方各级人民政府要充分认识加强艾滋病防治工作的重要性和紧迫性，将艾滋病防治工作纳入重要议事日程，加强领导，统筹协调，把这一关系国家和人民利益的大事抓紧抓好，坚决遏制艾滋病在我国蔓延的势头。要按照《国务院关于印发中国预防与控制艾滋病中长期规划（1998～2010年）的通知》（国发［1998］38号）和《国务院办公厅关于印发中国遏制与防治艾滋病行动计划（2001～2005年）的通知》（国办发［2001］40号）精神，制定具体防治目标和行动计划，实行政府主要领导负责制，纳入政府目标管理考核。疫情比较严重的省、自治区、直辖市要成立由政府主要领导牵头、有关部门参加的艾滋病防治工作委员会，其他地区也要根据实际工作需要，建立健全艾滋病防治工作领导协调机制，落实政策措施，解决突出问题，确保责任到位、工作到位、措施到位。国务院防治艾滋病工作委员会每年组织开展全国艾滋病防治工作督导检查，对因领导不力、措施不当、隐瞒疫情、玩忽职守造成艾滋病传播和流行的，要严肃追究有关责任人的责任。

二、坚持预防为主，实施综合治理

（一）广泛开展宣传教育和行为干预。

坚持面向群众、面向农村和经常性宣传教育与重点宣传教育相结合的原则，充分发挥机关、学校、企事业单位和社会团体的作用，充分利用广播、电视、报纸、互联网等媒体，广泛开展多种形式的艾滋病防治宣传教育活动，特别是科普知识宣传教育活动。要使公众了解艾滋病的传播途径，掌握预防知识和办法，建立文明健康的生活方式，避免不必要的恐慌，消除对艾滋病病毒感染者和患者的歧视。

各级各类新闻宣传单位要把艾滋病防治和无偿献血知识列为宣传重点之一，制定具体的宣传计划，并认真予以实施。中央和地方主要广播、电视、报纸、互联网等媒体要设立专门栏目，积极开展艾滋病防治和无偿献血知识宣传，并定期播放或刊登有关艾滋病防治和无偿献血的公益广告。地方各级人民政府和新闻宣传主管部门要切实加强对艾滋病防治宣传工作的指导和督查。

农业部门要充分利用“三下乡”等形式，在农村开展艾滋病防治和无偿献血知识宣传工作。要积极配合卫生等部门编写、印发适合农村地区的宣传材料，做到疫情比较严重的地区乡乡有音像宣传品，村村有宣传挂图，户户有宣传手册；支持乡（镇）和疫情比较严重地区的村建立艾滋病防治和无偿献血知识宣传栏。要会同有关部门，充分利用农贸集市、节假日等机会，在群众集中的地点不失时机地开展多种形式的、群众喜闻乐见的艾滋病防治和无偿献血知识宣传活动。

教育部门要将艾滋病防治和无偿献血知识纳入普通中学、中等职业学校和高等学校教学计划，落实教学课时。普通中学、中等职业学校和高等学校要深入持久地开展艾滋病防治和无偿献血知识宣传教育活动。

铁路、交通、民航、质检部门要把艾滋病防治和无偿献血知识纳入对旅客宣传的内容。疫情比较严重地区和边境口岸的候车、候船、候机室，要设置艾滋病防治和无偿献血知识的宣传专栏和宣传牌，摆放宣传教育材料；有影视广播播放条件的旅客集中场所，要适时播放艾滋病防治和无偿献血知识。

文化、工商部门要切实加强娱乐服务场所管理，要求娱乐服务场所公开张贴和摆放艾滋病防治宣传品，积极配合有关部门开展预防艾滋病健康教育工作。工会、共青团、妇联等群众组织要结合自身工作特点，积极开展艾滋病防治知识的宣传教育活动。

卫生部门要会同公安、食品药品监管部门在因吸毒导致艾滋病传播比较严重的地区开展药品维持治疗和针具市场营销试点，并逐步加以推广。

医疗卫生服务机构、计划生育技术服务机构要采用咨询、发放宣传材料等方式，向就诊患者、服务对象宣传艾滋病防治和安全套使用知识。公共场所经营、管理单位要采取适宜的形式宣传推广使用安全套，设立安全套自动售套机。安全套生产、经营企业可利用商业网点、疾病预防控制机构和计划生育网络，开展安全套公益广告宣传活动。有关部门要大力支持宣传推广使用安全套预防艾滋病的工作，积极组织开展推广使用安全套预防艾滋病的公益广告宣传。

（二）依法管理，强化监督。

卫生部门要根据《中华人民共和国献血法》和《血液制品管理条例》，加强对无偿献血工作的组织和领导，会同红十字会等社会团体，动员全社会健康适龄人员积极参加无偿献血，提高无偿献血率；会同食品药品监管、公安部门切实加强对采供血机构的管理，加大对非法采供血违法犯罪活动的打击力度，依法严惩违法犯罪分子，坚决杜绝艾滋病经血液途径传播。要强制推广使用一次性注射器、输液器，做好一次性医疗、卫生用品用后毁形和有关重复使用的医疗器械的消毒工作，防止艾滋病医源性传播。

公安部门要依法严厉打击卖淫嫖娼、贩毒和吸食、注射毒品等违法犯罪活动，加强对强制戒毒人员、查处的卖淫嫖娼人员和城市流动人口等人群的艾滋病防治知识宣传。公安、司法部门要会同有关部门加强对羁押和被监管人员艾滋病病毒感染的检测、筛查、治疗和有关防治知识的宣传教育工作。要采取必要措施，为羁押和被监管人员中的艾滋病病毒感染者和患者设立专门场所。

卫生部、法制办要会同有关部门抓紧开展调查研究，对现行有关法律法规进行清理，对其中不适应艾滋病防治工作需要的依法予以修订，同时研究起草预防和控制艾滋病的专门法规。各地区也应当结合实际，完善本地区有关立法。

（三）切实做好综合防治示范区工作。

国家在疫情比较严重的省、自治区、直辖市实施综合防治示范区项目，开展以治疗和关怀救助为主要内容的社区综合防治工作，推动各项防治措施的落实，使艾滋病病毒感染者和患者在社区、家庭获得治疗和帮助。综合防治示范区的工作要针对社区需求，提供知识培训、健康教育、行为干预、医疗护理和咨询关怀相结合的综合服务，使社区各类人群，包括艾滋病病毒感染者和患者、性病患者以及高危人群都能连续、方便地得到有关信息与服务，营造一个有利于艾滋病预防、治疗，有利于艾滋病病毒感染者和患者生活的社会环境。有关部门和地区要加强对艾滋病综合防治示范区工作的组织管理、技术指导和监督考核工作，根据工作进展和质量对示范区适时进行调整。

国家对孕妇实施免费艾滋病防治咨询、筛查，并免费提供抗艾滋病病毒药品进行预防性治疗，降低经母婴途径的艾滋病病毒传播率。各级妇幼保健机构及有关医疗卫生服务机构要继续做好阻断经母婴途径传播艾滋病的工作。

三、加强疫情监测，规范疫情报告

国家实施艾滋病自愿免费血液初筛检测和相关咨询。国家和省、自治区、直辖市疾病预防控制机构、检验检疫机构要加强艾滋病疫情监测，开展高危人群流行病学调查，力求准确掌握艾滋病病毒感染者和患者数量、疫情变化阶段性情况和流行趋势。卫生部要会同财政部研究制定艾滋病自愿免费血液初筛检测和相关咨询的具体办法，并认真组织实施。

地方各级人民政府及卫生行政主管部门要根据《中华人民共和国传染病防治法》的规定，严格疫情报告制度，及时、准确上报本地区艾滋病疫情，并按规定向社会公布。对瞒报、漏报和迟报疫情的，要严肃追究有关责任人的责任。

四、落实救治政策，做好药品供给

国家将抗艾滋病病毒药品纳入城镇职工基本医疗保险及新型农村合作医疗报销目录和城乡医疗救助支出范围，向农民中的艾滋病患者和城镇经济困难的艾滋病患者免费提供抗艾滋病病毒治疗药品，对经济困难艾滋病患者相关疾病治疗药品费用给予适当减免。艾滋病患者的治疗主要在当地定点医疗机构进行，鼓励流动人口中的艾滋病患者回乡接受治疗。劳动保障部、卫生部要抓紧研究确定纳入城镇职工基本医疗保险及新型农村合作医疗报销目录的抗艾滋病病毒药品品种，切实保证救治工作顺利进行。

要加强新型艾滋病治疗药品的研制和生产。食品药品监管部门要继续支持艾滋病治疗药品的研制与开发，加快艾滋病治疗药品审批过程，努力推出一批安全、有效的艾滋病治疗药品。抗艾滋病病毒药品实行定点生产、统一集中采购，纳入国家药品储备，统一分配、调拨，并通过全国疾病预防控制网络逐级分发。各地医疗卫生机构要认真执行卫生部《艾滋病抗病毒治疗药品项目管理规范（试行）》及中国疾病预防控制中心《抗艾滋病病毒治疗药品项目管理执行方案（试行）》，严格规范抗艾滋病病毒药品的使用。卫生行政主管部门要做好抗艾滋病病毒药品分发、使用的监督管理工作，加强对医务人员的业务培训和医德医风教育，提高医疗服务水平和质量，及时、有效地做好艾滋病患者救治工作。

五、加大投入力度，保障防治经费

各级财政要加大对艾滋病防治工作的经费投入，保证必要的药品采购、健康教育、人员培训、疫情监测、示范区建设、防治能力建设和患者救治的经费。疫情严重地区的各级财政要设立艾滋病防治专项经费。中央财政要通过专项转移支付，对经济困难地区和疫情严重地区的抗艾滋病病毒药品采购等给予资金支持。要加强对艾滋病防治经费的管理和使用的监督检查，确保专款专用，提高资金使用效率。

要合理安排防治经费，切实加强艾滋病防治能力建设。积极支持有关医疗卫生机构改善艾滋病防治基础设施，改善防治条件。积极开展艾滋病防治人员培养、培训工作，提高防治技术水平。同时，高度关心防治人员的身体健康，努力避免职业暴露感染，地方各级人民政府可视财力状况对基层防治人员给予一定津贴。

六、开展关怀救助，加强病人管理

地方各级人民政府要将经济困难的艾滋病患者及其家属纳入政府救助范围，按有关社会救济政策的规定给予必要的生活救济；并通过多种形式和渠道，解决艾滋病患者遗孤免费义务教育问题。同时，有关部门要积极扶持有生产能力的艾滋病病毒感染者和患者从事力所能及的生产活动，增加其收入。

要根据卫生部《关于对艾滋病病毒感染者和艾滋病病人的管理意见》，采取医疗服务、社区服务、社会与家庭关怀相结合的管理方式，进一步加强对艾滋病病毒感染者和患者的管理，消除社会歧视。要进一步发挥红十字会等社会团体的作用，开展对艾滋病病毒感染者和患者的关怀活动。同时，要加强对艾滋病病毒感染者和患者的法制教育和道德教育，对恶意传播疾病的艾滋病病毒感染者或患者，要依法追究法律责任。

七、开展国际合作，提高防治水平

要进一步加强国际交流与合作，继续争取外国政府和有关国际组织的资金和技术支持，积极参与国际社会防治艾滋病的活动。要充分借鉴国际社会防治艾滋病的经验，不断总结我国防治工作的有效做法，积极探索适合我国国情、适应市场经济体制要求的艾滋病防治工作机制，努力把我国艾滋病防治工作提高到一个新的水平。

各地区、各部门要从实践“三个代表”重要思想、贯彻落实党的十六大精神的高度，以对党、对国家、对人民高度负责的精神，扎扎实实地做好预防和控制艾滋病的工作，切实、有效地保障广大人民群众的身体健康和生命安全，维护国家发展和稳定的大局，为实现全面建设小康社会目标，实现中华民族的伟大复兴作出应有的贡献。

2004 年 3 月 16 日

国家中医药管理局中央本级财政专项资金管理暂行办法

国中医药发［2004］23 号

第一章　总　　则

第一条　为进一步加强国家中医药管理局中央本级财政专项资金管理，充分发挥资金使用效益，根据《中华人民共和国预算法》、《中华人民共和国预算法实施条例》和国家有关财经法规制度，结合中医药工作实际，制定本办法。

第二条　本办法中的国家中医药管理局中央本级专项资金，是指中央财政列入国家中医药管理局本级预算内，用于组织和指导全国性或区域性中医药工作、完成特定中医药工作任务的专项资金（以下简称专项资金）。

第三条　专项资金按照项目支出预算管理的要求，实行“统一管理、各负其责、严格预算、集中支付、绩效考评”的管理方式。

第四条　国家中医药管理局财务管理部门（以下简称财务部门）对专项资金实行统一管理。根据中医药事业发展规划和预算安排，在分管财务的局领导领导下，负责专项资金预算的汇总、编制、审核、报送及分配、下达；负责建立项目库，实行项目滚动管理和监督检查；负责专项资金决算的汇总、编报。

各业务部门负责有关专项资金预算的具体编制和执行。各业务部门应当按照局的总体部署及有关要求，在分管局领导的领导下，提出专项资金预算建议，编制项目预算、项目执行预算，按规定程序报审；按批准的预算执行，督促检查委托单位项目执行；组织绩效考评工作。各业务部门主要负责人对本部门专项资金的管理负全面责任，并按项目指定专人负责专项资金预算编制、执行和日常管理工作。

各业务部门应当定期向分管局领导汇报专项资金项目执行情况和资金使用情况，并及时将有关情况通报财务部门。

第五条　专项资金的安排、使用和管理遵循以下原则：

（一）统筹规划，突出重点。围绕中医药发展战略、目标任务和局的中心工作，科学论证、统筹规划专项资金项目，按照轻重缓急，合理排序，保证重点需要。

（二）严格预算，规范支出。遵照国家有关法律、法规、财务规章制度及有关费用开支范围和标准，做到支出按预算，用款按计划，管理按权限。

（三）注重效益，加强监督。对专项资金预算的执行实行全过程监督，并实施追踪问效，强化对专项资金使用结果的绩效评价。

第二章　预算编制

第六条　专项资金的预算编制由财务部门负责组织，各业务部门应当按照财政部《中央本级项目支出预算管理办法》的要求，编写统一的项目申报文本和项目支出预算表。

专项资金项目申报，应当按照本办法第五条确定的有关原则，要理由充分，目标明确，内容具体，测算有据，坚持实事求是和量力而行。要注重资源整合，充分发挥各业务部门的优势与作用，设置综合项目，避免每一项具体工作都单设一项目或重复设置，提高专项资金的整体使用效益。

第七条　按照部门预算编制程序，专项资金预算编制实行“两上两下”。

（一）“一上”阶段。根据财政部有关编制下年度部门预算的要求，财务部门在向局务会议汇报后，向各业务部门提出下年度专项资金预算“一上”编制要求。各业务部门根据要求，在充分听取有关方面意见、并向分管局领导汇报后，提出专项资金项目申报建议，协调、平衡、排序后报财务部门；财务部门汇总各业务部门编制的专项资金预算建议，必要时组织对有关项目进行论证，经分管财务的局领导协调、审核后，提请局务会议审议确定“一上”项目及资金数额，编入国家中医药管理局部门“一上”预算。

涉及到2个或2个以上业务部门工作的专项资金项目，由相关业务部门协商确定主要业务部门，并由主要业务部门负责项目申报工作。

（二）“一下”阶段。财务部门向分管财务的局领导汇报财政部“一下”预算指标控制数情况后，及时向各业务部门通报有关情况。各业务部门向分管局领导汇报后，根据“一下”预算指标控制数对原申报的专项资金预算进行相应调整并编制具体预算。

（三）“二上”阶段。财务部门根据“一下”预算指标控制数和业务部门编制的专项资金项目具体预算，综合平衡各业务部门意见，进行汇总编制并报局党组会议审议、批准，编入国家中医药管理局部门“二上”预算，并将预算编制情况通报各业务部门。

（四）“二下”阶段。“二下”为财政部批复的部门正式预算。财务部门报经分管财务的局领导批准后，将正式预算通知各业务部门。各业务部门根据正式预算，在原专项资金项目预算的基础上进一步细化形成具体执行预算，报分管局领导原则同意后，由财务部门审核汇总报分管财务的局领导批准。

第三章　预算执行

第八条　各业务部门负责执行经批准的专项资金预算。

第九条　严格执行财政国库集中支付制度。专项资金在财务部门统一管理下，实行国库集中支付。国库集中支付分为财政直接支付和财政授权支付。具体范围划分，按财政部有关标准确定。

第十条　实行国库集中支付的专项资金，必须按期报送用款计划。根据财政部、中国人民银行《中央单位财政国库管理制度改革试点资金支付管理办法》有关规定，各业务部门应当于11月15日前研究提出下一年度第1季度分月用款计划，财务部门审核汇总并报财政部批复后，作为下一年度国库集中支付第1季度的用款额度。每年的2月15日、5月15日、8月15日前，各业务部门应当及时分别报送本年第2季度、第3季度、第4季度分月用款计划。

第十一条　列入财政直接支付范围的专项资金，按照财政部规定的直接支付工作程序办理。

项目执行需要付款时，各业务部门依据财政部批复的分月用款计划填报《国家中医药管理局中央本级财政资金直接支付申请书》，财务部门审核汇总并按规定程序报送财政部。财政部审核同意后直接拨付收款人或用款单位。

第十二条　列入财政授权支付范围的各项目业务部门专项工作经费，各业务部门应当依据分月用款计划在财务部门报账。专项资金支付实行主管领导审批制，10万元以上的一次性支出，由业务部门提出申请，财务部门审核同意后报业务部门分管局领导批准后执行；10万元以下的支出，由业务部门的主要负责人审批，报财务部门审核后执行。对超出支出范围与标准的，财务部门不得支付。

纳入财政授权支付需要将专项资金拨付具体承担项目任务单位的，业务部门应当按预算及时向财务部门提出拨款申请。经审核，凡符合预算和用款计划、项目执行单位财务机构健全和财务管理制度完善的，财务部门应当及时办理拨款手续；对不符合预算和用款计划等情形的，财务部门不得拨款。

第十三条　专项资金使用中符合《政府采购法》、政府采购预算以及相关规定、纳入政府采购目录或规定金额以上的，应当按照政府采购的有关规定执行。

第十四条　专项资金的使用要严格执行国家有关财经法律法规制度，严格按照批复预算所确定的项目、支出内容和核定的预算专款专用，不得使用变相、变通等手段或方法调拨或转移专项资金，不得挪作他用或改变资金用途，不得分解项目支出，严格做到没有预算不开支、超出预算不报销。

第十五条　各业务部门应当制定必要的管理制度，加强内部管理，严格执行开支范围与标准，严禁处室或个人支配专项资金。

第十六条　专项资金预算及资金使用计划一经批复，原则上不再调整。年度预算执行过程中，若遇国家政策、事业计划有较大调整或突发事件发生等不可预见原因，需要对专项资金预算及资金使用计划做出调整的，有关业务部门应当报请分管局领导同意后，及时向财务部门提出预算调整书面申请。经分管财务的局领导审核并报请局党组同意后，报财政部批准。

第四章 绩效评价

第十七条 年度终了和项目完成之后，各业务部门要组织专门人员，对专项资金项目进行绩效评价。

绩效评价应当按照项目目标、实施计划等，逐一核实实际完成情况，检查分析项目执行情况和经费使用情况，评价其社会效益和（或）经济效益，认真总结项目经费使用的经验和问题，并提出改进意见，形成书面报告经财务部门审核后报分管局领导。

第十八条 项目完成情况和绩效评价结果，作为各业务部门和项目执行单位以后年度申报专项资金的重要依据。财务部门对专项资金项目完成情况和绩效评价结果进行检查或抽查。

第五章 监督检查

第十九条 各业务部门要严格执行国家有关法律和财经规章制度，对违纪事项，应当及时向有关部门报告。

第二十条 财务部门要对专项资金的使用进行全过程监督检查，应当定期检查或不定期抽查，发现问题要及时纠正。

第二十一条 财政、审计等部门对专项资金使用进行监督检查时，各部门应当积极配合。

第二十二条 对专项资金使用中的经济违纪问题，按有关法律法规规定追究有关人员责任。

第六章 附 则

第二十三条 本办法自发布之日起执行。在此之前发布的有关规定与本办法不一致的，均以本办法为准。

第二十四条 本办法由国家中医药管理局财务部门负责解释。

国家中医药管理局业务主管社会团体管理办法

国中医药发［2004］34号

第一章 总 则

第一条 为加强对国家中医药管理局业务主管社会团体（以下简称社会团体）的管理，更好地发挥社会团体的积极作用，根据《社会团体登记管理条例》（中华人民共和国国务院令第250号），制定本办法。

第二条 国家中医药管理局是中医药行业全国性社会团体的业务主管单位。

第三条 国家中医药管理局根据国家有关法律、法规和部门规章，对社会团体的有关工作进行指导和监督，并维护社会团体的合法权益。

第四条 本办法所称中医药行业全国性社会团体，是指国家中医药管理局作为业务主管并在民政部登记注册的学会、研究会、协会、基金会、联合会等社会团体。

业务主管单位为中国科协的相关中医药社会团体参照本办法执行。

第五条 社会团体经登记注册，依法取得法人资格，独立承担法律责任。依据本社会团体的章程，依法独立自主开展各项业务活动和管理内部事务。

第六条 社会团体要积极开展有关业务活动，在开展活动时要严格遵守国家法律法规，执行国家的卫生工作方针和中医药政策，繁荣学术，促进中医药事业进步与发展。积极承担国家中医药管理局及其他行政部门委托的工作。

任何社会团体不得宣扬封建迷信和伪科学，不得开展国家明令禁止的一切非法活动，不得擅自以国家中医药管理局的名义开展活动，社会团体名称前不得冠以国家中医药管理局的字样。

第二章 成立、变更及注销登记管理

第七条 国家中医药管理局负责社会团体筹备申请、成立登记、变更登记、注销登记前的审查。

第八条 申请筹备成立社会团体，发起人（发起单位）应当向国家中医药管理局提交下列文件：

（一）筹备申请书（包括成立的可行性、必要性）；

（二）验资报告；

（三）办公场所的产权或使用权证明材料（包括使用面积、使用期限、地址、邮编、联系人、联系电话）；

（四）发起人（发起单位）和拟任负责人所在单位的人事部门对其出具的身份证明和个人基本情况材料；

（五）章程草案。

第九条 国家中医药管理局自收到本办法第八条所列全部有效文件之日起30天内，作出同意或不同意筹备的决定，并通知发起人（发起单位）。不同意的，应当向发起人（发起单位）说明理由。经国家中医药管理局同意筹备成立的社会团体应当到登记管理机关申请筹备成立。

第十条 获批准筹备的社会团体，应当在登记管理机关批准筹备之日起6个月内完成下列筹备工作：

（一）筹集必需的资金并加以管理；

（二）征集预备会员；

（三）修改、完善章程；

（四）落实拟成立社会团体的办公地点；

（五）负责召开会员代表大会，产生负责人、法定代表人、办事机构，通过社会团体的章程。

筹备期间不得开展筹备以外的活动。

第十一条 完成筹备工作的社会团体申请成立登记，须向国家中医药管理局提交下列材料：

（一）申请成立的社会团体负责人签署的登记申请报告；

（二）会员大会或会员代表大会通过的社会团体章程；

（三）社会团体秘书长以上主要负责人名单及简历；

（四）社会团体专职工作人员简历（本人所在单位人事部门审查盖章）；

（五）验资报告；

（六）办公场所的产权或使用权证明材料；

（七）会员名册（团体会员需加盖单位公章）；

（八）其他需要说明的材料。

第十二条 国家中医药管理局自收到完成筹备工作的社会团体的登记申请书及有关文件起30日内完成审查工作，提出同意或不同意成立登记的意见，并通知发起人。如不同意应当说明理由。经国家中医药管理局同意成立登记的社会团体，应当到登记管理机关申请成立登记。

第十三条 社会团体设立分支机构、代表机构按照《社会团体登记管理条例》第十九条规定办理。

社会团体申请设立（或变更、注销）分支机构、代表机构，应当向国家中医药管理局提交下列材料：

（一）法定代表人签字并加盖社会团体会章的申请报告；

（二）法定代表人签字并加盖社会团体会章的理事会或常务理事会审议通过的会议文件；

（三）拟任社会团体分支机构、代表机构负责人的简历（所在单位人事部门审查盖章）；

（四）社会团体分支机构、代表机构办公场所的产权或使用权证明材料；

（五）其他需要说明的材料。

未经国家中医药管理局审查同意、社会团体登记管理机关核准登记，社会团体不得擅自设立分支机构、代表机构并开展活动。社会团体分支机构、代表机构名称前必须冠以社会团体名称。未经社会团体授权或同意，不得擅自发展会员、收取会费。

第十四条 社会团体登记事项、备案事项需要变更的（包括变更名称、注册资金、办公场所、章程内容、业务主管单位等），须向国家中医药管理局提交下列材料：

（一）法定代表人签字并加盖社会团体会章的申请报告；

（二）法定代表人签字并加盖社会团体会章的理事会或常务理事会审议通过的会议文件；

（三）其他所需材料。

国家中医药管理局应当自收到变更登记申请之日起30日内，提出同意或不同意的意见。同意的，国家中医药管理局出具审查同意文件，由社会团体向民政部申请变更登记；不同意的，应当向社会团体说明理由。

第十五条 申请注销登记的社会团体，应当在国家中医药管理局的指导下，成立清算组织，完成清算工作，写出清算报告。待国家中医药管理局出具审查同意文件后，由申请注销登记的社会团体于15日之内，向民政部申请注销登记、注销备案。清算和申请注销期间，社会团体不得开展清算和申请注销以外的活动。

第三章 组织人事管理

第十六条 社会团体必须坚持民主办会的原则，根据社会团体章程规定，按期召开会员代表大会、理事会议、常务理事会议。

提前或延期召开会员代表大会，须经社会团体常务理事会或理事会讨论通过并向国家中医药管理局阐明原因，征得同意。

第十七条 社会团体在章程规定召开会员代表大会前3个月，应向国家中医药管理局报送本届常务理事会或理事会通过的召开大会的方案；召开大会前1个月，应向国家中医药管理局报送会员代表大会的有关文件。

拟任下一届秘书长以上领导职务候选人名单由社会团体推荐，在大会前3个月向国家中医药管理局报送，并经国家中医药管理局审核同意，或由国家中医药管理局在与社会团体协商后，向社会团体推荐秘书长以上领导职务候选人。

在代表大会闭幕后3个月内，应将大会的总结或纪要报送国家中医药管理局备案，并到有关部门办理相关手续。

第十八条 社会团体制定或修改章程必须参照民政部《社会团体章程示范文本》的要求，报国家中医药管理局审核后，提交代表大会讨论通过，并经社会团体登记管理机关核准后实施。制定或修改章程须向国家中医药管理局提交下列材料：

（一）法定代表人签字并加盖社会团体会章的修改章程的申请报告；

（二）社会团体理事会或常务理事会通过的决议；

（三）修改后的社会团体章程草案及修改说明。

第十九条 召开理事会、常务理事会和其他重要会议的决议、纪要，应及时通告全体会员，并报国家中医药管理局备案。

第二十条 社会团体应设立办事机构，办事机构在常务理事会或理事会的领导下，由秘书长或副秘书长负责处理日常工作。

社会团体设立办事机构应经国家中医药管理局批准后报登记管理机关审批。

第二十一条 社会团体秘书长以上负责人应身体健康，能够坚持正常工作，任期一般不超过2届，年龄一般不超过70岁，秘书长应当把主要精力放在本学会的工作中。

社会团体秘书长以上负责人若超过规定的最高任职年龄及任职期限，应由理事会2/3以上多数表决通过，报国家中医药管理局审查并经登记管理机关审批同意后，方可任职。若在任期内达到规定的最高任职年龄，可以放宽到换届为止。

第二十二条 在会员代表大会闭会期间，由于各种原因要对社会团体秘书长以上负责人进行调整、撤换，应按社会团体章程规定的程序进行，并在下一届会员代表大会上选举通过，报国家中医药管理局审查并经登记管理机关审批同意。国家中医药管理局也可以根据对社会团体的审查情况，建议召开常务理事会或理事会，讨论决定社会团体的重大事宜。

第二十三条 社会团体专职人员的技术职务评聘，按照有关规定办理；工资待遇参照事业单位管理；兼职人员不得在社会团体中领取工资。

第二十四条 社会团体常设办事机构专职人员应根据国家有关规定，参加当地社会基本养老保险、失业保险、基本医疗保险以及国家规定的其他保险事项。

第二十五条 社会团体的法定代表人一般应由会长（理事长）担任。如因特殊情况须由副会长（副理事长）或秘书长担任，应报国家中医药管理局审查并经社会团体登记管理机关审批同意后，方可担任，并在章程中予以明确。

社会团体的法定代表人，不得兼任其他社会团体的法定代表人。

第四章 监督管理

第二十六条 国家中医药管理局有关司（室）对社会团体的管理按照《国家中医药管理局关于局机关对社会团体管理的若干规定》执行。

第二十七条 社会团体举办具有下列情形之一的重大活动，须先向国家中医药管理局办理报批手续：

（一）涉及重大政治、经济、理论和意识形态等方面跨行业的学术活动；

（二）活动范围广，跨地区、跨部门，影响较大的学术活动（国内召开的学术年会除外）；

（三）受委托承担着部分政府行政工作的活动；

（四）组织涉外学术研讨会、考察及其他活动；

（五）承接境外组织提出的研究课题和调查课题；

（六）接受境外捐款（救灾、扶贫等正常捐款除外）设立基金；接受国内个人或组织大额捐赠款项等；

（七）举办全国性、国际性展览会和博览会；

（八）涉及港、澳、台的大型学术、社会和经贸活动，须按有关规定履行手续。

第二十八条 社会团体举办第二十七条所列重大活动，须向国家中医药管理局报送下述材料：

（一）法定代表人签字并加盖社会团体会章的申请报告；

（二）法定代表人签字并加盖社会团体会章的理事会或常务理事会审议通过的会议文件；

（三）开展该活动的主办单位、承办单位；

（四）开展该活动的必要性与可行性及活动的安排；

（五）其他相关材料。

第二十九条 国家中医药管理局负责社会团体年度检查的初审工作。社会团体应当于每年3月31日前向国家中医药管理局报送上一年度的工作报告，内容包括：

（一）本社会团体遵守法律法规和国家政策的情况；

（二）依照《社会团体登记管理条例》及本办法履行登记手续和内部管理的情况；

（三）按照章程开展活动的情况；

（四）人员和机构变动的情况；

（五）年度审计报告。

同时报送本年度工作计划和学术活动安排计划。

根据社会团体工作中的情况，国家中医药管理局将决定通过年检初审、延迟年检初审、不受理其年检初审或在年检初审时不予以通过。

社会团体无正当理由不按规定时间和内容要求报送上述材料，国家中医药管理局可不受理其年检初审。

第三十条 社会团体按其章程规定开展活动时的收入，必须全部用于该社会团体规定的业务活动，不得在会员中分配。

第三十一条 社会团体的财务活动应根据《社会团体登记管理条例》有关规定，严格参照国家有关事业单位财务管理制度执行，建立健全社会团体的财务制度。应建立常务理事会领导下的民主理财管理制度，定期向常务理事会公开财务活动情况及个人在社会团体领取报酬的情况，并接受国家中医药管理局的监督管理。

第三十二条 社会团体在换届、更换会长（理事长）和法定代表人之前，由国家中医药管理局组织审计机构对其进行财务审计。在特殊情况下，国家中医药管理局认为有审计必要时，可对社会团体提出审计的要求，并组织审计机构对其进行审计，审计费用由被审计的社会团体承担。

第三十三条 社会团体违反本会章程和本管理办法，或造成不良社会影响的，国家中医药管理局根据情节轻重给予通报批评、限期整顿等处理；逾期未能改正，问题性质比较严重的，国家中医药管理局将建议理事会或常务理事会撤换有关负责人，或建议有关部门注销该社会团体。

第五章 附 则

第三十四条 本办法由国家中医药管理局负责解释。

第三十五条 本办法自发布之日起实施。2001年6月我局下发的《国家中医药管理局业务主管社会团体管理办法》同时废止。

国家中医药管理局机关新闻宣传工作管理办法

国中医药发［2004］39号

第一章 总 则

第一条 为了加强我局新闻宣传工作管理，促进我局新闻宣传工作规范化、制度化，制定本办法。

第二条 中医药新闻宣传工作要坚持以马克思列宁主义、毛泽东思想、邓小平理论和“三个代表”重要思想为指导，围绕党和国家以及中医药工作的中心，把握正确舆论导向，为改革发展稳定的大局服务。

第三条 局机关新闻宣传工作必须严格执行有关保密规定，防止泄密事件的发生，确保国家秘密的安全。

第四条 局机关新闻宣传工作归口局办公室管理。

第五条 本办法适用于国家中医药管理局机关新闻宣传管理工作。

第二章 职责分工

第六条 局办公室下设新闻办公室，对外称国家中医药管理局新闻办公室。其在新闻宣传方面的主要职责是：负责组织、协调国家中医药管理局的新闻宣传工作，拟定年度和重点工作的新闻宣传工作计划并组织实施；负责与各新闻媒体的联系和协调，接待和安排媒体的采访报道工作；加强与直属单位和地方中医药行政管理部门的联系，掌握和了解中医药新闻动态；负责国家中医药管理局主管报纸、期刊、图书以及影像制品的管理工作。

第七条 局机关各部门负责人负责本部门有关的新闻宣传工作，把握与本部门工作相关的重大政策、事件和热点、难点问题的宣传口径，提出宣传报道意见；负责提出本部门重要会议、重大活动的新闻宣传意见；签发本部门对外发布的重点新闻稿件。

第八条 局机关各部门司秘承担新闻宣传联络工作，具体职责是：负责与新闻办公室的日常工作联系；负责提供本部门的新闻宣传工作计划；协助组织安排新闻媒体对本部门的采访活动；及时提供本部门拟宣传的工作动态和典型材料；负责反馈本部门领导对新闻宣传工作的意见和建议。局领导秘书负责协助联系与局领导有关的新闻宣传事宜。

第三章 新闻发布会

第九条 国家中医药管理局设新闻发言人，由办公室主任和国际合作司司长担任。

第十条 新闻发布会以国家中医药管理局名义召开，也可根据工作需要，申请以国务院新闻办名义召开，或与其他部委联合召开。

第十一条 新闻发布会由各部门根据工作需要提出建议，报分管局领导同意后召开。重大事项、突发事件按局统一部署，随时召开。

发布的主要内容：向社会公布中医药法规、规章的执行情况；国家中医药管理局颁布的规范性文件和重要的行业技术标准；中医药改革与发展的相关政策和重大举措；重大中医药工作的最新进展；与中医药有关的重大突发事件的相关信息；其他需要发布的重要信息。

第十二条 新闻办公室根据新闻发布会的内容确定并邀请有关媒体，相关部门提供新闻通稿及相关背景材料，并配合新闻办公室准备各类口径材料，以备新闻发布会使用。

第十三条 新闻发布会由新闻办公室组织，主发布人为局新闻发言人，必要时请局领导作为主发布人，有关部门1～2名负责人陪同参加并回答记者提问，在特定条件下，可通过新闻发言人发表谈话的形式表明国家中医药管理局对某一事件的立场和态度。未经新闻办公室统一安排，局机关各部门不得自行举办新闻发布会，任何个人不得以局、司名义对外发布新闻。

第四章 新闻通报会

第十四条 新闻通报会根据工作需要不定期召开。通报的主要内容：国家中医药管理局近期的工作计划，举办的重大活动，中医药工作的重大进展和局机关各部门重要业务活动等信息，并就新闻媒体关注的问题介绍有关情况，沟通相关信息。

第十五条 新闻通报会由新闻办公室根据工作进展情况，应有关部门或媒体的要求以及媒体报道反映出的问题等综合因素，在与局机关有关部门协商的基础上有针对性地安排。新闻办公室负责组织协调，通报信息材料及口径由各相关部门提供。

第五章 会议或活动报道

第十六条 全国中医药工作会议等以国家中医药管理局名义召开的重要会议，由新闻办公室组织宣传报道，相关部门配合。

第十七条 凡由局机关各部门举办的工作会议或活动，邀请局领导出席并需要进行报道的，应事先通知新闻办公室，共同策划宣传报道方案并组织实施，报道口径由局机关各部门报分管业务局领导后确定。

第十八条 局机关各部门举办

的会议或活动，需要进行宣传报道的，应由局机关各部门司秘与新闻办公室联系，共同策划并组织实施。

第十九条 局领导或局机关各部门负责人参加外单位组织的会议或活动发表讲话并进行了新闻报道的，各相关的新闻宣传联络人员应及时将有关背景材料提供给新闻办公室，以便掌握情况，应答咨询。

第六章 新闻采访

第二十条 新闻办公室负责接待并组织安排新闻媒体对局机关的采访。

第二十一条 新闻媒体对局领导的采访，由新闻办公室对其资质和拟采访的内容进行审核并报请局领导同意后，由相关部门根据采访提纲提供素材，新闻办公室与局领导秘书联系，确定时间后组织实施；对局机关各部门负责人的采访，由新闻办公室提出建议转有关部门，相关部门应给予积极支持和配合，由局机关各部门司秘协助安排。

第二十二条 境外媒体驻华机构要求对中医药工作进行采访，须经局国际合作司审核，并会同新闻办公室根据国家有关规定，与相关部门共同商定接待采访计划，报分管业务局领导批准后实施。境外媒体来华采访，必须根据有关规定，由国际合作司报外交部新闻办或国务院港澳办、国务院台办批准后实施。未经国际合作司和新闻办公室同意，局机关任何人员不得私自代表局、司接受境外媒体记者的采访(包括电话采访)。遇有特殊情况，由国际合作司、新闻办公室并报分管业务局领导批准后，按批准的口径答问。

第七章 新闻稿件审核

第二十三条 局机关各部门和新闻办公室根据工作实际和新闻宣传需要，向社会或媒体提供的新闻稿件（含文件、信息）必须经过审核。

第二十四条 新闻稿件审核的原则是：中央、国务院领导参加的活动、讲话及相关内容的报道以新华社通稿为准；局领导讲话的新闻稿以及需对外表态的突发事件的新闻稿件，由相关部门负责人审核后报局领导审定。报道会议和活动的新闻稿件由相关部门负责人审定。

第二十五条 需对外公布的文件或信息，经局机关各部门负责人同意后，司秘应及时将文件或材料提供给新闻办公室，由新闻办公室对媒体发布，同时在国家中医药管理局网站上公布。

第八章 附　　则

第二十六条 本办法由国家中医药管理局负责解释。

第二十七条 本办法自发布之日起施行，原《国家中医药管理局机关新闻宣传管理办法》同时废止。

关于取得内地医学专业学历的台港澳居民和取得中国医学专业学历的外籍人员中硕士、博士研究生以及七年制硕士生、八年制毕业生参加医师资格考试有关意见的通知

卫医发［2004］17号

各省、自治区、直辖市卫生厅局，中医（药）管理局，新疆生产建设兵团卫生局：

根据《中华人民共和国执业医师法》、《医师资格考试暂行办法》（卫生部令4号）及《卫生部关于医师资格考试报名资格暂行规定》（卫医发［2001］第127号）的有关规定，现就取得内地医学专业学历的台港澳居民和取得中国医学专业学历的外籍人员中硕士、博士研究生以及7年制硕士生、8年制毕业生参加医师资格考试的有关问题通知如下：

一、临床医学、口腔医学、中医学的临床硕士、博士研究生在学习期间必须保证具有1年以上的临床实践训练经历；7年制临床医学、口腔医学、中医学的硕士生和8年制毕业生在学习期间必须保证具有相当于大学本科的1年生产实习和1年以上严格的临床实践训练，方可在毕业当年参加医师资格考试。

二、上述毕业生在学习期间不能满足上述要求的，不允许在毕业当年参加医师资格考试。

关于艾滋病抗病毒治疗管理工作的意见

卫医发［2004］106号

为有效开展艾滋病病人抗病毒治疗，提高医疗质量和保障医疗安全，控制艾滋病传播和流行，维护社会稳定，现就艾滋病病人抗病毒治疗工作提出以下意见：

一、县级以上卫生行政部门负责本地区艾滋病抗病毒治疗的组织、管理和监督工作。

二、地市级或县级以上卫生行政部门要组织成立艾滋病治疗专家组，专家组成员由临床（含中医）、护理、医院感染、疾病预防控制和实验室检验等专业的专家组成。

卫生部艾滋病治疗专家组负责拟定《艾滋病诊断治疗指导方案》及相关技术文件；培训省级艾滋病治疗的师资；对全国艾滋病诊断、治疗及相关工作提供技术指导。

省、市和县级艾滋病治疗专家组按照分级培训的原则，负责本地区的艾滋病抗病毒治疗培训。省级艾滋病治疗专家组对全省艾滋病诊断、治疗及相关工作提供技术指导和支持。

根据艾滋病发病率及艾滋病病人分布情况，由地市级艾滋病治疗专家组或者县级艾滋病治疗专家组中的临床医师根据《艾滋病诊断治疗指导方案》负责指导本地区艾滋病病人诊断，确定抗病毒治疗方案；评估疗效，调整抗病毒治疗方案，指导处理严重机会感染、不良反应和并发症等；指导乡镇卫生院、村卫生室、社区卫生服务中心（站）医务人员开展监督服药和随诊工作；负责将进行家庭治疗的患者转至当地疾病预防控制机构管理。

三、设区的市级以上卫生行政部门根据本地区艾滋病发病率及艾滋病病人分布情况，指定传染病医院或者设有传染病区（科）的综合医院（含有条件的中医院）负责收治危重、重症机会感染、有伴发疾病或者合并症的艾滋病病人。

承担艾滋病抗病毒治疗任务的医院应为艾滋病病毒检测阳性孕妇提供健康咨询、产前指导和分娩服务，做好母婴传播阻断及定期随访监测等工作。

必要时，组织其他医疗机构相关的专业技术人员对承担艾滋病抗病毒治疗任务的医院予以技术指导和支持。

四、艾滋病病人抗病毒治疗原则上实行就地家庭治疗。地市级或县级疾病预防控制部门依据专家组医师诊断和确定的治疗方案，负责具体组织协调乡镇卫生院、村卫生室和社区卫生服务中心（站）的家庭治疗工作，建立个案治疗档案。向到本辖区接受艾滋病抗病毒治疗的病人提供抗病毒药品、指导和监督艾滋病病人服药、不良反应监测和报告等。

五、加强对艾滋病病人抗病毒治疗的管理。

（一）市级或县级艾滋病治疗专家组中的临床医师对接受抗病毒治疗的艾滋病病人按《艾滋病诊断治疗指导方案》的要求进行随诊和检查，根据随诊和检查结果调整抗病毒治疗方案。

（二）承担艾滋病抗病毒治疗任务的医疗机构要建立严格的抗病毒药品领取、发放登记制度；建立规范的艾滋病病人抗病毒治疗病历和病案。

（三）疾病预防控制机构要建立健全工作机制，负责免费抗病毒药品的及时、足量供应。

（四）县级以上地方卫生行政部门和各级各类医疗机构要高度重视，并按照有关规定做好艾滋病职业暴露的防护和医院感染控制工作。

六、县级以上卫生（中医药）行政部门要加强对艾滋病预防、疫情监测和抗病毒治疗各工作环节的组织与管理，加大监督检查力度。要对承担艾滋病治疗工作任务的定点医疗机构和医务人员开展培训；监督检查相关法律法规和各项技术要求的执行情况；对于承担艾滋病治疗任务的医疗机构和医务人员拒绝为艾滋病患者提供医疗服务或违反艾滋病诊疗规范等问题，要及时予以纠正，严肃处理。

卫生部　国家中医药管理局
关于进一步加强医疗机构医疗服务和药品价格管理的通知

卫规财发［2004］125号

各省、自治区、直辖市卫生厅局、中医药管理局，新疆生产建设兵团及计划单列市卫生局，卫生部和国家中医药管理局属（管）医院：

今年2月新闻媒体报道了辽宁省人民医院医疗服务收费存在的问题，辽宁省委、省政府及有关部门高度重视，并进行了严肃处理。辽宁省人民医院收费方面出现的问题具有一定的普遍性，在一些地方、一些医疗机构不同程度地存在。近年来，各地区、各有关部门不断加强医疗服务价格管理，规范医疗服务价格项目，建立健全各项规章制度，推行医药费用清单制、价格公示制和查询制以及计算机价格管理系统，医疗服务价格行为有所规范。但由于一些地方有关部门和医疗机构价格管理不严等原因，致使乱收费现象屡禁不止，人民群众对此反映十分强烈。为进一步加强医疗机构价格管理，切实解决医疗机构乱收费问题，提出以下意见：

一、认真开展医疗机构价格检查

各地卫生行政部门（含中医药管理部门，下同）和医疗机构要针对当前医疗服务收费中存在的问题，认真开展价格监督检查工作。检查内容包括：自立项目自定标准收费；分解项目重复收费；已取消的项目继续收费；不按标准计价单位收费；不按实际服务数量计算费用；超过政府规定的最高零售价格销售药品；混淆药品质量层次与规格，变相提高药品价格；招标采购药品不按国家有关规定作价销售；医用耗材以次充好，提高收费；医用耗材不按规定加成比例作价等问题。

各级卫生行政部门要尽快组织对医疗机构的价格检查工作，对存在的问题要责令限期整改。

二、建立健全各项价格管理制度

各地各医疗机构要在监督检查的基础上，建立健全价格监督机制和管理体制，制定相应的规章制度。要从制度、办法上保证国家各项价格政策的贯彻落实。

各地要尽快执行《全国医疗服务价格项目规范》，并按照卫生部、国家中医药管理局《关于医疗机构向患者提供所用药品价格清单的暂行办法》（卫规财发［2002］223号）和国家发改委等4部门《关于医疗机构实行价格公示的规定》（计价检［2002］2606号）的要求，全面推行医疗服务价格项目规范、价格公示、药品价格清单、住院费用清单工作，建立各种形式的费用查询服务，做到医疗机构价格公开、透明。逐步实现计算机价格管理系统，加强医疗机构收费管理，减少人为干扰。

各医疗机构要加强对收费人员的管理，同时要认真研究解决由于医院科室经济核算导致的不规范收费问题。建立健全院内控制制度，除财务部门以外的其他部门不得进行经济核算与收入分配。财务部门统一管理各科室收费。切断医疗收费与临床科室的直接经济利益联系。要建立价格监督领导小组，明确各有关部门、人员职责，组成医疗服务督察组，定期深入临床科室、重点环节进行督察。定期研究、解决本单位价格管理方面存在的问题，建立责任追究制，实行医疗服务投诉查实处理办法，加大监管力度。

各地医疗机构在加强内部监督管理的同时，要强化社会监督，建立健全投诉接待制度，设立举报箱、意见簿和举报电话，并定期把调查和解决的情况通知当事人。

各地卫生行政部门要进一步发挥外部监督管理的作用，可委托有关中介机构、学会、协会等第三方组织每年开展定期价格监督检查，并且每年在医疗服务系统内部进行价格信誉等级评定；也可聘请社会义务监督员进行监督，并形成制度。

三、积极协调有关部门完善相关政策

各地卫生行政部门要在加强价格管理的同时，针对存在的问题，主动协调有关部门制定和完善相关政策。要继续与物价部门沟通，共同努力，及时调整不合理的医疗服务价格，逐步理顺医疗服务价格体系，为进一步规范医疗机构价格行为奠定良好的基础。要积极探索按病种与服务单元收费方式改革。

四、加强领导，保证各项价格政策落实

医疗服务和药品价格涉及人民群众的切身利益。做好药品和医疗服务价格管理工作，切实减轻患者负担，是贯彻落实“三个代表”重要思想的必然要求，是推进“三项改革”的重要内容，是全心全意为人民服务的具体体现。各地各医疗单位要提高对价格工作重要性和严肃性的认识，加强法制观念，切实把价格管理工作纳入到日常管理工作中，建立严格的监督机制和自我约束机制，自觉遵守国家各项价格政策。

各级卫生行政部门要建立价格监督检查工作机制，组织开展本地区的专项整治工作。要一级抓一级，层层抓落实，严格依法办事，严格责任追究制度，确保任务到位、组织到位、责任到位、措施到位。

2004年4月21日

关于进一步规范医疗机构药品集中招标采购的若干规定

卫规财发［2004］320号

为进一步完善药品集中招标采购政策，规范药品集中招标采购行为，对医疗机构药品集中招标采购工作作出如下规定：

一、规范药品集中招标采购活动。县及县以上人民政府、国有企业（含国有控股企业）等所属的非营利性医疗机构，必须全部参加医疗机构药品集中招标采购活动。医疗机构药品集中招标采购以省或市（地）为组织单位，县（市）或单一医疗机构不得单独组织招标采购活动。省或市（地）组织的集中招标采购活动应充分考虑各级各类医疗机构的用药特点。鼓励市（地）进一步联合组织集中招标采购活动或者参加省统一组织的集中招标采购活动。每一个集中招标采购组织单位每年实施集中招标采购活动不得超过2次，以减轻医疗机构和企业负担。

二、扩大药品集中招标采购范围。将医疗机构药品采购支出中80%以上的品种（中药饮片除外）纳入集中招标采购。具备网上交易和监管条件的地区，应将医疗机构广泛应用、采购量大、价格高的药品全部纳入招标采购目录，实行公开招标和集中议价采购，对其他药品实行网上竞价采购。不具备网上交易和监管条件的地区，仍按药品类别将采购量大、价格高的药品纳入集中招标采购目录，防止中标药品被其他同类品种替代。按药品类别编制集中招标采购目录的地区，对价格低廉、采购数量少、临床不易滥用的药品是否纳入集中招标采购目录，由省级卫生行政部门会同有关部门规定。

三、医疗机构与中标企业签订药品购销合同时，必须明确采购数量，并严格执行。在合同采购期内，实际采购数量与合同采购数量之间允许确定合理的浮动幅度。一个品种有几家企业中标的，必须在合同中明确向每家中标企业采购药品的数量。

四、合理确定中标药品零售价格，切实做到让利于民。中标药品的零售价格，实行以中标价为基础顺加规定流通差价率的作价方法，由医疗机构按省级价格主管部门规定的作价办法自行核定执行，并报价格主管部门备案。

五、简化药品集中招标采购程序，减轻投标企业负担。严格执行卫生部制定的《医疗机构药品集中招标采购和集中议价文件范本（试行）》对投标文件的规定。不得要求投标企业提交上述规定以外的证明文件，如荣誉证书、商标注册证、税务登记证、年检机构代码证、生产工艺证明、近期省级三批药检报告等。对投标企业在上一期招标中已经提交、尚在有效期内的资质证明文件和资料，不得要求重复提交；对政府有关部门的药品基础数据库和药品价格信息库等发布的企业资质、产品认证数据和价格信息，各地在药品招标时可以直接采用，不得再向企业索取。原则上不要求投标企业提交样品。

在不违背有关法律法规以及公开、公平、公正和诚实信用原则的基础上，各地要按照统一、规范、简化、高效的要求，积极探索切实减轻企业负担的有效措施。

药品生产企业可以直接参加投标，以减少药品流通中间环节，降低药品投标价格。药品批发企业投标，必须持有药品生产企业的合法授权。

六、规范药品集中招标采购代理机构行为。药品招标代理机构必须在招标人授权范围内办理集中招标采购事宜，不得越权进行资格预审；不得要求投标企业重复提供资质证明文件；不得对资质证明文件进行重复认证；不得利用潜在投标企业的资质信息和其他招标、投标、评标信息牟取不正当利益；不得收取价格主管部门规定的标书费、代理服务费以外的任何费用；不得与行政机关、医疗机构和药品生产经营企业存在隶属关系、产权关系和其他经济利益关系，以确保招标代理机构的中立和公正。

遴选药品招标代理机构要引进竞争机制，由医疗机构通过公开竞争的方式自主选择招标代理机构。禁止行政机关为医疗机构指定招标代理机构，禁止招标代理机构以不正当方式获取集中招标采购项目的代理权。招标代理机构应确保招标过程中涉及数据的准确性、安全性，并承担相应责任。

七、严格按照《合同法》规定，履行中标药品购销合同。市（地）级以上人民政府、国有企业（含国有控股企业）等所属的非营利性医疗机构，药品回款时间从货到之日起最长不得超过60天，其他医疗机构的回款时间严格按双方签订的合同执行。对于纳入集中招标采购目录的药品，医疗机构必须按药品购销合同明确的品种、价格和供货渠道采购药品，不得再同中标企业进行价格谈判以扩大折扣让利幅度，不得擅自采购非中标企业的药品。中标企业要保证药品的及时配送，不得转让或者分包药品购销合同，不得以任何方式对中标药品进行回扣促销。

八、以剂型为单位进行招标、投标、评标，防止投标企业以奇异规格规避药品集中招标采购。同时要避免投标企业不合理减少投标药品的规格而影响临床用药。

九、积极发展医药电子商务、物流配送等现代流通方式。鼓励有条件的地区充分利用现代信息网络技术，进行网上招标、投标、竞价和交易，实现药品采购全过程的信息公开，便于政府和社会监督。

十、加大对药品集中招标采购的监督管理力度。实行纠风与价格、社保、卫生、工商、药监、中医药等部门各司其职、齐抓共管的联合监督工作机制。各地应根据当地实际情况设立监督机构，公布投诉电话，及时受理、依法查处违法违规行为。各相关部门要根据各自职责，切实建立不良记录登记公布制度。各地纠风部门负责协调、督促各相关部门开展经常性的监督检查工作，通过定期开展抽查和互查，发现问题，并及时予以纠正和处理。

监督检查结果要及时上报，并向社会通报有关情况。

十一、进一步强化政府对药品集中招标采购的组织领导。各级政府和有关部门要从立党为公、执政为民的高度，充分认识规范药品集中招标采购工作对于纠正药品购销中的不正之风、减轻群众不合理医药费用负担的重要意义和作用。要统一思想，提高认识，加强对药品集中招标采购工作的组织、领导。有关部门要建立联席会议制度，及时协调、确定药品集中招标采购的具体实施政策，研究、处理出现的重大问题，对药品集中招标采购工作及时进行督导，确保药品集中招标采购工作的规范进行。

十二、本规定自下发之日起实行。《医疗机构药品集中招标采购工作规范（试行）》及《医疗机构药品集中招标采购和集中议价文件范本（试行）》与本规定有抵触的，以本规定为准。各地区要按照本规定的要求，尽快制定具体实施办法，切实抓好药品集中招标采购工作。

国家中医药管理局关于进一步落实《中医药对外交流与合作十年规划》的指导意见

国中医药发［2004］3号

1997年，国家中医药管理局制定印发了《中医药对外交流与合作十年规划》（以下简称《规划》）。自《规划》实施以来，在各地中医药管理部门及各地政府有关部门的组织协调下，通过广大中医药工作者的不懈努力，中医药对外交流与合作的渠道和领域进一步拓宽，实质性的合作项目不断增加，多形式、多渠道、多层次的交流与合作格局初步形成，中医药在国际上的影响和地位有较大的提高。

进入新世纪以来，随着国际形势的变化和我国改革开放的不断深入，中医药对外交流与合作面临着新的机遇和挑战，提出了新的任务和要求。为了进一步落实好《规划》，促进中医药事业的发展和更广泛地走向世界，特提出以下指导意见。

一、充分认识新形势对中医药对外交流与合作提出的新要求

我国中医药事业蓬勃发展，要求加大对外交流与合作力度，开拓国际发展空间。2003年颁布实施的《中华人民共和国中医药条例》和2002年国务院办公厅转发八部门制定的《中药现代化发展纲要》，为中医药的可持续发展提供了法律保障和政策支持。一些地方政府将中药作为支柱产业、高新技术产业和战略产业来培育和扶持，促进其持续健康发展。国内中医药事业的快速发展，服务规模的不断扩大，生产能力的不断增强，要求拓展对外交流与合作的广度和深度，开辟新的国际市场，开拓更广阔的发展空间。

国际竞争日趋激烈，要求加强中医药国际科技合作，促进学术水平提高。随着经济全球化和我国加入世界贸易组织，中医药参与国际贸易与合作的机遇大大提高，同时也面临更加激烈的国际竞争。要求加大国际合作的科技含量，在政府指导下进行高等院校、研究机构和跨国企业集团间的实质性科技合作，探索资本与技术相结合进行中医药研发和生产、参与管理、知识产权与市场利益共享等新的合作模式，促进中医药学术进步，提高我国中医药在国际市场上的竞争力。

中医药在国际上迅速传播，要求把握时机，促进中医药纳入各国（地区）医疗卫生保健体系。当今国际社会越来越重视包括中医药在内的传统医药在人类医疗卫生保健方面的作用，更多国家的人民希望得到中医药保健，许多国家的专业人士在本国从事中医药临床、教学、研发和生产活动。要把握有利时机，通过交流与合作等形式，宣传展现中医药的科学性、安全性、有效性，使中医药取得更广泛的民众基础，得到世界各国（地区）政府及国际学术界的理解和认同，并逐步纳入各国（地区）医疗卫生保健体系中，使中医药发展在国际上得到更有效的保障和支持。

二、继续坚持中医药对外交流与合作的目标和方针

6年来的实践证明，《规划》确定的中医药对外交流与合作的目标和方针是正确的，应当继续坚持。同时，要坚持与时俱进，不断结合新的形势赋予其新的内涵。

今后中医药对外交流与合作的奋斗目标是：以“三个代表”重要思想和党的十六大精神为指导，以促进中医药事业全面发展和推动中医药学术进步为依托，进一步提高交流与合作的质量和效益，发展已建立的对外联系网络，巩固已形成的多形式、多渠道、多层次对外交流与合作的格局；加强中医药的标准化建设，完善涉外法规建设；使中医药在世界上的应用范围和使用率大幅度提高，世界各国对中医药的了解和认同程度大为增加，中医药在部分国家被纳入医疗保健服务体系和医疗保险体系。

继续坚持中医药对外交流与合作的指导方针：立足国内，以内促外；依靠科教，医药并举；因地制宜，双向接轨。

——立足国内，以内促外。依靠我国中医药事业发展的优势，提高中医药对外交流与合作的能力。利用我国中医药事业发展的经验，促进国际社会理解和接受中医药。

——依靠科教，医药并举。以中医药科技进步和培养造就适应世界中医药发展的国际型人才为基础，提高中医药对外交流与合作的水平和效益。在推动中医医疗国际合作的同时，研制开发适应国际需求的中药产品进入国际市场，以医带药，以药促医。

——因地制宜，双向接轨。根据各国（地区）不同的文化背景、经济发展水平等实际情况，吸收当地医学的发展经验，建立科学、规范、适合中医药特点和各国（地区）具体情况、国际认可的中医药国际标准。创造有利于中医药进入国际市场的国际政策环境，促进中医药在世界各国（地区）的应用与发展。

三、实施标准化战略、知识产权保护战略和人才战略

——标准化战略。要利用我国加入世贸组织的有利条件，在国内有关技术标准的基础上，制定符合中医药特点、国际社会认同和接受的有关中医药名词术语、中医药教育机构设置、中医医疗机构设置、中医药诊疗技术、中医药从业人员和中药等国际标准，根据不同国家（地区）的实际情况逐步应用并推广，促进中医药被逐步纳入各国（地区）的医疗卫生保健体系。

——知识产权保护战略。知识产权保护是参与国际竞争的必要措施，可以为参与国际竞争创造条件，提高国际竞争的能力。中医药是我国数千年积累的宝贵财富，蕴含着丰富的自主知识产权和中医药资源。在开展中医药对外交流与合作中要增强知识产权保护意识，加强中医药知识产权保护研究，制定知识产权保护战略，加大对知识产权保护的资金投入，提高自主创新和专利产品研发能力。通过各方面的共同努力，形成比较完整的中医药知识产权保护体系。

——人才战略。人才是开展对外交流与合作的基础。人才战略的目标是构建一支富有创新能力和协作精神、年龄结构合理、精通外语和中医药专业知识的复合人才、跨领域的高级经营管理人才、熟悉国内外专利及药品注册法规的专门人才，包括国际上知名的中医药科学家在内的高素质的中医药国际交流与合作人才队伍。

四、采取积极措施，进一步完成《规划》的各项任务

（一）加强政府间及与国际组织的交流。拓展与各国（地区）政府有关中医药及传统医药的政策法规、市场准入、市场监管等方面的交流与合作。建立与世界卫生组织、世界贸易组织等国际组织的对话及紧密合作机制，为中医药进入国际市场营造良好的国际环境。

（二）加强中医药的国际宣传。研究适合新形势的宣传方法，建立中医药宣传网络，充分利用现代信息技术和网络技术，构建对外交流与合作信息服务平台。召开中医药国际学术会议，加强与海外的各类中医药机构合作，采取多种方式宣传中医药，推广中医药。

（三）提高中医药国际教育水平和质量。支持我国中医药教育机构发挥人力、物力和技术资源优势，配合教育部门扩大接收来我国学习中医药的留学生的规模，提高受教育的层次。鼓励中医药教育机构在海外合作举办各级各类中医药教育，特别是开展当地政府认可的学历教育，组织学术机构编译国际适用的中医药教材，提高中医药国际教育水平和质量。

（四）鼓励国内社会力量，在条件成熟的国家（地区）建立或联合建立中医医疗机构，特别是运用市场机制建立示范性医疗中心，利用中医药在防治人类疾病中的独特疗效和中药产品安全有效的优势，扩大中医药的国际市场。

（五）注重科学技术在中医药国际交流中的作用，利用国内外科技资源，加强中医药科技创新体系的建设。研发一批疗效确切的中药新产品，改进中药传统剂型，提高质量控制水平，支持培育形成具有国际竞争力的大型中药企业参与国际合作与竞争，提高中医药对外交流与合作的水平和效益。

（六）加强中医药对外交流与合作中中医药资源保护的研究，正确处理中医药资源保护与国际市场利益的关系，制定与中医药发展相适应的资源保护方法和措施，加强与国际国内有关资源保护组织或机构的交流与合作，使中医药能够得到持续发展。

（七）支持民族医药的对外交流与合作。民族医药是我国传统医药的重要组成部分，结合国家区域开发战略支持我国民族地区，依据各民族传统医药特点，开展民族医药的国际交流合作，促进民族医药的发展。

（八）充分发挥中医药学术和中介机构的作用。建立中介评估制度，完善评估体系。鼓励和支持总部设在我国的世界中医药学会联合会、世界针灸学会联合会，制定和推行国际中医药行业标准，积极参与中医药知识产权保护事务。采取多种方式，加强与世界各国（地区）中医药学术团体、世界各种医药学术团体间的交流与合作，不断扩大中医药在国际社会的影响。

（九）充分发挥港澳台地区在对外交流与合作中的作用。港澳台地区在人才交流、资本运作、基础设施、信息渠道、经营管理和与国际市场结合等方面具有独特的优势，近年来中医药得到很大发展，要与港澳台地区在人才培养、成果转化、开拓国际市场上互相交流合作，优势互补，加速中医药走向世界。

五、加强领导，全面推进中医药的对外交流与合作

国家中医药管理局要加强对全国中医药行业对外交流与合作的指导与协调，认真研究中医药对外交流与合作的规律，制定交流与合作的政策和战略规划，提供信息，努力构建服务平台。加强与世界卫生和贸易等国际组织的合作，积极参与世界卫生组织全球传统医学战略推进行动。巩固已有的政府间合作，促进与有条件的国家和地区建立新的政府间合作关系。

各省、自治区、直辖市中医药管理部门要协调有关部门发挥本地优势，调动中医药院校、医疗科研单位和企业的积极性，开辟信息渠道，鼓励支持其与有条件的国家（地区）建立合作伙伴关系。利用本地与世界各国（地区）友好城市的合作关系，加强政府层次的沟通对话，不断开拓新的合作领域，推动开展本地区重大合作项目。

各类中医药企事业单位是中医药医疗、教育、科研、生产和经营活动的主体，要利用现有对外渠道，进一步巩固合作关系，树立品牌意识，重视诚信，提高合作质量。同时要积极稳妥自主地开拓新渠道、新市场，扩大合作领域。

国家中医药管理局贯彻实施《中华人民共和国行政许可法》意见

国中医药办发［2004］11号

《中华人民共和国行政许可法》（以下简称行政许可法）已由第10届全国人大常委会第4次会议审议通过，将于2004年7月1日起正式施行。这是我国社会主义民主与法制建设的一件大事，将对政府工作产生重大而深远的影响。国务院非常重视这部法律的实施，专门下发了贯彻实施的通知，召开了全国工作会议，要求各地方、各部门根据实际情况认真研究、落实。根据国务院要求，现提出以下我局贯彻实施的意见：

一、提高认识，加强领导，认真学习，抓好培训

行政许可法的公布施行，是对现行行政审批制度的重大改革和创新，对促进政府对经济社会事务的管理进一步制度化、规范化、法制化，推进政府管理创新和职能转变，从源头上预防和治理腐败，具有极为重要的意义。全局各部门同志要充分认识到贯彻实施行政许可法的重要意义，深刻领会精神实质，切实抓紧抓好贯彻实施工作。要切实加强组织领导，各部门领导要亲自主抓，指定专人负责本部门具体工作，配合局法制工作部门做好行政许可项目和规范性文件的清理工作。

要认真学习行政许可法，局机关各部门都应给予高度重视，全体同志以个人自学为主，安排学习时间，认真阅读学习材料，做好学习笔记，写出1～2篇学习体会。通过学习，加深理解，深刻领会行政许可法的精神实质，熟悉、掌握具体行政许可法的各项规定，掌握行政许可设定制度、行政许可统一办理制度、行政许可实施程序制度、行政机关对被许可人的监督检查制度以及实施行政许可的责任制度等重要内容。各级领导干部要带头学习。局机关各部门要制定部门学习计划，上半年每个月抽出半天时间集体学习讨论，交流学习经验和体会。同时结合本部门实际工作，开展转变政府职能研究，认真研究如何改进工作作风、改变管理方式以及取消行政审批项目加强后续监管工作的具体意见和措施。

要抓好专题培训。局法制工作部门会同机关党委、人事部门要抓好行政许可法的培训工作，将行政许可法学习宣传贯彻纳入我局“四五”普法计划，制定培训计划，明确培训目标和内容，做好时间安排，采取举办培训班、专题讲座、报告会、座谈会、知识竞赛等多种形式进行培训。及时发放《中华人民共和国行政许可法》和《中华人民共和国行政许可法释义》等学习材料。上半年邀请全国人大、国务院法制办有关同志进行2～3次专题培训讲座，开展1～2次普法知识竞赛活动。要把学习贯彻行政许可法，作为政治思想学习及公务员培训的内容，作为党员、公务员的年度考核依据。

要做好贯彻行政许可法的宣传工作。局新闻宣传部门要把宣传行政许可法作为工作重点，制定宣传计划，通过广播、电视、报刊等媒体，利用专题、专版、宣传栏等多种形式，宣传报道中医药行业学习贯彻行政许可法情况，让中医药行业充分了解这部法律，增强法律意识，做好各项工作。

二、抓紧做好行政许可项目和规范性文件的清理工作

根据国务院部署，行政审批制度改革工作已经进行了2批项目清理，取得了阶段性成果。在做好学习贯彻行政许可法工作的同时，我们要以高度的政治责任感，按照行政许可法的规定和国务院确定的时间安排，全面做好清理工作。一是清理规范性文件，对我局建局以来单独发布和与其他部委联合发布的规范性文件进行全面梳理，分清现行有效和现已失效或废止的规范性文件，进行分类汇总。二是清理行政许可项目，在现行有效的规范性文件中，进一步清理出涉及行政审批内容的项目，严格对照行政许可法的规定，逐项审核并提出处理意见上报国务院，同时做好取消行政审批项目的后续监管工作，防止出现管理脱节。三是清理行政许可规定，在清理行政许可项目的基础上，对相关的规范性文件进行清理。根据处理意见，该废止的要坚决废止，该修订的要抓紧修订。对确需保留的又没有合法依据的行政许可项目，通过制定或者修订法律、行政法规来解决。四是清理行政许可主体，对保留的行政许可事项，具体明确负责部门，规范其实施行政许可行为。对不符合法律规定的，坚决予以清理。

三、进一步转变政府职能，加强中医药法制建设，提高依法行政水平

贯彻行政许可法，要求我们进一步转变政府职能，加强法制建设，推进依法行政。行政许可法的立法宗旨、原则和一系列制度、措施不仅是对行政许可制度本身的重大改革和创新，也对政府管理理念、管理职能、管理体制、管理方式以及政府工作人员的行为方式提出了新的要求。要通过贯彻实施行政许可法，进一步加快转变政府职能，加强中医药法制建设，提高中医药管理部门依法行政水平。要把贯彻行政许可法作为推进政府职能转变的契机。一是进一步加快中医药工作管理创新，强化社会管理和公共服务职责，坚决实行政事分开，进一步理顺中医药管理部门与事业单位的关系，把政府不该管、管不了、实际上也管不好的事，交给社会团体和中介组织。同时加强中医药社会团体和中介组织的培育和自身建设，发挥中医药社会团体和中介组织的作用，明确功能定位，赋予其相应职责。大力推行政务信息公开服务，建立政务信息定期向社会公布的制度，促进行政管理公开透明。积极探索强化事后管理、动态管理、间接管理等方式，通过创新管理方式，提高中医药管理部门的工作效率和服务水平。二是大力实施依法治业战略，推进中医药标准化、规范化进程，提高中医药立法工作质量和水平。三是加强中医药行政执法和监督工作，履行政府职能，认真研究中医药行政执法现状和存在的问题，提出切实可行的改进措施，使中医药的社会监管工作得以加强，并要规范行政执法行为，提高执法水平和能力。

贯彻实施行政许可法，意义重大，影响深远，任务繁重，对行政机关来说是一场“自我革命”。我们要以高度负责的精神，结合中医药实际，认真贯彻行政许可法，以此为契机，推进中医药法制建设，提高中医药管理水平，为增进人民健康做出新的贡献。

关于农村中医药人才培养和队伍建设的实施意见

国中医药发［2004］15号

改革开放以来，我国农村县、乡、村中医药队伍不断发展壮大，据调查，总人数约为52万人，提供的服务量约为农村医疗服务总量的三分之一，已经成为农村医疗保健服务的重要力量，为保护农民群众的身体健康发挥了重要作用。但是，目前农村中医药队伍的总量、结构和素质还不能适应农民群众不断增长的中医药服务需求。据调查测算，农村现需要中医药人员约60万人，缺少约8万人，随着农村居民中医药需求的增长和中医药队伍自然减员，每年还需要新补充约2万人；队伍的整体素质还不高，技术骨干匮乏，中专学历者占43.82%，无专业学历者占36.24%，初级职称者占61%，无职称者占17.95%，尤其是村卫生室低学历、低职称人员比例更高；地区间发展也不平衡，特别是边远、贫困地区中医药人员缺乏。这些问题，严重影响了农村的中医药服务质量和水平。

为切实提高我国农村中医药队伍的整体素质和服务水平，根据《中共中央国务院关于进一步加强农村卫生工作的决定》（以下简称《决定》）和卫生部、教育部等5部门《关于加强农村卫生人才培养和队伍建设的意见》（以下简称《意见》）等文件的有关要求，现就农村中医药人才培养和队伍建设工作，提出以下实施意见。

一、指导思想和工作目标

（一）指导思想。

以邓小平理论和“三个代表”重要思想为指导，加强政府对农村中医药人才培养和队伍建设工作的领导和宏观管理，落实各项农村卫生人才政策，建立良好的农村中医药人才培养与管理机制，以农村在职、在岗中医药人员教育培训为重点，多渠道开展农村中医药人才培养和队伍建设，不断优化队伍结构，提高农村中医药队伍的整体素质和服务水平。

（二）工作目标。

自2004年～2010年，全国每年为农村培养约4万名大、中专学历为主的中医药人才。大专生主要补充到乡（镇）卫生院，中专生主要补充到村卫生室。

创造条件，通过在职教育培训，努力使全国乡（镇）卫生院临床中医医疗服务人员具备执业助理医师及以上的执业资格，其他中医药人员具备初级及以上的专业技术资格；对既无专业学历又无执业资格和初级专业技术职称者，经培训仍然达不到要求的，要逐步分流。

到2010年，通过在岗教育培训，努力使全国以中医药知识结构为主的乡村医生大多数具备执业助理医师及以上执业资格。

二、主要任务

（一）调整院校教育结构，加强农村实用人才培养。

各级卫生、中医药行政管理部门要根据本地区农村中医药人才实际需求，协调教育部门，合理配置中医药教育资源。指导高、中等中医药院校调整教育结构和规模，深化教学改革，构建适应农村需求的人才培养知识模块，突出实用性，为农村基层培养用得上的中医药人才。

各高等中医药院校要根据农村中医药人才需求，调整教育层次和专业结构，开展面向农村的专科层次人才培养。具备条件的中等中医药学校要积极申办中医药高等专科学校，提高办学层次，拓宽为农村培养高等中医药专科人才的渠道。要在中等医学专业中继续保留中医（民族医）类专业，以适应乡村对中等中医药人才的需求。

我局将根据《意见》要求，会同教育部组织制定面向农村、初中起点的5年制中医大专人才培养方案，并在部分中医药院校进行试点，探索初中起点的5年制中医药大专人才培养模式。

（二）加强农村在职、在岗中医药人员的学历教育。

各级卫生、中医药行政管理部门要有计划的组织开展农村在职、在岗中医药人员的学历教育，不断提高农村中医药人员的学历层次、业务水平和整体素质。

农村在职、在岗中医药人员学历教育的对象以乡、村卫生机构的优秀中青年中医药人员为重点；学历教育的层次以大、中专为主；学习内容以中医药基本理论、基本知识和基本技能为主，并加强农村中医药适宜技术的学习，侧重中医药临床能力培养；学习形式以远程教育和成人教育为主，可实行弹性学制。要通过学历教育培养一批取得大、中专学历和最终取得执业助理医师以上资格的农村中医药技术骨干。

我局将总结6省农村中医药人员学历教育试点工作，完善实施方案，巩固扩大试点工作。

（三）加强农村在职、在岗中医药人员的继续教育。

各级卫生、中医药行政管理部门要制定农村在职、在岗中医药人员继续教育培训方案。将终身接受教育培训，不断巩固和更新知识，提高实际工作能力，作为农村在职、在岗中医药人员应有的权利和必须履行的义务。把教育培训合格作为人员聘任、技术职务晋升和执业再注册的必要条件之一。

县、乡两级卫生机构的中医药人员要按照《中医药继续教育规定》的要求参加和接受继续教育，中级以上人员每年应达到25学分，初级人员应达到20学分。村级卫生机构以中医药知识结构为主的乡村医生每2年要接受100学时以上的在岗培训。要继续加强县级中医医院专科（专病）技术骨干的培训。

农村在职、在岗中医药人员的培训内容应以中医药专业知识和临床技能的培训为主，以不断完善知识结构，提高中医药服务水平。我局将组织制定《中医药知识结构为主的乡村医生在岗培训基本要求》，各地可根据实际需要编写培训教材。我局还将组织制作《农村常见病、多发病的中医药防治》和《农村中医药适宜技术推广项目》多媒体课件，供各地选用。

农村在职、在岗中医药人员的继续教育培训要因地制宜，采用举办培训班、学术讲座、远程教育、师承教育、临床进修等多种形式，讲求实效。

（四）加强乡村医生的中医药知识与技能培训。

各级卫生、中医药行政管理部门要按照《决定》、《乡村医生从业管理条例》和《乡村医生在岗培训基本要求》的有关规定，将中医药知识与技能的培训内容纳入乡村医生在岗培训基本要求和培训计划，认真组织开展乡村医生的中医药知识与技能培训工作。

面向乡村医生的中医药知识与技能培训要针对他们的特点，适应他们的需求，采取灵活多样的形式，重点提高他们的实际工作能力，使乡村医生通过接受中医药知识与技能培训，掌握中医药的基本知识，并能够运用中医药方法防治常见病、多发病。

我局将组织制定《乡村医生应具备中医药知识与技能基本标准》和《乡村医生中医药知识与技能培训大纲》，供各地组织乡村医生在岗培训使用。

三、加强领导，制定规划，保障实施

（一）切实加强农村中医药人才培养和队伍建设工作的领导与管理。

农村中医药人才培养与队伍建设工作是农村中医药事业发展的关键，是充分发挥中医药在农村卫生服务中的优势与作用的基本保证，是农村中医药工作的重中之重。各地要全面贯彻落实全国人才工作会议和全国农村卫生工作会议的精神，深刻认识农村中医药人才培养与队伍建设工作的重要性和紧迫性，切实加强领导。

各级卫生、中医药行政管理部门要把农村中医药人才培养与队伍建设工作纳入本地区农村卫生工作的总体规划，作为农村卫生工作的重点任务抓紧抓好。要积极协调相关部门逐项落实有关农村中医药人才培养和队伍建设的各项政策，建立健全农村中医药人才培养和队伍建设的评估制度，定期检查和督促人才培养和队伍建设工作，确保农村中医药人才培养和队伍建设工作的各项政策措施落到实处。

（二）研究制定农村中医药人才培养和队伍建设的规划与实施方案。

各级卫生、中医药行政管理部门要认真做好调查研究，摸清本地区农村中医药队伍的现状和需求，根据农村中医药人才培养和队伍建设的目标和任务，研究制定本地区农村中医药人才培养和队伍建设的总体规划与实施方案。要主动协调有关部门和单位，动员社会各方面力量共同参与农村中医药人才培养和队伍建设工作。

要根据本地区农村中医药人才培养和队伍建设工作的实际需要，充分利用现有各类中医药教育资源，建立广覆盖、多层次的农村中医药人才培养和在职教育培训网络。组织高、中等中医药院校承担农村实用中医药人才的培养和在职、在岗中医药人员的学历教育任务。县级及以上中医医疗机构要承担农村在职、在岗中医药人员的继续教育和岗位培训任务。

要根据农村中医药队伍的人才结构需求情况，坚持分类指导、突出重点、整体推进的原则。要根据不同的教育培训对象，采取不同的教育培训内容和形式，着重培养农村急需的中医药学科带头人、技术骨干和基层适宜人才，以带动整个人才队伍建设。

（三）逐步完善农村中医药人才培养和队伍建设的相关机制。

各级卫生、中医药行政管理部门要主动与教育、人事等部门进行协调，落实《决定》和《意见》的卫生人才政策，逐步建立和完善农村中医药人才培养和队伍建设的激励机制和市场机制。

要采取有效措施，改善农村中医药人员的工作和生活条件，吸引中医药大、中专毕业生到县级以下农村卫生机构就业。对长期在农村基层工作的中医药人员，要在工资待遇和职称晋升上给予政策倾斜。要落实有关优惠政策，鼓励高、中等中医药院校毕业生到农村和边远、贫困地区服务。要落实城市中医医疗机构的医生在晋升主治医师或副主任医师职称前到农村累计服务1年的制度。并组织城市中医医疗机构对口支援农村中医医疗机构，开展以人员培训、技术指导为重点的支援工作。

要积极培育农村中医药服务市场和人才市场，进一步发挥市场在人才资源配置中的作用，鼓励城市中医药人员采取兼职、定期服务、技术指导、技术开发、技术培训等方式到农村工作或承担农村中医药人员培训任务。要建立多种形式的农村办医模式，鼓励社会、个人在农村投资举办中医医疗机构，鼓励城市在职及离退休中医药人员到农村服务，逐步打通城市中医药人才向农村流动的渠道，促进中医药人才向农村基层合理流动。

（四）不断加大对农村中医药人才培养和队伍建设的经费投入。

各级卫生、中医药行政管理部门要牢固树立人才投入是效益最大的投入的观念，不断加大对农村中医药人才培养和队伍建设工作的投入力度。要充分动员和组织全社会力量，多渠道筹措资金，逐步建立起政府、社会、单位和个人共同承担农村中医药人才培养和队伍建设费用的多元投入机制。

我局将计划安排一定的农村中医药人才培养专项经费，主要用于农村中医药人才培养的重点项目。各地要在中医专款中安排一定的农村中医药人才培养专项经费。各级卫生行政部门要将农村中医药人才培养纳入卫生人才培养经常性经费补助范围，并在各级政府今后每年增加的农村卫生事业经费中安排一定的比例用于农村中医药人才培养。农村各级医疗卫生机构要按照有关规定，从业务收入中提取一定比例的经费，用于中医药人员的学历教育和继续教育。

国家中医药管理局关于贯彻落实《全面推进依法行政实施纲要》的通知

国中医药发［2004］36号

各省、自治区、直辖市卫生厅局、中医药管理局：

国务院印发的《全面推进依法行政实施纲要》(国发［2004］10号，以下简称《纲要》)，是我国民主法制建设的一件大事。《纲要》按照依法治国基本方略和党的十六大、十六届三中全会精神，确立了新时期建设法治政府的目标，是指导各级政府全面推进依法行政的纲领性文件。

为认真贯彻落实《纲要》精神，卫生部下发了《卫生部关于贯彻落实国务院＜全面推进依法行政实施纲要＞的通知》(卫政发［2004］247号)，就全国卫生系统贯彻实施《纲要》，提出了制定实施方案、创新管理方式、健全卫生法制、规范卫生审批、强化对执法的监督检查等5条要求。各省、自治区、直辖市中医药管理部门要按照卫生部通知的精神，认真贯彻落实。现结合中医药工作实际，提出几点具体要求：

一、认真学习《纲要》，深刻领会全面推进依法行政的重要性和紧迫性

《纲要》确立了新时期建设法制政府的目标，明确规定了今后10年全面推进依法行政的指导思想和具体目标、基本原则和要求、主要任务和措施。各级中医药管理部门要从立党为公、执政为民的高度，充分认识《纲要》的重大意义。《纲要》提出新时期建设法治政府的目标，是贯彻“三个代表”重要思想、维护最广大人民群众利益的本质要求，是适应改革开放新形势的迫切需要，是提高行政管理水平的根本途径，是推进社会主义民主法制建设的重要内容。各级中医药管理部门要认真组织学习《纲要》，一是要认真组织学习，提高认识，把学习《纲要》作为一项重要任务抓紧抓好。二是切实把握《纲要》的精神实质，深刻学习领会全面推进依法行政的重要性和紧迫感。三是要根据中医药工作实际情况，深入学习《纲要》，不断加深对《纲要》基本精神和主要内容的理解，把《纲要》中关于依法行政的各项要求落到实处。

二、提高中医药立法质量，为依法行政创造良好的法制环境

《纲要》明确提出要提高制度建设质量。衡量一项行政法规、规章、规范性文件质量高低的标准，主要看其是否遵循经济社会发展规律，是否体现大多数人的意愿和利益，是否做到权利和义务的统一，是否有利于法制统一和政令畅通。中医药法制工作是我国卫生法律体系的重要组成部分，做好中医药立法工作，重在提高质量。当前，要提高中医药立法质量，一是要积极参与国家卫生立法工作，按照政府赋予各级中医药管理部门的职责，主动适应卫生法制建设的需要，加强与各级政府和有关部门的沟通与协调，保障中医药在卫生立法，特别是在国家公共卫生法制体系中应有的地位。二是要依据各地的实际情况，研究制定地方中医药条例的实施办法，特别是与条例相配套的规范性文件。三是切实加强中医药标准化建设。既要积极参与国家的中医药标准化建设项目，勇于承担课题任务，又要结合实际，主动探索符合地方特点的标准化建设项目，通过加强中医药标准化、规范化建设，为提高中医药立法质量打下基础。

《中华人民共和国中医药条例》(以下简称《条例》)颁布实施1年来，行业内外依法保护发展中医药事业的氛围正在逐步形成。各地在检查《条例》贯彻实施工作时，要抓住这一契机，站在《纲要》的高度，认真总结依法治业的经验，妥善处理《条例》与地方条例的衔接。

三、实施《行政许可法》，规范中医药行政执法行为

《纲要》对于理顺行政执法体制，规范行政执法行为提出了具体要求，其中严格按照法定权限和法定程序执法尤为重要。今年7月1日《行政许可法》开始实施，这是一部推进行政审批制度改革，规范政府行为的重要法律，标志着政府对经济社会事务的管理进一步走向制度化、规范化、法制化。我局根据国务院的部署，在《行政许可法》实施前认真清理了中医药许可项目，拟保留行政审批5项：中医执业医师资格、执业注册许可、医疗机构开展医疗气功活动审批与从事医疗气功人员资格认定、老中医药专家学术经验继承工作指导老师和继承人资格认定、中医医疗广告批准文号核发、中医医疗机构的设置审批。转变管理方式1项：中医医疗机构评审。各级中医药管理部门要按照《行政许可法》的规定，继续清理各地制定的规范性文件。同时，要对取消行政审批项目的后续管理工作认真研究，切实加强后续监管，防止管理脱节，确保不因审批项目取消而放弃或者削弱监管职责。我局对于审批项目取消后可能出现的情况和问题以及如何做好后续管理工作，正加紧研究，制定相关文件，加强规范和指导。各地中医药管理部门要结合实际，对原先的行政审批管理方式进行总结；认真研究行政审批项目取消后采取的管理方式；做好改变管理方式的行政审批项目的移交工作、规范中介行为；积极探索如何将取消行政审批项目与规范的行政管理制度结合起来，建立科学合理的管理机制。

中医药执法监督工作是发展中医药事业的重要环节，是执行中医药法律法规，维护正常的中医医疗秩序，保障人民健康利益的重要保证，中医药执法监督工作是卫生执法监督工作的重要组成部分。各级中医药管理部门要积极参与卫生执法监督体系建设，将中医药执法监督工作纳入卫生执法监督工作之中，在卫生执法监督队伍中要有专门的人员来负责中医药执法监督工作。各级中医药管理部门要加强中医药执法队伍建设和业务能力的培养，切实履行中医药执法监督的职能，各地要严格按照法定权限和法定程序，积极配合有关部门做好辖区内中医药执法监督工作，为依法行政创造良好的法制环境。

四、转变政府职能和管理方式，提高依法行政的能力

转变政府职能，深化行政管理体制改革是《纲要》的重要内容。在社会主义市场经济条件下，政府职能主要是经济调节、市场监管、社会管理和公共服务。转变政府职能和管理方式要按照“三个优先”原则，即凡是公民、法人和其他组织能够自主解决的，市场竞争机制能够调节的，行业组织或者中介机构通过自律能够解决的事项，行政机关不要通过行政管理去解决。坚决实行政事分开，进一步理顺中医药管理部门与事业单位的关系，把政府不该管、管不了、实际上管不好的事，交给社会团体和中介组织，明确功能定位，赋予相应责任。当前，在现行的中医药管理体制下，各级中医药管理部门应当特别加强市场监管和公共服务的职能，要注重管理方式的创新。一是把事前管理与事后监管、动态管理与静态管理、直接管理与间接管理有机结合起来。二是要重视行政规划、行政指导和行政合同在政府管理中的作用。三是要加快推进电子政务建设，大力推行政府信息公开、社会公示和听证等制度和机制，提升政府管理能力，确保政府管理的公开透明。

四是积极创造条件，探索社会组织、企业和公民更广泛地参与公共事务管理的途径与方法。

全面推进依法行政是一项长期的系统工程，各地中医药管理部门要加强领导和规划，明确责任和工作重点，结合中医药工作实际情况，制定具体措施，把《纲要》规定的要求和任务落到实处，推进中医药依法行政的进程。

2004年9月10日

2004年重点工作

2004 年重点工作

（一）《中华人民共和国中医药条例》贯彻实施情况

国家中医药管理局　国务院法制办公室　卫生部关于联合开展《中华人民共和国中医药条例》施行情况检查的通知

国中医药发［2004］31 号

江苏、浙江、安徽、河南、四川、陕西省卫生厅、中医药管理局、法制办公室：

《中华人民共和国中医药条例》（以下简称《中医药条例》）自 2003 年 10 月 1 日施行以来，全国各地认真组织学习，广泛进行宣传，采取各种措施，积极促进《中医药条例》的贯彻落实。在《中医药条例》贯彻施行 1 周年之际，为了了解和掌握各地《中医药条例》的贯彻施行情况，总结经验，进一步做好《中医药条例》的贯彻施行工作，国家中医药管理局、国务院法制办、卫生部决定于今年 9 月份在全国部分省联合开展《中医药条例》贯彻施行情况检查，现将有关事宜通知如下：

一、检查内容

（一）各地 1 年来学习宣传《中医药条例》的情况；

（二）《中医药条例》中有关中医药扶持保障措施的贯彻落实情况；

（三）按照《中医药条例》，各地加强对中医药的管理及执法监督情况；

（四）贯彻施行《中医药条例》的经验、体会、问题及建议。

二、检查形式

（一）听取省中医药管理部门关于《中医药条例》贯彻施行情况汇报；

（二）赴 2 个地（市）或县检查《中医药条例》贯彻施行情况；

（三）在地（市）或县召开相关座谈会；

（四）实地考察城市和农村中医药事业发展情况。

三、有关要求

（一）各省中医药、法制、卫生主管部门要认真做好《中医药条例》贯彻施行情况检查的准备工作，加强协调，互相配合，周密组织，抓好落实；

（二）各地要按照求真务实的精神，认真填写好《中医药条例》贯彻施行情况调查表，真实地反映中医药事业发展情况；

（三）检查工作要深入基层，深入群众，注意倾听基层和社会对中医药工作的意见和建议；

（四）检查工作要轻车简从，不增加地方负担。

检查工作具体时间、人员名单另行通知。

2004 年 8 月 9 日

国家中医药管理局关于开展《中华人民共和国中医药条例》贯彻实施一周年检查总结及有关活动的通知

国中医药发［2004］32号

各省、自治区、直辖市卫生厅局、中医药管理局、新疆生产建设兵团卫生局：

《中华人民共和国中医药条例》(以下简称《中医药条例》) 于2003年10月1日起正式施行，这是中医药行业第1部专门的行政法规，是中医药发展史上的一件大事，标志着中医药法制化建设步入了新的阶段。《中医药条例》颁布后，我局及时召开全国电视电话会议，要求中医药行业认真组织学习宣传，抓好贯彻落实工作。1年来，全国各地高度重视《中医药条例》的贯彻落实，大力开展学习宣传活动，通过举办各类学习班、专题讲座、座谈会，学习领会《中医药条例》颁布实施的重大意义；利用各种媒体，采取多种形式，掀起了学习宣传贯彻《中医药条例》的热潮，取得了一定的成效。今年10月是《中医药条例》正式实施1周年，为了抓住这个有利时机，进一步加强《中医药条例》的学习宣传，促进《中医药条例》贯彻实施，我局决定在全国范围开展《中医药条例》贯彻实施1周年检查总结及有关活动，现将有关事宜通知如下：

一、认真检查总结1年来《中医药条例》的贯彻实施情况

各地要对照我局《关于学习宣传贯彻<中华人民共和国中医药条例>的通知》和电视电话会议的要求，认真检查总结1年来《中医药条例》的贯彻实施情况。主要检查总结内容是：本地区1年来学习宣传贯彻实施《中医药条例》的总体情况；《中医药条例》中有关中医药扶持保障措施的贯彻落实情况；按照《中医药条例》规定要求，加强对中医药的管理及执法监督情况；贯彻实施《中医药条例》经验、体会、存在的问题以及做好贯彻实施的意见及建议。为做好检查总结工作，我局编制了《〈中医药条例〉贯彻实施情况调查表》(见附件)，请各地认真填写。各地要通过检查总结，进一步加大《中医药条例》的贯彻实施力度，按照《中医药条例》的要求，依法管理，依法保障，促进中医药事业的全面发展。

二、提高认识，进一步加强学习，深刻领会《中医药条例》的精神实质

贯彻实施《中医药条例》，要从贯彻落实“三个代表”重要思想和科学发展观的高度，充分认识《中医药条例》的颁布施行的重大意义。充分认识到《中医药条例》的颁布实施，是弘扬祖国优秀文化，反映我国广大人民根本利益的具体体现；是坚持“依法治国”基本方略，完善我国社会主义法制建设，完善卫生法律体系的重要内容；是进一步确立中医药在社会关系中的地位和作用，促进中医药事业健康、持续、稳定发展的法制保障。

贯彻落实好《中医药条例》，首先要抓好学习，深刻领会其精神实质。各地中医药管理部门和领导干部要带头学习，把《中医药条例》的学习作为一项重要任务抓紧抓好。要结合实际，突出重点，落实好已经制定的学习计划，继续组织部署好本地区中医药单位干部职工学习《中医药条例》，同时加强对学习内容、进度和效果的检查和考核。要结合“四五”普法工作，开展多种形式的学习活动，特别是要加强对各级管理干部的培训，要举办各种管理干部学习班，研讨、交流学习经验和体会，力争通过学习，牢牢把握《中医药条例》的基本指导思想，全面理解掌握《中医药条例》及其配套文件在医疗、教育、科研和对外交流与合作等方面的规定和规范要求，不断提高法制理论水平和法律意识，增强科学决策和依法行政的能力。

三、认真筹划，组织开展好《中医药条例》贯彻实施1周年各项宣传活动

在《中医药条例》贯彻实施1周年之际，我局将会同国务院法制办、卫生部在部分省联合开展《中医药条例》贯彻实施情况检查，并组织召开《中医药条例》贯彻实施1周年座谈会及举办“中医药宣传周”等活动（具体方案另行通知）。各地要紧紧抓住《中医药条例》贯彻实施1周年这一有利时机，结合本地实际，积极与各方面协调，面向社会进行广泛宣传，进一步营造有利于中医药发展的社会舆论氛围。要充分利用报刊、电视、广播、网络、宣传栏等各种媒体开展宣传，通过开展专题报道、文艺晚会、宣传周、宣传月、座谈会、知识竞赛、大型义诊、农村医疗服务队等多种渠道和形式，加强宣传。要宣传《中医药条例》颁布的重大意义；宣传改革开放以来中医药事业发展的新成就；宣传《中医药条例》及党和国家的中医药方针政策；宣传中医药防病治病的科学知识，让广大群众进一步了解中医药，了解《中医药条例》。通过开展各种活动，掀起深入学习宣传贯彻《中医药条例》的新高潮。各项活动的开展要讲求实效，不走过场，不搞形式主义，要认真研究，周密安排，认真部署，既要注意扩大影响面，又要重点突出，收到明显的实际效果。

四、加强领导，精心组织，确保各项活动顺利开展

开展《中医药条例》贯彻实施1周年有关活动是当前的一项重要任务，各地卫生、中医药行政管理部门要高度重视、加强领导，分管领导要亲自抓，要确定相应的机构和专人负责，将组织工作落到实处。要结合地方实际，制定《中医药条例》贯彻实施1周年活动方案，有计划、有步骤地开展，做到责任落实到位，相关措施到位，督促检查到位。要安排必要的经费，保证各项工作的顺利进行。

请各省级中医药管理部门于2004年9月20日前将《中医药条例》1年来贯彻实施情况的检查总结、调查表和贯彻实施1周年活动方案报送我局人政司。同时，将活动进展情况及时报送我局。

2004年8月12日

国家中医药管理局办公室关于印发《〈中华人民共和国中医药条例〉贯彻实施1周年活动方案》的通知

国中医药办发［2004］45号

各省、自治区、直辖市卫生厅局、中医药管理局：

为了更好地开展《中华人民共和国中医药条例》贯彻实施1周年系列活动，现将我局《＜中华人民共和国中医药条例＞贯彻实施1周年活动方案》印发给你们，提供参考，请各地结合实际，配合我局开展好有关活动。

2004年9月6日

《中华人民共和国中医药条例》贯彻实施1周年活动方案

一、活动意义

2004年10月1日是《中华人民共和国中医药条例》（以下简称《中医药条例》）正式施行1周年，为进一步加强《中医药条例》的学习宣传，促进《中医药条例》全面贯彻落实，国家中医药管理局与卫生部、国务院法制办公室等有关部门共同主办《中医药条例》贯彻实施1周年有关活动，进一步推动中医药事业的发展，使中医药更好地为人民健康服务。

二、主要活动

（一）部署各地中医药主管部门开展《中医药条例》贯彻实施1周年检查及有关活动。

1. 国家中医药管理局在吉林省召开17省市中医药法制建设工作座谈会，总结交流《中医药条例》贯彻实施的有关情况。

2. 国家中医药管理局下发关于开展《中医药条例》贯彻实施1周年检查总结及有关活动的通知。

要求各地认真总结1年来《中医药条例》的贯彻实施情况；进一步加强学习，提高认识，深刻领会《中医药条例》的精神实质；认真筹划，组织开展好《中医药条例》贯彻实施1周年各项宣传活动。

（二）国务院新闻办公室、国家中医药管理局联合举办“中医药现状与管理”新闻发布会。

2004年10月8日，国务院新闻办公室、国家中医药管理局联合举行新闻发布会，由卫生部副部长兼国家中医药管理局局长佘靖向国内外新闻媒体介绍国家中医药管理局主要职能和中医药事业发展现状与管理，并回答记者的提问。

（三）三部委联合开展《中医药条例》贯彻实施1周年情况检查。

1. 主办单位：

国家中医药管理局

国务院法制办公室

中华人民共和国卫生部

2. 检查内容：

● 各地1年来学习宣传《中医药条例》的情况；

●《中医药条例》中有关中医药扶持保障措施的贯彻落实情况；

● 依据《中医药条例》，各地对中医药的管理及执法监督情况；

● 贯彻施行《中医药条例》的经验、问题及建议。

3. 检查形式：

● 听取省有关部门《中医药条例》贯彻施行情况汇报；

● 赴2个地（市）或县检查《中医药条例》贯彻施行情况；

● 在地（市）或县召开座谈会；实地考察城市和农村中医药事业发展情况。

4. 检查时间：2004年9月上旬、中旬。

5. 检查地点：江苏、浙江、安徽、河南、四川和陕西。

（四）三部委联合举办《中医药条例》贯彻实施1周年座谈会。

1. 主办单位：

国家中医药管理局

国务院法制办公室

中华人民共和国卫生部

2. 会议时间：2004年10月11日

3. 会议地点：北京人民大会堂

4. 会议主题：

● 请全国人大、国务院、全国政协领导对《中医药条例》贯彻落实工作予以指导；

● 总结交流《中医药条例》贯彻实施1周年的情况；

● 请有关部门的领导对进一步学习宣传、贯彻落实《中医药条例》提出要求。

5. 出席人员：

拟邀请全国人大、国务院、全国政协领导，全国人大、政协代表，有关部门负责同志、有关专家学者、管理人员以及新闻界记者等，约200人。

（五）举办“中医药宣传周”系列活动。

1. 活动主题：弘扬中医药文化，服务大众健康

2. 主办单位：

中华人民共和国卫生部

国务院法制办公室

国家中医药管理局

中央电视台

其他有关部门

3. 地区主办单位：各省、自治区、直辖市有关部门

4. 活动时间：2004年10月12日（周二）～10月16日（周六）

5. 活动内容：

● 10月12日，在北京举行“中医药宣传周”开幕式，邀请主办单位及活动组委会领导讲话并宣布“中医药宣传周”活动正式开始，社会各界的文艺工作者共同演出一台以中医药为主题的文艺节目。开幕式现场同时组织首都各中医院进行义诊、现场咨询和中医药科普宣传等活动。

各省、自治区、直辖市同时在省会城市举行活动启动仪式。各地的启动仪式要求在市中心人流量较大的主要街道安排室外活动现场，采取多种形式进行宣传，形成良好宣传氛围。

● 10月13日，各地中医药管理部门组织中医药单位结合当地实际情况，通过健康讲座、悬挂展板、散发宣传单、宣传册等形式对群众进行中医药知识宣传，同时设现场咨询台，对群众关心的问题进行解答，普及中医药知识，提高群众防病治病的健康意识。

● 10月14日，全国中医医疗单位同时举办义诊活动。

● 10月15日，各地中医医疗单位组织专家下农村、入社区，重点对老红军、老战士以及孤寡老人进行义诊和健康检查，为群众送温暖。

● 10月16日，各地根据实际情况，组织对《中华人民共和国中医药条例》的宣传活动。

“中医药宣传周”活动结束后，在中央电视台《健康之路》栏目启动“全国中医药行业暨全国大众中医药常识知识竞赛”活动。

（六）举办“中医药发展高级论坛”。

1. 主办单位：国家中医药管理局

2. 会议时间：时间待定

3. 论坛主题：中医药发展战略

4. 主要议题

● 中医药法制建设

● 中医药科技创新

● 中医药人才培养

● 中医药产业发展

● 中医药走向世界

● 中医药服务网络构建和功能

赴河南、安徽、江苏、浙江、陕西、四川省《中华人民共和国中医药条例》贯彻实施一周年情况检查总结报告

（2004年10月14日）

《中华人民共和国中医药条例》（以下简称《中医药条例》）于2003年10月1日正式施行。在《中医药条例》贯彻实施1周年之际，为了及时了解和掌握各地《中医药条例》的贯彻实施情况，进一步做好《中医药条例》的贯彻落实工作，国家中医药管理局、国务院法制办公室和卫生部于2004年9月5日～9月21日在全国部分省份联合开展了《中医药条例》施行情况的检查。现将检查工作总结汇报如下：

一、检查工作的总体情况

加强协调、认真准备、精心组织，确保了检查工作的顺利开展。为提高《中医药条例》施行情况检查活动的规格和检查力度，我们积极加强了与国务院法制办和卫生部的沟通与协调，并得到了他们的大力支持，三部局于2004年8月9日下发了《关于联合开展〈中医药条例〉施行情况检查的通知》，并决定于9月5日～9月21日期间三部局组成联合检查组分别赴河南、江苏、安徽、浙江、陕西、四川6个省进行检查。为提高检查的质量和效果，结合《中医药条例》的规定和要求，我们设计了《〈中医药条例〉贯彻施行情况调查表》，确定了15条重点检查内容。同时，要求检查组通过召开座谈会、汇报会和实地考察，进一步了解各地1年来学习宣传贯彻《中医药条例》的情况以及贯彻施行《中医药条例》的经验、体会、问题及建议。为确保检查工作的顺利开展，我们及时加强了与6省中医药行政管理部门的联合，提出我们的要求，并与各省协商共同确定检查的活动计划，明确了详细的检查内容、程序、路线及地点。6省根据三部局联合检查的要求，认识组织落实检查工作，积极协调政府及

相关部门的领导参加，并准备了必要的汇报材料和相关的资料。6省政府法制办、中医药管理局、卫生厅有关部门的领导还陪同检查组赴基层检查。中国中医药报、河南医药卫生报、焦作日报、金坛市电视台等宣传媒体还对检查活动进行了跟踪报道。

在检查期间，检查组听取了6省中医药行政管理部门关于《中医药条例》施行情况的汇报。四川、江苏、陕西、安徽4省主管卫生工作的省副秘书长还通过参加汇报会、座谈会或其他形式进行了中医药工作的交流。检查组还听取了南阳、焦作、常州、宝鸡、眉山、乐山、安庆、六安等18个市（县）政府副市长或卫生局局长关于当地贯彻落实《中医药条例》的情况汇报，与嘉兴、常州、南阳、乐山、桐乡等18个市（县）政府及相关部门的领导进行了座谈，进一步了解《中医药条例》的施行情况。检查组还注意深入基层、深入群众，积极听取基层对中医药工作的意见和建议。先后到浙江中医学院、安徽中医学院第一附属医院、河南中医中药研究院、陕西省扶风县召公乡卫生院、南京市鼓楼区社区卫生服务中心、河南省沁阳市葛村乡上辇村卫生室等42个中医药机构，进一步考察了《中医药条例》在基层的贯彻落实情况。

在各省、市、县政府及中医药行政管理部门的大力支持下，检查工作按预定时间顺利结束。检查组在检查期间，严格按照要求，注意听取基层意见，轻车简从，不给地方添麻烦。检查工作结束后，检查组对检查工作进行了认真的梳理、归纳和总结，并征求了国务院法制办、卫生部有关同志的意见和建议，于10月9日完成了各自的调研报告，并为在北京人民大会堂召开的《中医药条例》贯彻实施1周年座谈会准备了必要的典型资料。

二、各地贯彻落实《中医药条例》情况

（一）加强领导、精心组织，认真部署《中医药条例》的贯彻落实工作。

通过对6省的联合检查，了解到各地都能及时地转发《国家中医药管理局关于学习宣传贯彻＜中医药条例＞的通知》等相关文件，组织收听、收看了全国学习宣传贯彻《中医药条例》电视电话会议。四川、陕西等省的政府主要领导在相关会议上发表了重要讲话。江苏省及时将《中医药条例》的学习、宣传、贯彻专题向分管省长、秘书长汇报，得到了他们的支持。河南、江苏两省还专门召开会议，制定下发了本省加强学习宣传贯彻《中医药条例》的意见。四川省结合《中医药条例》与地方中医药法规的贯彻实施，颁布了《四川省中医药管理办法》。江苏省中医药管理部门会同省人大、卫生部门，结合地方中医药法规的监督执行，开展了《中医药条例》的检查落实工作。

（二）广泛开展《中医药条例》的学习、宣传。

四川、浙江、河南等6省中医药管理部门，积极通过举办各种类型的学习班、座谈会、研讨会、专题讲座，深刻领会《中医药条例》的精神实质和重大意义。江苏、陕西、安徽等省的中医药机构及有关单位，积极组织广大干部、职工和学生学习《中医药条例》，参加全国《中医药条例》知识竞赛等活动。为加强学习和宣传，6省普遍印发了宣传画、宣传资料和《中医药条例》单行本。江苏省在2003年9月30日组织义诊同时共发放宣传资料10万余份，宣传画1万余张，《中医药条例》单行本3万册，接待义诊咨询群众8万余人次，在社会上引起很大反响。各地充分利用广播、电视、网络、报刊等各种媒体，采取宣传月、流动宣传车、文艺晚会等多种形式面向社会进行广泛宣传。浙江、江苏等省与当地电视台《健康栏目》开展合作，定期宣传《中医药条例》和中医药知识。四川省举办了以“杏林春晖”为主题的大型电视文艺晚会，省、市四大班子和17个相关厅局领导出席，观众反映“此台节目充分反映了中医药行业积极向上、与时俱进的时代风貌”。为了增强《中医药条例》的宣传效果，各地还积极组织中医医疗机构、人员，深入农村和社区，广泛开展各种规模的义诊和健康咨询活动，使中医药更加深入社会，深入人心。陕西省的“千名中医大义诊”，张贴和发放宣传手册3万余份。合肥市卫生系统在10月1日条例施行当天举行了《中医药条例》大型宣传咨询活动，50余位中医专家现场咨询，接待群众3000余人次。

（三）积极落实《中医药条例》规定的关于中医药发展扶持保障措施。

《中医药条例》颁布实施以来，浙江、四川、江苏等6省认真贯彻落实《中医药条例》，制定了一系列扶持、保护、发展中医药事业的政策与措施。如6省都能将中医药事业的发展纳入当地国民经济和社会发展计划。安徽省明确提出每个市、县都要办好一所政府举办的非营利性中医医疗机构。陕西省宝鸡市卫生局、安徽省卫生厅、四川省政府、卫生厅、中医药管理局对个别县（市）准备要拍卖、合并的中医院进行了干预，继续履行政府的责任，保留为由政府举办的中医医院。江苏省常州市在城镇职工基本医疗保险制定改革中，将中医院院内制剂和中医诊疗技术纳入基本医疗保险目录范围；赣榆县在新型农村合作医疗试点工作中规定，中医、中药的报销比例可以比西医药高5个百分点。陕西、江苏、河南等省积极探索中医药管理体制建设的有效途径，根据需要，陕西省积极努力成立副厅级的省中医药管理局，江苏省13个省辖市的卫生行政管理部门内均成立了中医处。四川省21个市（州）有19个市（州）的卫生局同时加挂中医局的牌子，由卫生局长兼任中医（药）局长。河南有20个县（市）在卫生行政部门内设立了中医局。江苏、四川等省在中医药专业技术职务任职资格的评审，中医医疗、教育、科研机构的评审、评估等方面成立了专门的中医药评审、鉴定组织。

通过检查还了解到，江苏、浙江、四川等省及地区结合实际，逐步增加了对中医药事业投入，支持中医药的基础条件建设、人才培养、专科专病建设和科学研究等工作。据了解，四川省2004年中医药事业专项资金较2003年增长了83.33%；浙江省中医事业费较2003年增加了26.5%，占卫生事业经费的15%左右。河南省财政近年来先后投入建设资金1500多万元，地方配套2000多万元，对43所县（市）中医院进行了重点建设。江苏省无锡市2004年还设立了200万元的中医药事业发展基金，促进中医药事业的发展。

（四）进一步加强了对中医医疗工作的监督管理。

陕西、安徽、河南等6省认真贯彻落实《中医药条例》，积极开展专项治理，严厉打击非法从事中医医疗活动。重点加大了对非法行医、非法坐堂医、游医、超范围执业等违法违规行为的查处。严格按条件加强对中医医疗机构、中医从业人员准入的管理，对不符合中医医疗机构设置标准的一律不批，凡从事中医专业的技术人员，必须具备执业资格。各省中医药管理部门认真履行中医医疗广告审查职责，积极配合工商部门开展中医医疗广告的专项检查，依法查处夸大宣传或未经审批的医疗广告，规范中医医疗广告行为。据对6个省开展联合检查了解，一年来配合有关部门共开展中医医疗广告清理整顿活动近50次，查处非法中医医疗广告80余件。

三、各地的意见和建议

通过召开座谈会、汇报会和实地检查，检查组广泛听取了各地对《中医药条例》贯彻实施的意见和建议，归纳起来主要有以下几方面：

（一）制定《中医药条例》实施细则。

由于《中医药条例》的表述较为宏观，描述不够具体，操作性不够强。如保障措施部分，有关政府投入的要求弹性较大。另外，由于缺乏强有力的制约措施，在政策落实上就缺乏应有的力度。因此，建议国家中医药管理局协调有关部门尽快制定《中医药条例》实施细则，将党和国家保护、扶持、发展中医的政策进一步细化，制定明确的可操作实施的条款。在出台《中医药条例》实施细则时，要多征求各部门的意见，征求系统内外各专家的意见，体现公正、公平性，从而有力地保障和促进中医药事业的发展。

（二）坚持“中西医并重”，将既有的扶持政策落实到位。

当前，尽管各级政府都出台了一系列有关中医的倾斜政策，但在落实中缺少配套的、可操作性的、有力度的具体规定。有些地方由于政府及有关部门在中医药工作中的职责不够明确，中医药政策在贯彻中未能很好落到实处，中医机构建设缺少具体倾斜措施，中医药事业投入严重不足。现有的财政扶持力度与中医药事业发展的需求还有很大差距，且区域间不平衡。即使在经济基础较好的地区，政府对中医院的财政补助虽然逐年略有递增，建设发展项目也同样面临资金缺乏的问题，特别是在经济欠发达地区，有些县级政府由于受地方财力的限制，近几年，对中医院已无财政差额拨款，医院发展受到制约。因此，要进一步加强《中医药条例》施行情况的检查，强化各级政府对中医药的支持，坚持“中西医并重”，将国家制定的各种中医药政策落实到实处。

（三）完善中医管理体系建设，建立统一、高效的中医药管理新体制。

中医药管理体制不够健全，在机构设置上头重脚轻，除国家和部分省、自治区、直辖市有计划单列的独立机构外，县级以上一部分地方人民政府没有独立的中医药管理部门，在人、财、物方面没有自决权。近几年，由于精简机构，减少人员，一些地方没有认识到中医药管理的特殊性，不适当地裁减了中医药管理科室和人员，致使一些地方中医药的管理不同程度受到影响。中医管理体系不顺的状况已经成为严重制约中医事业发展的重要因素。建议由国家机构编制委员会牵头，卫生部、国家中医药管理局等有关部门参加，对全国的中医药管理体制情况进行一次广泛的调查和研究，提出符合我国国情和中医药事业发展需要的管理体制和管理机构设置的方案，建立起一个统一、高效的中医药管理新体制。

（四）切实采取多种行之有效的措施，进一步加强农村中医药工作。

当前，县级中医院与综合医院的竞争不在同一起跑线上，随着医疗市场竞争的加剧，不少经济基础薄弱的中医院面临严峻的生存发展危机。由于规模小、效益差，县级中医院往往成为当地政府医疗体制改革的首选。一些改制后的县级中医院也难以发挥中医医、教、研的技术指导中心作用。同样在农村，中医药呈萎缩趋势，改制后的乡镇卫生院表现尤为突出。在市场经济条件下，一些中医药传统疗法和手法因经济效益上不去，得不到应有的重视。县以下农村中医药人员结构不合理，学历层次较低，对农村中医药人员缺乏配套的激励政策措施，中医院校毕业生不愿下基层，基层的中医药院校毕业生不安心工作等现象尚未从根本上解决。因此，要正视当前农村中医药工作存在的各种问题，正确分析这些问题存在的原因，采取多种措施，促进农村中医药工作的开展。如：建议国家和省设立专项经费，为愿意到农村卫生院工作5年以上的中医本科生支付助学贷款经费，并签订协议明确其义务与权利。又如：分期分批从县以上医疗机构指派任职满3年的主治中医师到乡镇卫生院工作1年以上，并将此作为县以上医疗机构主治医师晋升副主任中医师的必备条件之一。对于乡村医生，建议由国家举办乡村医生中医中专学历班，吸收那些愿意学中医的乡村医生参加，以提高他们的业务素质等等。

（五）加强医疗广告的管理，净化中医医疗市场。

当前，在一些地区虚假中医医疗广告大量存在，已严重危害群众的健康权利和人身安全，同时对中医事业的发展也构成了极为不利的反面影响。目前，尽管卫生部门、中医药管理部门加强对中医医疗广告业务内容的审核，工商部门加强中医医疗广告的监督管理，但由于中医医疗广告涉及多部门的利益，特别是新闻媒体由于自身的利益，常常迎合中医医疗机构，夸大广告内容，导致广告内容与审批内容不符，损害了群众的利益。另外，由于执法主体不明以及执法队伍不健全，也是虚假广告大量存在的主要原因。因此，进一步明确执法主体，加强执法队伍建设，净化中医医疗市场，是中医药行业依法行政的重要内容。

（六）加强与国家有关部委的沟通与协调，在涉及中医药的各项政策中体现中医药的特点。

加强与卫生部门的协调，在制定有关政策时体现中西医并重的方针。如卫生部文件规定120急救只能在综合医院落户，补充规定也未能明确中医院必须承担急救任务。在构建突发公共卫生事件医疗应急救治体系中，要将市县中医院纳入本地紧急救援网络，加强其急诊科建设，提高其应急救治能力和防治水平。加强与国家食品药品监督管理部门的协调，在中医院院内制剂的管理方面体现中医药的特点。如药监部门按照《药品管理法》将医院制剂等同于新药，生产条件、品种审批按新药标准执行，致使一些县级中医院制剂室由于受条件限制，很难达到GMP标准，不得不关闭制剂室，导致这些中医院无法结合临床需要开展新制剂、新剂型的研究。另外，在中药的新药审批中，建议国家能出台一些有别于西药审批的标准，为中药发展提供政策扶持。加强与财政部门的沟通与协调，在制定中医技术劳务价格时，一方面要考虑中医药的特殊性，另一方面建议国家要从保持中医及传统文化的高度，给予中医必要的支持。加强与人事部门的协调，对中医临床人员特别是中医师承出身的确有一技之长的中医临床人员，在职称评聘、考试资格认定等方面考虑中医实践性较强的特点，放宽学历限制，给予特殊的政策等。

四、检查组建议

1年来，6省贯彻落实《中医药条例》，取得了良好的开端和进展，有力地促进了中医药事业的发展。但同时也应看到，各地贯彻落实《中医药条例》的进展还很不平衡；《中医药条例》的学习、宣传和贯彻还有待进一步深入；《中医药条例》中有关保障中医药事业发展的政策与措施有待进一步落实；《中医药条例》中有关行业监督管理的职责有待进一步加强。因此，建议各地要继续努力，采取措施，加大力度，进一步抓好《中医药条例》贯彻落实。

（一）继续加强《中医药条例》学习和宣传，进一步提高认识。

要加大对《中医药条例》的学习、宣传，不断加深和提高对贯彻落实《中医药条例》重要性的理解和认识。各地要认真总结经验，结合当地的特点和实际情况，进一步加强宣传的针对性，不断扩展宣传的广度和深度。要积极主动地加强与政府及相关部门的沟通和协调，建立有效的协调机制，争取政府及相关部门的切实支持。要继续做好中医药行业内的宣传，认真履行《中医药条例》赋予的责任和义务；要广泛开展对社会和人民群众的宣传，紧紧围绕中医药的地位、作用和发展前景，采用群众喜闻乐见的形式，宣传中医药事业的成就和中医药科普知识，进一步扩大中医药的影响和群众基础。

（二）进一步贯彻落实《中医药条例》，为中医药事业发展提供必要的保障。

要强调各地都要把中医药事业纳入当地的国民经济和社会发展计划中，保障中医药的发展要随着当地国民经济和社会的发展而发展，要根据需要和可能增加对中医药事业的投入。要把中医药的发展纳入当地的区域卫生发展规划中，特别是在公共卫生体系建设、应对突发公共卫生事件、重大疾病防治、农村卫生服务网络建设、医保定点医疗机构等方面，要求各地的政府及相关部门均要考虑中医药的内容。在医疗体制改革中，要充分考虑中医药的特点和人民群众对中医药的需求，各地要完善中医医疗机构的经济补偿政策，适当提高中医技术劳务价格。积极制定有关政策和措施，鼓励社会资金多渠道投入，发展多种形式的中医医疗机构。同时，我局也要加强与国家及相关部门的联系与沟通，在涉及中医药的各项政策中体现中医药的特殊性。如在中医院院内制剂、中药新药审批标准、120急救、师承出身确有一技之长的民间医生资格认证等方面进行协调。要按照吴仪副总理的讲话要求，加强各地中医药管理体制建设。省级中医药管理部门要充分发挥作用，认真履行职责；省级以下卫生行政主管部门的中医药工作，要有机构管，有专人抓，切实负起责任来。

（三）加强中医药法制建设，提高中医药依法行政的能力和水平。

各级中医药管理部门要积极参与卫生法制建设工作，加强与有关部门的沟通协调，保障中医药在卫生法制体系中应有的地位。要积极加强《中医药条例》配套文件的制定工作，进一步促进《中医药条例》的贯彻落实。同时要求各地也要依据当地的实际情况，做好地方条例与《中医药条例》的衔接工作。按照《中医药条例》的有关规定，各地要进一步加强中医的执法监督管理工作，积极参与卫生执法监督体制改革，将中医执法监督工作纳入卫生执法监督工作之中。严格按照有关规定，加强对中医医疗机构、中医从业人员的准入管理；进一步整顿各地中医医疗服务市场秩序，严厉打击违法行医，严肃查处中医医疗机构、中医执业人员超范围行医等违法行为。严格按标准审核中医医疗广告，探索建立中医医疗广告信息反馈监测机制。

通过开展《中医药条例》贯彻实施1周年情况的检查活动，密切了与有关部门的沟通与联系，锻炼了队伍，提高了工作能力，积累了经验，但检查工作中还存在一些不足之处，对此我们要认真总结，吸取教训，争取主动，并为下一步工作的开展打下坚实的基础。

（二）抗击“非典”

【2004年“非典”中医药防治工作】 2004年4月，北京、安徽出现传染性非典型肺炎（以下简称“非典”）病例后，国家中医药管理局对此高度重视，根据全国防范突发公共卫生事件紧急电视电话会议精神，立即进入应急状态，调整充实局中医药防治“非典”工作小组，及时下发了《关于做好防治“非典”工作的通知》，修订完善了《传染性非典型肺炎中医诊疗指南》，对中医药防治“非典”工作做出了部署，落实“非典”防治工作的各项要求，并向北京、安徽派出督导组，进一步加强对各地中医药“非典”防治工作的指导。

各地中医药管理部门加强了“非典”防治工作的组织领导，安排部署了本地区中医医疗机构“非典”防治工作。安徽、河南、河北、辽宁等省（区、市）专门组织了工作小组到基层单位督导、检查“非典”防治措施的落实情况。各地中医医院按照要求启动了应急预案，规范了发热病人筛查和预检分诊工作，恢复了24小时值班制度、疫情“零报告”和“日报告”制度，配备了必备的防护用品，开展了“非典”防治、防护知识培训，进一步提高了医务人员的应急处理能力。

针对2003年“非典”疫情暴发时，中医药临床治疗参与晚、不够全面等问题，国家中医药管理局会同北京市中医管理局组织专家，及时对地坛医院收治的“非典”患者进行会诊，研究确立了中医早期参与治疗、制定个体化中医治疗方案、系统全面观察病情的基本工作思路，并选派中医临床医师参加地坛医院“非典”隔离病房工作，使患者及时使用了中药，取得了显著疗效，为保证全部患者康复出院发挥了重要作用。

【中西医结合治疗SARS临床课题通过鉴定】 4月17日，国家“十五”（“863”计划）重大项目“中西医结合治疗SARS临床研究”和国家中医药管理局中医药科研“非典”专项“中西医结合治疗SARS方案优化与多中心数据处理”2项科研成果，顺利通过专家组的验收鉴定。科技部、国家科学技术奖励办公室、国家中医药管理局、北京市中医管理局等部门的领导和专家组成员、课题组成员共计40余人出席了验收鉴定会。

在“非典”疫情期间，国家紧急启动了多项针对SARS的科学研究。被纳入国家“十五”（“863”计划）重大项目的“中西医结合治疗SARS临床研究”课题，其初步研究成果就对SARS的临床治疗发挥了指导作用，使中医、中西医结合治疗SARS的成功经验获得世界卫生组织的高度评价。在“非典”疫情过后，课题组通过对549例SARS临床病例资料的研究结果表明，中西医结合治疗SARS是安全有效的，其优势主要在于减轻SARS患者肺部炎症，稳定病人血氧饱和度，减轻乏力、呼吸急促等临床症状，减少激素等西药的用量，中医药在发病早期介入效果更为明显。同时，通过对参与一线医师的问卷调查，结合SARS患者舌象照片的分析和中医瘟疫学说的回顾，就SARS中医证候特点进行了初步探讨，提出了SARS的3期2型中医辨证方法。

该项课题是由中国中医研究院牵头，北京地区广安门医院、地坛医院、西苑医院、佑安医院、友谊医院、302医院、天坛医院、胸科医院、中西医结合医院、小汤山医院、望京医院共11家医院参加的多中心临床试验研究。课题组成员除了医学专家以外，还有来自于北京大学、中国人民大学的非医学领域的专家。这种多学科联合进行科学研究的模式对于中医药学的研究具有现实意义，有助于传统医学的发展。

【全国开展中医药预防“非典”科研培训】 从2004年1月4日开始，全国6大区中医药预防“非典”科研培训工作全面铺开。培训由国家中医药管理局组织，对华北、东北、华东、中南、西南、西北6大片区的中医药“防非”科研协作领导小组及各省（市、自治区）的一线、二线专家进行预防“非典”临床研究预案的培训。

此次培训的主要内容有《中西医结合治疗SARS临床研究者手册》、《病例报告表》和《患者手册》等。通过培训，为中医药应对各种突发公共卫生事件提供范例。

全国6大区分别由北京市、吉林省、上海市、广东省、四川省、陕西省牵头建立了科研协作组，各省（市、自治区）分别建立一线及二线科研专家队伍，并分别确定首席专家。一线队伍由中青年学科带头人或学术带头人牵头，医师、护士、临床信息采集人员及统计分析人员组成，负责实施统一的临床研究方案。二线队伍以当地擅长中医热病诊治的名老中医组成，负责临床研究的指导工作。

以此次培训为契机，全国中医临床科研协作网络进一步完善。一旦发生突发公共卫生事件，如“非典”疫情时，有关协作组将按照一定程序迅速启动，按照统一设计方案、统一数据分析的原则，重点针对中医药临床疗效评价开展科学研究。没有突发事件时，该网络可发挥科研协作作用，在各大区之间实现技术信息共享、资源优势互补、适时组织协作项目进行联合攻关。

【3 项“非典”课题研究显示中医药优势】 国家中医药管理局对“非典”期间设立的临床研究特别专项第 1、2、3 批 18 个课题进行验收，其中天津中医学院张伯礼、中日友好医院仝小林、广州中医药大学第一附属医院朱敏分别承担的 3 项课题通过鉴定，专家认为研究显示了中医药治疗 SARS 的特色和优势，丰富了中医学术内容，获得了较好的社会和经济效益。

天津中医学院院长张伯礼教授承担的“SARS 中医证候学及中西医结合疗效分析研究”，把该病的证候表现分为 3 期 5 证，邪袭肺卫证多见于发热期，疫毒壅肺、肺闭喘憋多见于喘憋期，气阴两虚、痰瘀阻络多见于恢复期，指出 SARS 与四时温病的差异。提出激素的使用原则为：初用一定要足量，一般在 80～320mg 范围内调整；临床使用能小量不大量，周期上能短期不长期。形成了较为完整的中西医结合治疗方案，并在天津市 SARS 治疗中推广应用。在中医证候学研究中设计了调查问卷，率先组织中医调研人员进入一线，较早编写出版了防治“非典”资料专辑。

首次运用单纯中医药治愈 11 例初发普通型 SARS 患者的中日友好医院，提出“邪伏气络学说”，将 SARS 命名为肺毒疫，病性为毒，总结了 SARS 的首发症状、初发证候和主症特征，初发证候以太阳经证者最多，占一半以上。证明了单纯中医药可以治疗普通型 SARS，中西医结合治疗组较西医常规治疗组在退热时间、临床症状缓解时间等方面具明显的优势。发现 SARS 病人死亡具有葡萄串样聚集的现象，发现了 SARS 的相对特征性肺部 CT 表现。

广州中医药大学第一附属医院提出“非典”初期以卫气分证为主，明确辛凉清解法能有效控制病情传变，制定了中医药清解法为主的临床综合方案：以银翘清解基础方（金银花、连翘、僵蚕、蝉蜕、桔梗、甘草、玄参、马勃、重楼、岗梅根、柴胡、厚朴）汤剂口服，配合鱼腥草注射液与清开灵注射液静滴，小柴胡片口服，兼以对症处理与支持治疗。该院临床确诊病人采用上述方案全部治愈，复查病例未出现肺纤维化及股骨头坏死等后遗症。 （马　骏）

【世界首个“非典”中医药治疗方案公布】 为了在世界范围内有效防范“非典”，由世界卫生组织西太平洋办事处和我国国家中医药管理局联合制定公布了“非典”中医药治疗方案，这是世界上第 1 个“非典”中医药治疗方案，重点介绍了“非典”的中医治疗方法、中药药方以及痊愈后的恢复办法。

2003 年，我国的 3000 多位“非典”患者接受了中医治疗，世界卫生组织认为“非典”中医治疗方法副作用较小，在减轻“非典”病人症状、减少使用激素带来的副作用方面具有一定的效果。世界卫生组织主持制定的方案就主要借鉴了我国中医治疗“非典”的成功经验。

国家中医药管理局国际司司长沈志祥介绍说：“内容的第 1 部分是介绍中医和中药治疗 SARS 的一些基本概念。第 2 部分是介绍中医对 SARS 发病病因的认识。第 3 部分就是怎么用中医的方法来诊断 SARS，然后对 SARS 病人用中医的方法进行分类。”

由于我国传统中医在东亚地区有着广泛的传播和社会影响，而 2003 年大部分“非典”病例也集中在东亚地区，这一治疗方案将首先在东亚和大洋洲的 37 个国家推广。

【中医药参与治疗 SARS 对激素应用影响课题启动】 由北京市中医管理局组织、中国中医研究院牵头的“北京地区中医药参与 SARS 治疗对糖皮质激素应用影响的回顾研究”课题 5 月启动。北京地区 11 家军队和地方的中西医医院参与这项工作。

在 2003 年 SARS 流行期间，糖皮质激素虽然被广泛应用，但对于使用时机、使用量以及副作用一直成为人们关注的问题。中医药参与治疗后，对减少激素的使用人数和使用量、减轻激素的副作用已得到初步证明，但对其使用病症、使用时机、剂量的影响规律还缺少深入研究。因此，课题组确定了该项研究的总体思路、目标、内容和研究方案，即在 2003 年流行病学资料、基础研究资料以及随访观察资料的基础上，借助统计学等方法，分析总结中医药参与 SARS 治疗对糖皮质激素的应用影响，为今后中医药防治传染病提供临床经验。

（周　颖）

工作进展

工　作　进　展

（一）医政管理

【概述】

2004年中医医政管理工作，以重大疾病防治和农村中医药工作为重点，开展传染性非典型肺炎和人禽流感中医药防治工作，对中医药治疗艾滋病进行试点，加强中医药应对突发公共卫生事件能力建设，强化对中医医疗机构的日常监管和内涵建设，推动中医药社区卫生服务，中西医结合与民族医药等工作取得了新的进展。

【人禽流感中医药防治工作】　为应对可能出现的人禽流感疫情，国家中医药管理局成立了防治工作小组，积极研究中医药参与人禽流感防治的有关问题，印发了《关于做好禽流感防治有关工作的通知》，要求各地中医药管理部门高度重视人禽流感防治工作，认真贯彻落实有关文件精神，在人禽流感防治工作中切实发挥中医药的作用。组织有关专家抓紧制定了《人禽流感中医药防治方案（试行）》，并将中医药治疗部分纳入卫生部组织制定的《人禽流感诊疗方案（试行）》中。同时，国家中医药管理局及时与重点疫情发生地中医药管理部门沟通信息，调查了解中医药参与人禽流感防治工作的具体情况，在发生疫情的16个省（区、市）成立的防治领导小组和救治专家组中，除新疆、湖北、甘肃外，都有中医（中西医结合、民族医）人员参加。北京市中医管理局还单独成立了中医药防治领导小组及中医药防治专家委员会。部分省市根据各自地域特点，组织本省专家制定了中医药防治人禽流感应急预案或诊疗方案。

【国家首次组织开展中医药治疗艾滋病试点工作】　为充分发挥中医药的优势，提高中医药救治艾滋病水平，体现政府对艾滋病患者的关怀，国家中医药管理局在卫生部、国家中医药管理局和财政部联合实施的15省（区）艾滋病防治项目中选择河南、河北、安徽、湖北、广东5省开展了中医中药治疗艾滋病试点项目。为此，中央财政安排了900万专项资金对2300名艾滋病病人实施免费中医药关怀治疗。

这是国家第1次有组织、大规模地应用中医药为艾滋病患者提供规范性治疗。该项目2004年正式启动。

开展此项目的目的是：1. 充分发挥中医药优势，实施中医药对艾滋病相关疾病的对症治疗，延长病人生命，提高生存质量；2. 应用中药配合西药抗病毒治疗，以减轻西药的毒副作用，增强其耐受性和依从性，促进患者的免疫重建，发挥两者的协同作用；3. 筛选出比较科学、系统、符合我国国情的中医治疗艾滋病方案，为更多的病人提供比较规范、优质、方便、可及的中医治疗服务。

为了做好中医药防治艾滋病工作，国家中医药管理局成立了中医药防治艾滋病工作组织协调小组、国家中医药管理局中医药防治艾滋病专家咨询组和中国中医研究院艾滋病中医药防治中心，制定印发了《国家中医药管理局中医药防治艾滋病工作计划（2004～2005）》，明确了今后2年全国中医药防治艾滋病工作的指导思想、工作目标、主要任务和保障措施。

国家中医药管理局组织制定了《5省中医中药治疗艾滋病试点项目管理方案》、《5省中医药治疗艾滋病项目临床技术方案（试行）》、《5省中医药治疗艾滋病项目临床技术方案实施细则》及相应的观察表格。与国家食品药品监督管理局就5省中医药治疗艾滋病试点项目中药制剂使用问题进行协商，达成一致意见，并形成了会议纪要。制定印发了《5省中医药治疗艾滋病项目中医医疗机构制剂使用实施方案》。国家食品药品监督管理局印发了《用于艾滋病辅助治疗的医疗机构中药制剂申报临床研究技术要求》。

在河南举办了中医药治疗艾滋病临床技术骨干培训班，培训了项目5省医务人员和管理人员200余人。组织开发了5省中医药治疗艾滋病试点项目管理软件，包括数据录入和统计分析，加强了信息收集和分析。

5个项目省成立了中医药治疗艾滋病工作小组，负责全省中医药防治艾滋病工作计划制定、组织实施和监督考核，同时制定了中医药治疗艾滋病项目的具体管理办法及实施方案，对各级医师的职责、药品发放、服药制度、工作流程以及保障措施等方面都作出了明确的规定。湖北省卫生厅与项目县市分管卫生工作的县（市）长、安徽省卫生厅中医药管理局与项目县卫生局还签订了目标责任书。各项目省组建了省、地、县级的各级专家组，与基层中医医生共同构成了本项目中医药治疗网络，通过逐级开展技术培训等措施为保证项目实施的质量奠定了基础。

【积极参与新型农村合作医疗试点工作】 各地注重在新型农村合作医疗试点工作中充分发挥中医药作用，中医药行业积极参与新型农村合作医疗试点工作，取得了初步进展。截止到2004年底，在试点地区，符合条件的县级中医医院均被确定为定点机构，中医医疗服务项目和中药品种普遍被纳入补偿范围。部分试点地区还制定了鼓励使用中医药的政策措施。浙江省开化县、湖北省公安县、云南省弥渡县、吉林省敦化市等地区，作为国家中医药管理局首批在新型农村合作医疗试点工作中充分发挥中医药作用项目建设单位，对在新型农村合作医疗试点工作中充分发挥中医药作用的途径和模式进行了有益的探索，取得了一定经验。

【落实农村初级卫生保健中的各项中医药任务，继续加强农村中医工作先进县建设工作】 农村初级卫生保健中的各项中医药任务得到进一步落实。目前，29个省（自治区、直辖市）已经根据《中国农村初级卫生保健发展纲要（2001～2010年）》，确定了本地区落实纲要的中医药指标。通过中医药指标体系的建立和落实，充分调动了政府、卫生管理部门、农村医疗卫生机构及卫生技术人员发挥中医药作用的积极性，推动了农村中医药工作的开展。

继续加强农村中医工作先进县建设。继续坚持“总结经验，动态管理；总量控制，综合平衡；示范带动，以点促面”的农村中医工作先进县建设的工作思路。2004年国家中医药管理局共验收批准了6个全国农村中医工作先进县（市、区）；批准了12个全国农村中医工作先进县（市、区）建设单位，1个全国农村中医工作先进市（地）建设单位。截止到2004年底，全国共有全国农村中医工作先进县（市、区）114个，建设单位110个。

【贯彻施行《乡村医生从业管理条例》】 为了进一步贯彻施行《乡村医生从业管理条例》，国家中医药管理局印发了《关于进一步做好＜乡村医生从业管理条例＞施行工作有关问题的通知》（国中医药办发［2004］25号），对各地实施《乡村医生从业管理条例》提出了具体要求。各地根据《乡村医生从业管理条例》的要求，积极开展乡村医生中医药知识与技能培训工作，在各地对乡村医生的考核中，中医药占有一定的比例。部分地区还将农村中医药适宜技术推广工作与乡村医生培训、考核结合起来，取得了较好的效果。

【召开全国中医药社区卫生服务工作座谈会】 2004年7月初，国家中医药管理局在上海市召开了全国中医药社区卫生服务工作座谈会，总结交流中医药社区卫生服务经验，分析存在的问题和面临的形势，并部署了下一阶段中医药社区卫生服务工作。截止到2004年6月，全国89%的社区卫生服务中心和50%的社区卫生服务站提供了中医药服务。中医药社区卫生服务范围不断扩大，服务质量不断提高，如上海市闸北区将中医药服务融入到每个社区卫生服务机构，中医药社区卫生服务覆盖了全区201个居委会，社区中医药医务人员占社区医务人员的三分之一；针对社区常见病、多发病，重点推广运用8项中医药适宜技术。北京市西城区建有10个社区卫生服务中心，各中心均设有中医科，下设的48个社区卫生服务站均能提供中医药服务。

【在全国社区卫生服务示范区创建活动中有中医药特色的示范区创建工作成效显著】 根据卫生部、民政部和国家中医药管理局关于创建全国社区卫生服务示范区活动的总体部署，国家中医药管理局于2004年11月～12月组织专家对北京市西城区、天津市和平区、辽宁省沈阳市皇姑区、黑龙江省哈尔滨市南岗区、上海市闸北区、浙江省桐乡市、江西省南昌市西湖区、山东省济南市历下区、湖北省十堰市张湾区、河南省焦作市解放区、四川省南充市顺庆区、广东省广州市荔湾区和甘肃省武威市凉州区创建有中医药特色全国社区卫生服务示范区活动进行了复核评估，并于2004年12月底通过了由卫生部、民政部和国家中医药管理局联合推荐组成的专家评议组评议。

13个有中医药特色全国社区卫生服务候选示范区的社区卫生服务发展总体情况良好，社区卫生服务在纳入社会发展规划、健全服务网络、完善服务功能、提高队伍水平、落实预防保健任务、满足居民需求等方面均取得了较大的进展，对于方便群众就医和减轻疾病负担起到了积极作用。中医药在社区卫生服务中的优势和作用得到较大的发挥，不仅在医疗方面，而且在预防、保健、康复、健康教育以及计划生育等方面也得到较好的体现，逐步成为社区卫生服务的特色和亮点。各候选示范区还结合当地实际，探索出一些促进中医药社区卫生服务发展的新方法和新思路。居民和患者拦截调查显示，这些地区的社区卫生服务和中医药服务深受当地老百姓的欢迎，为解决他们的医疗保健问题发挥了重要作用。

【继续开展国家中医药管理局重点中西医结合医院建设工作】 经过1年的建设，11所国家中医药管理局重点中西医结合医院建设单位各项工作均取得了一定的进展，在基础设施设备改善、人才培养、内涵建设以及中医、中西医结合专科（专病）建设等几个方面取得明显成效，医院管理水平和两个效益得到提高，切实推动了中西医结合工作的深入开展。2004年12月，国家中医药管理局在北京组织召开了全国重点中西医结合医院建设单位座谈会，对2004年建设工作进行总结交流，研究部署了2005年度建设工作。

（二）科研管理

【概述】

2004年中医药科技工作围绕提高中医临床疗效和防病治病能力这一中医药工作的核心任务，继续开展对相关战略问题的研究，加强对中医药科研的宏观指导，在中医药科研计划项目的组织实施中，继续坚持传统方法和现代方法并重，加强对影响中医临床诊疗、理论继承与创新、中药产业发展等一些关键和基本问题的解决，加强对名老中医的学术思想、临证经验的总结和民族医药文献整理研究，继续推动中医药科技体制改革，一批重点科研项目取得了阶段成果，各项工作得到了进一步推动。

完成了“十五”国家科技攻关计划重大项目“中医药现代化研究与产业化开发”等19个重大疾病防治临床研究课题的验收和总结工作。

组织启动了“十五”国家科技攻关计划滚动项目“中医药疗效评价方法研究”、“中医药疗效及安全性基本问题研究”。“名老中医学术思想、经验传承研究”作为研究型继承课题得到国家科技计划的支持。“中医药治疗艾滋病疗效评价研究”和“中医药农村适宜技术研究”等内容分别在“十五”攻关后期项目“艾滋病防治关键技术及产品研究”和“农村适宜技术推广示范研究”中得到支持。

国家基础研究发展规划（“973”计划）项目“证候的规范及其与疾病、方剂相关的基础研究”正式启动，成为中医药行业第2个“973”项目。

国家中医药管理局科技专项2004～2005年度课题计划共确立了284项课题。

国家中医药管理局重点科研专项“中医临床诊疗技术整理研究项目”完成2000～2001年85项课题的验收鉴定。

《中华本草》民族药卷继藏药卷出版后，蒙药卷正式出版发行。国家中医药管理局重点科研专项“民族医药文献整理与研究项目”启动了第3批课题，支持了24项课题研究。

国家中医药管理局部门属公益类科研机构体制改革方案得到了科技部、财政部、中央机构编制委员会办公室的批复。

“中药质量计算分析技术及其在参麦注射液工业生产中的应用”等5项成果获得国家科技进步奖。

【完成商务部《欧盟传统植物药注册程序指令（草案）》应对研究课题情况】 由国家中医药管理局科教司承担商务部科技司的技术性贸易措施体系建设项目“《欧洲传统植物药注册程序指令（草案）》应对研究”，自2003年8月～2004年8月完成了研究工作。

2004年4月30日，欧盟正式发布了《欧洲议会和理事会2004/24/EC指令——对欧共体人用药品2001/83/EC指令中关于传统草药产品部分的修订》，要求注册进口欧盟的药品必须提供物理化学试验、药理学和毒理学实验报告等文件。而大多数中药是在实践应用中发展起来的传统草药制品，其性能较难通过科学实验以药理及毒理报告的形式加以说明，这实际上对中药进入欧盟市场构成一种技术壁垒，使得中药无法以药品的身份进入欧盟市场。因此，本课题旨在针对《欧洲传统植物药注册程序指令（草案）》的内容进行研究。课题组准确翻译了《欧洲传统植物药注册程序指令（草案）》，明确了此次修订的具体内容，为国内中药产品进入欧洲市场提供了指导。（林超岱、邱　岳）

【“十五”国家科技攻关计划“中医药疗效评价方法研究”全面启动】

2004年10月，“中医药疗效评价方法研究”列入“十五”国家科技攻关计划重点项目，由国家中医药管理局组织实施。

中医药的有效性已经数千年的临床验证，但由于缺少现代科学认可的客观证据，不能被广泛认同。建立一套符合现代科学研究一般原则，又能够充分反映中医临床疗效且能为国内外同行认可和接受的中医临床研究和疗效评价体系，已成为中医药学术发展迫切需要解决的重大问题。本项目选择心肌梗死、绝经综合征和病毒性肺炎这3个不同系统、不同特点疾病的临床研究为主要内容，遵循循证医学（EBM）和药品临床试验管理规范（GCP）的基本原则和方法，对中医药治疗这3种疾病的疗效进行科学评价，为建立中医药循证医学临床研究的技术规范和疗效评价体系提供依据。

该项目还专门设立课题就中医药临床研究及疗效评价的一些技术规范，如多中心中央随机、中医循证医学设计、对照药物选择标准与评价、试验数据管理等进行研究。

该项目实施周期为2004年10月～2006年12月，经费总额为1500万元，其中国家科技攻关计划拨款1000万元，自筹500万元，4个课题分别由天津中医学院、广东省中医院、南京中医药大学和中国中医研究院承担。

（杨龙会、王思成）

【“十五”国家科技攻关计划重点课题“中医药治疗艾滋病疗效评价研究”全面实施】 “十五”后期，国家科技攻关计划重点项目“艾滋病防治关键技术及产品研究”重点课题“中医药治疗艾滋病疗效评价研究”获国家支持经费600万元，由国家中医药管理局组织全面实施。

本课题由中国中医研究院牵头负责，中国中医研究院临床评价中心总体设计并进行数据管理，中国中医研究院艾滋病中医药防治中心、河南中医学院、河南中医药研究院、广州健心药业有限公司和瑞德肝脏疾病研究上海有限公司、国家中药制药工程技术上海中心共同参与。

本课题共设立4个子课题，依托2～3个临床基地，采用国际认可的疗效评价方法，针对艾滋病的不同病理阶段和环节，评价中医药稳定HIV感染者CD_4细胞计数、缓解感染者发病的效果、对艾滋病患者机会性感染的治疗效果，评价中医药对抗病毒治疗减毒增效的作用，并探索中医药与HAART治疗药物间的作用机制。

本课题实施周期为2004年11月～2006年12月，通过攻关研究，客观评价中医药对艾滋病的治疗效果，将为中医药诊疗艾滋病疗效评价标准的建立和制定中医药、中西医结合治疗艾滋病方案奠定基础。

（杨龙会、王思成）

【国家“973”计划项目——“证候规范及其与疾病、方剂相关的基础研究”启动实施】 “证候规范及其与疾病、方剂相关的基础研究”项目于2004年9月列入国家“973”计划（计划资助2800万元），由北京中医药大学王庆国担任首席科学家，依托教育部、国家中医药管理局全面启动实施。

证候诊断依据是以四诊信息为主的生物特征组合而成，各种生物特征变量之间的彼此联系、相互影响构成了不同的生物特征组合。而证候与疾病、方剂效应之间又存在依存关系。因此，如何提取多层次生物学特征，如何发现这些特征是怎样组合而共同起作用，如何反映这些特征在不同证候、不同疾病以及不同方剂干预下的组合演化规律，为建立证候规范提供科学依据，就成为亟待解决的关键科学问题。该项目运用传统与现代相结合的科研方法，提炼证候因素、应证组合，建立被认可、能推广的证候诊断规范，构建新的辨证方法体系，揭示证候的生物学基础，提高临床疗效，是促进中医现代化和发展我国健康事业的重大需求，对整个生命科学具有重要意义。

该项目以病证结合、方证对应为总体研究思路，以血瘀证为切入点，利用现代生物学、信息学和复杂系统科学的理论和方法，通过临床流行病学、循证医学和实验医学方法，从冠心病心绞痛、缺血性中风的气虚血瘀、痰瘀互阻及其相应方剂的效应中，寻找不同疾病血瘀证的生物特征组合规律；建立同一疾病不同证候的诊断标准与疗效评价体系；利用抽象神经自动机模型和复杂系统熵演化模型，研究证候各种特征变量之间的相关性及其与疾病、方剂效应相关的复杂系统整体特征演化规律。

该项目拟通过5年的实施，建立一个辨证方法新体系，制定2个病证结合的诊疗标准，为诠释证候概念和揭示证候生物学内涵提供现代科学依据，建立证候研究的新方法和技术平台，提高临床诊治水平。

（杨龙会、王思成）

【“十五”国家科技攻关计划“中医药疗效及安全性研究”项目全面展开，重点研究名老中医学术思想】 2004年11月，“十五”国家科技攻关重点项目“中医药疗效及安全性基本问题研究”由国家中医药管理局组织开始全面实施。

本项目将在系统总结以往工作成果的基础上，组织多学科的力量，以名老中医学术思想的继承挖掘和中医药疗效、安全性评价研究为重点，同时开展道地药材良种选育、濒危药材的繁育和评价研究、中医药标准体系、发展战略的研究和解决中医药有效性、安全性评价等关键技术难题，为中医药现代化和中医药的全面、可持续发展奠定基础。

“中医药疗效及安全性基本问题研究”由国家科技攻关计划拨款5000万元，项目共分49个课题，其中投入最多的是“名老中医学术思想、诊疗经验总结及传承方法研究”，国家资助经费1500万元，课题将总结100名左右名老中医独到的学术见解、临床诊治经验，并提出新的传承方法。

项目实施周期为2004年11月～2006年12月，通过该项目的实施，预计将完成以急性缺血性中风、慢性乙肝、经前期综合征、小儿肺炎等疾病为示范对象的中医临床常见症状、体征的标准化、客观化测量方法，完善上述各种疾病的中医辨证规范和临床疗效评价方法及指标体系；完成含马兜铃酸中药材及中成药、含乌头碱中药附子理中丸、六神丸等5个含毒性药材的中成药安全性评价；初步完成金莲花、叶用银杏、薏苡仁、丹皮、霍山石斛、怀地黄、冬凌草、麦冬、湖南大宗百合及玉竹、广藿香、沉香、罗汉果、降香、川附子、黄花蒿、金钗石斛、云南灯盏花、滇重楼、三叶木通、肉苁蓉等30种道地药材良种选育和濒危药材繁育及评价方法研究；完成开展动态逆流提取、超声提取技术、中药微波辅助萃取技术等5种中成药生产新工艺新技术的标准规范；项目还将提出中医药现代化标准体系框架和中医药现代化发展战略。（杨龙会、王思成）

【国家“973”计划项目“方剂关键科学问题的基础研究”通过验收】 国家重点基础研究发展规划（“973”计划）项目——“方剂关键科学问题的基础研究”1999年立项后，在国家中医药管理局的支持下，经首席科学家王永炎院士和张伯礼教授组织的包括中国中医研究院、清华大学、浙江大学、大连化学物理研究所、军事医学科学院、北京中医药大学、天津中医学院等单位百余名科学家，经过5年研究，于2004年11月通过科技部组织的专家组验收。

本项研究将中医理论与现代药学、化学、数学、复杂性科学及生物信息学相结合，组成了多学科人员联合攻关队伍。项目组建立了“在病证结合、方证对应、理法方药一致的条件下，方剂通过多组分作用在多靶点，融拮抗、补充、整合、调节等多种功效而起到治疗作用”的总体假说；选择疗效确切的代表性方剂，在基本搞清楚其药效物质和作用机理的基础上，寻求主组分、主靶点、主效应的相关性，通过在活性导向下的化学研究，突出强化了主效应，兼顾次效应，减少了副效应。

该研究创建了以中药组分配伍研制现代中药的新方法，构建了创制现代中药的理论基础和技术支撑体系，搭建了中药方剂有效组分分离制备技术、中药方剂有效组分分析技术、中药组分数据分析与计算技术、中药方剂组分活性评价技术等共用平台，建立了基线等比增减、极性分段筛选、药队协同效应、组效关系辨识等中药组分配伍优选设计方法。

组分配伍的模式也为科学诠释中医方剂配伍理论提供了依据，在此指导下创建的现代中药方剂融中医理论和现代工艺技术于一体，与国际进程接轨，为中药进入国际市场奠定基础。

本项研究被认为是多学科协作研究的成功范例，是中药现代化研究的重大成果。该项目已获得2项国家科技进步二等奖，5项省部级一等奖。在国内外发表论文498篇，被三大检索系统收录84篇，申请专利26项。 （杨龙会、王思成）

【召开中医药科技管理体制改革经验交流会】 为进一步贯彻落实国家科技体制改革的精神，推进中医药科研机构的改革，特别是从中医药的学科特点和中医药现实的科研状况出发，尽快建立适应社会主义市场经济体制和中医药科技自身发展规律的中医药科研机构微观管理体制，尽快形成开放、流动、竞争、协作的运行机制，增强中医药科研机构的活力，加快中医药科技进步，国家中医药管理局科技教育司于2004年4月26日～27日在成都召开了中医药科技管理体制改革经验交流会。

国家中医药管理局李振吉副局长在会上作了题为《研究室、实验室分工合作是中医药科研机构微观搞活的重要环节》的主题报告，全面介绍、诠释了中医药科技体制改革的思路，明确提出以项目为纽带、经济为杠杆，构建研究室、实验室之间的立交桥体系的中医药科研机构新型管理模式，以期有效解决当前中医药科学研究活动中普遍存在课题小型化，重复较多，科研仪器、设备分割占有，使用率低下，运行机制僵化，开放、流动不畅等问题。

会上，科技部体改司同志介绍了国家有关科技管理体制改革的进展和要求；中国气象科学院介绍改革做法和经验；四川省中药研究所介绍管理经验；会议代表参观考察了四川省中药研究所，并围绕会议议题结合本地区、本单位的实际情况进行了讨论。

各省、直辖市、自治区卫生厅、中医药管理局和国家中医药管理局、中医药科研机构负责人参加了会议。

（杨龙会）

（三）教育管理

【概述】

一、工作思路

认真贯彻党的十六大和十六届三中全会精神，以“三个代表”重要思想为指导，结合学习贯彻吴仪副总理在2004年全国中医药工作会议上的讲话精神，对全年的中医药教育工作进行认真地部署和实施，积极推动中医药教育改革与发展。

二、工作重点

开展优秀中医临床人才培养项目，加强项目监管，全面做好中医药继续教育工作。

指导中医药院校调整专业设置，深化教学内容与课程体系改革，做好中医药院校教育工作。

扩大中医药重点学科示范、辐射作用，提高中医药学术水平，积极推进学科建设。

重点加强农村在职、在岗中医药人员培训，多渠道开展农村中医药人才培养和队伍建设，提高农村中医药队伍的整体素质和服务水平。

加快制定中医药教育机构专业设置标准，规范中医药教学制度，建立健全中医药教育标准化体系。

【全面实施优秀中医临床人才研修项目】 由国家中医药管理局科技教育司组织开展的优秀中医临床人才研修项目于2004年全面开始实施。

2004年3月18日，国家中医药管理局在北京召开了“实施优秀中医临床人才研修项目”电视电话会议，全国各省、自治区、直辖市中医药管理部门负责人、专家代表、全体学员及学员所在单位负责人共800余人，在全国30个分会场参加了会议。佘靖副部长作了重要讲话，并提出了具体要求。

会后，按照有关要求，国家中医药管理局科教司提出了《优秀中医临床人才研修项目培训计划》，组织制作了《内经》、《伤寒论》、《温病学》和《金匮要略》光盘课件，开发了“优秀中医临床人才研修项目”管理软件。目前，光盘已下发给学员，管理软件正在北京、湖南和中国中医研究院试行。

2004年10月，科教司召开了优秀中医临床人才研修项目管理工作座谈会，进一步明确了省级中医药管理部门在优秀中医临床人才研修项目中的职责，制定了《优秀中医临床人才研修项目年度考核表》，下发了《关于加强“优秀中医临床人才研修项目”管理的通知》，拟于2005年3月对学员进行年度考核。

目前，该项工作进展顺利，科教司将在今后的工作中，继续加强过程管理，保证该项工作顺利完成。

（周景玉）

【国家中医药管理局启动西部地区中医药重点学科建设项目】 为配合国家西部大开发战略的实施，推动西部地区中医药学术水平和中医临床水平的提高，加大中医药人才培养力度，充分发挥中医药学科在区域经济建设中的作用，国家中医药管理局于2004年4月确定了西部地区中医药重点学科建设单位，并于6月在青海省西宁市组织召开了“国家中医药管理局西部地区中医药重点学科建设项目”启动会。国家中医药管理局中医药重点学科建设的部分专家以及西部地区12个中医药重点学科建设单位负责人、学术带头人、学科带头人约40余人参加了会议。

会议讨论了西部地区中医药重点学科建设的主要任务和重点学科建设的组织领导体制；中国中医研究院广安门医院、辽宁中医学院、江西中医学院介绍了国家中医药管理局中医内科肿瘤学、中药生药学、中药制药学科建设的经验与体会；西部地区12个中医药重点学科参会人员根据《学科建设评审意见与建议》同与会专家共同讨论并落实各自重点学科建设的目标及主要工作任务，修改、完善《西部地区中医药重点学科建设任务书》。

本次会议对西部地区中医药重点学科建设十分重要。通过会议，明确了西部地区中医药重点学科建设目标、主要工作任务，理清了建设思路，找准了各自学科的建设特色。 （赵　明）

【西部地区中医药重点学科建设单位名单】

西部地区中医药重点学科建设单位名单

单位名称	重点学科名称	单位负责人	学术带头人	学科带头人
内蒙古民族大学	蒙药学（生药）	王顶柱	安官布	巴根那
成都中医药大学	中医妇科学	祝彼得	谭万信	陆华
重庆市中西医结合医院	中医皮肤学科	高丹	刁庆春	刁庆春
西藏藏医学院	藏药学（生药）	李谦	措如·才朗	尼玛次仁
贵阳中医学院	中药生药学	梁光义	梁光义	何顺志
云南中医学院	临床中药学（药学）	李庆生	李庆生	毛小平
青海藏医院	藏药学（制药）	艾措千	尼玛	昂青才旦
宁夏医学院	中医内科消化学科	孙涛	牛阳	朱西杰
新疆维吾尔医专科学校	维吾尔医内科学（心血管）	吐尔洪·艾买尔	艾力·肉孜	吾布力·艾山
陕西中医学院	中药药理学	唐俊琪	郭惠玲	张恩户
甘肃中医学院	中药生药学	刘延祯	朱肇和	李成义
广西中医学院	中药药理学	王乃平	王乃平	谢金先

【中医药成人教育现状与相关政策研究软课题结题】 为进一步加强和改进中医药成人教育工作，更好地发挥其在人才培养中的积极作用，国家中医药管理局科教司于2003年开展了中医药成人教育的现状及相关政策研究，通过资料收集、抽样调查、专家咨询、专题讨论等方法，各子项目研究基本结束，于2004年3月29日通过专家组验收，顺利结题。

该研究项目由全国中医药成人教育学会、北京市中医管理局及浙江中医学院、湖南中医学院、江西中医学院、北京中医药大学等21所中医药高等院校承担，参与研究的人员达百余人。研究按学历教育和非学历教育2个方面分别进行，共设立不断提高农村中医药人员学历层次的对策研究、在中医药成人学历教育中试行弹性学制的研究、建立中医全科医师培训制度的研究、培养高层次中医临床人才的研究、建立中医药继续教育评估制度的研究等5个子项目。 （周景玉）

【召开“21世纪藏医本科教育规划教材”出版发行座谈会】 国家中医药管理局于2004年9月28日，在北京举行了“21世纪藏医本科教育规划教材”（以下简称“藏医教材”）出版发行座谈会。全国人大常委会副委员长热地同志专门为会议召开发来了贺信。国家中医药管理局副局长于文明、国家民委、教育部和国家中医药管理局有关司室领导同志以及民族出版社、青海、四川等中（藏）医药管理局、藏医教材编审委员会办公室、西藏藏医学院、青海医学院的有关领导、专家近20多人参加了座谈会，北京地区20多家新闻媒体也派记者参加了座谈会。

座谈会由国家中医药管理局科技教育司副司长洪净同志主持。

藏医教材编写工作是在国家中医药管理局组织下，根据我国藏医药教育的实际需要，于2001年启动（国家投入50万），由西藏、四川、甘肃、云南及青海5省区的有关藏医药专家共同参与，历时4年编制而成。本套教材包括藏医发展史、藏医学概论、藏医内科学及藏医天文历算等26门，它凝聚了许许多多老一辈藏医药专家的心血。

热地副委员长在贺信中充分肯定藏医药学是藏民族文化的瑰宝，是中华民族优秀传统文化的重要组成部分，认为由国家中医药管理局组织的西藏、青海、四川、甘肃、云南等省区的藏医药学专家共同编写的藏医教材，为弘扬藏医药学办了一件大事、好事、实事，对继承和保护藏民族优秀传统文化，加快发展民族医药教育事业，加快培养藏医药专门人才具有重要的现实意义和深远意义。

国家中医药管理局副局长于文明同志在会上发表了讲话。他指出随着我国藏医药事业的发展，世界人民对藏医药越来越关注，组织编写出版适应新世纪和客观实际的藏医药学专业教材，是总结过去，着眼未来，全面提升民族医药教育层次、学术水平的需要，也是弘扬藏民族传统文化的需要，是一件为我国民族医药宝库注入新活力、继承与发展藏医药学的重要基础性工作。教材编写过程中，编委会注意吸收了以前几版中专教材和各地教材的长处，吸收最新教学成果，体现了系统性、完整性、科学性、实用性和权威性。

国家民委文化宣传司、教育部高等教育司等领导同志分别在会上讲话，认为这套教材集中总结反映了目前我国藏医药学术水平和优秀文化，全面吸收了当前藏医药学的教学成果，促进了我国藏医药学的发展基础，必将为培养合格的藏医药人才提供良好的服务。

青海省卫生厅副厅长、藏医教材编审委员会办公室负责人王炼同志详细介绍了本套教材的编写情况，民族出版社副主编高建中同志介绍了本套教材的出版情况。青海医学院院长艾措千教授、西藏藏医学院副院长嘎望教授也在座谈会上先后发言，就教材的学术思想、编写特色等作了说明，并就教材的使用和进一步完善提出了建议。

会上部分记者还就感兴趣的有关问题，如我国目前藏医药人才队伍现状、藏药研究影响以及开发等，与到会的有关领导、专家进行了交流。　（陈梦生、周　杰）

【全国第7届中医药院校传统保健体育运动会顺利召开】 由国家中医药管理局指导的全国中医药院校第7届传统保健体育运动会（以下简称“传运会”）于2004年7月28日在浙江中医学院顺利召开，历时6天，圆满完成了所有比赛项目和议程。

全国中医药院校传统保健体育运动会是国家中医药管理局1985年成立以来在全国中医药院校举办的唯一的、有特色和影响的1项活动，对科学健身，推进素质教育意义重大。传运会于1985年、1987年、1990年、1994年、1997年、2001年分别在辽宁、黑龙江、山西、成都、山东、广西等地的中医药院校举行了6届（后2届与教育部大学生体育协会联合举行）。

本届传运会根据“政府指导、学会主办、学校承办”的原则，由全国中医药院校传统保健体育研究会主办、浙江中医学院承办，共有27所中医药院校报名，参加人员500余名。比赛设有传统保健规定项目、集体项目和武术项目3大类45项，同时设立了体育道德风尚奖、优秀运动员奖、优秀教练员奖、优秀裁判员奖等5个奖项。国家中医药管理局副局长李振吉出席开幕式并作了讲话。　（周景玉）

（四）规划财务管理

【概述】

开展中医药事业发展“十五”规划的起草研究工作，主要包括规划前期设计、组织实施一些专项研究等。做好中医医院基本建设“十一五”专项规划的前期基础性工作。协调局有关部门组织制定专项规划并予以配合。会同有关部门组织开展全国民族医药基本情况调查，提出加快发展我国民族医药事业的专题报告。组织开展中医药技术劳务价格问题、县级中医院地位和作用的专题研究。继续组织落实中医药西部大开发技术支持项目等工作。

完成年度部门预算、部门决算相关工作并受财政部表彰。推进预算管理制度改革，强化项目预算管理。深化国库管理制度改革相关工作，继续做好国库集中支付试点工作，合理确定直接支付和授权支付的范围，做好财政拨款的用款计划的申请和拨付工作。完成固定资产投资项目清理工作。按照《政府采购法》规定及有关政府采购的要求，会同机关服务中心做好局机关的有关采购工作。做好有关财务制度的制定修订工作，组织制定《国家中医药管理局中央本级财政专项资金管理暂行办法》、《中央补助地方中医药事业专项资金管理暂行办法》，起草了《会议经费使用管理规定》、《差旅费管理办法》、《外事经费管理办法》、《医疗费报销办法》、《后勤服务结算办法》、《机关财务管理与会计核算办法》、《离退休经费管理办法》、《国有资产管理、产权登记、处置、评估管理办法》等有关财务制度。组织开展有关统计信息工作。配合国家统计局有关部门统计工作部署，完成有关工作任务。重点有全国中医医院医疗质量监测项目的重新申报审批、报送国家中医药管理局统计信息工作总结等。配合卫生部统计信息中心完成有关卫生统计工作任务，重点是3次全国卫生服务调查工作。继续做好《全国中医药统计摘编》编制印发工作。配合有关部门做好药品集中招标采购。继续做好基建项目的管理、人民防空与国有资产管理工作。开展土地调查、宗地情况统计、公有住房上市及住房档案工作等。组织开展财会队伍的业务培训和继续教育工作。

（王建中、王振宇）

【组织实施农村中医药服务能力建设项目】 2004年，为贯彻落实《中共中央、国务院关于进一步加强农村卫生工作的决定》和吴仪副总理在2004年全国中医药工作会议上的重要讲话精神，国家中医药管理局和财政部联合组织开展了农村中医药服务能力建设项目。这也是中央财政首次设立的农村中医药服务能力建设专项。项目围绕农村中医医疗机构建设和农村中医药人才培养，充分发挥中医药特色优势作用，重点开展了中西部地区县级中医医院急诊急救能力建设、中西部地区县级中医医院感染性疾病科建设、中西部地区农村医疗机构中医特色专科（专病）建设、乡村医生中医专业中专学历教育、乡镇卫生院中医临床技术骨干培训等5个分项目。项目覆盖了全国除北京、天津、上海之外的28个省、自治区、直辖市，274个县级中医院（含民族医医院）和14999名中医药人员。项目自2004年年底正式开始实施，计划2005年底基本完成。中央共投入财政专项资金1亿元，省、市（地）财政适当配套。该项目的顺利实施，将对提高县级中医医院的服务能力、农村中医药人员的数量和质量起到重要的作用，中医药将能够更好地为新型农村合作医疗制度的建立服务，为广大农民群众的健康服务。

（刘群峰）

【组织开展中医药事业“十一五”规划思路研究论证工作】 按照国家对“十一五”规划编制工作的总体要求和部署，2004年，国家中医药管理局认真做好中医药“十一五”规划思路研究工作，并及时报送国家发展和改革委员会。中医药“十一五”规划思路研究工作认为，当前及今后一个时期，中医药事业面临难得的发展机遇，但同时也面临着严峻挑战：西医药迅猛发展，中医药不进则退；国际各国加紧对中医药资源开发利用，加强自身保护和发展刻不容缓；中医中药发展不平衡，可能导致“废医存药”。中医药“十一五”规划思路研究工作强调：“十一五”期间，中医药工作应以邓小平理论和“三个代表”重要思想为指导，坚持以人为本，树立科学的发展观；坚持“中西医并重”，全面贯彻《中华人民共和国中医药条例》；坚持深化改革，坚持以中医药服务网络建设和重大疾病防治为重点，实施科技兴业、人才强业、依法治业和“走出去”战略；坚持继承创新，发挥特色优势，全面提高中医药服务能力，为全面建设小康社会服务。

（刘群峰）

【编制《农村卫生服务体系发展规划》】 根据《中共中央、国务院关于进一步加强农村卫生工作的决定》和国务院的部署，国家发改委、卫生部和国家中医药管理局于2004年联合开展了《农村卫生服务体系发展规划》（以下简称《规划》）编制工作，并于2004年年底初步完成，预计于2005年正式实施。《规划》提出了整合农村卫生资源要求，对中医药专业技术人员匮乏、中医特色不明显、运行困难的县中医医院继续生存和发展将带来极大的挑战。《规划》同时确定县级中医医院建设为重点建设项目之一，计划针对经济落后、地处偏远、设施条件亟待改善的中西部地区贫困县、少数民族自治县、边疆县以及东部地区部分特别困难县，对政府举办的具有一定规模、服务范围较大且具有一定自我发展能力和中医药特色优势的县级中医医院（含民族医医院）进行业务用房改扩建及部分设备配置。《规划》预计于2008年实施完成。

（刘群峰）

【深化项目预算管理和国库集中支付制度工作】 根据中央财政预算编制改革的精神和要求，国家中医药管理局大力推进预算管理制度改革，严格按项目支出预算管理，严格执行“收支两条线”制度，加强预算外资金管理，细化基本支出预算和项目支出预算，深化预算的专家咨询、项目论证工作，坚持专家评估论证，建立了项目预算评估专家库，合理配置预算，充分发挥资金使用效益。

2004年，国家中医药管理局进一步深化财政部财政国库管理制度改革试点工作，除离退休经费外的所有经费均参加试点，实行财政直接支付或财政授权支付，并制定了国库集中支付的相应管理制度。同时积极配合和协助财政部国库支付中心、财政部驻北京市专员办事处开展相关工作，对实行国库支付的预算资金使用情况进行追踪和监管。

（王振宇）

（五）国际交流

【概述】

2004年有23个国家、国际组织高层代表团来访，新签订双边中医药合作协议或行动计划5项，另有6个新签订的双边卫生协议中包含中医药内容；与世界卫生组织等国际组织的合作有了新进展，参与制定草药附加物和残留物质质量控制指南；与世界卫生组织西太区共同制定《中医药治疗传染性非典型肺炎临床指南》；组织翻译了一批中医药法律法规、技术标准；召开第3届国际传统医药大会和第6届世界针灸学会联合会代表大会；召开亚洲国家防治非典型肺炎和禽流感国际会议，宣传中医药治疗非典型肺炎的经验。积极落实《内地与港澳更紧密经贸关系安排》中有关中医药的规定；制定了港澳地区中医师来内地行医、港澳地区中医院校毕业生参加内地中医师资格考试的有关规定；推进与港澳地区的交流与合作。按照中央对台工作的总体部署，积极促进两岸中医药交流合作。

（朱海东）

【墨西哥卫生论坛及卫生部研究高峰会议】 为了执行联合国发展千年目标（MDG）的计划，世界卫生组织、墨西哥政府及有关非政府部门共同举办了世界卫生论坛和卫生部研究高峰会议。应大会组委会执行主席的邀请，并经驻墨西哥使馆的积极安排，国家中医药管理局房书亭副局长、卫生部李怀荣司长及国际合作司司徒稳 3 人于 2004 年 11 月 15 日～22 日访问了墨西哥。这是国家中医药管理局第 1 次组团访问墨西哥，为中医药走向世界开拓出新的天地。

一、参加了世界卫生组织和墨西哥政府共同主办的卫生研究高峰论坛以及实现千年发展目标的会议

墨西哥部长级高峰会议的目的在于勇敢并且公开地承认传统的生物医学的卫生研究模式已经完全不能解决最不发达国家减轻疾病的问题。因此，卫生研究不仅限于药物、器械和疫苗的研究，世界卫生需要一个新的研究日程。高峰会议的目的在于促使使用知识，以便达到与卫生相关的联合国发展千年发展目标，并通过推广适宜技术，加强最不发达国家卫生系统的绩效。

全球卫生研究论坛为了达到千年目标，解决 10% 的卫生资源及 90% 的卫生负担的问题，会议就贫困、平等、残疾、环境、性别、知识产权、研究政策和实践等问题进行了讨论。参加会议的有世界各国的卫生部部长和官员，大学、研究所、非政府机构等单位的人员，共计约 3000 人，收到论文 240 余篇。中国卫生部、北京医科大学、卫生经济研究所、四川省等单位派人参加了此次会议。国家中医药管理局房书亭副局长作了书面发言。

二、同墨西哥卫生部部长进行了正式会晤

会议期间，墨西哥卫生部门特别安排了墨西哥卫生部部长同房书亭副局长的单独会晤。房书亭副局长介绍了中国中医药的概况，重点介绍了中医药立法、艾滋病和疟疾的预防和控制情况，并且向墨西哥部长提出邀请，欢迎他以及墨西哥卫生部负责传统医学的官员访问中国。墨西哥卫生部部长对中医药治疗艾滋病、中西医结合以及针灸表示了极大的兴趣。墨西哥在 2002 年承认了针灸的合法地位。80 年代就已派人来中国学习针灸。墨西哥政府承诺为全国的 23000 个艾滋病病人提供治疗，希望中医药能为墨西哥治疗艾滋病做出贡献。2002 年，墨西哥卫生部部长访问中国期间，与中国签署了卫生合作协议，其中传统医学的合作是其中的重点，希望今后根据协议开展墨中传统医学合作，包括组织政府官员、专家就现代医学和传统医学结合的问题、中医药治疗艾滋病的问题访问中国。

（朱海东）

【亚洲国家防治 SARS 和禽流感国际会议在北京举行】 由中国科技部、国家中医药管理局支持，世界中医药学会联合主办的中医药防治 SARS 国际研讨会于 2004 年 2 月 28 日～29 日在北京召开。来自 WHO 及巴基斯坦、柬埔寨、越南、泰国、印尼、马来西亚、新加坡、菲律宾、缅甸、文莱、英国、澳大利亚、中国、香港、澳门等 15 个国家及地区的代表和医学专家就中医药防治 SARS 交流了经验，进行了学术探讨，同时还邀请有关国家代表向大会介绍了防治禽流感的经验。本次会议对中医药的优势进行了总结和归纳，对禽流感的防治措施进行了探讨，具有深远的现实意义和历史意义。

（马宁慧）

【中国与意大利签署传统医学合作备忘录】 为加强与意大利在传统医学领域的合作，国家中医药管理局房书亭副局长于 2004 年 5 月随卫生部高强副部长访问了意大利。期间，房书亭副局长代表国家中医药管理局与意大利卫生部签署了《中华人民共和国国家中医药管理局与意大利卫生部中医药合作谅解备忘录》。2004 年 11 月，应意大利卫生部邀请，卫生部副部长兼国家中医药管理局局长佘靖率中国中医药代表团访问意大利，并签署了《关于落实＜中华人民共和国国家中医药管理局与意大利卫生部中医药合作谅解备忘录＞的行动计划》。根据该计划，双方已经针对中药教育和实践项目成立“教育合作委员会”和“中药合作委员会”，并开展了实质性合作。

（马宁慧）

【第 3 届国际传统医药大会召开】 由世界中医药学会联合会主办、中国中医研究院承办的以“传统医药与人类健康”为主题的第 3 届国际传统医药大会于 2004 年 11 月 13 日～15 日在北京国际会议中心隆重召开。此次会议在卫生部、国家中医药管理局的指导下，得到了 36 个国家政府和传统医药界同道的热情关注和支持。经承办单位的精心准备以及全体与会代表的共同努力，顺利完成了大会的各项议程，达到了预期的目的，获得了圆满的成功。

世界卫生组织西太区以及来自 20 多个国家和地区的卫生官员及中国在内的 36 个国家和地区的与会代表共约 2200 余人（其中境外代表 300 余人）参加了此次会议。中共中央政治局委员、国务院副总理兼卫生部部长吴仪向大会发来贺信。全国人大副委员长蒋正华宣布大会开幕，全国政协副主席周铁农出席了开幕式。卫生部常务副部长高强、卫生部副部长兼国家中医药管理局局长佘靖、全美中医公会副会长戴维先后致词。

大会设有基础研究、传统医学

教育、临床研究、药物研究、政府管理、医药产业6个专题学术论坛，围绕“传统医学与人类健康”的大会主题开展了深入的交流与探讨。

政府管理论坛主要由各国（地区）政府卫生部门的管理人员参加，来自世界卫生组织和法国、意大利、奥地利、挪威、克罗地亚、罗马尼亚、澳大利亚、朝鲜、印度、印度尼西亚、老挝、蒙古、新加坡、越南、泰国、中国及港、澳等20多个国家和地区的代表近60人，24位代表作了专题发言。会议就中医药的立法、管理、标准等大家关心的问题进行了深入交流与研讨，反映了世界各国政府卫生部门对传统医药的关注。（朱海东）

【佘靖副部长访问爱尔兰、意大利】 应爱尔兰卫生与儿童部、意大利卫生部的邀请，经国务院批准，卫生部副部长兼国家中医药管理局局长佘靖率中国中医药代表团于2004年11月15日～25日访问爱尔兰、意大利。

访问爱尔兰期间，佘靖副部长代表我国卫生部与爱尔兰副总理兼部长玛丽·哈尼女士签署了《中华人民共和国卫生部和爱尔兰卫生与儿童部卫生合作谅解备忘录》，黄菊副总理等国家领导人出席了签字仪式。

访问意大利期间，佘靖副部长与意大利卫生部西尔部长就中医药合作举行了工作会谈，经中意双方磋商讨论达成一致意见，签署了《关于落实＜中华人民共和国国家中医药管理局与意大利共和国卫生部中医药合作备忘录＞的行动计划》。（朱海东）

【援外医疗队中医药工作座谈会在京举行】 由卫生部、国家中医药管理局共同举办的援外医疗队中医药工作座谈会于2004年11月在北京举行。来自江西、江苏、安徽、甘肃、山西、河南等11个省市的援外中医药工作者集聚一堂，总结交流了援外医疗队中医药工作经验，研讨了在援外医疗队中进一步发挥中医药作用的重要性与意义，并根据各省市的实际情况以及个人的经历，对今后的援外中医药工作提出了意见和建议。国家中医药管理局副局长李振吉、卫生部国际交流中心副主任牛忠俊出席座谈会并讲话。（朱海东）

【中医药对外国（境外）传播项目工作会议在京召开】 2004年10月18日，国家中医药管理局国际合作司在北京组织召开了中医药对外国（境外）传播项目工作会议，启动拍摄中医专病对外宣传短片工作。参加会议的有国务院新闻办、外交部、国家广电总局、新闻出版署、外国专家局、各省中医厅（局）领导及100家中医院院长和各有关媒体，新华社、中央电视台、北京电视台、中央人民广播电台、人民日报、光明日报、健康报、中国中医药报等近60家媒体对大会进行了报道，中央电视台一套、二套、九套、新闻台等频道连续滚动播出了大会专题，中国中医药电视传媒网向全国入网医院现场直播了大会盛况。会议安排了北大光华管理学院及全国著名的公共卫生经济管理专家作了精彩演讲。（朱海东）

【第3届内地、香港和澳门卫生行政高层联席会议在香港召开】 应香港卫生福利及食物局的邀请，国家中医药管理局国际合作司司长沈志祥等2人随卫生部副部长黄洁夫为团长的内地卫生行政高层代表团于2005年10月15日～16日在香港国际金融中心参加了第3届内地、香港和澳门卫生行政高层联席会议。

此次会议共分为3个主题讨论了医疗卫生管理改革，包括中医药及医疗法规，传染病监察、预防和控制，食物安全与卫生。其中中医药作为一个重要部分在公共卫生及医疗法规主题中进行了专题讨论。国家中医药管理局国际合作司司长沈志祥作了题为《中医药事业发展现状与管理》的报告，对内地近年来中医药事业的发展做了回顾，特别介绍了内地贯彻执行《中华人民共和国中医药条例》的情况以及内地下一步开展中医药的工作思路和重点，对今后三地在中医药方面的合作提出了几点建议：研究和实施三地在中医药方面合作的战略规划；落实CEPA内容中有关中医药方面的条款；加强三地在中医药标准化建设方面的合作；召开针对当前热点问题的主题研讨会（例如：含有有毒成分的中药的安全使用等）；促进三地的中医药团体之间的合作。

香港方面，香港医院管理局高级行政经理蔡启明也介绍了香港中医药的发展情况，自1999年香港公布中医药条例以来，在香港卫生福利及食物局和中医药管理委员会的领导和管理下，香港的中医药事业在立法管理、医疗、教学、科研等方面有了快速的发展。现香港共有3100多名表列中医师，4800多名注册中医师；浸会大学、香港中文大学及香港大学已开设了正规的中医药本科学历教育，其中浸会大学的第1期30多名本科生已于2003年毕业；香港医管局和东华三院相继开办了中医药临床科研教学中心，进行了大量的临床医疗和科研工作。蔡启明表示，香港将会继续与内地保持自SARS期间建立的良好合作关系，进一步扩大中医药在香港的有序发展。

澳门卫生局副局长官士海也介绍了中医药在澳门的发展概况。官局长介绍，澳门在1998年5月18日通过了中医药管理法令，对中医药从业人员的准入、中药材的使用等制定了相应的法规条例；在医疗方面，1999～2003年中医药诊疗服务占全部医疗服务的四分之一左右，总体呈上升趋势，迄今正式注册的中医生、中医师、针灸按摩师的数量已达到257人；在教学方面，澳门科技大学开设了中医本科学生课程，澳门大学则设立了研究生课程；澳门卫生局同时也非常重视中医药方面的对外交流合作，2005年8月主办了澳门国际中医药学术研讨会等学术会议。

三地的与会代表一致认为，通过政府和民众的共同努力，中医药在香港和澳门取得了长足的发展，而此种形式的会议使大家对三地卫生事业发展情况的相互了解、沟通起到了很好的作用，也为三地提供了讨论和解决新问题的平台，港、澳代表同意国家中医药管理局提出的5点建议，并定于会后磋商在2005年召开一次如何管理含有毒性成分的中药材的使用方面的专题研讨会。 （朱海东）

【第7次中韩传统医学协调委员会会议在京召开】 根据中华共和国卫生部与大韩民国保健福祉部之间关于保健和医疗领域合作备忘录的精神，第7次中韩传统医学协调委员会于2004年12月14日～15日在北京召开。以中国卫生部副部长兼国家中医药管理局局长佘靖为团长的中国代表团与以韩国保健福祉部次官宋在圣为团长的韩国代表团在友好、坦诚的气氛中回顾了第6次中韩传统医学协调委员会会议以来中韩传统医学交流合作情况，并就未来的合作达成了共识，并签署了合作备忘录。主要在以下几个方面进行合作：1. 双方共同参与了WHO西太区在制定传统医药名词术语和针灸穴位标准化方面的工作，分别选派专家参加了WHO西太区有关方面的会议；2. 进一步加强在传统医药方面的信息交流，包括传统医药的管理法规、政策等内容；3. 在双方支持下，中国中华中医药学会与大韩韩医师协会在青岛共同召开了学术会议，进行了学术交流。双方对1年来的工作表示了认可；4. 两国政府支持中国中医研究院和韩医学研究院加强交流合作；5. 双方同意于2005年下半年在韩国召开第8次中韩传统医学协调委员会会议。 （朱海东）

【佘靖副部长访问蒙古、克罗地亚】

佘靖副部长于2004年6月15日～18日和6月20日～25日率卫生代表团先后访问了蒙古和克罗地亚。代表团由国家中医药管理局、卫生部疾病控制司、国际司、内蒙古卫生厅组成。本次访问的主要任务是进一步了解受访国家卫生体制情况，探讨双方感兴趣的合作项目，推动中医药走向世界，加强双边卫生合作。代表团此次访问的主要成果之一是双方顺利签署了2004～2008年中蒙卫生合作执行计划，中克卫生部卫生和医学科学领域2004～2006年度执行计划及中国国家中医药管理局、克罗地亚卫生部传统医药领域合作谅解备忘录。

代表团在蒙古期间，同蒙古卫生部副部长举行了工作会谈，拜会了蒙古外交部国务秘书，并走访了蒙古国家技术监督局、国家医疗服务管理局、传染病预防研究中心、蒙古传统医学技术和生产公司以及中央省医院等。蒙方对佘部长代表团一行给予了高度重视。蒙古外交部国务秘书阿坦格日勒（Radnaabazaryn ALTANGEREL）会见了代表团。佘部长还同蒙古卫生部副部长伍德瓦尔（UDVAL Natsag）女士举行了工作会谈。佘部长回顾了中蒙卫生合作1998～2002年度合作执行计划的进展情况，并就2004～2008年合作执行计划的主要内容同蒙方交换意见。双方初步确定，传统医学、医政管理和相关医疗服务、医疗设备信息、传染病预防控制为今后重点合作领域。6月18日，佘部长与伍德瓦尔副部长共同签署了2004～2008年中蒙卫生合作执行计划。之后，两国卫生部国际司负责人签署了会议纪要。

代表团在克罗地亚期间，访问了克罗地亚卫生和福利部，同国务秘书博日科夫举行了工作会谈，参观了萨格勒布大学医学院、杜布拉瓦医院、克罗地亚公共卫生局和杜布罗夫尼克医院；签署了中克卫生部卫生和医学科学领域2004～2006年度执行计划及中国国家中医药管理局、克罗地亚卫生部传统医药领域合作谅解备忘录，在克罗地亚首都萨格勒布市和杜布罗夫尼克市参观时，佘靖副部长还拜会了2个城市的副市长，就卫生工作交换了意见。 （朱海东）

（六）新闻出版

【国务院新闻办首次举办中医药工作新闻发布会】 在《中华人民共和国中医药条例》实施1周年之际，国家中医药管理局于2004年10月8日首次出席国务院新闻办公室召开的新闻发布会。卫生部副部长兼国家中医药管理局局长佘靖向中外媒体介绍了我国中医药事业的现状与管理，并回答了中外记者的提问。（一）以中医医院为主体的中医医疗保健服务体系基本形成。目前，全国有中医医院2868所，中医类床位28万余张，中医执业医师（含助理医师）27万余人；大部分综合医院设立了中医科。（二）农村中医工作得到加强。在农村，约70%的县建有中医院，70%的乡镇卫生院设有中医科，40%的乡村医生采用中医或中西医两种方法为患者治病。（三）中医药学术水平不断提高，科研成果大量涌现。据统计，全国现有独立的中医药科研机构100余所，科研专业技术人员1万余人。（四）中医药教育形成了现代化教育方式和师承教育相结合的教育网络，基本建立了多形式、多层次、多专业的中医药教育体系。目前，全国有高等中医药院校32所，中等中医药专科学校45所，中医药院校在校学生27万。（五）中西医结合工作取得新进展。全国有中西医结合医院193所，中西医结合人员3万余人。多数综合医院也开展了中西医结合工作。（六）民族医药得到进一步发掘整理提高，全国有民族医医院157所，从业人员8000余人。（七）中医药对外交流与合作日益增多，国际传播进一步扩大。截止到2004年9月，在我国与外国政府签订的双边、多边卫生协议中包含中医药条款的有49个，专门的中医药协议17个。与世界卫生组织的合作促进了全球传统医学战略的制定和实施。据不完全统计，在中国境外现有中医医疗机构包括针灸机构5万多家，在当地注册针灸师超过10万人，中医师超过2万名。（欧阳波）

【组织开展全国中医药品牌战略宣传推广活动】 为了积极响应中央提出的全面建设小康社会的宏伟目标，认真贯彻落实吴仪副总理在2004年全国中医药工作会议上的讲话精神，大力实施品牌战略，把名院、名科、名医的文章做大，为社会提供优质的中医药服务，国家中医药管理局联合中央电视台，在中央电视台《健康之路》栏目开设专栏，陆续推出一批代表中医药行业水平、具有可持续发展前景的中医医院；一批管理规范、技术全面、中医药特色较为显著的专科专病中心；一批医德高尚、技术精湛、具有较高理论造诣和临床疗效的优秀中医师。此次活动得到了各省卫生厅、中医药管理局领导的高度重视，各级中医药单位反响强烈，积极响应。2004年共摄制40集，从2005年元月起陆续播出。此项活动对于加强中医药品牌战略建设，树立中医药的良好社会形象，扩大中医药的社会影响，为社会提供优质的中医药服务起到了积极的推动作用。（欧阳波）

【国家中医药管理局举办“全国中医药科普宣传周”活动】 在建国55周年和《中华人民共和国中医药条例》实施1周年之际，国家中医药管理局联合卫生部、国务院法制办公室、中央电视台等单位于2004年10月12日～16日共同主办了以“弘扬中医药文化，服务大众健康”为主题的“全国中医药科普宣传周”活动。此次活动主题突出、内容丰富、形式多样、规模大、范围广、影响大、效果好。活动展示了中医药事业的辉煌成就，宣传中医药防病治病的科学知识，对促进《中华人民共和国中医药条例》的贯彻落实，提升中医药工作者的社会地位，树立中医药人的良好社会形象，扩大中医药的社会影响起到了积极的推动作用，收到了良好的社会效果。在国家中医药管理局的统一部署下，全国各级中医药管理、医疗、科研、教学等单位积极行动起来，统一主题、统一时间、统一口号、统一内容，统筹规划，周密安排，精心组织，使“全国中医药科普宣传周”活动开展的既轰轰烈烈，又扎扎实实。全国各地通过举行义诊、健康讲座、文艺汇演、知识竞赛和悬挂条幅、科普展板等形式，联合电视、广播、报纸、网络等大众传媒，结合单位墙报、板报、宣传栏等阵地深入有效地开展了一系列宣传活动。据不完全统计，在宣传周期间，全国各级中医药管理、医疗、科研、教学近3000家单位组织开展了不同形式的活动。共发放宣传材料1000余万份，出动医护人员5万人次，接待义诊群众200余万人次，免费发放药品180多万元，为老红军、老战士、孤寡老人、下岗职工和农村贫困老人开展了送医送药送温暖活动，受到了广大人民群众的热烈欢迎，赢得了社会各界的高度赞誉。（欧阳波）

【国家中医药管理局首次组织新闻调研活动】 为了认真落实中央关于新闻工作要做到“三贴近”的要求，深入基层了解情况，挖掘深层次的东西，写出一批有分量、有价值的新闻报道，2004年10月，由国家中医药管理局新闻办组织的13家中央主要新闻单位记者深入到甘肃、青海、宁夏、河南、江苏、浙江、福建等省的部分地区和农村，就中医药工作在中西部地区、偏远地区、少数民族地区、农村和社区的现状、存在问题以及如何发挥好中医药的作用和优势等题目进行了实地调查研究。这次调研的重点是全面了解基层中医药工作的情况，总结工作经验、分析原因，并就存在的问题展开深层次的新闻调查。通过实地考察和深入调研，反映出一些地区存在着中医药事业经费投入不足、中医院基础设施比较薄弱、中医药管理体制不够健全、部分管理规定制定不当等问题，掌握了第一手材料。调研期间，记者们就当地中医药事业发展所取得的辉煌成就进行了全面的综合报道。对基层中医药工作的成绩、经验以及先进人物、先进事迹进行了及时报道。同时，挖掘、整理了一批有代表性的热点、难点问题，以情况反映等形式上报给了有关部门和领导。其中，《人民日报》采写情况汇编2篇，《经济日报》采写情况反映1篇，中新社播发新闻通稿2篇，《光明日报》、《中国日报》、《健康报》、《法制日报》、《中国中医药报》、中国中医药卫星电视传媒网等报道数十篇。

（欧阳波）

【“喘可治杯”2004年中医药十大新闻】 由国家中医药管理局新闻办公室和中国中医药报共同主办、广州健心药业有限公司协办、搜狐网健康频道支持的“喘可治杯”2004年中医药十大新闻评选揭晓。

评选于2004年12月10日正式启动，本着公平、公正、公开的原则，通过初筛、初选、组织全国投票和评委会评审等环节，最终评选出2004年度中医药十大新闻，分别如下：

1. 在2004年全国中医药工作会议上，吴仪副总理就中医药工作发表重要讲话，强调中医药是我国卫生事业的重要组成部分，要大力支持中医药发展，并提出实施“名院、名科、名医”战略。

2. 由陈可冀、李连达2位院士主持研究的“血瘀证与活血化瘀研究”成果荣获国家科技进步一等奖。

3. 中医药防治艾滋病工作取得重要进展，“喘可治注射液”经国家食品药品监督管理局批准进行艾滋病临床试验，国家首次大规模中医药免费治疗艾滋病项目启动。

4. 国务院新闻办首次举行中医药新闻发布会，卫生部副部长兼国家中医药管理局局长佘靖向中外媒体介绍了中医药事业发展现状与管理等方面的情况，并回答了中外记者的提问。

5. 国家中医药管理局联合卫生部、国务院法制办、中央电视台及各地中医药管理部门共同举办全国中医药科普宣传周活动，在社会上产生了广泛影响。

6. 中医药积极参与防治 SARS 工作，成效显著。

国家“十五”863 计划重大项目“中西医结合治疗 SARS 临床研究”和国家中医药管理局中医药科研“非典”专项——“中西医结合治疗 SARS 方案优化与多中心数据处理”2 项科研成果通过专家组鉴定。结果表明，中西医结合治疗 SARS 是安全有效的，中医药在发病早期介入效果更为明显。

7.2004 年 11 月 13 日～15 日，以“传统医药与人类健康”为主题的第 3 届国际传统医药大会召开，进一步促进了传统医药的国际交流与合作，在国际上产生了广泛影响。

8. 充分利用现代信息技术抢救中医药珍籍秘典取得重大进展。中医药珍籍秘典的整理抢救项目是列入科技部科技基础性工作的专项。2004 年 7 月该项研究顺利通过了专家的验收。课题组对现存的约 3 万多种不同版本的 8000 余种中医药古籍进行整理，建立了“全国中医药珍善本古籍档案管理系统”，研制完成了《中医药珍善本古籍多媒体数据库》。该项目首创将计算机技术应用到古籍保存方面，是中医药文献、古籍整理研究的创新，对中医药学术继承有重要价值。

9. 首届中华中医药学会科学技术奖于 2004 年 2 月 20 日在全国中医药工作会议上揭晓。58 项中医药科研成果获此殊荣，获奖成果覆盖中医药医史文献、信息标准化及基础、临床、针灸、中药等专业领域，其中一等奖 7 项，二等奖 13 项，三等奖 38 项。各科研项目反映了我国中医药科研工作的最新进展和取得的重要成就。

10. 卫生部常务副部长高强批示，要求各级医疗机构把纠风工作作为一件大事来抓，组织和动员广大医务人员认真学习和实践广东省中医院的行风建设经验。

（中国中医药报）

【中医 10 部经典大规模分类整理】 由北京中医药大学严季澜教授领衔撰著的《十部医经类编》，首次对《素问》、《灵枢》、《难经》、《甲乙经》、《伤寒论》、《金匮要略》、《脉经》、《中藏经》、《诸病源候论》、《神农本草经》10 部医经按现代中医学术体系进行了大规模分类整理。此项研究获得了 2003 年教育部自然科学奖、中华中医药学会科技进步奖。该书将 10 部中医经典的篇章结构重新组合，在分类设立上创新性地以现代中医学科体系为框架，按 10 部医经中的基本理论和概念设置类目，使各类内容连贯有序，各医籍间的源流承继关系也显得格外分明。另外，经典医籍的许多内容在现行的中医教科书及专著中没有涉及，尚属空白。该研究提示中医学者可以此作为研究的切入点，汲取中医经典医著中的精华，来补充和丰富中医理论体系。

【我国第 1 套藏医专业本科教材出版】 我国第 1 套藏医药学专业本科（5 年制）教材——“21 世纪藏医本科教育规划教材”2004 年 9 月由民族出版社正式出版发行。

国家中医药管理局于 2001 年组织西藏、青海、甘肃、四川、云南 5 省（区）共同编写出版全国藏医本科教育规划教材。同年 5 月，青海省卫生厅和青海藏医学院组织在西宁召开了“全国高等医药院校藏医学专业本科系列教材编写协作会”，会议审议并通过了由青海藏医学院编写的《教材编写总纲》和《教材编写大纲》。2002 年 4 月和 9 月国家中医药管理局科教司先后在成都和兰州组织召开了协调会，及时解决了在编写过程中存在的问题和困难，并成立了学术专家组，将该系列教材正式定名为“21 世纪藏医本科教育规划教材”，确定了该系列教材由 26 门科目组成以及每门教材的名称。

该套教材在学科划分及科目上，充分尊重藏医药传统的学科体系特色，保持藏医药学理论的系统性和完整性。同时紧密结合现代高等医药教育要求和教学规律，解决了教学适应性和科学性的关系，较全面、系统、完整地继承了藏医药学的基础理论、基本知识和基本技能，并反映了我国藏医药学发展的新水平和新成果。（华旦诺尔桑）

【我国首部土家族医药史学专著《土家族医学史》问世】 由湘西自治州民族医药研究所所长田华咏主编的我国第 1 部土家族医药史学专著《土家族医学史》由中医古籍出版社出版发行。

该书是国家中医药管理局民族医药文献整理丛书之一。全书近 40 万字，由 9 个部分组成。从土家族医药的起源、形成与发展，土家族医药在土家族历史上的作用与地位，土家族医药的主要学术特点，土家族周边古文化及古文化事象对土家族医药的影响，土家族医药文化的承传，土家族医药与武陵山区其他民族医药的关系，土家族医药学术成就等方面作了系统的论述。中国民族医药学会会长、国家中医药管理局原副局长诸国本教授为该书作序。

【我国首次正式出版回族医药研究文献】 2004 年 12 月，由宁夏回族自治区卫生厅中医药管理局组织专家、学者编纂的 4 部回族医药研究文献，已正式由宁夏人民出版社出版。这 4 部文献是有关专家通过对现存回族医药文献进行大规模挖掘整理后编纂而成，填补了我国回族医药研究领域的空白，在国内尚属首次。

这4部书籍是《中国回族医药》、《回族医药学简史》、《回药本草》和《回族医学奥义》，其中《中国回族医药》是回族医药综合性专著，包括回族医学的理论基础、回族医疗、回族卫生保健等；《回族医药学简史》介绍回族医药形成、发展的历史；《回药本草》介绍具体回药；《回族医学奥义》阐述回族医学理论。将于2005年出版的《回族医药方萃》则主要是收集全国各地回族医药的验方、单方。

【《中国壮医内科学》出版发行】 由广西民族医药研究所所长庞声航等人员主编的《中国壮医内科学》2004年10月出版发行。该书概述了壮医学的基础理论，并对壮医内科诸病的病因病机、辨证诊断和治疗方法以及壮医目诊等特色诊疗方法作了分析和论述。所编写的41种常见病、多发病诊治方案，除了简述症状、探求病因、分析证候病机、确立治则外，还分别介绍了治疗方药。在疾病治疗方面着重介绍内服外治相结合的方法，包括方剂、药浴、敷贴、熏洗、针刺、针挑、耳针、药线点灸、药物竹罐等，并附录1000种民间验方。该书具有浓郁的民族特色和地方特色，适合广大民族医药工作者、医学爱好者收藏和学习，目前已列为广西培训农村基层卫生技术人员和乡村医生学习民族医药特色诊疗技术的基本教材。

【《全国民族医药文献整理丛书》出版】 国家中医药管理局于2001年、2002年组织设立涉及藏、蒙、维、傣等15个民族的60部民族医药文献整理课题。2004年6月，《布依族医药》等10部著作的编辑工作已完成，朝鲜族、回族、彝族、傣族、部分藏族、部分蒙族等医药文献2004年出版。它们以《全国民族医药文献整理丛书》的统一体例出版发行。国家中医药管理局科技教育司贺兴东司长、贵州省卫生厅杨克勤副厅长出席了在贵州省召开的全国民族医药文献整理课题工作座谈会，并在会上讲话，全国民族医药文献整理牵头省主管部门负责人及专家代表参加了会议。

【藏医药学巨著《四部医典八十幅彩色挂图蓝琉璃之光》出版】 由著名藏医药、天文历算学家强巴赤列主编的藏医药巨著《四部医典八十幅彩色挂图蓝琉璃之光》藏文版2004年出版发行。

公元9世纪初，藏医药学巨著《四部医典》问世，公元1703年，80幅彩色挂图绘制完成。《四部医典》及80幅彩色挂图的文字比较深奥，一般藏文水平的人很难看懂，用现代文对其进行解释、补充具有重要的意义。76岁高龄的强巴赤列长期以来在对《四部医典》格律文、注释本蓝琉璃等80幅挂图深入研究的基础上，参考了古代、近代、当代的许多著名藏医药经典书籍。该书编写历经5年，共180多万字，不仅对从事藏医临床、藏药生产、藏医药研究和藏医药教学工作者是极为珍贵的必备文献，而且具有很高的收藏价值。

（七）行风建设

【概述】 加强中医药行业作风建设是贯彻落实“三个代表”重要思想，坚持立党为公、执政为民的具体体现。2004年行风建设工作把学习贯彻“三个代表”重要思想高潮不断引向深入，大力开展党风廉政宣传教育。深入学习宣传贯彻十六届三中全会等重要会议精神，充分发挥各级党组织的作用，促进领导班子思想政治建设。扎实开展保持共产党员先进性教育活动。认真落实中央纪委三次全会和国务院二次廉政工作会议精神。做好统战群众工作，大力加强精神文明建设。不断加强、改进和创新党建工作。拓宽信访举报渠道，加大查办违纪违法案件力度，不断提高办案质量。加强党风党政建设，切实纠正损害群众利益的不正之风。 （王先锋）

国家中医药管理局直属机构

国家中医药管理局直属机构

【中国中医研究院2004年工作概况】 在党的十六大和十六届三中、四中全会精神指引下，在国家中医药管理局的正确领导下，该院干部职工认真贯彻落实“三个代表”重要思想，牢固树立科学的发展观，不断深化改革，加快发展，各项工作取得了显著成绩。

一、主要业务工作

（一）科研工作。

2004年该院科研工作继续保持整体发展势头，在课题立项、成果获奖、重点学科建设等方面均取得了良好的成绩和较大的进展，总体科研水平有所提高。

1.中标课题情况。

全院共组织申报国家级、部局级及北京市等各级各类科研课题共计426项，组织撰写重大项目建议书16项。截至2004年12月底，该院共中标各类科研课题133项。其中国家级课题48项，国家中医药管理局课题63项，其他部局级课题4项，北京市课题17项，WHO计划项目1项。获资助金额达5501.3万元，同比增长18.81%。待评项目20余项。

在中标的项目中，有国家自然基金面上项目25项（其中重大研究计划项目3项），中标率为23%，中标金额635万元（同比增加113.8%）；有国家科技基础条件平台项目5项，中标金额1535万元（同比增加96.8%）。

2.部分重大项目进展情况。

近年来，该院不断加强对重大项目的管理，以重大项目带动学科建设与人才培养，全面提高科研能力和水平，重大项目的进展取得了可喜成绩。

国家重点基础研究发展规划项目“方剂关键科学问题的基础研究”明确提出并初步阐明方剂的作用在于整合调节的理论假说，实现了方剂从饮片配伍到组分配伍的模式构建，为中药现代化提供了理论依据和技术支撑。

经穴主治国家标准研究建立了“针灸腧穴数据库”；研制了计算机研究辅助工具软件“中医症状名标准化研究工具”；制定了“腧穴主治病症术语规范”；编纂了国家标准《经穴主治》方案正本及注释本。

国内失传中医善本古籍的抢救回归与发掘研究调查了11个国家和2个地区的137家图书馆收藏的27250部中医古籍，复制回归了总计266种宋、元、明、清版本的善本古籍与抄本，基本上使流失海外的中医善本古籍通过各种途径得以回归。该项目获2003年国家科技基础条件平台项目继续资助。

1100种中医药珍籍秘典的整理抢救建立了“全国中医药珍善本古籍档案管理系统”，研制完成了“中医药珍善本古籍多媒体数据库”，利用现代多媒体信息技术对珍善本典籍进行了全面的抢救整理。

中医药基本名词术语规范化研究完成《中医药学名词·基本名词》编写，纂写汉文名、英文名规范5287个，名词注释5264个，名词考证专论500多篇。该项目获2003年国家科技基础条件平台项目继续资助。

中药材标准及中医临床疗效评价标准的研究中，中药材质量标准部分用多种有效成分定性、定量，制定了13种药材的质量标准，并通过药效学研究，确定了部分药材的药效成分及分析方法。其中的12个品种已经被纳入即将出版的2005年版中国药典；中医临床疗效评价标准部分初步建立了8种疾病的反映中医临床优势的临床疗效评价标准。

3.在研课题情况。

截至2004年12月底，全院共承担各级各类课题482项，其中国家级课题195项，国家中医药管理局课题182项，其他部委课题24项，北京市级课题52项，WHO项目5项，总金额20562.7万元。

按计划实际结题30项；结题并通过验收或鉴定40项，其中有5项课题通过北京市科委组织的鉴定；24项通过科技部的验收；8项通过国家中医药管理局验收（其中2项通过鉴定）；2项通过北京市中医药管理局验收；2项通过研究院验收。

为加强对科研工作的管理，该院制定了《中国中医研究院科研管理专项基金管理办法》和《中国中医研究院科学技术成果管理办法》等文件，进一步规范管理，提高科研管理水平。

4.成果获奖、获专利、获新药证书及发表论文情况。

成果获奖：全年共组织申报各类奖励23项，共获得省部级以上奖励33项（包括2003年申报的项目）。具体获奖情况如下：

北京市科学技术奖4项。其中一等奖1项，二等1项，三等奖2项。

中华中医药学会科学技术奖11

项。其中一等奖3项，二等4项，三等奖4项。

中华医学科技奖二等奖1项。

中华中医药学会学术著作奖17项。其中一等奖4项，二等奖6项，三等奖7项。

中国中医研究院科学技术奖17项。其中一等奖1项，二等奖8项，三等奖8项。

2004年，该院中药所被评为“全国专利系统先进集体”，受到人事部和国家知识产权局的表彰。

获专利、新药证书：2004年获专利4项。获新药证书1项；获新药临床研究批件6项。

发表论文：根据中国科学信息研究所信息分析研究中心2004年度检索报告，经对1534种中国科技论文统计源期刊统计，2003年度中国中医研究院在国内统计源期刊共计发表学术论文308篇，国内被引论文达518次；国际检索统计：SCI收录5篇，SCIE收录8篇。据不完全统计，2004年度全院共发表学术论文639篇，出版学术著作45部。

5. 科技开发与技术服务。

全院科技开发与科技服务到位金额总计2720万元。

6. 学科建设情况。

为切实加强学科建设，该院以重点、优势学科为龙头，从学术水平、人才培养、科学研究、条件建设等方面对13个局级重点学科进行了自评，大部分学科的建设任务取得了显著进步，学科发展方向更加明确，以中青年骨干为基础的人才队伍正在形成。该院中医肿瘤学科、中医基础理论学科已通过国家中医药管理局组织的中期考核。

7. 学术活动。

2004年是该院的学术年，全院共举办各类学术会议210余次，学术活动日趋活跃。其中包括组织一些国内外著名专家学者的学术报告和专题讲座，受到广大科技人员的欢迎。

（二）医疗工作。

医疗工作仍然保持快速发展，各医疗机构主动适应医疗改革，全面加强医院建设，医疗服务功能不断增强，医疗质量、服务水平不断提高，各项医疗指标一直保持较大幅度的增长。

1. 提高医疗服务质量。

随着医药卫生体制改革的不断深化，各医疗机构转变医疗观念和办院模式，加强内涵建设，继续坚持以病人为中心，进一步完善病人选医生、住院费用清单制、门诊药品清单制等一系列制度建设和便民措施；同时，各附属医院均建立了传染科，完善了应急预案，加强了传染病防治体系的建设。各医疗机构的医疗水平和服务质量得到了卫生行政部门和群众的好评。西苑医院参加北京市中医院等级评审试评，取得了较好成绩。广安门医院通过了ISO9000质量管理体系认证。

2. 重点专科专病建设。

该院现有9个国家中医药管理局全国“十五”重点专科专病建设单位。这些专科专病建设单位的门诊量、出院病人数和学术水平等都在医院处于领先地位，有力地带动和促进了其他学科和医院的整体发展，并在全国发挥了相应的学术辐射作用。各医疗机构大力推进“三名”战略，以专科、专病建设为重点，突出中医特色，发挥名科、名医优势，增强了医院的综合实力和竞争力。

3. 规范医疗管理，加强医院建设。

为进一步规范全院的医疗管理，根据卫生部、国家中医药管理局颁布的《中医、中西医结合病历书写规范》，该院制定印发了《中国中医研究院病历书写基本规范实施细则（试行）》。该实施细则的实行，对提高该院的医疗管理水平，规范医护人员的医疗行为将起到很大的促进作用。同时，该院继续加强医院建设，进行了医疗集团的论证工作，筹备成立医院管理委员会，加快向集团化方向发展。

4. 维护中国中医研究院形象和消费者合法权益。

为了打击社会上假冒该院名义进行的各种医疗活动和广告宣传，该院采取了一系列措施，维护广大患者利益和中国中医研究院的声誉。在“3.15”消费者日之前，该院召开了记者座谈会，向全社会呼吁打击假医假药。同时，该院认真落实《卫生部关于加强卫生行业作风建设的意见》，百名中医药专家签名倡议“大医精诚，奉献社会”，呼吁大力加强行风建设，倡导树立良好的职业道德。在该院组织的医疗行业作风检查中，患者的问卷调查结果显示4所医院患者的满意率均在90%以上。

5. 艾滋病中医药防治中心建设工作。

艾滋病中医药防治中心开始运作，较好地完成了国家中医药管理局下达的各项任务，起草了中医药治疗方案，开展了制剂筛选、教材编写、人才培养等艾滋病中医药防治工作。

6. 对口支援工作。

该院医疗机构先后完成了湖北麻城、云南楚雄、内蒙古、新疆、西藏等地区的医疗支援和医疗人员的进修培训任务，在当地接诊患者3000多人次，接收各级医疗技术人员培训和进修学习200人，受到当地政府和群众的好评。

（三）教育工作。

该院继续落实教育工作会议精神，结合科技体制改革，加快建设和完善中医药教育体系，2004年研究生招生规模继续扩大，博士后工作站建设不断加强，继续教育工作取得了新的进展。

1. 学位与研究生教育。

研究生招生、毕业情况：在2003年招生的基础上继续扩招20%，2004年共招收研究生175人，包括外籍研究生12人，港澳台研究生11人，其中硕士生113人，博士生62人。毕业研究生94人，其中硕士生53人，博士生41人。现有在校生408人。

临床医学专业学位工作：经过1年的努力，临床医学专业学位课程班教学工作已完成。全院共160人参加学习，其中硕士生132人，博士生28人。有67人通过住院医师规范化培训、同等学力外语考试、临床医学专业学位课程考核，按照临床培养方案要求进入临床学习阶段。

在职人员申请学位工作：启动了在职人员申请学位工作，起草了《中国中医研究院招收在职人员以研究生毕业同等学力申请硕士学位简章》和《中国中医研究院招收在职人员以研究生毕业同等学力申请硕士学位有关规定》，报名工作现已开始。

2．博士后工作站建设。

2003年进站的16名博士后人员已按期完成开题报告，7人完成中期考核。2004年有6位博士后完成出站汇报，4位博士后获得了博士后科学基金资助。为加强博士后工作站的制度建设与规范管理，该院制定了《中国中医研究院博士后管理工作的规定》。

3．继续教育工作。

师承教育工作和优秀中医临床人才培养工作：按照国家中医药管理局有关要求，第3批全国老中医药专家学术经验继承工作已完成中期检查，进展情况良好。有关单位根据国家中医药管理局师承教育管理规定，结合该院具体情况加强了教学管理，制定了相关管理办法，提出了具体跟师学习计划与考核办法。优秀中医临床人才研修项目工作正在顺利进行。

国家级继续教育项目申报工作：全院共组织申报2005年国家级继续教育项目51项。国家级继续教育项目的开展，对扩大、提高该院的学术影响和学术地位起到了一定的促进作用。

4.2004年学科评估（硕士点、博士点）情况。

根据教育部学位与研究生教育发展中心《关于开展2004年学科评估工作的通知》的精神，为促进学科建设，推动该院博士、硕士授权点的建设与发展，2004年该院中医学、中西医结合、中药学3个一级学科参加了教育部学位与研究生教育发展中心组织的学科评估，取得了良好成绩，中药学科获得第1名，中西医结合学科获得第2名，中医学科获得第4名。

（四）国际交流与合作。

随着中医药事业的发展和该院各项事业的全面推进，该院的国际交流与合作逐年向高层次、多领域发展，与有关国家、地区政府间的合作不断扩大，高层次的学术交流与多边合作不断增加。

1．对外交流。

全院共接待国外、境外来访人员3847人次，其中接待部长级以上代表团12个，共计142人次；治疗外宾316人次；接受国外学员培训1082人次。在对外交流中，该院承担了很多重要医疗任务，多次派专家前往有关国家执行医疗保健任务，受到外交部和上级主管部门的好评。

2．重要合作项目。

近年来，该院注重提高对外合作项目的层次和水平，特别是与国外政府及著名科研、医疗机构与企业集团建立实质性的合作关系，积极开展多领域的合作。

（五）产业工作。

根据科技体制改革和事业发展需要，该院加强了院办产业的调整与建设，召开了产业发展座谈会，进一步明确了院办产业在该院改革、发展中的地位和作用。2004年实验药厂完成了GMP改造，新厂筹建工作取得了显著进展；北京华神制药公司顺利完成第2次GMP改造，进入持续发展；北京中研国际医药公司通过结构调整取消了企事业管理委员会及其下属的“特色医药合作中心”、“应用科技研究推广中心”，规范了管理，走上良性发展轨道。各产业单位克服困难，努力拼搏，较好完成了生产经营任务。

（六）财务收支与基本建设工作。

在全院干部职工的共同努力下，2004年该院各项事业取得良好成绩，业务收入持续增长，科研、医疗、教学条件得到改善，职工收入有所提高。

二、科技体制改革

科技体制改革是关系该院长远发展的大事，为积极稳妥推进科技体制改革，该院加强对改革工作的组织领导，多次召开常委会、院务会、专题会、工作会，研究改革方案和改革实施中的问题，进一步明确、完善改革的总体目标、阶段任务和具体措施。

（一）调整《中国中医研究院科技体制改革方案》。

根据形势发展和新的任务要求，该院对科技体制改革方案作了进一步调整和完善，经院党委会讨论通过后正式上报国家中医药管理局和科技部。2004年12月末，科技部、财政部、中央机构编制委员会办公室正式批复，同意该院科技体制改革方案。

（二）推进研究所的学科论证工作。

经过反复调研论证，完成了中药所、基础所的学科论证工作，基本确定了研究所的功能定位、重点研究领域和研究方向，在此基础上形成了2个所科研机构设置的基本框架。同时启动了针灸所、信息所、医史文献研究所的学科论证工作。

（三）完善改革配套文件。

为保证改革成功和改革工作的顺利进行，该院从人事制度、分配制度改革入手加快制度建设，推进机制创新。经过反复调研讨论，制定了《中国中医研究院实行全员聘任合同制暂行办法》、《公益性科研机构内设机构及岗位设置原则性意见》、《公益性科研机构人员遴选及聘用办法》、《公益性科研机构工资分配改革实施意见》等文件。

三、承办第3届国际传统医药大会

受国家中医药管理局委托，该

院承办了以“传统医药与人类健康”为主题的第3届国际传统医药大会。在局领导的亲自指导下，该院充分发挥自身的学术与人才优势，与有关单位通力合作，周密策划，精心组织，保证了第3届国际传统医药大会的圆满成功。大会共收到学术论文800多篇，来自世界36个国家和地区的2000多名代表参加了学术会议。大会通过举办主题报告、特邀演讲和6个学术论坛，搭建了广阔的、高水平的传统医药国际交流平台。大会期间举办了大型传统医药展览，集中展示了国内外148个单位在传统医药、特别是中医药发展及资源开发等方面的最新成就与广阔前景。该院有188篇论文入选并进行了学术交流，充分展示了该院的学术水平与科研实力。同时，通过承办此次国际传统医学盛会，进一步扩大了该院在国内外的影响，提升了该院的学术地位，促进了全院各项事业的发展。

四、党的建设工作

（一）深入学习贯彻十六大和十六届四中全会精神，努力提高领导干部和全体党员的思想理论水平。

遵照胡锦涛同志关于加强领导干部学习的重要指示，根据中央国家机关工作委员会和国家中医药管理局直属机关党委《关于认真学习贯彻党的十六届四中全会精神的通知》要求，院党委就有关工作进行了认真部署，制定了《关于加强院党委和领导班子学习的意见》和《关于认真学习贯彻党的十六届四中全会精神的要求和安排》，举办了处级以上领导干部学习班，使干部、党员进一步明确了党的执政能力建设的指导思想、总体目标和主要任务。

院党委常委和各二级院所党委坚持领导干部带头学习，高度重视理论联系实际，结合中医药事业发展和该院科技体制改革实际展开讨论，有效地提高了广大党员干部的理论素养和分析形势的能力。各二级院所党委还结合本单位业务工作的特点，坚持学以致用，有效地促进了各项工作的开展。

（二）成功召开中国中医研究院第7次党员代表大会。

召开中国中医研究院第7次党员代表大会是该院2004年的1项重要工作，也是该院党建工作的重点任务。院党委严格按照《中国共产党章程》和《中国共产党基层党组织工作条例》的规定程序和要求，认真组织了工作报告和有关文件的起草工作；同时，采取自下而上、自上而下的方式，选举产生了党代表，完成了党委、纪委委员候选人预备人选的推荐和代表资格审查工作。

经过认真筹备，中国中医研究院第7次党员代表大会于2004年7月成功召开。大会圆满完成各项任务：通过了《党委工作报告》、《纪委工作报告》和《关于进一步加强党的建设工作的意见》；选举产生了中国中医研究院第7届党的委员会和新一届纪律检查委员会。第7次党员代表大会的成功召开，对全面加强该院党的建设、开创该院改革发展新局面具有十分重要的意义和作用。

（三）认真完成保持共产党员先进性教育活动的准备工作。

按照中央国家机关工作委员会和国家中医药管理局直属机关党委的部署，院党委认真组织开展了保持先进性教育活动准备工作，成立了以院党委书记为第一责任人的院先进性教育领导小组和办公室，制定了《关于做好保持共产党员先进性教育活动准备工作的意见》，对各二级单位做好保持共产党先进性教育活动准备工作进行了动员部署。经过深入细致的工作，基本摸清了该院基层党组织建设、党员教育管理工作及党员队伍的基本情况，为2005年全面启动保持共产党员先进性教育活动打下了坚实基础。

（四）加强领导班子和干部队伍建设，抓好党风廉政工作。

1．以制度建设为保证，充分发挥各级党委的政治核心作用。

为改革和完善党的领导体制和工作机制，院党委制定了院领导班子议事规则和二级院所党委工作规则及工作制度，规范工作程序，以制度保证党的领导体制和工作机制运行顺畅。院党委坚持常委会和党委会会议制度，凡涉及该院发展方向、重大改革和重大业务建设及干部任免等关系全院发展稳定的重要事项，都召开常委会集体讨论；对科技体制改革总体方案、全年工作计划、党的建设工作等重大决策和安排，通过党委会讨论决定。各级党委认真落实每年1次的领导干部民主生活会制度，严格按照有关程序，保证民主生活会的质量。

2．加强对干部的考核管理。

为加强干部队伍建设，逐步建立完善的干部考核管理机制，组织完成了2003年度院职能部门和二级院所领导干部考核工作，对领导干部履行职责的情况进行总体评价，进一步了解干部的任职情况和干部队伍的建设情况，从而更好地解决干部队伍建设中存在的问题。

3．切实抓好党风廉政建设。

院党委把党风廉政建设作为党建工作的重要组成部分统一部署，从实际出发抓好党性、党风、党纪教育，尤其是抓好党员干部对2个条例的学习。一是强化党、政主要领导的表率作用和责任意识，提高党员干部廉政勤政意识和反腐败的自觉性；二是在广大党员干部中开展学习贯彻2个条例的党纪活动，使党员干部从思想上构筑反腐败的防线。同时，加强自查自纠，使党风廉政建设不断得到巩固和提高。

（五）围绕中心，服务大局，充分发挥“三个作用”。

1．完成二级单位党委和直属党支部的换届工作。

院党委常委以充分发挥党委的政治核心作用、支部的战斗堡垒作用和党员的先锋模范作用为重点，加强了基层党组织的建设，完成了望京医院、信息所党委和医史所、研究生部党支部的换届改选工作；严格按照《党政领导干部选拔任用工作条例》，对部分领导班子进行了补充调整，为该院全面推进科技体制改革和加快业务发展提供了组织保证。

2. 围绕中心工作，发挥党支部战斗堡垒作用。

各二级院所党委根据本单位的实际情况，创造性地开展支部活动，如西苑医院制定了《党支部工作手册》；广安门医院党委实行了党支部书记例会制度；望京医院党委开展了优秀党日评比活动；基础所党委实行了党支部工作目标责任制管理，提高了党支部围绕中心、服务大局、自主开展活动的能力。各单位党组织还积极组织形式多样的支部活动和党日活动，对党员进行思想、组织、作风和纪律教育，增强了党组织的凝聚力和战斗力。

3. 落实全国发展党员工作会议精神，做好发展党员工作。

为贯彻落实全国发展党员工作会议精神，院党委制定印发了《关于认真组织学习全国发展党员工作会议精神的通知》和《中国中医研究院关于进一步加强发展党员工作的意见》。各级党组织按照文件精神，针对近年来发展党员工作情况及存在的问题，对今后党员发展工作提出了规划。各级党组织还十分注重从该院高知识群体、学科带头人、技术骨干和青年中发展党员。全年该院有132名入党积极分子参加了入党积极分子学习班，发展新党员38名，预备党员转正54名。

在“争先创优”活动中，该院西苑医院党委、广安门医院党委、望京医院内科党支部、中药所第4党支部、基础所第1党支部荣获“卫生部直属机关先进基层党组织”称号；姚乃礼等9名同志获“卫生部直属机关优秀党务工作者”称号；曹洪欣等39名同志获“卫生部直属机关优秀党员”称号，受到卫生部的表彰。

（六）加强精神文明建设和综合治理工作。

该院各级党委以及各级工会和团组织密切结合本单位的工作特点，积极开展多种形式的政治、思想、文化、法制、道德等方面的宣传教育，积极开展学雷锋活动日、建党纪念日、青年志愿者服务、对口医疗援助和丰富多彩的文体活动；积极响应中央国家机关工作委员会和属地社区的号召，踊跃参加公益性募捐活动，积极组织支援灾区，并为本院有特殊困难的职工捐款。西苑医院、广安门医院、望京医院均获得“首都公共卫生文明单位”称号。西苑医院血瘀证与活血化瘀研究项目组获中央国家机关“五一劳动奖状”先进集体；王永炎、李连达被评为“五一劳动奖状”先进个人。

该院各级党委和领导认真落实卫生部《关于加强卫生行业作风建设的意见》等一系列文件精神，加强对收受回扣、开单提成、乱收费等不正之风的监督查处工作，对各医疗机构的行风建设进行了检查，收到良好效果。

全院各级领导高度重视综合治理工作，严格按照综合目标管理责任书的要求，切实落实责任制；党政工团齐抓共管，及时排查存在的隐患问题，确保该院的稳定和各项业务工作正常进行。

（七）加强工会、共青团工作、做好统战工作和老干部工作。

院党委充分发挥工会联系群众的桥梁纽带作用，加强对工会工作的领导，支持各级工会积极开展丰富多彩的活动；2004年召开了该院第8次团代会，完成了院团委的换届改选工作；各级党委充分发挥统战对象在促进该院科技体制改革和科、医、教各项工作中的作用，积极为民主党派活动提供帮助与服务；院党委高度重视老干部工作，坚持做到政治上关心、生活上照顾；及时向老同志通报院内大事，开展形式多样的文娱、休闲活动，丰富了老干部的文化生活。（曹　云）

【中国中医药报社2004年工作概况】

2004年，在国家中医药管理局的直接领导和全行业的大力支持下，在报社全体干部职工和各地记者站的共同努力下，报社的各项工作在困难中推进，在深化改革中发展，在不断适应新形势下取得了新的进步和成绩。

坚持正确的舆论导向和政治方向。围绕国家中医药管理局的工作部署和医药卫生及中医药行业的重点工作进行宣传报道，努力宣传党和国家的医药卫生和中医药方针政策及工作要求，对促进中医药事业改革与发展发挥了重要作用。

紧紧围绕中医药发展中的热点、难点和焦点问题，加强选题策划，抓好重点报道和深度报道。许多编辑、记者不辞辛苦，深入一线，采编了一批质量较高的稿件。2004年8月～9月，该报精心策划组织了“2004年中医药科学论坛”和“2004年中西医结合专家论坛”，在行业内外引起了强烈的反响。这些有深度、有高度、高质量稿件的刊出，对于提高和扩大该报的影响和知名度都起到了较好的作用，对促进中医药事业改革与发展发挥了重要作用。全年共计出版《中国中医药报》197期，并评选出优秀稿件23篇。

该报与国家中医药管理局新闻办公室联合组织策划，举办了“2004年中医药十大新闻”评选活动，同时该报还举办了“中国中医药报年度新闻人物”评选活动，充分展示了中医药事业改革与发展的新成就和为中医药事业做出突出贡献的新闻人物的风采，为行业树立了良好的社会形象，激励了广大中医药工作者的积极性和创造性，受到广大读者的高度评价和欢迎。

加强通联网络建设，努力培养高素质的中医药新闻宣传队伍。该报按照国家新闻出版总署的工作部署和要求，在国家中医药管理局新闻办的大力支持下，完成了全国34个驻地记者站的整顿和重新登记工作，整顿后共有驻地记者218名，同时在20个记者站发展了665名通讯员；在编委会成员单位发展特约记者46名；基本完成了该报记者参加培训和换发新记者证的工作；加强了对驻地记者和通讯员的管理及写稿和投稿的指导；对内刊《中国中医药报通讯》进行了改版和改进，1年来，《中国中医药通讯》共出版2期；同时规范了驻地记者和通讯员来稿的登记和管理，据统计，2004年驻地记者和通讯员来稿量比上年增加了1.6倍；2004年6月和10月分别在安徽、浙江举办了2期全国新闻宣传骨干培训班，有150多名基层中医药宣传工作者接受了培训。8月，报社在海南举办了2004年通联工作暨编委会会议，总结了1年来的工作，交流了经验并表彰了先进。这些通联网络建设的基础性工作，对提高报纸新闻来稿的水平和促进报纸的发行以及稳定全国的中医药宣传队伍均起到了重要的作用。

抓好广告经营工作，为办好报纸提供经济支撑。通过大家的努力，2004年的广告经营和发行工作克服了种种困难和不利因素，完成了报社预定的指标。为了做好发行工作，2004年3月～7月，由报社通联发行部对该报的发行状况进行了市场调查，共向546家中医机构发出了调查表。该报根据反馈表格，针对具体问题，进一步明确了“全年做发行，全员做发行，点面结合，多管齐下”的发行思路，同时开展“广告换发行”及“企业向中医药专家赠报”等活动。全年报纸发行量增长了11.9%。广告经营和发行工作的积极开展，对于稳定报社的经济收入，保证报社各项工作的良好运行发挥了重要作用。

调整机构设置，深化人事制度改革。2004年年初，在广泛征求全社职工意见的基础上，经报社领导集体研究，一是将报社内设机构由11个精简为9个；二是对中层干部重新进行招聘，制定了中层干部招聘条件及办法，经个人申报、竞聘演讲、公开答辩、民意测验等规定程序，最后由社领导班子集体研究决定，聘任了9个部门的12名中层干部；三是根据2004年的工作任务和版面调整的需要，对采编部门实行了采编分开，对经营、通联发行和行政管理部门进一步作了调整，同时对奖励分配制度也作了相应的调整。这些调整和改革有利于调动大家的积极性，有利于推动报社各项工作的开展。

加强党的建设和思想政治工作，为报社改革发展提供思想政治保证。一是进一步完善党的组织建设。自2003年11月党总支换届后，2个党支部也相继完成了换届工作，随后报社工会也进行了换届，并完善了有关工作制度。当前报社党团和工会组织健全，领导干部到位，从而为抓好党团工会工作打下了较好的基础。二是积极主动地开展了一系列党员教育活动。2004年5月组织了党、团员和干部职工共29人赴河北省狼牙山党建教育基地参观，接受革命传统教育；6月上旬，党总支组织赴国家博物馆参观“西柏坡精神展览”，对党员进行“两个务必”的教育；7月下旬组织干部职工参观“邓小平同志百年诞辰”展览等。三是自2004年6月开始，进行开展“先进性教育活动”的准备工作，制定报社《保持共产党员先进性教育准备工作实施方案》，根据国家中医药管理局直属机关党委的部署开展了有关准备工作。与此同时，报社的1名同志作为卫生部直属机关优秀党员受到了表彰。

由国家中医药管理局主管、中国中医药报社主办的《中外健康文摘》周刊，自2004年1月1日创刊以来，在国家中医药管理局新闻办和报社的指导和大力支持下，做了大量开创性的工作。一是加强了办刊队伍建设；二是明确了办刊思路；三是科学规划了5大版块、24个栏目；四是加强政治、业务和法律法规知识的学习，提高人员素质；五是制定了一系列规章制度，规范各项工作；六是加强文化建设。通过1年多的努力，杂志质量不断提高，发行量逐步增加。（陆　静）

【中国中医药出版社2004年工作概况】 1年来，在国家中医药管理局、国家新闻出版总署的直接领导和关怀下，在社会各界的支持与帮助下，经过出版社全体员工的努力，基本完成了年初制定的各项业务计划，实现发稿7900万字，出版新书133种，印制码洋8000万元，发行码洋8000万元，回款3500万元，创利润200万元。面对这样的业绩，出版社依然是有喜有忧。喜的是在产品结构调整基本完成的情况下，出版社保持了20%以上的发展速度，忧的是一些重点图书的销售没有质的突破，市场占有率尚未达到应有的目标。

一、坚持全面协调可持续的科学发展观，做好做强主业

（一）突出教材建设，完善产品结构。

出版社经过3年的努力，完成了产品结构“以科普及学术著作为主向以教材及考试用书为主，科普图书为辅，以学术著作为重点”的转变。为了实现该社提出的“中医药教材最全”的目标，2004年该社在教材及考试用书工作上仍然做了大量工作。出版7年制教材13种，创新教材10种，中药学专业规划教材3种，中西医结合规划教材1种，中医英语教材5种，双语教材1种，教辅类习题集、学习指导5种以及《2004年全国中医药行业专业技术资格考试大纲与指南》10种，《全国执业药师资格考试》1种，《硕士研究生入学考试综合复习与指南》1种。而且中医护理专业、中西医结合专业和中药专业公共课共45门规划教材的审稿、定稿工作也全面展开。

为了提高编辑工作效率和书稿编辑校对质量，在基础建设上也做了较大投入，出版社为每位编辑配置了1台电脑，加装了黑马编校软件。同时，出版社还注重对编辑人员素质的提高。在工作任务重，压力大的情况下，出版社派3位青年编辑参加了国家新闻出版总署举办的青年编辑业务培训班，使他们的业务水平有了明显提高。同时还选送1位主任参加了畅销书策划与营销研修班学习。

（二）围绕国家中医药管理局中心任务，继续做好中医药继承工作。

中医药继承工作始终是国家中医药管理局中心工作之一。该社也始终把中医药的继承作为一项经常性的工作常抓不懈。2004年，该社又出版了11种《百年百名中医临床家丛书》，使得这套在市场上有较大反响和效益的品牌书基本完成。该社还出版了新版全国著名老中医经验汇编《砭石集》、《中国传统临床医学丛书》6种以及"十五"国家重点图书《唐宋金元医学全书》4种。

（三）做好医学科普宣传是出版社应尽的责任。

该社在1997年～1999年出版的3套医学科普图书，码洋小、价格低、利润少，由于非常适合广大群众的阅读理解，贴近生活，面市后就一直受到大众的喜爱，至今已累计发行过百万册。出版社没有因为利润少而停止出版，而是在2004年根据医学的发展对3套丛书进行了修订，其中《健康教育丛书》有80种，《百病饮食心理运动调护丛书》有20种，《百病百问沙龙丛书》有10种。这3套丛书是该社坚持社会效益第一，社会效益与经济效益相统一的最好例证。而且该社联亿康广告公司依托"健康家园"活动，在全国25个省会城市设立工作站，在全国设立了1000家医学科普定点宣传医院，制作了宣传栏、宣传牌及健康教育处方，以此阵地开展健康教育公益宣传，这也在社会上形成了较为广泛的影响。

（四）发行龙头作用的体现是做好主业的关键。

好的选题是发行能够有所突破的重要保证，但效益的实现则必须依赖发行的成功运作。2004年，在全体发行人员的共同努力下，该社任务基本完成。针对教材及图书馆市场，发行专门成立了教材科并聘用了相关人员。由于成立时间短，效果还难以体现，但细化市场的做法是必须坚持而且要做好的。通过分析任务指标完成情况及市场现状可以看出，教材发行增长20%，参考书发行增长51%，说明教材仍然有较大空间，需要更大的努力，而参考书只要有好的图书选题及业务员的投入，潜力还是巨大的。但执业药师考试用书下滑50%以上，这主要是因为盗版太过猖獗，甚至个别地方出现政府管理部门参与盗版，使得出版社今后必须对盗版问题给予更多的关注。

（五）出版质量是企业的生命。

产品的质量事关企业的声誉和前途。1年来，出版部对图书的整体设计有了明显变化，一些书采用了灵活的版式设计，体现了时代感，不仅把题材变得活泼，而且容易被读者接受。美编室设计时也对部分书采用了LIV上光、压膜起鼓等新材料、新方法，使作品更鲜亮明快。在图书用纸上，封面采用200g铜版纸，正文用轻型纸等新材料，虽然成本有所增加，但使图书档次得到了明显提高。

二、延长出版链，实现真正意义的多元化发展目标

（一）充分发挥科普图书的潜力，开拓健康教育产业化的新天地。

近年来出版社出版了大量医学科普著作，如《百病百问沙龙丛书》、《百病饮食心理调护丛书》、《健康教育丛书》等几百种，并对依托科普图书，走出一条健康产业之路做了很多探索，如"健康世纪行"、"健康使者工程"等大型科普活动，在此经验基础上出版社成立了联亿康广告公司。在卫生部和国家中医药管理局的指导和支持下，承办了"健康家园"医学科普进万家10年大行动全国组委会的工作，现已在全国26个省会城市设立了工作站，已建立科普宣传定点医院1000家，定点药店1000家，并设立了宣传栏架，张贴健康教育宣传画14个主题12万张，发放健康教育处方15个主题150万张，发行《健康教育丛书》20万册。这一科普知识的宣传教育，扩大了主业出版的选题思路，促进了主业图书的发行，为人们的健康做了巨大贡献。

（二）充分利用中药图书和中药信息的优势作用，开辟中药市场。

出版社利用广大中医药图书的作者资源，成立了圣国泰科技有限公司，并在全国17家药材市场设立了信息工作站，而且顺应市场需求创办了中国中药材市场第1份《中国中药信息》周刊。通过周刊，出版社力图为中药市场搭建1个信息交流的平台，并通过义务咨询，指导广大药农科学种植中药；二是准确把握市场信息。现在出版社已在内蒙古和新疆建立了数千亩的药材种植基地。

（三）充分抓住版权贸易的契机，适时进入医疗市场。

出版社利用了十几年的时间已充分树立起了中国中医药出版社的良好形象，使世人初步形成了一种意识，那就是只要是中医药图书就首先想到中国中医药出版社。对西医药图书的出版工作，出版社的原则是以引进国外西医图书为主，同时引进专家、引进技术、引进设备，并把中医药图书推向国外。在这种思想指导下，出版社成立了正雍医院经营管理公司，准备在国内兼并重组35家医院，在国外开设100家中医诊所连锁店，使图书的引进、推出与技术的引进、推出密切结合，以利于开拓医疗市场。出版社现在已经和国内一家拥有300张病床的医院达成了资源整合协议。

（四）充分借助影视传播功能，广泛宣传中医药文化。

出版社现拥有图书、电子出版物的出版权，为了全面弘扬中医药文化，特别是使中医药走向世界，充分利用影视的先进传播手段，使全世界对传统的中医药文化有更深刻的认识。所以，出版社在图书电子出版物的基础上，成立了黄金视点影视公司。出版社深信，几千年优秀的传统中医药文化，借助影视这一先进的载体，必将得到更加广泛的传播，被更多的人们所接受和应用。

三、继续学习贯彻十六届三中、四中全会精神，构建和谐的出版社环境

（一）坚持民主生活会制度，加强班子建设。

多年来，该社领导班子坚持民主生活会制度。2004年该社领导班子民主生活会主题结合该社实际确定为——认真贯彻"三个代表"重要思想，切实落实科学的发展观、求真务实的群众观，促进出版社稳定发展。在会上，大家主动开展批评和自我批评，对廉洁自律做了说明，对工作中的经验和教训进行了总结，进一步增进了班子成员间的相互了解和信任，使班子凝聚力进一步得到了增强。

（二）坚持以人为本，关心职工生活。

党的十六大提出全面实现小康社会的目标后，胡国臣社长在该社明确提出带领全体社员提前实现小康目标，这使该社职工精神得到了极大的振奋。而且在2004年5月，该社为职工所做的最大的实事——通州住宅工程正式开工，这是该社落实“三个代表”重要思想的最好体现。在2004年9月，出版社在紧张工作中，依然组织全体职工前往新加坡、马来西亚进行了集体休假，这使职工间的相互了解进一步加深，企业的凝聚力进一步增强。

（三）求真务实，办好社庆活动。

2004年8月28日是该社建社15周年的日子。15年来，中国中医药出版社在国家中医药管理局和国家新闻出版总署的正确领导下，在社会各界的关心支持下，经过全体社员的共同努力，已经从一个名不见经传的小出版社跨入到具有一定实力和规模的中等科技出版社行列。这个跨越凝聚了中医药出版社人太多的心血和汗水，但这并不是出版社最终的目标。为了使社庆活动更有意义，出版社决定秉承一贯的讲实话、做实事的精神，以学术研讨作为对过去工作的总结。因此，该社主持召开的名医战略研讨会、全国高等中医药教材建设研究会年会、中药信息与市场规范研讨会等系列学术活动在人民大会堂拉开了帷幕。与此同时，“健康家园”活动组委会在全国26个省会城市大型医院组织的医学科普宣传日活动、该社圣国泰科技有限公司在全国17家药市信息工作站组织的免费信息咨询和书刊赠送活动以及在全国各大城市新华书店进行该社优秀图书展示和优惠销售活动也同时展开。通过社庆活动，充分展示了该社的良好形象。特别是胡国臣社长在开幕式上的总结讲话，得到了卫生部、国家中医药管理局、中宣部新闻出版局、科技出版委员会等部门领导的高度评价和肯定。

（四）面对灾难，奉献爱心。

2004年末，印度洋海啸给东南亚国家带来的巨大灾难，这牵动了每个中国人的心。我国人民发起了历史上规模空前的自发捐助行动，我国政府也迅速、有效地伸出了援助之手。面对这场灾难，该社职工也表现出了极大的友爱之心，捐款1100元，数量虽少，但表达了出版社的一片心意。

另外，该社职工李卫红得知北京市血库急需AB型血液，她不顾已是年过50岁的身体，毅然要求献血。她的这种无私精神感动了出版社每个人，出版社也为有这样的好职工而骄傲。

四、存在的主要问题

（一）管理工作有待加强和改进。

办公室在规范化管理上仍有欠缺。今后要加强落实涉及职工利益的工作，而且要加强对各部门工作的监督，真正起到纽带的作用。各部门都应向管理要效益，切实加强各项规章的落实。

（二）编辑选题策划主动性有待加强。

过去的1年，该社编辑任务十分繁重和辛苦，但是编辑的绝大部分精力放在了社选题及教材的编辑加工上，这使编辑产生了很强的依赖思想，编辑不用花太多精力，更缺乏主动性去策划好选题，使得该社除了教材以外几乎没有大的、好的选题，这也制约了该社发行工作的提高。今后该社要在建立社外编辑室的工作上加大力度，使社内编辑向策划编辑转变，以使该社在选题策划和图书编辑加工方面都有大的突破，为发行工作奠定坚实的基础。

（三）经营性人才尚待发掘。

2004年，该社在延伸出版链、公司经营、多元化发展的指导思想下，在资金的支持和投入上竭尽所能，但公司效益与出版社的期望相距甚远，这主要是缺乏懂市场、懂经营和懂公司管理的专门人才。因此，今后一定要培养和发掘真正的经营性人才，这是出版社能否实现公司经营实质性飞跃的关键。

（四）出版质量还需进一步提高。

2004年的出版工作，出版部面对时间紧、任务重的情况，依然做到了对印装质量、设计等方面的严格管理和提高，实属不易。但在一些重点书的印装上仍出现了掉页、错装等严重质量问题，这是绝不允许的。对此，出版部也承受了严厉的处罚，但这并不是目的。今后在加强生产流程管理，落实责任，认真筛选优质印厂方面还需要进一步明确，切实保证该社出版图书的质量。（李秀明）

【中华中医药学会2004年工作概况】

（见本书224页）

【中国中医药科技开发交流中心2004年工作概况】

一、深化改革，中心稳步发展

“深化改革、与时俱进”是中心工作不断取得成绩的动力，而提高认识、转变观念是进行改革、获得发展的必要保证。2004年，该中心领导带领大家，把学习“三个代表”的重要思想与中心工作实际相结合，促进该中心工作，把学习产生的巨大动力落实到实际工作中。中心以集体学习与个人学习相结合的形式，组织学习、参观延安精神展览、参观焦庄户地道战革命传统教育基地等。通过学习，大家提高了各方面的认识，调整了发展思路和经营理念，深化了中心内部的部门体制改革。在各部门开展法人化试点，全面开展独立核算、自负盈亏。中心领导还展开了积极的思想政治工作。中心要求大家有大局意识，调整好自己的心态，在思想上要正确处理好社会效益与经济效益的关系、正确处理好“为”和“位”的关系、正确处理好国家、集体和个人的关系、局部与大局的关系，充分认识自己的优势和特长；同时还以开小会和个别谈话的形式，让职工充分肯定自己，了解自己能干什么，找准能发挥自己特长的工作位置，最大限度地发挥自己的知识潜能和创造性，把解决思想问题和解决实际问题结合起来。经过不断的教育、反复的谈心、深入的思想工作，一批中坚力量、骨干带头人在实际工作中涌现出来。他们逐渐从思想上提高了认识，转变了观念，积极热情地支持改革，带领群众踏踏实实开展业务，使新改革措施得以顺利实施。在2004年中心领导班子发生变化的特殊环境下，中心全体职工齐心协力、团结奋斗、把握方向、稳步发展。

二、努力实现“创建一支队伍”

随着业务的发展，越来越凸现出人才的重要性，为实现该中心的工作任务，2004年该中心从社会上招聘了包括博士后在内的研究生和本科生13名，调出人员包括大本3名、大专1名，使中心得到了所需要的人才，业务人才也真正流动起来，在流动中实现了人才的优化组合和科学配置。除了人才流动之外，该中心还十分重视对内部人员的教育培训和知识更新，各部门派出多名职工外出参加培训，学习专利知识、管理知识等，提高了大家的服务技能。一些部门还定期组织学习，针对目前正在开展的业务或根据员工岗位特长，采用外聘讲师或内部交流的方式，培训全体人员。

经过几年的努力，中心已经初步创建了新药研究的选项、设计队伍，新药研究科技课题的管理队伍，新药研究的实验室研究队伍，同时该中心在其他方面也创建了成果的选项、管理、推广、营销等队伍。该中心所创建的“一支队伍”理念大大扩展了原来的设想，这些队伍的相继建成并开始运作，为实现该中心“三个服务”（为国家中医药管理局中医药方针政策服务、为中医药行业服务、为社会服务）、“三个面向”（面向临床、面向企事业、面向市场）的指导思想提供了人才保证。

三、不断实践“探索一个机制”

在过去的改革中，该中心以服务的观念、创新的理念，从中医药事业的大局出发，配合国家中医药管理局及局各司室转变政府职能的需求，承担了国家中医药管理局新药开发专项工作的组织实施、国家中医药管理局科技成果推广项目的组织实施及国家中医药管理局“十五”重点专科（专病）建设项目的日常管理工作。2004年，在各项工作顺利开展的同时，中心还主动设计、争取承担了更多的工作任务。在科教司的领导下，中心承担了国家高通量筛选用中药组分资源库的建设；在医政司的领导下，2004年组织并协助在香港、杭州举办第6期、第7期全国名老中医专家临床经验高级讲习班；在国际合作司的领导下，组团赴美国开展中医药方面的合作交流，与澳大利亚开展中药、保健品的注册、推广等工作，与香港赛马会中药研究院协商开展内地与香港在中药研究方面合作等工作；在办公室的领导下，中心负责了西部地区专科人才培训计划的落实工作。这1年，该中心不断地完善新的内部运行机制，在人政司的领导下，中心坚持了改革方向和改革措施，莫主任还与人政司签订了3年的责任状。2004年，中心不断实践着“探索一个机制”，不断以新的管理办法、新的运行形式，探索着新的机制，开展着全新的工作。

四、不断拓展多种工作业务

2004年，该中心在局领导的大力支持下，认真开展各项工作。中心配合开展了全国重点中医专科（专病）建设项目的肝病、脑病、肾病、妇科、皮肤病、肿瘤6个重点专科（专病）全国协作组的组建和日常业务活动；参加了国家中医药管理局委托北京市中医管理局组织的全国中医医院评审试点工作，并开发了评审管理的计算机软件；准备承担并填写了农村特色医疗专科评审的项目书；该中心在贵州省中医管理局、龙里地区科技开发区和吉林白山市政府、吉林省中医药管理局的委托下，为近30个中医药企业开展了新药开发、企业发展方向的咨询工作。白山市政府和龙里地区科技开发区都希望与该中心结成战略伙伴关系，为推动当地的中医药事业开展贡献更大力量。该中心开展了新药专项推广项目的第2批评审工作，并正准备启动第2批项目，全方位开展中医药科技成果的推广计划。该中心支持、参加了国家中医药管理局开展的中医药条例实施1周年的系列宣传活动；组织了院士肿瘤高层论坛；组织全国名老中医献方工作取得了实质性的进展，拍摄并制作了从第1期～第7期的全国名老中医专家临床经验高级讲习班光盘，并为今后的名老中医名方的研究、民间验方的研究整理等工作打下了坚实基础；与中国中医药研究促进会合作开展了多次中医药学术培训和医疗成果推广工作；中心在信息网络工作中，认真结合中心开展的各项工作，稳步开展全方位的建设；在作为《中医药信息杂志》主办单位的同时，新近又成为《中国保健食品杂志》的主办单位。（刘　穗）

【中国传统医药国际交流中心2004年工作概况】 2004年国家中医药管理局传统医药国际交流中心继续以邓小平理论和“三个代表”重要思想为指导，贯彻执行中医药工作会议精神，结合中心工作实际，围绕国家中医药管理局工作重点及《中医药对外交流与合作十年规划》，在局党组和各有关司室支持下，全中心同志团结一致，努力拼搏，使中心工作取得了一定成效。

一、坚持以邓小平理论和“三个代表”重要思想为指导，积极发挥党支部战斗堡垒的作用，完善内部管理机制，创建良好工作氛围，维护个人与集体的合法权益

（一）政治理论学习。

2004年，在局直属机关党委的统一安排下，中心党支部制定了理论学习计划并分阶段实施，着重学习了《中共中央关于加强党的执政能力建设的决定》。

（二）支部工作。

民主生活会。完成中心2004年党员领导干部的民主生活会。中心领导及党员根据群众意见并结合本单位的工作实际及个人工作、思想情况，对照“三个代表”重要思想和党章的要求，从党员的党性、党风、先进性等方面，检查对照总结，开诚布公，坦诚相见，互相帮助，增强了沟通，加强了团结，达到共同提高的目的。局机关党委、人政司、纪检室等有关领导参加了中心领导的民主生活会，并给予指导和肯定。

维护稳定工作。进一步加强维护稳定工作，对单位职工开展法制教育，增强防范意识，教育职工遵纪守法，形成知法守法的良好风气，维护个人和单位的合法权益，缓解和防止矛盾激化。每逢重大节日、“两会”期间及敏感日时，中心处级以上干部排班值班，执行零报告制度，保证了中心各项工作的顺利进行。

组织生活。为丰富支部生活，组织党员和干部参观了国家发改委主办的中国国际服务业展览会，将保持共产党员先进性教育和中心工作有机地结合起来；组织全体党员到冀东盘山抗日根据地旧址与盘山烈士陵园参观，接受革命传统和爱国主义教育；参观访问原北京军区某坦克部队，从中感受到解放军指战员们信守职责的坚定信念。

组织发展。学习了贺国强同志在全国发展党员工作会议上的讲话、《中共中央办公厅转发＜中共中央组织部关于进一步做好新形势下发展党员工作的意见＞的通知》、《中央国家机关工委关于学习贯彻全国发展党员工作会议精神的通知》，并结合支部工作对新形势下组织发展的指导思想、基本要求及对发展党员“坚持标准、保证质量、改善结构、慎重发展”的“十六字”原则有了进一步的认识和体会。中心已有2名同志递交了入党申请书，经中心党支部讨论决定，将在今后的学习和工作中进一步考察，帮助他们不断向共产党员的标准靠拢，逐步纳入党员发展计划。

廉洁自律。认真学习中共中央、中央组织部《关于严肃查处党员和干部参与赌博的通知》，号召中心全体党员和干部拒不参与任何形式的赌博活动，培养积极向上的精神情趣，形成健康文明的生活方式，增强法纪意识，同赌博等歪风邪气作坚决斗争，全体党员和干部签订了《拒不参加任何形式赌博》的保证责任书。学习了2个条例即《中国共产党党内监督条例》、《中国共产党纪律处分条例》。

2004年底，全体党员（包括离退休干部）学习了《中共中央关于在全党开展以实践“三个代表”重要思想为主题内容的保持共产党员先进性教育活动的意见》的文件，对开展保持共产党员先进性教育活动进行了动员。

经局直属机关党委和纪委的联合推荐，中心党支部被评为“卫生部直属机关2001年度～2004年度先进基层党组织”。

（三）行政管理。

建章立制，不断完善内部管理机制。2004年，中心在原有的13条内部管理规章制度上又增加了《中心职工在职学习培训暂行规定》、《中心外派人员在境外期间的人身安全预案》等4条制度。还完成了2002年以前中心各年度项目资料的归档工作，使管理工作得到进一步规范。

落实《中共中央国务院关于社会治安综合治理的决定》及局有关部门各项工作部署，安保工作组织到位。落实责任制，进行经常性的安全检查，消除各种隐患，杜绝了各类事故的发生，确保安保工作落到实处，做到了管好自己的人，看好自己的门，保一方平安。

按照中心办公会决定，春节、国庆2次为局机关全体正式职工发放节日补助费，表达了中心同志对局各司办支持中心工作的一点心意。积极开展献爱心活动，争创效益回报社会，中心全体职工积极向湖南、河南省区相继发生的洪涝等自然灾害以及东南亚地震和海啸受灾国家人民伸出援手，分别向中国红十字总会、中华慈善总会捐款。

参照国家有关规定，2004年给中心全体职工增加了职务补贴；国家法定节日，给中心职工发放节日补助费。

财务工作。1月，中心通过外部会计事务所的财务年审；年初，中心通过统计工作年审；6月，中心通过收费许可证年审；年终，中心被局办公室评为行政事业决算优秀单位。

二、2004年，中心的中医药交流与合作工作主要从3个方面开展，境内外项目的合作、中医药产品的内联外引、新技术的推广应用，还多次举办了国际性学术交流会，扩大中医药在国外的影响，为中医药走向世界而努力

（一）境外合作项目。

瑞士中医中心已发展到7个点，2005年4月将在苏黎世附近的一家政府医院再开设1个新点，所选派的针灸和推拿专家已获得在瑞士的工作许可权。2004年共派出中医专家8名，为5名中医专家办理延长工作手续。

与瑞士诊所管理人员（中、外方）保持密切联系，了解掌握诊所的状况，及时解决处理有关问题。2004年9月，中心主任及负责瑞士诊所项目的有关人员赴瑞士对瑞士中医中心合作方聚英公司（原传统中国医药国际股份公司）进行了工作访问；看望了在苏黎世、巴德拉咖茨、哈姆中医中心工作的中医专家，听取了他们工作和生活的情况汇报，同时要求专家加强安全意识和自我保护能力；就改进、规范选派专家程序，完善诊所规章制度及合作中发现的问题等方面交换了意见。

在瑞士工作访问期间，代表团还拜访了中国驻苏黎世总领事馆，向陆总领事汇报了瑞士中医中心的发展情况，并拟定2005年第3季度在苏黎世召开中医药国际学术研讨会。陆总领事对中瑞合作项目表示满意，希望研讨会在苏黎世召开，总领事馆将给予全力支持。

2004年5月，中心与江阴天江药业有限公司共同接待瑞士合作方董事兼药剂师Kundig先生的来访，主要就中药饮片出口瑞士及为瑞士诊所购置所需医疗器械等事宜进行了磋商。

2004年瑞士与欧盟签订了协议，

确定今后诊所招聘医生，首选瑞士本国，其次考虑欧盟国家，最后从中国招聘，欧洲国家的保护政策无疑会给境外办医带来更大的困难。瑞士政府为满足当地人员就业，致使该中心选派的最后 1 名翻译于 2004 年 9 月回国，所有诊所翻译最终均为本土人员，因此翻译的水平将给双方今后合作带来新的矛盾、新的问题。

俄罗斯诊所影响继续扩大，诊所已增至 2 个，根据诊所发展势头及俄方要求，继续从国内各医院选派专家。2004 年派出 5 位中医专家和技术人员赴俄诊所工作，诊所业务范围除针灸、推拿外新增中医美容和减肥，并计划开展中医诊断、中医治疗眼科疾病等项目。2005 年年初还将增加 2 名医生和专业人员赴俄工作。

为保护医生在俄工作期间的人身安全，经与俄方多次交涉，现已开始由俄诊所为中心选派的专家（鉴于俄罗斯目前尚未开展这项保险业务）在国内上保险。

俄方董事长波塔波娃女士参加了世界中医药学会联合会主办的北京国际传统医药大会，期间中心就诊所今后的工作和发展进行了细致的探讨，双方对目前的合作均表示满意。

中心接待了俄罗斯酸水市天然保健中心董事长等 5 人的来访，就如何在酸水市原有的水疗、泥疗保健中心的基础上建立中医保健中心及开展中医保健项目等问题进行了论证，双方现已着手该项目的可行性研究及相关工作的筹备。

（二）扩大联络范围，开展中医药产品的内引外联。

自 2003 年以来，中心与澳大利亚医药保健品进出口公司合作，为国内中药企业办理澳大利亚 GMP 认证提供服务，以便中国中药及保健品能进入澳大利亚市场。

与印度 PHARMACHEM TRADERS PVT.LTD.达成初步意向，由中心提供治疗肿瘤及提高免疫力的中药产品材料样品，由印度 PHARMACHEM TRADERS PVT.LTD. 注册、进口。

为使更多的国家了解中医药产业现状，吸引其参加中医药产业的实质性合作，中心与国家发改委中小企业司合作，在申请 APEC 财政资助方面做了一次有益的尝试。国家发改委在亚太经合组织中小企业工作组会议上，提交了中心起草的 APEC 中小型中医药企业的发展培训计划，得到了部分成员国的赞同和认可，为项目的启动打下了良好的基础。目前中心会同发改委中小企业司继续加强工作，培训计划力争在 2005 年获得通过。

接待日本中医健康中心米田丰等一行 3 人，安排参观了辽宁省糖尿病治疗中心、长春元化肛肠病医院和中国中医研究院眼科医院，并就今后合作事宜进行了商讨。

在国家中医药管理局国际合作司的指导和安排下，中心与埃及有关部门进行会谈并签署谅解备忘录，但尚未有实质性进展。

作为支持单位，中心协办第 35 届樟树全国药材（药品）交易会，确立了“变追求经济效益为注重社会效益”的大会指导思想。

（三）中医药产品、新技术的推广应用。

为弘扬民间中医药特色疗法，积极参与农村中医药医疗服务工作，2004 年 7 月在长春举办了全国肛肠科应用微型锋针刀特色疗法培训班（该班已被列入国家中医药管理局 2004 年国家级中医药继续教育项目）。

“HD 肝病治疗仪治疗脂肪肝临床研究”被列入北京市中医管理局科研课题，为肝病治疗仪的技术推广奠定了基础。2004 年与中日友好医院临床研究所举办了 3 次临床观摩学术研讨会，由肝病专家崔振宇教授、王泰龄教授、车念聪教授进行学术讲座。

成立了脂肪肝临床科技协作组，构筑联络网，搭建技术交流平台。目前已有 5 批 78 家医院经中心批准成为协作组成员。以中日友好医院临床医学研究所为培训基地，2004 年共培训 10 批数十人次。对不便来京的医疗单位，委派技术人员深入基层现场培训，最大限度的满足医院要求，医院反映良好。

以治疗脂肪肝为突破点，进行代谢综合征的治疗，进一步开拓国内市场，探索国际市场。同北京军区总医院肝病研究所合作，成立脂肪肝代谢综合征治疗中心，不断总结临床经验，做前瞻性研究。

（四）扩大中医药对外宣传与影响，促进中医药国际学术交流与合作。

以国家中医药管理局办公室蒋健副主任为顾问，中心沈毓龙主任为团长的中医药代表团一行 28 人，于 2004 年 9 月 15 日～18 日赴丹麦菲英州奥登塞市参加首届中丹中医药现代化学术会议，取得圆满成功，得到了中丹代表们及丹麦有关方面的好评。会议得到了丹麦政府的高度重视和大力支持。为使中丹中医药交流与合作能稳步、有序地进行与发展，丹麦专门成立了由州政府、市政府、大学、医院、农科院、高科技园、商业中心等单位共同组成的丹麦国家中医药委员会（TCM－Denmark），以求使中医药早日进入丹麦。

2004 年 5 月 27 日～6 月 8 日，应奥地利奥中友好协会、法国工商总会的邀请，中心组团 12 人赴奥地利、法国参加中西医治疗常见病研讨会。

2004 年 7 月 29 日～8 月 12 日，中心中医药代表团一行 9 人赴德国、丹麦进行了学术交流活动。团组成员来自全国 6 个省市 5 家高等院校、医疗研究机构，代表团分别就中医药在欧洲的地位、发展状况及合作领域、合作方式等与德国、丹麦等有关医疗机构进行了交流，为今后的交流合作打下了进一步发展的基础。

三、根据中央组织部、人事部、卫生部《关于深化卫生事业单位人事制度改革的意见》，中央组织部、人事部《关于加快推进事业单位人事制度改革意见》以及人事部《关于在事业单位试行人员聘用制度意见》的文件精神，结合中心的实际情况，2005 年中心的改革工作将进入实施阶段

制定了中心《人事制度改革方案》。对机构设置、人员聘用的实施方案及分配制度改革实施方案的目的、原则、竞聘条件、岗位职责、聘用期限以及使用的范围都做了详尽的解释。

制定了中心《岗位工资管理办法》。对岗位工资的确立、岗位工资的标准、岗位工资的调整以及奖惩制度等也有明确规定。 （于伟光）

【国家中医药管理局台港澳交流合作中心2004年工作概况】 2004年是台港澳交流合作中心艰苦创业的一年。在局党委的亲切关怀和各司（室），尤其是国际合作司的正确指导下，以台港澳地区中医药交流合作为重点，突出中医药特色，抓住优势合作项目，实施“走出去”的发展战略，促进台港澳地区中医药事业的发展。该中心在积极做好台港澳中医药民间交流的同时，搭建中心未来发展框架，形成了以创办经济实体为生存基础、以学术交流寻找实质性合作机遇、以项目运作带动经济效益稳步发展、以各种压力转化为前进动力的局面。目前，中心已经初步形成了“一主三体”（以交流为主，创建3个实体）同步发展的新格局，逐步走上健康良性的发展轨道。

一、发挥党支部核心作用，推动中心工作全面展开

充分发挥党支部的核心作用，围绕中心工作，采取多种形式开展对党员、干部和职工的思想教育，将理论学习与中心实际工作紧密结合。通过参观“西柏坡精神巡回展览”，教育党员干部牢记“两个务必”，在日常工作中贯彻落实“三个代表”思想；通过党员的先进性教育，增强党员模范带头作用意识；通过邀请党外干部参加党内民主生活会，营造民主和谐的气氛，让员工集思广益，献计献策。

中心领导、党支部和工会共同关心员工的切身利益，在中心经济极为困难的情况下，积极为员工办理社会保险，组织参加植树造林和运动会活动，对离退休、生病职工，中心及时探望，送去关怀和温暖。

二、加强政治理论学习，认清中心发展目标

针对台港澳地区中医药交流的特殊性，中心一贯坚持员工的政治理论学习，认真学习党中央、国务院和国家中医药管理局有关政策文件。在办理手续、出境考察、接待来访、洽谈业务中，加强法律和外事教育，提高政治水平。

根据交流服务的特殊需要，中心还开展道德和礼仪教育，注重员工素质培养，用良好的服务和规范的言行促进交流工作。随着服务质量提高，中心在台港澳地区中医药界具有一定知名度和影响，交往层次逐步提高，建立了自己的客户群，为开展合作奠定了坚实基础。

2004年，中心明确改革发展思路，建立“一主三体”基本框架，即以对台港澳地区中医药交流合作为主，创建北京顺天德中医医院、北京圭明饮片厂、北京广安医药中心3个中医药经济实体。围绕中心的职能开展多元化、多渠道的业务，夯实中心生存和发展的基础。以中医药交流合作扩大中心对外影响，赢得良好的社会效益；以经济实体创收，获得一定经济效益，为交流合作提供经济支持和保障。

三、有计划开展中医药交流，扩大对台港澳地区影响

2004年度，全中心各个部门群策群力，广泛开展中医药学术交流。通过主办各种会议、组织考察等形式赴台港澳地区、澳大利亚、英国、荷兰等地，传播中医药文化，同时学习和带回各地现代化管理经验，收获颇丰。

同时，中心邀请台港澳地区中医药界人士到内地参加各种学术会议、博览会，寻求合作。

中心根据当前中医医疗改革的热点和需求，以医院管理为专题，组团赴台考察，并对台港澳地区中医医疗机构进行调研分析，完成了有关政策研究的调研报告。

为庆祝澳门回归祖国5周年，配合澳门特区政府卫生局成功举办了2004年澳门国际中医药学术研讨会。在中心资金极其困难的情况下，圆满完成了局国际合作司交给的任务。

2004年，组织境外会议和组团活动7个，其中台港澳地区5个，占71.43%，比2003年上升31%。

2004年6月，在局国际合作司大力支持下，中心与澳门中医药科技协会合作，在北京成立了京澳中医药联络处，在运营半年过程中，办事处承担了大量联络和接待任务，受到澳门方面的一致好评。目前，该联络处正在为澳门科技大学创办中医院进行积极的工作。由于合作方定期提供一定的经济资助，为联络工作顺利开展创造了有利条件。

中心在厦门和昆明成功举办了2次中医药暨保健品博览会，为内地和台港澳地区药材交流搭建了商贸洽谈的信息平台。

四、做好交流来访，强化服务意识

随着中心交流业务拓宽，来访活动日趋频繁。由于台港澳地区的特殊性，中心严格按照局国际合作司的要求，及时请示和沟通，遵守外事纪律。2004年先后接待百余人来访，扩大了交流，增进了感情，加深了友谊。同时，中心也承担了一定经济压力，并尝试以新的方式从各种渠道弥补接待费用的严重不足。

五、努力打造经济实体，创建新的经济增长点

在局领导的大力支持下，经过中心同仁的共同努力，中心3个经济实体框架初步形成。中心牢记局领导提出的“台港澳中心首先解决的是生存问题”的指示，脚踏实地落实中心亟待解决的问题。实体的建立使中心的未来初步有了可持续发展的动力，看到了希望，成为中心新的经济增长点。

北京顺天德中医医院运行1年来，遵循“顺天济世、德善为生”的院训和救死扶伤的宗旨，全方位地完善内部管理，提高医疗服务质量水平，发挥中医治疗风湿病的优势，向专科专病方向发展，医院已成为北京市医疗保险定点一级医疗机构。目前，医院门诊共收治病人4412人次，住院病人达80人次。经营状况逐渐改善，亏损有所好转。

北京圭明饮片厂完成了股份制

改造，明晰产权，明确股东责任，饮片厂按照科学化、现代化发展的方向，进行微米中药剂型的研究和开发（局立项的课题），为中药生产的先进性奠定了基础，确保了医院和门诊的药材供应。2004 年企业利润达 16 万元。

北京广安医药联合中心改制正在顺利进行，门诊部已更名为北京广安中医门诊部，经过 3 个月的运行，门诊量及营业额没有受到影响；药品经营部的收购事项已接近尾声。2004 年，中心收入 5461 万，支出 5463 万，亏损 2 万。门诊部下一步重点工作是股份制改造。

六、存在问题

中心没有职权和职能；中心内部管理制度尚不完善，没有充分调动全员积极性；经济基础相当薄弱，抗风险能力较差；缺乏懂管理、懂经营的人才。（穆利华）

【国家中医药管理局中医师资格认证中心 2004 年工作概况】

一、思想作风建设方面取得了新的进展

通过深入贯彻学习党的十六大会议精神，认真实践“三个代表”的重要思想，中心工作人员的精神面貌发生了深刻变化。进一步增强了大局意识、服务意识、责任意识。通过学习，大家普遍认识到：考试工作虽然是一项具体的局部工作，但却是中医药事业的重要组成部分，对于中医教育、教学改革发挥着重要的指导作用。因此考试工作必须服从服务于中医药事业发展的大局，以一切有利于国家利益、有利于中医药事业发展为根本前提和出发点，在中医药改革发展总体推进中做好各项考试工作。在考试的组织管理工作中，特别是试题的水平、质量、难度等均涉及到中医师队伍的建设和考生的切身利益，因此工作好坏直接关系到党和政府的形象。基于这种理性认识的不断提升，中心工作人员牢记自己肩负的责任，坚持全心全意为人民服务的宗旨，在人手少、头绪多、任务重的情况下，许多同志经常加班加点，超负荷工作。

为了加强党对考试工作的领导，年内完成了支部的换届改选工作，完善了支部内部组织建设。通过召开支部、主任联席会议，决定有关中心重要事宜，更好地体现了党支部的战斗堡垒和监督保障作用。

二、考试工作取得了新的成绩

（一）中医类医师资格考试基本情况。

实践技能考试是实践技能操作和临床思辨能力的综合技能测试，是医师资格考试的重要内容。2004 年是实践技能考试全国统一命题的第 2 年。该中心为做好此项工作，投入了大量的人力、物力和财力。组织专家命题，结合中医不同类别人员的特点，调整了有规定学历和师承人员的问答试题；按照考试设计和考试大纲要求，优化了试题结构；在分析过去几年各地实践技能考试情况的基础上，调整了 3 站考试时间及内容。为了提高考官执考水平，该中心于 4 月 27 日在厦门举办了考官培训班。2004 年的实践技能考试取得了良好的效果，各地一致反映测试质量明显提高，考试内容及方法更加科学、合理，体现了公平、公正、科学的原则。

此外，还组织修订了中医中西医结合医师资格综合笔试大纲，明确了中西医比例等相关政策，体现了师承与确有专长人员的政策区别。

中心成立 5 年来，圆满地完成了全国中医师资格考试任务，实考试人员达到 25.4 万人。经统计，2004 年中医类别实践技能报名人数为 86245 人（其中：执业医师 28022 人；执业助理医师 58223 人），是历年考试人数最多的一年。通过人数 63923 人，通过率 77.04%（其中执业医师通过率 88.57%；执业助理医师通过率 71.49%）。综合笔试实考人数 63090 人，通过人数 31876 人，通过率 50.52%（其中民族医实考人数 388 人，通过人数 198 人，通过率 51.03%），执业医师通过率 63.69%（其中师承类通过率 41.66%）；执业助理医师通过率 42.64%（其中师承类通过率 22.51%）。

2004 年参加执业医师考试的外籍人士和台、港、澳考生和 2003 年相比略有下降，其中中医类考生报名人数 538 人，实考人数 489 人，通过技能考试人数 375 人，合格率 76.69%。

（二）临床中医中药中医护理专业技术资格考试。

2004 年，临床中医中药中医护理专业共开考 19 个专业，其中临床中医 11 个专业，临床中西医结合 3 个专业，临床中药学 3 个专业，中医护理 2 个专业。为了能够科学、客观、公正的评价中医药专业人员的技术水平和能力，中心按照有关规定对临床中医中药中医护理专业技术资格考试实行五统一，即统一组织、统一考试时间、统一考试大纲、统一考试命题、统一合格标准。在试题命审过程中，中心组织专家严格按照《专业技术人员资格考试试题编、审规程》进行操作，确保试题不超纲和认知层次科学合理；试题知识结构合理布局；试题内容与相应资格考试的考试目标相符，层次区分明确，有适当的区分度；试题的标准答案文字表述准确、简练、规范。为做好保密工作，每位与会专家及工作人员都签订了《保密协议》，并严格按照协议执行。

2004 年，中医药专业技术资格考试总人数为近 2 万人。各考区、考点及中医药和卫生行政部门反映试卷质量总体较好。

此外，中心召开了医学气功考试大纲论证工作会议，确定了考试大纲，并成功地进行了模拟考试，完成了“3+1”命题组卷任务。

根据《关于在香港特别行政区中医执业资格考试开展合作的会议纪要》的有关内容，中心圆满完成了香港特别行政区中医执业资格考试审题工作。根据国家中医药管理局与新加坡卫生部的协议，中心 2004 年再次派人赴新加坡，完成了新加坡中医师考试命题组及其他技术支持工作，受到了新加坡卫生部中医管理委员会的好评。

三、基础建设工作稳步推进

根据国家中医药管理局领导的

指示，为达到把中心建设成为国家级现代化的中医药权威考试机构的目标，中心继续加强了内涵建设。一是通过在职进修、工作实践、出国学习、参加学术会议等不同形式培育队伍，使中心人员整体素质得到了进一步加强。目前中心有2人分别攻读在职研究生，2人通过国家组织的计算机考试；二是进一步完善中心内部规章制度的建立。根据几年来中医专业人员考试实践经验的总结，制定了一系列管理制度，形成约束机制，堵塞了可能出现的各种漏洞，管理水平得到进一步提升；三是继续加强和完善了专家库建设。2004年，在考试类别增加的基础上，中心适时增加了相应的专家，在专家队伍建设上形成了动态管理机制；四是基地建设稳步推进。基地是考试命题、审题工作的基础，基地建设的好坏将在很大程度上影响中心的工作，因此对基地的管理、监督及必要的投入是十分重要的工作。到2004年为止，中心先后在上海、山东、南京、长春建立了命题、审题工作基地，为由集中命题向日常分散命题、审题的机制转变奠定了初步基础。（张治强）

地方中医药

地方中医药

1．北京市

【北京市2004年中医药工作概况】

一、中西医结合防治"非典"工作

2004年4月22日，北京市再次发现传染性非典型肺炎疑似病例，根据市委卫生工委书记尤兰田同志、副市长牛有成同志主持的北京市"非典"防治工作紧急会议精神和金大鹏局长的要求，该局紧急部署了北京市中医药参与"非典"防治工作。局领导亲自主抓，召开了全局干部动员大会，及时启动了中医药防治"非典"的应急预案，确定了中医药参与"非典"防治的治疗原则。局长亲临一线指挥中医药参与SARS的医疗救治工作，抽调了部分中医专家深入地坛医院一线，与西医密切配合，团结协作，中西医共同为SARS患者的救治发挥了重要作用。

在防治"非典"期间，为了使每个"非典"患者及时、有效地使用中西医结合的治疗方案，北京地坛医院领导给予了高度重视和大力支持，为中医参与SARS治疗搭建了平台。中医药在积极参与SARS的治疗中，特别得到了牛有成副市长的大力支持，牛市长在该局印发的中医药治疗SARS简报上多次做了重要批示，为了切实发挥中医药治疗SARS患者的作用，谢阳谷局长先后5次带领北京地区防治"非典"中医药专家协作小组成员到北京地坛医院为患者进行会诊。专家们通过对"非典"患者的望、闻、问、切，辨证论治，在基于2003年中医药防治"非典"方案的基础上为每位患者制定了个性化的中医药治疗方案，并对特殊患者采用中药汤药灌肠的特色治疗技术，因证施治，随症加减，还选派了1名中医呼吸热病的博士进驻"非典"隔离病房，负责"非典"患者中医药治疗情况的采集和信息传递，为"非典"的治疗采集了大量的第一手资料，同时也为中医药治疗"非典"积累了临床经验。

为了及时总结经验，该局多次组织召开了北京地区中医药防治非典型肺炎专家协作小组中医药防治SARS工作研讨会，对中西医结合治疗的效果进行了客观评价。

中医药参与SARS防治的主要经验是：（1）强化责任意识，行动反应快速。发现疫情及时启动应急预案，在4月22日北京市出现第1例SARS疑似患者后，立即启动中医药防治"非典"预案，组织北京部分中医药专家，制定非典型肺炎的中医药救治方案；（2）中医药参与治疗启动快，求时效，严格执行中西医结合治疗的方针，突出了一线临床观察与二线会诊相结合，使每个患者得到有效的治疗；（3）统一部署，加强管理。根据卫生部、市委、市政府关于加强"非典"防治工作的紧急会议的精神和国家中医药管理局关于做好防治"非典"工作的通知要求，该局召开了全市中医、中西医结合、民族医医疗机构防治"非典"的部署工作会议，印发了《关于切实加强中医医疗机构防治"非典"工作的紧急通知》，对北京地区中医药系统防治"非典"工作进行了全面部署，要求各中医医疗机构切实增强责任意识，防止麻痹思想，完善防控"非典"的领导指挥体系、预防控制体系、疫情报送体系和后勤保障体系的建立。尤其是在严格控制院内感染工作中，为进一步加强对发热病例的监测工作，完善门（急）诊预检分诊制度，切实加强对医护人员防护，防止医院成为新的疫源地，为认真做好各项疫情监测工作和信息上报工作做出了努力；（4）组织落实，严格督查。为了切实保障中医药系统防治"非典"工作预案得到有效落实，"五一"期间组织督查组对本市中医、中西医结合、民族医医疗机构的"非典"防治工作，包括预检分诊制度、院内感染控制、值班制度等情况展开督查，对防控工作中存在的问题给予指正，还对一家医院下达了限期整改通知书，有效地堵塞了中医机构防控工作中存在的漏洞，确保中医药系统防控"非典"工作的安全。

二、转变政府职能，坚持依法治业

（一）以"三个代表"重要思想为指导，认真组织学习《行政许可法》，相关人员积极参加了北京市人事局组织的《行政许可法》的开卷考试和闭卷考试。

为了配合《行政许可法》的实施，按照《北京市行政许可事项清理工作方案》的要求和市人民政府法制办公室、市机构编制委员会办公室的工作部署，完成了《北京市行政许可事项清理表》、《行政许可事项有关问题调查表》、《行政许可实施主体情况调查表》等表格的填报工作，并对该局国家设定的9项中医药行政许可项目、行政许可规定和规范性文件进行了全面清理。

（二）深入贯彻落实《中华人民共和国中医药条例》和《北京市发展中医条例》。

为了把贯彻落实《中华人民共和国中医药条例》、《北京市发展中医条例》工作落到实处，该局深入基层，对中国中医研究院广安门医院、西苑医院、北京中医药大学东方医院、东直门医院、北京中医医院、平谷区中医院、延庆县中医院、朝阳区中医院等20多个单位落实2个条例的情况进行了调研。在充分调研的基础上，按照市人大教科文卫体委的要求，将北京市落实《北京市发展中医条例》的情况向市人大做了汇报，代表们认真听取了该条例的执行情况，对北京市中医工作所取得的成绩给予了充分的肯定，同时也提出了很好的意见和建议。在庆祝《中华人民共和国中医药条例》实施1周年和《北京市发展中医条例》实施3周年中医药宣传周期间，按照国家中医药管理局的统一部署，该局对北京地区的庆祝活动进行了安排部署，组织了北京地区35所中医、中西医结合、民族医医疗机构在中山公园、医院、农村和社区内开展了大型义诊咨询宣传活动，义诊咨询服务近5万人次，发放宣传材料34万余份，极大地推动了全市宣传、贯彻、落实《北京市发展中医条例》的工作，为首都中医药工作营造了良好的发展环境。

（三）认真贯彻《执业医师法》，切实做好中医类别医师队伍的管理工作。

认真组织完成了2004年医师资格考试的报名和实践技能考试工作。严格按照卫生部《关于医师资格考试报名资格的暂行规定》和《补充规定》的要求，对该市976名报名参加中医类别医师资格考试的考生资格进行了严格审核，查出75名不符合考试报名规定的人员；特别是针对中医类别考生情况复杂、种类多的特点，在组织中医类别实践技能考试工作中，加强考官责任意识，严格考场纪律，保证了实践技能考试圆满完成。2004年共受理实践技能考生901人，有560人通过了实践技能考试，合格率为62%。

严格按照《执业医师法》的规定，认真做好医师执业注册工作。2004年先后下发了《关于做好军队转业、复员或退休移交地方人民政府安置的中医医师换领地方〈医师资格证书〉工作有关问题的通知》、《关于进一步加强中医类别医师执业注册工作的通知》等文件，对中医类别医师执业注册的程序、条件等进一步进行了明确。截止到2004年10月底，注册并发放《医师执业证书》3213人，未出现1例差错。

为了认真做好《执业医师法》实施5年来的工作总结，本着实事求是的工作原则，对5年来实施《执业医师法》工作的基本情况、存在的主要问题进行了全面总结，并对今后的工作提出了建议。

（四）切实加强对中医医疗服务质量的监督管理工作，清理和取缔各种形式的非法中医医疗活动。

按照卫生部、国家中医药管理局的要求，该局对《中国消费者报》、《中国体育报》等报刊刊登非法中医医疗广告案件展开了调查和处理，并将有关处理结果和意见撰写了情况报告，呈报各级主管部门。

（五）全面推行中医医政政务公开制度，对现有行政审批事项按照“全程办事代理制”的模式进行了探索性的工作。

在提高办事效率，增加审批工作的透明度，减少审批工作的随意性，结合医政管理工作职能，对中医医疗机构的审批、中医类别执业医师注册、中医医疗广告的核准等工作严格把关，以便民为原则，以人为本，认真贯彻无缺位制度、首问负责制度、服务承诺制度、行政服务限时制、AB角制度，切实完善行政审批流程中的各个环节，2004年中医医疗广告审核出证700多件，全部在政府网站公开。接待群众来信来访120余人次，回复信函35件，对每件群众申请办理事项，严格按照承诺时间，随时受理，限期办结，避免群众多次往返。

为切实做好政务公开，该局充分利用北京市中医药信息网和北京市电子政务网上审批系统，将27部行政审批的相关法律、法规、规章和地方性法规，10项行政审批程序性规定，行政审批申请表单等全部予以公开，供群众查询、下载。

三、促进北京地区中医工作发展，拓宽首都中医药继承与发展基地

为了切实把吴仪副总理关于加强中医名院、名科、名医的工作落到实处，该局在深入调研的基础上，先后多次召开中医发展研讨会。在政策积极引导下，北京市中医医院发展建设取得了显著成绩，房山区、昌平区中医医院年收入达到上亿元，在全国区县级中医医院发展建设中处于领先地位；在实施名科建设工作中，在完成首都第2批19个市级重点专科专病的建设基础上，启动了第3批11个重点专科项目建设工作，将如期完成“十五”期末30个中医专科专病的建设项目规划。

根据《北京市综合医院创建示范中医工作建设方案》，该局组织专家对全市已确定的北京儿童医院、北京宣武医院、北京朝阳医院、北京天坛医院、北京友谊医院、北京市回民医院6个创建示范中医工作建设单位的医疗、教学、科研、学科带头人、梯队建设、发展方向、预期目标的完成情况及医院对示范中医工作发展情况等方面进行综合评估、验收。在总结完成第1批6所综合医院示范中医工作的基础上，启动了第2批10所综合医院示范中医工作。此项工作的开展，为推动北京地区中医药工作的整体发展奠定了基础。

四、坚持与时俱进，不断促进中医规范化、制度化、标准化建设

根据市政府“三定”方案赋予该局的职能，为了有效地促进中医医疗机构的建设与发展，该局承担了国家中医药管理局《中医医院评审标准》的制定工作，从调研开始，组织专家经过20余稿的修订，拟订出了全国中医医院评审标准，经过5个试点中医医院的试评工作，验证了标准的可行性和实用性。标准的制定为中医医院规范化、标准化建设，有效地提高中医医院的医疗质量安全和医疗质量控制起到了积极的作用。

根据《市政府工作部门安全监管（管理）职责》的要求和市政府印发的“三定”方案赋予该局的职能，按照区域管理和不同类别部门所设置中医医疗机构的实际情况，该局组织召开了北京市中医机构安全工作会议，和具体责任单位签订《北京地区中医机构安全工作责任书》，印发了《关于认真做好北京地区中医机构安全工作的通知》，明确和落实了有关中医医疗工作的安全责任，该局与中央在京单位、区县卫生局、中医医院共计50个单位签订了责任书，为进一步强化安全监管责任意识，建立本行业、本领域的安全监管责任制，切实把安全监管职责层层分解到人，落实到位，建立起纵横交织、严密有序的安全监管网络。

为了使中医医疗机构质量得到有效的控制，杜绝医疗事故的发生，该局在充分发挥中医医疗机构监测网的基础上，认真总结资料，为全市中医医疗机构发展提供了相关的数据。

加强对中医医疗质量的管理，成立了中医病案管理中心。

五、农村中医工作

为了全面贯彻北京市农村卫生工作会议精神，在认真总结推广顺义区、房山区、大兴区全国农村中医工作先进县经验的基础上，加大力度扶持农村中医药工作，督促房山区、大兴区40个乡镇卫生院中医特色诊区的建设，特别是在各区县中医医院建设上，注入资金更新设备292台件。在探索新型农村合作医疗制度工作中，加强了乡镇卫生院中医科建设，对1500名乡村医生进行了中医理论知识和临床技能的培训。

六、社区卫生服务

根据卫生部国家中医药管理局《关于建设全国社区卫生示范城》的通知精神，通过加强管理，推广中医药在社区卫生服务中的作用，遴选出北京市西城区参加全国社区卫生服务示范城（中医特色区）的评选工作。

在推动该市社区卫生服务中医特色服务中深入调查研究，投入专项资金，启动了北京市中医药特色服务社区卫生服务站建设，组织编印完成了《社区中医适宜技术手册》。

七、进一步实施“科教兴国”和人才战略

成立了北京中医药继续教育委员会，健全了北京地区中医药继续教育工作的行业管理标准，加强了各部门、各单位的协调合作。中医药继续教育得到全面推进，共完成国家级、市级中医药继续教育项目845个，培训人数达57450人次。北京中医药继续教育进入一个新的发展阶段。

八、为适应21世纪信息化社会发展，成立了北京中医药网络教育中心，开通了“中华中医药在线——北京在线”，充分利用现代化手段，拓宽了北京中医药继续教育领域，加快发展中医药现代远程教育，切实为提高中医药队伍的整体素质创造了必要的条件。

九、落实吴仪副总理关于“名医、名院、名科”精神

该局加快了培养和造就新一代名医的工作，开展了本市第3期老中医药专家学术经验继承工作。为44名国家级指导老师和12名市级指导老师配备了95名学术继承人，各继承人在全面继承指导老师学术思想和独特诊疗经验的基础上，进一步增强了创新意识，提高了临床医疗水平。

北京市中医药人才培养计划的顺利实施，加速了优秀中青年中医药人才的成长，其中10名为国内中医药科技前沿的中医药学科带头人，17名为首都中医药临床、中药技术专家及中西医结合专家，56名为具有中医药专业特色和较高诊疗水平的中医药临床专业骨干。此项计划已如期结业，一批优秀中青年中医药人才正在成长起来。

十、继续实施了“北京市中医药科技发展基金”和“首都医药科技发展基金（中医药）”

在心脑血管病、肿瘤、病毒性疾病、急救医学等领域开展深入研究。5年共立项各级各类课题247项，内容基本覆盖临床各科疾病，项目涉及多学科研究内容。

十一、加强了中医药重点学科、中医药科研重点实验室建设工作

12个重点学科项目的建设强化了中医药优势和特色，建立健全了规章制度和管理运营机制，配备了一批医疗科研设备，中医药科研条件得到明显改善，建立了学科优势病种的临床诊疗规范，在原有人才的基础上形成了学术带头人、学科带头人和青年学术骨干3个层次的高水平的学科队伍，增强了科研实力，促进了全市中医药整体水平的提高。

十二、组织开展北京中医发展史研究工作

北京是我国政治、经济、文化中心，又是一座历史名城，具有深厚的中国传统医学文化积淀。但是在医学发展史中极少记载，目前尚属空白。该局组织北京地区中医药、医学史专家对近百年北京中医发展史进行了全面、系统的研究。现已完成200余万字的《20世纪北京中医发展史研究》初稿，即将编辑出版。此部专著具有中医学的史存、资治、教化和交流作用，特别对中外文化、医学交流将产生不可估量的作用。

根据“三个代表”精神和党的“十六大”关于建设小康社会的目标，于2002年开展了北京中医药数字博物馆建设工作。该项目以“20世纪北京中医发展史”研究成果为基础，借鉴国内外网上博物馆的经验，组织中医药学、历史学等方面的专家学者和IT工作者，精心搭建起一座基于因特网的知识平台、教育平台、服务平台。北京中医药数字博物馆已完成了总馆、中药馆、名医馆、宫廷医学馆、针灸馆、医疗馆、教育馆、科研馆、养生保健馆、神农百草园的建设，数字典藏的2期建设已于2003年9月正式开通。

十三、参加第3届国际传统医药大会

以“传统医药与人类健康”为主题第3届国际传统医药大会于11月13日～15日在北京国际会议中心隆重召开。局长谢阳谷担任大会秘书长并任“医药管理学术论坛”副主席。由该局组织撰写的《传承文化，服务人民——建设中的北京中医药网上博物馆》和《20世纪北京中医药发展研究》论文，分别在医药管理学术论坛和教育论坛作了大会发言。

大会举办了隆重的大型展览。该局组织全市31家医疗、科研、教学机构参加了大会展览。大会介绍了首都中医界抗击 SARS、各级中医医疗机构发展、中医药重点学科专科建设、综合医院示范中医科、中华中医药在线、北京在线、北京中医药数字博物馆等 7 大部分，充分展示了北京市中医药事业概况以及近 5 年所取得的成绩。（骆永玲）

2. 天津市

【天津市 2004 年中医药工作概况】

一、深化卫生改革，促进中医药资源调整

依照卫生资源调整规划，加快天津市中医药研究院的资源整合，促进基建项目的实施。对 23 所中医、中西医结合医疗机构的医院管理体制改革和管理体系建设、卫生人力资源管理、整体科技实力和技术发展水平、医疗质量和服务质量管理、医疗机构的运营管理等进行了调研。在此基础上完成了天津市中医药事业“十一五”规划调研报告，为科学制定“十一五”规划提供了依据。充分利用现有中医医疗资源，加强以优势学科和技术为特色的专科专病网络建设，进一步实施双向转诊制度，逐步建立起功能较为完善的中医药服务网络。

二、加强中医机构内涵建设

继续加强中医医疗机构的内涵建设，注重医疗安全监管，完善了中医医疗机构医疗质量监测标准，充分发挥中医质控中心的作用，制定了中医病证诊疗常规，发挥质量监测中心的作用，运用计算机软件系统，尝试了对中医医疗机构的医疗质量进行全程监控。引导中医医疗机构加强、规范急诊科室建设，提高中医医疗机构应对突发事件的能力。

三、加强了中西医结合工作

认真做好中西医结合基地建设，加强中西医结合医疗机构和中西医结合科室的建设，督导南开医院开展全国重点中西医结合医院项目的建设。帮助传染病医院开展中西医结合肝病基地建设规划。

注重中西医结合人才队伍建设，培养年轻技术骨干和高层次中西医结合临床、研究人员，继续举办了西医学习中医临床研究生班。

四、进一步完善了农村中医药服务

继续加强农村中医药工作，在充分发挥各区县中医医院在农村中医药服务网络中的龙头作用的前提下，加强了农村中医药人员的中医基础理论和中医药适宜技术的培训。加强乡镇卫生院中医科的建设，提高临床中医药人员对常见病、多发病的诊断、鉴别诊断能力，切实提高中医药的临床疗效和服务水平，不断完善农村中医药服务，为广大农民提供简便廉验的中医药服务。

五、突出中医特色，中医药社区卫生服务取得较好成绩

建立了天津市社区卫生服务中医药技术指导专家咨询委员会，推动二、三级中医医疗机构中医药人员参与社区卫生服务工作，发挥区属中医医院（区县社区卫生服务中医药技术指导中心）的技术指导作用，加强社区卫生服务中心（站）人员的中医药知识和技能的培训，在社区卫生服务中积极推广中医药适宜技术。加强中医药特色社区卫生服务示范区建设，和平区率先通过全国具有中医药特色社区卫生服务示范区的评审。督导北辰区开展全国农村中医工作先进市区的争创活动。

六、促进中医药科学研究

依照《天津市中药现代化行动方案》，加强了中医药基础和临床研究，依靠中药质控中心对全市 23 所中医、中西医结合机构的院内中药制剂品种与使用情况进行摸底调查。

积极组织各单位申报国家中医药管理局科研专项资金课题，邀请国家中医药管理局科教司负责人与申报课题组的负责人座谈，帮助课题组进行课题设计。2004 年该市获国家中医药管理局科研资助项目 5 项；完成科研成果鉴定 9 项；评选出 2002～2003 年度天津市卫生局科技进步奖 10 项，二等奖 3 项，三等奖 7 项；获天津市 2003 年度科技进步奖 16 项；获中华中医学会奖 5 项。

加强该市中医、中西医结合研究机构内涵建设，积极探索适应新形势的内部运行机制，促进人才引进和梯队建设，巩固优势学科已有的全国领先地位。组织专家论证考察，批准天津市中医药研究院成立天津市中医肾病研究所。举办了中医科研设计、管理培训，参加培训人员达 80 人，明确了“以中医理论为指导，以提高临床疗效为核心，注重中医临床科研设计的科学性、实验的严密性、管理的规范性，提高中医药研究水平”的工作思路，规范科研工作的日常管理。

七、注重人才培养

按照国家中医药管理局的统一安排，正式启动该市优秀中医临床人才研修项目，组织研修人员认真制定、修改研修计划，进行专家论证，使其研修计划更具针对性和可行性。开展市优秀中医临床人才学术沙龙活动。督促研修人员按照教学计划研修学习。强化第 3 批老中医药专家学术经验继承工作，在继承指导老师临床经验的基础上，加强基础理论学习和现代前沿医学知识的学习，使师承工作的水平上一新台阶。教学单位严格管理，确保师承教学质量。完成了第 3 批全国老中医药专家学术经验继承工作中期考核。

起草了“311 人才培养工程”实施方案，开展了中医、中西医结合医疗机构急诊科骨干培训，开展了临床医务人员心身医学知识培训，完成中医药综述评审 1494 份。完成了 2005 年天津市中医药继续教育项目的评审，天津市级中医药继续教育项目 20 项，推荐申报国家级中医药继续教育项目 12 项。

八、贯彻《中华人民共和国中医药条例》

天津市卫生局起草了《天津市实施＜中华人民共和国中医药条例＞办法》，加大依法监管力度，规范中医医疗机构的医疗行为。加强了对中医医疗机构的监督和管理，严格执行中医药从业人员、诊疗科目、诊疗技术的标准。依照《医师法》、《医疗机构管理条例》、《中华人民共和国中医药条例》，对中医、中西医结合医疗机构设置、技术项目设置、人员执业资格进行了检查。

（王福菊）

3．河北省

【河北省 2004 年中医药工作概况】

一、农村中医工作先进县建设

经过积极争取，曲周县和唐山市丰润区被国家中医药管理局列为“全国农村中医工作先进县建设单位”。香河县作为全国农村中医工作先进县建设单位，进一步加大对中医药工作的政策倾斜和资金投入，完善农村中医药服务网络，创建工作扎实推进，顺利通过了国家中医药管理局的评审验收，成为全省第 6 个“全国农村中医工作先进县”。承德市全面启动全国农村中医工作先进市创建工作，完善了建设规划和实施方案，创建工作全面展开。全省有 11 个县（市、区）申报省级农村中医工作先进县，经过评审，望都县、滦县、乐亭县、新乐市、深州市和邯郸市峰峰矿区等 6 个县（市、区）被评为“河北省农村中医工作先进县（市、区）”，全省省级农村中医工作先进县（市、区）达到 19 个。

二、中医医疗机构管理

中医医疗机构感染控制。全省中医医疗机构继续深入开展“预防院内感染，创建绿色安全医院”活动，重点规范了发热预检诊室建设，加强了对发热病人诊治流程的管理。全省二级以上中医医院加强了感染科建设，各医院明确专人负责，完善了相关制度，加强了医院感染控制。省中医药管理局组织力量对全省中医药系统“非典”防治工作进行了检查。

中医专科（专病）建设。唐山市中医院心血管科等 8 个国家中医药管理局“十五”重点中医专科（专病）建设项目，按照有关建设目标要求和建设计划，进一步完善设施、设备，充实技术力量，优化治疗方案，加快了项目建设步伐。省中医药管理局组织召开了项目建设汇报会，听取各项目建设进展情况，并安排了下一步建设工作。根据《河北省中医名医、名科、名院建设方案》及其评审标准，邯郸市中医院脑血管科等 15 个中医专科被确定为第 2 批“河北省省级重点中医专科”，使全省省级重点中医专科达到 40 个。

中医医院规范化管理。省中医药管理局制定下发了《河北省中医医院重点检查考评办法》。组织力量，对全省 46 所中医医院的专科专病、医疗质量、病历书写、护理管理、感染控制等进行了重点检查，并对检查结果进行了全省通报。省中医药管理局制定下发了《河北省中医、中西医结合医疗机构病历表格样表（试行）》，以进一步加强中医医疗机构规范化建设。

中医医疗服务市场整顿。各级卫生行政部门进一步规范中医医疗服务市场，重点对民办中医医疗机构进行了检查，对发现的违法、违规行为，依法进行了处理。省中医药管理局组织力量，对注册的 11 家省会中医医疗机构进行了重点检查。加强了医疗机构中药饮片管理，省中医药管理局组织力量对全省医疗机构中药饮片质量进行了检查，进一步消除用药安全隐患。

三、中医药教育

中医药继续教育工作。3 月 25 日，省中医药管理局组织召开了河北省中医药继续教育工作会议，总结交流近几年中医药继续教育工作的经验和不足，讨论修改中医住院医师规范化培训的有关文件，全面安排部署了今后一个时期的中医药继续教育工作。为进一步加强中医药继续教育工作的组织领导，成立了“河北省中医药继续教育委员会”和“河北省中医药继续教育委员会办公室”。6 月 30 日，省中医药管理局制定下发了《河北省中医住院医师规范化培训管理办法》（暂行）、《河北省中医住院医师规范化培训轮转方案》、《河北省中医住院医师规范化培训实施细则》和《河北省中医住院医师规范化培训登记手册》等文件，在全省正式启动了中医院医师规范化培训工作。

实施优秀中医临床人才培养项目。省卫生厅、省人事厅、省中医药管理局联合制定下发了《河北省优秀中医临床人才培养项目实施方案》，在全省遴选了 50 名中医药理论功底扎实、悟性较高、有发展前途的中青年中医，计划利用 3 年左右时间，采取个人自学、集中培训、跟师学习相结合的方式，着力提高他们的辨证论治能力和临床实践水平，培养一批在当地有一定威望的高水平中医临床人才。

名老中医药专家学术经验继承。继续加强了河北省全国第 3 批和河北省第 2 批中医药专家学术经验继承工作，省中医药管理局通过进行教学阶段考核、中期检查评估等形式，进一步规范教学组织管理，提高带教质量。9 月 9 日，省中医药管理局举办了河北省全国第 3 批老中医药专家学术经验讲习班，共邀请 10 位全国第 3 批中医药继承工作指导老师讲授临床经验和技术专长，全省共约 100 名学术继承人参加了讲习班。

中等中医药教育专业的评估认定工作。省中医药管理局对申请设置的中等中医药教育专业继续开展评估认定工作，组织专家对河北中西医结合学校等 3 所中专学校的 4 个中医药专业分别进行实地评估认定，其中的 3 个专业通过了评定。

四、中医科研

省中医药管理局组织专家对申报 2004 年度省卫生厅中医、中西医结合科研计划项目的 145 项课题进行了评审，确定计划课题 117 项；组织推荐省科技进步奖励项目 18 项，有 7 项获省科技进步三等奖。举办了 2004 年度河北省中医药、中西医结合立项课题启动暨培训会，对本年度在省中医药局立项的科研课题负责人及科研管理人员共 150 人进行了科研设计方法的培训，提高了中医药科研队伍的整体水平。经过积极申报，河北省有 9 项课题列入国家中医药管理局 2004～2005 年度课题计划项目。启动中医药科研实验室分级登记管理工作，省中医药局组织专家对申报的 22 个科研实验室进行了评估认定，共认定合格一级实验室1个，合格二级实验室7个，限期整改的二级实验室4个。

五、中医药治疗艾滋病试点项目工作

河北省是国家确定的5个中医药治疗艾滋病试点项目省之一，根据有关要求，省中医药管理局组织制定了项目实施细则和工作流程，建立了组织领导机构和专家队伍，组织了中医药治疗艾滋病的技术培训。确定永清县、固安县、沙河市、武安市和承德县等5个县（市）为项目县（市），对105名艾滋病病人或艾滋病病毒携带者实施了中医药关怀治疗，建立了较完整的治疗档案，对治疗情况进行了密切观察和分析，对其中30名使用中成药“艾灵1号”的病人，进行了病毒载量和CD_4^+等检测，为研究、判定治疗效果积累了客观依据。

六、社区卫生服务中医药特色示范区创建

保定市新市区和邯郸市丛台区分别作为全国和全省社区卫生服务中医药特色示范区建设单位，加强了组织领导，健全了制度措施，加强社区卫生服务机构建设，中医药进一步融入社区卫生服务的六位一体功能。按照有关建设标准，省中医药管理局组织力量，对这2个区进行了2轮督导检查，促进了创建工作扎实、有效地开展。

七、中医药宣传周活动

10月12日～16日全省中医药系统开展了“中医药宣传周”活动。10月12日上午，在省会文化广场，省中医药管理局组织河北医科大学中医学院、省中医院、省中医药研究院、石家庄市中医院、以岭医院、平安医院等10多家单位的近百名中医专家开展了大型义诊宣传活动，宣传、普及中医药知识。其他各地中医医院也都举办了形式多样的宣传活动，组织中医药人员义诊、下乡、进社区、给老红军老战士进行健康检查等。（姜建明）

4. 山西省

【山西省2004年中医药工作概况】

一、以中医院规范化管理为重点，进一步加强中医医政工作

（一）开展全省中医医疗机构病历检查工作。

根据卫生部和国家中医药管理局《关于印发〈中医、中西医结合病历基本规范（试行）〉的通知》的要求，结合该省实际，在全省范围开展了中医医疗机构病历检查工作，旨在抓住病历管理这一医疗质量管理的核心环节，切实提高中医医疗质量的水平，以此带动医院管理步入规范化轨道。

为了做好此项工作，多次组织专家，讨论、研究、制定了《全省中医院中医、中西医结合病历检查基本标准》，召开了全省中医医疗机构病历交叉检查工作会议，对各市卫生局分管中医工作的科（处）长、县级以上中医医院、中医专科医院业务院长、医务科主任、护理部主任和部分综合医院中医科主任近240人进行了培训。随后，从全省抽调了50名包括管理、医疗、护理3个方面的业务骨干，组成10个组分赴各地，对全省119所中医医疗机构、综合医院的80个中医科进行了病历抽样检查，共检查住院病历、门诊病历各4390份。检查结果统计显示，中医医院病历书写规范达标单位24所，占20%，基本达标54所，占45%，不达标的41所，占35%。通过检查，推动了中医病案逐步走向科学化、规范化管理轨道，提高了医院对健全病案管理机构、质控体系和相关制度的意识，提升了广大医务工作者加强中医理论学习的动力，为今后的病历书写更加规范、更充分地体现中医特色打下良好的基础。

（二）加强中医医疗机构分级管理工作。

为了进一步加强中医医疗机构的内涵建设，强化中医医疗机构的规范化管理，有效地提高中医医疗机构的医疗质量和服务水平，根据全省卫生工作会议安排，2004年继续对全省中医医院按照《山西省中医医院分级管理办法与标准》进行了抽查、复审与评审工作，年内完成了6所中医院的等级评审工作。

（三）严把执业医师准入关，继续做好中医执业医师考试工作。

认真总结《执业医师法》施行以来该省中医类别医师资格认定和考试情况。全省共认定中医类别医师14026人，其中执业医师12740人，执业助理医师1286人。全省通过执业医师考试的中医、中西医结合类别的医师人数分别是5734人、3339人。根据国家、省有关文件精神，对部分师承和确有专长中医人员的资格进行了认真审核，并组织专家对符合条件的人员进行了严格考核后报国家中医药管理局。同时，组织完成了2004年度中医执业医师资格实践技术考试工作和笔试工作。

二、以农村人才和高层次人才培养为重点，进一步提高中医药人员素质

（一）全面实施农村中医药学历教育项目。

为了加强农村中医药人才培养，提高农村中医药队伍整体素质和业务水平，按照国家中医药管理局的要求，在充分调查研究的基础上，2004年全面启动了“山西省农村中医药人员学历教育项目计划”。

明确责任，做好培养对象登记、审核工作。根据省卫生厅、教育厅《关于印发〈山西省农村中医药人员学历教育项目计划〉的通知》的要求，下发了《关于做好农村中医药人员学历教育工作的通知》，要求认真落实项目计划中提出的工作要求，制定本地区农村中医药人员培养计划，积极开展培养对象的登记造册工作，配合承担教学任务的单位，组织好本地学员的报名、审核工作。山西中医学院成教学院充分发挥主动性、积极性，专门下到各市地，配合当地卫生行政部门，完成当地农村中医药人员的报名、审核、招生工作。大同市卫生局结合实际，制定了《大同市农村中医药人员学历教育项目实施意见》，在所辖县（区）大力开展宣传工作，认真组织做好报名审核工作。目前，全省

1120名农村中医药人员列入培养计划。在2003年招收350名学员的基础上，2004年又有550名培养对象进入山西中医学院成教学院，接受中医大专学历教育，并且在学费上降低了50%。

确定培训基地，做好师资队伍与教材建设。按照项目计划中教学工作的整体部署，确定该院成教学院为“山西省农村中医药人员学历教育项目培训基地”，负责师资培训和教材建设。同时，会同教育部门，对部分院校的教学能力、师资力量、制定的教学计划、教学内容、课程设置、实践考核等方面严格审核把关，确定了山西中医学院成教学院、大同医专、山西省中医药学校、大同市第二卫生学校为首批承担教学任务的单位。山西中医学院总结近几年培养农村中医药人员的经验，形成了一整套适合农村中医药人员学历教育的教材。

做好中医专科专病骨干培养工作。继续举办全省中医专科专病骨干培训班，为基层培养中医药适用人才。本次培训周期为4个月，采取临床与实践结合，基础理论学习与专科专病学习相结合的方式，共有20所县级中医院的33名学员参加了本次的培训学习。学员们学习态度认真，学习热情高涨，培训取得了预期的效果。

注重培养高层次中医药人才。一是继续做好全国老中医药专家学术经验继承工作，完成2次学术继承人的阶段考核任务，确保达到“培养一批能较完整地继承老中医药专家学术经验又具有创新意识的高层次中医临床和中药技术人才”的工作目标。二是启动“全国优秀临床人才研修项目”。全省共有3名优秀中医临床工作者列入此项目的培养计划，本项目旨在培养新一代的名中医，因此按照国家中医药管理局的要求，认真审核、上报培养对象的学习计划，并组织他们参加了4次全国组织的理论学习。

三、过程管理为重点，提高中医药科学研究质量

加强全省13项国家级科研项目的过程管理，明确提出课题承担单位严格执行课题任务书的要求，对于已经到了结题年度的4项课题，抓紧工作，做好验收的前期准备工作。这4项课题年内已经通过了国家中医药管理局组织的验收。对于其他在研项目，按照要求，定期完成课题研究执行情况报告。

中医药SARS课题通过验收、鉴定。该省承担的国家级专项“山西省中医、中西医结合治疗SARS临床疗效研究”课题，对山西中医药治疗SARS情况进行了全面的、回顾性的评价研究。全省19家医疗单位，近百名中医、西医专家共同努力、联合攻关，2004年课题顺利通过了验收和鉴定，达到国内领先水平。鉴定专家组给予的评价是：课题设计严谨，数据真实可信，结果可靠，且为大样本回顾性研究，较客观地反映了山西省中西医结合治疗SARS的情况。中西医结合治疗SARS在改善临床症状、降温幅度、淋巴细胞绝对值回升、减少激素用量等多项指标显示出中医药参与治疗的优势，研究结论具有较高的应用价值。为将来更进一步深层次地研究中医药对SARS的治疗作用奠定了坚实的基础。

5项课题列入国家级中医药课题项目计划。按照国家中医药管理局2004～2005年度中医药科学技术专项课题申报要求，经过严格的审核，确定山西中医学院等单位的20项课题予以上报。最终，山西中医学院的“运用数据挖掘方法建立五苓散方证体系的研究”、“中药纳米乳制剂关键技术的研究”，山西职工医学院的“辛开苦降法对功能消化不良大鼠模型胃肠道ICC蛋白组调控机制的实验研究”，太原市类风湿病医院的“通络止痛胶囊对佐剂性关节炎大鼠Th1/Th2及其细胞因子网络调控的研究”4项课题通过国家的评审，列入课题项目计划。“微乳载药制剂技术研究”列入国家“十五”科技攻关重点项目——“中医药疗效及安全性基本问题研究”课题，获得科研经费20万元。

四、以中医药特色示范区建设为重点，创造性地开展中医药社区卫生服务工作

一是严格按照《全国社区卫生服务示范区评估参考标准》和《中医药特色补充评估参考标准》的要求，加强对创建候选区（太原市杏花岭区）的业务指导和工作监督。二是结合实际，制定实施计划，积极开展创建工作。杏花岭区政府牵头，制定下发了《杏花岭区创建全国中医药特色社区卫生服务示范区实施方案》。举办了社区卫生服务中医药知识与技能培训班，100名社区卫生服务人员参加了学习。目前，创建工作进展顺利，争取2005年上半年申报验收。三是总结经验，力争达标。为了总结创建工作的经验，发现存在的问题，安排下一步的工作，国家中医药管理局在上海召开了中医药示范区创建工作经验交流会。各省市就创建工作做了会议交流，就存在的问题和工作重点进行了充分的讨论，明确了今后创建工作的重点任务。

五、以落实吴仪副总理讲话精神为契机，重点加强中医管理体制建设等工作

加强中医管理体制建设。2004年全国中医药工作会议上吴仪副总理明确指出：“要进一步重视中医药管理体制建设，省级中医药管理部门要充分发挥作用，认真履行好职责；省级以下卫生行政主管部门的中医药工作，要有机构管，有专人抓，切实负起责任来。”4月召开的全国卫生工作厅局长会议，高强副部长重复强调了上述内容。全省目前仅太原、大同设置中医处（科），其余9市均无中医管理职能科室。为了贯彻落实中央精神，切实解决中医事业发展中面临管理职能不能有效落实这一突出问题，以文件下发了《关于落实中医管理职能若干要求的通知》，明确要求各市卫生局按照《山西省发展中医条例》中第32条的规定履行其职责。未设置中医科的市卫生局，要创造条件设立。暂时不能设置中医科的市卫生局，要加强对中医工作的领导，确定1

个职能科室及其负责人负责落实中医管理职能。11个市卫生局已经明确了中医管理机构与工作人员。运城市积极落实文件精神，成立了中医科，开展了多次中医调研、宣传活动，充分调动起全市中医工作者的热情，共同努力发展中医药事业的氛围正在形成。

制定完成山西省县级中医院建设规划。为了使县级中医院的业务用房、专业设备、人员配备等逐步达到国家、省规定的标准，于近期完成了山西省县级中医院基本建设规划。为了保证规划数据的真实性、时效性，电传下发《关于上报中医院基本情况的通知》，并对各市卫生局上报的数据进行了抽样核实。规划的重点是“十一五”期间，104所县级中医院在基本建设、专业设备和人员配置等方面达到国家二级乙等中医院的建设标准。

开展名医、名科创建工作。一是开展“山西名中医”评选活动，组织专家多次讨论、研究，制定了《山西省名中医评选办法（试行）》。省中医药研究院结合本院实际，已在全院开展了“名中医”的评选活动。二是根据《山西省省级重点中医专科评审办法及标准》，确定了20个省级重点中医专科创建单位，通过2～3年的创建工作，推出一批具有示范作用的山西中医名科。

加强学习交流，探索中医医疗机构改革之路。为了进一步探索中医医疗机构如何在“建立完善的市场经济”中谋求生存与发展，如何处理好服务能力与服务对象之间的关系等问题，加快中医医疗机构改革步伐，促进省际之间的交流与合作，5月底在山西省太原市召开华北地区中医医疗机构改革研讨会。北京、天津、河北、内蒙、山西5省（市、自治区）的中医行政管理部门领导、部分中医医院领导30余人参加了会议。会上就中医医疗机构在保障人民群众身体健康方面的作用和地位以及中医医疗机构的生存发展环境作了充分研讨。与会同志认真回顾了各地中医医疗机构的发展状况，并介绍了一些成功的经验和好的做法。会议一致认为，中医药行业要增强改革意识、市场意识、竞争意识、创新意识、效益意识。中医医疗机构必须要面向市场，切实加快改革的步伐，发挥自己的特色和优势，不断提高服务质量，拓展新的服务领域，增强竞争能力。中医行政管理部门，要依法行政，规范中医机构和从业人员的行为，规范中医医疗秩序，努力为广大患者和中医医疗机构提供规范的中医医疗环境；要加强服务意识，体现以人为本，积极探索建立适应社会主义市场经济体制要求的中医医疗体制，加快中医药结构调整和资源整合。

六、加强学术交流、信息沟通，营造中医药事业发展的良好氛围

（一）隆重召开全省中医药学术年会。

2004年度山西省中医药学术年会11月27日在太原市隆重召开。中国中西医结合学会副会长陈士奎先生，中国中医研究院中医基础研究所所长孟庆云先生，中华中医药学会曹正逵副秘书长，山西省政协周然副主席，省人大、省政府、省民政厅、省科协、省中医管理局等有关领导到会。全省230名代表参加了本次学术年会。

会上，陈士奎、孟庆云先生分别作了《中西医结合医学创新与发展——研究与方法概述》和《辨证论治的特点》的报告。大会还特别请到了怡德医院管理集团周大为先生作了《当前医院管理与改革的挑战》专题讲座；省内11位知名专家从中医临床研究、中药新药开发、中药饮片质量等不同角度作了精彩的专题讲座；14位专家、学者进行了学术论文交流；42篇论文汇编成集。本次学术年会，从专题讲座到学术论文交流的层次与水平均是历年来本省最高的1次，充分展示了山西省中医药界人才济济、奋发有为的精神风貌。

（二）成功举办第5届全国内科疑难病辨治规律学术研讨会。

中华中医药学会第5届全国内科疑难病辨治规律学术研讨会2004年在太原召开，来自全国15个省市的110名代表出席了本次会议。中华中医药学会内科分会疑难病专业委员会秘书长高荣林教授主持开幕式，中华中医药学会常务理事、中华中医药学会内科分会副主任委员、疑难病专业委员会主任委员姚乃礼教授致开幕词。省政协副主席、山西省卫生厅副厅长、山西省中医药学会会长周然等领导到会。

会议特邀中国中医研究院名老中医谢海洲、陆广莘教授，中国中医研究院副院长刘保延教授，江西中医学院附属医院原副院长陈瑞春教授进行大会专题演讲。本次会议共收到学术论文153篇，其中综合论著8篇，临床论著36篇，理论探讨和临床基础23篇，临床报道与经验交流43篇，医案医话17篇，其他综述26篇。论文内容涵盖了内科各系统疑难病辨证规律、辨证施治的客观化研究、临床疗效研究、诊疗标准化研究等各个方面，基本上反映了近几年我国中医内科疑难病研究的新进展、新思路和新成果。

（三）承办召开中国中西医结合学会科技与发展创新大会。

100多名代表参加了会议。河北中医学院王进军校长、黑龙江中医药大学王喜军副校长到会并作了专题报告。大会共有90篇文章进行了学术交流。承办召开中国中西医结合学会实验医学专业委员会成立大会，120名代表参加会议。中国中西医结合学会会长陈可冀院士、北京中医药大学徐效副校长到会。会上陈院士作了题为《中西医结合实验医学模型的发展思路》的报告。

（四）加大宣传力度，拓宽信息渠道。

一是积极与媒体沟通，新华每日电讯在全国两会期间，以“奋进中的山西中医药事业”为题，发表1篇6000字的文章，报道了山西中医药事业发展取得的成就。二是定期编印《山西中医工作简报》，扩大发送范围，既加强了同国家中医药管理局、各省之间的工作情况的沟通与交流，又拓宽了同各级中医单位、中医药工作者的信息渠道。与此同

时，已筹建山西省中医药信息网，为更广泛地宣传、交流中医药信息搭建平台。（刘　浚）

5. 内蒙古自治区

【内蒙古自治区2004年中蒙医药工作概况】

一、贯彻落实全国中医厅局长会议精神，部署全区中蒙医药工作重点

认真贯彻落实全国厅局长会议精神，特别是贯彻吴仪副总理在全国中医厅局长会议讲话精神，初步拟定了贯彻落实吴仪副总理讲话精神，进一步加强中蒙医药工作的意见。召开了全区中蒙医科长会议，部署2004年中蒙医药工作重点。

二、贯彻《中共中央、国务院关于进一步加强农村卫生工作的决定》的精神，巩固9个全国农村中蒙医药工作先进县建设成果，组织各盟市申报全国农村中蒙医药工作先进市建设单位

根据国家中医药管理局下发的《全国农村中医工作先进市（地）建设标准与评审细则》，对全区鄂温克旗、达拉特旗、五原县、乌拉特前旗、磴口县、准格尔旗、开鲁县、奈曼旗、阿左旗等9个旗县建设情况进行检查，并申报国家评审验收，同时根据国家中医药管理局关于开展全国农村中医工作先进市建设工作的通知，组织各盟市积极申报建设单位。现已有赤峰市、阿拉善盟、鄂尔多斯市、通辽市上报了有关材料，经过评审，组织上报了国家中医药管理局。

三、加强中蒙医药防治“非典”工作

在全面总结“非典”防治工作经验的基础上，按照已经制定的中蒙医药防治“非典”工作方案，指导全区中蒙医机构科学、规范、有序地应对“非典”及其他可能发生的公共卫生事件。在不断总结经验的基础上，进一步完善了中蒙医药防治“非典”工作预案和中蒙医药防治“非典”技术方案。对内蒙古中蒙医院预防“非典”进行了专项检查。汇编中蒙医防治“非典”有关材料，包括非典型肺炎防治工作专报。

四、重点加强专科专病建设，全面提高中蒙医服务能力

指导国家中医药管理局重点专科建设工作的实施，对内蒙古中蒙医院中医心病科、蒙医五疗科的建设工作进行督促检查，确保圆满完成建设任务。做好国家中医药管理局实施的西部扶持项目——16个国贫县中蒙医专科专病建设项目的启动工作。

五、加强人才培养，提高中蒙医临床人员素质

组织实施与北京中医管理局对口支援和协作人才培训计划，第1批29人已在北京所属的三级中医院完成为期半年的培训任务。继续做好老中蒙医药专家学术经验继承工作。召开了第3批全国名老中蒙医药专家学术继承工作汇报会。

六、认真宣传贯彻《中华人民共和国中医药条例》，积极贯彻落实《内蒙古自治区蒙医中医条例》

通过宣传贯彻《中华人民共和国中医药条例》，加大对《内蒙古自治区蒙医中医条例》贯彻落实力度，促进全区中蒙医机构建设和各项工作的顺利开展。11月初，由自治区人大常委会常委张树逊、自治区卫生厅副厅长乌兰带队，到各盟市进行了调研督查。

七、完成国家蒙医规范化、标准化建设任务

组织修订了《蒙医病案书写规范》。为了进一步加强蒙医病案建设，提高蒙医医疗服务质量，适应全国城镇职工医疗保险制度改革和《医疗事故处理条例》的要求，已对《蒙医病历书写规范》进行了重新修订，并上报国家中医药管理局审定。启动蒙医药本科教材编修的组织工作。组织编写《内蒙古自治区中医药继续教育读本》、《内蒙古自治区蒙医药继续教育读本》，现已完成组稿工作，即将出版。建立蒙医执业医师标准化考试题库。

八、加强科学研究，提高中蒙医科研能力

组织完成了国家中医药管理局、自治区科技厅立项的4个防治“非典”专项课题，并通过了验收。加强中蒙医药，特别是蒙医药科研课题的筛选，积极申报国家中医药管理局科研课题。2004年共上报33项国家中医药管理局科研课题，批准实施1项。重点指导和监督该区承担的国家中医药管理局民族医药文献整理课题：《甘露四部》、《蒙药正典》、《脉诊概要》、《蒙医药文献学》、《医经八支》以及《二元要诀》。继续组织其他文献的摸底调查工作，并上报了国家中医药管理局，又批准2项整理项目。

九、加强学会和记者站管理，加强新闻宣传和学术交流

组织召开了内蒙古自治区中蒙医药学会换届暨学术交流会议。完善中国中医药报记者站组织建设，完成了记者站年审工作，积极组织驻地记者完成稿源任务。

十、组织推广7项中蒙医药适宜技术

在10月召开的内蒙古自治区蒙医药学会、中医药学会换届暨学术交流大会上，根据当前农牧区中蒙医工作实际，组织进行了7项农牧区中蒙医药适宜技术推广，被推广的适宜诊疗技术有：“蒙医峻疗法”、“IgAⅠ－Ⅱ号治疗IgA肾病临床与病理研究”、“强力骨痹丸、通络止痛胶囊治疗骨质增生病”、“疮疡治验”、“蒙医RZ－1型电热银针治疗机”、“急性草乌中毒各类急救措施”、“急性脑卒中患者早期康复及预后的影响”等，受到广大基层中蒙医工作者的欢迎。

十一、完成2004年全国医师资格实践技能考试的蒙医组卷和中蒙医考试组织工作

根据国家中医药管理局中医师资格认证中心统一安排，该区圆满完成了全国医师资格考试的蒙医实践技能考试的组卷工作，并组织完成了对全区1688名中蒙医考生的实践技能考试工作。

十二、完成对西部5个盟市中蒙医机构等级评审、复审和放心药房建设验收工作

2004年9月～10月，对阿盟、

乌海、巴盟、鄂尔多斯市、包头市的中蒙医机构进行了等级评审和等级复审，并进行了“放心药房”建设工作验收。

十三、加强调查研究，提高科学决策能力

2004年，参与了党委组织部组织的蒙医药资源调研工作，并对全区民族医药资源进行了调查。8月，乌兰副厅长调研了锡林郭勒盟的中蒙医药工作情况；9月，乌兰副厅长陪同国家中医药管理局副局长房书亭调研了兴安盟、呼伦贝尔市、通辽市的中蒙医工作，为下一步制定中蒙医政策提供科学决策。

十四、大力推进中蒙医药继续教育，完成一年一度的全区中蒙医药继续教育统考工作

2004年，继续完成中蒙医药继续教育任务，全区共申报中蒙医药继续教育项目305项，审核批准299项。11月底组织了2004年中蒙医药继续教育统考，分为中医、中药、蒙医、蒙药、中医护理、蒙医护理6大类，参加考试人员约3500人。

十五、积极开展对外交流工作

根据自治区政府批示，提出蒙医药“走出去”战略，并拟定了《援建乌兰巴托蒙医院的项目建议书》，并上报自治区政府，提出蒙医药对外交流的重要战略部署。

11月初，由自治区人大常委会常委张树逊、自治区卫生厅副厅长乌兰带队，组成中蒙医执法调研组到各盟市进行了调研督查。通过宣传贯彻《中华人民共和国中医药条例》，加大对《内蒙古自治区蒙医中医条例》贯彻落实力度，促进全区中蒙医机构建设和各项工作的顺利开展。 （*石海燕*）

6. 辽宁省

【辽宁省2004年中医药工作概况】

一、深化中医医疗机构改革，增强中医医疗机构的竞争实力

2004年各级中医医疗机构抓住企业医院主辅分离改革的机会进行资产重组，扩大了中医医疗机构的实力和影响力。辽宁中医学院附属医院经过半个世纪的创业，现在已成为该省中医医疗机构的排头兵，在医疗、科研和人才培养等方面都走在全省的前列。为进一步扩大影响，2004年11月，将沈阳铁路分局苏家屯医院并入辽宁中医学院附属医院，成立了辽宁中医学院附属医院中西医结合分院。分院的成立增强了附属医院的实力，扩大了医院发展的空间和领域，提高了在医疗市场上的竞争能力，同时也为沈阳市南部地区人民群众提供了优质的中医药服务。

抚顺市中医院经当地政府和铁路局批准，将沈阳铁路医院抚顺分院并入了中医院。兼并后中医院的业务用房面积得到了增加，并增设了肛肠科和肿瘤科，拓宽了服务领域，全院2004年的业务总收入达到6200万元。

凤城市中医院经当地政府和铁路局批准，将凤城铁路局医院并入了中医院。目前凤城铁路系统职工的医疗保险全部安排在中医院。2004年该院的业务总收入达到2300万元，成为该省县中医院业务收入的排头兵。

2004年9月16日在大连成功举办全省首届中医医院院长论坛。各市卫生局主管中医工作的局长、中医科（处）长、各级中医医院院长共100多人参加了会议。国家中医药管理局李振吉副局长、省卫生厅姜潮厅长到会并发表专题演讲。李振吉副局长就中医药科研的关键环节和最终目的及名医战略的提出与实施等问题向与会代表们进行了介绍。姜潮厅长就城市医疗体制改革的问题同与会代表进行了广泛的交流。李振吉副局长和姜潮厅长的论坛发言，站在国家和省的高度为该省中医药科研事业和城市医疗卫生体制改革提出了很好的思路，使与会代表受益匪浅。

2004年2月，辽宁中医学院附属医院为扩大其在全省的影响力，向省卫生厅提出增挂辽宁省中医医院牌匾的请示。省卫生厅为充分发挥其在辽宁中医事业发展中的排头兵作用，批准其增挂辽宁省中医医院的牌匾。辽宁中医学院附属医院紧紧抓住这个契机，为进一步扩大其在全省的影响，同时也为了进一步加强全省中医医疗机构之间的联系，进行优势互补，更好地为人民群众提供中医药服务，于2003年4月，成立了由辽宁中医学院附属医院牵头、全省23个中医医疗机构为成员单位的辽宁省中医医疗集团。医疗集团成立近1年来，成员单位之间加强合作，在人才培养、技术交流、转诊会诊等方面都进行了积极的探索和尝试，取得了初步成果。

二、医政工作

将中医药纳入全省突发公共卫生事件医疗救治体系。为做好人间禽流感预防和控制工作，按照卫生部、国家中医药管理局的要求，省卫生厅成立了应急工作领导小组和专家指导组，本着“中西医结合，优势互补，充分发挥中医药作用”的宗旨，中医药人员分别列入2组成员中。领导小组分工明确，规定了中医药组的6项职责，其主要任务为负责组织、协调、指导全省中医药救治专家组和专业救治队伍中的中医药专业技术人员参与救治工作，将中医药救治人间禽流感工作情况及时上报等。辽宁中医学院附属医院徐艳玲、王雪峰2位中医药专家被聘为专家指导组成员，并在省举办的人间禽流感防治师资培训班上进行了中医药防治人间禽流感专题讲座。

县以上中医院都加强了急诊科建设。辽宁中医学院附属医院、大连市中医院、苏家屯区中医院等建立了急诊绿色通道。凤城、海城、凌源、喀左、清原、台安等县级中医院也把急诊科建设当成医院建设中的大事来抓，优先解决急诊科的问题，加大了人力、物力、财力等方面的投入。通过加强公共卫生医疗急救体系的建设，目前该省县以上中医院全部建立了急诊科（室），并实行24小时应诊制度，极大的提高了中医院的急诊急救能力，提高了中医院应对突发公共卫生事件的能力。

清理整顿中医医疗市场取得阶段性成果。2004年4月省卫生厅依据《中华人民共和国中医药条例》，下发了《关于清理整顿中医医疗市场秩序的通知》（辽卫函字［2004］120号），在全省范围内开展了中医医疗市场秩序清理整顿工作。重点对已登记取得《医疗机构执业许可证》的中医医疗机构中承包、合资、合作的科室及其人员从事中医医疗活动的进行全面审查清理。各市卫生局对此项工作高度重视，相继成立了由分管局长挂帅的清理整顿医疗市场工作小组，强化责任，制定切实可行的整顿方案，形成了领导重视、各方配合、齐抓共管的良好局面。沈阳市出动监督人员574人次，查处医疗机构351家，查处案件72件，罚款3.81万元，没收非法所得1.7万元；大连市取缔未取得《医疗机构执业许可证》擅自开展中医医疗活动的机构，查处聘用非卫生技术人员、超出诊疗科目范围的中医医疗机构230多家。鞍山市出动监督人员130人次，查处超出诊疗科目范围的医疗机构5家，处罚金额3800元，取缔未获得《医疗机构执业许可证》的机构91个，查处虚假中医医疗广告20件。抚顺市取缔非法中医医疗机构48家，罚款3.4万元。锦州市检查中医医疗机构62个，取缔无证行医人员25人，撤销承包、出租科室42个，清退非卫生技术人员33人。营口市自2003年5月开始，共检查中医医疗机构120家，查出无证行医28人，买卖、出租《医疗机构执业许可证》的违法案件2起，非法聘用非卫生技术人员的医疗机构15家，超诊疗范围或随意变更执业地址的机构19家。阜新市在进行医疗市场整顿的同时，对所辖县、区内的医疗机构进行全面验收，筛查出转让《医疗机构执业许可证》的违法案件3起，使用非卫生技术人员的机构6家，超出诊疗科目范围服务机构9家。铁岭市加大了对医疗机构的监督力度，全年城镇医疗机构监督覆盖率达到100%，农村医疗机构监督覆盖率达到了80%，并查处违法案件38件，下发监督意见书60份，罚款3万元。朝阳市共检查各级各类中医医疗机构416个，清退非卫生技术人员30人，对5个擅自开展义诊活动的医疗单位责令停业，没收器械，罚款8900元。2004年卫生厅加强了对省级中医医疗机构的监管力度，委托省卫生监督所对省级注册的7所中医医疗机构进行了专项检查，针对存在的问题，制作了现场检查笔录8份，监督意见书10份，行政处罚案卷2宗。

中医药特色社区卫生服务工作初见成效。沈阳市皇姑区于1998年被列为国家和省中医药参与社区卫生服务试点单位。几年来，皇姑区委、区政府高度重视社区卫生服务工作，累计投入资金近千万元，主要用于社区卫生基础建设，为中医药特色社区卫生服务工作打下了良好的基础。在社区卫生服务工作中，坚持以提高居民综合健康水平为目标，以人性化服务为落脚点，积极探索中医药特色社区卫生服务的新路子。他们充分整合现有资源，调动各方面的积极性，不断完善社区卫生服务网络，初步建立起中医药参与的集预防、保健、医疗、康复、健康教育、计划生育技术服务为一体的新型社区卫生服务体系。皇姑区还在全国中医药参与社区卫生服务工作会议上作了经验介绍，成为全国开展中医药参与社区卫生服务工作的典范。该区于2004年上半年向卫生部、民政部、国家中医药管理局申报创建“全国中医药特色社区卫生服务示范区”。根据卫生部、民政部、国家中医药管理局《关于印发〈创建全国社区卫生服务示范区活动实施方案〉的通知》要求，10月省卫生厅组成评估小组，对沈阳市皇姑区创建全国中医药特色社区卫生服务示范区工作进行了先期评估，皇姑区创建全国社区卫生服务示范区得分为85.9分，创建全国中医药特色社区卫生服务示范区得分为83分。11月皇姑区接受了国家中医药管理局专家组的复核评估，国家评估组对沈阳市皇姑区的创建工作给予了高度的评价和充分的肯定。

在争创“全国中医药特色社区卫生服务示范区”活动的同时，结合该省实际，卫生厅制定了《辽宁省社区卫生服务示范区中医药特色补充评估参考标准评分细则》，扩展了创建中医药特色社区卫生服务示范区的空间，也激发了各市争创省级示范区的热情。沈阳市沈河区在深化社区卫生服务过程中，充分发挥中医药优势，抓住中医疗效确切、价格低廉的特点，全面推行中医药进社区工作。全区10个社区卫生服务中心，16个服务站开展了针灸、拔罐、按摩、理疗等中医治疗项目，其中有7个以中医药服务为主的社区卫生服务站，使病人不出社区就能得到有效的中医药治疗，深受群众欢迎。2004年12月经省卫生厅组织专家严格评审，沈阳市沈河区以优异的成绩通过了验收，被省卫生厅批准为“全省中医药社区卫生服务示范区”，成为该省第1个获此殊荣的城区。

农村中医工作健康发展。目前全省有县级中医医疗机构50所（含中西医结合、民族医）。在1186所乡级卫生机构中有668个乡镇卫生院设有中医科，90%以上的村医能用中西医防治疾病，中医床位5679张，中医执业（助理）医师4812人，中医年门急诊量1654417人次。加强农村中医工作一直是中医工作的重点。几年来，该省将创建全国农村中医工作先进县（市、区）作为促进农村中医工作的重要载体，带动全省农村中医工作稳步发展。2002年10月鞍山海城市被国家中医药管理局批准为“全国农村中医工作先进县建设单位”，海城市委、市政府十分重视，成立了由分管副市长为组长，卫生局、财政局、计划局、人事局等部门为成员的领导小组，并把此项工作列入政府工作目标之一，全市自上而下层层签订目标管理责任状。海城市卫生局组织有关人员深入27个乡镇卫生院和部分村卫生室进行现场指导，帮助乡镇卫生院建立中药房、中药库，规范中医门诊病历和中药处方。为提高乡、村两级卫生技术人员的中医药水平，依托市中医院，举办乡村医生中医知识培训班，集中讲授中医基础理论、中医诊断、内科、针灸及适宜技术等内容。2年来共培训乡医1180人，建成以市中医院为龙头，乡镇卫生院为枢纽，村卫生室为基础的农村三级中医药服务网络。由于地方政府对这项工作的高度重视，经海城市卫生局和全市中医药人员的努力，他们把3年的建设周期压缩成2年完成，提前1年申请国家验收，这在该省还是第1次。2004年9月26日海城市以958.69分的好成绩，通过了国家中医药管理局专家组的评审验收。2004年11月5日国家中医药管理局正式批准鞍山海城市为“全国农村中医工作先进市”。锦州北宁市的农村中医工作近2年有了很大的发展，2004年7月15日被国家中医药管理局批准为“全国农村中医工作先进县（市、区）建设单位”。截止到2004年底，该省已有4个（建昌、新民、庄何、海城）县（市、区）跨入全国农村中医工作先进县行列，2个区市（苏家屯、北宁）跨入全国农村中医工作先进县（市、区）建设单位行列。

重点专科（专病）建设又上新台阶。为加强对国家中医药管理局“十五”重点专科（专病）项目和省中医、中西医结合重点专科（专病）建设的管理，保证项目取得应有成效，7月省卫生厅制定了中期评估标准，对9个国家中医重点专科（专病）、26个省中医重点专科（专病）一并进行了阶段性评估。评估结果显示，9个国家重点专科项目单位十分重视专科建设工作，按国家项目建设要求和进度逐项落实。在专业学科带头人的培养、临床疗效的提高、科研能力的增强及所需专科设备购入等方面投入了大量的人力、物力和财力，专科（专病）建设收到了明显的效果。辽宁中医学院附属医院儿科对小儿肺炎等12个专病已经建立了较完善的诊疗规范，并系统应用于临床。在临床实践中注重经验的积累和总结，形成了具有中医特色的“头手足脊椎针推四联疗法”治疗小儿脑瘫，这一疗法在重点专科中起到了学术带头和辐射作用。脾胃科不仅在专科建设上取得了很好的成绩，而且经济指标不断增长。与2003年同期相比收入增加38 %以上，年底收入超千万元。辽宁中医学院肛肠医院肛肠病专科建设成效显著，省部级课题“通腑宁颗粒”的研制开发已完成新药申报Ⅱ期临床前的工作，并获辽宁省科技进步二等奖。沈阳市中西医结合医院皮肤科专科特色十分突出，该科全年门诊量达35万人次，年业务收入5130万元，其中中药制剂和饮片的收入达1300万元，业务收入占全院总收入的60.35%。大连市中医院脑病重点专科收治急危重症患者占患者总数的43%，疑难病症患者占患者总数的75%，中医治疗率达到了95%，中医特色尤为特出。苏家屯区中医院在2003年的基础上又有了新的起色，截止到2004年11月年门诊量284323人次，比2003年同期增加9.1%，收治血栓病住院患者4505人，占全院住院患者的77.47%，专科收入5204.68万元，占全院总收入的70%。海城正骨医院为改善老年骨病病房环境，优化设施配置，投入相当数量的资金，为其配置了呼叫系统、急救系统，专设生物动力学研究室，仅老年骨折病病房占用面积2200平方米，达到国家重点专科（专病）要求。目前，多数项目单位基本上达到国家项目建设标准，有望2005年通过国家验收。

三、科研教育工作

中医药科研二级实验室评审验收工作圆满完成。按照国家中医药管理局《中医药科研实验室分级登记管理办法（试行）》的规定，2004年该省进行了中医药科研二级实验室评审验收工作。2004年4月～7月，组织有关专家对申报国家中医药管理局中医药科研二级实验室的单位进行了评估。经实地考察、专家评估、完善整改等程序后，在申报中医药二级实验室的33个实验室中，有29个实验室达到评审验收标准，被批准为国家中医药管理局中医药科研二级实验室，并报国家中医药管理局备案。此项工作的开展，对该省中医药科研实验平台的构筑起到了积极的推动作用，真正达到了“以评促建、以评促改和以评促管”的工作目标，规范了该省中医药科研实验室的管理，提高了该省中医药科研工作的整体水平。

国家中医药管理局科研课题研究又有新进展。2004年是国家中医药管理局中医药科学技术研究专项课题招标年，组织辽宁中医学院等6家单位共45项课题申报该项目，经国家中医药管理局组织专家评审，该省共有9项课题中标，被确定为国家中医药管理局中医药科学技术研究专项2004～2005年度课题。同年该省还获得2项国家中医药管理局优秀留学归国人员启动基金项目课题立项。

组织申报的国家科技部“十五攻关计划”、“中医药疗效及安全性基本问题研究”重点项目中，辽宁中医学院申报的“以小儿肺炎为示范建立辨证规范及中医疗效评价方法体系的研究”等2项课题入围。同时按照国家中医药管理局要求对以往立项的课题进行督促和检查。组织2000年度、2001年度立项的5项国家中医药管理局中医临床诊疗技术整理与研究项目课题参加验收，所有项目全部一次性通过验收，并有辽宁中医学院附属医院“中医烙法治疗慢性扁桃体炎临床研究整理”等2项课题通过国家中医药管理局科学技术成果鉴定。

优秀中医临床人才研修项目呈现出良好的开端。优秀中医临床人才研修项目是国家中医药管理局以“培养具有扎实专业基础、较高临床水平和培养前途的优秀中青年中医临床人才”为目的，在“十五”期间组织实施的中医药临床人才培养的系统工作，是国家中医药管理局名医战略的一个重要手段。2004年3月18日，省卫生厅组织研修项目专家代表、学员所在单位负责同志及全体学员参加了国家中医药管理局召开的“优秀中医临床人才研修项目”启动电视电话会议，研修项目正式启动。及时下发了国家中医药管理局为学员研修所提供的《金匮要略》、《伤寒论》、《温病学》、《黄帝内经》等多媒体学习资料，组织学员参加了4期由国家中医药管理局举办的培训班。在日常管理中，及时了解和掌握学员动态，为学员在国家级以及省级重点学科或专科（专病）研修中创造有利的条件，并组织成立了由该省知名中医临床、中医理论专家组成的优秀中医临床人才研修项目专家指导组，负责该省该项目的业务指导工作。目前，该省优秀中医临床人才培养工作呈现出良好的开端。

中医药继续教育工作稳步推进。2004年，该省共举办国家中医药管理局中医药继续教育委员会批准的国家级继续教育项目2项。同时，在申报辽宁省省级中医药继续教育项目的70个项目中，批准实施60项。到2004年底，全部继续教育项目按时完成，培训中医药卫生技术人员5000多人次。

国家中医药管理局第3批老中医药专家学术经验继承工作有序进行。该省第3批师承项目共有11位指导老师、24名继承人，分布在8个市、17个单位。在项目实施过程中，严格按照国家中医药管理局相关要求进行管理，委托相关市卫生局及带教单位对继承人的继承工作进行日常管理，并开展了3次以半年为周期的阶段考核。7月～8月对部分带教老师和继承人的工作进行了中期检查，并针对出现的问题和情况及时地向国家中医药管理局有关部门进行了汇报，并提出处理意见。目前，项目除2位指导老师、3名继承人因故不能继续师承工作，由国家中医药管理局同意解除师徒关系外，其余指导老师、继承人工作进展顺利。

四、其他工作有序进行

行业作风建设工作取得了较好的效果。2004年全省中医医疗机构认真贯彻党的十六届三中、四中全会精神，认真践行“三个代表”重要思想，全面贯彻落实卫生部、国家中医药管理局、省委、省政府关于行业作风建设工作的部署和要求，以深入开展“优质服务杯”竞赛活动为主线，紧紧围绕广大人民群众关心和社会反映突出的行业作风问题，从解决广大患者和人民群众最关心的热点问题入手，加大治理整顿的力度。在全省中医系统树立以人为本、诚信服务的行业理念，以全面提高中医医疗机构的综合服务质量为根本，努力提升医务人员的服务意识，规范服务行为，较好地推进了中医系统的行业作风建设工作。在年终省卫生厅评选的“辽宁省卫生系统优质服务杯先进单位竞赛”中被评为先进单位。苏家屯区中医院院长池明宇被评为全国百佳院长。辽宁中医学院附属医院被评为全国百姓放心示范医院，杨关林院长被评为优秀管理者。抚顺市中医院被评为省示范中医院。

8月为贯彻《中华人民共和国行政许可法》，依据《中华人民共和国中医药条例》，卫生厅与省工商局对发布中医医疗广告进行了规范，下发了《关于发布中医医疗广告有关事项的通知》，从申请、受理、审查、决定以及法律责任都进行上网告知，并公布了网址。

5月18日省卫生厅、沈阳市卫生局、沈河区卫生局在沈阳中街举办了2004年科技周中医药健康咨询、义诊活动，设立宣传板12块，发放宣传单500余份，20名中医专家现场进行了答疑和义诊，受益群众410余人。

2004年中医系列高级技术资格评审报名378人，经审核378人参加评审，经评委会表决通过了303人，通过率为80.2%。其中正高级专业技术资格200人，副高级专业技术资格103人。

完成了2004年医师资格考试中医类资格审查和实践技能考试工作，实践技能考试报考人数2340人，参考人数2257人，合格率为80.50%。参加综合笔试人数1817人。

中国中医药报辽宁记者站2004年工作突出，共在中国中医药报上发表文章100多篇，及时向全国报道了该省中医药工作的进展和成绩。该省的1位记者还被评为先进个人。

（徐东年）

7. 吉林省

【吉林省2004年中医药工作概况】

一、农村中医药工作取得新的进展

农村中医药服务功能进一步完善。加强县（市）中医院内涵建设，加大县（市）中医院对乡镇卫生院、村卫生所（室）中医药业务指导力度，使县、乡、村三级中医药服务网络建设得到进一步加强。以省中医院为龙头的吉林省中医集团、以白山市中医院为龙头的白山市中医集团、以公主岭市中医院为龙头的公主岭市中医杏林集团，通过横向联合加强业务协作、纵向帮扶完善功能配置，实现了资源共享和优势互补，通过建立和完善三级转诊等医疗制度，农村中医药整体服务水平不断提高。目前，该省有52个县（市）设立了县（市）中医院，有473个乡镇卫生院设立了中医科，有1864名乡村医生用中医药或中西医为人民群众提供医疗服务。

中医药参与新型农村合作医疗试点工作取得成效。国家批准该省敦化等6个县（市）开展新型农村合作医疗试点工作以来，为积极发挥中医药在试点工作中的作用，对6个试点县（市）的中医医疗机构科室建设、人员状况、经济运行情况、主要投入及管理需求进行了系统调查，并运用政策研究分析模型对所收集的数据进行系统分析和研究论证，为中医药参与试点工作提供政策支持和制度保障。1年来，各地中医药行政管理部门积极组织广大基层中医药工作者深入乡村农户，发放《农村中医药小常识》宣传手册，举办中医药健康教育专题讲座，宣传新型农村合作医疗政策和中医药知识，提高了广大农民对中医药防病治病作用的认识，进一步赢得了农民的信任和支持。通过积极参与新型农村合作医疗试点工作，农村中医药事业取得有效进展。试点前后对比，试点县（市）中医院累计增加床位60张，床位使用率提高3%；业务收入达到4555万元，增加12%；门诊和住院病人略有增加，分别为379381人次和10601人次；积极引进中医新技术、新项目18项；中医药服务占医疗服务的市场份额有所提高，中医门诊占医疗门诊的比例超过25%，有17.8%的住院病人采用了中医药诊疗技术。在合作医疗补助资金中，用于中医药服务项目补助的资金超过了10%。

农村中医工作先进县（市）创建工作稳步推进。各级中医药行政管理部门积极宣传公主岭、榆树、洮南、和龙等县的“全国农村中医工作先进县（市）”创建经验，推动桦甸、敦化2个建设单位积极开展创建工作，加强人才培养和农村适宜技术推广，强化乡镇卫生院、村卫生所（室）中医药服务功能，已通过省级中期评估考核。省级农村中医工作先进县建设方案已经确定，即将启动实施。目前，该省的全国农村中医工作先进县（市）占全省县（市）的14.6%，基本达到了国家中医药管理局在“十五”期间提出的先进县（市）建设目标，带动了全省农村中医药工作的有效发展。

中医药农村适宜技术得到进一步推广。该省是国家中医药管理局中医药农村适宜技术推广工作试点省。为有效开展适宜技术推广工作，该省2004年在白山、大安分别举办地区性农村适宜技术及科技成果培训班，率先推广该省承担的国家中医药管理局农村适宜技术推荐推广项目，共培训学员210余人，社区中医药卫生服务工作得到明显加强。该省公主岭市为国家中医药管理局批准的“有中医药特色全国社区卫生服务示范区”建设试点单位，为做好创建工作，按照卫生部、民政部、国家中医药管理局《创建全国社区卫生服务示范区活动实施方案》的要求，2004年该省先后2次组织开展调查研究和评估考核，使公主岭市中医药特色社区卫生服务管理工作更加规范，服务范围不断拓展，服务能力进一步增强，服务质量不断提高，依照《全国社区卫生服务示范区评估参考标准》和《全国社区卫生服务示范区中医药特色补充评估参考标准》，已基本达到建设标准。目前，该省9个市（州）已建立159个社区中医药卫生服务站，积极发挥中医药在社区卫生服务中的作用。

二、中西医结合和民族医药事业进一步发展

中西医结合医疗机构建设成效显著。为促进国家重点中西医结合医院建设单位——吉林省吉林中西医结合医院建设工作，结合国家中医药管理局制定的统一规划，该省加大了对该院中西医结合人才培养、单病种建设、重点专科建设、基础建设等方面的扶持和指导力度，夯实了中西医结合医院建设基础，为全省中西医结合医疗机构建设积累了经验。

民族医药事业有了新的起色。该省是全国朝鲜民族医药文献整理工作牵头省，承担6项国家中医药管理局朝鲜民族医药文献项目整理任务。目前，文献整理研究工作已经完成（6部著作文稿已送交出版社），朝鲜族民族医药文献整理3年规划已拟定。按照国家中医药管理局、国家民委的统一部署，2004年该局还会同省民委对全省民族医药工作进行了专题调研，掌握了基本状况及存在问题，提出了下一步民族医药工作的意见和建议，为进一步做好民族医药工作奠定了基础。

三、中医医疗机构内涵建设得到加强

中医医疗机构服务质量评价工作有序开展。对全省三级甲等中医院进行了综合评价，并将评价结果、存在问题及整改意见及时反馈医院，引导中医医疗机构在依法执业、注重质量、提高效益、树立良好医德医风、重视中医药科学研究、提高中医医疗水平、降低医疗费用等方面下工夫，促进了全省中医药行业公平、有序竞争，提高了中医医疗机构依法管理、依法经营、依法服务的水平。

重点中医专科（专病）建设力度加大。按照《重点专科（专病）建设标准和管理办法》，加大了国家级、省级重点中医专科（专病）建设力度，组织评估了36个重点中医专科（专病），其中有6个重点中医专科（专病）通过评审。目前，该省设有国家中医药管理局重点中医专科（专病）5个，省中医药管理局重点专科（专病）建设单位36个，民族医药专科（专病）1个，全省中医医疗机构平均设有专科（专病）11个，逐步形成了分布合理、特色突出、学科广泛的格局。

四、中医药科研整体水平不断提高

中医药科研课题申报工作进展顺利。继续发挥该省在中药资源、人才资源及研究基础等方面的比较优势，积极开展中医药理论研究、临床研究和中药新药研发。先后组织完成了国家中医药管理局2004～2005年度科研基金专项课题招标申报工作（申报43项，立项13项，获得科研基金45万元）、国家“十五”科技攻关计划重点项目申报工作（申报任继学、刘柏龄、杨宗孟等名老中医临证经验总结和传承方法研究项目26项）、国家中医药管理局中医临床诊疗技术整理与研究项目申报工作（2项课题通过国家评审鉴定）、省科技进步奖申报工作（共申报17项，获奖8项）、民族医药文献整理课题申报工作（申报3项）。另外，该省2001年度立项的6个中医临床诊疗技术整理与研究项目全部通过国家评审鉴定，其中5项已完成课件制作，纳入国家中医药管理局中医临床适宜技术推广项目。

中医药科研课题管理工作进一步加强。该省是国家中医药科研课题管理工作试点省。为加强对国家级、省级中医药科研课题管理工作，2004年对二级科研课题执行情况开展了专项检查，共检查国家级课题21项，省级课题61项，其中90%能够按计划、按要求认真完成。目前，该省共有在研课题174项，其中国家“863”项目3项，国家“1035”工程项目2项，国家“十五”重大科技攻关项目9项。

中医药科研实验室、研究室管理进一步规范。该省是国家中医药管理局中医药科研实验室建设东北三省的牵头省。为推进中医药科研实验室、研究室的标准化、规范化、制度化建设，2004年对各级各类中医药实验室、研究室开展了基础调研。目前，该省共有国家中医药管理局三级实验室11个，中医药二级实验室71个，中医药研究室54个，其中三级实验室承担中医药科研课题124项（其中国家科技部课题7项、国家教育部课题4项、国家攀登计划课题1项、省科技厅课题27项，其他课题83项），获得经费1901.1万元。中医药二级实验室建设调研工作正在开展。

五、中医药教育工作稳步推进

农村中医药人员培训力度加大。制定了《吉林省乡村医生中医学专业学历教育项目实施规划》和《吉林省乡村医生中医学专业学历教育（中专）教学计划》，启动了乡村医生中医学专业学历试点工作，加强农村中医药人员学历教育。2004年，有157名学员参加了学习。

中医药继续教育工作有了新的进展。第3批全国名老中医专家学术经验继承工作已经启动，共培养学术继承人79名，并对其中36名继承人的继承学习情况进行了检查指导；启动了优秀中医临床研究项目，有6名临床骨干被确定为“全国优秀中医临床人才”培养对象，积极组织参加国家培训；开展了吉林省第2批名老中医评选工作，共有57名申报参评。

六、中医药法制化建设取得初步成效

中医药法制宣传工作大力开展。坚持文字宣传与音像宣传相结合、经常性宣传与重点性宣传相结合，在全省开展《中华人民共和国中医药条例》、《吉林省发展中医条例》等中医药法制宣教活动。在电视台举办“吉林省宣传贯彻《中医药条例》电视知识竞赛”，发放光盘、宣传画和条例单行本，举办宣传贯彻条例的培训班，组织开展大型义诊、送医送药下乡等活动，加深了中医药行业和全社会对贯彻条例重要性的认识，增强了中医药行业广大干部职工依法行政、依法管理、依法服务、依法发展中医药的意识。

全省中医药行业法制基础调研工作筹备就绪。完成了《行政许可法》配套政策的修订和有关中医药行政审批项目申报工作，拟定了全省中医药行业法制基础调研工作计划，为推动中医药法制建设奠定基础。

七、省中医药管理局机关制度建设明显加强

为进一步推进全省中医药事业改革与发展，加强中医药工作管理，2004年吉林省委、省政府批准设置吉林省中医药管理局。省中医药管理局是省政府直属的主管全省中医药事业的行政机构，局机关内设办公室（财务处）、政策法规处、医政处、科技教育处4个职能处室，定编17人（其中局长1名，副局长2名，正副处长、主任4名）。省中医药管理局组建以后，为建设办事高效、运转协调、行为规范的学习型、服务型中医药行政机关，大力加强机关制度建设，组织制定《吉林省中医药管理局机关规章制度（试行）》，在请示报告、公文处理、调查研究、财务管理、信访接待、新闻宣传、会议管理、档案管理等方面做出明确规定，并狠抓落实，努力提高机关工作效率和工作质量，为服务全省中医药工作奠定基础。

八、存在的问题

中医药管理机构仍不健全。目前，该省市（州）、县（市、区）两级政府只有8.1%设有独立的中医药行政管理机构，在中医药行政管理队伍中，只有29%是中医药专业人员，7%是专职人员，7%接受过专门中医药管理知识培训。管理机构不健全和管理人才匮乏，使该省省级以下行政部门的中医药管理工作处于“高位截瘫”的状态，阻碍了该省中医药事业的改革与发展。

农村中医药服务网络功能薄弱。该省是农业大省，中医药在农村卫生工作中的作用没有得到充分发挥。该省县（市）中医医疗机构大多是80年代建立的，设备陈旧，房舍简陋，医疗水平不高，乡镇卫生院缺乏中医药业务骨干，中医药利用率偏低，村卫生所（室）能应用中医或中西医提供医疗服务的人员严重不足，面临着全省县、乡、村中医药人员逐年减少的困境，许多年轻医生缺少必要的中医药基础理论学习和医疗技术训练，满足不了人民群众对中医药的需求。农村中医药发展缓慢已严重影响了中医药事业及全省农村卫生事业的发展。

中医药学科带头人、学科骨干缺乏。目前，该省中医药人才队伍断层问题仍然突出。在全省中医药队伍中，中医临床和中药资深专家较少，且年事已高，但中青年专业技术骨干队伍还没有完全建立。中医药学科带头人、学科骨干缺乏现象在农村更为严重。

中医药学继承不够，创新能力不强。在中医药学继承方面，有些规律还没有完全把握，一些重大理论尚未突破，与中医药现代化的迫切要求不相适应，成为制约中医药事业发展的重要因素。中医药学的科学内涵、学术本质、特色优势等都有待于通过做好继承工作得以丰富和发展。该省是中医药大省，在中医药资源上较有优势，但从整体上看，该省对中医药研究开发的创新能力仍显不足，科技含量不高。省内科研院所和大专院校在中医药研究方面的巨大潜能还没有充分发挥，长白山药用资源还有待进一步开发、利用和保护。（孟庆彬）

8. 黑龙江省

【黑龙江省2004年中医药工作概况】

一、农村中医工作取得新进展

全省已有576个乡镇卫生院恢复建立了中医科（占卫生院总数的55.76%），并建立了中药房，配备了常用的中草药和中成药，一些中心乡镇卫生院的中医科已在当地形成了中医专科（专病）特色优势，村卫生所能够提供中医药服务的已经达到30.8%，全省县、乡、村3级中医药服务网络初步形成，并逐步完善。大部分地区根据《中国农村初级卫生保健发展纲要（2001～2010年）》，确立了在本地区落实纲要的中医药指标。

巩固发展了农村中医工作先进县建设成果。在对原有先进县充实内涵、提高水平的基础上，又有北安、宝清2个县（市）通过评审验收，批准为省级农村中医工作先进县（市）。目前，全省共有国家级先进县（市）5个，省级先进市创建单位1个（牡丹江市）。

积极参与了新型农村合作医疗试点工作。在试点县（市）符合条件的县级中医医院都被确定为定点机构，一些中医医疗服务项目和中药被纳入补偿范围。林口县在试点工作中还加大对中医投入力度，改善了县中医院和12个乡卫生院中医科的基础设施条件，努力探索中医药作用的途径和方法。

大力推广了中医药适宜技术。针对黑龙江省常见病、多发病，精心筛选了安全、有效、成本低廉、简便的58种中医药适宜技术，编撰出版了《黑龙江省农村中医药适宜技术手册》，已陆续发至基层，在县级以下农村各级医疗机构推广应用。为解决农民群众“看病贵”的问题发挥了积极的作用。

积极开展城市中医院对口帮扶工作。目前已有85%的城市中医院和农村乡镇、卫生院结成对子，开展了人才培养、送技术设备下乡等多种形式的帮扶工作。

二、中医机构配套改革不断深化，中医药社区服务稳步推进

全省中医行业积极推进了以中医医疗机构之间进行联合、重组、股份制改造或共建医疗集团为主要形式的资源整合工作。各级中医医疗机构按照确定的具体方案，普遍深化了内部运行机制的改革，初步建立了优质、高效、低耗、科学的管理模式和机制，增强了医院的活力，医院的社会效益和经济效益有了明显提高。

在深化中医各项配套改革的基础上，中医医疗机构加强了中医药社区服务机构建设，各地将中医药社区服务纳入当地社区卫生服务建设总体规划。许多城市社区卫生服务中心建立了中医科，设立了中药房，配备了常用器具和中药饮片、中成药，加强了基础条件建设。目前，在全省454个社区卫生服务站中，将近50%的社区服务站能够提供中医药服务，中医药社区服务的覆盖面日益扩大。哈尔滨市南岗区有中医特色的全国社区卫生服务示范区创建工作取得成效，通过了国家有关部门的复核评估，成为全省第1个有中医特色的全国社区卫生服务示范区。

三、加强了中医医疗机构内涵建设，综合服务能力进一步提高

加强了基础设施建设，全省中医医疗机构自筹和多方筹集资金新建、改建、扩建业务用房6万平方米，新增设备近3000万元，比2003年增长10.2%，是近年来增长最快的一年。各级中医医疗机构还从实际出发，根据需要改善了患者就医条件。目前全省有近20%的中医医疗机构基础设施条件已接近或达到了同级综合医院的水平，发展势头较好。

贯彻实施了“名院、名科、名医”战略，专科（专病）建设有新的突破。2004年，16个专科已列为国家级、省级中医重点专科，专科规模和专科效益进一步扩展和提升，较好地发挥了示范和辐射作用。又有省中医院针灸科等40个专科通过专家评审，批准为省中医局重点专科（专病）建设单位。对实施《执业医师法》5年来的工作进行总结，截至2003年底，全省中医执业医师已达15384人。

综合服务能力和应对突发事件能力进一步提高。全省各级中医医疗机构调整专业技术结构，扩大服务领域，特别是加强了急诊科室的建设，充分发挥了中医药的优势，运用中医诊疗技术和手段开展危重症的救治取得了初步成效。目前，全省县级中医医院建有急诊科的已达50%以上，哈尔滨市呼兰区中医医院还建成了全区120紧急救援中心，综合服务功能得到了社会的认可。同时，全面加强了以提高中医药防病、治病为中心内容的中医医疗机构的内涵建设，切实加强了服务质量管理，促进了中医医疗保健体系的完善以及中医总体医疗水平和综合服务技能的不断提高，中医行业在资源水平较低的情况下，担负了相当数量群众的医疗保健任务。全省县级以上中医医疗单位利用“5.12”护士节普遍开展了中医护理竞赛活动，巩固提高了护理技能。

四、人才培养取得新成绩

实施了中医药高级中青年人才研修项目（“3612”人才培养工程），遴选出国家级专家培养对象60名，省级专家培养对象100名，为其进行研修、科研创造条件，并制定了相应的考核管理办法。

加强了农村中医药教育工作。经与省教育部门协调，依托中医药大学中专部，每年在乡村医生中招收200名具有初中以上学历的统招中专生，以解决乡村医师执业助理医师的准入资格条件问题。同时与省人事厅联合举办第5期中医学徒班，招收学员70名。经与省招办和黑龙江中医药大学协商确定，在5年内每年举办农村中医药在职人员本、专科学历教育，根据学员的实际情况，单独划分分数段，单独录取。

重点抓了黑河市国家农村中医教育试点工作，并取得了显著成绩，国家中医药管理局给予充分的肯定，拟在全国农村中医工作会议上重点发言介绍经验。

五、科研成果显著，重点学科建设有新进展

2004年获国家科技进步奖二等奖1项；获国家中医药科技奖4项；获省政府科技进步一等奖1项、二等奖3项。承担国家科技部“十五”攻关中医药科技项目20项。2004年，新招标科研课题110项。10个国家中医药管理局中医诊疗技术项目通过验收和鉴定，并有5个在全国推广。黑龙江中医药大学第一附属医院消化科等5个学科被评为省政府重点学科。目前，黑龙江省有国家级重点学科2个，国家中医药管理局重点学科4个，省级重点学科20个，列其他行业之首。北药开发工作进展顺利，北药科技开发课题立项50项，研发国家二类新药1

个，国家三类新药 3 个，免费培训药农 3000 人。（新万庆）

9．上海市

【上海市 2004 年中医药工作概况】

2004 年上海市中医工作围绕上海市卫生局中心工作，以维护和增进人民健康为目标，以加强中医药应对突发公共卫生事件能力建设，推进“名医、名科、名院”战略实施以及社区、农村中医药工作和重大疾病防治为重点。采取多种形式庆祝《中华人民共和国中医药条例》颁布实施 1 周年和《上海市发展中医条例》颁布实施 6 周年学习宣传系列活动。加强全行业管理，实施新修订的《上海市中医病证诊疗常规》和《上海市中医病证护理常规》，成立上海市中医医疗质量控制中心，开展中医单病种质量控制标准研究。开展名中医评选、名老中医学术经验研究工作室建设工作及上海市中医特色专科（专病）考核验收，实施以名医带名科创名院的“三名”战略。加强队伍建设，重点培养一批有创新意识的继承型临床学科带头人。启动高级西医学习中医研修项目，优秀青年医学人才培养及全国优秀中医临床人才研修项目和全国第 3 届老中医药专家学术经验继承班的管理保障工作。

召开 2004 年上海市中医工作会议。根据国家中医药管理局要求，上海市为承担华东地区中医药应对突发公共卫生事件的牵头单位，成立了以各省市中医药管理部门领导参加科研协作领导小组及一、二线科研应急救治专业技术队伍和专家指导小组。根据上海市实际情况，重新修订该市防治 SARS 技术方案和中医药防治禽流感技术方案。同时，对华东地区协作网络的 50 多名骨干专家进行专题培训。为庆祝《中华人民共和国中医药条例》颁布实施 1 周年，配合国家中医药管理局在全国开展“中医药科普宣传周”活动，该市召开中医药界专家研讨会、名中医义诊、中医药智力竞赛等一系列活动。该市嘉定、奉贤、南汇 3 个全国农村中医工作先进区（县）全部通过国家中医药管理局评估验收。该市闸北区被国家中医药管理局确定为中医药服务社区卫生服务示范城区创建单位，并通过卫生部、民政部、国家中医药管理局组织的专家复核、评估。7 月 1 日～2 日全国中医药社区卫生服务工作座谈会在闸北区召开，国家中医药管理局副局长房书亭出席会议并作重要讲话。为了以点带面，开展中医药服务社区卫生工作，在全市 19 个区县选择启动 33 个中医药服务社区卫生示范点创建单位。做好全国优秀中医临床研修人才项目的管理保障工作。做好全国第 3 届老中医药专家学术经验继承班的自查工作，迎接国家中医药管理局的中期检查。开展以中医医、教、研为主体的 23 个名老中医学术经验研究工作室创建工作。53 个上海市中医特色专科建设通过验收。对 13 家综合性医院达标中医科第 1 年创建工作进行检查。

一、中医药系统积极参加突发公共卫生事件各项工作

加强中医药应对突发公共卫生事件能力，提高中医药参与公共卫生服务水平。

为进一步加强中医药应对突发公共卫生事件能力，在总结 2003 年抗击 SARS 经验的基础上，根据国家中医药管理局的要求，该市为承担华东地区中医药应对突发公共卫生事件的牵头单位，成立了以各省市中医药管理部门领导参加科研抗非领导小组，并成立一、二线科研应急救治专业技术队伍和专家指导小组。根据最新研究成果和卫生部、国家中医药管理局有关防治规范，结合该市实际情况，重新修订了该市中医药抗击 SARS 技术方案，并且针对 2004 年年初的禽流感流行情况，组织专家制定了中医药防治禽流感技术方案。同时，对华东地区协作网络的 50 多名骨干专家进行专题培训。配合有关部门做好人禽流感疫情预防控制工作。启动了艾滋病、中医药临床研究工作。

二、加强农村和社区中医药工作，更好地为农民和社区居民健康服务

强化社区卫生中医药服务功能，积极探索中医药融入社区卫生服务的途径和方法，鼓励中医医疗机构与社区卫生服务机构开展多种形式的联合，制定《上海市社区卫生服务中心中医药服务管理基本规范》和《上海市乡镇卫生院中医药服务管理实施细则》。该局借国家中医药管理局在该市闸北区召开全国中医药服务社区工作会议的东风，推广兄弟省市和闸北区开展中医药参与社区卫生服务的经验和做法，启动了中医药参与社区卫生服务示范点创建工作。通过招标、评审确定了 33 个社区（郊区）中医药服务示范点。通过示范点 3 年的创建工作，取得经验后再辐射到全市，使该市中医药参与社区卫生服务工作再上新台阶。同时，该市嘉定区、奉贤区、南汇区 3 个全国农村中医工作先进县（区）2 期建设工作全部通过国家中医药管理局组织的专家组评估验收工作。

三、配合国家中医药管理局关于在全国开展“中医药科普宣传周”系列活动，开展《中华人民共和国中医药条例》贯彻实施 1 周年和《上海市发展中医条例》实施 6 周年（以下简称《中医药条例》）学习宣传活动。

上海市卫生局下发了《关于开展〈中医药条例〉颁部实施 1 周年举行系列活动通知》，要求各区县卫生局各级中医、中西医结合医院采取各种形式认真组织学习宣传，提高对学习贯彻《中医药条例》重要意义的认识。

9 月 25 日该局在岳阳医院青海路门诊部举行了有 50 多名上海市名中医参加的大型义诊活动，为 1200 多人进行诊疗和咨询活动，杨晓渡副市长到现场看望慰问了参加义诊的名中医。

10 月 26 日在上海市中医医院隆重举行上海市中医药界庆祝《中医药条例》颁部实施 1 周年座谈会，来自该市中医药各专业委员会的专家学者及各区县卫生局有关领导 80 多人出席会议。

为了更好地宣传《中医药条例》，让更多的人了解中医，开展中医药知识智力竞赛活动，经过初赛、复赛，龙华医院、长海医院、岳阳中西医结合医院、曙光医院、普陀区中心医院进入电视决赛。宣传周系列活动期间，该局印发各种科普宣传资料2万多份（册）。

四、实施中医名牌战略，打造中医的名医、名科和名院

为贯彻落实吴仪副总理在2004年全国中医药工作会议上讲话中提出的实施中医“名医、名科和名院”精神，进一步推进该市的中医名牌战略，该局在实施中医名牌战略工作中，主要做了以下工作：

（一）开展上海市名中医增补工作。

在总结1995年第1批评选工作的基础上，2004年上半年该局和市人事局制定了《上海市名中医评选条件》、《上海市名中医评选方案》。在评选程序上注重提高透明度，符合条件的28名老中医进入复审，经无记名投票评选后，送领导小组审核，授予20名老中医“上海市名中医”荣誉称号，并颁发荣誉证书。

（二）开展创建名老中医学术经验研究工作室，开展名医带名科创名院活动。

2004年该局制定了《上海市名老中医学术经验研究工作室建设方案》和《上海市名老中医学术经验研究工作室建设标准》，经由各单位推荐申报，按照审核程序，组织有关专家进行初审、复审，确定张镜人、颜德馨、朱南孙等23位专家为上海市首批名老中医学术经验研究工作室建设项目，2004年第3季度开始全面实施。

（三）组织做好对中医特色专科进行验收考核工作。

该市中医特色专科经过3年的建设，2004年第3季度该局组织有关专家对本市55个中医特色专科（专病）进行验收考核。其中50个项目通过验收，5个建设项目要求进行限期整改。在50个达到预定目标的项目中，有30个项目达到优秀。为了加强中医特色专科（专病）建设，2004年9月23日在上海市中西医结合医院召开中医特色专科建设成果经验交流会议，交流和总结该市开展中医专科专病工作的经验。

五、进一步推进中医标准化、规范化建设

为了使《上海市中医病证诊疗常规》和《上海市中医病证护理常规》适应国务院颁布的《医疗事故处理条例》实施后的新形势，推动中医药事业的规范化、标准化建设，对原275种常见病证进行逐条复议、论证和完善，分别新增加87个和76个病证，共11个科别，分病证名、诊断依据、证候分类、治疗方案、疗效评定、注意事项等6个部分。除治疗方案外其余均参照国家中医药管理局颁布的《中医病证诊断疗效标准》制定。

以上2个常规实施前，对业务骨干和有关管理人员600多人分3期分批、分层次进行培训。

认真学习贯彻《行政许可法》按照该局统一部署，全面清理了该局有关中医行政审批项目。经审定，该局取消和改变行政审批项目14项，保留9项，推进了依法行政工作的开展。

六、实行管办分离，政事分开，加快政府职能转变

该局为了强化政府宏观管理，用政府主导和市场调节2种手段发展中医药事业。上海市中医药科技服务中心经该市中医药管理局、市民政局、市社团局批准于6月25日在市中医文献馆挂牌成立。该中心是从事非营利性社会服务活动的社团组织，承担卫生局中医药科技项目招标、中期管理、鉴定、验收、检索等事务性工作，并开展成果转让、推广等服务，是卫生行政部门、医院、科研企业、医药管理之间的桥梁和纽带。

为了加强对该市中医医疗质量的管理，提高医疗质量，保证医疗安全，经专家评审、主管部门审核，上海市中医医疗质量控制中心挂靠在曙光医院，承担该市中医医疗质量的监管、检查等工作。

该中心成立后，即按照有关中医质控管理的要求，组织有关专家分3组对全市23家中医、中西医结合医院贯彻执行《上海市中医病证诊疗常规》和《上海市中医病证护理常规》的情况及医疗、护理、药剂等质量控制工作进行摸底督查，并在2004年院长例会上进行督查情况分析，并提出完善的意见。

七、组织做好2004～2005年度国家中医药管理局和该局中医药科研基金项目及新药研究的招标工作，多渠道培养优秀中医临床人才

该局认真贯彻中共中央和市人事工作会议精神，加强对中医药行业人才的培养，在全面做好中医药继续教育工作的同时，抓好“优秀中医临床人才研修班项目”，组织专家对第3届全国师承班进行中期评估、考核；做好该局100名优秀青年人才培养（其中中医20名）的选拔遴选工作；筹备西医学习中医高级研修班。2004年先后有中医紧缺专科临床人才班、对外交流外语人才班和高层次中西医结合临床与科研骨干人才班结业。

在新一轮上海市医学重点学科评审中，脊柱病、妇科、口腔黏膜病、心血管病4个学科中标重点学科建设项目；石氏伤科等5个专科中标重点专科建设项目，进一步加强了中医学术水平和人才培养工作。

2月启动国家中医药管理局课题招标工作，最后中标19项（含军队3项）。同时组织国家中医药管理局临床诊疗技术研究项目招标初审和管理工作，该市共申报30项，中标7项，为历年之最。7月启动该局招标工作，确定立项课题64项。开展1996～1998年度局中医药课题的结题验收工作和2002年度局级课题的中期检查工作。

新药研究项目。继续开展院内中药制剂新药研发工作，经筛选共有4项立项。1项国家一类新药项目完成临床前全部研究工作，2004年获国家食品药品监督管理局临床批文。1项国家六类新药项目获国家食品药品监督管理局临床批文，并实现技术转让。2004年该市获国家中医药管理局新药研究项目3项。

科研项目获上海市科技进步成果奖9项，获上海市医学会科技奖2项。上海市卫生局中医药科研基金成果鉴定项目8项，课题中期检查

65项（其中新药开发13项）。

（刘文选）

10．江苏省

【江苏省2004年中医药工作概况】

一、中医药改革

在中医机构资源调整方面，南通、徐州等市通过成立中医医疗集团，常州、射阳等市、县通过兼并基层医院等方法，在临床技术合作、设备共享、中药制剂调剂使用、信息交流等方面作了深入探索并取得积极成效，扩大了优质资源的受益面。宿豫区中医院正式更名宿迁市中医院，并继续由政府举办。在公立中医医疗机构管理体制改革方面，按照所有权与经营权适度分离的原则，苏州、无锡等市通过组建管理中心、托管、风险经营责任制等形式的改革，扩大了中医医疗机构的经营自主权。在中医机构内部运行机制改革方面，各市普遍推行竞争上岗、评聘分开、全员聘用，分配激励机制渐趋灵活多样，充分调动了广大中医药人员的积极性。民办中医医疗机构有了新发展，注重调动民资和外资的积极性，张家港市兴办了我国首家中外合资股份合作制中西医结合医疗机构。各地认真贯彻省政府《关于加快发展中医药的意见》的通知精神，继连云港、南京、徐州、盐城等市之后，常州等市政府下发了当地《关于进一步加快发展中医药的意见》的文件。无锡市正在积极争取扶持中医药发展的相关政策，筹备召开全市中医药工作会议。

二、中医机构基本现代化建设

各地认真贯彻省发改委、省卫生厅和省中医药局联合制定的全省中医机构“十五”建设发展规划，不少地方政府将中医院的建设纳入当地重点工程和为民办实事重点社会发展项目。省和部分市、县的党委政府领导现场办公，帮助协调解决项目建设中的实际困难，并增加财政投入，多渠道筹措建设资金，支持项目的实施。一批布局合理、设施一流、功能完善的现代化门急诊楼、病房楼先后投入使用，全省中医机构“十五”前4年扩增土地25.7万平方米，新增建筑面积53万平方米，目前已完成的工程67个，在建项目48个。目前苏州、无锡、南通、泰州等市已全面完成建设发展规划的实施工作，全省半数以上中医机构已提前完成“十五”建设任务，为推进全省中医药现代化进程奠定了坚实基础。加强对创建基本现代化中医院的宏观指导，组织省中医院和昆山市中医院等6家单位研究制定《江苏省基本现代化中医院考评细则》，从基础设施、科学管理、服务能力、特色优势等方面提出了明确要求。该细则正式下发后，各地、各单位以创建基本现代化中医院为首要任务，加大创建力度，全面提升了中医院的综合服务能力和水平，实现了社会效益、经济效益同步增长。继省中医院、无锡市中西医结合医院以及常州市、昆山市、无锡市、苏州市中医院之后，南京市、南通市、江阴市、张家港市等中医院和省中西医结合医院业务收入也已超过亿元。无锡市中医院成为三级甲等中医院，无锡市中西医结合医院和泰州市、扬州市中医院通过三级中医、中西医结合医院评审，使全省三级中医、中西医结合医院达到13家。

三、人才培养和科学研究

全省全国第3批名老中医药专家学术经验继承工作和优秀中医临床人才研修项目进展顺利。各地采取全员培训、鼓励师带徒、支持外出进修、参加学术交流等多种途径加大人才培养力度。南通市、常州市为加强名中医专家学术经验的继承工作，出台了《名老中医学术经验继承工作管理暂行办法》，分别在全市范围内遴选出多名名老中医并为他们配备了学术经验继承人。盐城、扬州、泰州等市的中医院通过与高等院校合作，举办研究生课程班、中学西班、西学中班和中西医结合大专学历教育班等形式，强化了在职人员的培养，同时结合专科建设需要，积极引进专业人才。淮安、徐州等市组织开展了新一轮市级名中医评选工作。加强中医药管理干部培训，分别举办了全省中医医院院长和办公室主任培训班，提高了中医药管理人员的政治理论、业务水平和管理能力。连云港中药学校升格为连云港中医药高等职业技术学校。

继省中医院之后，省中医药研究院通过了国家有关部门组织的国家中药临床研究中心（GCP）评审验收，该院现代中药制剂工程技术研究中心Ⅱ期工程进展顺利。重视中医药临床研究，加大对重大疾病防治方案研究力度。与省科技厅共同加强了对2型糖尿病防治方案研究的过程管理。加强中医药科研项目管理，对承担国家科技部、国家中医药管理局和省科技厅所立中医药重大科研项目进行了调查清理，根据项目进展情况提出了分类指导意见，60多项课题通过了鉴定。全省中医专科（专病）建设以中医单病种质量管理为突破口，全力塑造医院“名科”品牌形象，同时加快研制疗效显著的中药制剂，充分体现中医专科、专病、专药的优势。8个全国重点中医专科建设单位、16个省级重点中医临床专科建设单位完成年度工作目标，省级中医临床专科专病增加到23个，新增了一批市县级中医临床重点专科，全省具有中医特色的专科专病群体初步形成，重点专科门诊量超过总门诊量的10%，中医技术优势进一步确立。重视和加强中医药特色优势宣传，与中央十大新闻媒体开展中医药改革发展新闻调研，与省新闻媒体联手，开辟《生命周刊·中医之美》栏目，宣传江苏省中医名院、名科、名医，提高社会对中医药的认知度，使社会更加了解中医药、关心中医药、支持中医药、应用中医药。

四、农村中医药工作

制定下发了江苏省《关于进一步加强农村中医药工作的实施意见》。各地将创建农村中医工作先进县（市）作为促进中医药事业发展的重要载体。在创建工作中，政府分管领导亲自抓，有关部门齐抓共管，将中医药工作列入工作目标，加强组织领导，认真制定方案，积极组织实施，加强检查督促。常熟市顺利通过国家中医药管理局组织的全国农村中医工作先进县（市）评审验收，使全省的全国农村中医工作先进县（市）达到9个。太仓市、东台市通过省级验收后，全省省级农村中医工作先进县（市）达到25个。常州市成为全国农村中医工作先进市建设单位后，将创建工作纳入了政府工作目标管理体系。连云港、镇江市等开展了市级农村中医工作先进乡镇的评选。贯彻落实卫生部、国家中医药管理局关于《乡镇卫生院中医药服务管理基本规范》和《社区卫生服务中心中医药服务管理基本规范》，加强了对乡镇卫生院和社区卫生服务中心的管理，发挥了中医药在农村和社区卫生工作中的优势和作用。认真落实卫生部、民政部、国家中医药管理局关于《创建全国社区卫生服务示范区活动实施方案》，徐州市云龙区创建全国中医药特色卫生服务示范区工作取得阶段成果。实施薄弱中医院第2轮帮扶计划，对苏北地区11家薄弱中医院进行重点帮扶，4年来，省、市、县累计筹措帮扶资金3927万元。无锡、武进、常熟等市中医院在结对帮扶中无偿捐赠资金、医疗设备200万多元，并且积极提供技术支援。薄弱中医院在对口支援中医院的扶持下，医院的专科专病建设、中医药人才培养、医院规范化管理、综合服务能力等方面显著增强，社会效益和经济效益都有了较大的提高。

五、中医药法制建设

认真贯彻《中华人民共和国中医药条例》和《江苏省发展中医条例》。各地将中医药事业发展纳入当地国民经济和社会发展计划，增加了对中医药事业的投入。加大中医药监督管理力度，进一步加强中医医疗机构和中医药从业人员准入以及中医医疗广告的审批管理。在《中华人民共和国中医药条例》颁布实施1周年之际，制定下发了进一步学习、宣传、贯彻该条例的行动方案，开展了系列活动，仅中医药科普宣传周，全省各地就发放宣传资料13万多份，接受义诊及咨询6.3万人次。徐州市卫生局与新闻媒体合作主办了大型广场咨询宣传活动，市人大副主任现场视察，省市名医到现场咨询，开展了群众万人签名活动。组织开展了中医药执法检查，进一步强化了政府依法发展中医药的责任。接受国务院法制办、卫生部、国家中医药管理局对常州市、苏州市《中华人民共和国中医药条例》的贯彻实施情况进行了执法检查，全省依法发展中医药的经验和做法得到了国家执法检查组的充分肯定。全省中医医院行风建设及精神文明建设的工作力度加大，规范医务人员的医德行为，组织有关专家加强了对医疗机构及医务人员用药情况的监督检查，减轻群众不合理负担。实行医疗和药品收费项目公示制度，向社会公布中医医疗技术收费、服务承诺。对基建、器械、药品等重大项目均采取招标、邀标。建立和完善各项监督机制，全面落实纠风工作责任制。各中医院努力创建"无红包医院"，对药品回扣、开单提成和索要、收受红包等违纪行为，加大检查监督力度。无锡市中西医结合医院、昆山市中医院等被评为省文明单位标兵，省中医院及常州、连云港、南通、徐州等9家市中医院被评为省级文明单位。（李　郁）

11. 浙江省

【浙江省2004年中医药工作概况】

一、认真贯彻党的中医药工作方针，加强《中华人民共和国中医药条例》执行力度，依法推进中医药事业发展

党中央、国务院历来十分关心和重视中医药事业的创新与发展。2004年，吴仪副总理亲临2004年全国中医药工作会议，并作了重要讲话。为了认真贯彻落实讲话精神，浙江省中医药管理局在全省积极组织学习，并及时与各有关部门沟通，召开座谈会。省人大、省政协、省发改委、经贸委、科技厅、人事厅、药监局等有关部门和中医学院、浙江大学等医教研单位的领导与专家、学者参加了会议。会议认真学习了讲话精神，代表们着重在依法发展中医药、加强继承与创新、中医药人才培养、加强农村中医药工作等方面提出了许多宝贵的意见和建议。浙江省中医药管理局在2004年的各项工作中加大了贯彻党的中医药政策的力度，在加强管理职能、争取财政支持、重大建设项目立项、学科专科建设、科技重点项目实施、中医药临床人才培养等方面取得了一系列进展。

加强中医药法制建设，依法管理中医药事业是开展中医药工作的重要保障。为进一步贯彻落实《中华人民共和国中医药条例》和《浙江省中医药发展条例》，2004年4月对衢州、金华开展了执法调研活动，对当地中医药发展环境、法规的执行情况提出了改进要求。此外，为进一步了解《中华人民共和国中医药条例》颁布1周年以来的贯彻落实情况，由国家中医药管理局、国务院法制办、卫生部等组成的联合检查组在浙江省中医药管理局的陪同下，于9月在浙江各地进行了检查。检查组先后深入到市、县、乡、村的中医医疗、教育、科研机构，详细了解杭州、嘉兴、绍兴等地中医药事业发展情况，认真听取了基层中医机构及中医药工作者的意见和建议。通过调研，检查组对浙江省中医药工作及贯彻落实《中华人民共和国中医药条例》工作给予了充分的肯定，同时也进一步宣传了《中华人民共和国中医药条例》，掌握了各地贯彻落实《中华人民共和国中医药条例》的基本情况，从而为全面推进浙江省中医药事业的发展提供了科学决策的依据。

为进一步完善《浙江省发展中医条例》，保证法律的权威性，根据《中华人民共和国中医药条例》的规定和《医疗机构管理条例》、《执业医师法》、《乡村医生从业管理条例》等法规的要求，浙江省中医药管理局积极建议对《浙江省中医药发展条例》进行修改。2004年5月28日，浙江省第10届人民代表大会常务委员会第11次会议通过《关于修改〈浙江省发展中医条例〉的决定》，并将《浙江省发展中医条例》在中医行业管理、从业人员、技术准入以及依法行医等方面的要求与国家有关法规协调一致，更加符合实际工作。

浙江省中医药管理局还严格依法加强中医执业医师及医疗广告的管理和审批。2004年6月，根据省卫生厅统一部署，认真组织了中医执业医师实践技能考试考官培训。来自全省各地市的30多名考务人员和主考官参加了培训。通过培训进一步提高了浙江省执业医师考务工作的管理水平，使浙江省的考务工作朝着科学化、规范化、标准化和制度化迈进。在实践技能考试和综合笔试期间，浙江省中医药管理局根据考试管理要求对部分考场进行了巡考，以确保考试工作顺利开展。由于组织到位、管理到位、培训到位，全省共有2740名中医类别的考生参加了考试，比2003年增加562人，各地考试进展顺利。此外，还严格按照医疗广告管理的规范与要求，把好中医医疗广告审批关，管理中医药工作、依法发展中医药事业已成为全省各级政府部门和全体卫生人员的共识。

二、积极探索，主动适应，加快推进浙江省公立中医院体制改革试点工作

2004年，浙江省中医药管理局对2000年以来全省公立中医医疗机构开展体制改革的情况进行了调研。通过采取实地调研、书面总结、数据分析、座谈研讨等方法，着重对改革中取得的成绩与经验、存在的问题和困难进行调查分析。调查结果显示，浙江省公立中医医院改革工作进展平稳，主要形式包括机构重组、兼并扩展、组建联合体、整体出让改制、整体化转等5种类型，各单位坚持因地制宜、循序渐进原则，积极稳妥地实施改革措施，在转变所有制性质、改变管理体制和办院方向、调整规模结构、活化运行机制、改变经营模式等方面开展了有意的探索。

切实加强对民营中医医疗机构的监管力度，采取与公立医疗机构同等的政策，调整审批权限，规范人员和技术准入，进一步促进和完善民营中医医疗机构的发展。2004年共审批民营医疗机构5家，目前全省共有民营医疗机构29家，在人员结构、技术服务、专科分布等方面渐趋规范和合理，正逐步显示出较强的发展潜力和竞争实力。

三、加强规范，强化制度，全面开展中医医疗质量管理

中医医院评审工作是加强医疗质量管理的重要载体，也是浙江省中医药管理局2004年的工作重点之一。依靠专家，组织修订并下发《浙江省中医医院评审标准》（以下简称《标准》)。《标准》本着中西医医院同一平台原则，突出中医药特色，以完善服务功能、突出临床医疗为重点，具有较强的可操作性、前瞻性和灵活性，是今后一段时期中医医疗机构的发展方向和内涵建设的规范性文件。为进一步加强各地对《标准》的学习和理解，还适时下发了《浙江省中医医院评审指导手册》，举办了《标准》培训班，并要求各地要认真对照《标准》进行整改，通过以评促改、边学边改，进一步促进中医医院管理与质量的全面提高。目前，学《标准》、用《标准》、按《标准》管理的观念已在全省中医医院中形成了共识。其次，还组织专家对12家中医医院进行了三级医院的评审工作。同时，为进一步突出中医药特色，促进中西医结合医院和骨伤专科医院的标准化建设，还完成了《浙江省中西医结合医院评审标准》和《浙江省骨伤医院评审标准》的制定工作。目前，浙江省中医医疗质量各项标准建设工作，以其高起点、高标准、高要求的特点在全国同行中名列前茅，受到国家中医药管理局的肯定。

为了配合2004年全省医疗质量规范年活动，该省进一步规范各中医医疗机构的医疗执业行为，提高医疗质量管理。首先，加强理论学习，更新管理理念。在2004年举办的中医医院院长工作会议上，邀请了全国中医院管理先进单位——广东省中医院领导作质量管理与改善服务的专题报告。省立同德医院介绍了“一站式”服务的管理经验。通过学习，进一步增强了全省中医医院的管理意识、质量意识。其次，还根据各项有关法律、法规，重点依照《医疗机构管理条例》、《执业医师法》、《药品管理法》，组织行政、医疗、药剂等专家对省级中医医疗机构的医疗质量进行依法监督检查，以检查促建设，以建设谋发展。从检查的结果来看，各省级中医医疗机构总体情况符合要求。

四、以学科建设为载体，以专科发展为特色，全面提高中医药服务能力

重点学科建设工作是提高中医药技术水平、发展中医药学术的重要载体，是中医药工作的重中之重。2004年，在44个申请学科中，评审确定28个学科为第2批中医药（中西医结合）重点学科建设计划，建设计划分重点学科与扶植重点学科，其中省中医药重点建设学科项目为16个，每项资助30万元，同时承担单位以1:3的比例给予经费资助。省中医药重点扶植建设学科项目12项，要求各承担单位以每年不低于30万元予以资助，学科建设周期为3年。目前浙江省共拥有在建的中医药（中西医结合）重点学科已达52个。在这批重点学科建设项目中，学科类别分布广泛，临床与基础学科发展迅速。在中医研究领域，针灸、推拿、中药、方剂、骨伤等学科表现出了较强的中医特色。在中西医结合研究领域，各学科都表现出了较灵活的发展思路，展现了中西医结合工作的广阔前景。目前，各重点学科正按照《建设任务书》的建设要求进展顺利，在人才培养、科学研究、技术辐射等方面已经取得了显著成绩。12月组织专家对2001年立项的24个重点学科进行了验收和评估。据统计，3年来，24个学科共获资助专项经费920万元，单位配套资金3890万元。全省共承担各级在研项目517项，其中国家级项目77项，省部级项目131项，厅局级项目281项，科研经费总额达11377.81万元。共有获奖项目135项，其中获国家科技进步奖二等奖2项，省部级奖51项。此外，正式公开发表著作102部，公开发表论文1255篇，其中SCI收录论文177篇，国际学术期刊发表论文70篇；引进、应用和推广成果104项，成果转让金额达880万元，获得专利34项；共拥有实验室17520平方米，仪器设备总值达21521万元，大部分学科的科研与学术水平已达到国内领先和先进水平。另外，临床学科的床位平均利用率达95%，中医药参与治疗率达90%以上，年门诊人次达到10万人次，区域外患者比例达到31%，较好地展现了中医药综合服务功能，特别是中医针灸、推拿等中医传统学科，经过建设后进一步发挥了中医药优势。中西医结合移植免疫、传染病等多专业交叉学科，积极应用现代化科学技术，运用中西医结合的诊疗方案，提高了疾病的治愈率和好转率，展现了中西医结合工作的广阔发展前景。各重点学科在人才培养方面也卓有成效，共培养博士生286人，硕士生780人，外出培训或交流人员680人，其中出国深造88人，出国交流或讲学381人次，国外进修及合作学者206人次，学科整体人才素质得到了全方位的提升。目前，学科群共拥有专业技术人员618人，其中博士103人，硕士163人，已初步形成了一支结构合理、技术过硬、富有创新意识的学科人才。

中医重点专科建设突出中医药特色。目前，浙江省拥有国家级中医重点专科建设项目10个，省级中医重点专科建设项目43个。2004年组织专家对2001年立项的第1批24个省级中医重点专科进行评估和验收。结果显示，各建设单位都能很好地按照建设计划开展各项工作。3年来省级中医专项经费投入780万元，各专科建设单位配套资金为5600万元。各重点专科技术水平明显提升，临床疗效显著提高，病人满意度普遍较高，形成了“中医有优势，西医不落后”、“医院有品牌，专科有专长”的良好局面。据不完全统计，专科门诊人次由建设前的31.2万人次增长到2004年的40.3万人次，各专科年门诊人次平均增幅在30%左右，明显高于医院门诊量的平均增长水平；专科床位从建设前的493张增长到2004年的639张，增幅为30%，年业务收入从建设前的8612.32万元增长到2004年的13264.12万元，年平均增幅为54%。各医院十分重视专科队伍的建设和人才培养，特别是高学历人才的培养和引进，人才队伍逐渐壮大，梯队结构渐趋合理。硕士以上研究生从建设之初的21人发展到40人，增幅为90%；高级卫技人员从建设之初的71人增加到123人，增幅为77%，其中高级中医药人员从建设之初的65人增加到93人，增幅为41%。各专科承担科研课题67项，比建设之初增长了2.2倍；获得科技成果45项，比建设之初增长了3倍；获得各级政府科技奖励32项，比建设之初增长了4.3倍；发表论文380篇，比建设之初增加了3.5倍。建设期间共制定中医及中西医结合诊疗规范98个。通过重点专科建设工作，还进一步推动了当地政府对中医药工作的支持，改善了中医院的基础建设，同时，各市县也根据浙江省中医药管理局的要求，在本地区开展中医重点专科建设工作，全省各市县已拥有中医重点专科112个。浙江省的中医重点专科已经形成了国家、省、市、县的网络体系，正在为人民群众提供优质的中医药服务。

五、加强农村中医药工作，深化服务内涵，积极开展中医药参与农村合作试点

2004年，首先提高全国农村中医工作先进县建设水平。台州市椒江区经过3年的农村中医工作先进县创建，在中医药服务覆盖面、服务量、中医专科建设等方面取得了较大的成绩，经过国家中医药管理局组织专家验收，被授予全国农村中医工作先进市（县）称号。2004年又新争取2个全国农村中医工作先进县建设项目。至此，浙江省已经完成的和正在建设的国家级农村中医工作先进县项目已经达到14个，居全国前列。其次，不断巩固国家和省级农村中医工作先进县建设成果。4月启动了农村中医工作先进县第2周期建设工作，将已获得先进县称号的6个全国农村中医工作先进县（市、区）和28个省级农村中医工作先进县全部列入第2周期建设，并结合浙江实际制定了新的建设标准，实行动态管理，要求各地在2007年底前完成第2周期建设，不达标者撤销先进县称号。第三，充分发挥中医药在新型农村合作医疗中的作用。在全省开展了中医药参与新型农村合作医疗试点工作，同时推荐开化县为全国中医药参与新型农村合作医疗试点县。7月初，国家中医药管理局和浙江省中医药管理局联合对该县中医药工作进展情况进行了调研，开化县在中医药参与新型农村合作医疗试点工作中出台了多项优惠政策，如各级中医院以及民营中医专科医院都列入新型农村合作医疗定点医院，中医药、中草药、针灸、推拿等中医药服务列入报销范围，中医药门诊费用列入新型农村合作医疗报销范围，并降低起报线，住院病人费用中的中医药费用上浮50%后，再计算总费用等，为今后在全省及全国加大中医药参与“新农合”的力度提出了新的思路。由于浙江省近年来在农村中医药工作中作出的成绩，在2004年11月召开的全国农村中医药工作会议上，浙江省作为3个典型省份之一，被推荐在大会上作了发言。

2004年浙江省中医药参与社区卫生服务工作取得了明显的成效。据统计，浙江省已有社区卫生服务中心803家，其中684家开展了中医药服务，占总数的85.18%，拥有社区卫生服务站3044个，其中1635个社区卫生服务站开展了中医药服务，占总数的53.71%。开展中医药服务的社区卫生服务中心基本上符合卫生部、国家中医药管理局颁布的《社区卫生服务中心中医药服务管理基本规范》。23个省级中医药参与社区卫生服务试点单位进展顺利。

各市地卫生局对建设工作十分重视，将建设工作列入全局工作日程。各试点单位均制定了建设计划，并由专人负责创建工作。经过建设，23个试点单位2003年的中医门诊量达到468658人次，中医药人员数为308人，占卫生技术人员总数的20.75%，中医药相关培训率达67.96%。开展了针灸推拿、中药熏蒸、贴膏、拔罐、中药灌肠、刮痧、小针刀等中医药诊疗技术与特色项目，中医药服务满意率达到85%以上，积极有效地将中医药内容融入了“六位一体”的社区卫生服务中。桐乡市通过了由卫生部、民政部、国家中医药管理局联合进行的复核评估，已正式申报创建有中医药特色的全国社区卫生服务示范区。由于浙江省中医药参与社区卫生服务工作特色明显，成绩突出，在6月召开的全国中医药社区卫生服务工作会议上被推荐作了发言，介绍了浙江省的经验。

六、加强科技创新，促进技术进步，加快推进中医药现代化进程

在浙江省中医药管理局的大力组织和推动下，全省各地中医药科技积极性不断提高。2004年共申报浙江省中医药科研各类计划课题392项，比2003年增加85项，共有221项课题立项；组织申报国家中医药管理局科研基金课题114项，2个项目被列为国家中医药管理局中医临床适宜诊疗技术整理与研究计划，10项被列为2004～2005年国家中医药管理局科研基金课题。此外，还推荐申报2004年省科技进步奖中医药项目35项，组织申报2004年中华中医药奖5项和国家科技部“十五”攻关项目——“中医药疗效和安全性基本问题研究”课题17项，以上项目的评审工作正在进行中。2004年下半年还开展了2005年度浙江省中医药科研各类计划课题申报工作，目前已经收到申报项目495项，比2004年度增加102项。此外，继续重视中医药科技成果奖励工作。2004年共申报中医药科技创新奖项目62项，按照科学、公平、公正的原则，经评审共有42项中医药科技成果获奖，其中一等奖4项，二等奖13项，三等奖25项。2004年浙江省中医药科技在国家科技进步奖评审中实现了历史性重大突破。浙江大学程翼宇教授负责的国家“九五”科技攻关项目“中药质量计算分析技术及其在参脉注射液工业生产中的应用研究”和省立同德医院魏克民教授承担的国家中医药管理局科技项目“蚕砂提取物研制中药新药‘生血宁’的研究”均已被评为2004年国家科技进步奖二等奖。

进一步加强了中医药科技成果的推广和技术转化工作。首先，积极组织实施中医临床适宜诊疗技术整理与研究的项目。浙江省9个被列入2001年国家中医临床诊疗技术整理与研究项目，2004年全部通过国家中医药管理局组织的验收和科技成果鉴定，并由国家中医药管理局组织录制课件，将在全国范围内进行推广应用。其次，浙江省还被科技部、卫生部、国家中医药管理局、国家人口和计划生育委员会列为全国实施农村卫生适宜推广示范研究“十五”科技攻关计划试点省。这一工作的开展，将逐步提高农村地区的医疗服务技术水平，为改善农民的健康状况作出贡献。第三，还通过举办技术培训班提高基层中医医院的医学影响诊断技术水平。同时，浙江省中医药管理局制定了《浙江省中医院医学远程会诊网络管理办法》，并组织13家中医医院参加建设工作。这对于促进浙江省优质卫生资源的共享，加快卫生信息化建设工作将发挥重要的作用。此外，还组织推广国家中医药管理局适宜技术推广项目“石氏中风单元疗法”。中国工程院院士、著名针灸专家石学敏教授携技术专家组亲自到培训班讲课并作临床示范，来自省内37家医疗单位的50多名学员参加了培训。

七、以人为本，以项目为依托，多形式开展中医药人才培养工作

中医药人才培养工作是推进中医药各项工作的根本，继续加强名中医药专家学术经验继承项目管理，并组织专家对全省55位省级名老中医专家的87位学术继承人的继承项目开展了中期评估。结果显示，继承人共完成整理指导老师学术经验和技术专长的总结和论文86篇，开展课题研究12项，绝大多数继承人的临床技术水平明显提高。其次，举办了浙江省名老中医临床技术高级研讨会。共邀请了6位名老中医进行授课，有50余位中高级中医药人员参加了研讨会。10月，受国家中医药管理局委托，浙江省中医药管理局又成功承办了第7期全国名中医药专家临床经验高级讲习班。三是为了贯彻落实卫生部《关于加强农村卫生人才培养和队伍建设的意见》的文件精神。继2003年开展第1批农村中医骨干培养计划之后，2004年又启动了为期2年的第2批浙江省农村中医骨干培训计划。来自全省11个市乡镇卫生院的79位中医及中西医结合医师参加了第1阶段培训。培养内容包括中医基础、中药等课程，该计划为创立新型的农村中医骨干培养模式提供了新的途径。

此外，还积极开展中医药继续教育工作，组织落实国家级、省级中医药继续教育项目的实施。2004年共组织申报2004年国家中医药管理局继续教育项目22项，共开展国家级省级中医药继续教育项目61项，参加人员4626人。

八、认真学习，提高认识，切实加强职业道德和行风建设

2004年继续加强职业道德与行风建设的宣传力度，认真组织学习《卫生部关于加强卫生行业作风建设的意见》和国务院等六部委的《2003年纠正医药购销中不正之风工作实施意见》。紧紧围绕改善服务态度、提高服务质量、控制医药费用、减轻群众负担，狠刹医务人员收受回扣、“红包”、开单提成等不正之风，标本兼治，综合治理，建立起教育、监督、惩治并重的纠风工作长效机制。继续加强院长一手抓医院管理，一手抓医德医风的“一岗双责”制度。建立和完善卫生医务人员考核、激励、惩戒等管理制度。

树立“以病人为中心”的服务理念，体现“以人为本”的观念。各地也采取了一系列的措施，以响应“合理用药，合理检查，合理收费”的规定，逐步杜绝人情方、大处方和套餐式的检查。积极有效地采取了各种旨在提高医疗质量和医疗服务水平的措施。

十、加强素质教育，提高自身修养，积极提高机关效能

根据有关要求，认真制定浙江省中医药管理局内部工作规范与职责，建立首问负责制与A、B岗位制，强调要求加强素质教育，提高自身修养，切实提高工作效能，强化调查研究，对来信来访人员要求热情接待、认真答复；认真执行机关建设的“四条禁令”，以崭新的面貌展现中医药管理局优良的工作作风和优质的服务水平。（王　颖）

12．安徽省

【安徽省2004年中医药工作概况】

一、安徽省中医工作的基本思路和奋斗目标进一步明确

4月2日～3日，省卫生厅在合肥召开了全省中医工作会议。省政府徐立全副省长、国家中医药管理局房书亭副局长出席会议并作了重要讲话，高开焰厅长作中医工作报告，权循珍副厅长作总结讲话。各市县卫生局长、市卫生局中医科长、厅机关各处室负责人及省直有关部门和医疗卫生单位的负责同志近200人参加了会议。会议传达了吴仪副总理在全国中医药工作会议的讲话精神，全面总结了1999年以来全省中医工作，明确了今后一个时期全省中医事业发展的基本思路和奋斗目标。根据会议精神，会后省卫生厅出台了《关于进一步加快中医事业发展的意见》。

二、《中华人民共和国中医药条例》实施1周年系列宣传活动有声有色

该省贯彻落实《中华人民共和国中医药条例》工作受到肯定。9月11日～13日，由国家中医药管理局、国务院法制办公室、卫生部联合组织的《中华人民共和国中医药条例》（以下简称《中医药条例》）施行情况检查组一行6人，在国家中医药管理局副局长于文明同志的带领下，对该省贯彻落实《中医药条例》情况进行了为期3天的检查。省政府余焰炉副秘书长，省卫生厅高开焰厅长、权循珍副厅长，省政府法制办公室程利民副主任及六安市、安庆市政府及其有关部门负责同志分别参加了检查汇报会、检查情况反馈会或陪同检查。国家中医药管理局副局长、检查组组长于文明对该省中医工作及贯彻落实《中医药条例》工作给予了充分地肯定，认为安徽省贯彻落实《中医药条例》行动是迅速的，措施是得力的，效果是明显的，安徽省中医药事业发展的良好氛围已经形成，面临着新的发展机遇，这与安徽省各级党委、政府的重视和支持是分不开的，与全省广大中医药工作者的共同努力是分不开的。特别是霍山县、岳西县和潜山县作为国家级贫困县，成功创建全国农村中医工作先进县，为贫困地区发展中医药事业提供了经验。

开展“安徽中医药宣传周”活动。10月12日，省卫生厅在安徽省大剧院举行以“弘扬中医药文化，服务大众健康”为活动主题的“安徽中医药宣传周”启动仪式，省卫生厅领导班子成员及省财政厅、省发改委和省市有关医疗单位负责人及专家共200多人参加了启动仪式，高开焰厅长作了重要讲话。同时，组织了安徽中医学院第一附属医院、安徽中医学院附属针灸医院、省立医院、安徽医科大学第一附属医院、合肥市中医推拿医院、合肥市中医肛肠医院、合肥市第一人民医院、合肥市第二人民医院、合肥市第三人民医院等12所医疗单位在仪式现场开展了中医药专家义诊咨询活动，共有80多位中医药专家参加义诊咨询活动，接受群众义诊咨询3000多人次，发放中医药宣传材料等近万份，收到了很好的效果。

召开发展中医药座谈会。10月13日下午，省卫生厅中医管理局在合肥召开了中医药发展座谈会，安徽中医学院、安徽中医学院第一附属医院、安徽中医学院附属针灸医院、省立医院、安徽医科大学第一附属医院、省中医文献所、中医药临床杂志社、合肥市卫生局、合肥市中医肛肠医院、合肥市中医推拿医院及新华社安徽分社、健康报驻安徽记者站等单位的有关负责同志和部分在合肥的中医专家参加了座谈会。与会代表怀着对中医药事业强烈的事业心和责任感，畅所欲言，各抒己见，气氛热烈，为发展该省中医药事业献计献策。

开展了送医送药下乡活动。为让广大群众更多了解国家对中医药发展的政策及中医药防病、治病的科普知识，接受便捷、有效、安全、低廉的中医药服务，10月15日省卫生厅中医管理局组织省直属中医单位共15名专家到该省的革命老区金寨县进行义诊活动。

四、中医药参与“非典”防治工作发挥了重要作用

自4月下旬该省启动“非典”防治预案以来，省卫生厅中医管理局在省卫生厅防治工作领导小组的统一组织指挥下，全力以赴做好“非典”防治工作，有关负责同志及工作人员积极参与“非典”防治督查工作。为发挥中西医结合在治疗SARS方面的优势，4月30日中医管理局专门组织了5位中医药专家深入病房，对该省SARS患者宋某开展会诊，在国家中医药管理局推荐的治疗方案上，现场处方。此后又多次组织专家会诊随访。中医药治疗对促进病人康复发挥了有效作用。

五、中医特色建设稳步推进

加大对全国和全省的重点中医专科、专病的建设和管理力度，完善建设方案，落实建设措施，实施重点扶持，加强中医专科专病技术规范的整理。同时按照“动态管理、择优汰劣”的原则，对省级重点中医专科专病组织了中期评估。按照国家中医药管理局的部署和要求，加强了对全国社区卫生服务中医药示范社区建设单位——亳州市谯城区的引导和支持，多次深入实地，和当地政府及卫生主管部门一道共同研究该区的创建问题，并先后4次致函谯城区政府，督促创建工作。目前该区正在按照方案的要求，成立创建领导组织，设立专门机构，加速中医药人员和技术的配备，力争在2005年申请国家验收。

六、中医医疗机构的规范化建设与管理得到加强

以开展等级中医医院复审和评审为抓手，加强中医医院规章制度建设与完善，加强各种制度、措施的制定与落实，全面推动中医医院的规范化建设及科学化管理。有2所中医医院通过二级甲等中医医院评审。同时，加强中医医疗市场的监管，在省卫生厅统一组织下，对省直属中医医院进行执业情况督查，对10个市有关县区的中医医疗市场进行整顿，对18个县级以上中医医院的执业情况进行检查，查处了河北万岁药械公司在淮南租赁科室销售太极神贴产品等违规行为。加强了对中医医疗广告的管理，严格审核广告内容，2004年出具了9个中医医疗广告证明文号，并对审核出具的中医医疗广告证明进行跟踪监测，一经发现发布的广告内容与核批的内容不一致或超出核定的范围，即按照有关法规撤销其广告证明文号，并在1年内不接受其广告申请。2004年按照有关法律法规撤销了7所医疗单位的中医广告证明文号。

七、中医药人才培养工作成效明显

全省中医学术和技术带头人培养对象第1周期培养工作已经结束，组织了对培养对象的结业评估，全省105名培养对象通过3年的学习，86人合格结业。为切实加强中医专科专病技术骨干人才培养，2004年再次委托省中医专科专病中心为全省免费开办了1期为期1年的以临床跟师学习实践为主的中医专科专病高级研修班。目前已进岗学习的有24位同志，其中骨伤科3人，针推科10人，内科（ICU）6人，肛肠科4人。加强了对国家中医药管理局“优秀中医临床人才研修项目”管理，3位培养对象按期进入学习岗位，并制定和完善了学习计划，参加了国家中医药管理局组织的学习培训。继续做好全国第3批老中医药专家学术经验继承工作的管理，定期进行阶段考核，及时了解继承人的学习情况，帮助解决存在的困难和问题。

八、中医药科研水平逐步提高

继续加强中医药科研工作，积极申报国家中医药管理局科研课题，对各地申报的36份标书进行了初审，向国家中医药管理局申报24项。安徽中医学院汪克明的“针刺预处理抗急性心肌I/R损伤及信号转导机制”入选中医基础研究课题计划；安徽中医学院第一附属医院刘健的“健脾化湿通络法对类风湿性关节炎患者生活质量的影响”入选中医临床研究课题计划；安徽中医学院第一附属医院夏伦祝的“威灵仙总皂苷治疗实验性类风湿性关节炎作用及机理研究”入选中药研究课题计划。2004年还申报了国家中医药管理局中医药继续教育项目3项。同时，对该省承担的国家中医药管理局的14项在研课题进行阶段评估。

九、中医药治疗艾滋病项目工作进展顺利

该省作为中医药免费治疗艾滋病的5省之一，在国家中医药管理局和财政部的统一部署下，确定了利辛县、临泉县、阜南县、界首市和颍州区等作为项目县。为保证该省中医药治疗艾滋病试点项目工作顺利开展，根据卫生部、国家中医药管理局、财政部《关于印发15省（区）艾滋病防治项目管理方案的通知》的文件精神，省卫生厅、省财政厅组织制定了《安徽省中医中药治疗艾滋病试点项目实施方案》。同时，为加强对全省中医药治疗艾滋病试点项目工作的督查和技术指导，省卫生厅还成立了安徽省中医药治疗艾滋病试点项目工作小组和专家组，负责该试点项目工作的组织协调、督促检查和技术指导工作。省卫生厅中医管理局和5个项目县分别签订了目标责任书。省级专家组参加了全国中医药治疗艾滋病临床技术培训，并分成5个小组，对5个项目县实行定点包干责任制。该省还举办了全省中医药治疗艾滋病试点项目学习班，各项目县也都开展了人员培训工作，全省中医药治疗艾滋病试点项目工作开始启动。截至11月底，已有209名艾滋病病人接受了中药治疗。（王继学）

13. 福建省

【福建省2004年中医药工作概况】

一、加强全行业监督管理

认真做好中医类别执业医师资格考试工作，严格执行中医从业人员行业准入制度。对2004年度报考国家医师资格考试的2000余名考生的报名资格进行审核，查出不合格人员20多人，提供虚假毕业证书者2人。组织173名考生参加2004年传统医学师承和确有专长人员医师资格考试的资格考核工作，其中参加执业医师资格考核的考生65人，合格推荐率为49.09%，参加执业助理医师资格考核的考生124人，合格推荐率为36.27%。组织全省中医类别医师资格实践技能考试，全省考生报名参加人数为1967人，合格人员1506名，合格推荐率为76.56%。

根据2003年全国中医医院医疗质量监测福建省分中心运行情况。2月召开了全省医疗质量监测工作会议，对全省医疗质量监测工作进行了通报，要求各单位要提高认识，加强领导，完整、准确、及时上报监测数据，保证全省的质量监测。分中心及时对2003年全省监测中医院的医疗质量监测数据进行分析统计，并形成分析报告下发各监测单位。同时根据国家质量监测中心的安排，完成53家中医院监测软件升级版光盘的刻录、分发工作。

为加强病历质量管理，促进中医、中西医结合病历书写的规范化、标准化，2月在福州举办全省中医、中西医结合病历书写规范培训班，来自全省各级中医、中西医结合医院的业务院长、医务科长、护理部主任以及综合性医院的中医科主任等240余人参加了培训。4月与厅医政处联合开展全省病历质量大检查，组织有关专家赴39所中医院、综合性医院中医科进行实地检查；8月组织19名专家对全省74所中医、中西医结合医院进行病历质量检查，共抽取归档病历274份，现用病历148份，检查情况在全省中医院院长培训班上进行通报，针对发现问题，提出整改意见，进一步提高中医院的医疗质量。

2004年10月是《中华人民共和国中医药条例》（以下称《中医药条例》）贯彻实施1周年，为了进一步学习宣传、贯彻执行《中医药条例》，营造全社会了解中医、爱护中医、支持中医的氛围，10月12日～16日全省各地开展了规模宏大的"中医药科普宣传周"活动，集中中医药界的力量，结合各自实际情况，分别采取义诊、座谈会、健康讲座、散发宣传品、专家下基层、中医进社区等形式，庆祝我国第1部关于中医药事业发展的专门法规实施1周年。省卫生厅和省中医药学会在福州西湖公园举行隆重的"中医药条例宣传周"活动启动仪式，省市中医医疗、教学、科研单位的领导、职工和群众约2000人参加。13家省、市医疗机构的近百名中医、中西医结合专家开展义诊、健康咨询和中医药科普宣传活动，受到群众的热烈欢迎和高度评价。10月15日，召开福建省庆祝《中医药条例》贯彻实施1周年座谈会。座谈会邀请省、市中医药专家代表和各相关厅局、各有关处室领导参加，畅谈《中医药条例》颁布实施的重要意义，总结贯彻实施《中医药条例》1周年的成效，总结贯彻实施中存在的差距与困难，共商中医药法制化建设大计。据不完全统计，宣传周期间，全省各地共制作、悬挂大型标语牌、横幅等1750多条（幅），散发宣传单、宣传册等16.65多万份，其中福建省卫生厅发放《中医科普选编》1千多册，《中医药条例》1万份，中医科普知识材料2万份。全省共义诊33246人次，组织人员深入乡村、社区宣传830余人次，召开座谈会30余场次，700多人参加了座谈会。福建省电视台、福建日报、福建卫生报、海峡都市报等10余家广播电视、新闻出版媒体进行了宣传报导，进一步促进了《中医药条例》的贯彻执行，促进了中医药科普知识的推广普及。

为应对可能再次发生的"非典"疫情，指导全省中医药系统、规范、有序地开展"非典"防治工作，成立福建省中医药防治"非典"工作小组，制定并印发了《2003～2004年度福建省中医药系统防治传染性非典型肺炎工作方案》，组建省级"非典"中医药救治专家组，积极参与华东6省市"非典"临床研究科研协作组网络建设，建立了一线及二线科研专家队伍。

二、加强农村、社区中医药工作

根据《卫生部、国家中医药管理局关于进一步加强农村中医药工作的意见》以及《中共福建省委、福建省人民政府关于进一步加强农村卫生工作的实施意见》要求，结合本省实际情况，制定并印发了《福建省卫生厅关于进一步加强农村中医药工作的意见》、《福建省乡镇卫生院中医科基本配置标准和业务管理要求》、《福建省村卫生室（所）中医药基本配置标准和业务管理要求》，规范乡村2级中医网络建设。

第2批11个农村中医先进县建设单位按照3年建设规划和实施方案正在抓紧建设中。为进一步推动该项工作健康有序开展，省卫生厅中医药管理处多次前往创建单位的县、乡、村调研，全面整理第2批创建单位的中期评估材料，并对第1批达标县创建前后情况进行对比分析，形成专题评估报告。4月组织召开了福建省农村中医工作先进县建设暨第2批创建工作中期评估总结会，各区的市卫生局领导、18个创建单位的县卫生局领导、中医医院院长及基层指导科负责人等70多人参加了会议。

为了促进农村基层中医药人员技术水平的提高，按照《福建省农村中医药适宜技术推广实施方案》要求，2004年开展了2批基层中医药适宜技术推广骨干培训工作，每期培训3个月，共有来自全省各地的农村基层中医药骨干55人参加培训。这些骨干接受培训后，回到当地面向乡镇卫生院、村卫生室积极开展中医药适宜技术推广培训工作。

认真贯彻落实卫生部、国家中医药管理局《社区卫生服务中心中医药服务管理基本规范》，抓好全国中医药社区卫生服务示范区和省级6个中医药参与社区卫生服务示范中心的建设工作，在全国示范区和省级示范中心积极探索中医药融入社区卫生服务的途径和方法。为规范该省中医药参与社区卫生服务示范中心建设工作，在广泛调研并征求各地市卫生局意见的基础上制定了《福建省中医药参与社区卫生服务示范中心建设标准与评分细则（试行）》，印发给各地执行。同时组织专家编写了《社区卫生服务常见病中医健康处方指导》，制定了中医康复技术、慢性病管理培训计划，先后有50多位社区医生参加了培训。11月中旬组织专家对首批6个中医药参与设区卫生服务示范中心建设单位进行了中期评估。中医药参与社区卫生服务工作受到各级政府和有关部门的重视，建设目标明确，基本做到工作有计划、有措施、有检查、有总结。各示范中心建设单位现有医药人员116人，其中中医药人员45人，占38.79%；掌握中医诊疗方法的医师37人，占全科医师总数的66.07%。6个示范中心建设单位1年多来，通过整合科室、改善设施、添置设备、充实中医药技术力量、推广中医药适宜技术等措施，2003年6个示范中心建设单位年门、急诊诊疗总人数32.12万人次，其中中医门、急诊诊疗人数14.78万人次，占46.01%；面向社区群众开展中医药健康教育讲座57次；举办中医药科普宣传活动77次，中医药示范社区卫生服务中心建设取得明显成效。

三、积极开展调查研究工作

2004年以来开展了《全省2001～2003年中医专项经费使用效益情况》、《全省中医医院急诊科现状》、《全省农村中医药工作基本情况》、

《我省及部分省市“名中医”评选情况》、《全省〈中医药条例〉贯彻实施情况》、《全省民族医药基本情况》、《福建省〈中药现代化发展纲要〉贯彻落实情况》等调研工作，并完成专题调研报告，分别报送厅领导、国家中医药管理局，其中《全省民族医药基本情况》调研工作与省民政厅联合开展；《〈中药现代化发展纲要〉贯彻落实情况》调研工作与省科技厅联合开展。《中医药社区卫生服务情况》、《〈执业医师法〉颁布后未取得医师资格的无学历无职称中医从业人员情况》调研工作正在进行中。这些调研工作为今后该省中医药工作提供了第一手资料，为制定相关政策提供了客观依据。

四、加强中医药人才培养和科技工作

为了贯彻党中央确定的人才强国战略，鼓励优秀中医药人才脱颖而出，制定了《“福建省名中医”评选办法（讨论稿）》、《“福建省优秀青年中医”评选办法（讨论稿）》，分别于4月、7月征求省市中医药专家、厅机关有关处室的意见，并进行相应的修改，目前正在审批中。

全国优秀中医临床人才研修项目正式启动，研修项目培训大纲已转发给有关单位和个人，研修人员分别参加了全国1～4期培训学习。第3批全国老中医药专家学术经验继承工作有序开展，举办1期福建省第3批全国老中医药专家学术经验继承及中医经典学习班，60多名来自全省各级医疗机构的学员（包括12名优秀临床研修项目培训对象）参加了学习。根据国家中医药管理局的要求，组织有关专家对该省第3批全国老中医药专家学术经验继承8个带教单位、14名指导老师、19名继承人的带教与管理工作进行中期检查。

继续做好继续教育工作和中医临床住院医师规范化培训工作，该省有6个项目列入国家中医药管理局中医药继续教育委员会《2004年度国家级中医药继续教育项目》计划，26个项目列入省级中医药继续教育委员会《2004年度福建省继续医学教育项目》计划。召开2004年福建省中医临床住院医师规范化培训专业必修课、临床技能理论考试会议，布置了命题及相关考务工作。继续选派10名中医院医疗技术骨干参加省立医院急救中心培训，选派7名护士参加省协和医院急救护理培训。

加强科研课题管理，及时做好课题申报和结题工作。举办1期中医药科研设计与管理培训班，邀请省外知名专家前来授课，全省中医医疗、科研、教学单位的49名学员参加了学习。组织申报2004年度国家中医药管理局专项科研项目32项，有1项课题中标，获得资助金额6万元。组织专家对该省厦门大学陈忠教授承担的国家中医药管理局2000～2001年度科研课题“快速分析中草药药效物质成分的扩散相关核磁共振研究”和2000～2002年度4个省级中医药重点项目20个子课题进行结题验收评估工作，均以通过评估验收，其中评为优秀的有13个，评为良好的有7个。

做好等级实验室评估换证工作。根据各单位申请，分别于5月、7月组织专家对16个中医药科研实验室开展分级登记评估、复核工作，共有9个实验室通过评估、复核，成为达标实验室，其中二级实验室6个，一级实验室3个。

五、努力推进中医药学术活动

经过积极的酝酿与筹备，9月组织召开了福建省中医药学会第4次会员代表大会，来自全省各级各类医疗卫生单位和驻闽部队医院的123名中医药界代表参加了大会，省人大黄贤模副主任、省人民政府汪毅夫副省长等领导出席了大会。大会选举产生了新一届学会领导班子，表彰了先进中医药学会、先进专科分会和优秀会员，召开了第4届常务理事会第1次扩大会议。

为规范学会的运作与管理，在学会第4届第1次常务理事会上通过了《福建省中医药学会常务理事会职权与议事规则》、《福建省中医药学会专科分会管理办法》以及会员、团体会员、学会活动等5项专门管理规定，为学会的依法办会、规范运作、科学管理奠定了基础。为提高中医院管理水平，7月在晋江市召开了福建省中医药学会第4次中医院管理分会换届选举暨学术交流会，全省各设区市分管中医工作的105名卫生局局长或科长、各级中医院、中西医结合医院院长参加了会议，国家中医药管理局医政司孙塑伦司长、省卫生厅阮诗玮副厅长到会并作了专题报告和重要讲话。

为加强与海内外中医药学术团体的交流，11月邀请美国中医学会副会长、美国哈佛大学医学院麻省总医院张群豪博士来闽作题为“美国补充与替代医学（CAM）的现状”专题讲座，省市中医药科技人员500多人参加听讲。同时，省中医药学会、省中西医结合学会、省针灸学会的30多名有关专家、学者与张群豪博士举行座谈会，商谈中医药交流项目并达成初步合作意向。

（林巧红）

14．江西省

【江西省2004年中医药工作概况】

一、理清思路，规范管理，不断提高依法行政能力

明确了2004年全省中医工作思路。在认真学习和充分调研的基础上，制定了“1236”中医工作思路，就是：1个积极参与，即中医药积极参与应对突发公共卫生事件；推动2项改革，即中医系统要继续深化内部运行机制和积极稳妥探索产权制度改革；抓好3项建设，即农村中医工作建设、中医机构内涵建设和中医药人才队伍建设；做好6个重点，即《中华人民共和国中医药条例》执法检查、中医药科教工作、中医医疗市场整顿、中医药社区卫生服务、中医药事业发展和中医处机关作风建设。1年来，全省中医系统得到持续稳定的发展，中医医院服务功能不断提高。据统计，全省中医医疗机构门诊量为630万人次，住院病人20万人次，病床使用率达66%，业务收入9.5亿元，人均业务收入7万元。其中江西省中医院门诊量41万人次，住院病人1.1万人次，业务收入1.15亿，人均业务收入17.6万元。

加强了对《中华人民共和国中医药条例》和《江西省发展中医条例》的学习贯彻和检查。组织中医机构认真学习贯彻《中华人民共和国中医药条例》和吴仪副总理在全国中医药工作会议上的重要讲话精神，在《中华人民共和国中医药条例》贯彻实施1周年之际，开展了“中医药宣传周”等系列活动。12月，江西省人大教科文卫委与江西省卫生厅对《中华人民共和国中医药条例》和《江西省发展中医条例》进行了联合执法检查。检查组分别对赣州、吉安、抚州、新余、宜春、景德镇6个区市的中医工作进行了全面检查，实地考察了中医机构、乡镇卫生院及中医个体诊所，召开了专题座谈会并听取了当地政府和有关部门的汇报。检查引起了当地党委和政府的高度重视，针对性地解决了各级政府要进一步重视中医事业发展、加强设区市中医管理机构建设、增加中医事业投入、设区市中医院上划市管等问题。

召开了全省农村中医工作经验交流会，承办了2个全国会议。江西省5月召开了全省农村中医工作会议，会议传达贯彻了2004年全国中医药工作会议精神，总结交流了全省中医工作和农村中医工作经验，部署了2004年全省中医工作，并于5月和12月分别承办了全国中医药标准化工作座谈会和全国实施农村中医药教育项目工作会议，接待会议代表近百人次。2个全国性会议的召开，扩大了该省的影响，进一步推动了全省的中医药工作，促进了全省中医事业的持续发展。

加强中医系统行风建设和江西省中医管理局机关作风建设。认真落实江西省卫生厅纠风1号文件精神，清理整顿了中医系统出租承包科室。停止了中医医疗广告的审核，查处有关违规广告10余起，吊销了其广告文号。对群众来信来访及时进行了处理。学习行政许可法，根据江西省评议办的部署和省卫生厅统一安排，对省中医管理局2004年政务环境工作进行评议和总结，进一步理顺了中医行政审批工作程序，对群众反映的意见和建议予以答复和办理，提出了下一步整改措施。

协助国家中医药管理局专题调研。2004年7月11日～18日，国家中医药管理局李振吉副局长等领导对江西省中医药工作进行调研，调研内容主要是农村中医工作、中医医院产权制度改革、中医药参与新型农村合作医疗和中医药参与公共卫生工作等。国家中医药管理局领导通过调研后，对该省中医药工作，特别是农村中医工作和产权制度改革试点探索给予了充分肯定，对今后中医药工作如何持续发展作出了明确指示。

二、进一步开展中医药应对突发公共卫生事件能力建设和重大疾病防治工作

加强了中医医院急诊科建设。贯彻落实卫生部、信息部和国家中医药管理局关于统一急诊电话号码的有关文件精神，为了加强中医系统的综合救治能力，在广泛征求各设区市卫生局、各中医医院意见的基础上，制定了《关于加强中医医院急诊科建设的意见》，对进一步增强全省中医医院急诊医疗救治能力，充分利用中西医结合急救医疗资源，保障人民群众健康和生命安全，提高中医医院的社会效益、经济效益具有重要意义。

对全省各级传染病医院中医药资源与效益情况进行了调查。为研究制定加强传染病医院中医、中西医结合科业务建设的意见提供科学依据。落实了国家中医药管理局关于要求县级以上中医医院建立感染性疾病科的文件精神，相当多的中医医院都在创造条件，逐步建立感染性疾病科。

争取了国家中医药管理局艾滋病中医药免费治疗项目。确定南昌市中西医结合医院为江西省中医药防治艾滋病的临床基地，将为本省艾滋病病人提供中医药医疗救助，对提高全省中医药队伍应对艾滋病的救治能力、筛选科学系统的中医治疗艾滋病方案、开发治疗艾滋病中药新药产生积极影响。

三、加强内涵建设，提升中医院整体水平

对公立中医医院产权制度改革进行了调研。5月对赣州市的崇义、大余等7所公立中医医院产权制度改革进行了调研。通过调研，基本掌握了该省公立中医医院产权制度改革的各种模式及取得的成效，发现了当前公立中医医院产权制度改革存在的主要问题，分析总结了今后进行公立中医医院产权制度改革的基本思路，并形成了2个调研报告，发表在《中国卫生》、《中国中医药报》、《中医药管理杂志》和《卫生经济研究》杂志上，影响较大，反应良好。

重点中医专科（专病）建设取得新进展。江西省中医院肺系病科等5个国家局级重点中医专科（专病）项目建设单位加大了新技术新项目的引进和开发力度，医疗质量监测数据上报质量不断提高。对江西省中医院风湿病科等63个省厅级重点中医专科（专病）建设项目进行了中期评估检查，及时发现了各建设单位在项目建设中存在的问题，并为各建设单位提出了整改意见，保证了省厅级重点中医专科（专病）建设工作取得实效。协助指导南昌市中西医结合医院建设全国重点中西医结合医院，指导其改善就医环境，加强中西医重点专科建设、中西医人才培养，提高信息化管理水平。

中医医疗质量管理工作得到了进一步加强。在制定下发了《江西省中医、中西医结合病历书写格式》的基础上，于2004年7月举办了全省中医病案书写规范培训班，各设区市卫生局、各中医医院120余人参加了培训。同时，各设区市卫生局和各中医医院也十分重视病历的规范书写，及时认真组织本地区本单位医务人员学习病历书写规范和处方书写要求，促进了中医医疗质量的提高，保障了中医医疗安全。

中医医院开展创建“群众满意医院”活动初见成效。2004年3月，江西省卫生厅决定在全省县及县级以上医院开展创建“群众满意医院”活动以后，各中医医院高度重视，积极行动，认真研究部署，狠抓医疗质量管理，努力改进医疗服务，出台了一系列便民服务措施。江西省中医院、九江市中医院等的创建活动受到了江西省卫生厅创建办的好评。为组织全省中医医院系统地学习《实施方案》和《考评标准》，借鉴九江市中医院创建工作的先进经验，江西省中医管理局于2004年10月在九江市举办了全省中医医院管理研讨班，全省各设区市卫生局、各中医医院100余人参加了研讨。

四、以农村中医工作先进县建设为抓手，建立健全农村和社区中医药服务三级网络

加强了对国家级农村中医工作先进县建设的督导。万载县、南昌县、新建县、南康市进一步完善了创建工作，顺利通过国家的评估验收，成为全国农村中医工作先进县(市)。对婺源县创建工作进行了预评审。于都县被列为全国农村中医工作先进县建设单位。樟树市、宜丰县、万安县创建工作进展顺利。同时，组织各设区市对13个江西省省级农村中医工作先进县建设单位进行检查，通过检查，总结了前一阶段的工作，为下一步创建打下了基础。

调查了江西省农村中医工作。根据国家中医药管理局的部署，7月～8月组织对江西省农村中医工作，特别是1993年以来开展农村中医工作先进县建设情况进行了总结，进一步摸清了情况，写成书面材料，被推选为全国农村中医工作会议交流材料。调查显示，江西省1573所乡镇卫生院设中医科（室）的有1116所，占71%；设中药房的有1321所，占84%。乡镇卫生院中医药人员5121人，占卫生院职工数的15.2%。中医门诊人次占总门诊人次的22.6 %，中医药收入占业务收入的16%。全省43273名乡村医生中，以中医药为主和能中会西的医务人员约26400余人，占总数的61%；其中以中医药为主的占总数的21.6%；20327个村卫生室设中药柜的有6644个，占32.7%，初步形成了农村中医药服务三级网络。参与制定《江西省农村卫生工作先进县（市、区）指标评选细则》等文件。

在全省推广和征集了简便廉验的中医药防治技术。为给广大农民办实事、办好事，指导农民掌握基本的中医药防治疾病的方法和手段，江西省卫生厅从山东省购买中医药适宜技术光盘，免费发放给县级中医院和乡镇卫生院，提高了中医药治疗率。同时，对全省基层中医药适宜技术进行了征集，经过筛选确定樟树市中医院水针刀治疗颈肩腰腿痛、万载县中医院针灸治疗中风后遗症等适宜技术于12月办班推广，有30多个基层中医院派人参加了学习。

南昌市西湖区中医药特色全国社区卫生服务示范区建设通过评估。指导南昌市西湖区按照国家的有关要求积极创建全国有中医药特色社区卫生服务示范区。通过创建，在社区进一步完善了社区卫生服务机构建设，努力突出了中医药特色，45个社区卫生服务机构均能提供中医药服务，其中有18个以提供中医药服务为主，使中医药在社区医疗、预防、保健、康复、健康教育、计划生育中充分发挥了积极作用，受到社区居民的好评。创建工作接受了国家的复核评估，得到复核评估专家组的肯定，初步通过了评估。

五、注重中医药人才培养，加强了中医师承工作

组织了基层优秀中医的评选工作，对全省中医药人员分布现状进行了调研。为了鼓励中医药人员长期在基层为农民服务，这次评选以重在基层、重在乡村、重在临床为主要原则。通过卫生部门逐级推荐上报，省级专家论证评审，《江西卫生报》公示，江西省卫生厅党组研究确定，294名长期在基层工作的中医人员被评为“江西省基层优秀中医”，并给予表彰，这充分调动了基层中医人员的积极性。

加强了优秀中医临床人才研修项目管理。该省6人经选拔考试被国家中医药管理局确定为“全国优秀中医临床人才研修项目”培养对象。为了给研修人员创造良好的学习环境，江西省结合实际，落实培训大纲和培训计划，制定了具体实施方案，召开了研修项目管理会议，专题研究了配套经费，强化了过程管理。组织研修人员参加了4期国家中医药管理局举办的培训班，保证了研修工作的顺利进行。

对国家级和省级师承工作进行了中期检查。为了使全省中医药师承工作做到时间过半、任务过半，组织专家对该省国家级第3批师承工作、部分省级师承工作进行了中期检查，现场指导了各地的带教工作，在充分肯定成绩的基础上对存在的问题进行了客观分析，提出改进意见，并向全省通报。同时为了迎接国家中医药管理局的中期检查，专门召开了继承管理工作会议，将考核指标进一步细化和落实，加强了对师承工作的监督管理。2004年5月，江西省中医药学校经过多年努力，顺利通过评估，被国家教育部批准升格为江西中医药高等专科学校。

六、加强科研工作，提高中医药学术水平和临床疗效

加强了江西省中医药研究院科研龙头单位的建设。省中医药研究院进一步深化人事分配制度改革，积极探索微观搞活的新机制和新思路，着力改善科研医疗条件，加强实验室和研究室建设，提高了科研医疗人员总体素质。2004年全院取得纵向课题13项，比2003年增长了225%，获得纵向经费100多万元，中药研发合同经费达573万元，经济效益和社会效益有了显著的提高。

中医药科研工作取得了新进展。积极组织江西省中医机构和有关医疗卫生单位申报国家中医药管理局中医药科研基金课题，上报31个课题，中标7个，获课题经费19万元，创该省中标之最。组织了江西省卫生厅中医药科研课题招标，经专家认真评审，有86个课题中标，扶持经费20万元。加强了各级各类中医药科研课题管理，6项国家中医药管理局诊疗技术课题和1项科研基金课题执行情况良好，进展顺利。全年有21项厅级中医药科研课题结题，3项申请鉴定。

组织实施了“十五”国家科技攻关计划农村卫生适宜技术推广项目。与有关部门共同组织申报和争取到国家科技部、卫生部、国家中医药管理局、计生委四部委等全国农村卫生适宜技术推广项目，确定了南丰县、新建县为项目推广县，江西省中医药研究院为项目承办单位。该省申报的标书在全国15个单位课题标书评比中，获得总分第2名，评为优秀单位。目前该项目各项工作进展顺利，正迎接国家四部委、局的检查。（张欣霞）

15. 山东省

【山东省2004年中医药工作概况】

一、认真贯彻落实全省中医药工作会议精神

2003年底，省政府召开了全省中医药工作会议，并出台了《关于进一步加快中医药事业发展的意见》(以下简称《意见》)。该省重点抓了会议精神和《意见》的贯彻落实，结合中医药工作的实际，研究制定贯彻措施，抓好重点工作的督导落实。卫生厅在对部分市地中医药工作和会议落实情况进行调研的基础上，多次组织召开了各市卫生局分管局长、中医局（处、科）长、部分省（厅）直属卫生部门负责人以及中医药专家座谈会，听取各市各单位关于会议和《意见》贯彻落实情况的汇报，并对制约中医药事业发展的关键性问题及时梳理，制定措施，逐步解决。为进一步加快省政府《意见》的贯彻落实，结合当前出现的新情况、新问题，特别是如何充分发挥中医药在新型农村合作医疗试点工作中的作用、扶持传统医学的发展等问题，卫生厅联合财政厅等6个厅局制定下发了《关于加快落实〈山东省人民政府关于进一步加快中医药事业发展的意见〉通知》，要求各市加快落实扶持中医药事业发展的各项政策，促进全省中医药事业的健康快速可持续发展。

在贯彻落实全省中医药工作会议和省政府《意见》精神的过程中，各市和省直属医疗卫生单位都结合本地区、本单位实际，研究制定了贯彻意见，确定了具体实施措施，许多市地政府都召开了中医工作会，出台了加快中医事业发展的意见，表彰了中医工作先进集体、个人和名老中医药专家。各地通过贯彻实施《意见》，有力地推动了当地中医药事业的发展。

二、农村中医药工作取得显著成绩

继续加强农村中医药服务网络建设。县级中医院根据市场需求和业务发展的需要，加强基础设施建设，医院规模逐步扩大，增添和更新必需的医疗设备，服务功能不断增强。乡镇卫生院采取切实有效的措施，发挥中医药特色和优势，中医药服务水平不断提高，并注重加强对村卫生室的中医药业务管理和指导。村卫生室积极应用中医药常规诊疗技术防治疾病。

全国、全省农村中医工作先进县创建工作进展顺利。曲阜市、牟平区、淄川区、泰山区等4个（市区），2004年通过了国家中医药管理局的验收，被确定为全国农村中医工作先进县。14个省级第2批农村中医工作先进县经过3年的创建，也于2004年第4季度全部通过验收。在创建工作中，各市、县政府高度重视，把这项工作作为“民心工程”认真抓实、抓好，推动了当地农村中医药事业的发展。目前山东省农村中医工作先进市（区）达到17个，省级农村中医工作先进县达到20个，位居全国之首。

中医药积极参与新型农村合作医疗试点工作取得了初步进展。为充分发挥中医药在“新农合”中的作用，积极争取相关政策，山东省中医管理局在加强调查研究的基础上，及时召开试点县（市）座谈会，广泛听取意见和建议，对“新农合”试点工作中出现的新情况、新问题及时解决。由省卫生厅联合财政厅等6个厅局下发《关于进一步贯彻鲁政发［2003］111号文件的通知》，对进一步发挥中医药在“新农合”中的作用提出了具体政策和措施。目前该省符合条件的县级中医医院大部分被确定为“新农合”医疗定点机构，一些中医医疗服务项目和中药被纳入报销范围。各试点地区也对中医药如何参与“新农合”进行了积极的探索，制定出台了有利于中医药发展的政策措施，如：新型农村合作医疗方案设计中有起付线的地方，对运用中医药方法治疗的，适当降低起付线标准；将中医诊疗技术、中药饮片、中药制剂和中成药纳入合作医疗补偿范围，并提高补偿比例；将针灸、推拿、拔罐等非药物疗法和中医适宜技术应用纳入合作医疗补偿范围，并提高补偿比例；常见慢性病或疑难病应用中医药方法治疗的，其门诊治疗费可享受住院补偿比例。

农村中医药人才培养和中医适宜技术推广工作成效显著。按照山东省卫生厅《关于加强农村中医药人才培养的意见》要求，继续实施农村中医药人才培养“5155”工程，大力推广中医适宜技术。精心筛选了安全有效、成本低廉、简便易学、适合农村基层尤其是乡村医生学习使用的50项中医适宜技术，印制成《常见病中医适宜技术50项》小册子及VCD光盘发放给乡村医生。选择农村中医工作先进县、合作医疗试点县进行了免费推广。截至目前，该省已有5万余名乡村医生接受中医药知识与技能培训，近3万名获得培训合格证书，培训县级中医医院学科骨干200余名、乡镇卫生院中医专病技术骨干400余名，向2万余名乡村医生传授了50项中医适宜技术。该项工作得到了山东省王军民副省长和国家中医药管理局的充分肯定和赞誉。该省的做法和经验在2004年召开的全国中医药工作大会上作了大会发言。

三、中医医政工作稳步发展

中医医院各项改革稳步推进。山东省各级卫生行政部门以及中医药机构都从实际出发，适应新时期经济社会宏观环境的变化，因地制宜确定改革思路，在管理体制、办医体制和内部运行机制改革等方面不断进行探索和尝试。青岛市、日照市、泰安市等中医院的改革与发展取得了明显成绩。潍坊市在发展民营医疗机构中提出了“三不限制”，多渠道筹集资金，鼓励多种所有制的中医医疗机构发展，更好地为群众服务。不断加强对全省中医机构改革的引导，举办了全省中医医院改革与发展论坛，邀请卫生部等有关部门的领导以及改革与发展较快的单位，对各级中医医院院长进行了系统指导和经验交流。目前该省中医医院的服务环境、服务条件不断完善，医疗质量和群众满意度不断提高。

山东省重点中医专科建设成效显著。召开了全省重点中医专科工作会议。遴选确定了第3批省级重点中医专科26个。加强了对重点专科建设的分类指导和管理，组织召开2次中风病重点专科分类指导座谈会。山东省现有国家、省、市三级重点中医专科（专病）201个，骨伤、中风、糖尿病等专科专病已形成优势，实现了中医“十五”发展规划目标。

中医医疗质量管理水平不断提高。深入开展医疗质量管理效益年活动，加强对全省中医院医疗质量管理的指导。修订并实施了《山东省中医医疗护理文书书写规范（试行)》和《山东省中医护理护士长手册》，规范了中医院医护文书书写。执行国家《护士管理办法》，规范了中医医疗机构的护士准入和注册管理。推行国家新的《处方管理办法(试行)》，规范了中医医院处方开具、调剂、使用、保存等环节的管理，提高了处方质量，促进临床合理用药，保障患者用药安全。

中医药全行业管理日趋规范。严格执行国家各项卫生法律、法规，加强对中医医疗机构和人员、技术、设备的准入管理，同时会同公安、工商等部门开展了以严厉打击非法行医、治理虚假医疗广告为重点的医疗市场治理整顿工作，维护并规范中医医疗秩序。2004年，该省取缔非法行医中医医疗机构219个；查处非法中医行医人员763人，清查以中医名义在药店非法坐堂行医者197人，还查处了一批发布虚假医疗广告的中医医疗机构。

中医药社区卫生服务工作有了良好开端。积极发展和规范社区卫生中的中医药服务，该省现有社区卫生服务站6077个，80％能够开展中医药服务。青岛市、威海市等将中医药社区服务纳入了城镇职工基本医疗保险范围；济南市、泰安市等制定了本市《中医药社区卫生服务基本标准》和《中医、中西医结合社区卫生服务站考核标准》。济南市历下区成为全国第1个接受中医药特色示范区评审验收的单位，受到了评审专家的广泛好评。

四、中医药科技教育工作取得新成果

加强中医药科技创新平台建设。开展了国家中医药管理局一、二级科研实验室分级登记管理工作。该省各级中医药机构、综合医院以及高等医学院校、科研院所都进行了申报，目前已申报13个二级实验室，7个一级实验室。山东省中医药研究院的中药质量标准规范化研究实验室通过了山东医药卫生重点实验室评估。通过实验室建设，提高了中医药科研工作的规范化和科学化。强化中医药科技管理工作，加强立项及立项后课题的过程管理。2004年共中标国家科技部“十五”攻关项目7项，国家自然基金项目4项，国家中医药管理局项目9项。组织全省开展中医药基础理论和临床研究，制定并下发了《山东省“十一五”中医药科技攻关及2005～2006年科技计划项目招标指南》。有3项国家中医药管理局诊疗技术整理与研究项目顺利通过了验收，其中1项通过鉴定，作为全国推广项目。有43项省级中医药课题通过鉴定。科技成果获奖数量和质量迈上新台阶。全年共获省部级以上科学技术奖17项，其中文登整骨医院获国家科技进步二等奖1项。山东中医药学会设立了山东中医药科学技术奖，并顺利地完成了首次评审奖励工作，授奖27项。加大了科技人才培训力度，举办了第3期全省中医药科技管理及学术骨干培训班，邀请省内外科技专家授课，各单位学术骨干及课题负责人150余人参加了培训。

高中等中医药学校发展跨入了新阶段。山东中医药大学本科生、硕士研究生、博士研究生招生数继续增加。省中医药学校于2004年5月正式批准升格为中医药高等专科学校，填补了该省无中医药专科学校的空白。高层次中医优秀临床人才培养工作全方位开展。全国中医优秀临床人才研修项目进展顺利。按照国家中医药管理局要求，对全省20名全国中医优秀临床人才培养对象进行了严格管理，组织学员认真学习中医四大经典著作和参加由全国知名老专家授课的高水平培训班。制定了山东省高层次优秀中医临床人才培养计划。省财政厅从2004年起，每年安排专项经费100万元，用于高层次人才培养工作。计划每年选拔20名优秀人才进行重点培养，连续5年，共计培养100名。加大了中西医结合人才培养力度，按照省政府《关于进一步加快中医药事业发展的意见》的文件精神，举办了首届西医离职学习中医研究生班，深受中医界的欢迎。

五、不断加快中药现代化发展步伐

认真贯彻落实《山东省人民政府关于加快中药现代化发展的意见》的文件精神，按照山东省政府确定的卫生部门在促进中药现代化发展中的职责要求，结合山东省中药资源和技术优势，制定措施，加强政策和宏观引导，积极推进全省中药现代化发展工作。全省各地也从加快当地经济发展的高度出发，结合区域中医药资源优势，制定具体措施，推动中药现代化发展。淄博市、莱芜市、临沂市、枣庄市、泰安市、日照市等成立了专门领导机构，及时协调解决中药现代化发展中的有关问题。

为充分发挥省级中药技术资源优势，积极为各地中药规范化种植和开发利用提供技术支持，山东省中医管理局重点对临沂市、威海市等市的中药现代化工作情况进行了督导和调研。省中医管理局应邀参加了平邑县政府召开的金银花综合开发利用座谈会，省级中药专家们结合平邑中药资源现状和优势对金银花综合开发利用提出具体指导意见，为当地中药资源开发利用和促进区域经济发展提供技术服务。

积极引导扶持，促进中药研发与重点科技攻关。山东中医药大学“金银花种质资源调查与良种筛选”等课题被列为国家科技部“十五”重大科技攻关项目，标志着该省在中药现代化研究方面的新突破。

为促进中医中药紧密结合、协同发展，加快山东中医药现代化进程。省卫生厅与省科技厅联合举办了首届山东中医药现代化发展暨科技成果展示会，邀请国家科技部、国家中医药管理局等方面的领导和专家，围绕国内外中医药现代化发展动态和战略研究现状作专题报告，同时对该省近年来中医药现代化所取得的新成就、新成果进行系统展示。这是该省首次举办的跨部门、跨行业的中医药会议，为中医药医疗、教学、科研机构和医药企业提供展示、交流、研讨、合作、发展的平台，为促进中医药产、学、研结合起到了很好的桥梁作用。

六、中医药行风建设和宣传工作得到加强

按照全国卫生系统纠风专项治理工作会议要求，认真学习广东省中医院行风建设经验，全省中医药工作者进一步加强了职业道德和行风建设。开展“学英雄、扬旗帜、树形象”主题教育活动，中医院2名同志作为先进模范人物在全省作巡回报告，“平安卫生”、“诚信服务”、“廉洁行医树新风”活动逐步深入，医患关系有所改善。中医医疗机构认真贯彻执行《关于治理纠正医药购销和医疗服务中收受“红包”、回扣、开单提成等不正之风的规定》，配合有关部门开展对医药购销和医疗服务中不正之风的专项治理，严肃查处违背职业道德、违反法律法规和职业纪律、损害人民群众利益的行为。

紧紧围绕中医药工作的中心任务，组织开展了多种形式的新闻宣传活动。各市按照省里的统一部署，组织了《中华人民共和国中医药条例》实施1周年宣传活动。全省通过举办义诊、健康讲座、在电台电视台开办专题节目等形式，广泛宣传《中华人民共和国中医药条例》和科普知识。及时在《中国中医药报》、《山东卫生情况》等报刊和宣传媒介上发布山东省中医药工作动态和信息，有效地宣传了全省中医药工作。（乞蔚国）

16. 河南省

【河南省2004年中医药工作概况】

一、中医药治疗艾滋病取得初步成效

初步构建起中医药治疗艾滋病工作体系。根据省委、省政府关于艾滋病防治工作的要求和厅党组统一部署，积极稳妥地开展中医药治疗艾滋病工作。调整充实了河南省中医药防治艾滋病工作领导小组，将中医药治疗艾滋病纳入全省艾滋病防治体系，围绕总体目标开展工作。组建了全省中医药治疗艾滋病专家组和由市、县、乡、村中医药人员参与的临床救治队伍。目前，已初步构建起一个较为完善的工作网络，组建了一支较为精干的救治队伍，形成了一个较好的工作机制，有了一个良好的开端。

试点项目顺利实施。根据卫生部、国家中医药管理局、财政部《中医中药治疗艾滋病试点项目管理方案》的要求，在充分调研论证的基础上，制定了《河南省“中医中药治疗艾滋病试点项目”实施细则》，对项目实施做出周密部署和具体安排。承办了国家中医药管理局5省项目培训班，举办了省、市两级中医药治疗艾滋病专题培训班，共培训基层中医人员500多人次。确定尉氏、睢县、沈丘、商水、上蔡、新蔡、确山、唐河、宛城等9个县（区）为试点项目县，以退出抗病毒治疗、不适宜接受抗病毒治疗的艾滋病病人和接受抗病毒治疗毒副反应明显的艾滋病病人为主，选择1792例病人作为治疗对象，超额完成国家中医药管理局项目要求的1400例的救治任务。通过近3个月的治疗观察，接受中医药治疗的患者依从性明显增强，毒副反应明显降低或消失，机会性感染明显减少，患者体质增强，生活质量明显提高，要求接受中医药治疗的患者越来越多。在2004年全国中医药工作会议上，该省作了典型发言，卫生部、国家中医药管理局领导对该省中医药治疗艾滋病工作给予高度评价，要求进一步做好此项工作。

中医药治疗艾滋病相关科研项目相继启动。会同卫生厅、科技厅对在河南境内进行的艾滋病科研活动予以规范。围绕艾滋病中医临床治疗、艾滋病中医证候学研究、疗效评价标准、诊疗方案优化等，组织项目论证和课题设计，并积极向有关部门争取立项。有4种药物（疗法）研究纳入国家“十五”科技攻关项目“艾滋病防治关键技术及产品研究”。“艾滋病中医证候学研究”等3项课题分别被批准为国家“863”计划、国家自然科学基金和国家中医药管理局科研项目。中医中药治疗艾滋病试点项目的2种专用制剂已完成相关实验研究。

二、人才培养取得新进展

首批继承型高级中医人才、中西医结合临床专家、外向型中医人才培训班和前3批乡镇卫生院中医临床骨干培训班的近300名学员以优异成绩顺利结业。10月中旬第4期乡镇卫生院中医临床骨干培训班开学，培养学员74名。在总结前期培训工作的基础上，修订了继承型高级中医人才和乡镇卫生院中医临床骨干培养方案，调整了教学计划和内容。组织了河南省中医药知识竞赛，全省2000余名中医药人员参赛，51名竞赛优胜者纳入该省4类人才培养计划，活跃了学术气氛，对建设学习型行业起到了促进作用。

根据卫生部等部门《关于加强农村卫生人才培养和队伍建设的意见》和国家中医药管理局《关于加强农村中医药人才培养和队伍建设的实施意见》精神，启动了农村无学历中医药人员中专学历教育项目，共招收学员4373名，省中医管理局补助学费80多万元。

第3批全国老中医药专家学术经验继承工作进入第2年度，该省38名继承人通过了阶段考核和中期评估。全国优秀中医临床人才研修项目启动后，省中医管理局及时拟定项目管理办法，积极组织研修活动。

同中华中医药学会联合举办了全国著名中医药学家高层论坛，借此机会，该省16家中医院聘任了全国著名专家为学术顾问或名誉院长，推选了53名中青年业务骨干拜14位著名专家为师。

三、中医专科建设得到进一步加强

对国家级及省级重点专科建设单位进行经常性督导，并组织了年度检查。召开了部分中医院院长座谈会，围绕进一步加强专科建设，形成专科优势和核心竞争力，提高综合服务能力等问题进行研究和探讨。调整了儿科协作组，中医脑病、周围血管病、骨伤等专科协作组，先后举行学术会议、技术交流等活动。河南中医学院第一附属医院儿科顺利通过了国家中医药管理局重点学科评估。三门峡市以开展全市“质量建设年”为主线，加强专科建设，全市5家中医医院专科收入占业务收入的26%。开封市制定了本市《优秀中医专科评定标准》。郑州市、南阳市、信阳市开展了重点专科建设评审，对各医院的专科建设实行分类指导。

省直属各中医院对重点专科加大投入，增添设备，引进新技术、新项目，专科专病优势进一步增强，规模进一步扩大，质量效益明显提高。

四、科研工作成绩显著

高层次课题立项大幅度增加。经该局组织论证申报，共有86个研究课题分别被列入国家自然科学基金、国家“十五”科技攻关计划、国家中医药管理局科学技术专项及临床诊疗技术整理与研究、国家中医药管理局新药开发基金资助、教育部科学技术研究重点项目和河南省重大科技攻关项目。

获奖成果等级明显提高。“中医药学对SARS的临床研究探讨其理论基础及证治规律”等5项科研成果获河南省科技进步二等奖，3项课题获三等奖。9项研究通过国家中医药管理局验收，其中8项通过了科技成果鉴定。获得厅局级科技成果奖29项。

省中医药研究院和洛阳正骨研究所通过附属制药厂及时将科研成果转化为生产力，转化为经济效益。2004年，洛正制药厂完成销售额4200万元，奥林特制药厂完成产值3500万元，洛正制药厂2期扩建工程完工并通过GMP认证。中医学院第一附属医院中药制剂实验室通过二级中医药科研实验室评估。

五、行业作风明显好转，中医医疗服务水平进一步提高

广大中医工作者按照厅党组统一部署，广泛深入地开展行风建设，进行专项整治，积极开展创建“廉医、诚信、为民”医院活动。行业作风明显好转，服务水平进一步提高，两个效益不断增加。如：省中医学院第一附属医院、洛阳正骨医院、省中医院等社会信誉进一步提高，效益大幅度增长。安阳市、郑州市、濮阳市、周口市、巩义市、新密市等市县中医院重视医德医风建设和医院文化建设，在转变服务理念、体现人文服务、提高服务质量上采取切实有效的措施，取得了良好的社会效益和经济效益。

六、农村及社区中医工作进一步加强

继续为农村地区培养中医药人才，认真组织实施乡镇卫生院中医临床骨干、农村中医药人员学历教育、乡村中医培训等项目。继南阳市之后，焦作市又被国家中医药管理局确定为全国农村中医工作先进市建设单位。温县、孟州创建全国农村中医工作先进县建设工作通过了验收。焦作市解放区创建有中医药特色社区卫生服务示范区被命名为省级示范区，并已通过国家中医药管理局的复核。焦作市卫生局、中医管理局会同组织、人事部门、焦作日报社联合开展了收集民间秘方验方、中医诊疗技术暨评选民间名中医活动，扩大了中医药的社会影响。

七、中医机构基础设施状况得到进一步改善

各级政府和中医机构都加大了对基础设施建设的投入力度，洛阳正骨医院高等级病房楼10月开工兴建，总投资1.1亿元，建筑面积2.8万平方米。安阳市、信阳市、鹤壁市、西平县新病房楼建成投入使用。周口市政府为市中医院贷款5000多万元兴建门诊综合楼，建筑面积2万平方米，总投资1.1亿元，即将开工建设。郑州市骨科医院、卢氏县中医院的新病房大楼目前已完成主体工程。

八、其他工作

配合国家中医药管理局、卫生部、国务院法制办对该省贯彻《中华人民共和国中医药条例》实施情况进行了检查。检查组对该省认真贯彻《中华人民共和国中医药条例》、保障中医事业健康发展给予了高度评价。积极配合国家中医药管理局组织的中央新闻媒体对河南中医工作开展新闻调研，宣传了该省中医工作取得的成绩，扩大了对外影响。对省直属中医单位实行了目标责任制管理，年终进行了认真考核。组织了中医机构开展卫生下乡、城市医疗机构对口支援农村、健康讲座、义诊等活动。（樊英戈）

17. 湖北省

【湖北省2004年中医药工作概况】

一、中医医政工作

（一）医院质量管理得到加强。

按照《湖北省中医中西医结合医院医疗质量评价指标》，对二级以上中医、中西医结合医院的质量管理、依法执业、医疗安全、医疗服务、诊疗技术规范等11项内容进行了检查，采取自查、交叉检查等方式进行，并向全省通报。此项工作的开展全面促进了医院的内涵建设，各中医院以医疗服务质量为核心的观念进一步加强，医疗质量管理制度逐步健全，医疗技术水平进一步提高，应急反应能力与急救水平增强。

（二）积极参与艾滋病防治工作。

根据吴仪副总理在全国中医药工作会议上的讲话精神及湖北省领导的指示，将中医药防治艾滋病研究与治疗作为2004年重点工作，统一部署，认真实施。湖北省及时召开了中医药专家、传染病专家、病毒学专家及相关处室负责人座谈会，探讨中医药、中西医结合防治艾滋病的方法，做到早参与、早思考、早动作。湖北省承担的中医中药治疗150例艾滋病试点项目已开始实施，制定了项目管理实施方案，确定了项目县市，争取国家和省财政经费161万，确保了该项目的顺利实施。为了进一步做好实施中医药治疗艾滋病试点项目工作，8月召开了湖北省实施中医药治疗艾滋病试点项目启动会，这次会议认真贯彻了国家15省（区）艾滋病防治项目和湖北省政府《关于加强艾滋病防治工作的意见》的精神，充分发挥中医药在防治艾滋病工作中的特色和优势，正式启动对湖北省部分艾滋病患者进行中医药免费关怀救治项目。在会上，国家中医药管理局张奇副司长就全国艾滋病的形势作了分析，重申党和政府对艾滋病防治工作的重视，对国家15省（区）艾滋病防治项目和5省中医药治疗艾滋病试点项目作了介绍，并对项目的实施提出了要求。黄利鸣副厅长在会上强调了要高度重视防治艾滋病工作，要充分发挥中医药参与防治重大疾病的重要作用，并对切实抓好中医药治疗艾滋病项目提出了具体要求：一是科学态度。项目的实施对象是人，要有科学严谨的态度；二是严密组织。要创新一种中医药防治艾滋病的工作模式，形成一套科学有效的技术方案，锻炼培养一支中医药防治艾滋病技术队伍，成为一个全国艾滋病防治工作基地；三是落实方案。要落实国家和省厅制定的管理方案，并结合本地实际制定流程和方案；四是务实行动。要监管有效，保障有力，即任务保证、制度保证和资金保证。会上，分管中医工作的厅领导与项目所在地市、县（市）政府领导签订了责任书。

11月26日在武昌召开了由国家中医药管理局举办、湖北省承办的5省中医药治疗艾滋病项目工作协调会，来自国家中医药管理局的领导和广东、安徽、河南、河北、湖北等省的中医管理部门的领导和专家参加了会议。国家中医药管理局领导视察了随州市中医药治疗艾滋病情况，对湖北省的工作给予充分肯定。

（三）中医重点专科（专病）建设取得成绩。

为了进一步加强湖北省中医专科（专病）建设，促进中医学术的全面提高，根据国家中医药管理局有关文件精神，制定了《湖北省中医重点专科（专病）项目建设管理办法》及《湖北省中医重点专科（专病）项目建设标准与要求》，此项办法的出台，规范了中医重点专科的管理，对提高中医重点专科的临床疗效，促进中医诊疗技术的提高起到了积极的推动作用。2004年湖北省加强了对国家级和省级中医重点专科的管理及支持力度，力争通过几年的建设，在省内逐步形成一批中医特色明显、管理与诊疗水平较高、临床疗效显著、具有示范带动作用的重点中医专科。

（四）加强示范中医院的建设。

为了不断加强中医院内涵建设，确定了咸宁市中医院、钟祥市中医院、竹溪县中医院为湖北省省级示范中医院建设单位，同时启动了8所省级示范中医院2期建设项目，并组织专家对省级示范中医院建设单位新州区中医院进行了验收。7月在云梦县召开了湖北省示范中医院工作座谈会，国家级示范中医院、省级示范中医院以及省级示范中医院建设单位的院长和所在市、州卫生局的中医科长参加了会议。

这次会议全面总结交流了示范中医院工作经验和深化改革成果，布置下一阶段示范中医院建设工作。湖北省中医院、荆州市中医院、云梦县中医院、公安县中医院、建始县中医院的院长分别在会上发言，代表们交流了各地示范中医院建设的经验和成果。会议认为，十几年来，湖北省示范中医院从医院规模、中医特色、医疗质量、管理水平、医德医风等方面都取得了显著的成绩。

黄厅长在讲话中肯定了示范中医院建设十几年来所取得的成绩，并对示范中医院下一阶段任务作了布置，针对湖北省示范中医院建设情况强调了3点：一是要坚持正确的办院方向，中医院要姓“中”；二是加强中医院内涵建设，做好继承与创新、特色与特长；三是发挥示范中医院的样板作用。通过会议的交流和领导的讲话，使中医院内涵建设、医疗水平、服务质量不断提高。

（五）继续做好社区卫生服务。

进一步落实国家十部委《关于发展城市社区卫生服务的若干意见》的有关精神，充分发挥中医药诊疗技术的特色和优势，充实社区卫生服务的内涵，提高中医药对促进人群健康的贡献。按照2004年的中医工作计划，已开展2004年创建工作，在各地申报的基础上，确定了黄石市西塞山区和咸宁市咸安区为2004年湖北省省级中医药服务示范区创建单位。完成了2003年6个省级中医药服务示范区验收工作，确定了十堰市张湾区等6个省级中医药社区卫生服务示范区。对十堰市张湾区创建全国具有中医药特色社区卫生服务示范区工作加强了督导，12月中旬国家中医药管理局组织了验收，专家组对创建工作给予了充分肯定。

（六）加强农村中医工作。

农村中医工作先进县建设取得进展，10个湖北省省级农村中医工作先进县按照建设方案逐步落实各项工作指标，县级中医院及乡镇卫生院中医科建设得到加强，农村中医药服务功能不断完善；鄂州、保康、竹溪等3个国家级农村中医工作先进县按照国家建设标准，加强组织领导，做好基础工作，力争通过国家验收。组织筛选了50项安全有效、成本低廉、简便易学、适合农村使用的中医药适宜技术，并向全省推广使用，提高了农村中医药人员的业务技能。积极参与新型农村合作医疗制度的试点工作。湖北省就参与新型合作医疗的有关中医药工作进行了深入调研，积极探索在新型农村合作医疗制度中充分发挥中医药作用的途径和方式。此项工作的开展，受到了上级部门的重视。国家中医药管理局将湖北省公安县作为中医药参与新型农村合作医疗试点工作县。

（七）做好中医医疗广告审批工作。

为了制止虚假违法医疗广告，净化医疗广告市场，下发了相关文件，规范了医疗广告的审批程序，建立了严格的医疗广告审批制度，严格审批37项中医医疗广告。

（八）加强中医院基础设施建设。

为改善中医院的办院条件，提高中医医院医疗设备档次和诊疗水平，更好地为群众提供优质服务，抓住国家中医药管理局与中华慈善总会向全国部分中医医院开展捐赠医疗设备活动的机遇，根据国家中医药管理局的要求，积极进行组织协调，拟订方案及计划，目前已有40多所中医院申请了贴息贷款及资助项目，价值近2000万元的医疗设备即将陆续到位，为医院的发展奠定了基础。

二、中医教育

（一）老中医药专家学术经验继承工作。

年初召开了第3批全国老中医药专家学术经验继承工作交流现场会议，参加会议的有带教单位领导、专家代表、学生代表。会议总结、交流了上年度的带教工作，检查了日记、学习心得及规范病历的书写，均符合《全国老中医药专家学术经验继承工作管理暂行规定》的要求，在现场还解决了带教过程中存在的问题。目前进展顺利，33名继承人的理论水平和业务技能均有明显提高，大多数学员已成为学科带头人和业务骨干。

（二）优秀中医临床人才研修项目实施。

2004年3月18日，全国优秀中医临床人才研修项目正式启动，湖北省根据国家中医药管理局的要求，本着造就新一代名医的宗旨，认真组织实施，狠抓培养对象熟读经典，加强临床实践，对他们高标准严要求。采取措施，把培养工作落到实处，积极做好服务工作，及时研究、解决培养对象遇到的问题和困难，关心他们的工作、生活，确保了项目的顺利实施。

（三）中医药继续教育项目。

按期实施国家中医药管理局继续教育项目3项，湖北省省级继续教育项目8项，并申报2005年国家级中医药继续教育项目6项，省级中医药继续教育项目7项，再次启动了西部地区国贫县中医专科人才培训项目。

（四）中医医师资格考试工作。

组织召开了2004年中医医师资格考试工作会议和实践技能考试考官培训会议，对2004年的医师资格实践技能考试考务工作提出了要求。2004年湖北省中医医师资格考试报名人数2201人，通过严格的资格审查，有2092人获准参加中医医师实践技能考试，其中1727人获准参加了医学综合笔试，查处假毕业证45件，圆满完成了2004年度中医医师资格考试工作。

三、中医科研工作

（一）开展中医药防治艾滋病的科研工作。

为了抓好中医药参与重大疾病的防治工作，湖北省组织开展了中医药防治艾滋病的研究，探索中医与中西医结合治疗艾滋病的方法与途径，通过科研项目的实施，筛选出比较科学、系统、有较好临床疗效的中医、中西医结合治疗方案，为艾滋病患者提供中医药、中西医结合治疗服务。为此湖北省召开了专家座谈会，听取专家意见，组织力量联合攻关。目前以湖北省中医院为主的科研攻关小组已成立，确定了中医药防治艾滋病科研项目实施方案，完成了“扶正抗艾胶囊治疗艾滋病临床应用研究”的项目论证、立项等工作，在蕲春县观察病例15例，已争取科研经费50万元，为下一步的研究工作奠定了良好的基础。

（二）中医药科研申报、立项、鉴定情况。

组织申报国家中医药管理局中医药科学技术研究专项2004～2005年度课题38项，入围8项，获得资助经费23万元；组织申报2004年度中医药留学人员科技活动择优资助项目5项；组织下达“2004年度中医药中西医结合项目”30项；鉴定科研成果3项，分别达到国内先进水平和国内领先水平。

（三）2004年科技活动周。

转发了国家中医药管理局办公室《关于积极参与2004年科技活动周的通知》，在各级中医医疗机构内开展了科技活动周活动，各地通过专题讲座、图片展览、义诊、咨询、科技小制作、小革新、小经验竞赛等多种形式大力宣传了党和政府的科技方针政策和中医政策，帮助群众进一步了解和提高了中医药在医疗、预防、保健及养生健康的知识。

四、成功举办了中南6省中医厅（局）长会议

中南6省厅（局）长会议5月11日～17日在湖北省召开，来自广东、广西、湖南、湖北、海南、河南的代表们研讨了农村中医工作及中医医疗机构的体制改革等有关问题。会议期间，代表们参观了武汉市中西医结合医院、云梦县中医院、荆州市中医院。会议达到了沟通信息、交流经验、探讨问题、互相学习、互相促进、增强友谊的目的。

五、召开了全省中医工作会议

成功地召开了全省中医工作会议，朱厅长、黄厅长到会并讲话。朱厅长分析了当前中医药面临的形势，强调了要坚持中医药的继承与发展，加强中医药的依法行政和严格管理，加快中医医疗机构改革，增强市场竞争力，要加强行业作风建设，加强职业道德教育。黄利鸣副厅长在会上作了《求真务实，开拓创新，推进湖北省中医药事业全面发展》的工作报告，回顾总结了

“十五”以来湖北省中医工作取得的成绩，客观地分析了湖北省中医工作存在的问题，并对2005年和今后一个时期的中医工作进行了全面部署。要求各地卫生行政部门认真学习贯彻全省中医工作会议精神，认真落实会议部署的各项工作任务，做好2005年及今后一个时期的中医药工作，认真贯彻国家和省颁布的中医条例，争取政府加大对中医工作的支持力度。对民营中医医疗机构进行规范化管理，坚决打击各种形式的违法活动，促进民营中医医疗机构的健康有序发展。

与会代表在认真学习领会朱厅长讲话精神的基础上，对大会主题报告进行了认真的学习和讨论，交流了中医药工作经验。7个单位的代表介绍了各自中医工作的成功经验，11个单位进行了书面交流。

召开了湖北省中医管理学会（筹）第1次会员代表大会，选举产生了湖北省中医管理学会第1届理事会理事。

六、《中华人民共和国中医药条例》宣传活动

为保证《中华人民共和国中医药条例》（以下简称《中医药条例》）贯彻实施1周年活动顺利实施，成立了由分管厅长任组长的领导小组，省卫生厅、武汉市卫生局及其他单位共同组成组委会，制定了《中医药条例》贯彻实施1周年活动方案，在武汉市江汉区西北湖广场举行了隆重的启动仪式。省卫生厅、武汉市卫生局、江汉区卫生局的有关领导以及武汉中医医疗机构的医务工作者们参加了启动仪式。

本次活动的举行是在《中医药条例》贯彻实施1周年之际，按照国家中医药管理局的统一部署进行的。路梦通和丁顺清同志在讲话中强调了《中医药条例》贯彻实施1周年活动的意义，要求全省各级卫生行政部门和中医医疗机构广泛开展《中医药条例》的宣传活动，全面推动《中医药条例》的贯彻落实。要按照《中医药条例》的要求，落实好促进中医药发展的各项措施，加强对中医药的管理及监督执法，规范中医药从业人员行为，加强中医医疗机构的建设及中医药人才培养，充分发挥中医药在基层卫生中的作用，积极争取各级政府对中医药事业的投入、保障和扶持中医事业的发展。活动期间还开展了义诊、现场咨询、发放宣传画册等多种活动，向广大人民群众传播了中医知识和党对中医事业的方针政策，有效地提高了中医中药在人民群众心目中的地位。

全省共散发宣传材料近30万份，悬挂宣传横幅260余条，张贴宣传标语近900余条。成立中医医疗分队360余支，先后深入到160个乡镇1800多个村开展义诊，诊疗16万人次，健康咨询28万人次，免费供药100余万元。（张志由）

18. 湖南省

【湖南省2004年中医药工作概况】

一、农村中医工作先进县创建工作成效显著

配合国家中医药管理局完成了对衡东县、宜章县、耒阳市创建全国农村中医工作先进县（市）的评审验收工作，以上3县（市）均达到了全国农村中医工作先进县（市）标准；安化县被确定为全国农村中医工作先进县创建单位。益阳市赫山区被评为省农村中医工作先进区。

二、中医示范单位建设工作全面展开

确定了宁乡县中医医院等15家县级中医医院为农村示范中医医院建设单位，先后对沅陵县、永顺县、湘乡市、张家界市、汨罗市、资兴市、蓝山县、石门县、宁乡县等中医医院的建设工作进行了督查指导，确保该项工作的顺利进行。深入申报创建中医兴院示范单位的部分乡镇卫生院调研，确定了24所乡镇卫生院为该省首批创建中医兴院示范单位，启动了乡镇卫生院中医兴院示范单位建设工作。按照卫生部、国家中医药管理局下发的《乡镇卫生院中医药工作规范》，制定并组织实施了《湖南省乡镇卫生院中医科建设标准》，有效地保证了乡镇卫生院中医药服务能力的提高。

三、组织了重点中医专科和重点中医急诊科的评审验收

加强了对部分国家、省重点中医专科、重点中医急诊科建设项目的监督管理，评审并确定了永州市中医医院针灸科、张家界中医医院推拿科、慈利县中医医院哮喘病等3个省重点中医专科和汨罗市、湘西自治州、保靖县、石门县、湘潭县、洪江区、溆浦县、沅陵县等8家中医医院急诊科为省重点中医急诊科。

四、召开了全省中医医院改革座谈会

为积极推进中医医院改革，以安乡县中医医院为现场，于11月召集54所经营状况欠佳的中医医院院长在安乡县召开了中医医院改革座谈会，总结交流了近几年中医医院贯彻落实国务院《关于城镇医药卫生体制改革的指导意见》的文件精神的情况，客观分析了中医医院在深化医院内部改革中存在的困难和问题，研究探讨了中医医院如何进一步深化内部运行机制改革，提高竞争力的思路和方法，为帮助他们尽快走出困境和促使该省中医医院平衡发展，起到了很好的示范促进作用。2004年，该省基层中医医院的办院效益普遍提高。据全省市、县115家中医医院统计，2004年比上年诊疗人次增长了8.6%，出院人次增长了14.8%，业务总收入增长了19.5%。

五、中医医院管理逐渐规范化

根据国务院颁发的《医疗事故处理条例》及卫生部、国家中医药管理局下发的《中医、中西医结合病历书写基本规范（试行）》、《处方管理办法（试行）》等卫生法律法规的规定和要求，制定并实行了新的《湖南省中医、中西医结合病历书写规范及管理规定（试行）》和《湖南省中医医院护理管理规范与工作质量标准》、《护理文书书写规范及管理规定》，举办了相应的学习班。

六、加强了学科带头人、技术骨干的培养

按照国家中医药管理局中医药继续教育委员会《关于印发优秀中医临床人才研修项目培训大纲的通

知》要求，积极组织该省优秀中医临床人才参加了国家中医药管理局组织的各项培训工作，并修改、调整了研修计划；组织该省30名国家级、24名省级继承人完成了老中医药专家学术经验继承工作年度学习任务；安排了该省第4批63名中医专科（专病）技术骨干培训对象的临床进修。

七、农村中医药人员学历教育工作全国领先

根据国家中医药管理局《农村中医药人才培养和队伍建设实施意见》的要求，制定下发了《湖南省农村中医药人才培养和队伍建设实施方案》。在2003年试点工作的基础上，择优选录了710名乡、村卫生机构优秀中青年中医药人员，全面开展农村中医药人员学历教育工作，同时新增加3个教学基地，使学员能够就近参加学习；继续开展远程学历教育，制作农村中医药人员远程学历教育多媒体教材，满足了农村学员的学习需求。此项工作得到了国家中医药管理局的充分肯定和高度评价，并在2005年全国中医药工作会议上作了大会典型发言。此外，遴选了230名乡镇卫生院中医临床技术骨干进行中医药知识和临床业务技能培训，有效地提高了农村中医药服务水平。

八、在职中医药人员继续教育形式多样化

评审公布了2004年度省级中医药继续教育项目62个，举办了中医药继续教育培训班56个，参加学习人员达4000多人次；加强了临床住院医师的在职培训，完成了2004年度全省中医医院住院医师规范化培训理论考试工作；进一步完善了中医药远程继续教育制度，拓展了远程继续教育项目资源，全年新增加会员单位20多个，发放学习卡800多张，扩大了中医药远程继续教育的覆盖面。

九、中医药院校蓬勃发展

湖南中医学院新校址的建设进展顺利，创建中医药大学初见成效，学院进行了教育结构调整，加大了农村中医药人员学历教育的比重；省中医药学校通过进一步改善办学条件，提高办学质量，2004年已成功升格为湖南中医药高等专科学校；怀化医专、邵阳医专及核工业卫校都充分利用现有教育资源，开办了中医专业，有效提高了该省中医药人才的培养能力。

十、评选了首批“湖南省农村名中医”

根据湖南省卫生厅、人事厅联合下发的《关于开展湖南省农村名中医评选工作的通知》的要求，按照公开、公平、公正的原则，通过对各地推荐、申报的首批“湖南省农村名中医”候选人进行严格的资格审查和实地考察，经湖南省农村名中医评选工作专家委员会评审和张榜公示后，评选出了首批79名湖南省农村名中医，其中20%为乡镇卫生院业务骨干。

十一、建立了新的中医药科技成果奖励制度

在省中医药学会设立了全省中医药行业科技奖，制定了相关政策和管理办法。2004年评选奖励项目16项，获省部级奖励7项。

十二、中医药科研课题重点突出

重点组织实施了由该省承担的国家“十五”攻关项目及国家中医药管理局科研基金课题，1个“十五”攻关项目已通过验收，6个中医临床诊疗技术整理研究课题中有5个已通过验收，另有1个中医临床诊疗技术整理研究课题、2个民族医药文献整理研究课题和3个中华人民共和国针灸穴典研究课题进展顺利；组织实施了厅中医药“十五”重大攻关项目“常见疾病中医药诊疗方案规范化研究”，已取得阶段性成果；2004年，该省又新获得国家“十五”攻关项目4项，国家“863”项目子课题1项，国家中医药管理局2004年度课题2项；此外由该省牵头承担或参与承担了“农村常见病、多发病的中医药防治研究”、“中国中医师培养模式研究”、“农村中医药适宜技术的推广示范研究”及“艾滋病中医药防治”等项目。

十三、组织开展了中医药宣传活动周

为进一步加强《中华人民共和国中医药条例》（以下简称《中医药条例》）的学习宣传，促进《中医药条例》全面贯彻落实，2004年10月12日～16日在全省开展了以“弘扬中医药文化，服务大众健康”为主题的中医药宣传活动周，各地以召开座谈会、义诊、悬挂宣传标语、发放中医药科普宣传资料等形式庆祝《中医药条例》颁布实施1周年。据统计，全省共组织中医药专家开展义诊、现场咨询400多场次；组织名老中医到社区、老少边穷地区为老红军、离退休干部、工人、孤寡老人进行健康检查万余人次；广泛开展了中医药知识科普宣传，组织630多名中医药学者开展科普讲座，印制科普宣传资料8000多册。

十四、学术交流气氛活跃

省中医药学会、省中西医结合学会共开展了各类专业学术活动30余次，活跃了中医药学术氛围，对该省中医药及中西医结合学术水平的提高起到了很好的促进作用。

（彭中华）

19. 广东省

【广东省2004年中医药工作概况】

一、调研论证，制定中医中药强省建设规划

在建设中医中药强省工作中，注重调查研究、总体规划。组织了全省范围内的学习与调研活动，分析广东省中医中药的现状和存在的主要问题；协同有关部门，广纳诤言，听取专家等各方面的意见，多次论证，勾画建设中医中药强省蓝图；会同有关部门拟定了建设中医中药强省的总体思路，提出实施体制创新、科技提升、人才发展、医药并举、龙头带动、打造品牌、政策财力支持、中医药文化8大战略，确定在农村中医服务网络、中医临床疗效、中药研发、中医药产业化、中医药文化等5大重点领域加大发展，初步筛选了7个建设项目，目前正在组织专家作进一步论证。通过总体规划，整合各方力量，有效配置资源，促进中医中药的协调和可持续发展。努力把该省建设成为基础设施完善、资源配置合理、学术水平较高、科技力量雄厚、研发体系先进、医疗服务功能齐全、中医药产业繁荣、中医药发展指标领先、综合实力居全国前茅、适应该省现代化建设的中医中药强省。

二、突出重点，促进城乡中医药协调发展

坚持城乡统筹互动原则，充分发挥中医药的特色和优势，突出2个重点：打造中医药“名院、名医、名科”，提高农村中医药网络服务能力，促进城乡中医药协调发展。

（一）实施“三名”战略，做大做强中医药。

打造中医“名院”品牌。制定了《广东省现代化综合性中医医院建设方案》，遴选了省中医医院等5所中医医院开展试点工作，通过创建现代化综合性中医医院，打造中医“名院”品牌，推动一批基础好、实力强、在全国已有一定影响力和较高知名度的中医医院进一步提高综合服务功能，向人才、疗效、科研、管理、服务、设施等6个方面全国一流的现代化综合性中医医院目标迈进，进一步发挥其示范、辐射能力，总体推进全省中医医院的整体水平。一批中医医院在实施“名院”战略中取得了明显的效益，省中医院保持了较高速度的发展势头，2004年诊疗量超过300万人次。省第二中医院实施整体改造工程，医院院容、院貌和医疗质量发生很大变化，发展步伐加快，日均门诊量、出院病人和业务总收入比2003年分别增长了62%、95%和61%。

实施“名科”工程。坚持继承与发展创新相结合的原则，以“充分体现、系统发挥中医药特色优势，医、教、研相结合，提高临床疗效”为目标，实施“名科”工程。加强70个国家中医药管理局局级和省级重点中医专科专病的建设，做好了国家中医药管理局局级重点中医专科专病建设的中期评估准备工作；7个省级重点专科专病通过了验收，目前，建成重点专科专病24个。

培育新一代“名中医”。根据中医药人才的培养规律，探索现代教育与传统教育结合方式，培养新世纪高层次优秀中医临床人才，打造新一代的名中医。以继承、挖掘、整理老中医药专家学术经验，提高临床诊疗水平为方向，按照国家的部署，扎实开展第3批全国老中医药专家学术经验继承工作，做好该省56名继承人师承学习的中期验收准备工作；省中医院为培养新一代临床骨干，增强持续发展动力，进一步提高市场竞争力，首创聘请全国各地名老中医药专家到医院收徒的人才培养经验，先后共安排26名临床骨干跟大师学习临证经验，旨在培养一批21世纪中医临床人才。在国家中医药管理局的安排下，启动全国优秀中医临床人才研修项目，侧重于研修中医药古籍、经典，提高以中医基础理论为指导的临床技术水平，培养具有中医特质的拔尖人才。该省共有10名45岁以下的高级技术职务中医师成为项目学员。作为国家中医药管理局此项目的延伸，制定了《广东省优秀中医临床人才研修项目》方案，拟遴选100名学员重点培养，各项工作正在积极筹备之中。

（二）主动适应需求，推进社区中医药服务。

深入贯彻《关于发展城市社区医疗卫生服务的若干意见》，不断丰富中医药服务项目，强化社区中医药的服务功能，将中医药服务有机地融入社区卫生服务，发挥中医诊疗技术简便、中药资源丰富、成本相对低廉等优势，主动适应社区居民对医疗、预防、康复、保健等方面的要求。根据国家中医药管理局的部署，对该省中医药社区卫生服务现状进行调查，总结了该省中医药社区卫生服务工作；为了适应社区中医全科医师培训工作的需要，组织有关专家编写了《社区中医药诊疗实用教程》；广州市荔湾区创建有中医药特色社区卫生服务示范区顺利通过了国家中医药管理局组织的复核评估，成为该省首个中医药特色全国社区卫生服务示范区。

（三）发挥中医药作用，维护农民群众健康。

从广大农民对医药费用的承受能力有限的实际出发，中医药在农村地区有着深厚的群众基础，诊疗手段简便，成本相对低廉。该省深入贯彻落实《中华人民共和国中医药条例》、《广东省发展中医条例》和国家有关农村中医药的政策文件，12月在云浮市新兴县召开全省农村中医药工作会议，总结“十五”以来的农村中医药工作经验，统一新时期的农村中医药工作指导思想，强调发挥中医药特色和优势，突出专科建设和人才培养，注重体制、管理和技术创新，推动农村中医药工作上新台阶，开拓农村中医药工作新局面，为提高农民健康素质服务，为建设中医中药强省打好基础。

重点抓了农村中医药服务网络的能力建设：一是加大县级中医院的建设力度。在医药卫生体制改革中对县级中医院帮一把、送一程，配合医疗救治体系建设，加强县级中医院基础设施建设。以提高急诊抢救能力和专科专病建设水平为突破口，增强服务功能，发挥龙头带动作用。扎实推进对口帮扶工作，继续贯彻《关于进一步加强中医机构对口帮扶工作的意见》，先后2次召开了沿海地区中医医院对口帮扶贫困山区中医医院工作座谈会，总结了近年来的帮扶工作，明确了今后的工作任务，进一步完善了帮扶制度和帮扶方案，加大了帮扶工作力度。按照“先富帮后富，城市帮农村”原则，从人才培养、技术指导、专科建设、医院管理、资金设备等方面对一批医疗条件较差、实力不强的县级中医医院给予支援，帮助医院提高业务能力。

二是加强镇卫生院中医药业务建设。贯彻省委、省政府提出的《全省乡镇卫生院全部设有中医科或中医专科诊室的意见》，为落实《广东省农村2001～2010年初级卫生保健发展规划》对中医药的指标要求，每年安排专项资金重点建设50所中心乡镇卫生院的中医科和中药房。按照国家《乡镇卫生院中医药服务管理基本规范》，切实加强乡、村中医药的业务建设，促进乡、村卫生机构的中医药业务合作，努力提高中医药服务功能。在云浮、肇庆、清远、韶关、阳江、梅州等地涌现出一批具有一定中医药特色优势、基础设施较好、管理水平较高的乡镇卫生院。

三是促进与规范村卫生站中医药服务。配合开展镇村一体化管理，继续推行村卫生站中医药规范化管理，建立健全门诊日志、中医处方、传染病登记等工作制度，配备人体穴位挂图、针灸针、拔火罐等中医用具，运用中医传统疗法防治疾病，扩大和稳定基层中医药服务量。

四是继续推广农村中医药适宜技术。委托省中医药科技发展交流中心承担适宜技术的推广、培训任务，全年共举办培训班15期，培训人数1000多人；该省承担的5项国家中医药管理局中医临床诊疗技术整理与研究项目已顺利通过验收和鉴定。通过适宜技术推广，使广大农民群众享受到“简、便、验、廉”的中医药服务。

五是做好农村中医药人才培养。启动国家农村中医药临床骨干培养项目，总结研究基层中医药人才培养规律，培养农村中医药骨干力量。继续抓好在职教育，提高现有人员专业技术水平，依托广东省中医药职业学院和3所中等中医药学校，培养基层“留得住、用得上”的实用型人才。

六是加快农村中医工作先进县创建工作。充分发挥农村中医工作先进县示范带动作用，深入开展农村中医工作先进县创建工作，总结推广创建经验，促进农村中医工作管理的规范化，提高农村中医药服务网络的能力。加快8个在建农村中医工作先进县建设步伐，确保如期完成建设任务；授予云浮、阳江为创建农村中医工作先进市示范点，表彰42名在农村中医工作中做出突出贡献的中医药工作者。典型引路，以点带面，全面推进农村中医药工作。

三、以科技创新，人才培养为支撑，增强中医药发展动力

2004年，该省承担的国家自然科学基金、“十五”攻关和省、部级重点项目和厅局级课题，数量大幅增加，项目质量和研究水平有了较大提高。组织了一批具有创新点的中医药、中西医结合科技成果进行鉴定，又在中医证候、高血压、非典型肺炎、骨伤科和肛肠科等领域的中医药、中西医结合研究方面取得了新成果，其中中西医结合治疗传染性非典型肺炎的临床研究达国际先进水平，部分达到国内领先水平。高水平的研究项目不断涌现，全年共获得国家中医药管理局科学技术研究专项29项，人事部、国家中医药管理局2004年度中医药留学回国人员科技活动择优项目4项，省中医药管理局科研课题278项。5项国家中医药管理局中医临床诊疗技术整理与研究项目通过鉴定。7项科研成果获省科学技术奖励，其中一等奖1项，二等奖3项，三等奖3项。与省科技厅共同承担了省重大专项“中药新药与中药现代化关键技术产业化”的牵头工作。中医药科研技术支撑条件不断改善和提高，建成并公布了首批该省国家中医药管理局分级登记实验室，其中三级实验室10个，二级实验室11个，一级实验室2个，进一步规范了中医药实验室的建设，为该省中医药科学研究提供了更加先进的实验技术平台。

加强高等中医药院校教学基地建设，广州市、佛山市、中山市、江门市等中医医院和南海区妇幼保健院先后通过了核准，创建了高等医学院校非直属关系附属医院，促进了临床教学工作，学科建设、科学研究和研究生教育等工作迈上新台阶。面对新的教育形势，加强横向联合办学，不断改善中专学校办学条件，提高办学水平，目前3所中医药学校与高等医学院校联合办学的成人本、专科在校生近4000人。江门、湛江2所中医药学校通过国家级重点中等职业学校评估；新兴中药学校以国家级重点中等职业学校和国家重点中医药学校为基础，积极申办中医药高等专科学校。抓好继续教育，其中国家级继续教育项目35项，省级69项，全省有20938人次参加了省级以上项目学习。组织好全省中医医院中医住院医师规范化培训公共理论课程和专业课程的统一考试。

四、依法行政，强化中医药行业科学管理

认真贯彻落实《中华人民共和国中医药条例》（以下简称《条例》）基本思想，采取措施加快中医药事业发展，加强对中医药从业人员的行为和各项中医药工作的规范管理。抓住《条例》贯彻实施1周年契机，向全社会大力宣传国家的中医药政策和中医药学的科学内涵、历史地位和现实作用。以“弘扬中医药文化，服务大众健康”为活动主题，会同有关部门，开展“中医药宣传周”活动，通过举办电视宣传栏目、大型义诊等活动，广泛学习宣传《条例》和有关法律法规知识。加大执法力度，会同省人大进行执法检查。

结合学习贯彻《行政许可法》，依照《执业医师法》、《医疗机构管理条例实施细则》等，认真组织中医执业医师考试，严格依法进行中医医疗机构登记注册、审核发证工作。同时，坚持从严把好中医医疗广告出证关，配合有关部门加强对中医医疗广告和医疗市场秩序的整顿。打击非法行医，并积极探索加强民营医疗机构的规范化管理。

五、推进各项工作开展，向中医药强省迈出坚实一步

扎实开展中医药防治艾滋病试点工作。贯彻执行卫生部、国家中医药管理局、财政部《15省（区）艾滋病防治项目管理方案》和《中医中药治疗艾滋病试点项目管理方案》，制定《广东省中医中药治疗艾滋病项目实施方案》，成立广东省中医中药治疗艾滋病试点项目工作领导小组和广东省中医中药治疗艾滋病试点项目专家指导小组，负责该项目的日常管理和技术指导。确定广州中医药大学热带医学研究所和广州市第八人民医院共同承担本项目。制定了《广东省中医中药治疗艾滋病项目工作步骤及时间表》和《广东省中医中药治疗艾滋病试点项目工作流程》。组织中医药防治艾滋病医务人员培训，加强对实施过程的管理。

发挥中医药和中西医结合作用，

主动应对突发性传染性疾病。下发《关于加强中医医疗机构贯彻落实“非典”防治工作有关要求的通知》，对全省中医医疗机构做好“非典”防治工作做了部署，要求做好急诊科和发热门诊的消毒隔离工作，做好发热病人的分诊、预检工作。制定《广东省中医药防治流行性感冒方案》，对全省做好流感的防治工作起到了积极的作用。

重视民营医院的发展。参与省卫生厅组织的民营医院现状调查工作，掌握民营医院发展的动态。

不断扩大对外交流与合作。落实“9+2”安排，在粤港澳高新科技合作专项小组中发挥成员单位职能作用，加强三地中医药科研合作。广东省中医院与香港医院管理局、香港中文大学、仁济医院合作的仁济医院中医门诊及科研中心揭幕，成为香港公立医院开设的首家中医门诊，标志着中医药服务进入香港医疗卫生界主流。与广州中医药大学和省中医药学会联合举办了邓铁涛学术思想国际研讨会，进一步扩大了中医药对外的影响。

做好社团管理工作。根据《基金会管理条例》和省民政厅《关于开展广东省基金会换证登记证书工作的通知》的文件精神，组织基金会进行换证和换届工作，并将“广东省振兴中医药基金会”更名为“广东省中医药基金会”。

持续开展行业作风和精神文明建设。坚持“两手抓，两手都要硬”的方针，始终把加强职业道德和医德医风建设摆在重要的位置，纠建结合，标本兼治，从制度与机制上为行风建设提供保证。一是进一步健全教育、制度、监督机制，三者并重，惩防结合的行风治理长效机制；二是加强医疗服务价格管理，建立健全医疗、药品价格、处方监督检查机制和信息发布制度；三是加强医疗收费管理工作，完善住院病人费用一日清单制度，完善医药收费标准公示栏或电脑触摸屏等，公示医疗收费及药品的价格；四是实行医德考评归档制度，形成纠风工作长效管理机制；五是大力宣传贯彻《广东省医疗卫生机构及其工作人员索要、收受“红包”、回扣责任追究暂行办法》，加大力度查处收受回扣、“红包”等问题；六是按照省中医药管理局的要求，做好推行药品集中招标采购制度。通过实行药品集中招标采购制度，降低药品价格20%左右，群众得到了实惠。局领导还到河源市、中山市、江门市等地检查督导纠正医药购销和医疗服务中不正之风工作，对省直属中医医院纠风工作进行了专项检查和问卷调查。2004年医德医风建设成效比较明显，群众对医院综合满意度不断提高，对医院综合满意度平均为95%。（柯　忠）

20. 广西壮族自治区

【广西壮族自治区2004年中医药工作概况】

一、概况

2004年全自治区共有中医机构95所（其中中医医疗机构88所，科研机构4所，教学机构3所）；全区有病床10575张（其中城市中医医院平均床位261张，县级中医医院82.5张）；中医医院业务用房建筑面积73万平方米；医疗设备总值4.93亿元，平均每床达5.67万元；完成门诊量928万人次，收治病人20.92万人次。

二、农村中医药工作

为加强该区中医药工作，特别是农村中医药工作，制定了《自治区卫生厅关于进一步加强中医医院建设的意见》、《广西壮族自治区县级中医医院基本标准（试行）》、《自治区卫生厅关于加强县级人民医院中医科建设的意见》和《自治区卫生厅关于加强乡村中医药工作的意见》等4个配套文件。健全农村中医药服务网络，加大农村中医药人才培养力度，增强中医药服务功能。探索新形势下加强农村中医药工作的途径和有效办法，在新型农村合作医疗试点工作中发挥中医药的作用和优势，为农民提供价格比较低廉、质量优良的中医药服务。

加强农村中医工作创先县（市）建设。为落实中共中央、国务院《关于进一步加强农村卫生工作的决定》和自治区党委、自治区人民政府《关于进一步加强农村卫生工作，全面提高农民健康水平的决定》，根据2004年全国中医药工作会议及全区卫生工作会议精神，加强对桂平市、合浦县开展全国农村中医工作先进县（市）创建工作的指导。

选择20个中医疗效好、体现简、便、验、廉特点的农村常见病种拟制成VCD光盘的声像教材向农村推广。现已完成了部分资料的收集拍摄。

三、社区卫生服务

为按照卫生部和国家中医药管理局有关文件及《广西壮族自治区关于在社区卫生服务中发挥中医药作用的意见》的文件精神，抓好有中医药特色社区卫生服务示范创建活动，指导和推进北海市海城区开展创建工作。积极探索中医药融入社区卫生服务的途径和方法，深化改革，以社会需求为导向，不断拓宽中医药社区卫生服务工作范围，充实工作内涵，增强服务能力，提高服务质量，使更多病人得到中医药的实惠。

四、学术经验继承与中医人才研修

继续抓好第3批全国老中医药专家学术经验继承工作，不定期对继承工作进行检查，督促按照教学计划如期进行，配合国家中医药管理局做好第3批全国老中医药专家学术经验继承工作分片区管理工作和中期评估工作。为进一步提高中医临床骨干的学术水平，4月中旬组织30多所中医院的40多名临床骨干参加全国著名中医专家邓铁涛教授的学术报告会和学科带头人座谈交流会。5月下旬组织举办了全国名老中医临床经验高级讲习班，有100名技术骨干参加了学习。做好全国优秀中医临床人才研修项目工作，组织学员和有关人员参加国家中医药管理局召开的全国优秀中医临床人才研修项目电视电话会议和优秀中医临床人才研修项目培训班，指导学员按照国家中医药管理局制定的《优秀中医临床人才研修项目培训大纲》学习，并检查落实。

五、医政与宣传

为适应新形势的要求，根据卫生部、国家中医药管理局制定的《中医、中西医结合病历书写基本规范（试行）》，该处组织有关专家编写了《广西壮族自治区医疗机构中医（中西医结合）病历书写规范（试行）》，并于3月下旬举办全区中医、中西医结合病历书写规范培训班，组织了全区中医医疗机构的190名骨干学习，贯彻执行新的标准。按照全国医师资格考试有关文件和要求，5月召开了2004年广西考区医师资格考试考务工作会，并对考官进行了培训。为了提高考生的应试能力，于5月下旬对考生进行实践技能考试培训。

继续贯彻《中华人民共和国中医药条例》，做好有关宣传工作，举办《中国中医药报》广西通联业务培训班，部署2004年中医药宣传工作要点。召开驻邕有关单位专家座谈会，学习吴仪副总理在2004年全国中医药工作会议上讲话精神，会后将吴仪讲话全文印发给各级卫生行政部门组织学习，并提出贯彻落实讲话中的措施。10月中旬，开展了《中华人民共和国中医药条例》实施1周年宣传活动，组织全区中医医疗机构义诊和开展中医药医疗咨询、科普宣传等活动，并在媒体上进行报道，取得较好的效果。

（黎甲文）

21. 海南省

【海南省2004年中医药工作概况】

一、农村中医工作以点带面取得成效

按照“抓点带面，以创建农村中医工作先进市为龙头，带动农村中医工作开展”的工作思路，三亚市、文昌市作为全国“农村中医工作先进市”创建单位继续取得进展。三亚市和乡镇都成立了中医工作领导小组，制定创建规划及落实措施，并定期检查督促抓好落实，制定基层中医药人员的培训计划，要求镇卫生院开设中医门诊及村卫生室开展中医疗法。市政府对中医药工作采取倾斜政策，并纳入财政预算，每年给予中医补助经费，按每人每年0.2元拨给,用于医、教、研工作。在三亚市委、市政府的关心支持下，三亚市划拨45亩地新建中医院，并已开工建设。三亚市中医院设立了中医基层指导科，加强了医院的内涵建设。规范门诊中医处方和病案书写，大幅提高了中医处方和病案书写合格率。制定了卫技人员培训计划，开展学术讲座和培训。

中医药在文昌市有着较好的群众基础，2003年文昌市被国家中医药管理局批准为“全国农村中医工作先进市”建设单位。市中医院作为文昌市中医药事业的龙头，中医院长期坚持“中医为主，中西结合”的办院方向，中医特色较强，门诊中医治疗率多年来均超过80%。全市民办中医医疗机构46个，201家药店大部分都有中药房。卫生院中药房配备的中药饮片品种达250种，配备的中成药品种75种。村卫生室配备的常用中药饮片75种，中成药30种，对常见病、多发病的中医药诊疗率达60%。

《乡村医生从业管理条例》颁布实施后，海南省将中医药纳入乡医考试和培训大纲中。新型农村合作医疗试点工作启动后，将中药制剂全部纳入报销范围，试点县市中医医院全部纳入定点医院，积极建立中医中药参与的新型农村合作医疗，中医药的简、便、效、廉特色颇受农民的欢迎。

县级中医医院建设继续加强，中医医院的就医条件进一步改善。儋州市中医院门诊综合楼竣工投入使用，前来就诊的患者明显增多。琼中县门诊楼主体工程完工。

按照国家中医药管理局的要求，完成了全省农村中医药工作调查和总结。根据国家中医药管理局办公室、国家民委办公厅《关于开展全国民族医药情况调研工作的通知》，对海南省民族医药情况进行了调研。此外，还开展了全省民营中医诊所和乡村中医药人员摸底调查工作。

二、中医药服务示范社区工作进展顺利

海口市美兰区被国家中医药管理局批准为“全国中医服务示范社区”建设单位后，成立了创建组织领导机构，发挥区位优势，整合辖区资源，加大了工作力度。2004年共投入41万元建设社区卫生服务站。全区已建立了18个卫生服务站，每个社区卫生服务站都已建立健全了中医科或中医诊室。

在创建工作中，采取以点带面、全面铺开的工作机制，重点抓好有中医特色的社区卫生服务示范站建设。把海达社区卫生服务站等作为创建工作的示范点来建设，制定了具体的示范点创建工作标准和要求。该站在服务方法上大胆创新：一是免费为社区居民体检，目前已为5000多居民进行免费体检，免费体检费达32万元；二是为辖区居民发放社区卫生服务健康优惠卡；三是把大力推广中医药治病和保健结合起来，组织成立了辖区中老年人健康晨练队，免费组织中老年人以及病人在早晚进行健身活动。通过一系列的活动，辖区居民不仅建立了有病看中医的新观念，而且通过参加与中西医密切相关的活动，使创建全国有中医药特色的社区卫生服务工作深入人心。

三、积极做好中医药防治“非典”工作

按照《国家中医药管理局关于做好防治“非典”工作的通知》（国中医药发［2004］3号）要求，组织对各市县卫生局对辖区内没有发热门诊的中医院及中医门诊部、诊所的发热病人登记报告制度落实情况以及不能排除“非典”的发热病人转诊情况进行了检查。目前全省未建立发热门诊的10家县级中医院和318家民营中医诊所均已按要求建立登记报告、转诊、转院工作制度。设立发热门诊的5家中医院均指定专人负责筛查发热病人工作，对发热病人由专人陪同送到发热门诊。同时严格按照建设规范，对发热门诊进行建设、改造，补充必要的诊治设备，储备相关药品、防护物资。

组织各中医院加强医院感染管理科的建设，培训专业技术骨干，落实医院感染管理的有关规定和措施，防止发生院内交叉感染。组织开展全省中医医院急诊科情况调查，为制定标准做好准备。

四、深化改革，中医医院的服务能力进一步加强

各中医医院积极推行中医医疗机构管理体制和运行机制改革，在人事和分配制度上大胆进行改革、探索与实践。三亚市、儋州市中医院引入竞争机制，在工资奖金分配上按照贡献大小拉开档次。琼海市中医院坚持改革创新，出台了一系列改革方案，绩效工资方案的顺利实施极大地调动了全院职工的积极性。特色专科建设初见成效，中风专科等已小有名气。制定了2004年～2008年中医院发展规划，明确了奋斗目标和工作任务。东方市中医院重视加强急诊科建设，集资购买救护车，使应对突发事件的能力显著增强。海南省中医院按照发挥中医特色优势调整科室设置。文昌市中医院大胆从北京中日友好医院引进肛肠病专科，实行“北京技术，文昌收费”，使老百姓得到了实惠。海口市中医院加强针灸科建设，开展了中药熏蒸等多种特色疗法。

尝试医院投资主体多元化改革，吸引社会资金发展中医事业。省中医院、三亚市中医院扩大对外开放，以新建门诊综合楼等项目参加省政府招商引资。在东方市召开海南省中医医院改革与发展研讨会，各中医院交流了改革与发展的经验和体会。

中医药对外合作与交流进一步扩大。三亚市中医院发挥热带旅游资源优势，积极拓展中医药国际市场，良好的中医药服务吸引哈萨克斯坦等国家的客人前来度假，不仅增进了国际间对中医药传统文化的了解，而且在“中医外交”方面发挥了很好的作用，推动了三亚旅游经济的发展。韩国卫生部宋在圣副部长率第7届中韩传统医学协调委员会代表团一行首次到海南省参观访问，了解中医药发展情况。

五、加强中医药继续教育和科技工作

全面实施国家《中医药继续教育“十五”计划》，加强优秀中医临床人才培养。召开第3届全国老中医专家学术经验继承工作座谈会，总结交流了前一阶段的师承工作，针对存在的问题提出了要求。11月对第3批全国老中医药专家学术经验继承工作进行了中期初查。启动并实施全国优秀中医临床人才研究项目，采取措施，保证研究项目的顺利进行。组织实施2004年度国家级中医药继续教育项目。认真贯彻实施《海南省中医药专业技术人员继续教育实施办法》，完善中医药人员继续教育制度。

农村中医药人员在职教育方面，主要抓了以下几项工作：一是开拓中医医院院长思路，学习借鉴外省管理和改革经验，推动海南省中医医院专科专病建设，组织全省中医医院院长赴河南、湖北实地考察学习了中医医院管理与改革、开展中医专科专病建设的经验；二是加强学科带头人和中青年技术骨干的培养，实施2004～2005年度市县级中医医院专科（专病）技术骨干培训项目，选派8名技术骨干到全国重点中医专科专病中心进修学习；三是向农村培训和推广中医药适宜技术，编写出版了《中医药实用技术》，作为农村中医药知识与技能培训教材。

中标的国家中医药管理局2002～2003年度课题“槟榔种质鉴定及种质建设”研究进展顺利，报告了执行情况。组织申报国家中医药管理局中医药科学技术研究专项2004～2005年度课题，中国医学科学院药物研究所海南分所的“海南黎族药用植物研究”，经申报国家中医药管理局批准立项。根据国家科技部、卫生部、国家中医药管理局关于《中医药现代化发展纲要》实施情况调查工作的通知精神，配合省科学技术厅就海南省近2年来中药现代化产业发展情况进行了总结。

六、宣传贯彻《中华人民共和国中医药条例》，坚持依法行政

按照国家中医药管理局统一部署，在《中华人民共和国中医药条例》正式实施1周年之际，制定了《中华人民共和国中医药条例》实施1周年活动方案，于10月组织全省各卫生局、医疗单位隆重开展贯彻实施条例的宣传义诊活动。全省共出动医疗人员467人次，义诊、咨询人数7164人次，发放宣传单、宣传册32139份。会同省法制办开展了《中华人民共和国中医药条例》贯彻实施1周年执法检查，在全省调查的基础上，对海口市、三亚市、东方市进行了实地检查。

贯彻实施《中华人民共和国执业医师法》，完成2004年中医类执业医师、执业助理医师的临床技能考试和执业医师的注册工作。按照《海南省人民政府关于保留、调整、取消行政许可事项的决定》（海南省人民政府令［第179号］）有关规定，将执业医师注册工作移交各市县卫生局。

打击整顿非法行医，清理净化医药市场。先后3次派出检查组到各市县进行检查，进一步整顿和规范了医疗服务市场秩序，严厉打击了盗用中医名义的非法行医活动。

七、存在的问题

“中西医并重”方针未得到贯彻落实。海南省西医医院每万人口床位13.57张，比中医医院高出12.39张，是中医医院的11.5倍。西医执业（助理）医师每万人口13.91人，比中医执业（助理）医师高出12.82人，是中医执业（助理）医师的12.8倍。全省中医医院业务用房面积不到西医医院的15%，专业设备总值不到西医医院的8%。

中医医疗机构房屋破旧，医疗设备简陋。市县级中医医疗机构大部分为乡镇卫生院改造，危房面积达7029平方米。16所市县级中医医院设备总值仅1431万元，一部分医疗单位只能凭听诊器、血压计、体温计从事诊疗活动，缺少B超、X光机等基本诊疗设备。

政府投入不足。2003年海南省中医事业费占卫生事业费的5.88%（全国平均水平7.77%）。省财政厅1996年、1997年停拨省级中医专款（120万元），1998年恢复到30万元，到2004年也仅恢复到70万元。各市县级财政拨给中医医院的专项补助经费基本为零。

中医专业人才缺乏，尤其是缺

少较高水平的学科带头人。如中医生仅占全省医生数的11.67%，中医药队伍中具有大专以上学历人员不足25%，具有中专以上学历人员不足40%。中医药人员具有高级技术职称186人，中级技术职称332人，初级技术职称972人。

中医机构医疗特色不突出，缺乏竞争能力。 （邢伯茹）

22. 重庆市

【重庆市2004年中医药工作概况】

一、中医龙头机构建设进一步推进

新的重庆市中医院、中医研究院已完成组建，各项工作运行良好，其迁建项目纳入2004年该市8项“民心工程”，在市发改委和市财政等部门的大力支持下，落实财政补助及贷款资金1.55亿元，在江北征地149亩。2004年该院还投入数百万元改造住院部、门诊部、医技科室，添置设备，改善医疗环境。

2004年秋季重庆医科大学中医药学院招收中药、中西医结合专业本科学生112名，中西医结合临床、针灸推拿学、中药药理学等专业硕士、博士研究生11名，该市中医药高等人才培养基地初步形成。

重庆市中西医结合医院加大了重点学科和技术建设力度，中西医结合皮肤科获得了国家中医药管理局专项经费支持的中医药重点学科建设项目，大型γ刀也投入使用。

重庆市中医骨科医院顺利迁入新址，基础条件大大改善，综合实力大大增强。万州、铜梁、永川、北碚、垫江、涪陵等地的中医医院在建设示范中医院、二级甲等中医医院的基础上，基础设施进一步改善，综合服务能力不断增强，逐步成为该市区域性中医医疗服务中心。

二、中医“三项”建设进展顺利

2004年，该市中医“三项”建设再上新台阶。新一轮中医工作先进县建设顺利展开。垫江县、江津市抓紧龙头中医单位建设，两地中医医院在完成示范中医院建设任务后，又顺利通过二级甲等中医医院评审。垫江县中医院近年来中医医疗服务功能和综合实力不断增强，成为该市中医医院快速发展的典范，被中医界誉之为“垫江现象”。忠县、璧山县认真抓好乡镇卫生院、村卫生室中医工作，2所县级中医院加快了创建二级甲等中医医院的步伐，为创建中医工作先进县打下良好基础。示范中医院建设有新的发展。荣昌县、渝北区中医院抓住创建示范中医院的契机，不断改善基础设施，完善临床、医技科室建设，提高中医药服务能力，诊疗人次和业务收入有较大增长。中医重点专科和特色专科建设有较大进展。重庆市中医骨科医院和铜梁县中医院承担的国家中医药管理局重点中医专科建设项目，接受了来自北京、广东、四川等地专家的评估，获得较好的评价。永川、梁平、合川等地中医院、中西医结合医院的疼痛科、针灸科、糖尿病科、脑血管病科、肿瘤科等市级重点专科和特色专科，突出中医特色优势，深受病人欢迎，诊疗人次同比增长40%。

在中医“三项建设”工作带动下，位于该市边远地区的丰都、云阳、奉节、潼南等地中医院积极争取当地政府支持，改善医疗设施，加强医院管理，创造条件争取中医“三项建设”项目。近年各地申报建设项目的积极性很高，2004年该局收到12个申报建设单位的25个申报建设项目。

三、中医药科研和人才培养工作取得新成绩

中医药科技能力建设得到加强。组织实施了国家重点学科、二级实验室、三级实验室、文献信息检索中心等建设项目；组织申报国家中医药管理局2004～2005年度医药科研专项课题31项，有4个课题获得立项。市卫生局中医药科研课题立项32个，鉴定课题4项，其中有不少选题方向好、课题设计合理、基础工作扎实的项目。该市中医药单位获得市科技进步二等奖1项，市局级中医药科技成果奖4项。中医人才培养工作加大了力度。万州区中西医结合医院周晨主任医师入选全国优秀中医人才临床研修项目。举办名老中医师带徒专题讲座8期，全国第3批和该市首批中医药专家学术经验继承工作中期检查顺利完成，专家组对该项工作予以充分肯定。举办中医急诊、中医护理学习班2期，培养中医专科技术骨干50多名。

四、中医药应对突发公共卫生事件能力和重大疾病防治能力有较大提高

积极参与突发公共卫生事件应急救治工作。各市、县级中医医院大力加强急诊科建设，中医医院急诊急救能力明显提高。2004年4月16日重庆市天原化工厂发生氯气泄漏爆炸事故，9月5日开县洪灾抢险，11月18日铜梁县巴川镇发生严重爆炸事件，该市江北区中医院、开县中医院、铜梁县中医院均迅速启动应急救治预案，快速出动救护车和训练有素的医护人员，有效地实施医疗抢救工作，铜梁县中医院承担了“11.18爆炸事件”70%的伤员抢救任务，抢救成功率100%，获得市、县领导和卫生部门领导的表扬。发挥中医药优势，积极参与重大传染病防治工作。2004年春季，北京、安徽再次出现传染性非典型性肺炎病例，按照该市统一部署，各中医医院及时采取措施，培训人员，加强发热门诊和隔离病房管理，严阵以待，准备随时投入抗“非典”战斗。铜梁县、九龙坡等地中医院付出很大代价，仍然保留收治“非典”等传染病的隔离病区。根据市领导批示，该市积极开展中医药防治艾滋病工作，制定了项目实施方案和工作计划。市中医研究院、万州区卫校等单位已启动中医药治疗艾滋病的研究工作。

五、中医机构规范化管理进一步加强

认真开展医疗机构外包、出租科室专项整治活动。该市各医疗机构坚决贯彻落实卫生部的文件，2家市级中医、中西医结合医院于2004年11月完成了清理整顿任务，多数区县级中医医院也进行了清理整顿。全市中医医疗机构的医疗秩序明显好转。加强中医医疗机构校验工作。

重庆市卫生局对38家市、县级中医医院进行了医疗机构执业许可证校验工作。中医医学检验、医学影像、药剂工作规范化管理迈出了新的步伐。2004年该市召开中医、中西医结合医院检验、影像、药剂工作规范化建设和管理研讨会，专题部署这3类业务科室规范化建设任务。通过1年的努力，中医医院的检验、影像、药剂工作水平有较大提高，部分医院的管理和效益也初见成效。学习引进先进的管理理念和管理方法。在卫生事业不断发展的形势下，很多院长都认识到医院管理的重要作用，积极参加院长工作研讨会和市卫生局组织的各类管理培训班的学习。铜梁县中医院引入ISO9000质量管理体系，强化了医疗工作目标、服务过程、服务细节、服务效果的管理，取得了较好的效果。

六、贯彻实施《中华人民共和国中医药条例》有了良好开端

一是各区县和市属中医单位认真组织学习，提高了对贯彻《中华人民共和国中医药条例》（以下简称《中医药条例》）重要意义的认识，增强了发展中医药的意识。二是增加了对中医事业的投入。三是在该市卫生资源重组中充分考虑中医单位的特殊性，制止了简单拍卖、合并中医院的做法。四是加大了中医医政监管力度，严格审批中医医疗机构设置和从业人员资格准入，严格核发中医医疗广告内容批准文号，并配合有关部门积极开展专项治理活动。

在《中医药条例》颁布实施1周年之际，该市对实施情况进行了自查总结，召开了《中医药条例》贯彻实施1周年座谈会，总结贯彻实施《中医药条例》的经验，提出了进一步做好贯彻实施工作的要求。

七、行风整顿和建设取得新成效

2004年该市各级中医医院吸取“骨科事件”教训，认真开展自查自纠，有力地遏制了药品器械购销中的不正之风。同时还加大力度，全面整顿医疗作风，开展专项整治活动，采取多种管理措施，加强行风建设。积极改善服务方式，大力开展中医药进社区活动，渝中区创建全国有中医药特色社区卫生服务示范区接受了国家中医药管理局评估，得到了较好的评价。全市中医医院普遍参加了药品招标采购。市中西医结合医院被评为全国卫生系统先进集体。

在该市中医行业广大干部职工的辛勤努力下，2004年该市中医机构社会效益和经济效益都有较大提高。47个市、县级中医医疗机构诊疗人次达353.1万人次，出院人次达10.9万人次，增长12.5%，业务收入接近7个亿，增长19.8%。2004年6月，国家中医药管理局房书亭副局长来渝调研，考察了该市5个区县、16个中医单位，对该市龙头中医机构建设、农村中医“三项”建设和中医参与公共卫生服务等中医工作给予了较好的评价。

2004年是该市中医行业完成中医事业发展“十五”规划的关键一年。根据“十五”规划的发展目标和主要任务进行评估，该市基本完成“中医骨架工程”的框架建设、重点中医专科建设、中医人才队伍建设等任务，在中医科技工作、农村中医药工作、名牌发展战略、中医管理等几项任务方面，还有一定的差距，需要在2005年继续努力完成。

同时，该市中医药工作还面临着较多的困难和问题。中医工作与市委、市政府的要求和人民群众的期望还有较大差距；中医龙头机构建设困难很大；中医学术水平低，骨干人才缺乏的状况没有根本改变；在公共卫生体系和应急机制的建设中，如何拓展中医药的服务领域，增强中医药服务能力，提高对社会贡献率，还需要付出艰辛的努力；中医药要为改善农村卫生服务状况发挥积极作用，必须在服务网络建设、人才培养、适宜技术推广等方面狠抓落实；做好中医药继承发展工作，突出中医药特色和优势，促进中医临床医疗技术水平发展，要继续深入探索，并从政策、投入、机制等方面提出相应对策；在改革不断深入的新形势下，中医管理的观念需进一步转变，管理能力和管理水平有待进一步提高。

（吕克潜）

23. 四川省

【四川省2004年中医药工作概况】

一、做好中医药工作试点省的准备工作

2004年8月，国务院副总理吴仪，卫生部党组书记、常务副部长高强来四川视察期间，把四川省确定为卫生部在中医药工作、乡镇卫生院建设、农村合作医疗、城市社区卫生服务方面的联系点和试点省。省中医药管理局及时加强了有关工作的规划和落实。为发挥中医药在新型农村合作、社区卫生服务中的作用，按照国务院、卫生部和省委、省政府领导的指示，省中医药管理局积极参与筹备2005年初省委、省政府召开的全省卫生改革与发展现场会议，先后到德阳市、绵阳市、都江堰市对新型农村合作医疗、乡镇卫生院及村站建设、社区卫生服务等工作进行调查指导。

开展“精品中医医院”建设工作。拟分阶段在全省23个中医医院进行试点，其中省级2个、市州级7个、县区级14个。目前，试点启动工作进展顺利。制定下发《四川省精品中医医院建设方案（试行）的通知》，试点工作的指导思想为“突出特色、整体规划、多点推进、形成优势”。试点工作的建设目标是集合优势，建设以传统医药为主要形式和内容的精品中医医院。省中医药管理局到省中医医院和绵阳市中医医院进行调研，与医院领导班子座谈。在9月召开的全省中医三级发展中心建设会议上召集有关人员进行座谈，听取了各方面的意见和建议，对试点工作进行了动员。

二、做好突发公共卫生事件处理工作

严格按照中央和省关于公共卫生事件处理的程序及要求，认真做好四川省中医行业公共卫生事件的预防和处理工作。转发了《国务院办公厅关于印发全国高致病性禽流感应急预案的通知》，要求局各注册医疗机构按照预案的要求，积极支持和配合有关部门做好疫情防治的应急工作。继续做好非典型肺炎的中医药防治工作。组织专家在总结2003年度中医药技术防治非典型肺炎取得成效的基础上，对《四川省非典型肺炎中医药防治技术方案》进行了修订，并上报国家中医药管理局；针对年初安徽、北京两地又发现"非典"病例，及时发出《关于加强近期"非典"防治和医疗安全工作的通知》，对局注册医疗机构的"非典"防治工作进行了专项检查，要求各注册医疗机构按照国家和四川省关于"非典"防治工作的要求，做好防治工作。

三、强化中医医疗机构内涵建设

不断强化中医医疗机构规范化、标准化建设。2004年共建成三级甲等中医院1所、二级甲等中医院3所、二级乙等骨科医院1所、省级重点专科4个。

按年度工作计划启动局中医药"十五"计划建设项目。在9月召开的全省中医发展三级中心建设工作现场会上，加强对已批准的"三级中心"建设的督促指导工作，继续启动"县级中心"、"省级中心"建设单位。新上绵阳市中医医院针灸科等省中医重点专科（专病）建设单位20个，启动四川省骨科医院省级中医发展中心建设项目。

抓好国家中医药管理局重点中医专科（专病）建设工作。指导成都中医药大学附院、成都市中西医结合医院、四川省骨科医院等4个重点专科建设单位按照要求进行重点专科（专病）项目建设年度总结和电子信息化管理工作。

整顿和清理中医医疗服务市场工作。2004年4月，省中医药管理局要求各地加强中医医疗服务市场监管，清理和整顿中医医疗服务市场。6月8日，在全省打击非法采供血（浆）暨整顿和规范医疗服务市场工作电视电话会议后，按照电视电话会议精神和《四川省2004年整顿和规范医疗服务市场工作方案》，省中医药管理局发出通知并召开会议，要求各地各单位按照所发工作方案要求做好自查自纠工作，切实做好中医医疗服务市场的整顿和规范工作。

四、加强中医药科研和教育工作

完成了四川省中医药科教集团筹建工作。四川省中医院科教集团是在"资源共享、优势互补、强强联合、互惠互利、共同发展"的原则基础上，以四川省中医药大专院校和省级中医药科研院所为主体，联合全省大型中医医院、大型中药骨干企业为成员单位共同组成的中医药科教联合体。业务上接受四川省中医药管理局的领导，集团各成员单位不改变原来的隶属关系。集团定于2005年初正式成立。

加强了科研培训。以成都市、内江市、遂宁市、雅安市为片区，在全省范围内举办了4期科研培训班，共近400人参加了培训。培训班邀请有关专家介绍了中医药科研选题、中医药临床科研方法、中医药科研临床质量控制、常用医学统计方法、循证医学等相关知识，受到广大基层医疗单位和科研人员的欢迎。

组织专家对省中医药研究院中医所中药药理实验室、成都大学中药化学实验室、省皮肤病性病研究所生物化学实验室、四川大学华西医院中药临床药理实验室等7个实验室进行认证，它们均通过了国家中医药管理局中医药科研二级实验室认证。

组织申报国家中医药管理局2004年度课题招标。全省共有128项课题申报，四川省立项的课题共22项，获研究经费55万元，在全国各省市中名列前茅。组织省科技厅重点科技项目10项，获研究经费90万元。完成局中医药科技专项2004～2005年度课题招标工作。收到全省各有关单位申请课题共255项，是历年来投标数量最多的1年。经专家评审审定后，有80项被列入局科研专项2004～2005年度重点科研计划项目。

组织鉴定中医药科研成果15项（其中参与鉴定1项）。组织省科技进步奖中医、中西医结合专业评审组评奖工作。2004年共有14家单位24项中医药成果申报奖励，共评出一等奖1项、二等奖2项、三等奖7项。

配合省科技厅做好四川省中药产业基地建设工作。"川产道地主流中药材标准品库"的建库工作进展顺利，2004年新上2个品种列入研究计划；已有1个品种通过验收鉴定。民族地区优势资源开发项目"彝药'彝肤软膏'新药开发"已完成药学工作，正在进行药理毒理研究。

施行"乡村医生中医学专业学历教育项目"。召开了全省乡村医生中医学专业中等学历教育工作会议，下达了2004年招生计划，招收学生4005名，并对加强教学基地教学质量管理的监控进行了要求。选送9名藏医药技术骨干到西藏藏医院进行为期1年的培训。开展名医传承培训，省中医药管理局举办罗才贵主任医师推拿按摩学术经验班和王静安主任医师小儿推拿学术经验班2期；在四川大学华西医学培训中心举办了第6期临床学术带头人培训班，培训学员50名；在成都中医药大学成教院举办了第6期骨科专病骨干培训，培训学员26名；在成都中医药大学附属医院举办了急症骨干培训班，培训学员20名。组织完成国家级第3批和省级第2批名老中医学术经验的继承工作。

五、进一步加强了农村中医工作

制定农村中医工作有关细则。结合四川省农村中医工作实际和国家有关政策，制定了四川省农村中医工作先进市州、先进县建设标准及工作细则以及乡镇卫生院、村卫生站中医工作基本要求、工作细则，对农村中医工作的指导工作更加系统和规范。

继续推进和开展农村中医工作先进市（州）、县和乡镇建设。建成省级农村中医工作先进县3个、全国先进县2个。组织申报全国农村中医工作先进县建设单位4个，确定省级农村中医工作先进县建设单位8个，要求各市（州）按各地乡镇总数15%的比例开展农村中医工作先进乡镇的创建工作。

开展对全省农村中医工作现状的调研工作，编辑了《农村中医工作手册》。积极发挥中医药在新型农村合作医疗试点工作中的作用，调查和指导中医药服务在四川省新型农村合作医疗试点县开展工作的情况。

认真总结了四川省开展中医药社区卫生服务工作的经验和存在的问题，形成了《四川省中医药社区卫生服务工作总结》。督促和指导全国中医药社区卫生服务示范区试点单位南充市顺庆区开展创建工作，认真制定相关实施细则，落实各项工作措施。

六、加强了中医药的对外合作与交流

与香港东华三院开展合作。经双方协商，筹办了黄大仙医院中医药治疗中心。在该中心开业时，四川省派出10名中医药专家参加了开诊典礼和学术研讨会，选派了4名医生赴香港工作。经过争取，国务院侨办将赴澳洲和非洲为当地华人华侨义诊的中医药咨询团任务都交给了省中医药管理局，四川省选派了9名中医专家，为澳大利亚、斐济、新西兰和毛里求斯、南非的华人华侨义诊，在当地引起强烈反响，得到了国务院侨办、中国驻外使领馆的高度赞扬。

七、加强了法制建设和行业作风建设工作

加强了中医药立法工作。在省政府的高度重视下，2004年1月4日，《四川省中医药管理办法》经省政府第26次常务会审议原则通过，2004年2月24日以第178号省长令正式颁布。《四川省中医药管理办法》的颁布被评选为2004年度全国中医药重大事件之一，该办法是全国第1部地方性中医药法规的实施办法，其颁布施行将会对四川省中医药工作的法制化、规范化起到积极的促进作用，同时也将在全国起到良好的示范作用。与此同时，省中医药管理局多次参加省级有关部门的法规草案修订工作，对中医药相关内容进行了强调和补充。

加大中医药法制宣传力度。2004年10月1日是《中华人民共和国中医药条例》正式实施1周年的纪念日，按照国家中医药管理局的统一要求和安排，省中医药管理局组织开展了声势浩大的宣传活动。9月22日，省中医药管理局组织全省各级中医医疗机构、部分综合医院在21个市、州所在地和100多个县城同时开展中医义诊活动，广泛宣传《中华人民共和国中医药条例》，在社会中引起极大反响。9月26日，国务院法制办、卫生部和国家中医药管理局组成联合检查组，对四川省贯彻落实《中华人民共和国中医药条例》情况进行检查。检查组听取了省政府和省中医药管理局的工作汇报，到眉山市、乐山市进行实地考察，对四川省的中医药法制建设工作给予了高度评价。

认真贯彻执行《行政许可法》。行政许可法于2004年7月1日正式实施。省中医药管理局根据省政府《关于贯彻实施〈行政许可法〉工作安排的通知》的要求，做好《行政许可法》的贯彻实施，做好《行政许可法》的宣传、学习和培训工作。与此同时，省中医药管理局积极配合省人大教科文卫委员会对《四川省中医条例》进行了认真清理，对与《行政许可法》相抵触的条款进行了修订，并经2004年9月24日省人大常委会第11次会议通过实施。按照省审改办、法制办的要求对行政审批项目再次进行了清理与复核。

强化中医行政执法。积极推行中医行政执法责任制，采取有效措施，对一些地方违法撤销、拍卖公立中医药机构的行为进行了依法纠正和处理。2004年7月，达州市开江县政府拟将该县中医院整体拍卖，在当地中医界引起较大反响，县中医院40余名干部职工到省政府集体上访。在局领导的指挥下，局办立即组织劝解和沟通工作，及时消除了不稳定因素，并以值班报告的形式将事态及处理方案及时报告省政府。刘晓峰副省长、省卫生厅谢明道厅长、省中医药管理局杨殿兴局长等领导对此专门作出批示，责成达州市政府和开江县政府依法行政，按照《中华人民共和国中医药条例》和《四川省中医药管理办法》等有关规定，保障人民群众对中医药的需求，在拍卖日的前1天，开江县政府中止了拍卖中医院的行政行为。

按照省政府统一部署，做好中医药行业的行风评议工作。参与全省卫生系统行风评议工作的指导、检查，先后多次派人参加检查指导组，到乐山、雅安、眉山、资阳、内江等市检查指导行风评议工作。认真组织局直属医疗机构开展“红包”、回扣、开单提成的专项治理工作，对局直属单位开展专项治理的情况进行了全面检查。全省共有9个中、藏医医院被评为全省卫生系统民主评议行风工作成效显著单位。

严肃处理南江县中医院丢弃病人事件。6月12日经《华西都市报》披露南江县中医医院丢弃病人事件后，省中医药管理局立即与巴中市卫生局联系，责成其查实情况尽快上报，同时，赴巴中市和南江县对丢弃病人事件的情况进行核实，形成调查报告。向各市（州）卫生局、中医局和局注册医疗机构发出了《关于进一步落实医疗责任确保病人就医安全的紧急通知》，要求各级各类中医医疗机构切实树立“以病人为中心”、“全心全意为人民服务”的职业理念，强化法治意识、责任意识和服务意识，全面落实各级各类人员的岗位责任制，严禁推诿、丢弃病人事件的再次发生。要求各级卫生、中医管理部门要依法履行领导、管理和监督职责，切实加强对医疗机构办医、执业的监管，加强对医德医风建设和执行的监督检查，加强医疗机构医疗服务行为的监管。

八、围绕新的人才观，进一步加强中医药人才工作

加强中医药学术人才和管理人才的梯队建设工作。完成首批局学术和技术带头人及后备人选推荐评选工作，评选出局学术技术带头人40名，确认局学术技术后备人选66名。强化了全省中医药学术和技术人才梯队建设。完成全省中医药人才情况调查工作，进一步掌握了中医药人才情况。完成2004年度四川省中医药高级职称评审工作，经过四川省中医药技术高级职务评审委员会认真评审，54人晋升了正高级职称，221人晋升了副高级职称。认真开展了全省基层有一技之长的中医药临床人员调查工作。会同省人事厅、省卫生厅开展全省卫生系统先进集体、先进个人评选工作，其中，中医药系统共推荐先进集体10个，先进个人30名。

积极开展编撰《四川省中医名医录》工作。《四川省中医名医录》汇集该省健在的第1、2、3批全国继承老中医药专家学术经验指导老师和第1、2批四川省名老中医，共计238人；同时汇编各市州遴选的市州级名中医，共计300余名。按照《四川省名老中医考核管理办法》，采取动态管理的方式加强省名中医的后续管理工作。

做好省中医药研究院机构改革工作。积极与省编制部门协调，做好省骨科医院划转四川省属地化管理后各项工作的指导。（罗　建）

24. 贵州省

【贵州省2004年中医药工作概况】

一、做好“非典”和禽流感防治工作

在省厅党组的统一部署和领导下，该局组织了全省城乡中医药防治“非典”和禽流感工作，认真学习贯彻执行中华人民共和国卫生部37号令，组织、督导各级中医医疗机构加强呼吸道发热病人预检分诊工作，加强预防和控制院内感染，加强专业技术人员的培训，提高自我防护意识与技术水平，加强疫情信息报告工作，做到早发现、早报告、早隔离、早治疗，圆满完成了“打好春节和五一两场保卫战”的各项任务。

二、农村中医药工作

认真贯彻落实《中共中央国务院关于进一步加强农村卫生工作的决定》和《中国农村初级卫生保健发展纲要》中提出的中医药工作目标，切实做好农村中医药工作。继续抓好农村中医工作先进县建设工作，按照国家中医药管理局制定的《全国农村中医工作先进县建设标准》要求，各县制定了2004年农村中医工作先进县建设计划，县政府、卫生局及相关部门、县中医院均按照国家建设标准和建设计划开展建设工作。该局对项目县进行了督导检查，了解到各县对此项工作较重视，县政府成立了专门的领导小组，并在卫生局设立领导小组办公室具体负责建设工作。各县中医院作为农村中医药工作的龙头，对开展农村中医工作先进县建设积极性较高，以先进县建设工作为契机，狠抓医院的环境建设、制度建设、医德医风建设，加强医疗业务管理、行政管理、经济管理和人才培养，使医院的环境面貌、医疗护理质量和服务态度均有所改观，农村中医工作先进县建设工作取得初步成绩。但也存在一些问题，影响了建设工作进度：一是建设经费不足，乡村开展中医药业务的基本条件差；二是对开展农村中医工作先进县建设宣传不够，有的县工作安排未达到乡镇卫生院、村卫生室；三是乡村中医药人员缺乏；四是对乡村中医药人员及卫生人员的中医药业务培训工作力度不够。在督导中认真听取了各项目县的意见，帮助解决工作中的问题和困难，提出了今后工作的建议和要求。年底按照国家中医药管理局制定的标准和评审细则进行严格评审后，遵义县通过了全国农村中医工作先进县建设工作预评审验收。

积极开展城市中医医疗机构对口支援县及县以下医疗机构，为了使对口支援真正落到实处，发挥应有作用，该局根据援、受双方需求的实际情况，在原对口支援方案的基础上调整中医第一附院对口支援三穗县中医院。要求省中西医结合学会选派专家对三穗县中医院和石阡县中医院开展技术帮扶，中西医结合学会已派出2批专家深入基层中医院考察调研，根据2县中医院的实际情况，提出了发展思路，拟订支援帮扶计划。各对口支援单位均已派出专家及医疗小组，按计划开展帮扶工作。

三、人才培养工作

加大人才培养力度，抓好高、中、初三级人才队伍建设。继续抓好老中医药专家学术经验继承工作，加强第3批全国老中医药专家学术经验继承师带徒工作的管理，督导师带徒有关单位加强日常管理和半年考核。召开了该省全国优秀中医临床人才培养项目启动会，正式启动该省全国优秀中医临床人才培养项目，此项工作在该局的管理下正按计划有序地开展。加强中医药继续教育工作，认真贯彻执行国家中医药管理局有关中医药继续教育的政策、计划和措施，积极争取国家中医药管理局在贵阳中医第一、二附院建设中国中医药卫星电视接收站，开展国家级继续教育项目课程学习。继续认真落实全国中医药西部大开发技术支持项目——贫困县中医医院的专科人才培训任务，对参加骨伤、肛肠、心血管、内分泌、针灸等专科进修学习的有关贫困县中医医院的60多名医务人员加强管理。加强乡村中医药人员和卫生人员的中医知识培训，鼓励和支持地、县级中医医院免费接收当地乡村中医药人员进修，并有计划有组织地开展乡村中医药人员和卫生人员中医药知识培训；积极支持中医药院校开展乡村卫生人员中医药学历教育，为壮大农村中医药人员队伍，提高乡村中医药人员素质发挥优势和作用。

四、中医药科研工作

为进一步加强中医临床和中药民族药科研，调动该省中医药、民族医药人员的科研积极性，培养该省中医药科研人才队伍，为开展重大中医药科研课题做准备。该局制定下发了贵州省中医药科研专项课题申报指南，引导科研人员申报提高中医药、民族医药的临床疗效及中药、民族药开发研究的课题，积极支持该省中药现代化产业化发展。积极组织申报国家局级科研课题，经过筛选推荐，该省中医学院和黔东南州中医医院各获得1个立项资助课题，共获科研经费10万元。积极推广科技成果和中医药适宜技术，举办了项目培训班，在全省中医医疗机构推广卫生部“十年百项”适宜技术推广项目。

五、中医药法制建设工作

认真贯彻《中华人民共和国中医药条例》等法律法规，积极开展法制宣传。在《中华人民共和国中医药条例》实施1周年之际，组织开展了宣传周活动，并在广场举行了启动仪式和大型义诊，大力宣传《中华人民共和国中医药条例》实施的重要意义、内容和中医药知识，收到良好宣传效果。加强《贵州省中医药发展条例》立法工作，组织召开了有中医药教育专家、民族医药专家、法学专家及经济、社会发展等方面专家参加的立法调研座谈会7次，听取专家对该省中医药立法的意见。专家们从不同的角度，就中医药立法的必要性、需要纳入《贵州省中医药发展条例》予以保护的内容、发展重点、法律责任等方面畅谈了各自的看法，并对《贵州省中医药发展条例》初稿提出了修改意见。该厅还与省人大、省政府法制办组成联合立法调研组，开赴江苏、浙江、宁夏、内蒙等省、区进行立法调研，并广泛征求各市（州、地）及各有关部门的意见。经过反复修改，形成了《贵州省中医药发展条例》（草案）。目前草案已报省政府法制办正式进入立法程序，有望2005年出台。在中医医疗机构管理、医师资格认定、医疗广告审批等工作中严格执行相关的法律法规，使全省中医工作沿着法制轨道健康发展。

六、医院建设工作

以专科专病建设为重点，加强中医医院的内涵建设。对该省中医学院第一附院的中西医结合治疗甲状腺疾病、第二附院中西医结合呼吸内科及黔南州中医医院的苗族皮肤科3个全国重点专科（专病）建设工作加强督导和管理，使其建设工作按标准和计划进行。4月，国家中医药管理局负责重点专科专病建设工作的领导对重点专科建设情况进行检查指导，对重点专科建设给予了肯定。国家中医药管理局西部大开发重点扶持该省11个贫困县的中医院骨伤、肛肠、中风、心血管等专科建设项目已先后启动，送出进修学习人员陆续返回，为提高该省中医药防病治病能力注入了活力。加强医院标准化、规范化建设，组织专家对黔东南州中医医院创建二级甲等中医院工作进行指导，并与厅纠风办联合对该院进行了等级中医院评审。

七、医师资格考试及认定工作

参加了卫生部、国家中医药管理局联合召开的全国医师资格考试考务工作会议，根据会议精神，部署该省中医类别医师资格考试工作，严格把握医师资格考试报名的有关政策，认真组织中医类别的主考官参加考务培训，积极参加实践技能考试巡考，圆满完成执业医师考试工作。

根据厅领导的指示，该局对在《执业医师法》颁布前未取得医学专业技术职称无学历中医（民族医）从业人员中的有关人员进行医师资格认定的工作，进行了补充安排。经过召开各市（州、地）卫生局分管局长和具体负责人会议，再次组织申报、审查、实践技能考试考核和公示，认定工作已完成，使此项从2001年就开展的工作得以落实。

八、完成共性目标工作

在厅党组的统一部署下，以创建文明处室为重点，加强精神文明建设和作风建设。认真组织学习有关文件精神，积极参加厅里组织的政治理论、法律法规、规章制度和业务知识学习，以加强学习来提高自身修养，推进思想作风和工作作风转变。从加强调查研究入手，深入基层和农村实地调查了解情况。1年来先后到遵义、凤岗、凯里、黄平、思南、石阡、瓮安、普定等地开展调查、研究工作。加强了与地、州、市、县卫生局和基层中医机构的工作联系，强化服务意识，改善工作态度，取得了各地卫生行政部门和有关单位的支持，提高了工作质量和效率。加强处室内部管理和社会治安综合治理。积极参加保密知识和安全消防知识培训，提高保密防范和安全防火意识，强化保密和安全工作，严格按照保密的有关要求保管和处理文件。重视档案管理，认真整理和正确处置各种文件材料，完成了2001～2003年的文书档案整理、装订、归档工作。

九、其他工作

加强与中医药学术团体的联系，充分发挥学术团体人才荟萃的优势，积极支持学会开展学术活动、科普宣传等。协调参与完成了省中医药学会、省针灸学会的换届工作。

完成《中国中医药报》贵州记者站的重新登记，并建立健全了记者站通讯员队伍，召开了记者通联会，为该省中医药新闻宣传工作提供了组织保障。 （周　茜）

25. 云南省

【云南省2004年中医药工作概况】

一、基本情况

至2003年底，云南省共有中医医院109所，其中省级中医医院1所，地（州、市）级中医医院14所，县（区）级92所，其他2所（云南省林业中西医结合医院、云南省中医学院附属中医医院）。省级民营中医机构4所。有中医药科研机构4所：云南省中医中药研究所、思茅地区民族传统医药研究所、西双版纳州民族医药研究所、楚雄彝族自治州彝族医药研究所。全省有高等中医学院1所（云南中医学院）。云南省中医药学校、玉溪市卫生学校、楚雄彝族自治州卫生学校、保山地区卫生学校、昆明市卫生学校、思茅地区卫生学校、大理白族自治州卫生学校等开设了中医药专业。

据统计，2003年底，云南省109所中医医院病床总数为8377张，比2002年增加280张，增长率为3.5%；职工总数10608人，其中卫生技术人员8817人，占职工总数的83.12%；中医人员（含中西医结合人员）2126人，占医生总数的53.34%；中药人员639人，占药剂人员总数的60%；全省中医医院业务用房面积482351平方米，比2002年增加6397平方米，增长率为1.3%；床均业务用房面积57.58平方米；全省中医医院固定资产总值7.83亿元，比2001年增加2754万元，增长率为3.64%；医疗设备总值为2.67亿元，比2001年增加4275万元，增长率为19%。2003年全省中医医院门诊病人6855384人次，收治住院病人126171人次。

二、主要业务工作情况

（一）认真贯彻落实《中华人民共和国中医药条例》（以下简称《条例》），依法保障中医药事业健康、持续、稳定地发展。

《中华人民共和国中医药条例》已于2003年10月1日正式颁布实施，为进一步加强《条例》的学习宣传，促进《条例》的贯彻实施，在《条例》正式实施1周年之际，云南省卫生厅对全省贯彻实施《条例》的情况进行检查总结。9月13日～20日，云南省卫生厅会同省人大教文卫委员会、省政府法制办组成联合调研组，对思茅、临沧、楚雄3个州、市贯彻实施《中华人民共和国中医药条例》、《云南省发展中医条例》的情况进行了调研。9月22日～24日举办了云南省《中华人民共和国中医药条例》及有关法律法规培训班，来自全省90所中医医疗机构和部分州市卫生局医政中医科的128名领导同志参加了培训，规范系统地学习了《中华人民共和国中医药条例》、《处方管理办法(试行)》、《医疗废物管理条例》、《中华人民共和国献血法》等法律、法规。9月27日，云南省卫生厅邀请省政府、省人大、省政协及省级有关部门领导和中医药专家50余人召开《条例》贯彻实施1周年座谈会。10月14日，按照《条例》宣传周活动要求，全省各级医疗机构组织中医药专家和医护人员深入到社区、乡镇、广场开展主题为“弘扬中医药文化，服务大众健康”的大型义诊和健康咨询活动，发放科普宣传材料和健康处方10万余张，普及中医药知识，提高群众防病治病的保健意识，为《条例》的贯彻实施营造良好的舆论氛围，依法保障云南省中医药事业健康、持续、稳定地发展。

为认真贯彻落实《中华人民共和国中医条例》和《云南省发展中医条例》，结合吴仪副总理在2004年全国中医药工作会议讲话精神，云南省卫生厅中医处拟定了《云南省中医名院、名科、名医征求意见稿》，下发云南省各州、市卫生局及各有关部门征求意见和建议，计划在年内下发各地实施，在全省范围内开展中医名院、名科、名医的评选活动，以鼓励云南省中医医疗机构在社会上创立自己的特色名牌，打好中医药品牌战略。

（二）加强中医药在农村卫生、城镇社区卫生服务等工作中的作用，促进中医药参与公共卫生服务的能力建设。

根据国家中医药管理局的有关要求，2004年8月，云南省卫生厅中医处对全省农村中医药工作进行了1次全面的摸底调查，并对近3年的农村中医药工作情况进行了总结。

云南省县级中医医院共90所，占县（市）总数的56.3%，到2003年底，床位总数为5773张，年诊疗人数524.03万人次，其中急诊人数为37.54万人次，住院人数为8.47万人次，年业务收入4亿元，其中药品收入的比例为60%。全省县级中医院业务用房面积为518653.61平方米，固定资产总值为4.3亿元，专业设备值近1.5亿元。中医医师共1256人，占县中医医院医师总数的46.77%，其中中医执业医师1012人，中医执业助理医师170人，具有大专以上学历者872人，具有中专学历者367人，无专业学历者57人。

乡镇卫生院1449所，设有中医科的乡（镇）卫生院659所，占乡（镇）卫生院总数的45.48%，中医医师1255人，占乡（镇）卫生院医师总数的9.7%，其中中医执业医师848人，中医执业助理医师407人，大专以上学历者377人，中专学历者870人，无专业学历者56人。设中医科的乡镇卫生院中西药房分设，配备常用中药饮片200～300种，中成药40～60种，业务量占乡镇卫生院业务量的25%，年业务收入占总收入的20%。

村卫生室12164所，能够提供中医药服务的村卫生室3726所，占村卫生室总数的35.78%，中医医师297人，占村卫生室医师总数的8.44%。以中医药知识为主的乡村医生3959人，占乡村医生总数的21.07%，大专以上学历者47人，中专学历者1414人，无专业学历者2498人。村卫生室配备常用中药饮片30～50种或30种常用中成药，有条件的村卫生室还自采、自制一些当地的中草药参与防病治病。部分村卫生室配备了针灸器具和一些简单的理疗设备。

为进一步促进农村中医工作的发展，2004年经各地申报、云南省卫生厅中医处审核、厅领导同意，推荐云南省楚雄市、鹤庆县、弥渡县、腾冲县、宣威市申报全国农村中医药工作先进县建设单位。拟定《云南省农村中医工作先进乡镇评选办法》及《云南省农村中医工作先进乡镇建设标准》下发各地实施。

为加强农村中医药人才培养和中医药适宜技术推广工作，为农村中医药事业发展奠定坚实基础。云南省卫生厅中医处已委托省医学高等专科学校牵头编制《乡村医生中医药适宜技术手册》编写大纲，本着“简明扼要、方便实用、就地取材、安全有效”的原则进行编撰，预计2005年出版。

为认真贯彻执行卫生部、国家中医药管理局制定下发的《乡镇卫生院中医药服务管理规范》、《社区卫生服务中心中医药服务管理基本规范》，云南省卫生厅中医处下发了《云南省卫生厅关于贯彻落实卫生部、国家中医药管理局〈乡镇卫生院中医药服务管理基本规范〉、〈社区卫生服务中心中医药服务管理基本规范〉的通知》。积极开展中医药参与新型农村合作医疗、创建有中医药特色社区卫生服务示范区试点工作。云南省弥渡县作为全国中医药参与新型农村合作医疗4个试点县之一，开展了大量的工作，针对在实施新型农村合作医疗制度中存在的问题，总结经验，积极探索充分发挥中医药作用的途径和方式。弥渡县积极推广中医药适宜技术，充分发挥当地中草药资源优势，鼓励乡村医生自采、自种、自用中草药，并将乡村医生自采自种的中草药也列入报销补偿范围，受到国家中医药管理局调研组佘靖部长一行的好评。丽江古城区被推荐为全国有中医药特色社区卫生服务示范区创建单位，云南省卫生厅在人才培养、专科建设等方面给予支持和帮助，并通过试点工作的开展积极探索中医药融入社区卫生服务的有效途径和方法。

（三）加强中医院内涵建设，突出中医药特色优势。

为认真贯彻落实吴仪副总理在2004年全国中医药工作会议上提出的“要以中医药特色优势为根本”的要求，云南省卫生厅中医处采取积极措施，在不断提高各级中医医疗机构的综合服务能力的同时，加强对各级中医医疗机构的中医药专科专病建设的支持，重点培养扶持一批具有中医特色优势、创新能力较强、临床疗效显著的中医药专科专病项目。2004年云南省财政安排300万元的中医专项经费用于支持30所中医院的33个中医专科专病建设工作。

2000年云南省卫生厅批准的17个省级重点中医专科和17个重点专病，通过3年的建设周期，由各州市卫生局组织初评，申报卫生厅验收。2004年云南省卫生厅中医处分批组织专家对昆明、玉溪、思茅、楚雄、红河、昭通6个州、市的11个省级重点中医专科、6个省级重点专病进行了评审验收。云南省中医院和曲靖市中医院的6个省级重点专科和11个重点专病已于2003年通过省厅验收合格。省级第1批重点中医专科（专病）建设工作已全部顺利完成。

2004年，云南省卫生厅中医处又启动了省级第2批重点中医专科（专病）建设项目的申报工作，全省有66所中医医院申报了87个重点中医专科，28个重点中医专病。云南省卫生厅中医处积极争取省财政支持，继续给予中医专科专病建设一定的设备和人才培养经费补助，对已确定为国家中医药管理局西部大开发技术支持项目的国家级贫困县中医院的专科建设项目加强管理和技术指导，严格按照《云南省重点中医专科（专病）建设管理办法（试行）》及《云南省重点中医专科（专病）建设检查验收标准（试行）》的要求进行建设。另一方面，继续加强中医药专科专病人才培养工作，2004年国家中医药管理局科技开发交流中心协助安排国家级贫困县中医院的专科业务骨干18人到省外进行学习，国家中医药管理局每人补助培养经费1万元。同时，云南省卫生厅中医处也积极争取省中医药人才培养专项经费，用于支持云南省各级各类各层次的中医药队伍建设。

（四）积极开展城市医疗体制改革试点工作。

云南省中医医院申请异地扩建，经厅长办公会讨论，已上报省政府。拟在昆明滇池区新建或改建云南省中医医院滇池医院，医院采取一院两址、一院两制的管理模式，医院老址为保持国有非营利性医院机构，新建滇池医院为国有资本控股的股份制营利性医疗机构。新建医院设计规模用地300亩，设置床位1000张，一期建设用地110亩，设置600张床位，一期总投资2.5亿元。通过异地扩建，省中医院将充分发挥该院拥有的人才、经典验方和中药院内制剂等的独特优势，努力满足人民群众日益增长的基本医疗需求。云南省政府目前正在征求省发改委、昆明市规划局等有关部门的意见。云南省卫生厅中医处将积极协助和指导省中医院的异地扩建工作。

2004年4月12日由云南国立投资有限公司参股，对原曲靖市中医院进行股份制改革试点工作，建立曲靖国立中医院，并于7月正式注册。经评估，原曲靖市中医院净资产近500万元，国立有限公司2004年投资600万元，3年内投资2000万，曲靖市政府按2003年的标准3年内保持事业单位差额拨款部分不变，拨款数作为股份加入，对方相应增资。医院原有职工117人保留事业单位人员身份不变，退休后享受相应的工资待遇。国立有限公司接手医院管理后，首先对医院的科室结构进行调整，并对医院内部分配制度进行改革，采取院科两级全成本核算制，职工工资只保留档案工资的65%，其余部分作为绩效工资，从6月起，职工收入有所提高。改制后，医院业务收入有了明显增加，整个工作运转正常，职工思想观念有较大转变，增强了责任感、紧迫感，工作效率明显提高。2004年1月～6月门诊人次32753人次，比2003年同期增加10.23%，住院人次722人次，比2003年同期增加17.3%。1月～7月业务收入704万元，比2003年同期增加8.6%，药品收入比例较2003年同期下降12.25%。

（五）加强中医药继续教育工作。

继续加强各级中医医疗机构在职人员的中医药继续教育工作。全国优秀中医临床人才研修项目正式启动。经全国考试选拔，云南省江顺奎入选全国“优秀中医临床人才研修项目”，现已按《研修方案》开始为期3年的理论学习和临床培训。完成2004年中医执业医师资格考试报名工作和实践技能及综合笔试的考试工作。2004年上半年共完成继续医学教育项目13项次，1249人次参加了培训，并完成4项国家级继续医学教育项目的申报工作和评定公布了33项2004年省级继续医学教育项目。完成第3批全国老中医药专家学术经验继承工作第一、第二阶段的考核和论文答辩工作。2004年7月，云南省首批老中医药专家学术经验继承工作有20名指导老师，39名学术经验继承人通过3年的跟师学习和严格的结业考核顺利出师，并由省人事厅、省卫生厅联合颁发了指导老师的荣誉证书和继承人的出师证书。

（六）加强中医药、民族医药科研工作。

加强中医药、民族医药及院内制剂的开发研究工作，促进中医药、民族医药的继承与发展。经云南省卫生厅积极向省财政厅争取，2004年安排100万元中医药专项经费用于有开发前景的民族医药、中医药院内制剂的研发工作。

积极组织各级中医医疗和科研机构申报科研项目，共组织申报国家中医药管理局2004年中医药科研基金项目31项，中医药留学人员科技活动择优资助项目6项，其中省中医医院的“降浊颗粒对延缓慢性肾衰进展的临床研究”中标，获国家中医药管理局资助经费2万元。2004年上半年有8项中医药科研基金课题按计划完成，其中云南省卫生厅中医药科研基金课题有3项结题验收，3项通过成果鉴定，2项国家中医药管理局中医药科研基金项目通过成果鉴定。

加强民族医药文献的挖掘、整理工作。西双版纳州傣医院承担了国家中医药管理局的课题——傣医传统经书《档哈雅龙》（1、2册）、《尼该档三》的翻译整理研究工作，已编辑成《中国傣医药丛书》（一套6册）和《中国傣医药彩色图谱》，由云南民族出版社出版发行。目前正在收集史籍资料，翻译整理《傣医药学史》。由楚雄彝族自治州中医院承担的彝族医药书籍《彝药学》、《彝族医药基础理论》每书近20万字，现已编撰完成，待出版。

国家中医药管理局、国家民委2004年组织各民族省份对民族医药情况进行了调查。云南省卫生厅和省民委联合发文，对全省的民族医药情况进行了调查，并将调研情况上报国家中医药管理局。

（七）转变观念，转变职能，转变作风，提高效率。

2004年，云南省卫生厅中医处将省级中医、中西医结合、民族医医疗机构及科研机构设置的受理申请及初审工作和中医医师注册的受理工作交省卫生厅监督所办理。将省级中医药继续教育项目的申报、评审和国家级中医药继续教育项目的评审、推荐工作，中医住院医师规范化培训及考试工作交云南省中医药学会组织。中医处的工作重心转移到如何提高医疗质量，确保医疗安全和加强农村中医药工作和民族医药工作方面。

（八）加强国际交流，做好信息管理与宣传工作。

充分利用云南省的区位优势，进一步加强与各国、各地区间的中医药国际交流与合作工作。4月，接待日本富山县云南友协会会长一行3人到云南省考察，并就互派研究人员等事宜进行交流。5月，接待泰国卫生部代表团一行6人，并与西双版纳州就傣医药的交流与合作进行座谈。5月24日～26日，中美（云南）中医药国际学术研讨会在昆明举办，110余名中外代表出席会议并进行了大会和书面交流。云南省还派人参加了国家中医药管理局代表团出访英国，考察和学习英国卫生人力资源方面的管理经验。

10月1日，由云南省龙陵县中医院和缅甸掸邦第一特区政府联合创办的缅甸掸邦第一特区人民医院建院6周年及新大楼落成庆典，进一步拉开了云南省与缅甸在传统医药方面合作的序幕。经过6年的合作，2004年特区政府主席彭家声先生又投资150万元，新建了医院的综合楼，缅甸掸邦第一特区人民医院已成为果敢特区卫生界的品牌，是当地规模最大、设备配置及技术人员相对完善的正规医院。这为云南省与周边及东南亚、南亚国家间开展传统医药合作起到了示范带头作用。

完成中医、中西医结合、民族医医师资格报名、考官培训和全省1987名考生的实践技能和综合笔试的考试工作。及时完成各医疗机构申报的医师注册审核工作。

完成6期《云南中医药通讯》的编发工作。一批宣传介绍云南省中医药工作和改革情况的新闻稿件被《中国中医药报》、《云南日报》、《春城晚报》等报刊采用，《中华人民共和国中医药条例》颁布实施1周年义诊宣传活动被《云南新闻》报道，为中医药的发展营造了良好的氛围。

2004年云南省卫生厅中医处还接待了由佘靖局长为组长的国家中医药管理局调研组，就云南省中医药、民族医药、中医药防治艾滋病等内容进行调研。佘靖局长在省政府安排的云南省调研情况反馈会上进行了意见反馈，经云南省卫生厅整理后报国家中医药管理局审核，下发了《卫生部副部长兼国家中医药管理局局长佘靖在云南省调研情况反馈会上的讲话》。（赵　勇）

26. 西藏自治区

【西藏自治区2004年藏医药工作概况】

一、认真贯彻落实全国中医药工作会议精神，部署年度工作

4月2日～3日，在拉萨召开了西藏自治区藏医院院长工作会议。会议以“三个代表”重要思想、党的十六大和十六届三中全会精神为指导，传达、学习和贯彻2004年全国中医药工作会议精神，特别是吴仪副总理在中医药工作会议上的讲话精神，总结了西藏自治区第2次藏医药工作会议以来的藏医药工作，对2004年及今后一个时期的藏医药工作进行了全面的安排和部署。

为进一步加强地区以上藏医院内涵建设和提高管理水平，会上安排西藏山南地区藏医院介绍创建等级藏医院的经验和做法。同时，讨论、修改了《西藏自治区农牧区藏医药适宜技术推广方案》。

二、为农牧区群众提供简便、疗效显著和成本相对低廉的藏医药服务，积极向农牧区推广藏医药适宜技术

根据2004年全国中医药工作会

议精神和西藏自治区党委、政府《关于进一步加强农牧区卫生工作的决定》及国家中医药管理局《关于农村中医药人才培养和队伍建设的实施意见》，为加强农牧区藏医药工作，培养和造就一批掌握藏医药特色疗法和技术的农牧区藏医医疗骨干人才，完善农牧区藏医药服务功能，向广大农牧区群众提供简便、疗效显著和成本相对低廉的藏医药服务，在各地市卫生局和各级藏医院的大力支持下，制定下发了《西藏自治区农牧区藏医药适宜技术推广方案》，并组织有关专家编写、出版和发行了《农牧区藏医药适宜技术推广实用手册》（试行）。

根据《西藏自治区农牧区藏医药适宜技术推广方案》，自治区卫生厅藏医药管理局年初安排15万元专款，订制了100套藏医药外治器械，分配给全区有藏医药服务项目的100个乡镇卫生院。同时，安排15万元专款，加强了适宜技术推广人才培养工作。12月初举办了西藏自治区农牧区藏医药适宜技术推广师资培训班，各地市卫生局承担了本地市基层藏医药外治技术理论与技能的培训工作。

三、充分发挥藏医药特色与优势，加强重点传染病的预防工作

按照国家中医药管理局的要求和厅党组的具体安排，及时部署了2004年元旦、春节和藏历新年期间藏医医疗机构流感、“非典”及禽流感防治工作，进一步落实对本地区的藏医门诊部、诊所防治传染性疾病的监督管理工作。根据各地区和各级藏医院的实际，安排、部署地区级以上藏医医院建立感染性疾病科的工作。

四、藏医药科研工作

向国家中医药管理局申报了12项局级科研课题，包括临床研究1项、藏药研究2项、文献整理9项，其中2项文献整理项目已立项；向西藏自治区科技厅申报了3项藏药开发和新药研究的课题，2个项目已立项。2003年上报国家中医药管理局的西藏藏医学院藏药学科已正式立项，并于6月初在青海省举行启动仪式，该项目首批投入为30万元。同时，狠抓了已立项科研课题的监督、检查和管理工作。

五、切实加强了藏医医院的内涵建设

根据2004年藏医院院长工作会议的统一部署，自治区和各地区藏医院狠抓创建等级医院工作，特别是自治区藏医院和昌都、日喀则、那曲地区藏医院，进一步统一认识，加强学习医院管理标准，确定各项目标，制定创建等级医院实施方案，充分发挥藏医药在医疗、预防、保健、康复体系中的作用，逐步做到管理规范化、决策民主化、操作科学化，以优质的服务和确切的疗效更好地为广大人民群众服务。自治区藏医院于10月向卫生厅提出三级甲等藏医医院的评审申请，厅藏医药管理局按照厅分管领导的指示精神和《西藏自治区藏医医院分级管理办法》，于12月16日组织西藏自治区藏医医疗机构评审委员会的专家，按照《西藏自治区藏医医院分等标准》对该院的创建等级医院工作进行首次检查督导，为尽早通过三级甲等藏医医院的评审指明了工作目标。

六、认真落实藏医院专科建设项目，继续狠抓师带徒继承工作

3月，被列为国家中医药管理局中医药西部大开发技术支持项目的西藏自治区第2批5所县级藏医院的专病专科人才培训正式开学。本次培训共招收11名学员，制定了教学内容和教学时间及目标，并为5所藏医院按照专科建设要求购置了中华慈善总会优惠提供的医疗设备，包括B超、X光机和生化检查仪器等，总价值达69.5万元。

为期2年的国家中医药管理局西部大开发技术支持项目于12月28日结束。国家中医药管理局为该项目共投入项目资金45万元，为5所县级藏医院共培训20名专病专科技术骨干，购置专科所需医疗设备。

第3批老藏医药专家师带徒继承工作已进入中期，按照国家中医药管理局的要求和《继承工作管理办法》，继续加强了继承工作阶段考核及日常的监督检查工作。

七、西藏自治区地区级以上藏医医院的医疗工作

各级藏医医院以创建等级医院为目标，全面提高医疗服务质量和医院管理水平，紧紧围绕医院中心工作，积极完成了年初制定的工作任务与目标。据1月～10月统计，全区地区级以上藏医医院的门诊量达到30万人次（不包括门诊挂号以外的专家接诊、出诊、“三下乡”接诊、接诊外宾等），急诊医疗15191人次，白内障复明手术1047例，收治住院病人4413人次，出院病人4213人次，治愈好转率达到75%；年业务总收入4075.8万元；免费接诊（包括“三下乡”、巡回医疗免费接诊人数）37890人次，免费送药价值达22万元。

八、各级藏医院的基础设施进一步得到加强

在西藏自治区党委、政府的高度重视下，通过实施自治区“十五”重点建设项目及各援藏省的无私援助，目前自治区地区级以上藏医医疗机构的基础设施建设得到了很大的改观，拥有比较先进的医疗设备，技术力量及诊治水平不断提高，为患者提供了疗效确切、舒适、安全和便捷的就医环境。同时，在很大程度上提高了各级藏医院自身的发展能力。

九、中（藏）医药援藏工作

为进一步落实中（藏）医药援藏工作，7月初向国家中医药管理局上报了《西藏藏医药援藏工作总结》，全面总结了自2002年以来已落实和实施的各项援藏工作、存在的问题及对今后援藏工作等6个方面的建议。10月中旬，西藏自治区藏医药管理局、自治区藏医院负责人奔赴北京，分别到国家中医药管理局和中国中医研究院，向2个援藏部门的主要领导及有关部门进行了汇报与商谈，对开展下一步的援藏工作明确了目标并落实了人才培养等部分援藏项目。

十、藏医药产业

为确定下一步西藏藏医药发展思路和目标措施，为自治区政府推动特色产业发展提供决策依据，根据6月15日自治区政府特色产业发展问题专题会议纪要［2004］67号精神，自治区卫生厅组织西藏藏医学院、自治区藏医院、自治区藏药厂等单位，及时成立了特色产业（藏医药业）调研领导小组并设立了专门的办公室，抽调6名工作人员对西藏藏医药产业进行了全面调研。调研组分赴青海省和西藏拉萨、日喀则、山南、那曲、林芝等地对藏医药医疗、教育、科研机构及西藏18家藏药生产企业进行了全面系统的考察和调研。在广泛征求意见的基础上，认真分析西藏藏医药业发展历史、现状及发展方向，形成了报告，并对下一步需要实施的3个项目（藏药集团的成立、研究院的建立、药材种植基地的建立）的情况汇总为调研报告，于12月1日向自治区政府汇报。

西藏自治区藏药厂根据国家有关部门的规定重点狠抓了药厂GMP改造工作，为该项工作先后投入4800万元，于7月由国家GMP认证中心专家评审，正式通过认证。作为藏药界的龙头企业，自治区藏药厂注重品牌意识，努力打造拳头产品，经过几年的努力，“甘露”商标于12月荣获国家工商总局颁发的“中国驰名商标”称号，填补了藏药界无“中国驰名商标”的空白，得到了自治区人民政府的表彰。由于自治区藏药厂年内重点工作放在GMP改造和各级藏医医院和市场断货的补产等工作上，年产值、产量和销售额比2003年同期有所下降，年内工业总产值、产量、销售额分别达到5000万元、6.5万公斤、3200万元。

十一、其他工作

为尽早颁布《西藏自治区促进藏医药发展条例》，年内与自治区政府法制办进行了几次沟通和协商，征求了自治区发改委的意见，为2005年该条例的出台奠定了工作基础；为迎接《中华人民共和国中医药条例》颁布1周年，各级藏医医院通过义诊、专家咨询、巡回医疗、举行宣讲和发放宣传材料等各种形式，开展了藏医药界庆祝《中华人民共和国中医药条例》颁布1周年纪念活动；充分发挥《中国中医药报》记者站的作用，加强藏医药的宣传报道工作；协助完成了2004年度全国藏医执业医师考试的命审题工作和自治区2003年度藏医高中级职称评审工作；完成了国家中医药管理局部署的民族医药情况调研工作和农村中医药工作总结任务；举办了第3届“甘露杯”藏药材知识竞赛及研讨会；与德国尼玛协会合作，加强传统藏医项目，西藏藏医学院和西藏红十字会联合举办了2004年全区藏医药学术会议。

（德　吉）

27. 陕西省

【陕西省2004年中医药工作概况】

一、召开了全省中医工作会议，明确了2004年、2005年的工作任务和目标

2004年是深化医疗体制改革的关键之年，为了认真贯彻落实省委十届四次全会和省人大十届二次会议精神，传达全国卫生工作会议和中医药工作会议精神，总结2000年～2003年间的全省中医工作，安排部署2004年、2005年全省中医工作任务，该局于2004年4月27日～29日在安康组织召开了全省中医工作会议。在这次会议上潘连生副省长到会并就正确认识加快发展中医药事业的形势和正确处理发展中医药事业中的几个关系作了重要讲话。李鸿光厅长就当前该省中医事业面临的机遇和挑战及怎样发展该省的中医事业作了重要讲话。范兵副厅长作了题为《坚持继承与创新、统筹兼顾的科学发展观，加快中医事业改革与发展》的工作报告，安排部署了2004年、2005年的中医工作，进一步明确了全省中医药事业改革与发展的目标和任务，会议期间还传达了全国卫生工作会议、卫生系统纪检检查工作会议和中医药工作会议精神，总结交流了中医医院改革与发展的经验。

二、中医医政工作

（一）加强新形势下农村中医药工作，为农民群众健康服务。

为了切实贯彻落实卫生部、国家中医药管理局下发的《关于进一步加强农村中医药工作的意见》，向各设区市印发了《全国农村中医工作先进市（地）建设标准与评审细则》，并积极组织有条件的地市申报。为了进一步发展中医药在乡村两级医疗卫生服务中的作用，该局下发了《乡镇卫生院中医药服务管理基本规范》。为了掌握该省各县（区）农村中医药工作进展情况，为2005年启动有关国家中医药管理局项目做好准备，该局组织有关人员按照国家中医管理局的有关要求，进行了农村中医药人员队伍基本情况调查，紧急开展了部分省（区）县级中医医院有关基本情况调查。

为了进一步加强中医医院应急反应能力，增强市场竞争能力，在继续做好第3批18个急诊科建设的同时，决定开展第4批中医医院急诊科建设工作，共确立了18个建设单位，投入建设经费共计110万元，通过急诊科建设项目的实施，提高该省的县级中医医院的应急急救能力。

为了加强对该省4个全国农村中医工作先进县和12个农村中医工作达标县建设单位的管理，该局要求各有关单位做好自查工作，总结经验，提出建设过程中遇到的问题，确保项目的顺利实施。

为了总结农村中医工作的典型事例和经验，增强基层中医医院的市场竞争能力，发挥辐射带动作用，推动全省农村中医事业的发展。该局在8月初召开了全国中医工作先进县、省级达标县项目实施经验交流会议，各设区市卫生局医政科长、各建设单位县卫生局局长、中医医院院长及1个乡镇卫生院院长共60人参加了会议。范兵副厅长出席会议并讲话，宝鸡市卫生局分管局长、扶风县委、县政府分管领导也出席了会议。这次会议上，15个建设单位的县卫生局局长均作了大会发言，汇报了当地工作进展情况。与会代表实地参观了扶风县中医医院、乡卫生院和村卫生室，参阅了扶风县的创建资料。

（二）开展社区中医医疗卫生工作。

中医药是社区医疗卫生服务的重要组成部分，为了更好地发挥中医药在社区医疗卫生服务中的作用，卫生部和国家中医药管理局联合下发了加强社区医疗卫生服务的有关规定。该局根据文件要求，制定下发了陕西省社区卫生服务中心中医药服务管理基本规范。西安市新城区已被国家中医药管理局正式确定为“有中医药特色全国社区卫生服务示范区试点单位”。10月卫生厅相关部门对西安市碑林区等单位的全国示范卫生服务社区的创建工作进行了复核。向西安市新城区等全国社区服务示范区试点单位下拨建设经费10万元。积极推进中医药“下农村、入社区”活动，使更多农村群众受益。

7月底该局参加了国家中医药管理局在上海召开的中医药社区卫生服务座谈会，重点讨论了此项工作中存在的问题和相关政策措施，部署了下一阶段的工作。

（三）加强了重点中医专科建设和中医医疗机构的管理工作。

7月该局组织有关专家对该省的重点中医专科建设情况进行了了验收，确定西安市中医院肝病科、交大二院肾病科、西安市红会医院骨伤科、西安市五院风湿科为第1批4个省级重点中医专科，有效期3年，通过专科建设带动中医院的中医医疗服务能力的提高。继续贯彻落实《关于城镇医疗卫生体制改革的指导意见》，稳步推进中医医疗机构医疗体制改革。为了拓宽投资融资渠道，吸引社会资本参与中医医疗卫生服务，形成多元化办医体制和有序竞争的局面，上半年共批准设立2个中医医疗机构。继续加强依法行政，依法管理中医医疗市场和广告，审批中医医疗广告24个，配合工商行政部门严肃查处违法违规医疗广告。将中医管理工作纳入法制化建设和管理轨道，保障中医事业快速健康的发展。

（四）按时完成国家中医药管理局安排的各项工作。

年初检查了国家中医药管理局“十五”重点中医专科专病建设单位工作进展情况。统计上报了2004年中华慈善总会捐赠医疗设备需求情况。为了配合《执业医师法》颁布实施2周年，向国家中医药管理局报送了该省执行《执业医师法》工作总结。4月北京出现“非典”疫情后，按照国家中医药管理局的统一要求，部署了该省防治“非典”具体工作安排，要求各级有关中医医疗机构要配合做好“非典”的防治工作。

三、中医科研、教育工作

（一）加强老中医药专家学术经验继承教育管理工作。

为了加强全国第3批和全省第2批老中医药专家学术经验继承教育管理工作，该局要求各有关单位6月底前做好学术继承人的阶段考核和跟师笔记的检查，并将自查情况上报该局。根据各单位工作进展情况，该局于7月底和11月底组织有关专家前往各地市各有关单位就项目的进展情况进行了中期评估检查，对各有关单位和学术继承人在跟师过程中存在的问题提出了改进措施，为2005年出师结业做好准备，下拨了带教补助经费共计11.5万元。

（二）认真组织实施优秀中医临床人才研修项目。

国家中医药管理局开展的优秀中医临床人才研修项目旨在在全国范围内选拔一批优秀中医临床人才，通过培养，造就新一代的名中医。该省共有6名人员通过统一考试获得了研修资格。根据国家中医药管理局项目启动的电视电话会议要求，该局组织研修人员制定了各自的学习计划，并组织学员到北京参加了4期全国培训，为其发放了中医临床基础理论知识学习光盘。

（三）进一步加强中医药继续教育工作。

为了进一步加强该省农村和基层中医药继续教育工作，12月该局召开了全省中医药继续教育座谈会，范兵副厅长总结了该省3年来中医药继续教育工作的进展情况，就今后一个时期的中医药继续教育工作进行了部署，各有关地市卫生局医政科长、各省级继续教育基地和农村继续教育基地负责人参加了会议，并讨论修订了全省中医药继续教育管理办法及实施细则和农村中医药人才培训基地管理办法，并向基地授予了牌匾。

为提高该省各级中医医院的管理水平，加强管理人员培训，促进中医医院的改革与发展，5月由该局主办、西安市中医医院具体承办的全省各级中医医院管理学习班在西安举办。本次培训为2004年全省中医药继续教育工作重点，并将培训内容作为示范中医医院、全国农村中医工作先进县、省达标县建设项目的考核内容之一。培训班聘请了国内有关专家授课。省卫生厅李鸿光厅长到会，并就中医医院改革与发展中遇到的问题和解决的办法作了重要讲话，全省30多个中医医院院长参加了学习培训。

2004年针对基层急需的中医药专业技术主办了10期中医药继续教育学习班，共计600余人参加了培训，该局补助办班经费共计8.5万元。

（四）加强中医专科专病人才培养工作。

2004年该局继续组织开展国家中医药管理局西部人才培养计划工作，通过选送贫困县中医院年轻的有培养前途的中医药专业技术人员，给予每人每年一定的学习经费补助，到国家指定的培训基地进行为期1年的中医药专科专病技术培训，为西部培养一批业务能力强实用型的中医药人才。2003年因故未能前往培训基地学习的65名学员，该局为其联系了相关进修单位，对学员提出了具体培训要求。截止到12月全省共派出进修人员56人，为基层培养了一批中医药专科技术骨干，为学员补助经费共计22.5万元。

（五）加强了中医药科研管理工作。

国家中医药管理局组织开展了2004年中医药专项科研技术招标工

作，该局组织各有关中医药科研、医疗单位积极申报课题，经过专家组初审后共申报48项课题，目前国家中医药管理局的评标工作正在进行。6月该局组织有关单位和人员积极申报国家中医药管理局留学回国人员中医药科研招标项目，共有3项课题经该局推荐得到国家中医药管理局获得资助。

11月该局组织有关专家对该省2003年的中标课题进行了年度检查，指出了课题负责人和承担单位在课题执行过程中出现的问题，并根据检查情况下拨了2004年的科研经费，共计26万元。

（六）承办了国家中医药管理局西北片区防治SARS科研协作培训会议。

四、认真贯彻执行中医药条例，加强中医法制管理工作

学习贯彻《中华人民共和国中医药条例》，加强中医法制管理和依法行政能力。2004年《中华人民共和国中医药条例》施行1周年，国家中医药管理局、卫生部、国务院法制办联合检查组检查了该省中医药工作，肯定了陕西省的中医药工作。在学习十六届四中全会精神、《中华人民共和国中医药条例》和《陕西省发展中医条例》的基础上，在全省范围内开展了义诊等形式多样的学习贯彻中医药条例活动和中医科普宣传周活动。召开了2次有60多人参加的座谈会。散发宣传手册20000余份。为中医事业的发展营造了良好社会氛围。同时结合《行政许可法》的施行，加强了对相关人员的法律知识培训，完善了审批程序，简化了办事手续，积极配合卫生厅政务大厅工作，加强了依法行政能力。

为配合《中华人民共和国中医药条例》的学习宣传，加强了中医药知识普及推广。省中医管理局和新华社陕西分社联合于10月1日开通了新华陕西中医药网。通过新华陕西中医药网、陕西卫生网、《中国中医药报》开展宣传活动。

五、强化财务管理工作

按照省财政厅要求，强化了财务管理，按照2004年度的经费预算安排，累计优化投入使用了1430万元的中医事业预算资金。其中中医专项经费678万元，中医事业经费400万元，政府采购预算200万元，离退休经费552万元。认真完成了年度财务决算和2005年度的经费预算工作。及时下达了国家中医药管理局西部大开发人才培养、专科建设、科研等专项经费。此外，还认真完成了本局及局直属单位的国库集中支付、采购工作。向国家中医药管理局报送了中医药卫星电视传媒网陕西入网中医院等工作。

（黄　斌）

28. 甘肃省

【甘肃省2004年中医药工作概况】

一、认真学习贯彻全国中医药工作会议精神

2004年2月，国家中医药管理局在北京召开了全国中医药工作会议，国务院副总理吴仪出席会议并作了重要讲话。省委、省政府领导对这次会议十分重视，会后在有关文件上签署了重要意见。该厅会后立即对会议和吴仪副总理的讲话精神进行了传达，并转发了吴仪副总理的讲话，上报了该省贯彻落实吴仪副总理讲话精神的报告。

为了认真贯彻落实全国中医药工作会议和吴仪副总理重要讲话精神，加快该省中医事业改革与发展，省人民政府制定下发了《甘肃省人民政府关于加快中医事业改革与发展的决定》（甘政发［2004］88号），并于2004年12月下旬召开了全省中医工作会议。会议的主要内容是：进一步学习贯彻全国中医药工作会议和吴仪副总理讲话精神，回顾总结20年来特别是近几年全省中医工作的经验，安排部署了当前和今后一个时期的中医药工作。国家中医药管理局房书亭副局长专程到会指导并作了重要讲话。会议还对全省首次评选的28名“甘肃省名中医”进行了表彰。

二、进一步宣传实施《中华人民共和国中医药条例》

在《中华人民共和国中医药条例》（以下简称《条例》）实施1周年之际，为了进一步加强对《条例》的学习宣传，促进《条例》的贯彻实施，全省各市、县在全国中医药宣传周活动中开展了丰富多彩、形式多样的宣传活动。

10月11日，在兰州中心广场，省卫生厅与兰州市、区卫生局组织21家兰州市卫生、中医药单位的500多人，举行了《条例》实施1周年中医药宣传周活动启动仪式，广泛宣传了《条例》和中医药科普知识，接受义诊、咨询群众1万余人，发放宣传品5万多份。

庆阳市、武威市、张掖市卫生局和陇南市徽县中医院等卫生行政部门和中医药单位，在中医药宣传周活动中组织中医药卫生人员认真学习宣传《条例》，悬挂横幅，散发资料，开展免收挂号费的义诊活动，举办中医药进社区健康讲座，开展送中医药下乡活动，对老党员、老军人及孤寡老人进行义诊和健康检查，使中医药宣传周活动开展得扎实有效，做到了报纸有文、广播有声、电视有影，扩大了宣传面，取得了良好的成效。

三、积极开展甘肃省名中医评选工作

根据《甘肃省发展中医条例》关于《县级以上人民政府应当建立当地名中医评选制度》的规定，按照《甘肃省名中医评选管理办法》，该省首次开展了“甘肃省名中医”评选工作。在2003年推荐和审查的基础上，2004年上半年分别召开了评选工作领导小组会议和评选委员会会议，评选出于己百等28名“甘肃省名中医”。经过为期1个月的公示后，省人民政府决定对28名“甘肃省名中医”进行表彰奖励，号召全省广大中医药工作者向他们学习，为发展中医药事业和保障人民健康做出新的贡献。

四、进一步加强农村和社区中医药工作

按照国家中医药管理局《进一步加强农村中医药工作的意见》，该省进一步建立健全了县、乡、村三级中医药服务体系，完善了农村中医药网络。一是充分发挥县级中医医院在农村中医药工作中的龙头作用，加强了基础设施改造和建设力度，进一步拓宽了中医药服务范围，提高了综合服务功能，发挥了指导和扶持乡、村医疗机构开展中医药业务的能力；二是根据卫生部和国家中医药管理局制定的《乡镇卫生院中医药服务管理基本规范》和该省制定的《乡（镇）卫生院中医科和村卫生所（室）中医药业务建设标准》，加强了乡（镇）卫生院中医科和村卫生所（室）的中医药服务功能。

认真开展了全国农村中医工作先进县建设工作。2004 年，庄浪县通过了国家中医药管理局组织的专家组的评审验收，成为该省第 3 个全国农村中医工作先进县。2004 年又向国家中医药管理局申报了敦煌市、张掖市甘州区、宁县、华亭县等 4 个建设单位。国家中医药管理局已批准张掖市甘州区为该省全国农村中医工作先进县建设单位。至此，该省已有 5 个在建的全国农村中医工作先进县建设单位。

社区卫生服务工作初见成效。该省武威市凉州区被国家中医药管理局确定为有中医药特色全国社区卫生服务示范区试点建设单位，创建活动进展顺利，已原则通过国家中医药管理局的全面审核评估，目前正在查漏补缺，进一步做好巩固提高工作。庆阳市中医医院重视医院体制和经营模式的改革，不断探索社区医疗卫生服务新思路，已在陇东学院等社区设立了有中医药特色的社区卫生服务中心（站），为学院教职工、学生以及社区群众提供了较好的中医药服务。

10 月 19 日～24 日，由国家中医药管理局牵头，《人民日报》、《光明日报》、《经济日报》、中央电视台、《法制日报》、《中国改革报》、《健康报》、《中国中医药报》等 11 名记者组成的新闻调研组，对该省农村中医药工作情况进行了调研，该厅予以积极协助配合，有关专题调研、采访情况在《健康报》和《中国中医药报》等多家报纸上进行了报道。

五、进一步加强中医药机构建设工作

继续加强中医机构内涵建设。一是积极利用“慈善医疗阳光工程”项目，为中医机构争取医疗设备。该项目在该省中医医院实施 3 年来，为解决医院医疗设备不足的问题发挥了很好的作用。2004 年中华慈善总会的汪副会长还专程来该厅调研了解项目的实施情况。该厅也设立了慈善阳光救助工程办公室，为今后继续更好地实施这一项目创造了条件。二是大力开展中医药专科（专病）建设工作。被列为国家级重点专科的 3 个建设项目正顺利实施。该省的 14 个省级重点专科建设项目建设期已满，该厅将组织人员进行评审验收。被确定为西部支持项目的 15 个重点专科建设项目已正式启动。为了加强各个专科之间的交流与协作，提升专科层次和水平，该厅还研究起草了加强中医药专科（专病）协作的意见，正在讨论完善中。

进一步规范了行医秩序，严格了医疗机构及从业人员的准入管理。为此，一方面严格程序，从严审批，规范了中医人员从业行为；另一方面参与了医疗机构大检查，打击了各种违法行医活动。为进一步规范中医药人员的执业行为，该厅编印了《医务工作者必读——中医药法律法规知识》一书，发至全省供广大卫生管理和中医药人员学习使用。

六、中医药科研工作成效显著

2004 年该厅向省科技厅申报中医药科研课题 52 项，其中立项 19 项，争取到科研经费 31 万元；向国家中医药管理局申报 2004 年中医药科研课题 33 项，有 5 项中医药科研课题被列为 2004～2005 年度中医药科学技术研究专项课题，争取到科研经费 14 万元，打破了 12 年来该省没有国家中医药管理局中医药科研项目的局面。

该省承担的 2 项民族医药文献整理国家级科研课题进展顺利，争取到科研经费 7 万元。2004 年该省还有“补肾中药诱导骨髓间质干细胞向神经元样细胞分化的研究”等 20 项课题被立为 2004 年度甘肃省卫生厅中医药科研项目。

2004 年度甘肃省皇甫谧中医药科技奖经中医药科技奖励委员会专家、委员两级评审，有“损伤散对骨折愈合相关生化指标的影响”等 25 项成果获奖。此次评出一等奖 1 项，二等奖 10 项，三等奖 14 项。其中有 7 项被推荐至省科技厅，被评为甘肃省科技进步奖二等奖和三等奖各 2 项。组织申报了 2 项中医药科研成果参加 2004 年度中华中医药学会科技奖的评审。

举办了全省中医药科研方法培训提高班，聘请了天津中医学院院长张伯礼教授和中国中医药研究院副院长翁维良教授等 9 名全国和全省著名中医药专家授课，有近百名中医药科技人员参加了培训。

七、进一步加强民族医药和中西医结合工作

2004 年，该省民族医药在基础设施建设和增强综合服务能力方面有了新的进展。甘南州委、州政府非常重视藏医药事业的发展，把藏医药列为全州 5 大优势资源之一，年年安排一定数额经费，加大了藏医药开发建设力度，先后筹资 1497 万元，已完成夏河县藏医院整体搬迁基建任务，新建了碌曲县藏医院住院楼和制剂室、玛曲县藏医院制剂室及卓尼县藏医院门诊部。其中，兰州市政府援助投资 550 万元建成了州藏医药研究院附属医院综合楼和药浴中心楼，使藏医药机构的基础设施得到了很大的改善，综合服务能力显著提升。该省承担的国家中医药管理局 2 项民族医药文献整理科研课题和藏医胃病重点专科建设项目正按计划有序进行。

根据国家中医药管理局《关于进一步加强中西医结合工作的指导意见》的要求，省卫生厅及时做了转发，并对中西医结合机构建设、人才培养以及科研等工作提出了具体要求。在《甘肃省人民政府关于加快中医事业改革与发展的决定》

中，将中西医结合工作专门列出，对当前和今后一个时期的中西医结合工作做了重要的安排部署。

八、努力开展中医药教育工作

根据甘肃省中医药继续教育实施办法等有关文件规定，认真做好全省中医药继续教育工作。2004年省中医药继续教育委员会对申报的51项省级中医药继续教育项目进行了评审公布，在46个国家级和省级中医药继续教育项目中，有3940余人参加了项目培训；对2003年度全省中医药继续教育项目进行了验证，审核发放了一、二类学分证书5800余份。

按照《国家中医药管理局办公室关于实施乡村医生中医学专业学历教育项目的通知》的要求，召开了乡村医生大、中专学历教育协调会，对该省乡村医生的中医药专业大、中专学历教育进行了具体安排，制定下发了《2004年甘肃省普通中专乡村医生中医学专业学历教育项目招生实施办法》，将招生计划列入了国家招生计划任务，省中医学校作为招生试点单位，面向全省招生，2004年录取中医专业学生135人（2年累计达300人）。

在中医药普通教育方面，该厅与省教育厅、省计委、省招生办、省自考办和有关办学单位就中医药办学方向、专业设置、培养目标、培养周期与形式、培养对象、教学大纲、教学评估等问题进行了多次研讨。该省2004年共完成中医药专业国家计划招生2256人。其中高等教育1069人（研究生86人、本科生767人、专科生216人），中等教育1187人。

安排了全国和全省老中医药专家学术经验继承年度考核和中期检查工作，并下拨了指导老师带教补助经费，认真实施了国家中医药管理局优秀中医人才临床研修项目。该省庆阳市中医医院夏小军主任医师被确定为项目研修人员，目前正在按项目有关要求进行研修学习。

农村基层优秀中医成才规律与临床经验总结及推广项目正在按国家中医药管理局方案实施。

九、进一步健全中医药信息网络和档案管理

为了加快全省中医信息化建设，根据国家中医药管理局制定的《中医医院信息化建设基本规范（试行）》的要求，各中医机构都不同程度的重视信息化建设工作，投入、配置了必要的设施。建成开通了“甘肃中医药信息网”。组建了86人的全省中医药通讯员队伍，使2004年向《中国中医药报》和《甘肃中医药信息》等国家和省内部分报刊、杂志的投稿量明显增加，中医药信息传送及宣传等工作进一步加强。“中国中医药传媒网”年内将在省中医院、甘肃中医学院附院和庄浪县中医院开通。

完成了省卫生厅中医处和省中医管理局32年（1971～2003）档案整理工作，共整理、鉴定、编页、装订、电脑输录了873卷（盒）档案，使档案管理趋于规范化、标准化，提高了利用率。（张红伟）

29. 青海省

【青海省2004年中藏蒙医药工作概况】

一、加强处室建设，创建“五型”处室

为更好地履行卫生行政管理职能，推动中藏医药的改革和发展，根据全厅的统一安排和部署，积极开展了创建“五型”处室活动。对创建“学习型、实用型、创新型、诚信型、健康型”活动的内容，进行了有目的、有意义地学习，形成了共识，对创建活动的方法、步骤等做了具体的规定。全局工作人员自觉把履行职能的着力点放在中藏医药重点之中，增强了行业意识和宏观调控能力。按照“八个坚持，八个反对”的要求，切实改变工作作风，围绕中藏医药工作的中心任务，坚持以农牧区为重点，开展了各项农牧区中藏医药工作。同时，按照厅机关首要负责制等7项配套制度要求，在提高工作效率和工作质量等方面狠下工夫，在规定的时间内能够快节奏、高质量地完成厅党组和厅领导部署的各项任务和工作。期间多次随同厅领导赴农牧区开展监督、检查、督导和调查研究，对中藏医药工作提出了指导性的意见和建议。通过加强处室建设和开展调查研究工作，使全局人员思想进一步解放，思路进一步清晰，作风进一步务实，效能进一步提高。

二、加强农牧区中藏医药工作

结合全省农牧区常见病、多发病及乡村中藏医药人员条件，组织编写了《青海省农村牧区中医药适宜技术》和《青海省农牧区藏医药适宜技术》各2期，向农牧区推广中藏医药适宜技术12项。目前，适宜技术已发至各县卫生局及中藏医医院，各地也相应举办了适宜技术培训班或学习班，使中藏医药适宜技术在广大农牧区得到了较广泛的使用。

抓紧全省中藏医工作示范县及全省示范中藏医医院建设工作，对4个示范县和7个示范医院建设单位进行了1次全面的调研和督导，各县均成立了以县政府牵头的中藏医工作领导小组，并将建设内容纳入县卫生局目标责任考核之中，制定了全县中藏医工作长期规划和年度计划，各乡镇卫生院均设立了中藏医科，配备了中藏医药人员和药品。各示范医院建设单位按照《全省示范中藏医医院建设标准》的要求，在加强规范化管理、医疗设备配置、发挥中藏医疗特色、培养中藏医药人才等方面做了大量卓有成效的工作，其中平安县中医院、湟中县中医院、省藏医院等基本达到示范医院建设标准的要求。

继续开展中藏医医院分级管理工作。2004年又有3所医院通过分级管理评审，其中天峻县藏医院通过二级乙等藏医医院评审，民和县中医院、湟源县中医院分别通过二级甲等中医医院评审。目前，全省共有22所中藏医医院通过分级管理评审，占中藏医医院总数的59%。同时对《藏蒙医医院分级管理与办法》进行了重新修订。

为进一步加强中藏医医院医疗质量管理，增强服务效益，根据医疗质量监测工作的总体安排，在全省各级中藏医医院内开展了医疗质量监测工作，并对部分监测数据进行了调整，要求各医院于每年7月15日和资助年1月15日将监测数据上报管理局。通过开展医疗质量监测工作，寻找出了中藏医药医疗质量方面存在的主要问题，提出了改进意见和措施，为制定中藏医药发展规划提供了科学依据。

为充分发挥中藏医药在农牧区卫生工作中的作用和优势，更好地为群众提供优质、价廉的中藏医药服务，组织省内外中藏医药专家编写了《青海省乡村中医手册》和《青海省乡村藏医手册》，2个手册分别编写了青海省农牧区120余种常见病、多发病，约12万字，将于年内印刷成册。

三、开展中藏医医院特色建设与能力建设

为进一步提高农牧区中藏医药服务水平和能力，满足群众对中藏医药的要求，根据国务院办公厅《转发国务院体改办等部门关于农村卫生改革与发展的指导意见》的精神，制定了《青海省州（县）级中藏医医院医疗服务水平与能力建设标准》，提出用3～5年的时间使州（县）级中藏医医院医疗服务水平有一个质的突破。标准对州（县）级中藏医医院科室建设、人力资源建设、技术水平与能力建设、医疗设备配备、教学及卫生帮扶能力等作了详细的规定和要求。各中藏医医院结合医院的实际，制定了切实可行的实施方案或实施细则。

针对中藏医药特色不突出、中藏医治疗率、中藏药使用率持续下降等问题，制定印发了《青海省中藏医医院特色建设工作方案》，要求各级中藏医药为主体的办院方向，不断提高中藏医药学术水平和临床疗效，积极挖掘中藏医药传统诊疗技术和方法，并从17个方面制定了具体的指标。各医院高度重视特色建设工作，将此项工作纳入医院总体发展规划之中，成立了以院长为组长的特色建设小组，将各项建设任务指标分解落实到科室及个人，制定了考核评估办法。湟中县中医院通过加强特色建设，从根本上扭转了以药补医的现象，医院业务收入中药品收入只占55%，购置中药煎药设备、肛肠治疗仪、骨科牵引床等中医特色设备，提高了中医药的服务质量。

四、继续开展专科专病建设项目

目前全省共有在建国家级、省级重点专科19个，其中国家中医药管理局局级重点建设专科3个，国家中医药管理局西部大开发技术支持项目重点建设专科5个，省级重点中藏医专科建设单位11个。2年来，各建设单位通过加大投入、强化规范化管理、积极培养人才等方法，促进了专科的发展，大部分专科已成为医院的支柱科室之一。省藏医院药浴科先后投入近10万元修整了药浴病房，购置了熏蒸治疗仪、软组织治疗仪等特色设备，开设了关节炎科、骨神经科、皮肤科、外治科等4个二级分科，研制了银屑病涂剂、白脉病涂剂等特色制剂。省中医院肝胆科制定了18种肝胆常见病、多发病诊疗规范、并发症处理及诊断标准，并印刷成册，做到肝胆科人员人手1册，成立了肝病研究室，分为病毒性肝炎、肝硬化及其并发症、脂肪肝及酒精性肝病3个研究小组，研制了肝积散、脂肝合剂等17种肝胆科院内制剂，开展了中药离子导入法等7种内病外治方法。城北区中医院糖尿病医师6人（占全院职工总数的7%）承担了全院20%的门诊量，年业务收入占全院收入的1/3以上，全院8个院内制剂中有5个属糖尿病制剂。玉树藏族自治州卫生局结合藏医专科专病建设工作，于2004年8月在称多县召开了全州藏医药工作经验交流现场会，对全州藏医药工作进行了全面的回顾和总结，并对藏医医院专科建设、人才培养、传统诊疗技术挖掘、藏药制剂等工作进行了研究和部署。

五、积极开展中藏医药科研与人才培养工作

组织申报国家中医药管理局中医药科学技术研究专项2004～2005年度科研项目23项，其中青海医学院申报的“藏药二十五味松石丸‘佐太’对西红花药代动力学特征的影响”中标。此外，省藏医药研究所“藏药前列II号的二次开发”被列为国家中医药管理局新药开发专项第2批课题计划，“韦文那布、本扣茨”和“嘎端若贝见”被列为2004年国家中医药管理局民族医药文献整理课题。省藏医院藏药学学科被列为国家中医药管理局西部地区中医药重点学科建设单位。分别委托西宁卫校、海南藏族自治州卫校举办1期全省乡村中医、藏医培训班，学期2个月，培训班重点讲授了农牧区常见病、多发病的诊治及一般急救、护理常规、注意事项等内容。中医培训班聘请省中医学会专家30余人举办了专题讲座，培训乡村中医人员71名，藏医培训班培训乡村医药人员68名。省中医院医疗质量管理学习班、中医护理学习班10余期，共培训中医药人员300余人次。

由省卫生厅负责编写的“20世纪藏医本科教育规划教材”26门教材（《藏医三大基因学》除外）于2004年9月正式出版发行。

六、召开全省中藏医医院院长会议

召开全省中藏医医院院长会议，全面学习了吴仪副总理关于中医药工作的讲话精神，制定了贯彻意见和措施，安排了今后一个时期全省中藏医药工作的重点任务和主要工作。会议还交流了各中藏医医院改革与发展的经验和做法。受国家中医药管理局的委托，承办西部地区中医药重点学科启动会。

七、加强重点专科专病建设

对国家中医药管理局局级重点专科、全省中藏医工作示范县、全省示范中藏医医院、全省重点中藏医专科专病建设单位及中藏医医院特色建设、能力建设、农牧区中藏医药适宜技术推广工作进行1次全面的督导和调研，对发现的问题及时反馈给各单位，对存在的困难进行了深入的分析并给予协调解决，同时提出了下一步工作的重点，向厅领导提交了督察报告，供领导决策参考。

八、举行大型义诊活动

为庆祝《中华人民共和国中医药条例》颁布实施1周年，根据国家中医药管理局的有关文件精神，组织9所医院的60余名中藏医药专家举行了大型义诊咨询活动，共诊治患者1000余人次，接受咨询500余人次，发放宣传单2000余份。另外召集省中医学会、省藏医学会人员召开座谈会，畅谈条例颁布的重要意义及实施1周年以来所取得的成绩。

九、存在的问题

处室建设力度薄弱。由于忙于事务性工作，局内业务、政治学习不系统、不集中，且学习时间较少，不能深刻领会其精神实质，对全国中医药发展最新信息及省内中藏蒙医药发展动态掌握不及时、不全面，仍然存在以文件落实文件，以会议贯彻会议的现象。

中藏医特色不突出，优势不明显。由于医疗市场竞争日趋激烈，大部分中藏医医院存在较大的压力。一方面，有些中藏医医院的领导对中藏医院的办院方向有认识偏差，对中藏医药工作采取放任自流的态度。另一方面，中藏医药人员技术水平有限，不能在短期内缓解病情，致使患者就诊时首选西医药，同时，许多疗效确切的传统中藏医药技术未在医院得到很好的运用。

中藏医药急救水平低。除省中医院外，其余各中藏医院急诊科（室）服务水平与能力均不尽人意，个别医院急诊科室形同虚设，急诊病人少。由于急救设备缺乏，急救医药水平低下，直接影响了中藏医整体学术和技术水平的提高。

专业技术人员具有大专以上学历人员只占卫技人员的30%，未接受专业培训的却占了20%。州县级中藏医医院副高职称以上人员更是凤毛麟角，极度缺乏具有较高水平的学术带头人。

中藏医收治病种范围狭窄。据统计，中医医院平均收治病种数为112种，藏医医院为62种，危重疑难病比例不足20%。

农牧区中藏医药服务水平及能力有待于进一步提高。目前，中藏医药的使用率呈现逐年下降的趋势，一是缺乏临床经验丰富的中藏医药人员，导致群众就诊首选西医；其次，中藏药煎煮繁杂，不方便；三是西医人员凭经验开中藏药处方，致使中藏医诊疗水平较低，疗效较差。

农牧区中藏医药适宜技术推广使用范围小，未完全推广至广大农牧区，不能满足农牧区群众对中藏医药的需求。（江　华）

30. 宁夏回族自治区

【宁夏回族自治区2004年中医药工作概况】

一、深化改革，加强管理

认真贯彻《中华人民共和国中医药条例》和吴仪副总理重要讲话，召开全区中医工作会议，对全年中医工作做出安排部署，提出了奋斗目标和措施。自治区冯炯华副主席出席会议并作了重要讲话；召开全区中医医院院长会议暨改革研讨会，对经历突发公共卫生事件应急机制、中医医院改革、中医专科（专病）建设等问题进行专题交流讨论；依法加强对中医工作的行业管理。加强对中医执业人员的准入管理和中医医疗广告的审批和监督工作。建立了医疗广告追踪监测制度，制定《医疗广告监测记录》、《违法中医医疗广告责令改正通知书》和《违法中医医疗广告告之函》，净化中医医疗广告市场；组织部分中医医院到广东、上海、天津、北京等兄弟省市参观考察，进一步解放思想，转变观念；加强对中药饮片质量和病历、处方书写规范的管理；吸收社会资金，审批资助了宁夏华夏中西医结合医院、宁夏古方回医康复医院。

二、中医医疗机构应对突发公共卫生事件能力得到进一步提高

制定下发一系列文件，对中医药防治“非典”、禽流感工作和应对公共突发事件提出了具体的指导意见；组织专家对全区中医医疗机构“非典”防治等工作进行检查和指导，对加强感染控制工作提出要求；为全区17所中医医院配备了电子体温监测仪；主动参加卫生厅关于“非典”、禽流感防治工作的总体部署工作；举办了全区中医药防治禽流感、“非典”学习班。

三、中医药人才培养和科研工作进一步加强

第3批师承工作进展顺利，实现时间过半，完成任务过半的目标；中医院西部扶贫项目已为该区6所国家级贫困中医医院培训专科骨干12名；宁夏医学院与上海中医药大学联合举办的中医、中药、中西医结合硕士研究生课程进修班的60多名学员结业，2名已取得硕士学位；宁夏医学院中医系内科消化病学科被国家中医药管理局遴选为“十五”西部地区中医药重点学科建设单位。中标1项国家中医药管理局科研课题，3项科研课题被自治区科技厅立项，其中2项已通过专家鉴定；确定灵武市为“农村卫生适宜技术（中医）推广示范研究单位”，选出农村中医药适宜技术推广项目13项，完成了项目申报、评审和科研论证工作，其中石氏中风单元疗法在灵武市初显成效。

四、中医医院基础设施建设不断加强

银川市中医医院新门诊、住院大楼投入使用；中卫市、平罗县、永宁县中医医院也新建了高标准住院部大楼，扩大了医院规模。

五、中医内涵建设和专科（专病）建设得到进一步加强

自治区中医医院建立中西医结合治疗肾病研究室和独立住院病区，并与区内外有关医院建立了临床学术协作关系，顺利通过国家中医药管理局中期评估；银川市中医医院肛肠科床位使用率达80%以上，区外患者就诊比例达40%；平罗县中医医院小针刀专科业务收入比2003年同期增长了169%；永宁县中医医院肝病专科已形成区域优势和人才梯队。中医院内涵建设不断加强，医疗质量不断提高，加强了规范化建设，促进了中医学术水平的提高。

六、农村中药工作取得新进展

加强农村中医药三级网络建设和人才培养。把加快农村中医药技术人才培养纳入初级卫生保健发展规划之中，加强乡镇卫生院中医科和村卫生室中医药业务建设。加大对平罗县、隆德县新型农村合作医疗试点县应用中医药服务的指导。加强隆德县全国农村中医工作先进县创建工作。做好银川市兴庆区创建中医药社区卫生服务示范区工作。对全区农村中医工作情况进行调查摸底，掌握农村中医工作现状，为今后指导全区农村中医工作奠定基础。

七、中医信息化建设步伐加快

在宁夏卫生信息网为每个中医医院设立内部电子信箱，为自治区中医医院及银川市中医医院设立宣传网页；举办全区中医信息化建设学习班；在自治区中医医院开通中国中医药卫星电视网宁夏终端站。

八、宣传贯彻2个条例，加强对中医工作的宣传

举行了统一的大型宣传和中医药科技周活动，全区共出动医务人员1100余人次，发放宣传资料10万余份，悬挂宣传横幅300余条，展出展板200余块，接待义诊咨询群众3000余人次，全区近10家新闻媒体对2个条例的宣传贯彻活动进行了报道；召开学习贯彻2个条例座谈会；在宁夏电视台黄金时段播放宣传2个条例电视广告；宁夏卫生信息网介绍宁夏中医工作发展的基本情况，起到了很好的宣传效果。

九、回族医药文献整理取得了较大的进展

我国首部回族医药文献丛书《中国回族医药》、《回药本草》、《回族医学与奥义》、《回族医学简史》正式出版。《回族医药集萃》初稿已完成；协助国家中医药管理局承办了全国民族医药文献整理研究座谈会，来自全国12个省市的中医药管理局的同志及课题承担单位项目主管人员参加了会议，会议取得圆满成功。

十、行业作风建设不断加强

把纠正医疗服务不正之风工作作为“一把手工程”来抓，建立院长“一岗双责”责任制，制定具体的实施方案和工作目标。逐级签订目标责任书，对其内容进行细化，分解到每个岗位和每个人，一级抓一级，层层抓落实。形成了主要领导亲自抓，主管领导具体抓，科室领导全面抓，干部职工参与抓，全员参与形成合力，整体推进的良好局面。以纠正医药购销和医疗服务中收受回扣、“红包”、开单提成、乱收费，公开收费项目、收费标准，实行一日清单制等为重点，开展纠风专项治理工作，取得明显成效。

（黄　萍）

31．新疆维吾尔自治区

【新疆维吾尔自治区2004年中医民族医药工作概况】

一、行风与法制建设

加强行风建设，认真学习贯彻《行政许可法》。政务公开，将该处职责及人员职能和行政许可的具体项目在网上公布，以便于管理和服务对象了解查询，便于社会进行监督。依法行政，该处将根据《医疗机构管理条例》、《执业医师法》等有关政策法规，求真务实，严格按照法律程序办事，做到公正执法、廉洁执法、文明执法。提高办事效率，按照规定的程序和承诺的时限办理行政审批。将有关程序和所需材料告知办事人，认真对待群众来信来访，建立比较完善的反馈制度。努力提高服务意识，勤政廉洁，牢固树立为人民服务的思想，建立首问制度，明确要求在公务活动和业务活动中拒不接受礼品、钱物及有价证券，不接受服务对象的宴请和娱乐消费活动。加强行风建设，树立良好的窗口形象，加强对该处所管辖单位的督查。要求中医民族医医疗机构加强医德医风建设，纠正医药购销和医疗服务行业中的不正之风。

2004年结合该厅创建自治区文明单位的要求，该处积极参与创建文明处室、文明职工的工作。

为了使该区少数民族同志更好地学习、宣传、贯彻落实《中华人民共和国中医药条例》，将《中华人民共和国中医药条例》翻译、印刷成维文版3000册，已向全区发放。

为纪念第13个世界传统医药日和庆祝《中华人民共和国中医药条例》实施1周年，该处向全区发放宣传材料，并提出开展各种活动的具体要求。该处组织乌鲁木齐地区中医民族医医疗、教育、科研、药物研究、开发、生产单位和部分综合医院等有关单位和专家于10月22日在新疆维吾尔自治区中医医院召开了座谈会。

该处协助厅纪检组对该区5所自治区级医疗机构的250名出院患者进行入户调查，了解行风情况。

二、医政工作

根据国家中医药管理局《关于进一步加强农村中医工作的意见》要求，为进一步加强该区农村中医民族医药工作，扩大中医民族医药的服务领域；在上半年对米泉县全国农村中医工作先进县建设单位进行了2次实地督查，于8月组织专家对该县进行了检查初审，并向国家中医药管理局上报了申请验收的报告；阿尔甫处长亲自带队对伊宁县全国农村中医药工作先进县建设单位进行了全面督导。

根据国家中医药管理局《关于全面总结农村中医工作的通知》要求，该处对全区农村中医民族医药基本情况、人员队伍等进行全面的调查，并将调查情况进行汇总，以文字材料上报国家中医药管理局。

加强对中医民族医医疗机构的管理，对自治区中医医院、自治区维吾尔医医院、市中医医院、伊犁州中医医院等有关医院进行了调研和指导。对改制后的石河子中医医院重新进行了资格评审，并核发了医疗机构执业许可证。

根据《执业医师法》，该处主管人员和2名中医、中西医结合的考官参加了国家中医药管理局在厦门举办的实践技能考官培训，并与医政处共同培训了全区的中医、中西医结合的考官。

维吾尔医执业医师实践技能考试的命题，2004年首次实行统一命题。在严格的组织下，通过维吾尔医专家们的共同努力，顺利完成了命题任务，并制定了《维吾尔医执业医师实践技能考试大纲及应试指南》，确保了维吾尔医执业医师实践技能考试。在和田组织召开了《全国维吾尔医执业医师实践技能考试大纲》的重新修订工作会议。与医政处一起顺利完成了2004年执业医师实践技能考试和笔试的工作，并对乌市、昌吉中医类别和维吾尔医的考点进行了巡考，在执业医师综合笔试考试期间，该处4名同志均参加了巡考工作。

该处组织有关专家对《维吾尔医执业医师资格实践技能考试大纲及应试指南》进行了修订和印刷，协助人事处组织维吾尔医专家完成职称专业考试的命题、组卷和阅卷工作，保证了全区统一职称专业考试工作的顺利进行。

为了规范民族医医师资格实践技能考试，受国家中医药管理局医师资格认证中心的委托，该处组织有关专家对维吾尔医医师资格实践技能考试进行了统一命题，并制定题库。

根据国家中医药管理局的要求，完成该区《执业医师法》颁布前未取得医学专业技术职称无学历中医（民族医）从业人员医师资格的补报、审核、认定工作。

根据全国中医专病专科会议精神，对该区3个国家级专病专科建设项目进行了督导。

根据厅领导的安排，从2004年9月1日起，将医疗广告的初审工作移交给该厅卫生监督所；按广告法规定，共审批了72份中医民族医医疗广告。

该处成功举办了1期全疆中医肛肠病“安氏疗法”推广应用学习班。

该处对全国社区卫生服务中医特色示范区米泉市的建设工作进行了督导。

结合该区中医民族医医疗机构的现状，经该处与财政厅协商，并经厅领导审定，对2004年自治区中医民族医事业专项补助经费300万进行了分配。

根据《医疗机构管理条例》、《执业医师法》、《分类管理》等有关法规，该处加强对中医民族医医疗机构和执业人员的准入管理，严格各种审批程序，规范医疗机构的医疗行为。

该处配合国家中医药管理局，继续督导该区16所中医民族医医疗机构“天使工程”扶贫项目的建设工作，其中3所单位已完成此项建设任务。

该处对国家级重点专科专病项目白癜风、心血管、针灸科的建设工作进行了督导。

根据国家中医药管理局的要求，上报了该区中医、中西医结合、民族医执业注册人员的统计情况。

该处对全国示范医院——自治区维吾尔医医院、昌吉回族自治州中医医院、乌苏市中医医院的建设工作进行了督导。

根据国家中医药管理局《中医药西部大开发技术支持项目专科专病建设计划》的要求，该处结合自治区实际，制定了《专科专病项目建设目标和要求》，并下发到有关单位，人员的培训工作正在实施中。

三、科研工作

完成了国家中医药管理局2004～2005年科研课题的上报工作，该区共上报了20项，目前有1项获得立项。

为加强古籍文献整理工作，在和田组织召开了《维吾尔医古籍文献整理》即《维、汉、英维吾尔医药词典》和《维吾尔医药学维汉英文版》等书籍编写工作会议。

继续做好维吾尔医药古籍文献的收集、整理、翻译、出版等工作，按计划实施完成国家级课题第2批3本古籍文献的整理研究工作，第3批的4本维吾尔医药古籍文献整理的建议书目已上报国家中医药管理局，待立项；根据《中华本草》编委会办公室的要求，《中华本草》维药分卷汉文版和《中国医学百科全书》维医学汉文版的编写工作已完成，目前已进入校对阶段。

该处对自治区维吾尔医研究所实验室进行了初审，认为该实验室在硬件和软件方面已经达到了国家中医药三级实验室的有关标准和要求，已报国家中医药管理局申请评估验收。

四、教育工作

完成了全国第3批名老中医、民族医的继承工作和全国中医优秀人才培养项目的有关工作。

在和田组织召开了《新疆维吾尔医学第2版大专教材》的编写会议，对和田地区维吾尔医学高等专科学校中的全国重点学科内科的建设进行了督导。

加强对新疆维吾尔医学高等专科学校的管理，主要从学科建设和师资培训方面进行，协调有关部门完成该校的成人大专及本科教育招生工作；组织、指导、协调有关专家完成第2版维吾尔医大专教材的编写、审定、出版工作；根据国家中医药管理局重点学科建设的要求，结合国家教委的精神，该校与江西中医学院签订了对口合作的协议，主要从重点学科建设方面合作，该处对该校重点学科建设项目执行情况进行督查；该处与区教委和科教处共同确定该校实习医院的评估标准体系，并在近期实施评估；积极向自治区人民政府及国家中医药管理局反映，新疆维吾尔医学高等专科学校实验室条件差、不达标的情况，争取经费，力争逐步改善该校实验室条件，提高教学质量。

经实地考察并与和田地区维吾尔医医院协商，报厅领导审定，正式发文将和田地区维吾尔医医院作为自治区维吾尔医临床专科进修基地，并下达20万元专项经费，用于该基地的建设。

该处与科教处、学会办联合对自治区继续医学教育项目的实施情况进行了检查。

为加强中医民族医医疗机构院内制剂室的建设和管理，该处举办了1期国家级继续医学教育项目维吾尔医院内制剂研究及申报标准培训班，并组织学员参观了1所合格的院内制剂室；为了避免造成浪费，该处组织有关人员设计制定出符合GPP制剂标准的中医民族医医院院内制剂室草图，供各医院参考；举办维吾尔医特色疗法自治区级继续医学教育项目学习班。

积极组织申报国家中医药管理局继续医学教育项目。

五、外事工作

2004年，根据有关部门安排，接待了来自香港城市大学、乌兹别克斯坦医学院、哈萨克斯坦、吉尔吉斯斯坦、美国针灸学会等国家和地区的专家学者20余人，对维吾尔医药机构进行了参观、交流。

为加强国际间的学术交流与合作，了解国内外传统医药学的发展，该处于2004年11月组织中医民族医医疗、教育、科研、企业等机构20余人参加了在北京召开的第3届国际传统医药大会，并展示了部分民族药产品。

为了做好中医药对外交流与合作工作，国家中医药管理局建立了中国中医药卫星电视传媒网，经推荐筛选，该区自治区中医医院和自治区维吾尔医医院被确定为入网医院，并审核、上报国家中医药管理局11个专科专病的对外宣传材料(汉、英2种文字)。

六、其他工作

通过全区卫生工作会议将2004年全国中医药厅局长会议的精神和吴仪副总理的重要讲话传达到各地州卫生局，还将全国中医药厅局长会议的重要文件下发到县级以上的各中医民族医医疗机构，并提出了学习要求。

继续做好SARS防治工作。该处与有关专家参加了国家中医药管理局在西安举办的西北片区防治SARS研究培训班。

2004年该处共收到各类信访信件20余封，接待来访人员12人，该处认真登记了来访信件，认真、热情、耐心地接待来访人员，并亲自赴石河子、鄯者、昌吉等地妥善解决了关于个体中医医师资格问题引起的集体上访事件和医疗纠纷等。

完成了第4批中华慈善总会与国家中医药管理局联合开展的“慈善医疗阳光救助工程”项目，共涉及医疗设备45台，总价值达503.68万元，顺利下发到20个中医民族医医院，给医院协调解决了无基本诊疗设备的困难。

中央民族大学前后2批共6人来该区对民族医在医疗、教育、科研和药物开发等方面的状况进行调研，根据自治区人民政府的通知，该处协调有关单位圆满地完成了此次调研任务。

根据自治区民族事务委员会、该厅和自治区药品监督管理局《关于对我区民族药品种进行调查的通知》要求，该处对全区各级民族医医疗机构和生产民族药的药品生产企业进行了调查，对该区民族药品种的调查工作已基本结束。

根据财政厅和卫生厅的要求，制定了2005年该处经费预算。

该处积极协助中国民族医药学会在博乐市召开了全国蒙医药学术会议；协助自治区民族医药学会，在库尔勒市召开了自治区民族医药学会2004年学术会议暨第5届第3次理事会；协助伊犁州卫生局和州哈医药学会在塔城市召开全区哈医药学术会议；协助自治区中西医结合学会召开了全国中西医结合心血管专业组学术会议。

根据厅领导的安排，该处积极协调有关部门，协助新疆维吾尔药业有限责任公司成功举行了开业庆典仪式。

该处干部利用在疆内出差的机会，对中医民族医医疗机构进行调研，并召开座谈会，积极宣传《中华人民共和国中医药条例》，了解各地贯彻落实的情况，并要求他们加强行风建设、加快人才培养、专科专病建设和医院内部改革的工作。

根据国家中医药管理局办公室和国家民委办公厅《关于开展全国民族医药情况调研工作的通知》，该处与自治区民委对该区民族医药医疗、教育、科研机构的基本情况等展开联合调查，目前调查工作已结束，已将汇总表和调研报告上报给国家中医药管理局。

根据中国民族医药学会《关于推荐优秀品种进入〈国家基本药物制剂品种目录〉的通知》，该处推荐上报59种维吾尔药制剂品种纳入《国家基本药物制剂品种目录》。

根据卫生厅统一部署，该处派人参加了对乌鲁木齐地区有关医疗机构进行的安全生产大检查工作。

该处配合自治区新闻出版局对《中国中医药报》新疆记者站进行了清理整顿工作，依法予以登记。

七、存在的问题

由于经费紧张和管理机构不完善，致使某些工作未能深入开展。

（赵新建）

32. 大连市

【大连市2004年中医药工作概况】

一、专科、专病建设

继续加强各级重点中医专科的日常管理和扶植。大连市中医医院脑科、心血管科、糖尿病科，大连市中西医结合医院骨科，大连市中西医结合皮肤病医院皮肤科等6个重点中医专科单位，均成为中医特色突出、专科优势明显、临床疗效显著、管理科学、具有示范带动作用的中医专科。

二、综合医院中医科建设

2004年，对大连市中心医院和大连市第六人民医院中医科的2个辽宁省重点中医科单位进行了重点考核，并要求其总结经验，进一步做好中医科建设。8月中旬大连市中心医院传统医学部举行了大连市中心医院中医工作会，会上推出重大举措。一是为适应现代化医学模式的发展要求，充分发扬中医药优势，实现中西医学术的优势，不断提高医疗综合功能，培养中西医复合型医疗人才，探索出发展中西医结合的新方法。经个人申报、专家筛选，在西医医疗骨干中选出首批2名“西学中”学员，跟随2位资深中医专家学习中医临床知识，签订了为期1年的“西学中”师徒协议书。二是医院大力支持中医科研建设，出资15万元作为科研专项经费，希望中医科研结出成果，并能尽快应用到临床中，提高中药使用率。

三、农村中医工作

为巩固大连市农村卫生服务体系，提高农村广大医务人员中医水平，大连市卫生局组织编写了《农村中医适宜技术培训》，作为培训教材，于2004年5月24日～31日对全市农村卫生技术人员进行了中医适宜技术专题培训。培训采取分区集中授课形式，内容包括农村多发病、常见病的中医、针灸、按摩治疗，简单的针刺、按摩手法和一些简、便、廉的单方、验方，包括乡镇卫生院、村卫生所的共1273名卫生技术人员和乡村医生参加了本次培训，并对培训合格者授予了继续教育学分。此次培训对提高农村卫生技术人员的中医技术水平，提高农村医疗机构中医药使用率起到了积极的作用。

为带动农村中医工作，提高中医诊疗水平，送医下乡，于2004年9月22日在普兰店举行了辽宁省名中医义诊活动，组织大连市5位省级名中医专家义诊，诊疗患者100余人。此次参加义诊的包括中医脑病、中医杂病、中医皮肤病、中医男性病等各方面的专家，对当地中医人员业务水平的提高起到了较大的指导作用。

四、科研工作

继续加强中医科研管理工作。2004年中华中医药学会在北京举行了首届中华中医药学会科学技术奖颁奖大会，全国有58个项目获奖。大连市中西医结合医院周升平的“化瘀祛湿解毒法治劳湿疹的临床观察与实验研究”课题，获2003年中华中医药学会科学技术三等奖，是辽宁省唯一获奖的科研成果。

大连市中医医院张天文的“三联运动针治疗脑梗死”适宜技术课题，经过全科同志3年的努力，于2004年9月在哈尔滨通过了国家中医药管理局中医临床诊疗技术整理与研究项目课题验收与鉴定。许元平的“耳穴浮络割治法治疗哮喘病临床研究”适宜技术课题已进入临床观察总结阶段。

2004年大连市共有7项中医药课题申报科2004～2005年度国家中医药管理局中医药科学技术研究专项课题，大连市中医医院刘平的“鹿茸活性成分对干细胞增殖和分化影响的研究”课题被列入立项资助课题计划；大连市中医院葛迎春的“海洋药物——海参生物活性物质的分离及活性检测方法的研究”课题被列入立项不资助课题计划。

五、中医医疗市场整顿

为认真贯彻《中华人民共和国执业医师法》、《医疗机构管理条例》、《中华人民共和国中医药条例》，规范中医医院医疗市场，根据辽宁省卫生厅《关于清理整顿中医医疗市场秩序的通知》，由大连市卫生局中医处带队，大连市卫生局监督所、各区（市）县卫生局卫生监督部门对辖区内中医医疗机构进行了全面清理整顿，监督覆盖率达90%以上，检查中医、中西医结合医疗机构共800多家，查处医疗机构300多家，没收非法所得3万多元，没收医疗设备4万多元，罚款5万多元，取缔非法行医者86人，全市中医医疗秩序有了全面的好转。

六、社区中医工作

社区卫生服务对于落实预防保健任务、方便群众就医和减轻疾病负担起到了积极作用。根据2003年对社区群众的需求，根据国家卫生部、民政部、国家中医药管理局《创建全国社区卫生服务示范特区活动》和《辽宁省社区卫生服务示范社区中医药特色补充评估参考标准评分细则》的要求，扶持沙河口区和西岗区申报辽宁省中医药特色示范社区活动。

七、人才培养

全国优秀中医临床人才培养项目全面启动，大连市的3名优秀人才3月赴省厅参加了项目启动电视、电话会议。积极做好优秀中医临床人才培养的日常管理、组织协调、材料发放工作。目前，3名优秀人才已赴各地参加了3期国家中医药管理局组织的培训班，取得良好的效果。

大连市的500名全国老中医药专家带徒工作顺利进行。大连市卫生局对各单位带徒工作的日常管理、学徒的学习笔记、病案积累、师徒的教学情况进行了定期抽查，出现问题及时纠正，带徒工作取得了良好的效果。

为推动辽宁省中医事业的发展，根据国家中医药管理局的部署，省卫生厅在全国范围内组织开展了辽宁省名中医的评选活动。在各市推荐的基础上，省卫生厅组织省内外专家采取双盲法对申报材料进行了认真客观的评审。大连市李寿山、张志浩、迟云志、赉子明、白长川、张天文、石志超、孔志凤、周升平、解建国等10位专家获此殊荣。

2004年大连市又选拔1名县级中医机构中青年技术骨干参加省卫生厅组织的辽宁省县级中医医院中医专科（专病）技术骨干培训。

八、执业医师考试、注册

大连市卫生局组织了2004年全国执业医师考试报名、送审、实践技能考试、全国综合笔试工作。按照行政许可法规定，办理中医医师执业注册、医师变更执业注册近300人。

九、其他工作

辽宁省中医医院院长论坛于2004年9月18日在市卫生局培训中心举行，近100位省内外中医管理者参加了会议。国家中医药管理局副局长李振吉、辽宁省卫生厅厅长姜潮出席了会议并作了专题报告。会上李振吉副局长作了题为《中医科技工作的特点与基本思路》的专题报告，为今后的中医科研工作引进了新的思路，明确了中医科研工作的重点方向。姜潮厅长作了题为《城市医疗体制改革的若干思考》的专题报告，就在改革过程中的规范化思路同代表进行了探讨。会后，国家中医药管理局、辽宁省中医医院和市中西医结合医院对中医院和中西医结合医院的建设成果给予了肯定，对医院今后的发展提出了建设性的意见。（李春梅）

33. 青岛市

【青岛市2004年中医药工作概况】

一、贯彻落实国家、省中医工作会议精神

贯彻吴仪副总理在全国中医工作厅局长会议上的重要讲话精神，结合该市实际组织各有关单位进行了认真学习。为落实国家、省中医工作会议精神，该局在对有关区市、部分医院、有关部门进行充分调研的基础上，针对中医工作的现状、存在的问题，起草了《青岛市人民政府关于加快中医药事业发展的意见》，进行了文件的签署，市政府进行了下发，召开了全市中医药工作会议，表彰了中医工作先进集体和先进个人，将该市中医工作推向了新的高度。

二、加强基层中医工作

根据省卫生厅农村中医药人才培养“5155”工程的要求，为推进乡村医生中医药知识与技能培训，该局积极与物价、农业部门协调，核定了乡村医生中医药知识与技能培训的收费标准，召开了乡村医生中医药知识与技能培训工作现场协调会，全面展开了乡村医生中医药知识与技能培训工作，全市有近4000名乡医报名参加培训，各基层中医药人才培训基地严格教学管理，培训工作有条不紊地进行。为提高培训质量，该局邀请省级专家到全国农村中医工作先进县（区）黄岛区和全省农村合作医疗先进县（区）崂山区进行现场授课和指导，受到广大学员的好评。为加强中医药在农村合作医疗中的作用，该局在合作医疗定点服务机构网络中配置了各级各类中医医院，将中药饮片、中成药、中药制剂、针灸、推拿、拔罐等中医药诊疗项目纳入合作医疗报销范围，鼓励乡村医生自采、自种、自用中草药。加强乡镇卫生院中医内涵建设，确定了8个中医特色乡镇卫生院建设单位。

为进一步完善养生保健服务网络，提高养生保健服务水平，提升市民的健康水平和生活质量，满足广大人民群众日益增长的养生保健服务需求，在前2期养生保健指导医师培训的基础上，组织举办了第3期全市养生保健指导医师的报名、辅导、考试考核工作，38人考试成绩合格，获得养生保健指导医师资格证书，成为该市第3批养生保健指导医师。至此，该市养生保健指导医师已达107余名，开设养生保健指导门诊25个，养生保健服务网络得以初步构建。

三、加快科教兴业步伐，繁荣中医药学术

继续实施《青岛市中医事业四名工程实施方案》，加强学（专）科建设，参加了全省重点专科建设工作会议、全省重点中医专科建设研讨会议，组织该市有关单位积极申报省第3批中医重点专科专家现场考评验收，又有市中医医院的中医肾病科、市人民医院的血栓病科、黄岛区中医医院的肝胆科3个学科成为省级重点专科；组织中医医院的院长参加了全省中医药现代化发展论坛，并邀请天津中医医院的石学敏院士来青岛就“中医医院管理和学科建设”作报告；加强住院医师规范化培训，搭建住院医师规范化培训提供平台，建立了10个省级住院医师规范化培训基地；参加了国家中医药管理局举办的优秀人才研修项目启动电视电话会议，出台了该市优秀中医临床人才研修项目工作的管理规范，提高优秀中医临床人才的培养质量和水平；加强中医继承工作，完成了第3批国家级老中医药专家学术经验继承工作阶段考核，按照《老中医药专家学术经验继承工作管理规定》的有关要求，对市级第2批中医药专家学术经验继承工作进行阶段督导检查，启动了该市第3批中医继承工作，遴选师徒3组；组织有关人员参加省第3批科研管理干部培训班；推荐上报了第2届中华中医药科技奖申报项目；推荐上报了首届山东中医药科技奖申报项目，开展了第3届优秀人才评选工作，1人获首届“扬子江杯”中国医师奖。

繁荣中医药学术，大力举办各种学术活动，组织申报了2项2005年度国家级中医药继续教育项目和8项省级中医药继续教育项目；举办“名师论坛”11期；召开了第2届中医集团护理工作会议；承办了全国针灸高级研修班、第9届中韩中医药学术研讨会、全国护理学术研讨会、第12届仲景学术研讨会、全国针灸减肥和美容研修班；组织该市国家级优秀中医临床人才参加国家中医药管理局组织的4期培训班学习。

四、强化中医机构内涵建设

制定了《2004年度局直属单位中医工作考核指标》，作为年底的院长考核目标，考核的内容包括中医工作的领导和管理、中医学科规范化与标准化建设、中医特色与优势等；为促进海慈医疗集团“建设现代化中医医院”既定目标的实现，将市政府《对省政协九届一次会议第91021号提案的答复》和《对省政协九届一次会议第92487号提案的答复》进行了转发，要求海慈医疗集团按照市政府对提案答复的有关要求切实做好各项工作；加强中医医院信息化建设，按照国家中医药管理局制定的《中医医院信息化建设基本规范（试行）》，促进中医医院的信息化发展，青岛市中医医院被列入国家中医药管理局首批中医医院信息化重点建设单位；继续加强综合（专科）医院中医科规范化、标准化建设，组织专家对部分综合（专科）医院中医科达标情况进行了评审；加强医院饮片管理，参加全国中药饮片质量管理座谈会和国际天然药物药材饮片展览会；为减少化学药品引起的药源性疾病，顺应世界范围内“回归自然”的发展趋势，倡导身心健康、天人相应的健康理念，提高市民的健康水平和生活质量，开展了青岛市绿色医疗服务品牌创建工程，有14家单位积极申报，遴选了青岛市中医医院等6家充分发挥祖国医学天然药物和非药物疗法特色的绿色医疗服务特色医院建设单位进行重点建设，该项工作得到了国家中医药管理局的肯定。

五、加强依法行政，强化医疗质量监管，加大精神文明建设力度，为中医事业发展创造良好的环境

在《中华人民共和国中医药条例》实施1周年之际，充分利用报纸、网络等各种新闻媒体，组织各单位举办专题讲座、召开座谈会，开展了形式多样的学习宣传活动。于10月12日～16日举办了中医药宣传周活动，并于10月14日组织各级各类中医（中西医结合）医疗机构以及示范中医科、国医示范门诊所在的综合（专科）医院采取在院内、进农村、入社区等各种形式，结合“养生保健进万家”活动，积极宣传绿色医疗服务理念，为病人提供高水平的中医（中西医结合）医疗服务。青岛市中医医院抓住“青岛市政府日本周”的契机，对日本友人进行了中医药的宣传工作。

为加强对全市各级中医、中西医结合医疗机构技术质量的监控管理，确保工作质量，降低医疗差错与事故的发生率，组织了全市中医（中西医结合）医院的医疗质量检查，并把检查结果向社会公示，以指导老百姓选择优质的中医（中西医结合）医疗服务，并在此基础上出台了《青岛市中医（中西医结合）医院医疗质量信誉等级评定方案（试行）》，启动中医医疗质量量化分级管理工作。承办了全国中医医院医疗质量监测工作会议。

为切实加强中医药行业作风建设，号召全市中医药工作者学习《向全国医务工作者的倡议书——为医学之圣洁和尊严》和107位中医药专家联名发出的《大医精诚，奉献社会——中国中医研究院百名中医药专家恪守医疗机构和人员“八不准”倡议》，以实际行动营造廉洁行医、诚信服务的良好氛围。其中黄岛中医医院实行的“五下岗”制度（收受“红包”、回扣者下岗，3次被患者投诉者下岗，延误急诊急救并造成严重后果者下岗，私自卖药、向院外跑方、倒卖病人者下岗，涂改病历、检查报告单及开假诊断书者下岗），受到了国家中医药管理局的肯定，使医院效益明显提高。

六、其他

加强禽流感等冬春季节各类感冒的中医药防治工作。组织专家编制了防治禽流感的《发热门诊医务人员中医药知识培训手册》以及防感冒配方，对冬春季养生保健指导工作、医务人员培训、药品储备等进行了部署，满足了广大人民群众运用中医药防治禽流感的需求。

办理市两会提案2件、省政协提案1件、市民月提案2件，办理市长公开电话转办件1件和市政府督办件1件以及其他群众信访件7件；印发《青岛市中医药动态》1期；制定了《城镇居民50项适宜技术》；组织《山东省卫生志——中医（中西医结合）篇》编写工作。开展了首届中医护理明星评选活动。

（汪运富）

34．宁波市

【宁波市2004年中医药工作概况】

一、加强中医机构建设

该市以全省中医医院等级评审为契机，抓管理，促建设，宁波市中医院通过省三级乙等中医医院复评。

支持民营中医专科医院发展，该市2004年申报了2家中医骨伤专科医院，并通过了省卫生厅执业验收。

为提高中医病历质量，该市的中医医院施行《宁波市中医病历书写规范实施细则》，并于年底对实施情况进行了中医病历质量检查。

加强依法治业，对该市非公立医疗机构的中医人员执业情况、中医广告发布等进行了全面的执法检查，对其中问题突出的单位进行了督促整改。

二、中医人才培养

为促进该市中医事业的发展，加快中医临床人才培养，已制定《宁波市青年中医临床人才选拔培养计划（暂行）》，并开展实施。

该市3名同志进入国家中医药管理局“优秀中医临床人才研修项目”，通过3年培养成为临床型高级人才。

加强农村中医药人员培养，该市7名基层医疗机构中医人员参加了第2期的浙江省农村中医骨干培训。

三、中医科研立项

宁波市中医院中西医结合肿瘤学等5个学科（专科）分别被列入2004年省中医重点学科（专科）建设计划项目。宁波市中医院糖尿病专科、奉化市中医院萎缩性胃炎专科通过浙江省中医重点专科终期验收。

根据《宁波市中医药事业发展规划》，该市评审确定10个项目为2004年市中医重点学科（专科）建设项目，周期3年。

该市宁大卫生职业技术学院、市中医院等单位的10个项目列入2004年浙江省中医药各类科技计划项目、省中医药科技创新奖奖励项目。

批准成立宁波市董氏中医儿科诊疗研究所，整理提炼该市传统董氏中医儿科的学术思想，使之系统化、规范化，并发扬光大，更好地满足群众医疗需求。

四、中医继承、继续教育

该市全国名中医药专家学术经验继承工作受到省卫生厅中期考核专家组好评。同时，为支持中青年业务骨干的培养，申报新增了省级名中医药专家学术经验继承人1名。

举办省级中医药继续教育项目2期，参加医务人员280余名；完成住院中医师规范化培训2期，培训医务人员200余名。

五、中医合作交流

宁波市中医院与上海市中医院缔结为友好医院，成立医教研合作中心，互惠互利，共同发展，加强医教研方面的协作。

10月，该市卫生部门、市中医药学会接待香港港九中华药业商会、国际中医中药总会赴宁波联谊访问团来访，双方学会就结为兄弟学会、开展交流互访等达成了共识。

（郭永斌）

35．深圳市

【深圳市2004年中医药工作概况】

一、严把中医机构和人员准入关

按照卫生部、广东省卫生厅和广东省中医药管理局的要求，顺利组织完成2004年度深圳医师资格考试有关工作（完成中医、中西医结合考生63人的资格审核上报、实践技能考试、理论考试等工作；完成全市500余名考生医师资格考试理论考试组织工作）。协同有关处室组织完成全市800余家社会医疗机构专家现场考察和会议评议工作。协同有关处室组织完成全市300余家社区健康服务中心的专家现场考察和会议评议工作。依法严格审批深圳市中医、中西医结合医疗广告19份次。

二、进一步规范中医药管理工作

在2003年出台《深圳市中医药工作管理规范（医院部分）》的基础上，制定了《深圳市中医药工作管理规范（门诊部分）》。在《深圳市常见病症基本诊疗规范》和《深圳市常见病症中医基本诊疗规范》的基础上，组织制定《深圳市常见病症中西医结合基本诊疗规范》，更好指导和规范中西医结合临床工作。整理历年国家、广东省和深圳市中医药工作文件，编辑了《中医药工作文件》，并在深圳市卫生局网站发布公告，方便中医药人员查阅和社会监督。制定了《深圳市医疗机构建设规范》中医类机构部分，更好地加强和规范了深圳市中医医疗机构的建设，该建设规范在《深圳市人民政府公报》2004第28期公布。制定了《深圳市中医药工作质量评估办法》，作为《深圳市医疗服务质量整体评估管理》的补充和年度中医工作专项评估标准，以加强深圳市各级各类医疗机构中医药工作质量和内涵的检查督导。

三、加强中医内涵建设，提升中医整体水平

评审确定深圳市第1批中医特色专科（专病）。为及时挖掘、总结、推广深圳市特色中医专科（专病）经验，发挥中医特色优势，培育和扶持中医名科发展，更好地为患者解除病痛。深圳市卫生局组织了全市第1批中医特色专科（专病）评审，从申报的35个中医专科（专病）中客观、公正评审出：深圳市中医院的蛇伤和心血管病、深圳平乐骨伤科医院的腰腿痛、徐晓明中医外科诊所的瘰疬及顽固性溃疡等13个专科（专病），并编印《深圳市第1批中医特色专科（专病）经验汇编》一书，供医务工作者借鉴学习，取长补短。

中医机构建设取得进展，深圳平乐骨伤科医院挂牌二级甲等中西医结合骨专科医院，其他中医机构软、硬件建设加强，档次不断提高。

继续抓好综合医院示范中医科、放心中药房建设。龙岗区中心医院积极开展创建示范中医科工作，龙岗区平湖医院、布吉医院和宝安区公明医院也积极开展创建放心中药房工作，通过创建评审使中医药工作在规模、管理、业务、效益等方面上一个新台阶，推动全市综合医院中医药工作发展。同时，修订了《深圳市综合医院示范中医科建设标准》。

加强医疗质量监督管理。协同有关处室组织开展深圳市医疗质量评估工作，召开全市医院工作会议，及时通报了2003年度医疗服务质量评估结果，深圳市中医院获得全市第3名的好成绩，其他中医类医院均达A级医疗质量水平。

四、中医药科教水平不断提高

广大中医药、中西医结合工作者科研意识增强，课题质量和水平不断提高。2004年共受理申报国家和省级中医药课题107项，其中14项已获广东省中医药管理局科研立项。

组织受理评审国家、省、市级中医药继续项目24项，获立项22项，其中国家、省、市级的分别为1项、6项和15项，督导立项项目按时开展培训工作。全年深圳市举办市级中医药继续教育项目近20项，培训人数约2600人次。

督促做好老中医药专家师承工作，培养中医后继人才。加强对中医住院医师规范化培训，组织深圳市中医医院34人参加2004年全省中医住院医师规范化培训理论课程统考，其中3人未参加考试，27人合格（合格率87%）。

制定下发了《关于加强中医药科研课题组成员管理的通知》，进一步规范中医药科研课题管理工作。

五、中医行风建设成效显著

深圳平乐骨伤科医院名誉院长郭春园主任医师从事中医工作60多年，医德高尚、医术精湛、治学严谨，被郑州市人才工作领导小组授予“卫生事业终身成就奖”荣誉称号，被河南省人事厅记大功，他的动人事迹在多家报刊广为宣传，受到黄丽满书记的称赞。

六、贯彻中医方针政策，促进中医事业发展

召开深圳市中医工作会议。4月30日，在深圳市卫生局召开2004年全市中医工作会议。会议传达2004年国家和省中医工作会议精神，总结2003年全市中医药工作，表彰先进工作者，交流经验，部署2004年深圳市中医药工作任务。会上，江捍平副局长作了《抓住机遇，扎实工作，当好建设广东中医药强省排头兵》的主题报告。周俊安局长到会作了重要讲话，深圳市中医院杨卓欣院长、深圳平乐骨伤科医院黄明臣院长、福田区卫生局朱裕华副局长等在大会上代表医院从不同角度进行了经验交流。大会还表彰了43名深圳市先进中医药工作者，确定和表彰了深圳市第1批中医特色专科（专病）并颁发了奖牌，宣布了横岗人民医院为“放心中药房”，并颁发了奖牌。

3月19日，召开了深圳市卫生局第1季度中医医院院长会议。会议传达了全国中医药工作会议精神，研讨了加快中医医院发展的思路和措施；交流了各医院2003年工作总结和2004年计划；分析、比较了前3年各医院业务发展状况及医疗质量存在的问题，并提出加强2004年中医医院工作意见。

6月17日，深圳市卫生局召开了退休老中医专家座谈会。会议通报了深圳市中医事业发展等有关情况，江副局长及20多位深圳知名老中医专家参加了会议。会上，老中医专家希望市卫生局尽快制定出台切实可行的政策和措施，更好地发挥老中医专家传、帮、带的作用，为中医事业作出应有贡献。会后，制定下发了《关于做好退休老中医工作的意见》，要求各级中医行政管理部门和医疗机构关心、爱惜、尊重老中医药专家，为他们在临床医疗、学术总结、经验传授等方面更好地发挥余热提供条件。

举办贯彻《中华人民共和国中医药条例》实施1周年系列活动。

第一，参与全国统一的中医药宣传周系列活动，按照“统一主题、统一内容、统一时间”的要求，10月12日～16日各中医机构及其举办的社区健康中心、市区一级以上综合专科医院，张贴宣传标语，向市民发放《中华人民共和国中医药条例》和深圳市中医特色专科专病宣传册约2万份，营造了良好的普法氛围。10月14日举办了中医药义诊和咨询，共接受义诊咨询人次达1万多人。第二，10月24日，由深圳市中医药学会和深圳市针灸学会联合举办的深圳市纪念世界传统医药日13周年大会暨首次名中医论坛活动在银湖会堂举行，深圳市中医药界名老中医和香港中医骨伤科学会等港澳台中医药界学术团体以及中医药同道近200人参加了活动。应邀参加名中医论坛的广东省名中医肖劲夫、骆继杰、李志铭、王孟庸、王启梁、陈福如6位主任中医师作了精彩的讲演。第三，组队参加全省《中华人民共和国中医药条例》知识竞赛。深圳市一直重视中医药政策、法规及中医药基础知识的学习培训，在2004年广东省卫生厅、广东省中医药管理局主办的《中华人民共和国中医药条例》实施1周年中医药知识竞赛电视晚会上，深圳市代表队获得第3名的好成绩。

协调、指导中医类学会开展工作。协调、指导深圳市中医药学会、中西医结合学会、针灸学会开展各项工作，鼓励专业委员会设立和开展工作，举办深圳市纪念世界传统医药日13周年活动，开展系列中医药、中西医结合医疗、护理、社区中医的培训、讲座，提高深圳市中医药学术水平，促进深圳中医药学术繁荣与发展。与民政部门共同协调指导深圳市振兴中医药基金会因基金严重不足而注销有关工作及成立深圳市中医药学会专项基金有关筹备事宜。

开展社区健康服务中心中医药工作调查。为了解深圳市社区健康服务中心开展中医药卫生服务的现状，7月～8月，对深圳市276家社区健康服务中心中医药开展情况进行了调查，在此基础上草拟了《关于加快深圳市社区健康服务中心中医药工作的意见》，从而推动了深圳市中医药融入社区健康服务的工作。

配合做好电子政务相关工作。深圳市卫生局致力提高办事效率，提高信息化程度，尽力做到有关文件、简报和公共中医药资源网上公布，方便专业人员和公民查阅。公正、公平处理信访、医疗纠纷18件次。（廖利平）

36．厦门市

【厦门市2004年中医药工作概况】

一、加强中医医院的改革与建设力度

厦门市中医院以“创三甲”为工作重心，在医疗制度、人事制度、后勤社会化管理等方面加大改革力度，促进医院全面发展，2004年门诊量894770人次，出院病人15633人次，业务收入达1.65亿。同时，该局制定厦门市中医院东迁发展战略，积极协助新院建设。8月初主体工程全面动工，12月底，裙楼封顶，主体病房大楼达12层，预计2005年春节前主楼封顶，2006年春节投入使用，届时床位数将达到850张，位居福建省首位。

二、加强中医重点专科专病建设与管理

注重学科内涵建设，实行重点专科动态管理与滚动淘汰制。2004年初对厦门市第1批中医（中西医结合）重点学科进行中期评估检查，并将检查结果反馈给医院进行整改。在多方征求专家意见，多次修订后出台了《厦门市中医（中西医结合）重点学科评分标准（试行稿）》，为中医重点学科的准入与验收提供了较为科学合理的依据。

继续深入开展国家级、省级重点专科专病创建工作。厦门市中医院肝病中心、慢性胃炎、肛肠、糖尿病等国家级省级重点专科建设取得新进展，顺利通过了省级中期评估。专科中心实验室和总院、分院PCR项目同时通过国家验收。

在原有重点专科专病之外，该市发挥中医特色，推出了各自的重点专病作为医院各科室的发展重点。成立了中西医结合睡眠障碍研究室、高血压防治研究室，开展哮喘、慢性阻塞性肺气肿的健康教育、糖尿病防治知识讲座、三伏灸等，均取得良好反响；厦门市中医院儿科也正在积极争取成为中西医结合省级重点专科，并做了大量的前期准备。

三、重视中医管理人才与后备人才培养

为提高中医院领导的管理经营理念，该局与厦门大学管理学院联合举办的第1期卫生系统企业管理学习班，共有7名中医药医疗卫生单位高中层领导与卫生行政管理人员毕业。

为加快培养优秀的中医中青年临床人才步伐，使有培养前途的中青年中医临床工作者成为新一代的医德高尚、理论深厚、医术精湛以及享有一定知名度的优秀中医临床人才，提高该市中医药防病治病的能力，建立起1支各年龄层次完备的中医药人才梯队，实现该市中医药人才培养的可持续发展，在多方面听取中医老专家意见，并对全市中医专业人才进行调查后，制定并出台了《厦门市中医后备人才培养计划》。

2004年下半年配合福建省中医药管理局组织对第3批全国名老中医药学术继承人进行中期检查，为进一步做好师承工作进行考核与指导。

四、加强中医药科研工作与临床医疗质量控制

为进一步提高该市医学科研能力与创新水平，该处经过积极筹划，在厦门市医科所的大力支持下，举办了医学科研骨干培训班。其中中医医疗骨干有8人参加了培训，系统地学习了医学科研的管理、选题、设计与方案、应用与评审等方面的理论知识，进一步提高了中医药科研人员的理论素质与水平。

元月启动了与高校科技交流的活动，该处先后3次组织该市医学专家与中医专家前往福建省医科大学、农林学院、福州大学、师范大学、厦门大学进行科技交流活动，依托高校强大的科研能力，提升该市中医科研能力与水平。经过此项活动，厦门市中医院分别与厦门大学、南京市中医院和厦门市医科所等多家高校及科研单位进行课题协作，共有协作项目7项。2004年厦门市中医院已有1项与厦门大学合作的科研项目被列为厦门市重大疾病攻关项目子课题；另有3项与高校合作的中医课题参加福建省卫生教育联合攻关项目评审；2项中医科研项目为福建省青年科研课题资助计划中标项目；2项课题为厦门市科技计划项目及社会发展中标项目；3项为厦门市卫生局重点科研计划中标项目；2项厦门市卫生局重点项目完成科研成果鉴定，并申报厦门市科学技术进步奖。

该局2004年改进医疗质量评估与检查方法，实施关键环节质量监控，抓医疗重要环节，杜绝差错事故与安全隐患，全市中医医疗工作质量稳定良好，全年未发生差错事故与重大医患纠纷。在2004年福建省卫生厅组织的全省中医病历质量检查中该市荣获第1名。

六、加强农村与社区中医药工作

2004年4月同安县农村创先工作通过省级中期验收。

2004年组织对厦门市社区卫生机构及农村的中医药工作情况进行调查摸底及全面总结。转发了国家中医药管理局《乡镇卫生院中医药服务管理基本规范》和《社区卫生服务中心中医药服务管理基本规范》、省卫生厅的《福建省中医药参与社区卫生服务示范中心建设标准与评分细则》，对中医药在社区卫生服务现状及发展对策发布调查问卷进行研究，掌握了该市社区中医药的基本现状。8月对全市社区卫生服务机构进行了考核，就中医药在社区服务情况进行了摸底与总结。同时，继续做好思明区鼓浪屿、思明2个社区卫生服务中心的中医药进社区省级示范点的管理工作，加强指导，顺利通过了省厅组织的中期评估。年底组织各区对《执业医师法》颁布前无学历无职称的中医从业人员进行调查统计等工作，为更好地在基层推广开展中医药工作奠定基础。

七、大力实施品牌战略，积极宣传名医、名科、名院

11月24日～25日，由国家中医药管理局组织的首都各大媒体新闻调研团来该市进行了中医药工作考察。调研团由国家中医药管理局、《中国中医药报》、《中国改革报》、《中国日报》、《健康报》、中国中医药卫生电视传媒网等单位的新闻记者组成，对该市中医药工作情况、中医药在厦门的新进展和新成绩与存在问题、中医药机构设置、经费投入、《中华人民共和国中医药条例》贯彻情况等方面进行了调查研究。调研团对该市的中医药工作总体情况表示满意。

2004年10月21日，厦门市中医院经批准后隆重举行“厦门华侨医院”挂牌仪式，全国侨联主席林兆枢亲临挂牌。此举为扩大厦门中医院的海外影响力、拓展东南亚市场无疑具有良好的促进作用。同时厦门市中医院积极开展侨务活动，赠送了20多万元的医疗设备支持竹坝华侨农场卫生院，还在金尚小区为侨胞侨眷专项义诊，受到社会各界的好评。此外，还在各大媒体刊登文章676篇次，有力地宣传了厦门市中医院的特色专科及优秀专家，宣传了该院各项事业取得的成绩，扩大了医院的社会影响力。

八、加强依法行政，加大中医执法与检查力度，强化行业管理

加强《中华人民共和国中医药条例》的贯彻宣传与执法力度。2004年该处与法规处共同对中医医疗市场进行规范管理，对非法美容机构进行专项治理整顿，共查处3个非法中医美容机构，没收非法所得27万，罚款2.5万元。

九、其他工作

2004年，成功举办了国家级继续教育项目海内外现代针灸临床治疗提高班、全国肝病学术研讨班以及省级继续教育项目中西医结合脑病提高班、肛肠科基层医师培训班。同时与马来西亚东方中医药进修学院及新加坡中医师协会联合举办2期海外学员培训班等。

4月～6月，圆满完成2004年中医、中西医类别的执业医师实践技能考试工作（含师承人员），全市共有186人参加考试，合格率为80.1%。9月又组织该类人员参加了笔试考试。

2004年9月对《中医药通讯》杂志社编辑部重新进行调整，加强了办刊工作，办刊质量水平不断提高，刊物能按期正常出版，已被列为中华中医药学会主办的系列杂志。

为加强与机关各处室、基层间的信息交流，编辑出版了《厦门市卫生局科教/中医工作动态》，共3期，并在各基层单位建立了通讯员队伍，保持了信息交流的畅通，及时传达与宣传该市中医工作的各项精神与取得的成绩。（孙　健）

中药工作

中 药 工 作

【安全使用中草药有了指南】 由中国中医研究院中药研究所负责的卫生部与世界卫生组织卫生技术合作项目“中草药安全用药指南”2004年完成。课题成果的主要表现形式是《中文图解常用中药用药安全性指南》(以下简称《指南》),该书对200～300种常用中药的安全使用作了详细介绍。《指南》对常用单味药及中成药的介绍除了来源、拉丁学名、功能主治等外,着重于中药的安全使用。不良反应和注意事项主要依据国内外各医学期刊中的报道,选取有临床价值的内容,注意事项则根据有关报道和相关理论分析其可能发生不良反应的原因。中西药合用的问题比较复杂,在不确切掌握药理机制的情况下,临床上应避免中西药合用。另外,《指南》阐明了引发中药不良反应的原因,如药材品种混乱、超量使用、不遵循配伍宜忌、给药途径不恰当等,另外患者本身的体质差异、性别、年龄、国家、民族等也是重要原因。

【国家中药保护品种已达1668个】 我国国家中药保护品种已达1668个。其中有12个品种被列为国家一级保护品种,1656个品种被列为国家二级保护品种,涉及全国883个中药生产企业。与此同时,依法撤销和中止了24批共1530个中药品种生产批准文号的效力。

【中药饮片包装有了严格要求】 国家食品药品监督管理局发出《关于加强中药饮片包装监督管理的通知》,对中药饮片包装提出了一系列严格的要求,凡是包装不符合要求的饮片一律不准销售。

【世界卫生组织为草药制定指导方针】 世界卫生组织为市场额数百亿美元的草药市场制定了指导方针,以确保其安全性和有效性。该方针为用于治疗多种疾病或减肥的草药产品的种植和收获方式作出规定,要求明确标注产品成分。根据联合国机构统计,全球草药市场规模估计每年可达600亿美元,占整个药品市场的20%左右。然而仅仅在中国、日本和欧盟有关于草药种植的法规。该指导方针并不强制每个国家都实行,但是它可以为各个国家制定自己的规则提供了示范。

【国家公布首批中药材规范化种植基地】 为了进一步规范中药材的生产,从而在根本上保证中成药的安全、有效,国家食品药品监督管理局发布了第1号《中药材生产质量管理规范(GAP)检查公告》,公布了我国首批通过GAP认证的中药材生产企业和品种。

首批通过GAP认证的中药材生产企业及其种植品种是:陕西天士力植物药业有限责任公司在陕西省商洛市商南县、山阳县、洛南县、丹凤县、镇安县、柞水县、商州区种植的丹参,云南特安呐三七产业股份有限公司在云南省文山县、马关县、砚山县种植的三七,南阳张仲景山茱萸有限责任公司在河南省西峡县种植的山茱萸,雅安三九中药材科技产业化有限公司在四川省雅安市雨城区种植的鱼腥草,上海华宇药业有限公司在上海市宝山区长兴岛、崇明岛种植的西红花,阜阳白云山板蓝根技术开发有限公司在安徽省太和县种植的板蓝根,吉林省西洋参集团有限公司在吉林省靖宇县种植的西洋参,北京同仁堂吉林人参有限责任公司在吉林省靖宇县、临江县种植的人参。

【国家食品药品监督管理局发出通知:加强牛黄及其代用品使用的管理】 牛黄是传统名贵中药材,是中成药的重要原料。长期以来,药源紧缺,难以满足临床用药的需要,大量牛黄依赖进口。为此,国家药品监督管理部门自1972年陆续批准了3个牛黄代用品,即人工牛黄、培植牛黄和体外培育牛黄。由于历史原因,在国家药品标准处方中牛黄代用品的使用问题一直没有明确,在一定程度上造成中成药生产和使用过程中牛黄与牛黄代用品混用的情况。为了加强国家药品标准处方中含牛黄品种的监督管理,国家食品药品监督管理局于2004年1月21日发出通知:

一、对于国家药品标准处方中含牛黄的临床急重病症用药品种(包括安宫牛黄丸、大活络丸、局方至宝散、牛黄清热散、牛黄清心丸、牛黄醒脑丸、牛黄镇惊丸、片仔癀、人参再造丸、麝香保心丸、小儿牛黄清心散、小儿清热镇惊散等42种)和国家药品监督管理部门批准的含牛黄的新药,可以将处方中的牛黄以培植牛黄、体外培育牛黄替代牛黄等量投料使用,但不得以人工牛黄替代。其他含牛黄的品种可以将处方中的牛黄以培植牛黄、体外培育牛黄或人工牛黄替代牛黄等量投料使用。

二、含牛黄或其代用品的药品必须在包装标签及使用说明书中的成分或主要成分项下明确牛黄或其代用品名称。

三、生产含牛黄或其代用品品种的药品生产企业在2004年6月30日以后必须按上述规定组织生产，此前已进入流通领域的可在其有效期内继续销售使用。

四、医疗机构制剂处方中牛黄、培植牛黄、体外培育牛黄以及人工牛黄的使用，由所在地省级药品监督管理部门参照上述要求另行规定。

【国家食品药品监督管理局颁布43种进口药材质量标准】 食品药品监督管理局2004年5月8日印发《关于颁布儿茶等43种进口药材质量标准的通知》（国食药监注[2004]144号）。通知规定了儿茶、方儿茶、西洋参、高丽红参、西红花、牛黄、羚羊角、泰国安息香、苏合香、乳香、没药、血竭、藤黄、沉香、檀香、丁香、母丁香、小茴香、荜拨、广天仙子、豆蔻、槟榔、肉豆蔻、大腹皮、大风子、西青果、诃子、胖大海、芦荟、猴枣、弗朗鼠李皮、胡黄连、肉桂、番泻叶、马钱子、玳瑁、石决明、天竺黄、穿山甲、海狗肾、海马、蛤蚧、海龙等43种进口药材的质量标准。

【国家食品药品监督管理局严管广防己等6种药材及其制剂】 根据对含马兜铃酸药材及其制剂不良反应的报道以及毒副作用研究结果的分析，国家食品药品监督管理局发出通知，要求加强广防己等6种药材及其制剂的监督管理，以保证人民群众用药安全。

国家食品药品监管局决定：取消广防己（马兜铃科植物广防己 Aristolochia fangchi Y.C.Wu ex L.D.Chou et S.M.Hwang 的干燥根）药用标准，凡国家药品标准处方中含有广防己的中成药品种应于2004年9月30日前将处方中的广防己替换为《中国药典》2000年版一部收载的防己（防己科植物粉防己 Stephania tetrandra S.Moore 的干燥根）。取消青木香（马兜铃科植物马兜铃 Aristolochia debilis Sieb.et Zucc. 的干燥根）药用标准，凡国家药品标准处方中含有青木香的中成药品种应于2004年9月30日前将处方中的青木香替换为《中国药典》2000年版一部收载的土木香（仅限于以菊科植物土木香 Inula helenium L. 的干燥根替换）。

通知要求，替换后的中成药品种涉及原质量标准需要修订的，应将修订后的质量标准经省级食品药品监督管理部门审核后报国家食品药品监督管理局药品注册司，同时抄送国家药典委员会。各省级食品药品监管部门应对辖区内生产的含广防己、青木香的中成药品种的处方替换情况进行监督检查，凡2004年9月30日以后生产的中成药中仍含有广防己、青木香的，一律按假药查处。

同时规定，含广防己、青木香的中药制剂必须严格按处方药管理，凭医师处方购买，在医师指导下使用，并明确儿童及老年人慎用，孕妇、婴幼儿及肾功能不全者禁用；使用者要定期检查肾功能，如发现肾功能异常应立即停药。

通知还要求，对含马兜铃、寻骨风、天仙藤和朱砂莲的中药制剂严格按处方药管理，已作为非处方药管理的肺安片、朱砂莲胶囊、复方拳参片，亦按处方药管理，在零售药店购买必须凭医师处方。患者应在医师指导下严格按功能主治服用。药品零售企业未凭处方销售含马兜铃、寻骨风、天仙藤和朱砂莲等中药制剂者，一律依法查处。

通知强制要求含马兜铃、寻骨风、天仙藤和朱砂莲的中药制剂，必须于2004年9月30日前在药品标签和说明书的“注意事项”项下统一增加以下内容：“（1）本品含××药材，该药材含马兜铃酸，马兜铃酸可引起肾脏损害等不良反应。（2）本品为处方药，必须凭医师处方购买，在医师指导下使用，并定期检查肾功能，如发现肾功能异常应立即停药。（3）儿童及老年人慎用，孕妇、婴幼儿及肾功能不全者禁用。”未按规定加注上述内容的，一律依法查处。

国家食品药品监管局同时鼓励马兜铃、寻骨风、天仙藤和朱砂莲等药材代用品的研究，并暂停受理含马兜铃、寻骨风、天仙藤和朱砂莲等4种药材的中成药的中药品种保护申请和已有国家标准药品的注册申请，暂停受理含上述4种药材制剂的新药注册申请。

含马兜铃、寻骨风、天仙藤和朱砂莲4种药材的中成药品种有（36种）：喘息灵胶囊、肺安片、复方蛇胆川贝散、鸡鸣丸、鸡苏丸、京制咳嗽痰喘丸、七十味松石丸、青果止嗽丸、润肺化痰丸（鸡鸣丸）、十三味疏肝胶囊、胃福颗粒、消咳平喘口服液、新碧桃仙片、止嗽化痰胶囊、止嗽化痰颗粒、止嗽化痰丸、止嗽青果片、和胃降逆胶囊、香藤胶囊、杜仲壮骨胶囊、杜仲壮骨丸、风湿宁药酒、复方风湿药酒、复方拳参片、祛风除湿药酒、三蛇药酒、伤湿镇痛膏、少林正骨精（酊剂）、神农药酒、益肾蠲痹丸、金朱止泻片、朱砂莲胶囊、保胃胶囊、复方胃痛胶囊、九龙解毒胶囊。（张东风）

【100种中药分离组分有了“样品库”】 国家中医药管理局组织并通过“供高通量筛选用100种中药分离组分样品库建设”项目论证，该项目将建设完成中药成分样品库和综合信息资源库，囊括由专家精选的100种有代表性的中药材共计约2.5万个馏分。

【我国首次批准中成药用于改善艾滋病症状】 中成药“唐草片”2004年4月获得国家食品药品监督管理局批准用于改善艾滋病症状，这也是我国首次批准中成药用于改善艾滋病症状。“唐草片”对于艾滋病病毒感染者以及艾滋病患者，具有提高CD_4^+淋巴细胞计数的作用，可以改善乏力、脱发、食欲减退和腹泻等症状，并改善活动功能状况。（张晓松）

【新中药“血必净注射液”攻克脓毒症和多脏衰治疗难题】 由天津红日药业股份有限公司研制成功的中

药复方血必净注射液，2004年2月获得国家二级新药证书和生产批文，填补了目前国内尚无对症治疗脓毒症和多脏器功能失常综合征药物的空白。该药物经北京中医药大学、中国中医研究院等多家国家临床药理基地临床研究证实，治疗脓毒症和多脏衰的有效率超过了85%，居国际领先水平。

【中医药科研成果获国家大奖】 2月20日，国家科技奖励大会召开。由中国中医研究院西苑医院完成的“血瘀证与活血化瘀研究”项目，在国家科技奖励大会上荣获国家科技进步奖一等奖。这是自该奖项设立以来，中医药科研成果首次获此殊荣。中共中央总书记、国家主席胡锦涛亲自将获奖证书授予该项目负责人、中国科学院院士陈可冀教授。此外，中医药行业还获得国家技术发明奖二等奖1项和国家科技进步奖二等奖3项。

“血瘀证和活血化瘀研究”项目在继承传统中医理论“血瘀证——活血化瘀”的基础上，以冠心病为突破口，提高疗效为目的，对“血瘀证和活血化瘀治法”从临床、基础及理论等方面进行了深入系统的现代研究，取得了重大进展。该项目曾先后得到国家中医药管理局、国家自然基金委员会的重点资助，相关内容从“七五”到“十五”连续4次被列入国家科技攻关计划。1996年，该项目曾获得国家中医药管理局科技进步一等奖。由于本项目的研究，中医对冠心病的治疗效果有了显著的提高，“活血化瘀”已成为中医治疗冠心病的主要法则之一，在全国到广泛的推广应用，并创造了良好的经济效益。据不完全统计，西苑医院仅该项目的技术转让就创造直接经济效益4000万元。

获得国家技术发明二等奖的是由大连轻工业学院金凤燮教授主持研究的“酶转化法生产 Rh_2 等人参稀有皂苷”项目。获国家科技进步二等奖的分别是由上海中医药大学刘平教授主持研究的“扶正化瘀法在抗肝纤维化治疗中的应用及相关基础研究”、由中国中医研究院中药研究所黄璐琦研究员主持研究的“栝楼属植物的系统演化及其药材的分子鉴定研究”和由天津市中西医结合急腹症研究所吴咸中院士主持研究的“通里攻下法在腹部外科疾病中的应用与基础研究”。

“酶转化法生产 Rh_2 等人参稀有皂苷”项目，通过利用新发现的皂苷糖苷酶，发明了“选择性地改变人参皂苷糖基，制备高活性的 Rh_2 等人参稀有皂苷”的一整套方法。大大提高了人参皂苷 Rh_2 的转化率，并实现产业化生产。

“扶正化瘀法在抗肝纤维化治疗中的应用及相关基础研究”项目，提出“正虚血瘀”是肝纤维化基本病机的假说，并针对性地以“扶正化瘀”作为治法，成功研制出专利新药“扶正化瘀胶囊”，该药可使肝组织纤维化分期逆转率达52%～58.3%。

“栝楼属植物的系统演化及其药材的分子鉴定研究”项目，通过对全球范围的栝楼属植物及药材进行全面而系统的研究，首次确立了世界范围内栝楼属植物有84种8变种，我国有37种6变种，还应用分子生物学技术为鉴别栝楼雌雄株和天花粉药材提供了新的方法。

“通里攻下法在腹部外科疾病中的应用与基础研究”项目，通过2600多例临床研究证明，通里攻下法治疗急性肠梗阻、重型胰腺炎、肠源性内毒素血症等腹部外科疾病有明显疗效。同时，揭示了该疗法的作用机理。

本次共有16项成果获国家科学技术进步奖一等奖，199项成果获二等奖。19项成果获国家技术发明奖二等奖。（陆　静）

【中药抗艾滋病研究课题列入国家“863”计划】 “十五”国家重大科技专项“创新药物和中药现代化”第4批课题的招标工作结束，河南中医学院田圣志等科研人员申报的国家“863”计划科研项目——“爱可扶正片（原名田氏免疫激发剂）抗艾滋病新药的研究”获得国家科技部批准，正式立项，经费资助达100万元。

该研究在采用中药制剂治疗艾滋病方面已取得了明显进展。2000年，英国Virogen新药研发公司首次证实：田氏免疫激发剂有明显的抗艾滋病病毒活性的作用，无明显细胞毒副作用。2003年1月和11月，日本东京医科大学微生物实验室、美国马里兰生物模拟公司和德国佛莱堡大学经测试再次证实了上述结论。预计2年后，该药将进入二期临床研究阶段。（王　瑾、杨英豪）

【中药材标准及相关中医临床疗效评价标准研究获新成果】 7月18日，科技部科技基础性工作专项研究“中药材标准及相关中医临床疗效评价标准”验收会在中国中医研究院举行。

该课题于2001年立项，旨在建立和全面提升当前中药材的各种标准，建立中医临床疗效评价技术规范，初步建立若干疾病的中医临床疗效评价标准，以适应中医药现代化和产业化发展的需要。

该项目在王永炎院士和黄璐琦研究员的主持下，充分发挥全国中医药研究机构的作用，经过3年的努力攻关，终于取得了丰硕成果。该项目涉及中药材优良种质标准、中药材质量标准和中药材炮制品标准3方面的工作，涵盖中药原植物、药材、饮片，即中药生产前3个环节的质量控制。通过总结现行质量标准并进行分析，在收集整理大量文献资料的基础上，经反复筛选，选定了14种中药材优良种质、36种中药材以及9种中药材的炮制品作为质量标准的研究标的。最终对大黄、防风、丹参、鸡血藤、枳壳、香薷、续断等13种药物用多种有效成分定性、定量的方法制定了其相应的质量标准，并完成了部分品种的指纹图谱研究，使其标准更具有科学性和合理性。通过药效学研究确定了部分药材的药效成分及分析方法。目前，其中12个品种的研究成果已经通过国家药典委员会指定药检部门的复核，将被纳入即将出版的2005年版中国药典。中药材炮制品质量标准部分对生大黄片与熟大黄片、肉苁蓉生片与酒苁蓉片、何首乌生片与制首乌片共3种药材的炮制品系统地进行了炮制原理、炮制工艺规范化和饮片质量标准的研究。

在中医临床疗效评价标准研究中，根据临床流行病学与循证医学、数理统计学、复杂科学的指导原则和研究方法，研究中医临床疗效评价体系。在充分考虑中医药注重人体平衡整体调节治疗优势的基础上，科学地选择中医药临床疗效评价指标体系，通过文献调研、专家咨询、临床研究、信息系统分析等方法，初步建立了中风病、IgA肾病、肺癌、2型糖尿病微血管病变、冠心病、绝经后骨质疏松症、头风病、流行性感冒等8种疾病的中医临床疗效评价标准。尤其是围绕证候的动态时空性研究证候要素、应证组合的形式与特征，突出了对“候”的动态研究，为建立病证结合的疗效评价标准提供了新思路。

（秦　秋）

【“祛邪扶正方剂的研究”通过鉴定】 4月7日，国家重点基础研究发展规划——方剂关键科学问题基础研究项目的子课题“祛邪扶正方剂的研究”在北京通过鉴定。这项由北京中医药大学李澎涛教授和清华大学罗国安教授联合承担的课题，系统地建立了指纹图谱与多环节病理过程的药理分析相结合的方法，可成为现代复方中药创制和传统有效中药二次开发的方法模式和技术支持，并为中风病及严重炎症损伤类疾病的新药创制提供了理论基础。

该研究率先建立了多层次指纹图谱跟踪药效物质变化与分层递进有效物质药理学分析相结合的方法，以清开灵注射液治疗脑中风的效应作为研究切入点，遵循“病症结合，方证对应，多组分配伍对多个病理环节相关靶点功能发挥整合调节”的理论假说，对其主要药效物质化学构成和作用机制进行了系统分析，鉴定出清开灵注射液中8类45种主要有机成分和12种无机元素，确定了对中风病缺血损伤核心病理过程产生主要有益影响的有效组分，找到了导致清开灵注射液不良反应的物质。

本研究首次实现了中药复方从药材配伍到有效组分配伍的实践途径，发展了相应的分析联用技术和检测方法；建立了以全局优化为指导的多层次中药复方指纹图谱获取和评价方法。特别是多波长多指标成分和可量化的多层次有效组分配伍指纹图谱分析模式的建立以及药材、药对与成方配伍过程指纹图谱特征信息变化的分析方法，实现了中药注射液指纹图谱研究方法学的突破，为指纹图谱在产业中的实际应用提供了实践基础，也为国家食品药品监督管理局提出的2004年底前建立中药注射剂指纹图谱的工作目标提供了技术方法。

同时，该研究发现，方剂配伍的整合调节作用包括多靶点效应、组分相互作用及作用环节的时序效应3个方面的关联机制，由此揭示的方剂配伍作用特征，使得中药复方理论研究获得了突破性进展，为创新药物的研究提供了新途径。而其将中医病机、治则、方剂与现代生物医学理论进行实质性的交融，以化学与药理相结合，进行中药复方有效组分优化配伍，形成现代复方中药，可作为中药新药创制及有效中成药二次开发的新模式。

【药材多，成药少，我国中药出口稳步增长】 我国中药出口保持持续稳步增长，中国医药保健品进出口商会统计，2004年前5个月是10年来中药出口增长速度最快的。

中药是我国最具自主知识产权和出口发展潜力的大类商品之一，但由于其特殊性，出口增长一直较为缓慢。2002年，我国将中药出口列为重点扶持的高新技术产业之一，采取了一系列措施，并已初见成效。2003年出口中药7.12亿美元，比2002年增长6.11%；2004年前5个月出口2.75亿美元，同比增长11.7%。

中药出口主要以深加工的高科技品种出口增长迅速。2004年1月～5月中药提取物出口同比增长达33.12%，且平均价格为14763美元/吨，同比增长32.37%，是中药材出口平均价格的9.9倍，中成药出口平均价格的1.4倍。中成药2004年1月～5月出口5428万美元，同比增长5.97%。作为初级产品的中药材2004年1月～5月出口1.39亿美元，同比增长4.03%，是中药3大类商品中出口增速最慢的，所占出口比例也从54.21%下降到50.5%。

中药出口的问题主要是：出口仍以价低、资源消耗大的中药材为主，占到出口总额的一半以上；出口过分依赖亚洲市场，所占比例高达65.71%；中成药出口困难，目前仅在日本、新加坡、澳大利亚、泰国等国家可作为中药注册出口等。

【中成药“功能与主治”内容将得到进一步规范】 由于历史原因，中成药国家药品标准在“功能与主治”的表述上存在着许多不规范，给临床合理用药带来了困难。2004年6月，国家食品药品监督管理局、国家药典委员会决定着手解决这一问题。他们将用3年～5年时间，完成全部中成药“功能与主治”的规范工作。

【中药鉴定实现数字化、可视化】 解放军302医院药学部肖小河博士领衔完成的“中国姜黄属生药学研究与中药鉴定数字化可视化”项目，顺利通过北京市科委组织的科技成果鉴定，于2月20日获得中华中医药学会科技进步一等奖。“数字可视化中药”就是利用先进的IT技术，特别是可视化技术和计算机图形学原理，并结合中药材的形态结构特点而研制开发的。它利用中药材组织的连续切片，通过计算机进行自动分析和处理，以获取中药材及其组织细胞的三维几何信息和拓扑信息，构建和展示其立体形态结构，并以实时动态的方式显示出来。该技术系统图像清晰逼真、生动、立体感强。

【人工栽培北冬虫夏草开发成功】 2004年2月，一种人工栽培、极具保健功能的北冬虫夏草在江苏省农科院食用菌研究中心研制成功。经检测，这种人工栽培的北冬虫夏草的功能、成分与天然虫草基本一致，富含虫草素、虫草多糖、D－甘露醇、核苷酸及多种微量元素。其中，虫草素的含量是野生虫草的35倍，腺嘌呤含量是野生虫草的40倍，核苷酸含量也达到野生虫草的25倍。北冬虫夏草是20多种真菌复合体，有较高的保健和药用价值，虫草素和虫草多糖等活性成分具有抗细菌、抗真菌、抗癌及降血糖作用，是天然虫草理想的代用品，长期服用还有增强人体免疫功能、美容肌肤等功效。

【“中草药与民族药标本的收集、整理和保存”项目通过验收】 由中国中医研究院黄璐琦、邵爱娟、周兴研究员主持，重庆中药研究院、贵阳中医学院、江西中医学院、北京大学药学院、西藏药检所参加的国家科技基础性工作“中草药与民族药标本的收集、整理和保存”项目，通过了科技部专家组的验收。该项目收集、整理和鉴定了中草药与民族药蜡叶标本4189种，药材标本1050种，同时将蜡叶标本和药材标本按照中国植物药分类与代码的国家标准进行统一编目，并编纂了《中草药与民族药药材图谱》，具有较高的学术权威性和较强的实用性。

解放军中医药

解放军中医药

【概述】

学科建设方面：开展了军队系统“国家中医药重点专科（专病）”中期检查评估，调整、新增了部分专科（专病）建设单位，使军队系统国家中医药管理局重点专科（专病）建设单位达到21个；加强了解放军总医院中医科建设；编设了第二军医大学中医系；会同国家中医药管理局组织了重点中西医结合医院建设座谈会。

人才培养方面：落实中医师承研究生培养任务，确定了解放军总医院（军医进修学院）为培养院校，全军遴选导师16名。启动军队中医药资源数据库工程。举办了全军中医护理骨干培训班。

科研方面：军队中医药项目获国家“863”科研计划、国家“十五”攻关重点项目、国家自然基金、国家中医药管理局课题36项。资助金额500余万元；中医药科研成果获中华中医药学会科学技术奖一等奖1项，二等奖2项；获军队（省部级）二等奖以上成果11项；吴介平——保罗森药学奖1项。

中医药技术建设方面：组织编写了《部队实用中医药诊疗技术手册》；会同国家中医药管理局推广了平衡针灸等诊疗技术。

（周登峰）

中医药院校

中医药院校

【北京中医药大学】

党委书记：郑英良
校　　长：郑守曾
基础医学院院长：李宇航 教授
国际学院院长：牛　欣 教授
中药学院院长：乔延江 教授
继续教育学院院长：李献平 教授
针灸学院院长：朱　江 教授
远程教育学院院长：于永杰 研究员
管理学院院长：房耘耘 副教授
护理学院院长：韩丽沙 副主任护师
文 法 系：王梅红 副教授

校　　址：北京市朝阳区北三环东路11号
邮　　编：100029
电　　话：010－64286372
传　　真：010－64213841
网　　址：www.bjucmp.edu.cn
电子信箱：xiaoban@bjucmp.edu.cn

专业统计

学校职工人数1357人。专任教师476人，其中教授123人，副教授163人，讲师138人，助教52人。

专业设置	学制（年）	2004年毕业生数	2004年招生数	在校生数
博士研究生				
中医学	3	63	89	242
中西医结合	3	27	37	83
中药学	3	15	23	60
合计		105	149	385
硕士研究生				
中医学	3	85	234	663
中西医结合	3	28	54	142
中药学	3	16	48	128
管理学	3	1	10	25
合计		130	346	958
本科生				
中医学	5	227	509	2624
中医学（第二学士学位）	3	43	105	
针灸推拿学	5	91	47	336
公共事业管理	5	37	84	284
英语（医疗卫生）	5		43	82
中药学	4	63	106	376
制药工程	4	39	133	387
护理学	4	27	94	299
工商管理	4	34	77	218
法学	4		33	64

专业设置	学制（年）	2004年毕业生数	2004年招生数	在校生数
合计		561	1126	4775
专科生				
护理学	3	22	56	56
针灸推拿学（高职）	3			173
中药学（高职）	3		562	1666
合计		22	618	1895

研究生教育

在校硕士研究生958人，2004年招收硕士研究生346人，毕业130人。

在校博士研究生385人，2004年招收博士研究生149人，毕业105人。

硕士学位专业设置：中医基础理论、中医临床基础、中医医史文献、方剂学、中医诊断学、中医内科学、中医外科学、中医骨伤学、中医妇科学、中医儿科学、中医五官科学、针灸推拿学、中西医结合基础、中西医结合临床、中药学、社会医学与卫生事业管理

博士学位专业设置：中医基础理论、中医临床基础、中医医史文献、方剂学、中医诊断学、中医内科学、中医外科学、中医骨伤学、中医妇科学、中医儿科学、中医五官科学、针灸推拿学、中西医结合基础、中西医结合临床、中药学

重点学科及学科带头人

国家级重点学科

中医基础理论：王　琦　教授

中医诊断学：陈家旭　教授

中西医结合基础：牛健昭　教授

中药学：乔延江　教授

中医内科学：姜良铎　教授

方剂学：谢　鸣　教授

北京市重点学科

中医临床基础：王庆国　教授

中医医史文献：严季澜　教授

中医外科学：李曰庆　教授

国家中医药管理局重点学科

中医内科脑病学科：王玉来　教授

中医药理学：孙建宁　教授

中医内科内分泌学科：赵进喜　教授

中医生药学：阎玉凝　教授

中医内科呼吸学科：姜良铎　教授

中医诊断学：陈家旭　教授

中医血液病学：陈信义　教授

临床中药学：张　冰　教授

中医基础理论：烟建华　教授

针灸学：朱　江　教授

重点实验室及负责人

国家级实验室

中药制药与新药开发关键技术工程研究中心：王林元　教授

教育部级实验室

中医内科学实验室：王硕仁　教授

中医药抗病毒实验室：李澎涛　教授

北京市级实验室

中药基础与新药研究重点实验室：乔延江　教授

中医内科学实验室：王硕仁　教授

附属机构及负责人

东直门医院院长：王玉来

东方医院院长：王玉来

中医药大学药厂厂长：王　跃

（沈君若）

【天津中医学院】

党委书记：董佳臻　高级政工师

院　　长：张伯礼　教授

党委副书记：李庆和　副教授

副 院 长：冯学瑞　教授

于　越　教授

刘红军　讲师

纪委书记：杨振宇　高级政工师

校　　址：天津市南开区鞍山西道玉泉路88号

邮　　编：300193

院长办公室电话：020－23051023

党委办公室电话：020－23051079

传　　真：020－23051066

网　　址：www.tjutcm.edu.cn

专业统计

学院职工人数3080人（含第一、第二附属医院）。专任教师433人，其中教授74人，副教授152人，讲师121人，助教86人。

专业设置	学制（年）	2004年毕业生数	2004年招生数	在校生数
汉语言	4		54	117
应用心理学	4		103	166
中医学	5	202	397	1628
中医学	7		90	280
针灸推拿学	5	23	88	319
护理学	4		121	322

专业设置	学制（年）	2004年毕业生数	2004年招生数	在校生数
中药学	4	60	149	564
药物制剂	4		99	199
市场营销	4		56	115
劳动与社会保障	4		49	49
专科起点本科中医学	2		60	99
业余成人专科起点本科中医学	3	32	40	71
业余成人专科起点本科中药学	3	26	78	147
业余成人高中起点专科中医学	4	18	69	202
外国留学生	博士	5	6	32
外国留学生	硕士	13	30	78
外国留学生	本科	48	82	347
外国留学生	培训	334	334	380

注：此外还有台湾本科生94人，硕士34人，博士3人。

研究生教育

在校硕士研究生599人，2004年招收硕士研究生242人，毕业53人。

在校博士研究生103人，2004年招收博士研究生40人，毕业16人。

硕士学位专业设置：中医基础理论、中医临床基础、中医医史文献、方剂学、中医诊断学、中医内科学、中医外科学、中医骨伤科学、中医妇科学、中医儿科学、中医五官科学、针灸推拿学、病理学与病理生理学、老年医学、中西医结合基础、中西医结合临床、中药学、民族医学

博士学位专业设置：中医基础理论、中医临床基础、中医医史文献、方剂学、中医诊断学、中医内科学、中医外科学、中医骨伤科学、中医妇科学、中医儿科学、中医五官科学、针灸推拿学、民族医学

重点学科及学科带头人

国家级重点学科

针灸推拿学：石学敏 工程院院士、教授、主任医师

国家中医药管理局重点学科

针灸学：石学敏 工程院院士、教授、主任医师

中医妇科学：肖美茹 教授、主任医师

天津市重点学科

针灸学：石学敏 工程院院士、教授、主任医师

天津市重点发展学科

中医基础理论：戴锡孟 教授

天津市卫生系统重点学科

针灸学：石学敏 工程院院士、教授、主任医师

中医妇科学：韩 冰 教授、主任医师

天津市卫生系统重点发展学科

中医内科学：张伯礼 教授、研究员

中医儿科学：马 融 教授、主任医师

重点实验室及负责人

国家中医药管理局科研三级实验室

中药药理学实验室：张伯礼 教授、研究员

细胞生物学实验室：高秀梅 副研究员

病理学实验室：范应昌 教授

医用化学传感器实验室：郭 义 研究员

分子生物学实验室：温廷益 主任技师

天津市重点实验室

中药药理学实验室：张军平 主任医师、教授

针灸学实验室：王 舒 教授、主任医师

附属机构及负责人

天津中医学院第一附属医院党委书记：于铁成

天津中医学院第一附属医院院长：韩景献

天津中医学院第二附属医院党委书记：安 钢

天津中医学院第二附属医院院长：孙增涛 （江志功）

【山西中医学院】

党委书记：杨 波 副研究员

院长、党委副书记：陶功定 教授

党委副书记：贾学萍

纪委书记、党委副书记：郭进玉

党委副书记：籍先菊

副 院 长：冯前进 教授

张俊龙 教授

白兆芝 教授

张咸志 主任医师

校 址：山西省太原市晋祠路一段169号

邮 编：030024

电 话：0351－6042281

传 真：0351－6042276

网 址：www.sxtcm.com

电子信箱：zyxyyb@163.com

专业统计

学校职工人数 501 人。专任教师 362 人，其中教授 51 人，副教授 81 人，讲师 103 人，助教 127 人。

专业设置	学制（年）	2004 年毕业生数	2004 年招生数	在校生数
本科				
高中起点本科		511	903	3189
中医学	5	363	366	1803
针灸推拿学	5	89	104	457
中西医临床医学	5	365	678	
中药学	4	59	68	251
专科起点本科		30	96	319
中医学	3	19	12	209
针灸推拿学	3	1		1
中西医临床医学	3		73	73
中药学	2	10	11	36
合计		541	999	3508
专科				
高中起点专科		350	872	3448
针灸推拿学	3		49	49
中西医临床医学	3	350	433	2228
中医学类新专业	3		24	87
护理学	3		94	721
护理学类新专业	3		184	184
药学	3		40	40
中药学	3		36	127
中草药栽培与鉴定	3		9	9
中药资源与开发	3		3	3
合计		350	872	3448
成人本科				
业余		103	61	112
专科起点本科		103	61	112
中医学	3	36	20	42
中西医临床医学	3	27	20	27
护理学	3	1		1
中药学	3	40	20	42
脱产		108	157	163
高中起点本科				6

专业设置	学制（年）	2004年毕业生数	2004年招生数	在校生数
中医学	5			3
中西医临床医学	5			3
专科起点本科		108	157	157
中医学	2	62	53	53
中西医临床医学	2	46	76	76
护理学	2		5	5
中药学	2		23	23
合计		211	218	275
成人专科				
函授		1724	830	4249
高中起点专科		1724	830	4249
中医学	4	38		161
中西医临床医学	4	578		1868
中医学类新专业	3		234	504
护理学	3	994	418	1328
中药学	3	114	178	388
业余			75	75
中医学	3		32	32
中西医临床医学	3		43	43
脱产		494	355	1084
口腔医学类新专业	3			227
中医学	3	100	75	276
中西医临床医学	3	191	185	486
护理学	2	203	60	60
中药学	2		35	35
合计		2218	1260	5408

重点学科及学科带头人

省级重点学科

中医学基础理论：张俊龙 教授

中西医结合基础：冯前进 教授

重点实验室及负责人

省级重点实验室

中医学基础实验室：张俊龙 教授

中医临床基础实验室：乔 模 教授

针灸实验室：冀来喜 教授

中医药基因表达调节技术实验室：冯前进 教授

附属机构及负责人

山西中医学院第一中医院（山西省中医药研究院）：李源增 副主任技师

山西中医学院第二中医院：魏中海 主任医师

山西中医学院第三中医院（山西省针灸研究所）：冀来喜 教授

原太铁中心医院：崔晋荣 主任医师

原太铁结核病医院：梁建并 主治医师

（张 波、肖亚春）

【辽宁中医学院】

党委书记：王明玉 研究员

院　　长：马 骥 教授

党委副书记：魏金生

副 院 长：石 岩 教授
康廷国 教授
季惠斌 副研究员

校　　址：辽宁省沈阳市皇姑区崇山东路79号

邮　　编：110032

电　　话：024－31207108

传　　真：024－31207133
网　　址：www.lnutcm.edu.cn
电子信箱：office@lnutcm.edu.cn

专业统计

学校职工人数1021人。专任教师627人，其中教授142人，副教授259人，讲师136人，助教90人。

专业设置	学制（年）	2004年毕业生数	2004年招生数	在校生数
中医学	7		29	147
中医学（针灸推拿学方向）	7		29	29
中医学（中西医结合方向）	7		31	118
中医学专业（信息工程方向）	7		28	115
中医学（英语方向）	7		30	118
中药学	7		29	29
中医学（英语方向）	6	30	59	320
针灸推拿学（英语方向）	6		28	28
针灸推拿学（日语方向）	6	30	159	
中医学	5	91	176	913
中医学（骨伤学方向）	5	28	31	380
中医学（中医美容方向）	5	40	83	580
中医学（全科医学方向）	5			254
针灸推拿学	5	32	81	318
中西医临床医学	5		79	294
护理学	5		58	201
中药学（英语方向）	5	38	61	253
中药学	4	56	129	496
药物制剂	4			159
公共事业管理(中医药方向)	4		29	29
市场营销（中医药方向）	4	29	45	104
制药工程	4		30	30
合计				5074

研究生教育

在校硕士研究生469人，2004年招收硕士研究生235人，毕业73人。

在校博士研究生107人，2004年招收博士研究生39人，毕业11人。

硕士学位专业设置：中医基础理论、中医临床基础、中医医史文献、方剂学、中医诊断学、中医内科学、中医外科学、中医骨伤科学、中医妇科学、中医儿科学、中医五官科学、针灸推拿学、中西医结合基础、中西医结合临床、生药学、药理学、中药学

博士学位专业设置：中医基础理论、方剂学、中医内科学、中西医结合基础、中西医结合临床、生药学

重点学科及学科带头人

国家中医药管理局重点学科

中药生药学科：康廷国 教授

中医基础理论学科：郑洪新 教授

中医外科肛肠学科：田振国 教授

中医儿科学科：王雪峰 教授

省级重点学科

中西医结合临床学科：杨关林 教授

中药生药学科：康廷国 教授

中医基础理论学科：郑洪新 教授

校级重点学科

中西医结合基础学科：蔡玉文 教授

方剂学科：马　骥 教授

针灸推拿学科：裴景春 教授

中药学科：贾天柱 教授

中医内科内分泌学科：于世家 主任医师

中医内科消化学科：王垂杰 主任医师
中医内科耳鼻喉学科：孙海波 主任医师
中医医史文献学科：刘庚祥 教授

重点实验室及负责人

国家中医药管理局重点实验室
形态学实验室：刘春英 副教授
生理实验室：王德山 教授
中药药理实验室：程嘉艺 副教授
中药制药实验室：程 岚 副教授
中药分析实验室：娄志华 主任药师
中药药理实验室：陈颖平 高级工程师
分子生物学实验：殷东风 主任医师
标记免疫实验室：于世家 主任医师
免疫化学实验室：王垂杰 主任医师
中药分析实验室：尤献民 研究员
中药药剂学实验室：王月敏 副研究员
病理实验室：田振国 主任医师
分子生物学实验室：贺动芒 教授
药理实验室：王学亚 教授
免疫实验室：张 健 教授
病理实验室：朱天义 教授
全国中医小儿肺炎医疗中心：王雪峰 教授
病毒实验室：王雪峰 教授
中药质量分析实验室：沙 明 教授
针灸电生理实验室：郑利岩 教授
中药药理实验室：张 宏 研究员
分子生物实验室：才立平 副教授
全国中医急症医疗中心：姜树民 教授
药物制剂实验室：邓铁宏 教授
国家食品药品监督管理局重点实验室
中药临床药理基地：杨关林 教授
国家科技部重点实验室
中药新药临床试验关键技术与平台研究中心：周学文 教授
辽宁省科技厅重点实验室
辽宁省中药新药研发中心：贾天柱 教授
辽宁省中药新药制药工程技术中心：赵余庆 教授
辽宁省中医药现代化研究重点实验室：康廷国 教授
中药现代化研究实验室：康廷国 教授
中药新药临床试验技术研究中心：杨关林 教授
中药现代化工程技术中心：赵余庆 教授
中药新药研制开发中心：贾天柱 教授
制药工程技术开放实验室：贾 东 研究员
免疫学研究室：张 健 教授

附属机构及负责人

辽宁中医学院附属医院：杨关林 教授
辽宁中医学院附属二院：郭振武 教授
辽宁中医学院附属三院：田振国 教授
辽宁中医学院职业技术学院：张庆丰 副研究员

【长春中医学院】

党委书记：毛汉宁 研究员
院　　长：王之虹 教授
党委副书记：赵 越 副研究员
　　　　　　周 立 教授
副 院 长：谭禄业 副研究员
　　　　　曲晓波 教授
　　　　　刘宏岩 教授
中医系（附属医院）院长：杨世忠 教授
药学院院长：张大方 教授
针灸推拿学院院长：王富春 教授
医学院院长：郑力夫 教授
职业技术学院院长：董利升 副教授
成人教育学院院长：张 志 副教授
国际学院院长：刘 淼 副教授
校　　址：吉林省长春市净月潭旅游经济开发区博硕路1035号
邮　　编：130117
电　　话：0431－6172513
传　　真：0431－6172345
网　　址：www.ccutcm.com.cn
电子信箱：office@ccutcm.com.cn

专业统计

学校职工人数1555人。专任教师516人，其中教授104人，副教授192人，讲师119人，助教72人。

专业设置	学制（年）	2004年毕业生数	2004年招生数	在校生数
英语	4		45	45
日语	4		42	42
制药工程	4	41	163	523
临床医学	5		91	272
中医学	5	188	130	815
针灸推拿学	5	39	116	418
中西医结合	5	161	122	883
中医骨伤科学	5	81	91	362
护理学	4	42	183	505
药学	4		89	179
中药学	4	41	151	372
市场营销	4		40	75

专业设置	学制（年）	2004年毕业生数	2004年招生数	在校生数
药事管理	4		37	102
卫生事业管理	4		37	113
中医学（专升本）	3			78
合计		593	1337	4784

研究生教育

在校硕士研究生489人，2004年招收硕士研究生186人，高校教师在职攻读硕士研究生60人，毕业80人。

在校博士研究生14人，2004年招收博士研究生11人。

硕士学位专业设置：中医基础理论、中医临床基础、方剂学、中医内科学、中医外科学、中国骨伤科学、中医妇科学、中医儿科学、针灸推拿学、中西医结合基础、中西医结合临床、生药学、药理学、中药学、中医医史文献、中药分析学、中医五官科学

博士学位专业设置：中医内科学、中药学

重点学科及学科带头人

国家中医药管理局重点学科

中医内科脑病学科：赵建军 教授

省级重点学科

中医内科学：黄永生 教授

中药学：刘大有 教授

针灸推拿学：王富春 教授

中西医结合基础：张永和 教授

省级重点建设学科

中医骨伤科学：赵文海 教授

重点实验室及负责人

规范化中药药理实验室：王本祥 教授

中药分析实验室：张　洁 教授

中药化学实验室：刘大有 教授

中药药理实验室：张永和 教授

中药生物工程实验室：赵全成 研究员

附属机构及负责人

长春中医学院附属医院：杨世忠 教授

（金阿宁）

【黑龙江中医药大学】

党委书记：田文媛 主任编辑

校长、党委副书记：匡海学 教授

副 校 长：李秉治 研究员

李敬孝 教授

程　伟 教授

王喜军 教授

党委副书记：田　东

纪委书记：吴　华 副研究员

基础医学院院长：李　冀 教授

药学院院长：李永吉 教授

临床医学院（附属第一医院）院长：田振坤 教授

针灸推拿学院（附属第二医院）院长：孙忠人 教授

成人教育学院院长：张洪昌 教授

国际教育学院院长：梁　华 教授

佳木斯学院院长：郭鲁义 主任医师

研究生部主任：谢　宁 教授

人文与管理学院（社会科学部）院长：佟子林 教授

校　　址：黑龙江省哈尔滨市动力区和平路24号

邮　　编：150040

电　　话：0451－82110652

传　　真：0451－82110652

网　　址：www.hljucm.net

电子信箱：office@hljucm.net

专业统计

学校职工人数2183人。专任教师655人，其中教授156人，副教授248人，讲师142人，助教以下86人。

专业设置	学制（年）	2004年毕业生数	2004年招生数	在校生数
中医学	7		47	246
中医学（中西医结合）	7		85	219
中医学（针灸推拿）	7		38	119
中医学（中药）	7		73	118
中医学	5	336		308
中医学（骨伤）	5			140
中医学（中西医结合）	5			348
中医学（计算机工程）	5			132
中医学（英语）	5		43	253
中医学（临床）	5		38	248
中西医临床医学	5		282	398

专业设置	学制（年）	2004 年毕业生数	2004 年招生数	在校生数
中西医临床医学（妇儿）	5		57	57
护理学	4	75	80	313
针灸学	5			
针灸推拿学	5	101	50	394
针灸推拿学（英语）	5		49	134
中药学	4	165	173	622
药物制剂	4	89	232	661
制药工程	4		176	345
中药资源与开发	4		62	113
公共事业管理（卫生）	4		49	192
生物技术	4		82	82
中西医结合	3	70	506（含中专 99 有人）	1445（校本部 126 人）
推拿保健学	3	40		
中药资源与开发	3		21	43
护理学	3	41（中专）	352（含中专 108）	802
针灸推拿学	3	225（含中专 149 人）	173（含中专 31 人）	415（含中专 31 人）
中药学	3	27（中专）	139（含中专 30 人）	376（含中专 30 人）
美容医学	3		41	80
旅游保健	3		13	35
医疗保险	3		16	15
中医医疗 *	3	594（中专）	234	
中药制药 *	3	49（中专）		
药物分检 *	3	8（中专）		
合计	1820	2877	8887	

注：“*”号为佳木斯学院未并入学校之前所招生的毕业生数。

研究生教育

在校硕士研究生 1111 人（其中：统招生 682 人、留学生 53 人、在职研究生 376 人），2004 年招收硕士研究生 362 人（其中：统招生 279 人、留学生 12、在职研究生 71 人），毕业 223 人（其中：统招生 146 人、留学生 8 人、在职研究生 69 人）。

在校博士研究生 218 人（其中：统招生 180 人、留学生 38 人），2004 年招收博士研究生 83 人（其中：统招生 67 人、留学生 16 人），毕业 50 人（其中：统招生 41 人、留学生 9 人）。

硕士学位专业设置：康复医学与理疗学、中医基础理论、中医临床基础、中医医史文献、方剂学、中医诊断学、中医内科学、中医外科学、中医骨伤科学、中医妇科学、中医儿科学、中医五官科学、针灸推拿学、民族医学（含藏医学、蒙医学）、中西医结合基础、中西医结合临床、药剂学、生药学、药物分析学、药理学 、中药学

博士学位专业设置：中医基础理论、中医临床基础、中医医史文献、方剂学、中医诊断学、中医内

科学、中医外科学、中医骨伤科学、中医妇科学、中医儿科学、中医五官科学、针灸推拿学、民族医学（含藏医学、蒙医学）、中西医结合基础、中西医结合临床、中药学

重点学科及学科带头人

国家级重点学科

中医妇科学：马宝璋　教授

中医方剂学：李　冀　教授

国家中医药管理局重点学科

中医妇科学：王树林　教授

中医方剂学：李　冀　教授

针灸推拿学：东贵荣　教授

中医内科内分泌学科：周亚滨　教授

省级重点学科

中医妇科学：马宝璋　教授

中医方剂学：李　冀　教授

针灸推拿学：孙申田　教授

　　东贵荣　教授

中医内科学：栗德林　教授

中医骨伤学：董清平　教授

中医基础理论：曹洪欣　教授

中医临床基础：李敬孝　教授

中国医学史文献：常存库　教授

中西医结合基础：苏云明　教授

中西医结合临床：孙伟正　教授

中药学：匡海学　教授

生药学：王喜军　教授

重点实验室及负责人

国家中医药管理局三级实验室

中药质量分析实验室：王喜军　教授

中药药理（妇科）实验室：马宝璋　教授

方药分析实验室：李　冀　教授

分子生物实验室：周亚滨　教授

省级重点实验室

中医药基础研究实验室：李　冀　教授

中药重点实验室：王喜军　教授

中药天然药物药效物质基础研究实验室：匡海学　教授

附属机构及负责人

附属第一医院院长：田振坤　教授

附属第二医院院长：孙忠人　教授

附属制药厂厂长：安丰堂　主任药师

（孙向红、匡海学）

【上海中医药大学】

党委书记：张建中　主任记者

党委副书记：谢建群　主任医师

校　　长：严世芸　教授

副 校 长：黄文龙　研究员

　　刘　平　研究员

　　余小明　助理研究员

基础医学院院长：李其忠　研究员

中药学院院长：陶建生　研究员

针推学院院长：褚立希　主任医师

国际教育学院院长：尚　力　助理研究员

护理学院院长：王　珏　副主任护师

研究生院院长：杨永清　研究员

医技学院副院长：金卫东　讲师

继续教育学院院长：顾　璜　研究员

曙光临床医学院院长（兼）：沈远东　研究员

龙华临床医学院院长（兼）：陆金根　主任医师

岳阳临床医学院院长（兼）：张秋娟　研究员

校　　址：上海市蔡伦路1200号

邮　　编：201203

电　　话：021－51322001（校办）

传　　真：021－51322000

网　　址：www.shutcm.com

电子信箱：xiaoban@mail.shutcm.com

专业统计

学校职工人数1222人。专任教师358人，其中教授45人，副教授80人，讲师126人，助教80人。

专业名称	学制（年）	2004年毕业生数	2004年招生数	在校生数
中医学（基础医学方向）	7		28	158
中医学（临床方向）	7	46	50	303
中医学（中西医结合方向）	7		40	110
中医学（针灸推拿英语班）	7		27	127
中医学（医药结合方向）	7		30	112
中医学（医院管理方向）	7		21	21
中医学类（中医方向）	5	167	202	1066
中医学类（骨伤方向）	5		28	28
中医学类（运动医学方向）	5		43	92
针灸推拿学	5	24	30	161
针灸推拿学（康复治疗方向）	5		58	58
中药学	4	31	119	351
药学（中外合作）	4		61	89
护理学	4		64	139

专业名称	学制（年）	2004 年毕业生数	2004 年招生数	在校生数
中药制药	3	32	92	289
医学实验技术	3		22	52
中医营养	3		28	57
保健推拿	3		19	67
医学美容技术（中医美容方向）	3		33	33
护理学（中外合作）	3		35	67
中西医结合护理	3	142	54	279
临床医学	3	120		140
康复治疗	3	57		59
中医学类（专升本）	3		30	62
中医学类（针推方向专升本）	3		7	9
中药学（专升本）	2		10	13
合计		619	1131	3942

研究生教育

在校硕士研究生 585 人，2004 年招收硕士研究生 250 人，毕业 117 人。

在校博士研究生 284 人，2004 年招收博士研究生 100 人，毕业 69 人。

硕士学位专业设置：中医基础理论、中医临床基础、中医医史文献、方剂学、中医诊断学、中医内科学、中医外科学、中医骨伤学、中医妇科学、中医儿科学、中医五官学、针灸推拿学、中西医结合基础、中西医结合临床、中药学、药剂学、生药学、药理学、中药制药工程、中医工程、中医伦理、中医外语、中医保健体育

博士学位专业设置：中医基础理论、中医临床基础、中医医史文献、方剂学、中医诊断学、中医内科学、中医外科学、中医骨伤学、中医妇科学、中医儿科学、中医五官学、针灸推拿学、中西医结合基础、中西医结合临床、中药学

重点学科及学科带头人

教育部高等学校重点学科

中医外科：陆金根 教授、主任医师

中药学：王峥涛 教授

中医内科：刘　平 教授

国家中医药管理局重点学科

针灸学：沈雪勇 教授

中药生药学：王峥涛 教授

中医基础理论：方肇勤 教授

中医肾病：何立群 教授、主任医师

上海高校 E－研究院重点学科

中医内科：刘　平 教授

NO 与炎症医学：卞　卡 教授

上海市重点学科

中药学（重中之重）：王峥涛 教授

中医外科 ：陆金根 教授、主任医师

上海市教委第四期重点学科

中医内科肝病：刘　平 教授

中医骨伤 ：石印玉 教授

针灸学：沈雪勇 教授

上海市卫生局医学重点学科

中医骨伤：施　杞 教授、主任医师

中医妇科：朱南孙 主任医师

中医心血管病：严世芸 教授

直属医院重点学科及负责人

国家中医药管理局重点专科（专病）

中医胆石病：朱培庭 教授、主任医师（龙华医院）

中医外科：陆金根 教授、主任医师（龙华医院）

中医肿瘤：刘嘉湘 教授、主任医师（龙华医院）

中医肝病：王灵台 教授、主任医师（曙光医院）

中医骨与关节病：石印玉 教授、主任医师（曙光医院）

中医脾胃病：蔡　淦 教授、主任医师（曙光医院）

中医推拿：严隽陶 教授、主任医师（岳阳中西医结合医院）

中医妇科：朱南孙 教授、主任医师（岳阳中西医结合医院）

中医血液：周永明 教授、主任医师（岳阳中西医结合医院）

上海市临床医学中心重点学科

中医外科：陆金根 教授、主任医师（龙华医院）

中医肿瘤：刘嘉湘 教授、主任医师（龙华医院）

中医肝病：王灵台 教授、主任医师（曙光医院）

中医针灸推拿：严隽陶 教授、主任医师（岳阳中西医结合医院）

上海市重点学科

中医骨伤科：施　杞 教授、主任医师（龙华医院）

中西医结合心血管学科：严世芸、

蒋梅先 教授、主任医师（曙光医院）
中医妇科：朱南孙、孟　炜 教授、主任医师（岳阳中西医结合医院）

重点实验室及负责人

国家中医药管理局重点研究室
国家中医药管理局中医肝病重点研究室：刘　平 教授
国家中医药管理局生物工程重点研究室：胡之璧 院士、研究员
国家中医药管理局中医证重点研究室：王忆勤 教授
省部级研究基地
上海市中药标准化中心：王峥涛 教授
全国中医医院医疗质量监测中心：竺丽明 研究员
全国中药制剂和剂型改革基地：徐德生 主任药师
上海市重点实验室
复方中药重点实验室：吴大正 研究员

附属机构及负责人

曙光医院院长：沈远东 研究员
龙华医院院长：陆金根 主任医师
岳阳医院院长：张秋娟 研究员

（张晓馨）

【南京中医药大学】

党委书记：黄成惠 教授
校长、党委副书记：吴勉华 教授
纪委书记、党委副书记：王家法
副 校 长：刘沈林 教授
陈涤平 研究员
张树泉 副研究员
蔡宝昌 研究员
段金廒 研究员
基础医学院院长、基础医学研究所所长：戴　慎 教授
第一临床医学院院长、临床医学研究所所长：汪　悦 教授
第二临床医学院院长、针灸推拿学院院长、针灸研究所所长：王玲玲 教授
药学院院长、药物研究所所长：丁安伟 教授
经贸管理学院院长：申俊龙 教授
护理学院副院长（主持工作）：刘跃光 副教授
信息技术学院副院长（主持工作）：周坤福 副教授
外国语学院院长：姚　欣 副教授
国际教育学院院长：吴建龙 副教授
成人教育学院、高等职业技术教育学院院长：何文彬 教授
翰林学院院长：朱爱兰 教授
中西医结合临床医学院院长：丁毅涛
海洋药物开发中心主任：吴　皓 教授
植物药深加工工程研究中心主任：郭立玮 教授
校　　址：江苏省南京市鼓楼区汉中路282号（汉中门校区）；
江苏省南京市仙林大学城仙林大道138号（仙林校区）
邮　　编：210029（汉中门校区）；210046（仙林校区）
电　　话：025－85811001/86798005
传　　真：025－85811007/86798009
网　　址：www.njutcm.edu.cn
电子信箱：xzbox@njutcm.edu.cn

专业统计

学校职工人数1102人。专任教师546人，其中教授80人，副教授137人，讲师134人，助教183人。

专业设置	学制（年）	2004年毕业生数	2004年招生数	在校生数
国际经济与贸易	4	46	212	1157
英语	4		48	107
应用心理学	5		63	93
计算机科学与技术	4		50	99
制药工程	4		186	715
中医学	5	183	91	824
中医学	4	15	93	301
针灸推拿学	5	35	37	220
中医学类新专业	4	82	132	401
中医学类新专业	5		584	1942
护理学	4	28	116	512
护理学新专业	4		64	64
药学	4	37	105	431
中药学	5	34	63	349
中药学	4	127	248	837

专业设置	学制（年）	2004年毕业生数	2004年招生数	在校生数
药物炮制	4		55	268
药学类新专业	4		64	116
信息管理与信息系统	4		16	16
市场营销	4		32	32
公共事业管理	4	23	45	216
公共管理类新专业	4		87	383
针灸推拿学	3	23	20	20
护理学	3	45	59	178
合计		678	2470	9281

研究生教育

在校硕士研究生872人，2004年招收硕士研究生295人，毕业161人。

在校博士研究生262人，2004年招收博士研究生89人，毕业44人。

硕士学位专业设置：中医基础理论、中医临床基础、中医医史文献、方剂学、中医诊断学、中医内科学、中医外科学、中医骨伤科学、中医妇科学、中医儿科学、中医五官科学、针灸推拿学、中医学新专业、中西医结合基础、中西医结合临床、中西医结合新专业、生药学、药理学、中药学

博士学位专业设置：中医基础理论、中医临床基础、中医医史文献、方剂学、中医诊断学、中医内科学、中医外科学、中医骨伤科学、中医妇科学、中医儿科学、中医五官科学、针灸推拿学、中西医结合基础、中西医结合临床、中药学

重点学科及学科带头人

国家级重点学科

中医医史文献：赵国平 研究员

中医儿科学：汪受传 教授、主任医师、享受国务院政府津贴专家

中药学：蔡宝昌 教授

国家中医药管理局重点学科

方剂学：孙世发 研究员

中医医史文献：赵国平 研究员

中医临床基础：杨 进 教授

中药制药学：蔡宝昌 教授、享受国务院特殊津贴专家

中医内科肾病学：王 钢 教授、主任医师、享受国务院特殊津贴专家

中医儿科学：汪受传 教授、主任医师、享受国务院政府津贴专家

针灸学：徐恒泽 教授

省级重点学科

中医临床基础：杨 进 教授

中医内科学：金 实 教授

针灸推拿学：徐恒泽 教授

重点实验室及负责人

国家科技部规范化实验室

中药药理实验室：朱 荃 教授

省级重点实验室

针灸学实验室：王玲玲 教授

校级重点实验室

针药结合重点实验室：王玲玲 教授

附属机构及负责人

第一附属医院（江苏省中医院）院长：刘沈林 教授

第二附属医院（江苏省第二中医院）院长：于 勇

第三附属医院（南京市中医院）院长：李 俭

常州附属医院（常州市中医院）院长：张 琪 教授

无锡附属医院（无锡市中医院）院长：叶纪平 副主任医师

徐州附属医院（徐州市中医院）院长：张培影 主任医师、教授

苏州附属医院（苏州市中医院）院长：葛惠男

昆山附属医院（昆山市中医院）院长：赵坤元

（倪昊翔）

【浙江中医学院】

党委书记：张乃大 研究员

院　　长：肖鲁伟 主任中医师

副 院 长：王坤根 主任中医师

校　　址：浙江省杭州市滨江区滨文路548号

邮　　编：310053

电　　话：0571－86613501

传　　真：0571－86613500

网　　址：www.zjtcm.net

专业统计

学校职工人数1031人。专任教师644人，其中教授129人，副教授242人，讲师111人，助教93人。

专业设置	学制（年）	2004年毕业生数	2004年招生数	在校生数
中药学	4	135	304	1234
药物制剂	4	33	90	347

专业设置	学制（年）	2004年毕业生数	2004年招生数	在校生数
针灸推拿学	5	28	177	666
中医学	5	256	219	1212
公共事业管理	4	58	75	256
生物科学	4	99	66	402
护理学	4	128	293	889
中医学	7		90	389
临床医学	5		154	689
口腔医学	5		65	70
英语	4		116	172
康复治疗	4		61	119
药学	4		138	531
食品科学与工程	4		54	101
医学检验	5		57	298
生物技术	4		63	60
听力学	4		59	176
市场营销	4		107	276
计算机科学与技术	4		85	448
生物工程	4		68	127
制药工程	4		71	70
合计		737	2412	8532

研究生教育

在校硕士研究生404人，2004年招收硕士研究生180人，毕业78人。

在校博士研究生64人，2004年招收博士研究生32人，毕业11人。

硕士学位专业设置：内科学、中医基础理论、中医临床基础、中医医史文献、方剂学、中医诊断学、中医内科学、中医外科学、中医骨伤科学、中医妇科学、中医儿科学、中医五官科学、针灸推拿学、中西医结合基础、中西医结合临床、生药学、药理学、中药学

博士学位专业设置：中医临床基础、中医内科学、中西医结合临床、中药学

博士后科研流动站：中医学

重点学科及学科带头人

省级重点学科

中医临床基础：范永升 教授
中药学：吕圭源 教授
针灸推拿学：方剑乔 教授
中西医结合临床：陈培丰 教授
中医骨伤：肖鲁伟 主任中医师
中西医结合基础：沃兴德 教授
中医诊断：程志清 教授

部级重点学科

中医临床基础：范永升 教授
中医内科脾胃病：吕　宾 教授

厅级重点学科

中医临床基础：范永升 教授
中药学：吕圭源 教授
针灸学：方剑乔 教授
推拿学：范炳华 主任中医师
中西医结合呼吸病：蔡宛如、徐志瑛 主任中医师
中西医结合消化病：吕　宾 主任医师
中西医结合皮肤病：余土根 主任中医师
方剂学：连建伟 教授
中药资源工程学：张如松 教授
中西医结合基础学：沃兴德 教授
中西医结合内分泌学：叶　真 主任中医师
中医骨伤学：肖鲁伟 主任中医师
中西医结合风湿免疫：范永升 教授
中西医结合基础学（脑病）：万海同 教授
中医药实验动物学：陈民利 副研究员
中西医结合妇科学：王香桂 主任中医师
中西医结合骨科学：吴建民 主任医师
中西医结合颅脑外科学：杜杭根 主任医师
中西医结合神经内科学：陈　眉、张宾辉 主任医师
中西医结合急救医学：宋　康 主任

中医师
中西医结合心血管病：黄兆铨 主任医师
医学实验动物学：范永升 教授
中西医结合骨外科学：肖鲁伟 主任中医师
中西医结合血液病：虞荣喜 主任医师
中西医结合肿瘤学：吴良村 主任中医师

重点实验室及负责人

省部级重点实验室

免疫实验室：范永升 教授
脂代谢实验室：沃兴德 研究员
血液细胞分子生物学：高瑞兰 研究员
蛋白组学：沃兴德 研究员
中药药理毒理：吕圭源 教授
护理模拟：孙秋华 副教授
中医免疫风湿病：范永升 教授
中药资源工程：张如松 研究员
临床听力学及仿真：王永华 教授

厅级重点实验室

实验针灸学：方剑乔 教授
中药新产品制剂：吕圭源 教授
中医脾胃病：吕 宾 教授

附属机构及负责人

浙江省中医院（直属）：王坤根 主任中医师
浙江省新华医院（直属）：吴建民 主任医师
浙江省东华医院（直属）：方剑乔 主任中医师
杭州市中医院（非直属）：董 陆 主任医师
金华市中医院（非直属）：康忠翔 主任医师
宁波市中医院（非直属）：沈晓敏 副主任医师
浙江省中西医结合医院（非直属）：金 伟 主治医师
浙江省肿瘤医院（非直属）：余传定 主任医师
杭州市第三人民医院（非直属）：张延祥 副主任医师
杭州市第六医院（非直属）：娄国强 主任医师

【安徽中医学院】

党委书记：方世权
副院长（主持行政工作）：王 键 教授、博士生导师
中医临床学院：陈雪功 教授
针灸骨伤临床学院：胡 玲 教授
药学院：彭代银 副教授
中西医结合临床学院：方志斌 教授
护理学院：徐国龙 教授
医药经济管理学院：李 珑 副教授
医药信息工程学院：孔令胜 副教授
成人教育学院：王仁安

校 址：安徽省合肥市梅山路103号
邮 编：230038
电 话：0551-5169006/5169009
传 真：0551-2819950
网 址：www.ahtcm.edu.cn
电子信箱：yuanban@ahtcm.edu.cn

专业统计

学校职工人数864人。专任教师469人，其中教授32人，副教授166人，讲师155人，助教98人。

专业设置	学制（年）	2004年毕业生数	2004年招生数	在校生数
中医学	5	606	235	1445
针灸推拿学	5	59	119	504
中西医临床医学	5		286	1415
中医学类新专业	5			89
护理学	4	59	175	414
药学	4	181	123	785
中药学	4	57	57	272
药物制剂	4		56	222
制药工程	4		61	119
中药资源与开发	4		54	54
国际经济与贸易	4		122	122
应用心理学	5		56	270
计算机科学与技术	4		56	112
康复治疗学	5		60	233
信息管理与信息系统	4		53	157
中西医临床（专升本）	3			58
护理学（专升本）	2	18		

专业设置	学制（年）	2004 年毕业生数	2004 年招生数	在校生数
药学（专升本）	2	79		180
针灸推拿学	3		55	169
护理学	3		124	314
医学美容	3		61	162
药学	3	57		
药品营销	3	120	99	193
药物分析	3	60	63	181
合计		1296	1915	7470

研究生教育

在校硕士研究生 236 人，2004 年招收硕士研究生 103 人，毕业 43 人。

硕士学位专业设置：中医基础理论、中医临床基础、中医医史文献、方剂学、中医诊断学、中医内科学、中医外科学、中医骨伤科学、中医妇科学、中医儿科学、针灸推拿学、中西医结合基础、中西医结合临床、药剂学、生药学、中药学

重点学科及学科带头人

国家中医药管理局重点学科

呼吸内科：李则庚 副教授、副主任医师

省级重点学科

中医内科学：刘　健 教授、主任医师

中西医结合临床：韩咏竹 教授、主任医师、享受国务院特殊津贴专家

针灸推拿学：胡　玲 教授

重点实验室及负责人

省级重点实验室

现代中药重点实验室：王德群 教授

附属机构及负责人

第一附属医院：李泽庚 副教授、副主任医师

第二附属医院：杨　骏 教授、主任医师

神经病研究所：杨任民 教授、主任医师

药物研究所：彭代银 副教授

针灸经络研究所：胡　玲 教授

计算机中医应用研究所：邢江淮 副研究员

中医药研究所：陈雪功 教授

现代中药研究中心：徐希平 教授

科研实验中心：马宗华 研究员

临床医学研究所：骞家张

安徽中医学院门诊部（国医堂）：张杰 主任医师

康惠医药保健品有限公司：魏守建 副教授

圣鹰药业有限公司：陶春蕾 副主任药师

安保药业有限公司：吴劲松

中西医结合医院：何光远

（董玉节、杨丙宏）

【福建中医学院】

党委书记：罗　萤 副研究员

院　　长：杜　建 教授

党委副书记：张凯民 研究员
　　　　　谭卫星 副研究员

纪委书记：林成建 副研究员

副 院 长：王和鸣 教授
　　　　　陈立典 教授
　　　　　李灿东 教授
　　　　　陈兴炎 副研究员
　　　　　刘献祥 教授

海外教育学院院长：罗　萤（兼）

五洲科技学院院长：李灿东（兼）

成人教育学院院长：李灿东（兼）

高等职业技术学院院长：李灿东（兼）

老校区校址：福建省福州市五四路 282 号

新校区校址：福建省福州市闽侯县上街镇福州地区大学城内

邮　　编：350003

电　　话：0591－83570322

传　　真：0591－83570746

网　　址：www.fjtcm.edu.cn

电子信箱：yzbgs@fjtcm.edu.cn

专业统计

学校职工人数 1800 人。专任教师 509 人，其中教授 84 人，副教授 156 人，讲师 119 人，助教 150 人。

校本部

专业设置	学制（年）	2004 年毕业生数	2004 年招生数	在校生数
应用心理学	4		59	59
临床医学	5		60	236
中医学	7		88	281
中医学	7		27	87
中医学	5	153	292	1197

专业设置	学制（年）	2004年毕业生数	2004年招生数	在校生数
中医学	5	60		50
针灸推拿学	5		57	117
针灸推拿学	5	35	54	294
针灸推拿学	5		52	52
中西医临床医学	5		120	305
中医学类新专业	5	58		173
护理学	5		114	410
药学	4	60	59	239
中药学	4	60	52	229
药物制剂	4		57	57
公共事业管理	5		59	217
中医学	3	8	8	19
中西医临床医学	3		57	122
护理学	2	26	14	64
公共事业管理	2	56		
康复治疗学	3	44	1349	
口腔医学	3	41	60	174
中西医临床医学	3	212		121
中医学类新专业	3			97
中医学类新专业	3	51		67
护理学	3	75		60
护理学	3			43
中药学	3	37		
药学类新专业	3	30	60	110
合计		1006	1349	4880

五洲科技学院

专业设置	学制（年）	2004年毕业生数	2004年招生数	在校生数
针灸推拿学（本科）	5		44	79
中西医临床医学（本科）	5		91	165
骨伤科学方向（本科）	5		46	46
护理学（本科）	4		78	133
中药学（本科）	4		25	25
计算机软件开发（本科）	4		25	25
医事法律（本科）	5		41	41
护理学（专科）	3		139	314

专业设置	学制（年）	2004年毕业生数	2004年招生数	在校生数
中药学（专科）	3		100	100
合计			589	928

成人教育学院

专业设置	学制（年）	2004年毕业生数	2004年招生数	在校生数
函授		282		578
脱产		146	212	369
业余			323	363
合计		428	535	1310

海外教育学院

专业设置	学制（年）	2004年毕业生数	2004年招生数	在校生数
中医学	5	18	11	167
合计		18	11	167

研究生教育

在校硕士研究生436人，2004年招收硕士研究生181人，毕业77人。

在校博士研究生30人，2004年招收博士研究生11人，毕业6人。

硕士学位专业设置：病理学与病理生理学、方剂学、针灸推拿学、中西医结合基础、中西医结合临床、中药学、中医儿科学、中医骨伤科学、中医基础理论、中医临床基础、中医内科学、中医五官科学、中医医史文献、中医妇科学、中医诊断学

博士学位专业设置：中西医结合临床、中医骨伤科学

重点学科及学科带头人

国家中医药管理局重点学科、省“211”重点学科

中医骨伤科学：王和鸣 教授

省级重点学科

中医骨伤科学：刘献祥 教授

方剂学：吴水生 副教授

中医临床基础：戴春福 教授

中西医结合临床：陈立典 教授

中药学：郭素华 教授

校级重点学科

中医基础理论：纪立金 教授

中医临床基础：戴春福 教授

中医医史文献：林慧光 教授

方剂学：吴水生 副教授

中医诊断学：李灿东 教授

中医内科学：衡先培 副主任医师

中医骨伤科学：刘献祥 教授

中医儿科学：郑　健 教授

针灸推拿学：吴　强 教授

中西医结合基础：黄秀榕 教授

中西医结合临床：陈立典 教授

中药学：郭素华 教授

重点实验室及负责人

国家中医药管理局三级科研实验室

病理生理实验室：黄秀榕 教授

针灸生理实验室：胡翔龙 研究员、国家攀登计划经络研究项目的第一任首席科学家

中国中医药文献检索中心福建分中心：林丹红 副研究馆员

省级重点实验室

经络研究实验室：胡翔龙 研究员、国家攀登计划经络研究项目的第一任首席科学家

中药化学实验室：吴锦忠 教授

校级重点实验室

针灸生理实验室：胡翔龙 研究员

病理生理实验室：黄秀榕 教授

骨伤病实验室：王和鸣 教授

骨伤细胞生物学实验室：张　俐 教授

流式细胞与生化实验室：杜　建 教授

老年病实验室：杜　建 教授

中药药理毒理实验室：吴符火 副教授

生化免疫实验室：陈玉春 高级实验师

中药化学实验室：陈　玲 研究员

活血化瘀实验室：戴春福 教授

肾病实验室：王　智 主任医师

心脑血管病实验室：郭云庚 主任医师

临床药理实验室：林炳辉 主任医师

中药药理学实验室：倪　峰 研究员

血液流变学实验室：汪培清 高级实验师

老年病实验室：朱亨炤 主任医师

脾胃病实验室：杨春波 主任医师

中国中医药文献检索中心福建分中心：林丹红 副研究馆员

人体解剖学实验室：陈　跃 教授

基础显微实验室：张学敏 副教授

机能实验室：林月娥 实验师

生化分子生物学实验室：施　红 副教授

中医基础实验室：戴春福 教授

药学基础实验室：胡　娟 教授

附属机构及负责人

福建中医学院中西医结合研究院院长：陈可冀 院士

福建省中医药研究院常务副院长：朱亨炤 主任医师

福建中医学院附属人民医院院长：陈立典 教授

福建中医学院附属第二人民医院党委书记兼常务副院长：陈　竹　副研究员　（黄立平）

【江西中医学院】

党委书记：吕辉章 教授

院长、党委副书记：刘红宁 教授

党委副书记：李红勇

副 院 长：钟虹光 主任中药师

王金平 副教授

陈明人 副教授、主任中医师

左铮云 副研究员

纪委书记：侯中平

国际教育学院院长：乐毅敏 教授

科技学院院长：杨光华 教授

成人教育学院院长：王济平 副教授

高等职业技术学院院长：黄新启 主任中药师

中医研究所所长：刘英锋 教授

校　址：江西省南昌市湾里区云湾路

邮　编：330004

电　话：0791－7118822/7118855

传　真：0791－7118800

网　址：www.jxtcmi.com

电子信箱：jxzyxylb@jxtcmi.com

专业统计

学校职工人数817人。专任教师583人，其中教授110人，副教授204人，讲师110人，助教159人。

专业设置	学制（年）	2004年毕业生数	2004年招生数	在校生数
中医学（含国际交流方向、中西医结合方向、骨伤方向、医事法律方向）	5	361	332	2420
针灸推拿学	5	45	37	178
中西医临床医学	5		292	607
药学（含医药营销方向）	4	136	280	856
中药学（含国际交流方向、知识产权保护方向）	4	38	123	396
中药资源开发	4		23	23
药物制剂	4		59	215
制药工程	4	49	66	219
环境科学	4			76
生物工程	4	37	50	253
生物医学工程	4		41	94
计算机科学与技术	4	37	44	250
公共事业管理（含医疗保险方向、医院管理方向）	4		26	145
保险	4		19	62
药学	3		130	131
中药学	3		88	288
美容医学	3		104	104
高级护理	3		148	148
药品营销	3		97	366
药物制剂	3		87	87
中西医结合	3		151	151
针灸推拿	3		50	51
合计		703	2247	7120

研究生教育

在校硕士研究生431人，2004年招收硕士研究生186人，毕业69人。

硕士学位专业设置：中医基础理论、中西医结合基础、中医临床基础、中西医结合临床、中医医史文献、药物化学、方剂学、药剂学、中医诊断学、生药学、中医内科学、药物分析学、中医外科学、药理学、中医骨伤科学、中药学、中医妇科学、中医五官科学、针灸推拿学

博士学位专业设置：中药学（与北京中医药大学联合培养）

重点学科及学科带头人

国家中医药管理局重点学科

中医内科呼吸病学：薛汉荣 副教授

中药制药学：罗永明 教授

省级重点学科

中药学：罗永明 教授

中医内科学：张小萍 教授

中西医结合基础：汪建民 教授

药剂学：汪国华 教授

中医临床基础：伍　炳 教授

生药学：刘红宁 教授

药物分析学：饶　毅 教授

药理学：徐　彭 教授

院级重点学科

中医医史文献：蒋力生 教授

“两课”教育：何春生 教授

重点实验室及负责人

国家级重点实验室

中药固体制剂制造技术国家工程研究中心：杨世林 教授

部级重点实验室

现代中药制剂教育部重点实验室：吕爱平 教授

省级重点实验室

江西省中药种质资源工程技术研究中心：罗光明 教授

附属机构及负责人

江西中医学院附属医院（江西省中医院）：陈明人 主任中医师、副教授

江西中医学院附属中西医结合医院（江西省南昌市中西医结合医院）：崔维奇 主任医师、教授

江西中医学院第三附属医院（江西省鹰潭市中医院）：丁　奎 主任中医师、副教授

江西中医学院第四附属医院（江西省丰城市中医院）：袁国庆 主任中医师、副教授

江西中医学院第五附属医院（江西省宜春市中医院）：吴华国 主任中医师、教授

江西中医学院第六附属医院（江西省九江市中医院）：周泽甫 主任医师、副教授

江西中医学院第七附属医院（江西省玉山县中医院）：严建平 副主任医师、副教授

江西江中制药集团有限责任公司：钟虹光 教授

江西江中包装材料厂：徐修行 副主任中药师

江西江中饮料厂：徐修行 副主任中药师　　（刘　红）

【山东中医药大学】

党委书记：孙增良 研究员

校　　长：王新陆 教授

党委副书记：周丽敏 教授

　　张洪斌 教授、博士生导师

副 校 长：曾凤英 教授

　　吴富东 教授

　　欧阳兵 教授

　　郭伟星 教授

基础医学院院长：乔明琦 教授

药学院院长：田景振 教授

针灸推拿学院院长：高树中 教授

护理学院院长：石作荣 副研究员

人文社科学院院长：周东民 副主任医师

国际教育学院院长：刘昭纯 教授、博士生导师

高等职业技术学院、继续教育学院院长：魏希启 研究员

临床学院院长：杨传华 主任医师

中医文献研究所所长：王振国 教授、博士生导师

校　　址：山东省济南市经十路53号

邮　　编：250014

电　　话：0531－2613011

传　　真：0531－2963364

网　　址：www.sdutcm.edu.cn

电子信箱：xiaoban@sdutcm.edu.cn

专业统计

学校职工人数3340人，其中校本部904人。专任教师467人，其中教授71人，副教授165人，讲师127人，助教83人。

专业设置	学制（年）	2004年毕业生数	2004年招生数	在校生数
中医学	5	465	420	2240
中药学	4	48	183	520
针灸推拿学	5	102	129	850
制药工程	4	48	141	417
中医学	7		359	788
护理学	5		82	375
市场营销	4	59	45	309
应用心理学	5		65	124

专业设置	学制（年）	2004年毕业生数	2004年招生数	在校生数
英语（中医药类）	5		45	83
中医学	3	55		164
中药学	3	64		141
针灸推拿学	3		109	178
护理学	3	66	94	273
中医康复保健	3		120	120
中药资源与开发	3		84	84
中药经营与管理	3		91	91
合计		907	1967	6757

研究生教育

在校硕士研究生608人，2004年招收硕士研究生225人，毕业146人。

在校博士研究生135人，2004年招收博士研究生50人，毕业27人。

硕士学位专业设置：中医基础理论、中医医史文献、中医临床基础、中医诊断学、方剂学、中医内科学、中医外科学、中医妇科学、中医儿科学、针灸推拿学、中医骨伤科学、中医五官科学、中药学、药物化学、生药学、中西医结合临床医学、中西医结合基础医学、生物医学工程、影像医学与核医学

博士学位专业设置：中医医史文献、中医基础理论、中医内科学、中医外科学、中医妇科学、针灸推拿学、中西医结合临床医学、中西医结合基础医学、中药学（一级学科）

重点学科及学科带头人

国家、国家中医药管理局、山东省“十五”强化建设A级学科

中医基础理论：乔明琦 教授、博士生导师

中医医史文献：王振国 教授、博士生导师

省级重点学科

中医内科学：尹常健 教授、主任医师、博士生导师

中医外科学：宋景贵 主任医师、硕士生导师

针灸学：吴富东 教授、博士生导师

厅局级重点学科

针灸学：吴富东 教授、博士生导师

中西医结合医学：张文高 教授、博士生导师

心血管内科：丁书文 主任医师、博士生导师

中医妇科学：刘瑞芬 教授、博士生导师

血液肿瘤内科：焦中华 主任医师、博士生导师

校级重点学科

中医骨伤学：董建文 主任医师、硕士生导师

中医儿科学：李燕宁 主任医师、硕士生导师

重点实验室及负责人

国家中医药管理局中医药科研三级实验室

中药质量分析实验室：张惠云 教授、硕士生导师

微循环实验室：王世军 教授、硕士生导师

细胞与分子实验室：郑广娟 教授、硕士生导师

中药制剂实验室：于维萍 主任药师、硕士生导师

省级重点实验室

中西医结合肿瘤防治技术实验室：王世军 教授、硕士生导师

天然药物实验室：张惠云 教授、硕士生导师

厅局级重点实验室

天然药物实验室：张惠云 教授、硕士生导师

心血管实验室：高洪春 主任医师、硕士生导师

附属机构及负责人

山东中医药大学附属医院党委书记：高　毅 主任医师

山东中医药大学附属医院院长：杨传华 主任医师

山东中医药大学第二附属医院党委书记：冯建华 教授

山东中医药大学第二附属医院院长：葛　明 主任医师　（王　瑛）

【河南中医学院】

党委书记：孙建中

院　　长：彭　勃

副 院 长：刘文第

吴金良

田中龄

李建生

纪委书记：梁小夏

学院下设：基础医学院、第一临床医学院（护理学院）、第二临床医学院（骨伤学院）、针灸推拿学院、药学院、成教学院、外语学院、海外教育学院、人文学院、信息技术学院

校　　址：河南省郑州市金水路1号

邮　　编：450008

电　　话：0371－5945879

传　　真：0371－5944307

网　　址：www.hactcm.edu.cn

研究生教育

硕士学位专业设置：中医基础理论、中医临床基础、中医医史文

献、方剂学、中医诊断学、中西医结合基础、病理学与病理生理学、针灸推拿学、药物化学、药剂学、生药学、药物分析学、药理学、中药学、中医内科学、中医外科学、中医骨伤科学、中医妇科学、中医儿科学、中医五官科学、中西医结合临床

博士学位专业设置：中医内科学、方剂学、中医基础理论、中药学

重点学科及学科带头人

国家中医药管理局重点学科

中医儿科学：丁　樱 教授

针灸推拿学：高希言 教授

省级重点学科

中药学：冯卫生 教授

中医内科学：赵文霞 教授

中医儿科学：丁　樱 教授

针灸推拿学：高希言 教授

方剂学：杨新年 教授

附属机构

第一附属医院、第二附属医院、第三附属医院

【湖北中医学院】

党委书记：罗才喜

院　　长：王　华

纪委书记：黄光焕

副 院 长：胡永年
　　　　　梁帝泉
　　　　　周安方
　　　　　张良玉

校　　址：湖北省武汉市武昌昙华林特1号

邮　　编：430061

电　　话：027－68889007

传　　真：027－88929036

网　　址：www.hbtcm.edu.cn

专业统计

学校职工人数1072人。专任教师456人，其中教授52人，副教授133人，讲师105人，助教136人。

专业设置	学制（年）	2004年毕业生数	2004年招生数	在校生数
制药工程	4	65	45	229
医学检验	5		105	465
7年制中医学	7		64	198
中医学（针灸推拿方向）	7		42	42
中医学（中西医结合方向）	7		53	108
中医学	5	194	104	746
中医学（中西医结合方向）	5	144		199
中西医临床医学	5		70	70
中医学（中医骨伤科学方向）	5	55	56	371
针灸推拿学	5	113	41	391
护理学	5		50	239
药学	4	232	49	234
中药学	4	126	56	310
药物制剂	4		46	96
信息管理与信息系统	4		43	127
市场营销	4	57	38	177
公共事业管理（医事法学方向）	4		39	68
合计		986	901	4050
专科起点本科				
制药工程	2		4	62
医学检验	3		123	123
中医学	3		255	431
针灸推拿学	3		67	119
护理学	3		160	205

专业设置	学制（年）	2004年毕业生数	2004年招生数	在校生数
药学	2		315	425
中药学	2		41	43
药物制剂	2		29	29
市场营销	2		79	107
中医学（中医骨伤科学）	3		34	34
信息管理与信息系统	2		5	5
合计			1112	1583
专　科				
卫生检验	3	42	37	139
医学检验	3	124	109	331
中医学	3	19		6
针灸推拿学	3	5	63	63
药学	3	275	112	536
药物制剂	3	35	46	150
市场营销（药品营销）	3	92	77	215
护理学			69	76
合计		592	513	1516
总计		1578	2526	7149

研究生教育

在校硕士研究生637人，2004年招收硕士研究生288人，毕业147人。

在校博士研究生106人，2004年招收博士研究生42人，毕业19人。

硕士学位专业设置：中医基础理论、中医临床基础、中医内科学、中医骨伤科学、中医妇科学、中医儿科学、针灸推拿学、中西医结合基础、中西医结合临床、中药学、中医诊断学、中药生药学、中医医史文献、中药方剂学

博士学位专业设置：中医基础理论、中医临床基础、中医内科学、针灸推拿学、中医骨伤科学

重点学科及学科带头人

国家中医药管理局重点学科

中医内科学肾病学科：王小琴　教授、主任医师

省级重点学科

中医基础理论：周安方　教授

中医临床基础：李家庚　教授

针灸推拿学：王　华　教授

中医内科学：董梦久　教授

中医骨伤科学：邹　季　教授

中西医结合临床：罗欣拉　教授

中药学：陈科力　教授

重点实验室及负责人

国家中医药管理局科研三级实验室

中药药理实验室：杨勤建　教授

细胞生物学实验室：李汉明　教授

省级重点实验室

中药资源与中药化学：刘焱文　教授

（汪海洋）

【湖南中医学院】

党委书记：蔡光先　教授

院　　长：尤昭玲　教授

党委副书记：黄政德　教授

副 院 长：滕久祥　教授

周小青　教授

谭达全　副教授

校　　址：湖南省长沙市雨花区韶山中路113号

邮　　编：410007

电　　话：0731－5381000/5600508

传　　真：0731－5504879

网　　址：www.hnctcm.com

电子信箱：zyxyyb@yahoo.com

专业统计

学校职工人数832人。专任教师566人，其中教授105人，副教授203人，讲师143人，助教101人。

专业设置	学制（年）	2004年毕业生数	2004年招生数	在校生数
7年制中医学中医临床医学方向	7		56	244

专业设置	学制（年）	2004年毕业生数	2004年招生数	在校生数
7年制中医学中西医临床医学方向	7		62	274
7年制中医学针灸推拿学方向	7		37	148
7年制中医学医学英语方向	7		40	155
中医学	5	279	192	193
中医学（境外）				23
临床医学	5		119	117
中西医结合临床医学	5	133	240	949
中医骨伤科学		56		306
中医五官科学		51		109
针灸推拿学	5	115	75	333
中医英语		39		41
口腔医学	5		51	172
医学影像学	5		40	162
护理学	4	51	40	205
护理学涉外护理方向	4		39	76
公共事业管理	4	37	36	176
计算机科学与技术	4		29	126
英语	4		47	48
应用心理学	4		39	147
中药学	4	232	140	925
药学	4	180	138	770
药物制剂学	4		52	176
制药工程	4		58	58
市场营销	4		41	172
生物工程	4		41	84
中药（专科）	3		63	62
针灸推拿（专科）	3		59	65
护理（专科）	3		100	101
湘杏学院中医学	5		55	55
湘杏学院中西医结合	5		153	496

专业设置	学制（年）	2004年毕业生数	2004年招生数	在校生数
湘杏学院药学	4		53	139
湘杏学院中医临床	5			48

研究生教育

在校硕士研究生432人，2004年招收硕士研究生186人，毕业93人。

在校博士研究生85人，2004年招收博士研究生40人，毕业20人。

硕士学位专业设置：中医诊断学、中医内科学、中医外科学、中医五官科学、针灸推拿学、中医学基础、方剂学、医史文献、中医临床基础、中医骨伤科学、中医妇科学、中医儿科学、中西医结合基础、中西医结合临床、药物化学

博士学位专业设置：中医诊断学、中医内科学、中医外科学、中医五官科学、针灸推拿学、中医学基础、方剂学、医史文献、中医临床基础、中医骨伤科学、中医妇科学、中医儿科学、中西医结合临床

重点学科及学科带头人

国家级重点学科

中医诊断学：袁肇凯

国家中医药管理局重点课题

中医诊断学：袁肇凯

中医眼科学：彭清华

中医皮肤科学：杨志波

省级重点学科

中医内科学：蔡光先

中医外科学：杨志波

针灸推拿学：常小荣

中西医结合临床：尤昭玲

中医五官科学：田道法

校级重点学科

中药学：郭建生

重点实验室及负责人

湖南省高校重点实验室

中医病证实验室：袁肇凯 教授

国家中医药管理局中医药科研三级实验室

血管生物学实验室：刘柏炎 副教授

病理生理学实验室：袁肇凯 教授

国家中医药管理局中医药科研二级实验室

显微形态学实验室：熊艾君 教授

分子生物学实验室：刘群良 副教授

病源免疫实验室：伍参荣 教授

针灸基础实验室：李江山 副教授

蛋白组学实验室：王净净 教授

细胞生物与分子技术实验室：孙克伟 教授

外科免疫病理实验室：杨志波 教授

骨伤治疗技术实验室：田心义 教授

中药生物技术实验室：刘塔斯 教授

附属机构及负责人

湖南中医学院第一附属医院党委书记：柳景红

湖南中医学院第一附属医院院长：谭元生

湖南中医学院第二附属医院党委书记：瞿延军

湖南中医学院第二附属医院院长：蒋文明

湖南中医药研究院附属中西医结合医院党委书记：柏正平

湖南中医药研究院附属中西医结合医院院长：秦裕辉

湖南中医学院第三附属医院党委书记：唐荣耀

湖南中医学院第三附属医院院长：潘斌

湖南中医学院附属常德医院党委书记：樊方桂

湖南中医学院附属常德医院院长：樊方桂

湖南中医学院附属衡阳医院党委书记、院长：申锦林

【广州中医药大学】

党委书记：黄朝阳

校　　长：冯新送 教授

党委副书记：黄　斌

副 校 长：陈英华 副教授

徐志伟 研究员、教授

王宁生 研究员、教授

林培政 副教授

李建军 副教授

国际学院院长：王新华 研究员、教授

继续教育学院院长：黄兆胜 教授

职业技术学院院长：江　滨 教授

基础医学院院长：陈　群 教授

中药学院院长：陈蔚文 研究员、教授

针灸推拿学院院长：柴铁劬 教授

护理学院院长：何燕萍 主任医师

信息技术学院院长：陈　素 研究员

经济与管理学院院长：邱鸿钟 研究员、教授

人文社科学院副院长：李悦书 副教授

热带医学研究所所长：符林春 研究员

临床药理研究所所长：王宁生 教授

脾胃研究所所长：陈蔚文 研究员、教授（兼）

校　　址：广东省广州市机场路12号大院

邮　　编：510405

电　　话：020-36595233

传　　真：020-36594735

网　　址：www.gzhtcm.edu.cn

专业统计

学校职工人数1286人。专任教师781人（含聘任制235人），其中教授141人，副教授268人，讲师236人，助教136人。

专业设置	学制（年）	2004年毕业生数	2004年招生数	在校生数
中医学（中医学方向）	7	44	159	448
中医学（中西医结合方向）	7	41	157	463

专业设置	学制（年）	2004年毕业生数	2004年招生数	在校生数
中医学（针灸方向国际交流型）	7		112	262
中医学	5	446	363	2186
其中：港澳台及境外留学生	5	52	48	272
针灸推拿学	5	105	116	417
中药学	4	69	362	751
制药工程	4	61	110	305
药学	4		211	400
公共事业管理	4	79	86	259
国际经济与贸易	4		163	300
中医护理学	4	62	116	260
计算机科学与技术	4		87	193
英语	4		49	49
应用心理学	4		102	102
中西医临床医学	5		105	105
药物制剂	4		115	115
针灸推拿	3	68		121
医学检验	3	43		64
高级护理	3	29	92	217
计算机科学与技术	3	36		
临床工程	3	39		
中药学	3		109	109
合计		1122	2614	7126

研究生教育

在校硕士研究生1044人，2004年招收硕士研究生386人，毕业211人。

在校博士研究生424人，2004年招收博士研究生149人，毕业94人。

硕士学位专业设置：科学技术哲学、中医基础理论、中医临床基础、中医医史文献、中医诊断学、针灸推拿学、中医内科学、中医外科学、中医骨伤科学、中医妇科学、中医儿科学、中医五官科学、中西医结合基础、中西医结合临床、方剂学、中药学、药剂学、社会医学与卫生事业管理

博士学位专业设置：中医基础理论、中医临床基础、中医医史文献、中医诊断学、中医内科学、中医外科学、中医儿科学、中医骨伤科学、中医妇科学、中医五官科学、针灸推拿学、中西医结合基础、中西医结合临床、中药学、方剂学

重点学科及学科带头人

国家级重点学科

中医临床基础：林培政 教授

中医内科学：冼绍祥 教授

中医骨伤科学：冯新送 教授

中医妇科学：罗颂平 教授

国家中医药管理局重点学科

中医临床基础：林培政 教授

中药制药学：陈蔚文 教授

中医妇科学（一院）：罗颂平 教授

中医内科消化学科（一院）：刘友章 主任中医师、教授

中医内科心血管学科（二院）：阮新民 教授

中医内科脑病学科（二院）：黄培新 教授、主任中医师

中医外科皮肤学科（二院）：范瑞强 教授、主任中医师

省级重点学科

中医临床基础：林培政 教授

中医内科学：冼绍祥 教授

中医骨伤科学：冯新送 教授

中医妇科学：罗颂平 教授

中西医结合基础：王宁生 教授

中药学（中药制药）：陈蔚文 教授

中医基础理论：徐志伟 教授

针灸推拿学：赖新生 教授

校（院）级重点学科

中医内科学：邓铁涛、丘和明、刘亦选 教授

中医妇科学：罗元恺、欧阳惠卿 教授

温病学：刘仕昌、彭胜权 教授

伤寒学：熊曼琪 教授

中医内科学：刘茂才 教授

针灸学：司徒铃、靳 瑞、张家维 教授

方剂学：梁颂名 教授

内经：梁乃津、区永欣 教授

脾胃学：王建华、劳绍贤 教授

生理学：陈洁文 教授

自然辩证法：邓平修 教授

临床科研方法学（DME）：赖世隆 教授

中医外科学：崔学教、蔡炳勤 教授

中医五官科学：余杨桂、王士贞、张梅芳 教授、主任中医师

中医儿科学：宋国维、罗笑容 教授、主任中医师

中西医结合临床（肿瘤）：周岱翰、刘伟胜 主任中医师

中医诊断学：陈 群 教授

病理学及病理生理学：杜标炎 教授

社会医学与卫生事业管理：吕玉波 研究员

中医方剂学：何国樑 教授

科学技术哲学：陈武光 教授

中医医史文献：刘小斌 教授

中医五官科学（中医眼科学）：詹宇坚 教授

重点实验室及负责人

国家发展计划委员会重点实验室

国家中药现代化工程技术研究中心（合作）：赖小平 研究员（2002年）

科技部重点实验室

国家新药（中药）安全评价（GLP）研究重点实验室：王宁生 教授（2001年批准）

国家新药（中药）临床试验（GCP）研究中心：赖世隆 教授（2001年批准）

国家中药现代化科技产业（广东）基地：王宁生 教授（2002年批准）

科技部重点实验室

国家中药材种植栽培示范化研究示范基地（GAP）：徐鸿华 教授（2002年批准）

教育部重点实验室

现代中成药工程技术中心：陈英华 副教授（2001年批准）

国家中医药管理局重点实验室

中药药理实验室（三级实验室）：黄培新 教授（2000年批准）

中药药理（消化）实验室（三级实验室）：陈蔚文 教授

原虫与病毒实验室（三级实验室）：符林春 研究员

中药制剂实验室（三级实验室）：董玉珍 主任中医师

分子生物学实验室（三级实验室）：罗云坚 教授

细胞生物学实验室（三级实验室）：方永奇 研究员

免疫实验室（三级实验室）：王培训 教授

核医学实验室（二级实验室）：陈芝喜 副教授（2004年批准）

国家药品监督管理局重点实验室

国家药品临床研究基地（一院）：张惠臣 主任医师（1999年批准）

国家药品临床研究基地（二院）：吕玉波 研究员

国家药品临床研究基地（粤海医院）：符林春 研究员

国家药品监督管理局药品临床研究培训中心：赖世隆 教授（2000年批准）

省教育厅重点实验室

中医疑难病证重点实验室：林培政 教授（2001年批准）

省科技厅重点实验室

广东省中医证候临床研究重点实验室：罗云坚 教授（1999年批准）

新药非临床安全评价中心：王宁生 教授

新药临床实验研究中心：赖世隆 教授

广东省中医急症研究重点实验室：罗云坚 教授

广东省海洋药物重点实验室（合作）：王宁生 教授（2000年批准）

广东省新药筛选重点实验室（合作）：赖小平 研究员（2001年批准）

遗传工程小鼠资源库技术平台（合作）：邹移海 教授

附属机构及负责人

广州中医药大学第一附属医院院长：樊粤光 教授

广州中医药大学第一附属医院党委书记：宋振之 副教授

广州中医药大学第二附属医院院长、党委书记：吕玉波 研究员

广州中医药大学第三附属医院院长、党委副书记：庄 洪 主任中医师、教授

广州中医药大学第三附属医院党委书记：邓劲松 助理研究员、讲师

祈福医院副院长：赵鹏图 副研究员

（黄素芳、徐志红）

【广西中医学院】

党委书记：覃绍峰 教授

院　　长：王乃平 教授

基础医学院院长：戴 铭 教授

药学院院长：辛 宁 教授

护理学院院长：江震声 讲师

高等职业技术学院院长：黄贵华 副教授

成人教育学院院长：何清平 教授

赛恩斯新医药学院院长：谢丽莎 主任药师

广西中医学院第一临床医学院院长：唐 农 教授

广西中医学院瑞康医学院院长：龙学明 教授、主任医师

人文社科学院院长：肖廷刚 主任医师

壮医药系主任：庞宇舟 副教授

校　　址：广西南宁市明秀东路179号

邮　　编：530001

电　　话：0771—3137577

传　　真：0771—3137517

网　　址：www.gxtcmu.edu.cn

电子信箱：yuanban@gxtcmu.edu.cn

专业统计

学校职工人数617人。专任教师580人，其中教授74人，副教授199人，讲师158人，助教122人。

专业设置	学制（年）	2004年毕业生数	2004年招生数	在校生数
制药工程	4		57	169
食品科学与工程	4		52	52
临床医学	5		126	561
口腔医学	5		67	188
中医学	5	211	130	720
传统中医学	5	15		44
对外中医学	6		97	341
中医学（壮医）	5		39	65
中医学（外科）	5		49	94
中医骨伤学	5		66	130
针灸推拿学	5	58	64	295
中西医临床医学	5	243	201	1055
护理学	4	44	96	285
药学	4	78	80	313
中药学	4	45	76	246
中药资源与开发	4		28	28
市场营销（医药营销方向）	4		66	66
公共事业管理（卫生）	4		48	112
医学影像学	3	24	42	106
医学检验	3	20	59	149
针推康复	3	76	97	234
口腔医学	3	96	134	354
医学美容	3	54	79	207
护理学	3	80	173	475
护理学	2		116	116
妇幼保健	3	42	0	81
药剂学	3	49	70	180
中西药	3	73	94	249
医药营销	3	24	59	127
合计		1232	2281	7088

研究生教育

在校硕士研究生359人，2004年招收硕士研究生183人，毕业46人。

硕士研究生专业设置：中医基础理论、中医临床基础、中医医史文献、中医内科学、中医骨伤科学、中医妇科学、中医儿科学、中医五官科学、针灸推拿学、中西医结合基础、中西医结合临床、药物分析学、药理学、中药学

重点学科及学科带头人

中药学：甄汉深 教授

中医内科学：罗伟生 主任医师

中药药理：谢金鲜 教授

重点实验室及负责人

药学中心实验室：陈　勇 教授

中药药效重点实验室：邓家刚 教授

附属机构及负责人

广西中医学院第一附属医院院长：

唐　农 教授

广西中医学院附属瑞康医院院长：龙学明 教授、主任医师

广西中医学院附属中医学校校长：江震声 讲师

广西中医学院制药厂厂长：甘书坚 讲师

广西中医学院第三附属医院（柳州市中医院）院长：陈良细 主任医师

广西中医学院附属桂林医院（桂林市中医院）院长：杨 斌 副主任医师

广西中医学院第五附属医院（玉林市中医院）院长：邹崇祺 副主任医师

（杨海洁）

【成都中医药大学】

党委书记、校长：祝彼得

党委副书记：马晓蓉
孙灵根

副 校 长：梁繁荣
谢克庆
傅春华
罗才贵

基础医学院院长：陈 钢

临床医学院院长：罗才贵（兼）

针灸推拿学院院长：余曙光

药学院院长：李祖伦

管理学院院长：景 琳

高等职业技术学校副院长：张雯衣

成人教育学院院长：傅春华（兼）

校 址：四川省成都市十二桥路37号

邮 编：610075

电 话：028－87768611

传 真：028－87763471

网 址：www.cuntcm.edu.cn

专业统计

学校有教授153人，副教授335人，博士生导师47人，硕士生导师149人。

专业设置	学制（年）
中医学（与四川联合大学合办）	7
中医学（中西医结合方向，与华西医大合办）	7
中医学	5
中西医结合	5
骨伤科学	5
五官科学	5
中医学	3
护理	3
针灸	5
针灸（英语方向）	5
推拿	5
针灸	3
推拿	3
中药学	4
中药学（国家理科基地班）	4
中药学（市场营销方向）	4
中药药理	5
中药制药	4
中药学	3
藏医学	3
医药经营管理	3

研究生教育

硕士学位专业设置：中医基础理论、中医临床基础、中医医史文献、方剂学、中医诊断学、中西医结合基础、中医内科学、中医外科学、中医骨伤科学、中医妇科学、中医儿科学、中医五官科学、中西医结合临床、针灸推拿学、药物化学、药剂学、生药学、药理学、中药学

博士学位专业设置：方剂学、中西医结合基础、中医内科学、中

医妇科学、中医五官科学、中西医结合、针灸推拿学、中药学

博士后流动站：中药学

重点学科

国家级重点学科

中药学、中医五官科学、针灸推拿学

省部级重点学科（8个）

重点实验室

国家中医药管理局三级实验室

针灸时间生物实验室、中药药理实验室、中药品种质量鉴定实验室、形态学实验室、眼科实验室

省级重点实验室

中药测试与分析服务中心、中药药剂学实验室、针灸时间生物实验室、中药品种质量鉴定实验室、眼科实验室

校级重点实验室

电子显微镜室、针推中心实验室、外科实验中心、中西医结合内科实验室、脏腑病证实验室、微生物与免疫学、气血实验室、解剖学实验室、生物化学实验室、中药实验室、中药教学实验中心、中药标本室、生理学实验室

党委书记：吴小翎 教授
校　　长：雷　寒 教授
中医药学院院长：潘蕾昌 教授级政工师
校　　址：重庆市杨家坪西郊支路18号
邮　　编：400050
传　　真：023－68422183
网　　址：cqums.edu.cn
电子信箱：cydzjx@yahoo.com.cn

专业统计

学校职工人数207人。专职教师77人，其中教授2人，副教授30人，讲师28人，助教18人。

【重庆医科大学中医药学院】

专业设置	学制（年）	2004年毕业生数	2004年招生数	在校生数
校部普通本科				
中医学（中西医结合方向）	5		81	240
中药学	4		32	32
中药学（中药制剂方向）	4		39	39
中医药学院普通专科				
中医学（中西医结合方向）	3		34	62
中医学（中医骨伤方向）	3		0	34
中药学	3		40	40
中医药学院高职专科				
中医学（中西医结合方向）	3	102	66	204
中医学（中医骨伤方向）	3		36	36
中医学（针灸方向）	3		33	33
中药学	3		55	100
中医护理学	3		75	75
中医学（中西医结合方向）	2	55	262	438
中医学（针灸骨伤方向）	2	45		50
中药学	2	26		0
中医护理学	2	44	47	112
中医药学院中专				
中医学（中西医结合方向）	3	234		391
中医学（针灸骨伤方向）	3	32		83
中药学	3	86		106
中医护理学	3	38		219
中医药学院小计		662	648	1983

专业设置	学制（年）	2004年毕业生数	2004年招生数	在校生数
合计		662	800	2294

研究生教育

在校硕士研究生8人，2004年招收硕士研究生4人，毕业1人。

在校博士研究生5人，2004年招收博士研究生1人，毕业0人。

硕士学位专业设置：针灸推拿、中西医结合基础

博士学位专业设置：中西医结合临床

重点学科及学科带头人

中药药理学：徐晓玉 教授

重点学科及负责人

中药学：徐晓玉 教授

【贵阳中医学院】

党委书记：孔德明 教授

院　　长：梁光义 教授

校　　址：贵州省贵阳市市东路50号

邮　　编：550002

电　　话：0851－5928633

传　　真：0851－5652638

网　　址：www.gyctcm.edu.cn

专业统计

学院职工人数786人。专任教师417人（不含2所附属医院教师），其中教授64人，副教授109人，讲师114人，助教108人。

专业设置	学制（年）	2004年毕业生数	2004年招生数	在校生数
中医学	5	144	55	635
中西医临床医学	5	174	213	1667
中医学（骨伤方向）	5	75	53	406
中医学（中医英语方向）	6		38	187
中医学（中西医结合英语）	6		44	140
针灸推拿学	5	66		212
针灸推拿学（英语方向）	5		45	45
护理学	5	140		549
护理学	4		61	61
护理学（护理英语方向）	6		61	61
中药学	4	36	58	225
中药学（营销方向）	4	51	64	216
药物制剂	4	56	64	264
法学（医事法律方向）	4		61	264
应用心理学	4			9
中医学、应用心理学双学位	6		54	194
应用心理学第二学士学位	2			15
劳动与社会保障（医疗保险方向）	4		45	100
医用计算机	5			101
合计		742	901	5484

注：以上不含专科生。

研究生教育

在校硕士研究生252人，2004年招收硕士研究生127人，毕业37人。

硕士学位专业设置：中医基础理论、中医临床基础、中医医史文献、方剂学、中医内科学、中医外科学、中医骨伤科学、中医五官科学、针灸推拿学、中西医结合临床、中药学

重点学科及学科带头人

国家中医药管理局重点建设学科

中药生药（中药资源学、中药鉴定学、中药化学）：梁光义 教授

省级重点学科

中药学：邱德文 教授

中医基础理论：朱祝生 教授

内科学：孔德明 教授

刘尚义 教授

郑本德 教授
中医骨伤科学：沈冯君 教授
徐文汉 教授

重点实验室及负责人

省级重点实验室

中药生药学：梁光义 教授

附属机构及负责人

第一附属医院院长：吴文尧
第二附属医院院长：张光奇

（张 廷）

【云南中医学院】

党委书记：郭玉鉴
院长、党委副书记：李庆生 教授
中药学院院长：钱子刚 副教授
基础医学院院长：袁嘉丽 副教授
临床医学院院长：秦国政 教授
成人教育学院院长：贾 勇 副教授
校 址：云南省昆明市关上双桥路201号
邮 编：650200
电 话：0871－7150982
传 真：0871－7150982
网 址：www.yntm.edu.cn

专业统计

学院职工人数515人。专任教师270人，其中教授18人，副教授95人，讲师63人，助教94人。

专业设置	学制（年）	2004年毕业生数	2004年招生数	在校生数
中医学类	5		251	767
中医学（中医学方向）	5	54		211
中医学（中西医结合方向）	5	146		449
中医学（中医骨伤科学方向）	5	46		95
中医学（国际中医）	5			76
针灸推拿学	5	51		188
护理学	5		50	146
中西医临床医学	5		100	297
中药学	4	107	200	548
制药工程	4	37		168
市场营销	4			92
中药资源与开发	4		50	87
中医营养与食疗	3	57	50	59
中医美容	3		50	94
中药材种植与养殖	3			71
合计		498	751	3348

研究生教育

在校硕士研究生185人，2004年招收硕士研究生90人，毕业29人。

硕士学位专业设置：中医基础理论、中医临床基础、中西医结合基础、中医内科学、中医外科学、中医骨伤科学、中医儿科学、中医五官科学、针灸推拿学、中西医结合临床、中药学

重点学科及学科带头人

国家中医药管理局西部地区中医药重点学科

临床中药学：李庆生 教授
毛小平 教授

省级重点学科

临床中药学：李庆生 教授
毛小平 教授
中医基础理论：郑 进 教授
楚更五 教授
实用中药学：王兴文 教授
钱子刚 副教授
中医内科学：秦国政 教授
彭江云 主任医师
针灸学：刘楚玉 教授
林忆萍 主任医师
李冬梅 副教授

重点实验室及负责人

院（校）级重点实验室

中药材优良种苗繁育中心重点实验室：钱子刚 副教授
分子生物学重点实验室：陈文慧 副教授

附属机构及负责人

直属关系附属医院

云南中医学院第一附属医院院长：秦国政 教授、主任医师
云南中医学院第二附属医院院长：张 运 副教授、副主任医师

非直属关系附属医院

云南中医学院第三附属医院院长：

邓乐巧 教授、主任医师
云南中医学院第四附属医院书记：
张庆义 副教授

【西藏藏医学院】
党委书记、副院长：李 谦
副 院 长：嘎 旺
尼玛次仁
泽 多
赤来旺杰
校 址：西藏藏族自治区拉萨市当热中路10号
邮 编：850000
电 话：0891－6387272
传 真：0891－6387272
电子信箱：xhy9507@eyou.com

专业统计

学院职工人数144人。专任教师49人，其中教授13人，讲师33人，助教9人。

专业设置	学制（年）	2004年毕业生数	2004年招生数	在校生数
藏 医	5	47	159	244
藏 药	5		80	156
藏 医	3	32	45	187
合 计		79	284	587

研究生教育

在校硕士研究生34人，2004年招收硕士研究生20人。

在校博士研究生2人，2004年招收博士研究生2人。

硕士学位专业设置：藏医硕士专业、民族医学藏医硕士专业

博士学位专业设置：藏医博士专业、民族医学藏医博士专业

重点学科及学科带头人

国家级藏药重点学科：尼玛次仁 教授

附属机构及负责人

西藏藏医学院藏药厂厂长：丁泽宏

（向海英）

【陕西中医学院】
党委书记：张志鸿 教授
副 院 长：唐俊琪 副教授
地 址：陕西省咸阳市渭阳路1号
邮 编：0910－712083
网 址：www.sntcm.edu.cn

专业统计

本科专业设置：汉语言文学、英语、应用心理学、制药工程、临床医学、医学检验、中医学、中医学（骨伤科）、针灸推拿学、中西医临床医学、护理学、中医学、中西医结合、高级护理、药类营销、医学影像学

研究生教育

硕士学位专业设置：中医基础理论、中医临床基础、中医医史文献、方剂学、中医内科学、中医外科学、中医骨伤科学、中医五官科学、针灸推拿学、中西医结合基础、中西医结合临床、中药学

重点学科及学科带头人

中医基础理论：张登本
中医临床基础：董正华
中药制药：王昌利
中医骨伤：李彦民
中医诊断学：张登本、严惠芳
临床中药学：王景洪、胡锡琴
中药药理：郭惠玲、张恩户

重点实验室及负责人

中药药理实验室：徐小平
陕西中医学院中心实验室：马居里
中西医结合免疫学实验室：张宏方
中药炮制实验室：王 喆
中药分析实验室：赵海峰
中药药剂实验室：蒙跃龙

附属机构及负责人

陕西中医学院附属医院院长：杨培君

【甘肃中医学院】
党委书记：叶小平 研究员
院长、党委副书记：刘延祯 主任医师
临床医学院院长：刘延祯 主任医师
药学院院长：吴红彦 教授
护理学院院长：袁 朝 副主任护师、副教授
基础医学院院长：姬可平 教授
继续教育学院院长：邓 沂 教授
藏医学院副院长：李 利 副教授
校 址：甘肃省兰州市定西东路35号
邮 编：730000
电 话：0931－8619329
传 真：0931－8627950
网 址：www.gszy.edu.cn
电子信箱：www.yb@gszy.edu.cn

专业统计

学校职工人数441人。专任教师238人，其中教授28人，副教授58人，讲师98人，助教112人。

专业设置	学制（年）	2004年毕业生数	2004年招生数	在校生数
中医学（中医骨伤方向）	5	91	54	333
中医学	5	244	102	733
针灸推拿学	5	57	37	291
藏医学	5		46	129

专业设置	学制（年）	2004年毕业生数	2004年招生数	在校生数
中西医临床医学	5		229	727
临床医学	5		74	221
医学影像学	5		32	97
护理学	4		60	218
中药学	4	94	40	200
药物制剂	4		39	171
中草药栽培与鉴定	4		36	146
公共事业管理	4		19	93
中西医结合（医疗）	3	307	108	513
中西医结合护理	3	56	48	250
美容医学（中医美容方向）	3	54	23	86
藏药学	3		37	37
预科生	1		75	75
合计		903	1059	4320

研究生教育

在校硕士研究生157人，2004年招收硕士研究生86人，毕业15人。

硕士学位专业设置：中医基础理论、中医临床基础、方剂学、中医内科学、中医外科学、中医骨伤科学、中医妇科学、中医儿科学、针灸推拿学、中西医结合临床、中药学

重点学科及学科带头人

国家中医药管理局西部重点学科

中药生药学：李成义 教授

省教育厅重点学科

中医儿科学：史正刚 副教授

中西医结合临床：李应东 教授

中医骨伤科学：宋　敏 副教授

省卫生厅重点学科

中西医结合心肾科：戴恩来 主任医师、副教授

院级重点学科

中医内科学：戴恩来 主任医师、副教授

中医临床基础：李金田 教授

针灸推拿学：何天有 副主任医师

重点实验室及负责人

省级重点实验室

中药免疫与分子生物学实验室：郑云霞 副教授

中药药理毒理实验室：马　骏 副教授

中药生药实验室：李成义 教授

中药化学实验室：郭　玫 副教授

附属机构及负责人

甘肃中医学院附属医院：刘延祯 主任医师

甘肃省中医院：李　强 主任医师

（林　雪）

【新疆医科大学中医学院】

党委书记：耿　直 副主任医师、副研究员

院　　长：周铭心 教授、主任医师、博士生导师

纪委书记：莫敏·艾拜布拉 副教授、主任医师

副 院 长：张永平 教授、硕士生导师

校　　址：新疆乌鲁木齐市新医路8号

邮　　编：830054

电　　话：0991－4363841/4363310

传　　真：0991－4363841/4360780

电子信箱：zhongyixue@126.com

专业统计

学校职工人数76人。专任教师55人，其中教授12人，副教授17人，讲师11人，助教14人。

专业设置	学制（年）	2004年毕业生数	2004年招生数	在校生数
中西医结合	7		29	68
中医学	5	35	47	258
中医学（中西医结合方向）	5	32	45	307
针灸推拿学	5	26		74

专业设置	学制（年）	2004年毕业生数	2004年招生数	在校生数
针灸推拿学（针推骨伤方向）	5			63
针灸推拿学（外向型）	5		22	21
中药学	4	27	38	129
中药学（中维药开发与利用）	4		36	36
方剂学、针灸学（硕士）	3	12	45	90
方剂学（博士）	3		3	3
合计		132	265	1049

研究生教育

在校硕士研究生63人，2004年招收硕士研究生51人，毕业8人。

2004年招收博士研究生2名。

硕士学位专业设置：中西医结合、方剂学、针灸学

博士学位专业设置：方剂学

重点学科及学科带头人

校级重点学科

方剂学：周铭心 教授

中西医结合：哈木拉提 教授

中医内科学：安冬青 主任医师

针灸学：刘智艳 教授

中医外科学：卢 勇 主任医师

（钱崇文、王春华）

【北京市中医学校】

党委书记：肖大伟 助理政工师

校 长：顾 平 高级政工师

副 校 长：董维春 高级讲师

校 址：北京市通州区梨园

邮 编：101101

电 话：010－60527431

传 真：010－60527431

网 址：www.bjzyxx.bjedu.gov.cn

电子信箱：bjzyxx@263.net

专业统计

学校职工人数118人。专任教师51人，其中高级讲师7人，讲师23人，助讲21人。

专业设置	学制（年）	2004年毕业生数	2004年招生数	在校生数
中西医结合	3	45		26
文秘与档案	4	33		
针灸推拿	3	23		
护理	3	154		393
护理	4		212	212
中医护理	4	49		
中药	3	181	219	571
中药	4	117		
中医康复保健	3	40	105	178
合计		642	536	1380

【天津市药科中等专科学校】

党委书记：麻树文 高级政工师

校 长：高 琪 副教授

校 址：天津市北辰区刘家房子千里堤西

邮 编：300400

电 话：022－26652461

传 真：022－26659757

网 址：www.tjbio.cn

电子信箱：bgsn123@126.com

专业统计

学校职工人数131人。专任教师95人，其中副教授42人，讲师21人，助教32人。

专业设置	学制（年）	2004年毕业生数	2004年招生数	在校生数
中药	3	508	319	612
药剂	3	515	343	817
医药商品经营	3	129	157	321
合计		1152	819	1750

重点学科及学科带头人

省市级重点学科

中药、制药专业：吕　薇 副教授
　　　　　　　　张　杰 副教授

【内蒙古呼伦贝尔蒙医学校】

校　　长：宝　音 主任医师

副 校 长：布仁巴雅尔
　　　　　阿吉拉

党委副书记：邱革评

校　　址：内蒙古自治区呼伦贝尔市海拉尔区学府路148号

邮　　编：021008

电　　话：0470－8273465

传　　真：0470－8278235

电子信箱：www.wsj-myxx@.163.com

专业统计

学校职工人数136人。专任教师78人，副教授23人，讲师31人，助教20人。

2004年招生数

专业设置	学制（年）	2004年招生数
临床医学	5	35
口腔医学	5	30
高级护理	5	53
护士	3	9
蒙医学	5	11
合计		138

2004年毕业生数

专业设置	2004年毕业生数	专业设置	2004年毕业生数
汉护	57	口腔	24
中西医	33	蒙护	29
蒙西医	30	兴安盟	33
合计	206		

2004年在校生数

2002级专业设置	2002级在校生数	2003级专业设置	2003级在校生数
汉护	63	5年制高职	52
蒙护	14	汉护	27
蒙西医	24	社区医疗	34
中西医	24	蒙西医	16
药剂	14	兴安盟	21
美容	21	成人专科	47
兴安盟	21		

2002 级专业设置	2002 级在校生数	2003 级专业设置	2003 级在校生数
合计（含 2004 年）	516		

重点学科及学科带头人

校级重点学科带头人

包武晓 高级讲师

钢巴特尔 高级讲师

郭立春 高级讲师

娜仁高娃 高级讲师

刘　怡 高级讲师

刘格日乐 高级讲师

桂罕林 副主任医师

乌兰格日乐 讲师

重点实验室及负责人

校级重点实验室

蒙药实验室：刘　怡 高级讲师

解剖实验室：刘格日乐 高级讲师

临床护理实验室：桂罕林 副主任医师

医学基础实验室：包武晓 高级讲师

附属机构及负责人

内蒙古呼伦贝尔蒙医学校附属蒙医医院：德格吉日呼 高级讲师

【安徽中医药高等专科学校】

党委书记：钱发荣 高级工程师

副书记、副校长（法人代表）：吴恒亚 副教授

校　　址：安徽省芜湖市荆山西路16号

邮　　编：241000

电　　话：0553－4836116

传　　真：0553－4836107

网　　址：www.ahzyygz.com

电子信箱：ahzyygz@263.net

专业统计

学校职工人数 347 人。专任教师 231 人，其中教授 2 人，副教授 65 人，讲师 64 人，助教 81 人。

专业设置	学制（年）	2004 年毕业生数	2004 年招生数	在校生数
中药学	高中 3 年制	82	173	792
中药学	初中 5 年制		21	21
护理学	高中 3 年制	108	412	1131
护理学	初中 5 年制		93	93
中医骨伤	高中 3 年制	96	143	581
中医骨伤	初中 5 年制		47	47
针灸推拿	高中 3 年制	85	170	620
针灸推拿	初中 5 年制		32	32
制药技术	高中 3 年制		102	102
中医学	高中 3 年制		161	552
中医学	初中 5 年制		77	77
中西医结合	高中 3 年制		452	762
中西医结合	初中 5 年制		121	121
中医学（中医美容）	高中 3 年制		69	69
药学	高中 3 年制		269	373
医药营销	高中 3 年制		75	75
文秘（卫生管理）	高中 3 年制		25	50
旅游（卫生保健）	高中 3 年制		36	121
合计		371	2478	5619

附属机构及负责人

附属医院：舒广伟 讲师、主治医师

【曲阜中医药学校】

党委书记：赵丙生

校　　长：马金生

副 校 长：孔凡清、颜廷淦、孔凡运

校　　址：山东省曲阜市岐黄街2号

邮　　编：273100

电　　话：0537－4412330

传　　真：0537－4483196

网　　址：www.zgqfzyyxx.com

电子信箱：sdqfzyyxx@163.com

专业统计

学校职工人数 150 人。专任教师 116 人，其中高级讲师 55 人，讲师 30 人，助讲 19 人，新录用人员 12 人。

专业设置	学制（年）	2004年毕业生数	2004年招生数	在校生数
中医骨伤	4	149		
	3	40	24	87
中医护理	4	183		
	3	292	280	800
中药	4	80		
	3	42	79	308
针推	4	188		
	3	96	128	379
中医	3	330	411	1224

重点学科及学科带头人

省级重点学科

中医护理：李锁芝

针灸推拿：刘月振

中药：王仲焕

重点实验室及负责人

针灸推拿、中药、护理实验室：董忠诚

附属机构及负责人

附属医院：李聚荣 高级讲师

（毕允利）

【焦作市中医药学校】

党委书记、校长：尚志云 讲师

副 校 长：高玉兰 高级讲师
　　　　王鸿琪 主治医师
　　　　李培富 主治医师

校　　址：河南省焦作市学生路中医药学校街

邮　　编：454000

电　　话：0391－2924225

传　　真：0391－2924602

网　　址：www.jzzyy.com

专业统计

学校职工人数154人。专任教师83人，其中副教授27人，讲师47人，助教48人。

专业设置	学制（年）	2004年毕业生数	2004年招生数	在校生数
医学检验	5		21	69
麻醉	5		8	38
高级护理			100	100
临床			93	93
中西医结合	3	151	797	1125
中药	3	16	126	205
护理	3	55	39	143
中医骨伤	3	18	7	15
针灸推拿	3	33	35	125
合计		273	1226	1917

重点实验室及负责人

校级重点实验室

实验中心：梁素梅 高级讲师

中药鉴定实验室：秦学敏 主管中药师

中药标本展厅：秦学敏 主管中药师

化学实验室：刘书敏 实验员

西医基础实验室：杨保智 主治医师

人体机能实验室：拜林哲 助理讲师

护理操作实验室：冯爱萍

附属机构及负责人

附属医院院长：李秀萍 高级讲师

【南阳中医药学校】

党委书记、校长：方家选 副教授

纪委书记：梁新武 副教授

副 校 长：王　岩 讲师
　　　　逯应坤 副教授
　　　　郭万周 主治中医师

校　　址：南阳中医药学校

邮　　编：473061

电　　话：0377－63529580

传　　真：0377－63529580

网　　址：www.gyzzj.com.cn

电子信箱：xiaoban9580@163.com

专业统计

学校职工人数382人。专任教师140人，其中教授8人，副教授

50人，讲师106人，助教150人。

研究生教育

在校硕士研究生27人，2004年招收硕士研究生0人，毕业3人。

重点学科及学术带头人

校级重点学科

中医内科：马作峰 副教授

姜瑞雪 讲师

重点实验室及负责人

市级重点实验室

中药化学实验室：郝芬兰 副教授

附属机构及负责人

南阳中医药学校附属医院：王红波 主任中医师

【甘肃省中医学校】

校　　长：毛春燕 高级讲师

副 校 长：舒　劲　副主任医师

李银刚

党委书记：李星明

校　　址：甘肃省兰州市七里河区安西路390号

邮　　编：730050

电　　话：0931－2666190/2912501

传　　真：0931－2666190

网　　址：www.gszyxx.sf.edude.net

电子信箱：liqin112528@126.com

专业统计

学校职工人数128人。专任教师83人，其中高级讲师31人，讲师35人，助教17人。

专业设置	学制（年）	2004年毕业生数	2004年招生数	在校生数
高职中医医疗	5		22	289
高职中西医结合医疗	5		158	369
高职针灸推拿医疗	5		60	107
高职中医骨伤医疗	5		28	57
高职中药	5		24	52
高职中西医结合护理	5		100	210
中医士	3	235	36	221
针灸推拿医士	3	33	44	122
中医骨伤医士	3	43	19	74
中西医结合护士	3	93	94	294
中药士	3	41	32	87
中西医结合医士	3		151	539
乡村医士	3		176	415
合计		445	944	2836

重点实验室及负责人

省部级科研二级实验室

针灸、生理实验室：周延辉 副主任医师

学术团体与群众团体

学术团体与群众团体

（一）总部设在中国的中医药国际组织

【世界中医药学会联合会】

世界中医药学会联合会（World Federation of Chinese Medicine Societies）

主　　席：佘　靖（中国）

副 主 席：李振吉（中国）、龙致贤（中国）、邓良月（中国）、田小明（美国）、戴　维（美国）、屠　英（美国）、王超群（加拿大）、罗伯逊（巴西）、安　迪（奥地利）、蔡宝德（葡萄牙）、董志林（荷兰）、梅万方（英国）、林子强（澳大利亚）

秘 书 长：李振吉

副秘书长：龙致贤、程四林、贺兴东、姜再增

地　　址：北京市朝阳区小营路19号财富嘉园A座

邮　　编：100101

电　　话：010－58650036

网　　址：www.wfcms.org

电子信箱：wfcms@wfcms.org

常设机构：综合办公室、学术部、国际标准部、资格考试部、中药国际商务促进部、国际培训部、人才交流合作部、国际信息服务部、国际会展合作部

业务范围：制定并发布与中医药相关的国际行业标准，通过标准化建设，推动中医药在世界各国（地区）健康有序地发展；促进世界各国（地区）中医药团体之间的交流与合作，通过召开学术会、研讨会、展示会，开展信息咨询、信息服务，出版发行学术刊物等，提高学术水平，促进中医药科研和医疗合作；宣传中医药的特色与优势，扩大其影响，研究各国中医药的发展现状，探索中医药进入各国主流医学体系的方法与途径；开展国际间中医药的教育培训，通过开办培训班、远程教育、远程会诊、水平测试等多种形式，提高从业人员的素质与学术水平；开展与世界各种医药学的交流与合作，互相学习，取长补短，共同提高；为体现“世界中联”宗旨所必须开展的其他业务。

专业委员会：内科专业委员会、外科专业委员会、妇科专业委员会、儿科专业委员会、骨伤科专业委员会、眼科专业委员会、耳鼻喉科专业委员会、皮肤科专业委员会、男科专业委员会、中药专业委员会、美容专业委员会、针刀专业委员会、心血管病专业委员会、肿瘤专业委员会、呼吸病专业委员会、消化系统疾病专业委员会、内科（肝病）专业委员会、糖尿病专业委员会、肾病专业委员会、艾滋病专业委员会、中药新型给药系统专业委员会、中药分析专业委员会、中药药剂专业委员会、中药药理专业委员会、中药化学专业委员会、亚健康专业委员会

2004年学会工作概况

一、建立健全了秘书处机构和各项规章制度

（一）组建了秘书处管理机构和工作机构。

秘书处是世界中医药学会联合会（以下简称世界中联）的常设办事机构，根据世界中联的章程和工作需要，本着精简高效的原则，设立了2个管理机构：综合办公室、学术部和9个工作机构：国际标准部、国际培训部、国际资格考试部、国际信息服务部、国际会展合作部、国际人才交流合作部、国际商务促进部、世界中联网、《世界中医药杂志》。除《世界中医药杂志》外，都配备了部分相应人员，明确了职责，使世界中联各项工作的开展有了组织保证。

（二）组建了世界中联部分专业委员会。

世界中医药学会联合会第1届第1次常务理事会决定成立33个专业委员会。首批内、外、妇、儿、中药等13个专业委员会已经中国民政部批准注册。根据各学科的特点及专家学术地位的实际情况，由秘书处有关领导集体讨论，拟定了专业委员会牵头人，负责相应专业委员会的筹建工作。目前中药新型给药系统专业委员会、肾病专业委员会、糖尿病专业委员会、针刀专业委员会、美容专业委员会等5个专业委员会已成立并开展工作，其余

都在积极准备中。

（三）建立健全了各项规章制度。

为使各项工作有法可依，有章可循，做到科学化、规范化管理，提高工作效率，保证工作质量，学会制定了《世界中医药学会联合会总部人事管理暂行规定》、《综合办公室工作职责》、《行政公文处理办法》、《档案管理制度》、《财务管理制度》、《人事招聘制度》、《专业委员会管理办法》、《考试办法》及其12个《实施细则》、《世界中联信息网络中心工作程序》、《世界中联网络中心安全责任书》、《世界中联网络中心职工守则》等23个规章制度。这些规章制度根据1年来运行的实际情况再次总结修改完善。

二、召开了世界中联第1届第2次常务理事会会议及主席会会议

在召开第3届世界传统医药大会期间，2004年11月14日召开了世界中医药学会联合会第1届第2次常务理事会和第1届第2次主席会。来自21个国家（地区）的35位常务理事（包括12位副主席）和2位代表到会，6位监事会副主席、委员和4位理事、3位国家中医药管理局有关官员列席了会议。

常务理事会上首先由秘书处报告了1年来的工作及对今后工作的意见，同时提交了8个议案，即《关于发展会员问题》、《关于增选"世界中联"副主席及理事问题》、《关于组建7个工作委员会事宜》、《关于2005年"世界中联"学术研讨会召开的地点问题》、《关于"世界中联"专业委员会建设管理办法（试行）》、《世界中医药学会联合会、世界针灸学会联合会国际中医师、中药师、中医教师、中医护师、技师水平考试〈考试办法（试行）〉及其说明》、《会徽设计方案》和《有关世界中联、世界针联中医药国际行业标准的征求意见稿》等。常务理事进行了认真讨论审议，大家一致肯定了秘书处的工作，并对今后的工作提出了意见和建议，还形成了3个决议和1个主席会决议。增补了1位副主席，1名理事；批准了1名副秘书长；审定了世界中联会徽；选举决定了2005年世界中联学术大会由世界中医药学会联合会主办，全欧洲中医药学会联合会等单位承办，在法国巴黎召开。由于时间关系，其余提案会后在网上征求意见或表决。

三、召开了第3届国际传统医药大会和防治SARS国际研讨会等学术会议

（一）第3届国际传统医药大会在北京举行。

由世界中医药学会联合会主办、中国中医研究院承办的第3届国际传统医药大会于2004年11月13日～15日在北京国际会议中心举行。会议的主题为"传统医药与人类健康"。来自世界33个国家和地区的2000多名代表就继承与发展传统医药以及传统医药在人类健康事业中的优势和作用等问题，开展了广泛深入的学术交流。中国国务院副总理兼卫生部部长吴仪向大会发来贺信。全国人大常委会副委员长蒋正华宣布大会开幕，卫生部常务副部长高强、卫生部副部长兼国家中医药管理局局长佘静、全美中医公会副会长兼世界中联副主席戴维先后致词。世界卫生组织西太区代表，我国卫生部、教育部、中国科协、国家食品药品监管局、国家中医药管理局领导以及香港、澳门的卫生官员等出席了开幕式。国家中医药管理局副局长李振吉、世界中联副主席龙致贤、意大利卫生部人力资源司司长马西姆为同期举行的中医药展览会剪彩。大会共收到各国学术论文700余篇，收录论文546篇，其中中英文对照516篇。大会分别进行了大会主题学术讲演、特邀学术讲演16篇，并于11月14日分6个专题学术论坛开展了专题学术交流。由于世界中联刚成立不久，人员不足，以上工作主要由中医研究院承担。

（二）2004年成功召开了5个专业委员会学术会议。

（三）中医药防治SARS国际研讨会召开。

2004年2月28日～29日，国家中医药管理局科教司、国际合作司、世界中联组织召开了中医药防治SARS国际研讨会。会议邀请了WHO驻华代表和官员、巴基斯坦卫生部长、柬埔寨卫生部长、泰国传统医药局局长、香港特区卫生署署长等有关国家（地区）卫生部门的官员和代表，巴基斯坦、越南、缅甸、马来西亚、菲律宾和英国等国家的驻华使节，国内外中医药学术团体的代表，国内有关部门和医院领导、医生等共230多人出席了会议。会议就中医、中西医结合防治SARS进行了专题交流和热烈讨论。此外，根据当时国际禽流感疫情，大会特约香港、越南、泰国专家作了有关禽流感临床诊断治疗专题报告。会后编辑了防治SARS国际研讨会中英文论文汇编，收录、编辑SARS防治论文16篇，并收录WHO、卫生部、国家中医药管理局SARS诊断治疗标准、方案7篇。

（四）民政部已批准的专业委员会陆续成立。

召开中药新型给药系统专业委员会成立大会及首届学术研讨会，中外代表217人参加大会，收到学术论文124篇。

召开针刀专业委员会成立大会及首届学术交流大会 、中外代表280人参加大会，收到学术论文101篇。

召开糖尿病专业委员会成立大会及首届学术交流会议，中外代表120人参加大会，收到学术论文65篇。

召开内科肾病专业委员会成立大会及首届学术交流会议，中外代表140人参加大会，收到学术论文98篇。

召开美容专业委员会成立大会，中外代表390人参加会议。

男科专业委员会首届学术大会将与泰国中医学交流中心、国际中医男科学会联合主办，于2005年9月在泰国曼谷召开。该大会已被泰国政府列为纪念中泰建交30周年3项重大庆祝活动之一。

其他专委会将于2005年上半年陆续召开成立大会及首届学术会议。

四、中医药国际标准制定及科研工作

制定和推广中医药国际行业标准是世界中联首先开展的重点工作。2004年国际标准部开展了以下工作：中医药医疗机构设置国际行业标准的研究；中医药教育机构国际行业标准的研究；中医药从业人员国际行业标准研究；中医基础术语英译国际标准的研究；国外中医药团体在促进中医药国际化发展中作用的研究；“十五”攻关课题——中药标准国际合作研究。

五、国际考试工作

考试工作主要抓了制定法规、完善题库、组织考试3个方面的工作。

制定国际中医药从业人员资格（水平）考试的《考试办法》及其《实施细则》。初稿经过世界中联秘书长办公会多次讨论修改后，以《考试总体方案》的形式在世界中联网上发表，并向常务理事发函广泛征求意见。根据常务理事的修改意见，对《考试办法》及其《实施细则》（试行）又进行了多次修改，于10月初将国际中医药从业人员资格（水平）考试《考试办法》及其《实施细则》（试行）共13份文件报送世界中联秘书处，提交世界中联常务理事会审议。

为了搞好考试工作，首先对旧题库进行了整理，一方面聘请技术人员开设计算机题库，另一方面将组好的试卷重新输入计算机，考试急需的就利用文字题库手工制作试卷。2004年共组试卷210份，包括中医、针灸、按摩推拿3个专业，中文（简、繁体）、朝文、日文、西班牙文4种文字，初考、补考2种类别的试卷。

2004年4月24日正式启动了世界中联“国际中医师资格考试”。至2004年底，共举办考试25期，其中国际中医师资格（水平）考试13期，国际针灸医师资格（水平）考试11期，国际按摩推拿医师资格（水平）考试1期，共计258人次。

共印制试卷2000余份，16000余页，阅卷1548份，制作成绩单258张，成绩统计表53份，没有出现任何差错，从而取得了较好的社会效益和经济效益。

六、国际培训工作

世界中联国际培训部于2004年5月正式成立，成立后主要开展了以下几方面工作：认真组织了考前培训；为来自韩国、日本、中国台湾等国家和地区的百余名中医、针灸医生举办了11期短期培训班，由于组织严密，没有发生任何问题，达到了预期目的，扩大了影响，同时产生了一定经济效益。

七、人才交流合作工作

成功与瑞士中医集团合作。4月中旬与瑞士中医集团董事长商谈草签了合作协议，9月正式签署了合作协议，第1期合作期限为5年。中方所派四川泸州医学院附属中医医院的2位医师于9月8日、11月12日先后赴瑞士的苏黎世、伯尔尼市的门诊部工作。2005年初将有重庆市和江苏省的3位医师赴该集团的门诊部工作。和挪威赫尔辛基大学的合作正在商谈中。

八、国际信息网络建设

制定了《世界中联信息网络中心工作程序》、《世界中联信息网络中心安全责任书》、《世界中联信息网络中心职工守则》等管理规定。

2004年上网达14000余人次，编发信息559条，其中世界中联自身信息190条。及时采集图片、编写文稿，及时报道了领导指示；接受、恢复和整理备份网上“秘书长信箱”邮件505件，及时送交各有关部门；为保证了网络正常安全运行，及时处理病毒和垃圾邮件。

在国家中医药管理局的大力支持下，2004年11月15日与香港东华三院签署合作协议，建立中医药专家数据库，共同建设名院、名科、名医相关信息，为境外服务。目前已制定了实施方案，设计了表格，并以国家中医药管理局办公室名义下发文件，部署了工作，同时编制了数据库的框架，正与有关方面商讨制作数据库事宜。

九、国际会展合作工作

2004年11月9日～12日，在云南省昆明市成功举办“2004中国国际中医药暨健康产业博览会”。来自英国、新加坡、泰国、韩国、日本、荷兰、阿根廷、法国、香港等国家和地区以及国内各省市自治区的160余家知名企业和机构参加了博览会，展区面积近10000平方米，展位数256个，其中特装展区面积1000余平方米。参展范围涉及中医药原材料、中药饮片、中成药、健康相关产品、制药设备、中医药文化展示、民族医药、医院科研成果及特色医疗等项目和内容。

本届博览会还举办了中国国际中医药发展论坛，论坛邀请了全欧洲中医药学会联合会主席董志林先生和英国中医药学会秘书长沈惠军先生就中医药与欧洲的《传统药品法》和“加快中医药国际化进程的新思路”等话题展开了深入的探讨，论坛为中医药产业的国际化发展提供了有益的思路和积极的探索。

博览会期间还举办了中国民间秘方配方展示会，集中将民间秘方配方在国际性专业展会上进行展示，为将民间秘方配方这一宝库尽快服务于社会、服务于大众进行了实质性的尝试。（李　红）

【世界针灸学会联合会】

世界针灸学会联合会（Constitution of The World Federation of Acupuncture - moxibustion Societies WFAS）非政府性针灸团体的国际联合组织

主　　席：邓良月 教授

秘 书 长：沈志祥 教授

副秘书长：王宏才 教授

地　　址：北京市东直门内南小街16号中国中医研究院

邮　　编：100700

电　　话：010-64035765/64064412/84042715

网　　址：www.wfas.com.cn

电子信箱：wfas@acu-conference.com/whc@acu-conference.com

常设机构：秘书处

期　　刊：《世界针灸杂志》

业务范围：在世界范围内发展针灸团体组织，以推动针灸发展。

专业委员会：教育专业委员会、立

法专业委员会、资格审查委员会、学术委员会、财务监督委员会、道德标准委员会、义诊委员会、顾问委员会（正在筹建中）

2004 年学会工作概况

2004 年学会发展了 6 个针灸团体入会。2004 年 10 月 27 日～11 月 3 日在澳大利亚黄金海岸顺利举行了第 6 届执行委员会会议和第 6 届世界针灸学术大会。

【世界医学气功学会】

世界医学气功学会（World Academic Society of Medicine Qigong WAS MQ）

主　　席：冯理达

副 主 席：龙致贤、高鹤亭、带津良一（日本）、吴道霖（意大利）、鲍诺洛尼·考拉道（意大利）、田晓明（美国）、王超群（加拿大）、马科思本卡特（瑞典）、加斯伯尔·戈西牙（西班牙）、徐展略（泰国）

秘 书 长：龙致贤

副秘书长：华　源、黄志伟、郑翔玲、马休斯·马丽亚德莱萨（意大利）、名仓仟（日本）

地　　址：北京市和平街北口北三环东路 11 号

邮　　编：100029

电　　话：010－64286909

传　　真：010－64211591

网　　址：www.bjucmp.cn/kexueyanjiu/xueshutuanti/xueshutuanti.htm

常设机构：秘书处

期　　刊：《世界医学气功学会通讯》（内部刊物）

业务范围：理论研究、学术交流、业务培训、书刊编辑、国际合作、咨询服务。现有中国、日本、韩国、美国、法国、丹麦等 23 个会员国。下设美国、日本、欧洲等 5 个分会。

2004 年学会工作概况

2004 年，经报请国家中医药管理局同意，于 2004 年 5 月 15 日～17 日在中国北京九华山庄召开了世界医学气功学会第 3 届理事会第 2 次扩大会议。

会议由副主席兼秘书长龙致贤教授代表学会在理事会上总结了几年来的工作。会议着重讨论了医学气功发展方向及今后的工作设想。理事们认为应按民政部批准的理论研究、学术交流、业务培训、书刊编辑、咨询服务等 6 项业务范围积极地开展工作，同时根据章程规定于 2006 年召开会员代表大会，选举产生第 4 届理事会。

参加本次会议的有 19 个国家和地区的理事、专家、学者，共计 149 人。

经专家评审，有 52 篇论文收入论文集，其中 29 篇论文在大会交流。会议重点就医学气功理论研究、临床实验、科学研究以及医学气功在防病治病、医疗保健、康复养生等方面的应用进行了探讨。

为保证学术水平，大会特邀著名专家做了重点发言，包括冯理达教授的《气功科学走向世界》、中国科学院心理所唐一源研究员（联合国大脑研究计划的中国首席科学家）的《运用脑功能成像技术研究整理身心调节对大脑优化的作用》、北京大学生命科学学院资深低温生理学研究家蔡益鹏教授的《练习气功提高耐寒能力》、北京大学化学与分析工程学院褚德莹教授的《气功外气对生物分子构象作用研究》、日本带津良一博士的《癌症、气功和健康生成论》、日本东京大学町好雄教授及刘超教授的《外气治疗时气功师生理变化》、日本东京工业大学樋口雄教授的《从神经内分泌角度看气功》、美国陈克文教授的《气功治疗毒瘾》、中国林中鹏教授的《中华气功方法论》、加拿大王超群教授的《气功强化机体、心理和精神作用》等。

此次学术研讨会较全面地展示了当代医学气功的科学研究状况，不仅从理论上证明了医学气功是传统医学的重要组成部分，是中华民族的瑰宝，更充分证明了医学气功自我锻炼优于药物治疗。

（二）全国性学术团体与社会团体

【中华中医药学会】

中华中医药学会（China Association of Traditional Chinese Medicine，CATCM）

会　　长：佘　靖

秘 书 长：李俊德

地　　址：北京市和平东街樱花路甲 4 号

邮　　编：100029

电　　话：010－64218316

常设机构：办公室、学术会务部、国际交流部、期刊编辑部、科技合作部。

期　　刊：《中华中医药杂志》、《中医正骨》、《中国骨伤》、《中医杂志》、《中华气功》、《中国中医骨伤病杂志》、《中国肛肠病杂志》

业务范围：开展各种形式的中医药学术活动，组织重点学术课题的研究和科学考察，开展国际学术交流，开发和推广中医药科技成果，开展中医药继续教育，编辑中医药学术期刊，向有关部门推荐优秀的中医药人才及成果，承办政府及有关部门在转变职能中委托、交办的任务。

下设内科、外科、妇科、眼科等43个专业委员会。

2004年学会工作概况

一、坚持民主办会，发挥集体领导作用，召开中华中医药学会常务理事会

2004年12月2日，中华中医药学会第4届常务理事会第3次会议在广州举行。卫生部副部长兼国家中医药管理局局长、中华中医药学会会长佘靖及国家中医药管理局副局长、中华中医药学会副会长房书亭分别主持了会议。38位常务理事出席会议，中央政治局委员、广东省委书记张德江对会议的召开表示祝贺。

会议一致通过《中华中医药学会关于聘请高级学术顾问的决定》，决定聘请吴阶平等18位长期致力于医学研究、关心支持学会工作的中国科学院、中国工程院院士担任中华中医药学会高级学术顾问，以全面、切实提高学会的科学决策水平和学术工作质量，佘靖会长向陈可冀、吴咸中、石学敏、程莘农、吴天一5位院士代表颁发了聘书。

会议一致通过《关于向首届中国青年女科学家奖获得者林琳同志学习的决定》，号召广大会员向林琳同志学习，以实际行动实践“三个代表”重要思想，时刻把人民利益放在首位，攀登中医药科学高峰。

为了展示中医药学的博大精深与文化魅力，同时纪念本次盛会的召开，常务理事会决定在全国中医药行业的先进单位——广东省中医院树立“中医颂”碑。佘靖会长与广东省副省长雷于蓝为“中医颂”碑揭幕，与会常务理事与中华中医药学会高级学术顾问、部分全国名老中医以及广东省有关部门领导、专家等参加了揭幕仪式，广东省电视台、珠江经济电台对活动做了现场直播，受到社会各界的广泛关注。

二、广泛开展学术交流，不断提高学术质量

2004年，学会共组织召开学术会议80次，参会代表8000余人，交流学术论文10000余篇。

（一）继续实施学会精品工程，召开著名中医药学家学术思想和临床经验研讨会。

2004年7月，学会与北京中医药大学在北京共同主办召开了著名中医儿科专家刘弼臣教授从医65周年学术思想研讨会。第9届人大常委会副委员长布赫、铁木尔·达瓦买提，中国科协书记处书记宋南平等领导出席了会议。卫生部副部长兼国家中医药管理局局长、中华中医药学会会长佘靖作了重要讲话。

2004年8月在全国政协礼堂举办了著名中医内科学家祝谌予教授学术思想研讨会。卫生部副部长兼国家中医药管理局局长、中华中医药学会会长佘靖，国家中医药管理局副局长、中华中医药学会副会长房书亭，中国科协书记处书记冯长根等领导到会祝贺。近200名在京的名老中医和中青年专家参加了会议。

2004年4月，由学会和河南省中医管理局联合举办的全国著名中医药学家高层论坛在河南省郑州市举行。来自全国各地的18名中医药专家和20余名国家中医药管理局、学会有关领导及部分省、市、区中医药管理专家出席会议。与会代表围绕中医药学术提高、事业发展以及中医医院管理等问题踊跃发言、热烈讨论和建言献策，并对河南省的中医工作给予了指导。

上述会议的召开不仅在全国中医界影响巨大，对进一步做好名老中医学术经验继承工作、全面推动中医药学术的发展与创新起到了积极的促进作用，影响深远。

（二）召开专科学术会议，促进中医药学科发展。

提高专科学术水平是促进整个中医药学术发展的关键措施。因此，学会高度重视专科学术交流工作，共组织召开了全国中医药防治老年病学术会议、第6次全国中医药文献学术研讨会、中医妇科学术研讨会、第20次儿科学术研讨会、全国脊柱推拿学术研讨会、第5次中医药科普学术研讨会暨科普分会换届选举工作会议、第16次全国中医肾病学术交流会、第7次全国中医糖尿病学术大会、全国第5届中药临床药理学术会议、第15次脾胃病学术交流会议等40多个专科学术会议。有力地推动了专科学术水平和临床治疗技能的发展与提高。

（三）精心组织开展学术质量年活动，不断强化学术质量管理。

学术质量是学会工作的核心和生命，也是学会赖以生存和发展的基础。为此，学会特将2004年确定为学术质量年，制定了《中华中医药学会学术质量年实施方案》，明确了工作宗旨、指导思想、目标任务和实施步骤，提出了总体要求。同时，对各项学术活动的各个环节都做了严格的规定。对规范学术活动、保证学术质量发挥了重要作用。

建立学术会议管理制度，制定学术活动评价标准。为了进一步规范学术会议的管理，制定了《全国性学术会议组织及管理办法》、《关于提高学术会议质量的规定》，对学术会议实行全过程监控。健全会议申报制度，对学术活动计划、会议主题、目标等实行常务理事会讨论审批制；对重点学术会议、专科分会主持召开的学术会议及一些联合召开的学术会议实行分层次管理；发扬学术民主，倡导学术争鸣，学术会议中安排组织专题讨论、代表提问、专家答疑，会后及时收集会议总结、纪要、论文汇编、软盘等会议资料；制定了学术活动质量评价标准并定期进行评估和奖惩，从而有效地规范了学术活动的管理，提高了学术交流的质量。

建立学术质量评价中心。为切实加强学术会议、学术期刊、继续教育项目和科普活动的质量管理，学会于2004年上半年决定组建“学术质量评价中心”，建立学术质量评价专家库，制定相应的评价指标、评价程序和评价方法，以科学、规范、严谨的定性定量方法，对总会和各专科分会主办的各类学术会议、期刊、继续教育项目、科普活动进行全面质量评估，并撰写具体的评估评价报告，定期上报常务理事会审议。同时制定、实施奖罚制度，对学术气氛不浓和学术质量低下的

专科分会给予撤销或限期整顿。争取2年内形成一套相对完善且行之有效的学术质量评价系统，为学会学术质量的全面提升奠定良好的发展基础。

三、加强期刊编辑出版工作，搭建良好的学术交流平台

（一）承担多项政府交办任务，争做新闻出版部门的好帮手。

学会利用自身突出的专家优势，承接了国家中医药管理局中医药出版物日常和集中审读、中医药出版物行业标准制定、中医药好新闻评选等众多任务，协助政府做好出版物的监督、管理和评优荐良工作，成为政府新闻出版部门的好帮手。

2003年度中医药出版物集中审读工作于2004年5月顺利完成。集中审读总结会邀请了在京期刊社、出版社和报社的负责人参加，专家陈述审读意见和总结，并现场解答出版单位提出的有关问题，双方共同探讨解决方案。

在原有集中审读的基础上，学会还承接了中医药出版物的日常审读任务。学会将专家审读意见按季度报送国家中医药管理局新闻办公室，同时反馈给送审单位。通过日常审读，专家对发现的一些问题提出了建议和意见，帮助送审单位发现错误、改正错误，减少了更多差错的发生。同时也使上级主管部门更加及时便捷地了解中医药读物出版过程中的问题，更好地从全局的角度进行管理和调整，有力地强化了中医药出版物的指导监督工作。

为进一步加快中医药出版物的规范化，填补行业内缺少统一编辑出版标准的空白，2005年4月中医药出版物标准制定工作会在北京召开。参会人员从多方面对出版物标准的制定进行了讨论，确定了基本思路。目前，有关标准的制定工作正在紧张的进行中。

（二）强化期刊建设和管理，不断壮大学会系列期刊队伍。

为提高中医药期刊的办刊水平，学会举办多期编辑学习班，对来自全国各地的编辑出版人员进行培训，加快了日常编辑工作的规范化建设。在学会的积极推荐和努力下，学会系列期刊《中医杂志》和《中华中医药杂志》获得科协重点经费资助。2004年，《中华中医药杂志》又成功进入“中文核心期刊要目总览”方阵，标志着杂志的办刊水平再上一个新台阶。

学会系列期刊建设和管理工作得到进一步强化，学会鼓励各期刊在出版周期、栏目设置、编排方式等方面创新，关注学术发展热点，并为期刊杂志社的经营出版提供便利条件。目前学会系列期刊已经发展到19本杂志，由于学会在中医药行业内日益提升的学术权威性，凝聚力不断增强，越来越多的杂志申请加入学会系列期刊，期刊队伍的发展呈现出一片欣欣向荣的局面。

2004年7月编辑出版分会召开年会，来自全国各地的50多家中医药期刊、报纸、出版社代表参加了会议。会议重点讨论了《中医药优秀期刊、好新闻、优秀论文、优秀图书评选办法》等文件，开展了中医药编辑系列评委人员摸底调查。同时邀请科技部有关人员介绍国际著名期刊的办刊思想和措施，推动中医药出版物工作与国际接轨。

（三）创办新的科普期刊。

经科技部、国家新闻出版总署批准，中华中医药学会成立了《糖尿病天地》杂志社，《糖尿病天地》杂志将作为宣传预防糖尿病知识的窗口，更好地为广大群众服务。

四、充分发挥学会优势，大力开展科普宣传与继续教育工作

2004年以来，学会以科技项目为龙头，以专科专病继续教育基地为平台，以甲等医院为基础，以学科带头人为条件，大力开展科普宣传和继续教育工作。

（一）认真实施各类继续教育项目。

2004年由学会申报的50个继续教育项目，通过了国家中医药管理局审批，全国中医药防治心血管疾病高级培训班、全国第2届国家重点中医肝病专科新进展研修班、全国整脊医学高级研修班等20余个项目已如期举行，接受培训人员共计2000余人。

（二）继续做好“中医药专科（专病）继续教育基地”的筛选和确立工作。

在2003年已确定10家专科继续教育基地的基础上，2004年经专家评审后确定河北以岭医院的肌萎缩专科、河北肝病中医院的肝病科、山西安国中医结核病医院、河北华康癫痫病医院为中华中医药学会中医药专科专病继续教育基地。

（三）进一步完善规范合作项目的合作方式和内容。

为更好地适应市场经济条件下学术发展的需要，学会对中医科普与继续教育工作市场化运作的各种可能性和有效形式进行了深入研究，并积极调整、完善和规范合作内容及方式。目前，已与东盛药业、上海和黄药业等9家医药企业联合开展了不同形式的继续教育及科普合作项目。

（四）组织编写科普丛书，积极开展健康教育。

组织相关专家就糖尿病等15个常见病、多发病的防治编写系列科普丛书，该项目已在中国科协正式立项。继续实施10种疾病健康科普园地工程和搞好5个病种的科普宣教活动。

（五）开办健康教育大课堂，举行糖尿病日大型宣传活动。

为服务广大糖尿病患者，学会从2004年开始，在全国部分地区的省会城市选择一家医院，聘请知名专家讲课，向糖尿病患者传授医疗保健常识，指导患者合理用药，普及防治知识，现已开办课程200余堂，覆盖人群万余人。

在2004年11月14日暨世界糖尿病日之际，由中华中医药学会等有关单位共同主办的“世界糖尿病日”的大型宣传及义诊活动在军事博物馆和北京地坛体育馆隆重举行。本次活动得到了北京市领导的高度重视，北京市卫生局梁万年副局长亲临现场做指导，中央电视台等20多家媒体作了全程转播和报道，共有40多名糖尿病届知名专家、7000多名患者参加了此次活动。

（六）开展中医药专家支边义诊活动。

由全国人大第10届常委、中华中医药学会副会长王永炎院士带领11位中医药专家于2004年8月赴吉林省敦化市进行中医药科技支边活动，为基层农民群众进行义诊，并宣讲普及中医药防病治病知识，同时还深入基层了解中医药发展现状和基层中医院建设问题，为当地医院出谋划策、提供思路。

五、做好科技评奖工作，鼓励科技创新精神

（一）认真做好中华中医药学会科学技术奖评奖工作。

按照《中华中医药学会科学技术奖奖励办法》中的评审标准，本着公平、公正、公开的原则，经过各学科、各专业的评审专家的审查、函审、初审、终审，2004年从申报的158项科技成果中最终确定了60个获奖项目，其中有8项被推荐参加国家科学技术奖的评选，极大地推动了中医药行业的发展。

（二）召开第2届“康莱特杯”中华中医药学会科学技术奖学术著作奖颁奖大会。

2004年6月，由学会主办、浙江康莱特药业有限公司协办的第2届康莱特杯中华中医药学会科学技术奖学术著作奖颁奖大会在北京人民大会堂隆重举行。48部中医药学术专著获奖，其中一等奖5项，二等奖11项，三等奖32项。第9届人大常委会副委员长布赫、国家中医药管理局副局长李振吉、国家科技奖励办副主任胡晓军、中国科协学会学术部部长马阳以及在京的中华中医药学会理事和有关专家学者300余人参加了会议。

六、全面贯彻人才强国战略，积极推荐、选拔、奖励优秀中医药人才

为了表彰为推进中医药发展做出突出贡献的青年专家，展示中医药行业杰出青年的创造力与精神风貌，经学会常务理事会研究决定，将2004年确定为学会的人才年。并与中国青年科技工作者协会共同筹备评选“中国中医药十大杰出青年”。

2004年3月学会常务理事吴以岭教授因其在中医药新产品、新技术研发方面的卓著成绩，经学会推荐荣获中国科协“全国先进科技工作者”荣誉称号。

2004年9月，由学会层层选拔、推荐的广东省中医院呼吸科主任林琳获得由全国妇联、中国科协、中国联合国教科文组织等单位共同主办的首届“中国青年女科学家奖”殊荣，极大地鼓舞了广大中青年中医药工作者，也提高了中华中医药学会的社会影响力与知名度。

七、扩大对外交流与合作，加强国际及地区间的学术联系

（一）举办第9届中韩中医药学术研讨会。

由学会与大韩韩医师协会共同主办、青岛市中医院承办的以过敏性疾病防治为主题的第9届中韩中医药学术研讨会于2004年8月在青岛召开，来自中国与韩国的90余名专家和学者参加了会议，10多名中韩专家在研讨会上作了专题讲座，100余篇学术论文在会上进行了交流。中韩参会代表在会上踊跃发言，各抒己见，气氛异常热烈。

（二）举办第3届中国南阳国际张仲景医药节。

由学会主办，河南省南阳市人民政府承办的第3届中国南阳国际张仲景医药节于2004年9月16日～19日在河南省南阳市举行，来自全国各地的中医药专家以及美国、日本、韩国、德国等国家的中医药界人士出席了开幕式。医药节期间，还举行了国际张仲景学术思想研讨会暨张仲景经方研讨会和医圣张仲景祭拜仪式，向张仲景墓碑敬献花篮，宣读祭文，缅怀医圣的医德风范。

（三）通过“走出去、请进来”的形式，广泛开展国际和地区间的交流与合作。

2004年4月在德国成功举办了中医整脊疗法学术研讨会；2004年8月，召开了澳门国际中医药学术研讨会，与澳门科技大学中医药学院达成广泛合作意向；学会还积极参与筹备第3届国际传统医药大会，组织中医药学术论文参与交流。

学会先后与多个国家和我国香港、澳门、台湾地区的中医药团体和个人进行了多形式、多渠道、多层次的交流与合作，充分发挥了社会团体在国际非政府间科技交流与合作方面的优势，扩大了学会的国际影响，促进了中医药进一步走向世界。

八、切实加强组织建设，认真做好分会换届工作

为适应中医药行业形势和学科发展的需要，学会成立了中医体质分会、皮肤科分会。同时，认真落实“四大”确定的学会组织工作任务，严格按照《中华中医药学会专科分会管理办法》的规定，完成了糖尿病分会、风湿病分会、肛肠分会、中药鉴定分会、中医科普分会、中药炮制分会的换届工作。换届工作充分发扬学会民主，广泛征求专家意见，尊重省级学会推荐意见，并采用会前协商、会中举手表决和无记名投票选举相结合的方式，体现了公平、公开、公正的原则。通过换届选举，一批中青年学科带头人走上专科分会领导岗位，增强了专科分会的生机和活力，加强了团结，为提高学术水平、促进学科发展奠定了组织基础。

九、不断深化改革，努力拓展学会职能和增强发展活力

（一）发挥学会优势，积极争取承担政府转移职能。

在国家中医药管理局的大力支持下，学会积极主动地争取并承担了政府转移的有关职能和交办的各项任务，如承担中医药临床疾病诊疗指南制定工作，中医药人才交流中心建设及中医药行业期刊、图书、报纸审读工作，承担国家中医药管理局课题“中医药人才战略研究暨人才库建设项目”的研究工作，为学会拓展了新的工作领域和内容。

受卫生部和国家中医药管理局委托，学会与中华医学会共同组织有关专家认真总结国内以及其他国家和地区“非典”防治经验，并综合最新研究进展，形成了《传染性

非典型肺炎（SARS）诊疗方案》，并予以公布。

受国家中医药管理局人政司委托，学会于2004年6月在北京举行了中医药临床标准制定专家研讨会，内科分会、外科分会、妇科分会等20多个临床专科分会的代表参加会议。与会专家踊跃发表意见，献计献策，为中医药行业标准化工作的开展奠定了良好的基础。

（二）努力转变观念，积极探索与企业合作的途径与方式。

继续与全国著名中药企业进行密切合作，如康莱特药业集团每年继续为评选优秀学术著作提供资助；扬子江药业集团每年资助召开中医药界春节座谈会。肛肠、糖尿病、妇科、骨科等许多专科分会也积极与企业进行联系，探索双赢合作的新途径。在皮肤病分会成立大会上，共有8个企业对会议进行了资助，其中广东皮宝药业等3个企业还专项资助分会办公设备。风湿病分会换届选举会议邀请了11家风湿病药物生产企业参加，为分会学术活动的开展提供了有力的支持。

（三）成立实体公司，主动参与市场竞争。

为了充分发挥学会的自我优势，加快中医药科研成果的转化，增强中医药科研、生产、销售单位之间的联系，学会于2004年4月注册成立了一家股份制（合作）公司——北京国卫高强医药科技发展中心。中心注册于中关村科技园海淀园内，是一家拥有高新技术专家队伍及高科技产品的高新技术企业，致力于中医药事业的学术研究和科技开发工作。此外，学会现有的中卫中医药发展研究中心、中卫超越广告中心、中卫福田医药科技发展中心在开展中医药新产品、新成果、新技术的开发与转让等方面均有较好效益。这些实体的成立及有效运作，为学会各项工作的顺利开展提供了必要的经济支持。

十、积极发展会员，提升服务水平

通过定期寄发会讯、学术活动计划、继续教育项目计划等，加强与会员的联系，指定专人负责会员来电、来信，认真听取会员所提出的意见和建议并及时予以答复。在学会主办的期刊上开辟会员专栏，为会员提供专门的学习、进修及参加学术活动的阵地，会员优先参加学会举办的学术活动及继续教育项目，热情周到的服务赢得了会员的拥护和支持。2004年以来直接发展会员1000余人，团体会员20余个，并为会员单位和全国2000多所中医院免费寄送了学会与中华医学会合编的《传染性非典型肺炎（SARS）诊疗方案》。

十一、加强机关建设，提高工作效率

学会机关坚持“继承、发展、创新”的指导思想和依法办会、民主办会的工作原则，并切实加强机关制度化、规范化、科学化管理，自身建设取得了显著成效。2004年7月，卫生部副部长兼国家中医药管理局局长、中华中医药学会会长佘靖与有关司局领导一行来到学会机关召开座谈会，对近年来学会工作取得的成绩给予了充分肯定，并对机关建设提出了明确要求。同时，任命曹正逵同志为学会副秘书长，完善了学会机关的组织领导班子。

在建党83周年前夕，中华中医药学会部分常务理事、河北以岭药业集团及中华中医药学会机关工作人员相聚革命圣地西柏坡，建立并举行了爱国主义教育基地揭幕仪式，以缅怀老一辈无产阶级革命家的丰功伟绩，加强爱国主义教育，激发机关全体人员努力工作、竭诚服务的热情。

为完善学会的竞争机制、激励机制和约束机制，稳定和吸纳人才，学会在机关服务机构初步改革人事与分配制度的基础上，于2004年召开了学会发展研讨会，进一步研讨人事制度和工资制度的改革方案，为今后学会的改革与发展打下了基础。

十二、各地方学会、专科分会开拓创新，努力进取，成绩斐然

2004年各地方学会、专科分会充分发挥学会在人才、信息、资源方面的优势，锐意改革，开拓进取，各方面工作取得了可喜的成绩。

浙江省中医药学会组织省级各类学术活动及继续教育项目14项，参加人次800余人。辽宁中医药学会还举办了经常性的科普活动，向各单位和社会发放抗击“非典”、禽流感科普材料5000份，并开展了中医药宣传周活动，受益群众达2万余人。江苏省中医药学会相继举办了“三八”妇女节爱心义诊和中西医结合百名专家义诊咨询活动，直接受益群众达3万余人。河北省中医药学会按照民主办会原则新成立了5个二级专业委员会，并顺利完成了二级专业委员会改选换届工作，为学会的发展增添了活力。湖南省中医药学会积极承接政府职能，组织实施了湖南省中医药科技奖评审工作。甘肃省中医药学会组织省卫生厅中医药科研课题立项评审工作。内蒙古自治区中医药学会共组织全区性学术活动4次，参加人数之多覆盖面之广均较前几年有所增加。宁波中医药学会举办科普讲座25次，听课人数达3500人次。青岛中医药学会举办了11期“名师论坛”，召开了2届中医护理工作会议。深圳市中医药学会2004年年会论文汇编共收集中医药学术论文75篇约10余万字。另外，北京、天津、陕西、广东、河南、福建、广州等省级中医药学会发挥学会自身优势，在学术发展、科学普及、人才培养等方面取得了突出成绩。

内科学会的60余位名老中医专家、教授应邀参加了中央电视台和地方电视台等举办的各种疾病的防治讲座、报告，受到广大群众的欢迎和好评。妇科分会与世界医药出版社合作，创办了中华中医妇科杂志，内部出版了全国中医妇科通讯。儿科分会认真组织整理和积极推广名老中医药专家的学术经验。艾滋病分会组织会员积极参与国家科技部、国家中医药管理局、各省市区的科研项目，成功中标多项课题。络病分会将学术交流与经济发展紧密结合，促进了中医药成果的转化。

（朱　桂）

【中国中西医结合学会】

中国中西医结合学会（Chinese Association of the Integration of Traditional and Western Medicine CAIM）

会　　长：陈可冀
副 会 长：于生龙、王　阶、王文健、危北海、吴伟康、陈士奎、张伯礼、张亭栋、张瑞祥、赵田雍、黄世林
秘 书 长：陈士奎（兼）
副秘书长：穆大伟（专职）、马晓昌
地　　址：北京市东直门内南小街16号
邮　　编：100700
电　　话：010－64010688/64025672
传　　真：010－64010688
电子信箱：caim－01@mail.china.com
期　　刊：《中国中西医结合杂志》、《中国中西医结合急救杂志》、《中国中西医结合外科杂志》、《中国中西医结合耳鼻咽喉科杂志》、《中国中西医结合肾病杂志》、《中国中西医结合皮肤性病杂志》、《中国中西医结合影像学杂志》、《中国骨伤》

专业委员会：活血化瘀专业委员会、心血管疾病专业委员会、急救医学专业委员会、虚证与老年医学专业委员会、微循环专业委员会、精神疾病专业委员会、四诊研究专业委员会、肝病专业委员会、风湿类疾病专业委员会、血液学专业委员会、消化系统专业委员会、糖尿病专业委员会、肾病专业委员会、呼吸病专业委员会、神经科专业委员会、心身医学专业委员会、养生学与康复医学专业委员会、普通外科专业委员会、肿瘤专业委员会、骨伤科专业委员会、泌尿外科专业委员会、大肠肛门病专业委员会、烧伤专业委员会、疡科专业委员会、周围血管疾病专业委员会、妇产科专业委员会、儿科专业委员会、眼科专业委员会、耳鼻咽喉科专业委员会、皮肤性病专业委员会、中药专业委员会、基础理论研究专业委员会、医学影像专业委员会、外语专业委员会、管理专业委员会、变态反应专业委员会、医学美容专业委员会、男科专业委员会、实验医学专业委员会

2004年学会工作概况

一、积极开展学术交流，大力促进学科发展

2004年学会共组织开展全国性学术活动29次，组织开展国际及港澳台学术交流活动4次，共计4600人次参加活动，交流学术论文3800余篇，编辑出版论文集32种，印刷5200册。

2003年10月学会与台湾长庚纪念医院在厦门市联合举办海峡两岸中西医结合学术研讨会，近百名大陆、台湾学者共同交流了海峡两岸的中西医结合研究成果和进展，会议交流内容丰富，涉及实验研究、药物研究、临床研究等众多学科领域。与会代表一致认为，这是一次成功的会议，促进了两岸学者的合作，展示了两岸间学术交流的广阔前景，双方商定今后交替在大陆和台湾开会。第2届海峡两岸中西医结合学术研讨会2004年11月在台湾举办，经有关部门批准，学会组织了由30名专家、学者组成的代表团赴台出席会议。

2004年8月在哈尔滨召开首届国际中西医结合风湿类疾病学术会议。2004年9月在广州召开第2届国际中西医结合肿瘤学术会议。2004年11月在广州召开第4届中韩皮肤病学术交流会和第2届中英皮肤病会议。

为了认真贯彻党中央、国务院关于实施西部大开发的战略决策，促进西部中西医结合工作，总会及多个专业委员会有计划、有组织地在西部省市及少数民族地区召开学术会议。如在贵阳召开第5次全国中西医结合中青年学术研讨会，在云南昆明召开全国中西医结合生殖健康学术研讨会，在乌鲁木齐召开第7次四诊研究学术会议及心脑血管疾病血瘀证最新研究进展学术研讨会等。这些活动对繁荣西部地区的学术交流，促进西部地区的中西医结合人才成长产生了积极的作用。

每年1次的全国中西医结合皮肤性病会议在国内学术界引起广泛关注。会议有显著的特点：论文数量多、学术水平高、会议规模大、会议内容丰富、参展企业多等。全国中西医结合皮肤性病学术交流会经过多年努力，已经树立起"品牌"，具有较大的吸引力和号召力，受到专业科技工作者赞誉。

根据中国科协《关于推进所属全国性学会改革的意见》的要求，中国科协将对各全国性学会建立活动评价指标体系，各全国性学会也要完善对二级组织（专业委员会）的管理制度，建立科学、公正的活动评价指标体系。2003年初学会制定了《中国中西医结合学会学术活动调查表》，从会议筹备、会议规模、活动方式、活动质量、编印论文集和代表反应等方面对2003年以来开展的各项学术活动进行了观察和考核，年终汇总情况，加以综合分析、科学评价、总结经验、发现问题。这是学会改革工作中的一种尝试，目的是促进各项学术活动不断提高质量，同时对各专业委员会的工作给予客观、公正的评价。

二、深入开展学会改革，加强组织队伍建设

随着社会发展和市场经济体制的逐步建立，各项体制改革深入发展，学术团体也面临着新的机遇与挑战。为了适应改革的形势以及市场经济体制的要求，根据中国科协《关于推进所属全国性学会改革的意见》的精神和要求，学会制定了《中国中西医结合学会改革方案》，并经第5届11次常务理事会（京津地区）审议后，上报中国科协。

学会改革主要从组织体制、运行体制和活动方式等3个方面进行调整和改革。组织体制上要逐步建立普通会员、外籍会员、资深会员、团体会员、名誉会员等多元结构的会员制度。努力吸收海内外各层次科技工作者及相关企业单位入会，壮大学会队伍。要充分发挥会员代表大会、理事会、常务理事会的领导作用，实行民主办会。建立健全

各项规章制度。要改革学会办事机构，建立精干、高效的专职学会工作人员队伍，逐步由国家人事调配方式向聘任制过度，建立健全聘后管理、考核、奖励和辞退制度。要建立学术活动评价指标系统，完善二级组织（专业委员会）管理制度，进行定量定性的活动评价，在科学评定的基础上，制定奖励、支持、告诫、劝退、注销办法，形成有支持、有约束、优胜劣汰的动态发展格局。

活动形式上要结合市场经济情况下学会活动的形式和特点，推动学会活动社会化、国际化、精品化和信息化。运行机制上要树立经营学会的观念，努力开辟多种渠道，增加经费来源，增强学会自主发展能力。要强化资产管理，防止社团资产流失。要彻底摒弃“等、靠、要”的思想，增强忧患意识、竞争意识和创新意识。改进和丰富学术活动的方式方法，提高活动质量和水平，树立学会的学术权威性和鲜明的社会形象，增强学会的凝聚力和吸引力，把学会建设成为满足党和国家以及科技工作者需要，适应社会主义市场经济体制、符合科技团体活动规律、具有中西医结合特色、充满生机和活力的现代社会团体。

中西医结合事业可持续发展，关键在于人才。4年来，学会全国会员队伍得到进一步发展和壮大，由2000年的48438名发展到2004年的59427名，增长10989名，还接纳了美国、南非、日本、新加坡等国家的外籍会员及香港、台湾地区的通讯会员。

根据中西医结合学科不断发展的需要，经中国科协和民政部批准，2004年学会先后正式成立了实验医学、变态反应、医学美容、男科等专业委员会，使学会的二级学术组织达到39个。为加强对二级组织的管理，学会制定了《专业委员会管理规定》和《关于规范专业委员会改选换届工作的意见》，严格按规定先后组织任期届满的肝病、骨伤科等27个专业委员会进行换届改选。在换届时注重选拔真正热爱并从事中西医结合工作的专家、学者和优秀中青年学者进入专业委员会，配备团结有力的领导班子，通过换届使专业委员会更加具有生机和活力，更好地发挥学术团体的作用。

1999年12月科技部颁发了《社会力量设立科学技术奖管理办法》，同年，国务院规定不再设立各项部级奖项，这为学术团体设立科技奖提供了条件，创造了机遇。为了调动广大中西医结合科技工作者的积极性和创造性，奖励在中西医结合基础研究、应用研究和开发研究中取得优秀成果的个人和集体，经第5届第2次常务理事（京津地区）会议研究，决定申请设立“中国中西医结合学会科学技术奖”。2004年10月科技部国家奖励办公室批准设立“中国中西医结合学会科学技术奖”。2005年将开展推荐、评审和奖励工作。

三、重视编辑出版工作，努力办好学术期刊

学会始终重视编辑出版工作，并致力于创办中西医结合的系列学术期刊，使其成为推动中西医结合学科发展的有力工具。学会与有关单位联合创办学术刊物是加速发展中西医结合系列期刊的捷径。把学会学科齐全、人才荟萃、知识密集的优势与有关单位人、财、物的综合实力及积极性有机结合起来，可以加快创刊速度，改善办刊条件。

《中国中西医结合杂志》近年来连获殊荣，中文版2004年被《俄罗斯文摘》、《化学文摘》收录；英文版2004年也被《化学文摘》收录。近几年中文版CJCR影响因子与被引频次一直在该领域排名前列（2001～2003年度影响因子依次为0.598、0.566、0.472；被引频次依次为1384、1773、2003）。2003年12月，该刊主编陈可冀院士应邀在中国科学技术信息研究所举办的新闻发布会上作了题目为《立足临床，重视理论，勤奋工作，追求精品》的大会发言，受到与会者的热烈欢迎与关注。该刊被评为“百种中国杰出学术期刊”，并连续2次荣获国家自然科学基金资助。

《中国中西医结合耳鼻咽喉科杂志》、《中国中西医结合急救杂志》在2003年被收录为“中国科技核心期刊”。《中国中西医结合肾病杂志》2004年被收录为“中国科技核心期刊”。

四、发挥参谋助手作用，承担政府委托任务

国家中医药管理局在下达的中医药科学技术研究课题计划中分配给学会“结合医学国内外现状与发展趋势调研”的中医药政策及管理研究类专项课题，陈可冀会长为课题负责人。该课题研究目的是对“结合医学”概念的内涵、外延和定义做出比较清晰、全面的描述；分析“结合医学”产生、发展的历史和客观规律；调查了解和掌握“结合医学”的国内外发展状况，预测“结合医学”的发展趋势；为制定有关传统医学、现代医学及结合医学发展方针政策和决策提供理论和实践依据及建议。学会成立了陈士奎副会长兼秘书长为组长的课题工作小组，召开多次会议研究部署该课题的有关工作，制定11种调查表，发出近2万张。在各省市中西医结合学会的大力支持下，完成初步调查工作，回收各种调查表12000多张，现正在分析、总结。

学会与《中国中医药报》报社联合举办2004年中西医结合专家论坛，陈可冀、沈自尹、王文健、危北海、吴伟康、陈士奎、谢竹藩、吕维柏、史载祥、王传社等专家回顾了中西医结合的历史和发展过程，重温了党和政府制定的中西医结合方针和政策，畅谈了中西医结合的指导思想、任务和目标，展示了中西医结合的广阔前景。他们的论文已在《中国中医药报》连续刊载，专家的真知灼见再一次使广大中西医结合科技工作者明确了方向、坚定了信念、澄清了悖论。

学会科普工作委员会积极响应中国科协号召，自2001年起每年都组织专家参加“中国科技活动周”的大型科普宣传活动，在活动中为群众咨询、义诊数千人次，发放中

西医结合治疗常见病、多发病科普宣传材料数千份（册），深受首都人民的欢迎和好评。

【中国针灸学会】

中国针灸学会（Chinese Association of Acupuncture and Moxibustion CAAM）

会　　长：胡熙明

名誉会长：鲁之俊

高级顾问：王雪苔、程莘农、贺普仁

副 会 长（以姓氏笔画为序）：石学敏、邓良月、刘保延、李维衡、陈汉平、陈佑邦、陈绍武、杨宝琴、曹小定

秘 书 长：李维衡（兼）

副秘书长：马纯芳

地　　址：北京市东直门内北新仓18号

邮　　编：100700

电　　话：010－64030611

常设机构：办公室、学术部、咨询培训部

期　　刊：《中国针灸》、《针刺研究》（与中国中医研究院针灸研究所联合主办）

业务范围：开展国内外针灸学术交流、科技咨询与服务以及科学考察、针灸临床、继续教育、成果推广、科学普及等。

【中国保健食品协会】

中国保健食品协会（Health Food Association of China　HFAC）

会　　长：秦双发

秘 书 长：张惠源

地　　址：北京市西城区东京畿道10号

常设机构：办公室、开发部、财务部、信息部、技术部

期　　刊：《中国保健食品》

业务范围：组织制定保健食品行业的行规、行约；承担政府委托的管理职能，协助政府进行行业管理；通过提供信息、咨询、交流调研、培训等工作为政府和企业提供双向服务；组织国内外保健产品的技术交流与合作；进行产品的质量监督。

【中国民族医药学会】

中国民族医药学会（China Academic Society of Native Medicine　CASNM）

名誉会长：强巴赤烈、江　平、班玛丹增

会　　长：诸国本

常务副会长：措如·次朗（藏）、王永炎

副 会 长：罗布桑（蒙）、买买提艾力·麻合木提（维）、岩拉（傣）、巴　图（蒙）、旦　科、蔡景峰、陈士奎、罗达尚、哈木拉提·吾甫尔（维）

秘 书 长：王永炎（兼）

副秘书长：刘成起、黄福开

地　　址：北京市和平街北口北三环东路11号

邮　　编：100029

电　　话：010－64220890

常设机构：秘书处、学术部、外联部、编辑部、科技部

业务范围：组织开展民族医药国内外学术交流；组织开展民族医药学术课题的研讨，科研成果的论证、评估、推广，为民族医药企事业单位提供咨询和服务；开展民族医药学专著、古籍的整理、翻译；开展民族医药继续教育工作，推荐优秀民族医药人才；开展民族之间的文化交流。

【中国医学气功学会】

中国医学气功学会（China Association of Medicine Qigong　CAMQ）

会　　长：龙致贤

副 会 长：杜洛伊、汪卫东、陈炳旗、金宏柱、马翔周

秘 书 长：杜洛伊

地　　址：北京市和平街北口北三环东路11号北京中医药大学中药楼409、410

邮　　编：100029

电　　话：010－64286909/61725844

常设机构：秘书处、办公室

业务范围：理论研究、学术交流、专业培训、报刊编辑、国际交流、咨询服务

2004年学会工作概况

由马翔周、程庆宾老师义务为学会举办六字诀、洗髓经、健目功、锤疗法等6次培训班，所得收入全部捐给气功学会和气功培训基地。2位老师所教健目功，使许多患者视力大增，有学生视力从0.2经2周治疗提高到2.0，受到患者欢迎。

王长英医生举办了气功排石培训班，胆结石病人疗效达100%，为病人节约了手术费，解除了病痛，受到患者欢迎。

由杜洛伊副会长义务举办了2次（武汉、北京各1次）糖尿病患者气功培训班，总有效率达90%以上。其所得收入全部捐献给了气功事业。

由学会秘书处组织了10次小型练功研讨会，其中5次由杜洛伊副会长做了专题讲座。

8月在北京举办了对气功中奇妙现象的科学推论研讨会，与会代表都以亲身经历讲述了许多气功中神奇的现象。经过研讨，大家认识到这些现象均与声、光、热、电、磁、高能粒子、生物场等综合因素有关，有待进一步研究。

10月召开了中国医学气功学会理事会扩大会议。全国政协委员、原北京中医药大学校长龙致贤会长到会作了重要讲话。杜洛伊副会长向理事会报告了自学会第2届代表大会以来学会的状况和工作。与会代表对学会秘书处、办公室的工作给予了高度评价，认为在这种形势下，学会能保留下来是很不容易的，应珍惜学会的荣誉，以主人翁的姿态关心学会，多做实事，共同办好学会。此次大会代表们为学会捐款1万多元。会议代表决定2005年5月召开第3届代表大会，并对会章进行研讨，提出修改意见。

【中国中药协会】

中国中药协会（China Association of Traditional Chinese Medicine CATCM）

会　　长：张洪魁

秘 书 长：傅晶莹

地　　址：北京市东城区东直门内南小街16号中国中医研究院大白楼6层612室

邮　　编：100700

电　　话：010－64014411－3002

常设机构：秘书处
业务范围：制定有关中药行业行规行约；对新办中药生产经营企业进行前期咨询调研；参与制定本行业技术标准，并组织实施；规范中药行业价格；组织开展行业信息统计工作；组织行业技术咨询、培训、协作和技术交流；组织推广中药行业优质服务活动；开展国际间技术交流与合作；承担政府有关部门委托的任务。

【中国药膳研究会】

中国药膳研究会（China Association of Health－Protection Food　CAHF）
会　　长：周文泉
副 会 长：沙凤桐、高　普、李宝华、高思华
秘 书 长：高　普
副秘书长：李宝华
地　　址：北京市海淀区西苑操场1号西苑医院院内
邮　　编：100091
电　　话：010－62876295
网　　址：www.chinayaoshan.com.cn
电子信箱：chsh@chinayaoshan.com.cn
常设机构：中国药膳研究会办公室
业务范围：开展药膳理论研究，组织药膳产品开发，进行药膳国内、外学术交流以及专业展览、咨询服务等。
专业委员：药膳理论工作委员会、药膳技术制作专业委员会、膳用药材专业委员会

2004年学会工作概况

一、深入学习十六届四中全会精神

会长办公会议在认真贯彻“三个代表”重要思想和以人为本的科学发展观的基础上，组织全体人员深入学习十六届四中全会文件及胡锦涛总书记的报告。通过学习，大家深受鼓舞，倍感振奋，增强了建设中国特色社会主义事业的信心和决心。结合研究会实际，大家一致表示，要以身作则，做好学会的本职工作，竭尽全力协助国家中医药管理局做好监督、管理药膳、保健品的工作，作为研究会的重要职责与义务，坚持不懈地做好这项中心工作；同时进一步做好普及和发展药膳事业，促进社会与家庭饮食结构更加科学，不仅使药膳进入家庭，并引导人们主动改善、消除亚健康状态，以提高广大群众的健康水平与国民素质。

二、坚持集体领导，开好常务理事扩大会议，总结工作，确定任务

年初，中国药膳研究会召开了在京常务理事扩大会议。出席会议的主要领导有国家中医药管理局房书亭副局长，国家中医药管理局原副局长、中国药膳研究会名誉会长田景福教授，国家中医药管理局原副局长于生龙教授以及局机关党委和有关的司处领导，民政部社团司马静处长与范怀真处长，中国中医研究院高思华副院长，中国中医研究院西苑医院宋春生副院长，中国药膳研究会在京的会长、副会长、常务理事和各界朋友出席了会议。

与会的各位领导发表了重要讲话，并对今后的工作给予了重要指示。国家中医药管理局副局长房书亭肯定了中国药膳研究会在2003年所取得的成绩，并要求药膳研究会要加强药膳科学技术的研究，要积极申报药膳研究课题，以学术带动研究会的发展。房局长明确提出：要深入课题研究，加大科研力度，组织专家对科研成果的产品进行科学论证，研究出疗效确定、物美价廉的药膳产品，服务于大众；要积极出版发行有关药膳饮食科普读物、著作，做到现代营养学知识和中医药膳理论相结合，从具体疾病入手制定饮食原则和膳食宜忌；要发挥本会的学术和组织的带头作用，积极开展药膳知识讲座和药膳培训，普及药膳知识，使药膳真正走入每个人的生活当中。名誉会长田景福希望中国药膳研究会要与有关部门共同研究，解决好如何指导人们科学配餐，合理膳食问题。改善身体素质，提高集体抗病能力，应该成为本会的职责和义务。建议发掘药用食物、药膳配方，结合现代工艺，推出新型药膳食品。同时希望不断地加强自身建设，扩充人才队伍，使研究会的管理、科研人员做到知识化、年轻化、革命化，推动工作不断发展。中医研究院高思华副院长在讲话中指出：“药膳研究会在过去一年中取得了很大的成绩，中医研究院作为中国药膳研究会的挂靠单位，会一如既往的支持药膳事业的发展。”

民政部民间管理处马静处长对研究会在2003年尤其在防治“非典”中取得的成绩和做出的贡献予以肯定，对本会被评为先进全国性社会团体表示祝贺，并希望在以后工作中继续发扬成绩，在民间组织和社团中发挥带头作用。国家中医药管理局李振吉副局长虽未出席，但特意转达了对本会的希望，肯定了研究会做出的工作成绩，并勉励研究会要协助国家中医药管理局做好对药膳的监督、管理工作，同时加强自身建设。为落实常务理事的决定，研究会于2004年2月召开了有顾问参加的会长办公会议，学习、领会各位领导讲话的精神，着重研究了2004年的科研项目，明确了加强药膳制作和规范管理的重要议项，进一步明确2004年的工作重点，并拟定了具体的落实计划。

三、举办第3届中国药膳烹饪大赛

2004年3月19日～22日在北京京燕大饭店举办第3届中国药膳烹饪大赛，由中国药膳研究会主办，北京园丁园餐饮有限公司协办，研究会的药膳技术制作专业委员会承办。开幕式上周文泉会长致开幕词。中国烹饪协会名誉会长、商业部原常务副部长姜习，国家中医药管理局原副局长田景福，国家中医药管理局有关领导先后致词。国家机关部队、影视界及研究会形象大使铁人张健等体育界有关人士出席了会议。参赛选手来自全国各地、台湾、日本及韩国，有6个团体参赛，共计200余人。选手均是药膳专业烹饪厨师，他（她）们既有精湛的烹饪技艺，又具备辨证施膳的知识，是跨学科的新型专业人才。本届大赛设热菜、冷菜、面点、煲汤4个参赛项目。参赛作品800余个，参赛作品不仅色、香、味、形俱全，

而且具有滋补、调理、养生的功效。此次大赛体现了在中医理论指导下，药膳与餐饮烹饪技艺的完美结合。为培养我国的药膳骨干力量，大赛前研究会办班培训3次，并组织了20余人的专家评判组，对部分药膳烹饪名师进行评判，共评出我国首批药膳大师16名。大赛期间又评出药膳名师50名（含台湾8名），此举在药膳餐饮界反映极佳。大赛评出金、银团体奖共420项。参会与观摩的人员达5000多人，德国驻华参赞及韩国、日本、香港等国家和地区的友人也到会进行学术交流学习。20多个新闻媒体对大赛进行了报道，中央电视台对会议作了全程跟踪报道，制作专题片多次播出。大会期间还举办了“药膳与健康”专题讲座，专家学者开展学术交流。

四、加强科研力度，确定2个科研项目

2004年，经科研项目投标申请，国家中医药管理局批准学会立项科研课题——“传统食疗方法对中医气血虚弱人群的影响”。该课题的研究目的在于评价中医传统食疗方法的补益作用，探讨药膳机理，提供中医食疗的理论依据。目前正按标书要求落实。另外国家中医药管理局批准的学会规范管理课题为“中国药膳技术制作标准”。标准的制定是为了加强对药膳生产企业、药膳餐馆、药膳从业人员、药膳品种的监督管理，保证药膳品种的质量，维护人民的健康，保护正当企业生产的利益，使药膳事业走上规范化管理的道路。

为落实以上2项科研课题，会长办公会对实施计划做了部署，正在进行前期准备工作。

五、成立分支机构，明确职责任务

根据《全国性社会团体分支机构、代表机构复查登记办法》，民政部正式批准研究会成立基础理论工作委员会、药膳技术制作专业委员和膳用药材专业委员会。各工作委员会根据社团工作的有关文件规定，明确了职责内容，总结工作，确定了下步工作。

六、出版药膳著作，普及药膳知识

研究会编写、主编著作年内陆续出版的有5种：北京人民出版社已出版《精品药膳》；《食药两用保健中药》已付梓；人民军医出版社已出版《保健益寿药膳》、《亚健康药膳》、《健康餐桌》系列丛书（包括蔬菜、瓜果、花卉、食用菌藻、肉品、水产品、豆谷、茶酒等的美容、保健、药用内容）。

七、加强药膳人才培训

为贯彻领导讲话精神，进一步加强药膳专业厨师理论水平，更加科学的药膳指导工作，研究会召开药膳培训工作电话会议，听取了汇报，布置2004年培训工作任务；在已经建成的北京、山东、辽宁培训中心的基础上，又建立了河北药膳培训中心。研究会与台湾药膳保健协会合作，开展药膳培训工作，已签订协议。2004年培训药膳师114名，培训日本药膳师45名。

八、建立网站

为弘扬中国药膳文化，推进药膳事业的发展，便于国内外学术交流、国际合作，在已经开展药膳网站的工作基础上，拟升级中国药膳研究会中心网站。

域名：www.chinayaoshan.com.cn

页面内容：学会简介、组织机构、药膳名家（专家风采）、学术活动、科研动态、会员单位、药膳定点单位、定点餐厅、药膳健康、饮食文化、药膳制作、药膳专著以及留言簿等12项内容。

九、加强宣传工作

为宣传普及药膳知识，2004年9月与中央电视台国际频道《中华医药》“仲景养生坊”栏目签订了长期合作协议（暂定半年），依据季节气候的变化，宣讲药膳知识，推出药膳配方，为广大群众服务。目前制作12期，播出10期反映非常良好。

十、加强组织建设，进一步完善管理体系

2004年研究会重点抓了自身的组织建设工作。首先加强了领导班子建设，根据领导指示精神，增加了1名年轻有为的副会长高思华同志（已报国家中医药管理局待批）。同时增加了9名年轻的常务理事，并增加5名年富力强的工作人员，使研究会领导班子更加有朝气。进一步完善管理体系，加强领导，完善会议制度，如会长办公会议制度、凡重大问题集体决定讨论及请示汇报制度，沟通思想，互通情报；修订了会员的收费标准；整顿清理档案，为作好研究会的文秘工作，于10月开始对研究会已建的文书档案工作进行整理与归档，并建立内部管理体系和必要的制度；加强自身建设，发展会员，壮大队伍，以适应形势发展的需要。到目前为止，研究会团体会员61个，定点餐厅31个，定点单位9个，个人会员4213人。

十一、财务工作

利用收取的会费，开展多项有益活动，本着勤俭节约的精神，维持日常会务开支，收支基本平衡，略有节余，做到自负盈亏。

【中国中医药研究促进会】

中国中医药研究促进会（China Association for Research and Advancement of Chinese Traditional Medicine CARACTM）

会　　长：张大宁

秘 书 长：岳　路

办公室主任：王　峥

地　　址：北京市东城区鼓楼辛安里66号

邮　　编：100009

电　　话：010－64040290/64045778

电子信箱：ych88@sohu.com

常设机构：秘书处

业务范围：开展国内外中医药学术交流；编辑出版专著和刊物；开发和推广中医药和中西医结合新技术、新成果；主办培训；积极引进资金、技术和设备。

2004年学会工作概况

一、继续加强组织建设，提高医促会的核心凝聚力

（一）坚持依法办会，进一步完善学会工作法制化、规范化建设。

2004年医促会的各项工作严格按照国家有关法规，特别是民政部

颁布的《社会团体登记管理条例》和国家中医药管理局发布的《国家中医药管理局业务主管社会团体管理办法》，规范医促会组织的各项活动，在《中国中医药研究促进会章程》规定的业务范围内积极开展多种行业服务工作，并顺利通过了民政部对医促会进行的年度检查。

对涉及多方面合作的重大活动事宜，均由秘书处报秘书长会议审议修改后，报请领导批准后再实施，医促会章程规定的重大事项，均经领导审核同意后报主管部门批准实施。

根据医促会工作发展的新特点，进行了对新建立的医促会分支机构管理制度的修订工作，完善了医促会分支机构工作细则的征求意见稿，得到了各专业委员会的一致认可，保证了各项活动在规范化的条件下积极开展。

为了进一步规范学会的工作，2004年学会与北京市海维律师事务所签订了法律顾问协议。目前，学会工作在财务和法律上都有专业事务所帮助和指导。

（二）积极开展医促会新分支机构登记筹备工作。

医促会现有分支机构肾病分会、软组织疼痛分会及药品管理与知识产权专业委员会、中药质量标准专业委员会和中药材种植与养殖专业委员会积极举办了多项学术活动，来自医药管理部门、科研院所、大专院校和中药企业近百名知名专家、学者、企业家成为医促会新会员。

在巩固完善现有5个分支机构的基础上，该会经过近1年的精心准备，并与民政部社团管理处初步沟通及与中医药界专业资质单位多次磋商，就共同促进中医药领域专业化建设达成新共识，分别完成了拟新成立的8个专业委员会的筹备工作，已上报国家中医药管理局审批。

（三）加强了医促会组织建设工作。

为适应今后医促会工作发展的需要，根据在2003年末农工中央主席会议指示精神，经过广泛的联系和沟通，本着年富力强、学有所长、热心医促会工作的原则，进行了医促会理事会常务理事及副秘书长人选的增补遴选准备工作，并为增补工作和明年适时召开会员代表会议作了相应准备工作。

（四）加快学会信息化建设步伐。

在杨世林副会长的指导下，学会与亚太传统医药网建立了长期合作关系，学会网站即将建立，并准备与湖北省科技厅信息研究院合作，共同主办亚太传统医药网和《亚太传统医药》杂志，以扩大学会的国内外学术影响力。

二、以突出技术交流为重点，为医药企事业单位服务，促进中医药事业发展

3月与安徽省金娟国际广告有限公司合作，在北京召开了内蒙古大唐药业发展战略研讨会，组织专家对由安徽省金娟国际广告有限公司完成的内蒙古大唐药业产品线梳理整合规划书进行充分论证，与会专家根据企业实际情况提出了许多好的意见与建议，获得了企业的欢迎，并马上申请成为该会的团体会员。

通过近3个月的筹备，5月中旬由该会主办，美国诺誉化工有限公司、天津南开和成科技有限公司、上海爱生药业公司3家协办的首届全国药用新辅料与中药制剂新技术应用研讨会在北京顺利举行，来自药政管理部门和全国各地约150余位专家代表，就国内外药用辅料、中间体的发展趋势和方向，提高我国药用辅料、中间体的研制水平进行了充分探讨，会议为加快中药药用辅料的更新换代速度，促进新型药用辅料、中间体在药物（特别是中药新药）剂型开发中的应用和推广起到了明显的促进作用。这是业界在该领域的首次全国性交流活动，受到了各方瞩目，2005年将延续该项交流活动，争取办成特色鲜明的长期性学术活动。

6月从推广医疗器械新成果出发，通过与协和医院微循环所开展项目合作，对北京丽湖科技发展有限公司开发的人体微循环激光治疗仪进行了初步评价和成果推广计划论证，准备联合企业共同进行科普宣传活动。

7月以加强中药研究单位的中药知识产权保护意识为目的，与国家知识产权局专利局医药生物发明审查部共同举办了首届全国中药知识产权保护策略与应用研讨会。会议重点围绕中药专利研究与应用，从正反典型案例的分析中吸取专利申报和审批的间接经验，探讨如何加快中药应用性专利流动和市场价值体现，得到参会人员热烈欢迎。

8月该会与中国医学科学院药用植物研究所在北京举办了全国中药材GAP研究与应用学术研讨会。会议介绍GAP规范化研究成果和管理信息化应用技术，交流与研讨GAP认证申报研究资料的内容和中药GAP认证中发现的问题，帮助全国各地方中药材种植基地对中药材GAP规范化生产的过程有更清晰的了解。

9月积极支持农工党福建省委会和福建中医药研究促进会召开第6次海内外中医药学术交流会，大会审议并指导、修订会议筹备方案，黄泰康副会长代表中国中医药研究促进会出席会议，作了题为《关于中医药现代化问题的思考》的主题报告，同海外来宾就中医药发展进行了广泛交流，加强了该会与各农工党省委会和地方中医药研究促进会的联系与合作，扩大了该会在海内外的知名度。

在农工党中央委员会、江西省人民政府支持下，该会于2004年9月25日～29日在江西省南昌与农工党中央医药工作委员会、南昌市人民政府、农工党江西省委会联合主办了“2004中国（南昌）前进医药发展论坛”。大会以做强做大医药制造业为主题，特邀院士和国内著名学者、专家做主题发言，来自全国各省（市、区）近200名知名医药企业家及近500名代表面对面进行了交流，为与会医药企业提供了良好的发展机遇。本次活动扩大了医促会的社会和行业影响，丰富了医促会组织大型活动的经验。

农工中央主席医促会名誉会长蒋正华出席了论坛的开幕式并致辞。蒋正华主席在南昌期间参观视察了杨世林副会长主管的国家中药固体制剂工程中心，并题词勉励研究人员为加快中医药产业化作出新贡献。

在进行国际间学术交流方面，该会联合山东四维制药有限公司于2004年10月12日～14日在山东省泰安市举办了首届国际现代医学规则论坛暨第6届国际康复瘫痪病人登泰山活动，来自全国各地及港、澳、台同胞近千人参加了此次大型大众健康活动，黄泰康副会长代表该会出席开幕式并主持论坛研讨。

该会还主编了由中国医药科技出版社出版的《现代医学规则论文集》。

该会与国家中医药管理局科技交流中心充分合作，在陕西省宝鸡卫生局、农工党宝鸡市委会、陕西省宝鸡协和医院协作下，于10月29日～30日在陕西省宝鸡市成功举办了全国疑难病症中医诊治研修班，为基层培训医师80余人，得到了基层医疗单位的热情欢迎。培训之余各位著名专家如王琦教授等放弃休息时间，在宝鸡协和医院为闻讯赶来求诊的患者进行了连续义诊。

11月该会与中华中医药学会在天津市联合举办了中药现代化国际高层研讨会，农工中央李蒙副主席、桑国卫副主席、王宁生副主席亲临会议，来自美国、日本、加拿大、德国的多名代表参加了大会并发言，张大宁会长主持了本次国际学术交流活动。

各分会活动积极有序、精彩纷呈。张大宁会长主持的肾病分会于2004年3月和10月在天津市连续举办了2次肾病疑难病例临床讨论会，来自津、京、冀的数位分会委员参加了讨论，广泛探讨了肾病疑难病诊疗技术，促进了中医肾病的临床经验交流。7月在天津市邀请了部分分会委员和天津市名老中医举办了以“中医肾病发展方向”为主题的座谈会，积极探讨了中医肾病发展的前景和方向。肾病分会还积极参与了《古今肾病医案精华》一书编写工作。软组织疼痛分会5月在辽宁省举办了第8期全国软组织疼痛培训班，使参加培训的基层医务人员进一步明确了软组织疼痛的诊疗方法，加强了基层临床实际操作水平，获得圆满成功。7月软组织疼痛分会再次召开了全国软组织疼痛微创技术专题研讨会，对微创诊疗技术在软组织外科学的临床应用起到了促进作用。

三、积极加强国家级继续教育培训力度，加快培养行业骨干力量

经国家中医药管理局批准的10个2004年度国家级继续医学教育项目，在各分会、专业委员会、承办单位以及授课专家和学员的共同努力下均顺利完成，使近600多名医药专业工作者接受了新技术、新方法的在职学习。

在总结2004年度国家级继续医学教育项目实施工作的基础上，该会学术部又组织完成了18项2004年度国家级继续医学教育项目的申报工作。

四、响应国家号召，坚持扶贫助教行动

坚持资助贫困大学生的助学行动，由医促会代管项目——正华研究基金继续资助贫困大学生学习，其中贵阳医学院2名大学生通过资助已顺利完成学业，资助高中生已考入西南民族大学。

杨世林副会长以医促会名义继续承担大方县星宿乡峻岭村50个小学生1～6年级学费，资助困难家庭儿童继续学习，并与该班的班主任和学生代表会面。

五、自身存在问题与不足

会员的登记、发展工作有了一定的进展，特别是发展企业团体会员的工作要继续加大力度，目前企业团体会员从年初15家发展至22家，如何加快发展中药企业团体会员方面需进一步研究。

咨询服务工作亟待加强，仍未充分发挥学会专家资源优势，为企业开展咨询服务工作缺乏特点，该会在行业服务中的综合优势不明显，因此2005年应在发展新会员的同时，努力为现有团体会员做好咨询服务工作。

经费问题尚未从根本上解决。促进会经费主要来源于团体会员会费和企业资助，但限于本会的性质和企业界的知名度，尚未形成稳定的收入来源。每年仍处于收支相抵、结余不多的状态。当年筹集的经费基本上用于开展各项活动，结余极少。

为扩大本会影响，同时减少会员的负担，一般学术活动尚不能收取费用，工作人员的工资水平控制在最低水平（秘书长2000元/月，工作人员1000元/月，年、节奖金200～300元），处于维持状态。2005年学会力争在办好学会各项活动的基础上，在解决稳定的收入来源上下工夫。

【中国民间中医医药研究开发协会】

名誉会长：王雪苔
理 事 长：沙凤桐
常务副理事长：张瑞祥
秘 书 长：方志诚
地　　址：北京东城区西总布胡同9号
邮　　编：100005
电　　话：010-65247743
传　　真：010-65247743
电子信箱：zhongyixiehui@sina.com
常设机构：秘书处、学术部、培训部、咨询开发部、国际部
期　　刊：《中国民间疗法》

2004年学会工作概况

一、组织和部署学会和各分支机构学习领会党的十六大报告和十六届三中、四中全会的精神及两会制定发展民营经济的大政方针，明确自身的定位，明确肩负的职责

二、根据民政部、国家中医药管理局的要求和部署，完成并通过了社团年检

三、调整和健全了部分专业委员会

对特种针法研究专业委员会的组织机构进行了调整和充实工作。2004年9月在沈阳市举办了第2届全国特种针法学术研讨会暨培训班，参会代表60人（其中有来自韩国的

医生 4 人，台湾同仁 13 人），会议学术气氛浓厚，交流研讨热情很高，受到与会者的欢迎。

对民间疗法专业委员会、武术医疗研究专业委员会也进行了调整充实，并促其逐步开展工作。

四、对民营中医药机构和民间中医药工作者的情况进行了考察调研工作

全年组织了 3 次民营中医药机构负责人座谈会。协会的工作得到政府职能部门的支持，得到了更好的开展。经与武汉市卫生局协调，2004 年 3 月 21 日协会与武汉市卫生局共同组织了武汉市民营中医医院院长座谈会，进一步了解了湖北省武汉市民营中医药机构的发展情况及相关问题。全年协会派人走访考察了北京、天津、武汉、河北等地近 20 家民营中医机构。通过走访调研，对民营中医院的情况有了进一步的了解和认识，沟通了信息，彼此增加了联系。

五、举办学术活动，开展民间中医药交流

2004 年 6 月，协会主办，特效医术发掘整理专业委员会承办了第 9 届全国特效医术学术交流暨导平杯优秀成果颁奖会，到会代表 130 余人，会议进行了卓有成效的交流。

2004 年 12 月，协会主办，特效医术发掘整理专业委员会承办了纪念中医泰斗吕炳奎逝世 1 周年座谈会暨全国名老中医与特效医药工作者年会。到会各界人士及代表 120 余人，会议缅怀了协会创始人、名誉会长吕炳奎对中医药事业发展做出的重大贡献，各方面反映良好。

河北沧州协会不孕症治疗中心在进一步研究、探索、总结、提高疗效、搞好专科专病建设的同时，加大了对外宣传力度。马来西亚有关方面邀请该中心的孙光周院长前去访问，并商谈合作办院事宜。台湾同胞在不断慕名前来治疗的情况下，2004 年夏天组织 69 人前来寻医问药。

六、按照国家中医药管理局的部署，参加了由国家民政部、国家发展和改革委员会、国务院国有资产监督管理委员会主办的全国行业协会成果汇报展览会

随着我国改革开发的深入发展，行业协会的地位和作用越来越突出。由国家三部委主办，各部委、各省市相关单位协办的全国行业协会成果汇报展览会于 2004 年 12 月在北京展览馆举办。国家中医药管理局指定该协会参加，这充分表明了国家中医药管理局对协会工作的肯定、重视。接到这项任务后，协会认真准备，积极行动，圆满地完成了任务，达到了预期的目的，受到有关方面的关注。 （方志诚）

【中国中医药信息研究会】

中国中医药信息研究会（China Information Association For Traditional Chinese Medicine and Pharmacy）

会　　长：贺兴东

副 会 长：李大宁、饶克勤、姚乃礼、曹洪欣、姚高升、陈珞珈

秘 书 长：姚高升

副秘书长：陈珞珈、蒋　健、朱佳卿

地　　址：北京市东直门内南小街 16 号中医药信息研究所内

邮　　编：100700

电　　话：010－64006157

传　　真：010－84044850

网　　址：www.satcm.gov.cn

电子信箱：xxyjh07@yahoo.com.cn

常设机构：秘书处

期　　刊：《中国中医药信息杂志》

业务范围：学术交流、业务培训、专业展览、书刊编辑、国际合作、咨询服务。

专业委员会：医院信息系统专业委员会、中医药教育网络专业委员会、中医药研究开发与咨询专业委员会、中医药信息数字化专业委员会

2004 年学会工作概况

一、继续开展中医药信息相关课题的研究

学会根据国家中医药管理局的工作重点，结合本会的工作计划，针对本行业急需研究和解决的实际问题，组织各理事及相关专业人员开展中医药信息相关课题的研究。2004 年度参与制定全国中医药信息工作的技术标准、质量标准和工作规范；拟订全国中医药信息人才的培养计划（供主管部门参考）；建立完善中医药信息学术交流网络等。

二、积极开展学术交流

2004 年 8 月 20 日～22 日在大连市举办了医院中医专科特色管理与经营研讨班，邀请了国家中医药管理局、中国中医研究院、北京中医药大学等部门或单位的领导及部分专家到会讲课。

2004 年 9 月 17 日～20 日举办了第 2 届中国传统医药发展与创新研讨会，邀请了卫生部、科技部、国家中医药管理局、中国医学科学院、中国中医研究院等部门和单位的领导及专家到会讲课。

2004 年度中医药信息数字化专业委员会举办了中医数字化与中医学术发展学术活动，医院信息系统专业委员会将对基层医院进行定期和不定期的检查。

三、加强与各单位的联系和协作

为了加强与经济、信息主管部门及社团主管部门的联系，研究会十分重视与有关新闻出版部门、学术团体和信息部门的沟通与协作。研究会采取了各种有效形式，加强与各兄弟学会（协会、研究会）及各单位之间的合作，共同探讨在社会主义市场经济条件下如何充分发挥各自优势，为中医药主管部门和企事业单位当好参谋等亟待解决的问题。2004 年度与北京国智金茂投资咨询有限公司等单位商讨共同举办基本医疗保险中成药目录申报高级研讨会的合作事宜。与深圳市委党校培训中心协商联合举办中医医院信息化建设基本规范培训班的合作事宜等。

四、积极利用学会的优势，加强中医药信息技术、成果的交流与推广

在第 2 届中国传统医药发展与创新研讨会上，研究会以学术交流为平台，为与会代表和相关企业牵线搭桥，提供展台，并安排与投资商见面洽谈，进一步扩大与企业的合作范围，并承诺为企业提供更为广泛的技术咨询服务，提高企业的

品牌知名度，获得更多企业的支持，促进学会的自我完善和发展。

【中国卫生经济学会中医药分会】

中国卫生经济学会中医药分会（Sectional Society of Traditional Chinese Medicine，Chinese Society of Health Economics）

会　　长：李大宁

秘 书 长：陈珞珈

业务范围：开展中医药经济学理论与应用的调查研究；组织专项课题研究，推广研究成果；开展国内外学术交流与研讨；宣传和普及卫生经济学知识和中医药经济学知识；培训卫生经济、中医药经济各类人才；组织学术论文评选活动，出版发行书刊，编印学术资料；举办为会员服务的各项活动；完成国家中医药管理局和中国卫生经济学会委托的其他工作。

机构与干部

机构与干部

（一）中医药管理机构

【国家中医药管理局】

办公室（财务司）
综合处
秘书处
规划财务处
新闻办公室
人事与政策法规司
人事处
政策法规研究室
监察审计与机关党委纪委办公室
离退休办公室
医政司
一处
二处
科技教育司
中医科技处
中药科技处
教育处
国际合作司
亚美多边处
欧大非洲处
机关党委

【地方中医药管理机构】

北京市中医管理局（副厅级）
天津市卫生局中医处
河北省中医药管理局（处级）
山西省卫生厅中医管理局（处级）
内蒙古自治区卫生厅中蒙医处
辽宁省卫生厅中医处
吉林省中医药管理局（副厅级）
黑龙江省中医管理局（副厅级）
上海市卫生局中医处
江苏省中医药局（副厅级）
浙江省中医药管理局（处级）
安徽省卫生厅中医管理局（处级）
福建省卫生厅中医处
江西省卫生厅中医管理局（处级）
山东省中医管理局（处级）
河南省中医管理局（副厅级）
湖北省卫生厅中医处
湖南省中医管理局（处级）
广东省中医药局（副厅级）
广西壮族自治区卫生厅中医处
海南省卫生厅中医处
重庆市卫生局中医处
四川省中医管理局（副厅级）
贵州省中医管理局（处级）
云南省卫生厅中医处
西藏自治区藏医药管理局（处级）
陕西省中医管理局（处级）
甘肃省中医管理局（处级）
青海省卫生厅中藏医药管理局（处级）
宁夏回族自治区卫生厅中医药管理局（处级）
新疆维吾尔自治区卫生厅中医民族医药管理处
大连市卫生局中医处
青岛市中医管理局（处级）
厦门市卫生局中医处
宁波市卫生局中医处
深圳市卫生局中医处

（二）中医药界人物

【国家中医药管理局局长、副局长】

局　长　　余　靖（女）
副局长　　李振吉
副局长　　房书亭
副局长　　吴　刚（2004 年 4 月任）
副局长　　于文明（2004 年 4 月任）

【国家中医药管理局司长、副司长、主任、副主任】

办公室

主　任　　吴　刚（2004 年 5 月免）
副主任　　闫树江
副主任　　查德忠

副主任 蒋 健

人事与政策法规司

司 长 李大宁

副司长 王明来

副司长（政策法规研究室主任） 桑滨生

医政司

司 长 孙塑伦

副司长 张 奇

科技教育司

司 长 贺兴东

副司长 洪 静（女）

副司长 苏钢强（女）

国际合作司

司 长 沈志祥

副司长 姜再增

离退休干部办公室

主 任 王新云（女）

机关党委副书记兼纪委书记 李怀荣

机关党委常务副书记 杨 锐（2004年5月任）

机关党委副书记 杨 锐（2004年5月免）

【国家中医药管理局直属单位行政正、副职领导】

国家中医药管理局机关服务中心

主 任 孙 涛

副主任 张秀英（女）

副主任 杨友群（2004年11月任）

中国中医研究院

党委书记 姚乃礼

院 长 曹洪欣

党委副书记 仇芙林（女）

党委副书记 麻 颖

副院长 刘保延

副院长 梁菊生

副院长 高思华

中华中医药学会

秘书长 李俊德

副秘书长 曹正逵（2004年7月任）

中国中医药报社

社 长 陈贵廷

副社长（兼副总编辑） 王华章

副社长（兼副总编辑） 濮传文

副社长 王友智（2004年12月免）

副总编辑 胡京京（女）

中国中医药出版社

社 长 胡国臣（2004年12月免）

副社长（兼副总编辑） 王国辰

副社长（兼副总编辑） 张年顺

副社长 范吉平

副总编辑 吴少祯

中国中医药科技开发交流中心

主 任 于文明（2004年5月免）

主 任 莫用元（2004年8月任）

副主任 莫用元（2004年8月免）

国家中医药管理局对台港澳中医药交流中心

主 任 王承德

副主任 郭育兰（女）

国家中医药管理局中医师资格认证中心

主 任 王北婴（女，2004年12月任）

主 任 周立孝（2004年12月免）

副主任 张建华

副主任 陈飞松（2004年12月免）

国家中医药管理局传统医药国际交流中心

主 任 沈毓龙（2004年4月任）

副主任 沈毓龙（2004年4月免）

【各省、自治区、直辖市、计划单列市主管中医厅局长、中医药局（处）长】

北京市中医管理局

局 长 谢阳谷

天津市卫生局

副局长 申长虹

处 长 丁小翔

河北省中医药管理局

副厅长 孙万珍

局 长 王振邦

副局长 陈振山

副局长 段云波

山西省卫生厅中医管理局

厅 长 李俊峰

副局长 文 渊

内蒙古自治区卫生厅中蒙医处

副厅长 乌 兰（女）

处 长 于连云（女）

副处长 巴特尔

辽宁省卫生厅中医处

副厅长 董德刚

处 长 丛丹江（女）

副处长 温家祥

吉林省中医药管理局

副厅长 邱德亮

局 长 邱德亮（兼）

黑龙江省中医管理局

副厅长 索天仁

局 长 索天仁（兼）

副局长 靳万庆

上海市卫生局中医处

局 长 陈志荣

副局长 刘国华

处 长 季伟苹

江苏省中医药局

副厅长　　吴坤平
局　长　　吴坤平（兼）
副局长　　褚瑞明
副局长　　丁冠明

浙江省中医药管理局

副厅长　　叶　真
局　长　　王　玲（女）
副局长　　沈堂彪

安徽省卫生厅中医管理局

副厅长　　权循珍
局　长　　董明培（2004年8月任）
　　　　　钱元太（2004年8月免）

福建省卫生厅中医处

副厅长　　阮诗玮
处　长　　陈端生
副处长　　崔晓榕（女）

江西省卫生厅中医管理局

副厅长　　曹　麒
处　长　　程兆盛
副处长　　伊　凡

山东省中医管理局

副厅长　　刘玉芹（女）
局　长　　于淑芳（女）
副局长　　刘绍绪
副局长　　乞蔚国（女）

河南省中医管理局

副厅长　　夏祖昌
局　长　　夏祖昌（兼）
副局长　　张重刚
副局长　　韩新峰

湖北省卫生厅中医处

副厅长　　黄利鸣
处　长　　杨　燕（女）
副处长　　邓小川

湖南省中医管理局

副厅长　　黄顺玲（女）
局　长　　袁长津
副局长　　李国忠
副局长　　郭子华

广东省中医药局

副厅长　　彭　炜（女）
局　长　　彭　炜（女）
副局长　　徐复霖

广西壮族自治区卫生厅中医处

副厅长　　韦　波
处　长　　彭跃钢

海南省卫生厅中医处

副厅长　　严朝君
处　长　　舒　流（女）

重庆市卫生局中医处

副局长　　方明金
处　长　　熊　念

四川省中医管理局

局　长　　杨殿兴
副局长　　邓宜恩
副局长　　冯兴奎

贵州省中医管理局

副厅长　　朱征明
副局长　　黄维中

云南省卫生厅中医处

副厅长　　杜克琳（女）
副处长　　赵　勇
副处长　　倪　昆

西藏自治区藏医药管理局

副厅长　喜　乐

陕西省中医管理局

副厅长　　范　兵
局　长　　苏荣彪
副局长　　袁瑞华（女）

甘肃省中医管理局

副厅长　　徐怀恩
局　长　　鄢卫东
副局长　　甘培尚

青海省卫生厅中藏医药管理局

副厅长　　王　炼
局　长　　黄立成

宁夏回族自治区卫生厅中医药管理局

副厅长　　窦文敏
局　长　　王忠和
副局长　　陈　达（女）

新疆维吾尔自治区卫生厅中医民族医药管理处

副厅长　　王小燕（女）
处　长　　阿尔甫·买买提尼牙孜
副处长　　冯　东

大连市卫生局中医处

副局长　　梁英政
副处长　　李春梅（女）

青岛市中医管理局

处　长　　赵国磊

厦门市卫生局中医处

副局长　　杨叔禹

宁波市卫生局中医处

局长助理　　邹鸣飞
处　长　　丁亚军（女）

深圳市卫生局中医处

副局长　　江捍平
处　长　　廖利平

大事记

大 事 记

【2004年中医药工作大事记】

1月4日 从1月4日开始，全国6大区中医药预防“非典”科研培训工作全面铺开。培训由国家中医药管理局组织，对华北、东北、华东、中南、西南、西北6大片区的中医药“防非”科研协作领导小组及各省（市、自治区）的一线、二线专家进行预防“非典”临床研究预案的培训。本次培训的主要内容有《中西医结合治疗SARS临床研究者手册》、《病例报告表》和《患者手册》等。

1月5日 公布的中国工程院2003年增选的58名院士中，中国中医研究院首席研究员李连达光荣入选。医药卫生行业入选的7名院士中，他是中医药界的唯一，也是北京市的唯一。

1月6日 中华医学科技奖颁奖大会暨2004年新春专家座谈会举行。卫生部副部长兼国家中医药管理局局长佘靖出席了大会。

1月19日 科技部发布信息，科技攻关组组织研制的SARS病毒灭活疫苗已通过国家食品药品监督管理局审评，正式批准进入Ⅰ期临床试验。这是全球第1个批准临床试验的SARS病毒灭活疫苗。

1月29日 泰国国王普密蓬·阿杜德为研制出抗疟疾药物青蒿素的中国医学团体颁发泰国最高医学奖——2003年度玛希顿亲王奖，表彰他们对治疗疟疾作出的贡献。中国科技部副部长程津培率领的中国专家代表团出席了颁奖仪式并接受了普密蓬国王颁发的奖牌。泰国公主诗琳通、总理他信等内阁成员和各国驻泰外交使节以及中国驻泰国大使晏廷爱等数百人出席了颁奖仪式。

2月9日 《生物多样性公约》第7次缔约方大会在马来西亚吉隆坡召开，国家中医药管理局派有关人员参加了这次会议。关于传统知识保护与惠益分享是这次大会的重要议题。

2月19日～20日 2004年全国中医药工作会议在北京隆重开幕。中共中央政治局委员、国务院副总理兼卫生部部长吴仪出席会议并发表重要讲话。卫生部副部长兼国家中医药管理局局长佘靖在会上作了题为《统筹兼顾，锐意改革，大力发展中医药事业，为维护和增进人民健康做出新的贡献》的主报告。国家发展和改革委员会副主任李盛霖，外交部副部长吕新华，科学技术部副部长李学勇，国家民族事务委员会副主任周明甫，财政部副部长肖捷，劳动和社会保障部副部长华福周，卫生部副部长朱庆生，国务院法制办公室副主任张穹，教育部党组成员、部长助理郑树山，国家食品药品监督管理局副局长任德权，国家中医药管理局副局长李振吉、房书亭等出席了大会。

2月20日 由中国中医研究院西苑医院3代科研人员历经40年完成的“血瘀证与活血化瘀研究”项目，在国家科技奖励大会上荣获国家科技进步奖一等奖。这是自该奖项设立以来，中医药科研成果首次获此殊荣。中医药行业还获得国家技术发明奖二等奖1项和国家科技进步奖二等奖3项。

2月20日 首届中华中医药学会科学技术奖揭晓，包括软科学、医史文献、信息标准化及基础、临床、针灸、中药在内的58个项目获奖，其中一等奖7项，二等奖13项，三等奖38项。这些成果反映了中医药科研工作的最近进展和重要成就。

2月29日 在世界中医药学会联合会主办的中医药防治SARS国际研讨会闭幕期间，国家中医药管理局国际合作司与泰国卫生部泰医与替代医学局就中医药和传统医学预防及治疗SARS和禽流感以及其他病毒性疾病的合作，进行友好协商，并签署合作备忘录。

3月5日 天津第8届国际针灸大会举行。李振吉副局长出席了本次会议。

3月9日 国家中医药管理局第1次召开中医药标准化建设的专题会议，研究了《中医药标准化建设规划》制定工作，将构建现代中医药标准化体系，包括中医药标准体系、中医药标准管理体系、中医药标准化监督评估体系。国家中医药管理局副局长李振吉出席会议并发表重要讲话。

3月19日 “十五”国家科技攻关项目——“指纹图谱应用示范研究”正式通过国家科技部和国家中医药管理局的验收，复方丹参滴丸有了指纹图谱。

4月1日 卫生部正式启用法定报告传染病网上直报系统，“非典”疫情监测工作被纳入其中。按照有关规定，从4月1日起把“非典”疫情纳入法定报告管理传染病疫情月报发布体系。

4月6日 国家中医药管理局第5批“非典”专项课题“运用‘五运六气’理论预测疫病流行的研究”在安徽中医学院正式启动。该研究将对今后3年可能发生的重大疫病做运气分析，并编制“五运六气”

60年疫病预测格局。

4月7日 国家重点基础研究发展规划（973）——方剂关键科学问题基础研究项目的子课题“祛邪扶正方剂的研究”在北京通过鉴定。这项由北京中医药大学李澎涛教授和清华大学罗国安教授联合承担的课题，系统地建立了指纹图谱与多环节病理过程药理分析相结合的方法，可成为现代复方中药创制和传统有效中药二次开发的方法模式和技术支持，并为中风病及严重炎症损伤类疾病的新药创制提供了理论基础。该研究以清开灵注射液治疗脑中风的效应作为研究切入点，鉴定出清开灵注射液中8类45种主要有机成分和12种无机元素，确定了对中风病缺血损伤核心病理过程产生主要有益影响的有效组分，找到了导致清开灵注射液不良反应的物质。

4月8日 全国卫生工作会议召开，人事部副部长侯建良宣读了人事部、卫生部、国家中医药管理局的表彰决定：授予北京佑安医院等199个单位“全国卫生系统先进集体”荣誉称号；授予赵永春等534名同志“全国卫生系统先进工作者”荣誉称号；授予钟南山、王撷秀、任继学、汤钊猷和易为民等5名同志“白求恩奖章”。

4月17日 国家“十五”863计划重大项目“中西医结合治疗SARS临床研究”和国家中医药管理局中医药科研“非典”专项“中西医结合治疗SARS方案优化与多中心数据处理”2项科研成果，顺利通过专家组的验收鉴定。科技部、国家科学技术奖励办公室、国家中医药管理局、北京市中医管理局等部门的领导和专家组成员、课题组成员共计40余人出席了验收鉴定会。

4月26日 北京市中医管理局组织北京地区防治非典型肺炎中医药专家协作小组，对“非典”患者和疑似患者进行会诊。这标志着北京地区中医药防治“非典”预案启动。

4月28日 国家中医药管理局副局长房书亭到中国中医研究院西苑医院和北京中医药大学东直门医院考察了发热门诊和“非典”防治工作情况。

4月28日 第12届可持续发展国际首脑峰会绿色中医药论坛在联合国总部联合国文化礼堂拉开帷幕。

4月29日 中泰传统医学交流大会在北京藏医院（北京民族医院）举行，泰国替代医学局高级顾问、泰国中医学交流中心主任陈仰和先生，率领泰国医学代表团一行70人参加了大会。

4月28日～30日 中国针灸学会砭石分会（筹）在北京举行了第2届全国砭石疗法学术研讨会。

5月8日 食品药品监督管理局印发《关于颁布儿茶等43种进口药材质量标准的通知》，颁布经国家食品药品监督管理局修（制）订的儿茶、方儿茶、西洋参、高丽红参、西红花、牛黄、羚羊角等43种进口药材的质量标准。

5月12日 国家“十五”、“211”建设项目中医体质学教材编写会暨中医体质分类专家论证会在京召开。王绵之、郑守曾、王琦、项平、李德新等近40位学者、专家到会参与了教材编写的讨论和中医体质分类的论证。

5月13日 国家中医药管理局对“非典”期间设立的临床研究特别专项第1、2、3批18个课题进行验收，其中天津中医学院张伯礼、中日友好医院仝小林、广州中医药大学第一附属医院朱敏分别承担的3项课题通过鉴定。

5月15日 中医药产业发展及国际化战略论坛在广西南宁举行。此次会议是由中国科学技术信息研究所、中国中药协会、中国民族医药学会和中国医药保健品进出口商会联合主办。我国中医药界的500余名专家学者聚首南宁，共商中医药事业振兴发展的大计。

5月15日 佘靖局长参加“西藏白内障无障碍区”启动仪式。

5月18日 香港大学中医学院中医教研中心成立，这将为中医学生带来更多临床实习的机会。

5月19日 国家中医药管理局2003年度中医临床诊疗项目课题负责人在京接受科研设计培训，这标志着又有65项中医临床诊疗技术项目正式启动。各项目课题负责人、承担单位及省级主管部门的科技管理人员150余人参加了培训。

5月22日～23日 2004国际医药卫生产业发展大会召开，作为第7届中国北京国际科技产业博览会的重要主题活动，国家中医药管理局科教司司长贺兴东出席会议并发言。

5月25日 第2届颜德馨中医药人才奖励基金颁奖大会召开，上海市副市长杨晓渡、上海市卫生局副局长刘国华等领导出席了大会。此次基金会评选出在中医医疗、教学、科研以及中药新药研制方面有突出贡献者10名，还设有“抗击‘非典’优秀中医药人才奖”10名。

5月28日～30日 第10届全国中医心理学暨医院管理学术研讨会在上海交通大学管理学院召开。来自中国中医研究院、中日友好医院、成都中医药大学、新加坡中医学院、上海交通大学、复旦大学医学院、上海华东师范大学等单位的50位专家学者参加了会议。

5月28日～30日 全国中西医结合变态反应第2次学术会议暨中国中西医结合学会变态反应专业委员会成立大会在湖南省张家界市隆重召开。专业委员会正式成立并挂靠天津市长征医院，标志着这一学科在中国医学界已占有重要的地位。

6月1日 从2004年6月1日起，香港停止进口和销售含有马兜铃酸的中药材及其制剂。此外，在审核中成药注册申请时，也不会批准含马兜铃酸的中成药注册。

6月15日～17日 由中国医药保健品进出口商会和欧洲博闻展览咨询有限公司（CMP Information）联合主办、上海博华国际展览有限公司协办的第4届世界制药原料中国展（CphI China2004）在上海光大会展中心隆重举行。

6月15日～25日 佘靖局长出访蒙古、克罗地亚，并在克罗地亚萨格勒布市与克罗地亚卫生和社会福利部签署了《中华人民共和国国家中医药管理局与克罗地亚共和国卫生和社会福利部传统医药领域合作谅解备忘录》。

6月19日 2003年度中国药学发展学科奖和地奥药学科学技术奖（中药奖）颁奖仪式在人民大会堂举行，蔡红娇等19位药学专家分别获奖。华中科技大学同济医院蔡红娇研究员获得中药奖，她研制的体外培育牛黄同时获得国家技术发明二等奖并获得一类新药证书。

6月20日 由中华中医药学会主办、浙江康莱特药业有限公司协办的第2届康莱特杯中华中医药学会科学技术奖学术著作奖颁奖大会在北京人民大会堂隆重举行。48部中医药学术专著获奖，其中一等奖5项，二等奖11项，三等奖32项。

6月24日 由国家中医药管理局主办、甘肃省中医学院承办的中医药实验动物科技发展研讨会在兰州市召开。

6月26日～28日 第5届世界中医骨科交流大会在德国美茵茨举行，来自17个国家的400多名骨科针灸医师参加了大会。

7月1日 经国家中医药管理局继续教育委员会批准，中国中医药卫星电视传媒网举办的中医药继续教育节目开播，这标志着我国中医药继续教育在规模、形式以及内容上迈上了一个新台阶。

7月6日 佘靖局长参加国务院新型农村合作医疗部联席会议。

7月7日 刘弼臣教授从医65周年学术思想研讨会暨中华中医药学会儿科分会与全国中医药高等教育学会儿科分会学术交流大会在北京人民大会堂召开。第9届全国人大常委会副委员长布赫、铁木尔·达瓦买提，中国科协书记处书记宋南平等领导出席了会议。卫生部副部长兼国家中医药管理局局长、中华中医药学会会长佘靖作了重要讲话。

7月11日 世界卫生组织西太平洋办事处和我国国家中医药管理局公布了联合制定的“非典”中医药治疗方案，这是世界上第1个“非典”中医药治疗方案，重点介绍了“非典”的中医治疗方法、中药药方以及痊愈后的恢复办法。

7月12日 国家中医药管理局副局长房书亭会见了埃及医师协会代表团一行74人，国家中医药管理局传统医药国际交流中心和代表团签订了友好协议备忘录。

7月15日～16日 2004年全国中医证候研究专家论坛在北京举办，来自全国各地的中医证候研究专家和其他相关研究领域的专家学者围绕“中医证候研究的思路与方法”这个主题进行了广泛而热烈的讨论。

7月18日 由王永炎院士和黄璐琦研究员主持的科技部科技基础性工作专项“中药材标准及相关中医临床疗效评价标准”结题。该专项涉及中药材优良种质标准、中药材质量标准和中药材炮制品标准3方面的工作，对大黄、防风、丹参等13种用量大、质量标准需要完善的中药材，以多种有效成分定性、定量制定了其相应的质量标准。

7月20日 卫生部副部长兼国家中医药管理局局长佘靖会见了以匈牙利共和国卫生、社会和家庭事务部部长克凯尼·米哈伊为首的匈牙利官方代表团，双方就在匈牙利建立中医医疗中心的具体事宜进行了磋商。

7月21日 国家中医药管理局联合科技部、知识产权局、外交部、药监局、卫生部等各大部委会同有关专家，商讨新形势下我国青蒿素制剂药品的生产研发销售战略。

7月24日 科技部科技基础性工作专项“1100种中医药珍籍秘典的整理抢救”项目通过专家验收。课题组对现存约3万多种不同版本的8000余种中医药古籍进行了整理，首次将计算机技术引入到古籍保管领域，建立了多媒体数据库。

8月1日 国家食品药品监督管理局在《关于药品和医疗器械相结合产品注册管理有关问题的通知》中规定，2004年8月1日起，中药外用贴敷类产品应按药品进行注册管理，由药品注册司负责。

8月3日 国家中医药管理局在吉林省延边州召开了中医药法制建设工作座谈会。会议总结交流了各省市近1年来在《中华人民共和国中医药条例》贯彻实施方面的经验，并结合目前中医药执法监督存在的问题，对中医药如何参与卫生执法监督体制建设、如何加强中医医疗市场监管提出了建设性意见。

8月7日～8日 国家中医药管理局在河南省郑州市举办了河南、广东、湖北、安徽、河北5省中医药治疗艾滋病临床技术培训班。

8月12日 “健康快车”广安经贸光明行开诊仪式在邓小平同志的家乡四川广安隆重举行。中共中央政治局委员、国务院副总理、中华健康快车基金会名誉主席吴仪在仪式上讲话。

8月18日 中西医结合老年病国家重点专科揭牌仪式在解放军总医院（301医院）隆重举行。中央军委委员、总后勤部部长廖锡龙，副部长王谦，国家中医药管理局副局长吴刚，总后卫生部部长李建华等出席了仪式。

8月20日 教育部在北京中医药大学主持召开了“中医体质理论与应用研究”项目鉴定会，同意该研究通过鉴定。本次鉴定委员会由中国工程院院士、中国中医研究院王永炎教授担任主任委员，中国工程院院士、天津中医学院第一附属医院石学敏教授及中国工程院院士、中国医学科学院北京协和医科大学程书钧教授担任副主任委员。鉴定委员会建议课题组进一步研究体质分类的9种类型，以推动中医体质理论体系的深入研究。

8月20日～22日 由中华中医药学会、山东中医药大学和青岛市中医医院承办的第12届仲景学说学术研讨会在青岛召开。中华中医药学会仲景学说专业委员会主任委员、北京中医药大学副校长王庆国，山东中医药大学校长王新陆以及全国各高等中医药院校等单位的120余位专家学者参加了研讨会。

8月28日 2004年澳门国际中医药学术研讨会在澳门举行。超过250名来自世界各地的中医药专家、学者、卫生部门代表等齐聚澳门，商讨世界中医药事业的发展大计。

9月1日　卫生部、国家中医药管理局发布了《处方管理办法》，并于2004年9月1日起施行。

9月2日　意大利卫生部部长西尔基亚率政府官员及大学、研究院、企业家代表等近20人到国家中医药管理局访问，双方就联合举办制药厂、研究所、临床研究中心等有关内容进行了探讨。

9月4日　第5届国际天然药物大会在沈阳举行。来自中国、日本、韩国、美国等国家的100多名代表出席了大会，并在会上进行了学术交流。大会由中国中医药学会和辽宁中医学院共同主办，将天然药物与现代疾病的关系作为大会讨论的主题。

9月5日　三部委联合开展《中华人民共和国中医药条例》施行情况检查。由三部委联合组成的检查组分2个小组分别前往河南、江苏、安徽、浙江、陕西、四川等省进行检查。检查工作于9月底结束。

9月10日　第2届全国科学技术名词审定委员会中医药学名词审定委员会成立大会在北京举行。

9月16日～19日　第3届中国南阳张仲景医药节在河南省南阳市举行。

9月19日～21日　全国民族医药文献整理研究座谈会在宁夏召开，国家中医药管理局科教司司长贺兴东、宁夏卫生厅副厅长窦文敏出席会议并讲话。

9月20日　由全国中医药高等教育学会主办、山东中医药大学承办的第3届全国高等中医药院校校长论坛在山东济南举行。

9月20日～21日　中国生态学会中药资源生态专业委员会成立大会暨全国首届中药资源生态学学术研讨会在京举行。

9月21日　首届西太平洋区草药协调国际论坛在上海召开。

9月21日　由中国中西医结合学会和中国中医药报社共同主办的2004年中西医结合专家论坛在北京召开。

9月28日　由国家中医药管理局组织编写、中央民族出版社出版的“21世纪藏医本科教育规划教材”正式发行。这是我国高等藏医药本科教育的第1套全国规划教材，标志着我国藏医药高等教育进入了一个新的历史发展时期。

10月7日　由卫生部、国家中医药管理局共同举办的援外医疗队中医药工作座谈会在京举行。国家中医药管理局副局长李振吉、卫生部国际交流中心副主任牛忠俊出席座谈会并讲话。

10月8日　卫生部副部长兼国家中医药管理局局长佘靖在国务院新闻办举行的新闻发布会上，介绍了中医药事业发展现状与管理等方面的情况，并就中医药治疗艾滋病以及参与公共卫生体系建设、中医教育与科研、标准化建设、对外交流与合作、知识产权保护等问题回答了中外记者的提问。

10月8日　挪威卫生大臣加布里埃尔森与中国卫生部常务副部长高强在奥斯陆签署了两国在中医药领域开展合作的协议。

10月9日　卫生部、国家中医药管理局和总后卫生部联合向社会公布《抗菌药物临床应用指导原则》的有关内容。指导原则共分4部分，一是抗菌药物临床应用的基本原则，二是抗菌药物临床应用中的管理，三是各类抗菌药物的适应证和注意事项，四是各类细菌性感染的治疗原则及病原治疗，分别就细菌性感染的抗菌治疗原则、预防应用抗菌药物的原则、制定合理用药方案及管理进行了阐述并提出了要求，同时列举了一部分常用抗菌药物的适应证、注意事项及导致常见细菌性感染的病原治疗原则，以指导医师提高感染性疾病的抗菌治疗水平，防止滥用抗菌药物，减缓细菌耐药发生的速度和几率。

10月11日　国家中医药管理局、国务院法制办、卫生部联合举办的《中华人民共和国中医药条例》贯彻实施1周年座谈会在北京人民大会堂召开，座谈会总结全国各地《中华人民共和国中医药条例》实施的情况，共商中医药法制建设的大计，促进《中华人民共和国中医药条例》的进一步贯彻落实。会议由国家中医药管理局副局长房书亭主持，佘靖在会上通报了1年来全国贯彻实施《中华人民共和国中医药条例》的情况。

10月11日　卫生部、国家发展改革委员会、国家工商总局、国家食品药品监督管理局、国家中医药管理局、国务院纠风办联合公布了《关于进一步规范医疗机构药品集中招标采购的若干规定》。

10月12日～16日　在《中华人民共和国中医药条例》实施1周年之际，国家中医药管理局联合卫生部、国务院法制办、中央电视台等单位，共同主办了“全国中医药科普宣传周”活动。

10月16日　由科技部中国21世纪议程管理中心与江西中医学院共同主办、中药固体制剂制造技术国家工程研究中心承办的第7届中国新医药博士论坛在江西南昌举行。

10月18日　“中医药境外传播资料编译系列项目”在北京启动。国家中医药管理局与中国中医药卫星电视传媒网在北京联合举办了中国中医药境外传播项目工作会议，国家中医药管理局及相关部委领导、31个省市中医药管理局部门领导、全国100多名医院院长参加了会议。

10月30日～31日　由中华中医药学会和中医杂志社主办的全国中医中西医结合及非药物疗法学术研讨会在北京召开。

11月13日　世界中医药学会联合会内科糖尿病专业委员会成立暨第1次学术交流会在北京召开。会议选举北京中医药大学东直门医院内分泌科吕仁和教授为该专业委员会会长，赵进喜教授为秘书长。会议还就糖尿病肾病、糖尿病足的预防和治疗进行了深入的探讨。

11月13日　由中华中医药学会主办、清代名医王清任研究会承办的全国第3届王清任学术思想研讨会在河北省唐山市举行。

11月13日～15日　以“传统医药与人类健康”为主题的第3届国际传统医药大会在北京国际会议中心召开。本届大会由世界中医药学会联合会主办，中国中医研究院承办，世界针灸学会联合会、中华中医药学会、中国中西医结合学会、中国针灸学会、中国民族医药学会、中国中药协会等6家学术团体协办。

11月15日～27日 佘靖局长出访爱尔兰、意大利，分别与爱尔兰、意大利卫生部签署《中华人民共和国卫生部和爱尔兰卫生与儿童部卫生合作谅解备忘录》和《关于落实<中华人民共和国国家中医药管理局与意大利共和国卫生部中医药合作谅解备忘录>的行动计划》。

11月16日 卫生部有突出贡献中青年专家表彰大会在北京举行，国务院副总理兼卫生部部长吴仪、卫生部常务副部长高强、中国工程院副院长刘德培等出席大会。获此殊荣的中医药专家有中国中医研究院西苑医院的王阶、黑龙江中医药大学第二附属医院的东贵荣、青海省藏医院的艾措千、广州中医药大学第二附属医院的吕玉波、上海中医药大学岳阳医院的吴焕淦、山西省中医药研究所的李先荣、甘肃省中医院的李妍怡、山东省中医药研究院的武继彪、中国中医研究院中药研究所的黄璐琦、湖南中医学院第一附属医院的彭清华、中国中医研究院望京医院的温建民、河南省中医院的韩丽华、广州中医药大学第一附属医院的樊粤光等。

11月18日 邓铁涛学术思想国际研讨会在广州开幕。

11月25日～31日 世界针灸学会联合会第6次大会在澳大利亚举行。国家中医药管理局副局长李振吉参加了会议。会议选举了新一届世界针联领导机构，邓良月教授继续当选为第6任世界针联主席，沈志祥当选为世界针联秘书长，李维衡任司库。

11月26日 世界中医骨科联合会理事会进行换届选举，原上海中医药大学校长、中华中医药学会副会长兼骨伤科分会会长施杞教授当选为新一届理事会主席，韦以宗任秘书长。

11月26日 湖北、河北、安徽、河南、广东5省中医中药治疗艾滋病项目工作协调会在湖北武汉召开。

11月29日～30日 由香港东华三院、香港中文大学和中国中医研究院联合主办，香港理工大学、香港浸会大学、香港中西医结合学会、中医药发展国际基金会联合举办的第5届东华三院王定一中西医药治疗研讨会在香港举行。

12月8日 根据《中药品种保护条例》及有关文件规定，国家食品药品监督管理局公布中止1683个中药同品种药品批准文号效力，并通知各省、自治区、直辖市食品药品监督管理局（药品监督管理局）做好上述品种换发批准文号的资料审查及上报工作。

12月11日 中华中医药学会络病分会成立大会暨《络病学》首发式在北京举行，国家中医药管理局副局长房书亭出席会议并为中华中医药学会络病分会揭牌。

12月14日～15日 根据中华人民共和国卫生部与大韩民国保健福祉部之间关于保健和医疗领域合作备忘录的精神，第7次中韩传统医学协调委员会会议在北京召开。以中国卫生部副部长兼国家中医药管理局局长佘靖为团长的中国代表团与以韩国保健福祉部次官宋在圣为团长的韩国代表团在友好、坦诚的气氛中回顾了第6次中韩传统医学协调委员会会议以来中韩传统医学交流合作的情况，并就未来的合作达成了共识。

12月15日 卫生部副部长兼国家中医药管理局局长佘靖在中国中医研究院会见了巴基斯坦卫生部副部长舍依克、巴基斯坦驻华使馆公使胡辛一行。中国中医研究院院长曹洪欣和世界针联主席、中国中医研究院针灸所所长邓良月参加了会见。

中医药统计

（一）中医药期刊

中医药期刊杂志一览表

名称	主管单位	主办单位	编委会主任	主编/副主编	编辑部主任	创刊	出刊周期	刊号	
								ISSN	CN
中医杂志	国家中医药管理局	中华中医药学会、中国中医研究院	胡熙明	胡熙明	陈克正	1955-1	月刊	1001-1668	11-2166/R
中华中医药杂志	中国科学技术协会	中华中医药学会		佘　靖	闫志安	1986-7	月刊	1000-4971	11-2134/R
中国中西医结合杂志	中国科学技术协会	中国中西医结合学会、中国中医研究院		陈可冀	黄晓愚	1981-7	月刊	1003-5370	11-2787/R
中华医史杂志	中国科学技术协会	中华医学会	李经纬	李经纬	朱建平	1947-3	季刊	0255-7053	11-2155/R
中国中药杂志	中国科学技术协会	中国药学会		肖培根	李　禾	1955-7	月刊	1001-5302	11-2272/R
中国实验方剂学杂志	国家中医药管理局	中国中医研究院中药研究所、中国中西医结合学会中药专业委员会		姜廷良	姜廷良	1995-10	双月	1005-9903	11-3495/R
中国针灸	中国中医研究院	中国中医研究院针灸研究所、中国针灸学会	胡熙明	邓良月	刘炜宏	1981-1	月刊	0255-2930	11-2024/R
国外医学·中医中药分册	卫生部	中国中医研究院中医药信息研究所		张志军	樊红雨	1978	双月	1001-1145	11-2382/R
中医教育	教育部	北京中医药大学	郑守曾	乔旺忠	付爱珍	1982-11	月刊	1003-305	11-1349/R
北京中医	北京市卫生局	北京中医药学会、北京中西医结合学会		谢阳谷	高丹枫	1982-3	月刊	1000-1599	11-2258/R
中国骨伤	国家中医药管理局	中国中医研究院、中国中西医结合学会			李为农	1987-11	月刊	1003-003	11-2483/R
中国中医眼科杂志	国家中医药管理局	中国中医研究院	唐由之	唐由之	马继宏	1991-11	季刊	1002-4379	11-2849/R
北京中医药大学学报	教育部	北京中医药大学		王永炎	梁吉春	1959	双月	1006-2157	11-2258/R
中医药管理杂志	国家中医药管理局	国家中医药管理局		房书亭 李俊德	苏庆明	1991-2	双月	1007-9203	11-3070/R
中国中医基础医学杂志	国家中医药管理局	中国中医研究院基础理论研究所	孟庆云	孟庆云	刘　洋	1995-1	月刊	1006-3250	11-3554/R
中国民间疗法	国家中医药管理局	中国中医药出版社、中国民间中医药研究开发协会		胡国臣	杨　钢	1993	月刊	1007-5798	11-3555/R
光明中医	国家中医药管理局	中华中医药学会		白永波	成立强	1985-5	双月	1003-8914	11-1592/R
中国医学文摘·中医	卫生部	中国中医研究院中医药信息研究所		萧淑春	萧淑春	1977	双月	0254-9042	11-2371/R
家庭中医药	国家中医药管理局	中国中医研究院中药研究所		张瑞贤	王振勤	1993-11	月刊	1005-3743	11-3379/R
中国中医药信息杂志	国家中医药管理局	中国中医研究院中医药信息研究所		叶祖光	梅智胜	1994-6	月刊	1005-5304	11-3519/R

单价(元)	开本	页数	地址	邮编	E-mail	电话	传真
6.8	大16开	80	北京市东直门内南小街16号	100700	jtcm@public3.net.com	010-64035632	010-64050201
7.0	大16开	64	北京市朝阳区和平街北口樱花路甲4号	100029	chinajpcmp@sohu.com	010-64216650	010-64216650
10.0	大16开	96	北京市海淀区西苑操场1号	100091	cjim@cjim.net	010-62877592	010-62877592
9.0	大16开	64	北京市东直门内南小街16号	100700	yssyszzh@163bj.com	010-84015484	010-84015484
12.0	大16开	96	北京市东直门内南小街16号	100700	zzzs1391@sohu.com、cjcmm@sohu.com	010-64045830	010-84038684
9.0	大16开	72	北京市东直门内北新仓18号	100700	czd@vip.sina.com	010-64014411-2849	010-64013996
8.0	大16开	80	北京市东直门内南小街16号	100700	wedmaster@cjacupuncture.com	010-84014607	010-84046331
12.0	大16开	64	北京市东直门内南小街16号	100700	guowaiyixue@yahoo.com.cn	010-64014411-3225	无
5.0	大16开	80	北京市北三环东路11号	100029	ecm1982@sina.com.cn	010-64286602	010-64286848
6.5	大16开	64	北京市东单三条甲7号	100005	bjpcm@public3.bta.aet.cn	010-65251589	010-65223477
8.8	大16开	64	北京市东直门内南小街16号	100700	zggs@sina.com	010-84036581	010-84036581
8.0	大16开	64	北京市石景山区鲁古路9号	100040	zyophthal@sina.com	010-68668940	010-68684148
6.0	大16开	96	北京市北三环东路11号	100029	xb-l@bjucmp.edu.cn	010-64286469	010-64286848
8.0	大16开	64	北京市朝阳区樱花东街甲4号	100029	zyyg@chinajournal.net.cn	010-64062098	010-64285191
8.0	大16开	80	北京市东直门内南小街16号	100700	zyjc@chinajournal.net.cn	010-64074751	010-64074751
6.8	大16开	64	北京市北三环东路28号易亨大厦	100013	mjlf@public.sti.ac.cn	010-64405732	010-64405731
4.8	大16开	64	北京市海淀区翠微路平台村9号	100036	gmzy@chinajournal.net.cn	010-84040770	010-84040770
8.6	大16开	80	北京市东直门内南小街16号	100700	无	010-64014411-3212	无
4.8	大16开	64	北京市东直门内南小街16号	100700	jtzyy@263.net	010-64052170	010-64014411-2985
10.0	大16开	96	北京市东直门内南小街16号	100700	lxx@mail.cintcm.ac.cn	010-64058131	010-64058131

续表

名称	主管单位	主办单位	编委会主任	主编/副主编	编辑部主任	创刊	出刊周期	刊号	
								ISSN	CN
针刺研究	国家中医药管理局	中国中医研究院针灸研究所、中国针灸学会		黄龙祥	王少荣	1976-10	季刊	1000-0607	11-2274/R
世界针灸杂志(英文版)	国家中医药管理局	中国中医研究院针灸研究所、世界针灸学会联合会		黄龙祥	王少荣	1991-8	季刊	1003-5257	11-2892/R
中华养生保健	国家中医药管理局	中国中医药学会	郑守曾	王　雷	刘红晨	1983	月刊	1009-8011	11-4536/R
中药研究与信息	国家中医药管理局	全国中药经济研究会、中国药材公司	祝红伍	施兴华		1999-3	月刊	1008-7087	11-4019/R
中国中西医结合急救杂志	中国科学技术协会	中国中西医结合学会		祝兆林	李银平	1994-11	双月	1008-9691	12-1312/R
中国中西医结合外科杂志	中国科学技术协会	中国中西医结合学会		吴咸中	邵惠玲	1994-12	双月	1007-6948	12-1249/R
中草药	国家药品监督管理局	中草药信息站、天津药物研究院	毕　楮	聂荣海		1970-1	月刊	0523-2670	12-1108/R
天津中医学院学报	天津市教委	天津中医学院	戴锡孟 石学敏	张伯礼	李　彦	1982-12	季刊	1005-7145	12-1180/R
天津中医	天津市卫生局	天津中医学院、天津中医药学会、天津中西医结合学会	林立军	张伯礼	李　彦	1984-10	双月	1672-1519	12-1349/R
河北中医	河北省中医药管理局	河北省医学科学院情报研究所	孙万珍	李　立	李　立	1979-10	月刊	1002-2619	13-1067/R
现代中西医结合杂志	河北省科学技术协会	中国中西医结合学会河北分会	李恩	戴砚田	刘武章	1992-10	半月	1008-8849	13-1283/R
河北中医药学报	河北省教委	河北医科大学		宗全和	王文智	1986-9	季刊	1007-5615	13-1214/R
现代养生	河北省卫生厅、河北省新闻出版署、河北省科技局	河北省北戴河疗养院	施永筠(社长)	丁瑞明	徐大平	2001	月刊	1671-0223	13-1305/R
中西医结合心脑血管病杂志	山西省卫生厅	中国中西医结合学会、中国中西医结合学会心血管疾病专业委员会、中国中西医结合学会神经科专业委员会	陈可冀	王斌全	韩世范	2003	月刊	1672-1349	14-1312/R
中医外治杂志	山西省卫生厅	山西省中医药学会	赵尚华	赵尚华	朱庆文	1991-7	双月	1006-978X	14-1195/R
山西中医	山西省卫生厅	山西省中医药学会	赵振寰	任光荣		1985-1	双月	1000-7156	14-1110/R
中国民族医药杂志	国家中医药管理局	全国中医药图书情报工作委员会、内蒙古卫生厅		伊光瑞	陈玉华	1995-5	季刊	1006-6810	15-1175/R

单价(元)	开本	页数	地址	邮编	E-mail	电话	传真
8.0	大16开	80	北京市东直门内南小街16号	100700	sjzjzz@zcutimes.com	010-84034459	010-64057286
15.0	大16开	64	北京市东直门内南小街16号	100700	sjzjzz@zcutimes.com	010-84034459	010-64057286
4.6	大16开	56	北京市朝阳区北三环东路11号	100029	无	010-64286904	010-64220034
8.0	大16开	64	北京市宣武区马连道248号机械大厦12层	100055	zybjb@163.com	010-63317208	010-63317204
6.9	大16开	64	天津市和平区睦南道122号	300050	cccm@em120.com	022-23306917	022-23306917
7.0	大16开	64	天津市南开区三纬路122号	300100	zxyjhwkb@tj.cnuninet.net	022-27420471	022-27420471
16.8	大16开	120	天津市南开区鞍山西道308号	300193	zcy@tisti.ac.cn	022-27474913	022-23006821
4.0	大16开	56	天津市南开区玉泉路88号	300193	xuebaobj@tjutcm.edu.cn	022-23051018	022-27470216
6.0	大16开	88	天津市南开区玉泉路88号	300193	xuebaobj@tjutcm.edu.cn	022-23051018	022-27470216
6.0	大16开	80	河北省石家庄市青园街241号	050021	hbzhyi@tom.com	0311-5883896	0311-5812687
8.0	大16开	44	河北省石家庄市北城路35号	050061	zxyjhzzs@heinfo.net	0311-7738668	0311-7738668
2.5	大16开	48	河北省石家庄市新南路326号	050091	HZYX@chinajournal.net.cn	0311-3832516-3053	无
3.6	大16开	48	河北省北戴河海滨东经路198号	066100	xdyszzs@sina.com xdys@335.net	0355-4041257	0355-4034209
7.0	大16开	64	山西省太原市解放路85号	030001	zxyjhxnxgbzz@vip.163.com	0351-4032852	0351-4031852
3.8	大16开	56	山西省晋城市南大街周元巷13号	048001	zywzzz@163.net	0356-2630030	0356-2630030
3.5	大16开	64	山西省太原市东华门23号	030013	无	0351-4173499	无
5.5	大16开	48	内蒙古自治区呼和浩特市健康路15号	010020	nzyy@chinajournal.net.cn	0471-6920167	0471-6929047

续表

名称	主管单位	主办单位	编委会主任	主编/副主编	编辑部主任	创刊	出刊周期	刊号	
								ISSN	CN
内蒙古中医药	内蒙古自治区卫生厅	内蒙古自治区中医药学会、内蒙古自治区中蒙医研究所		苏根元 塞西娅	陈玉华	1982-2	双月	1006-0979	15-1101/R
中医药学刊	国家中医药管理局	辽宁中医学院、中华中医药学会	李俊德	康廷国	覃　芳	1982-9	月刊	1009-5276	21-1440/R
辽宁中医杂志	辽宁省卫生厅	辽宁中医学院	马　骥	马　骥	覃　芳	1958-10	月刊	1000-1719	21-1128/R
辽宁中医学院学报	辽宁省教育厅	辽宁中医学院	马　骥	马　骥	覃　芳	1984	季刊	1108-4231	21-1392/R
吉林中医药	吉林省中医药管理局	长春中医学院		刘宏岩	王广尧	1979	月刊	1003-5699	22-1119/R
长春中医学院学报	吉林省中医药管理局	长春中医学院	隋殿军	刘宏岩	王广尧	1985	季刊	1007-4813	22-1195/R
中国中医药科技	国家中医药管理局	国家中医药管理局	于生龙	陈可冀		1994-1	双月	1005-7072	23-1353/R
中医药学报	黑龙江省教育厅	黑龙江中医药大学、中国中医药学会中医编辑学会		匡海学		1973-1	双月	1002-2392	23-1193/R
中医药信息	黑龙江省教育厅	黑龙江中医药大学、中国科学技术情报学会		匡海学		1984-4	双月	1002-2406	23-1194/R
针灸临床杂志	黑龙江省教育厅	黑龙江中医药大学、中国针灸学会临床分会		孙申田		1984	月刊	1005-0779	23-1354/R
黑龙江中医药	黑龙江省卫生厅	黑龙江省中医研究院		王学军	隋文超	1958-1	双月	1000-9906	23-1221/R
中成药	国家科委、国家新闻出版署	国家药品监督管理局信息中心中成药信息站	任德全	朱立中		1978	月刊	1001-1528	31-1368/R
中医文献杂志	上海市卫生局	上海市中医文献馆		张　仁	杨悦娅	1983	季刊	1006-4737	31-1216/R
上海针灸杂志	上海市卫生局	上海市中医研究院、上海市针灸学会	陈汉平	黄琴峰	黄琴峰	1982-1	月刊	1005-9057	31-1317/R
针灸推拿医学(英文版)	上海市卫生局	上海市针灸经络研究所	陈汉平	陈汉平	黄琴峰	2003	双月	1672-3597	31-1908/R
医古文知识	上海市教委	上海中医药大学、中国中医药学会医古文研究会	段逸山	张建中		1983-1	季刊	1007-1342	31-1309/R
上海中医药杂志	上海市教委	上海中医药大学、上海中医药学会	严世芸	朱邦贤		1955-6	月刊	1007-1334	31-1276/R
上海中医药大学学报	上海市教委	上海中医药大学、上海市中医研究院	严世芸	朱邦贤		1987-6	季刊	1008-861X	31-1788/R
江苏中医药	江苏省卫生厅	江苏省中医药管理局	张继泽	刘沈林	黄亚博	1956-10	月刊	1672-397X	32-1630/R
南京中医药大学学报	江苏省教育厅	南京中医药大学	项　平	范欣生	范欣生	1959-6	月刊	1000-5005	32-1247/R

单价(元)	开本	页数	地址	邮编	E-mail	电话	传真
4.5	大16开	48	内蒙古自治区呼和浩特市健康路15号	010020	nzyy@chinajournal.net.cn	0471-6920167	0471-6929047
8.8	大16开	92	辽宁省沈阳市崇山东路79号	110032	editor@zyyxk.con	024-86237937	024-86237937
5.0	大16开	80	辽宁省沈阳市崇山东路79号	110032	lntcm@zlcn.com	024-86237420	024-86285283
4.0	大16开	64	辽宁省沈阳市崇山东路79号	110032	lntcm@zlcn.com	024-86237420	024-86285283
4.0	大16开	64	吉林省长春市博硕路1035号	130117	jl_zyy@tom.com	0431-6172613	0431-6172606
4.0	大16开	64	吉林省长春市博硕路1035号	130117	jl_zyy@tom.com	0431-6172609	0431-6172606
6.0	大16开	64	黑龙江省哈尔滨市南岗区阿什河街122号	150036	zhyjhfp@public.hr.hl.cn	0451-53671501	0451-53624777
3.0	大16开	58	黑龙江省哈尔滨市和平路24号	150040	zyyxbhl@sina.com	0451-82117809	0451-82117809
3.0	大16开	58	黑龙江省哈尔滨市和平路24号	150040	zyyxxbjb@sina.com	0451-82117809	0451-82117809
3.6	大16开	58	黑龙江省哈尔滨市和平路24号	150040	zjlczz@sina.com	0451-82117809	0451-82117809
4.0	大16开	64	黑龙江省哈尔滨市香坊区三辅街142号	150036	gfj_h@public.hr.hl.cn	0451-55643615	0451-55643615
10.0	大16开	88	上海市汉口路239号	200002	med@stn.sh.cm	021-63213363	021-63213363
5.0	大16开	56	上海市瑞金二路156号	200020	shtcmliter@yahoo.com.cn	021-54669083	021-64372503
4.0	大16开	48	上海市宛平南路650号	200030	shzj@chinajournal.net.cn	021-64382181	021-64382181
80.0	大16开	64	上海市宛平南路650号	200030	shzj@chinajournal.net.cn	021-64382181	021-64382181
4.0	大16开	48	上海市浦东新区蔡伦路1200号	201203	无	021-51322541	021-51322541
6.0	大16开	64	上海市浦东新区蔡伦路1200号	201203	无	021-51322541	021-51322541
6.0	大16开	64	上海市浦东新区蔡伦路1200号	201203	无	021-51322541	021-51322541
6.0	大16开	64	江苏省南京市汉中路282号	210029	jstcm@sohu.com	025-86617285	025-86556817
5.0	大16开	66	江苏省南京市汉中路282号	210029	xb@njutcm.edu.cn	025-86798051	025-86798051

续表

名称	主管单位	主办单位	编委会主任	主编/副主编	编辑部主任	创刊	出刊周期	刊号	
								ISSN	CN
养生月刊	浙江省中医药管理局	浙江省中医药研究院		吴章穆	方春阳	1980-12	月刊	1671-1734	33-1265/R
浙江中医杂志	浙江省中医药管理局	浙江省中医药研究院		吴章穆	方春阳	1956-12	月刊	0400-8421	33-1083/R
浙江中医学院学报	浙江中医学院	浙江中医学院	肖鲁伟	肖鲁伟	朱君华	1977	双月	1005-5509	33-1077/R
浙江中西医结合杂志	浙江省卫生厅	浙江省中西医结合学会、浙江省中西医结合医院	王明法	章剑今	钟达锦	1991	月刊	1005-4561	33-1177/R
现代中药研究与实践	安徽省卫生厅	安徽省中医药管理局、全国中医药职业技术教育学会		吴恒亚 邹荣汉	吴秀清	1987-1	双月	1004-2199	34-1106/R
安徽中医学院学报	安徽省卫生厅	安徽中医学院		马宗华	周美启	1981	双月	1000-2219	34-1066/R
中医临床杂志	安徽省卫生厅	安徽省中医药杂志社、安徽省中医药管理学会		邓大学	黄辉	1988-12	双月	1005-7134	34-1268/R
中国中西医结合耳鼻咽喉科杂志	中国科学技术协会	中国中西医结合学会	杨和钧	杨和钧 唐有法	唐有法	1993-11	双月	1007-4856	34-1159/R
福建中医药	福建中医学院	福建中医学院	陈扬荣	陈扬荣	陈成东	1956-7	双月	1000-338X	35-1073/R
福建中医学院学报	福建中医学院	福建中医学院	杜　建	杜　建	陈成东	1991-11	双月	1004-5627	35-1142/R
江西中医药	江西省新闻出版局	江西中医学院		刘红宁	蒋力生	1951-4	月刊	0411-9584	36-1039/R
江西中医学院学报	江西省新闻出版局	江西中医学院		刘红宁	蒋力生	1988-10	季刊	1005-9431	36-5020/R
山东中医药大学学报	山东省教育厅	山东中医药大学	邹积隆	李庆升	李庆升	1977-2	双月	1007-659X	37-1279/R
山东中医杂志	山东省卫生厅	山东省中医药学会、山东中医药大学	王新陆	李庆升	李庆升	1981-10	月刊	0257-358X	37-1164/R
中医研究	河南省卫生厅	河南省中医药研究院		石鹤峰	张国泰	1988-1	双月	1001-6910	41-1124/R
国医论坛	河南省中医药管理局	张仲景医学院		吴林鹏	赵体浩	1986-2	双月	1002-1078	41-1110/R
中医正骨	国家中医药管理局	河南省洛阳正骨研究所、中华中医药学会	郭维淮	郭维淮	秦克枫	1989-12	月刊	1001-6015	41-1162/R
河南中医	河南中医学院	中国中医药学会河南分会、河南中医学院	彭　勃	彭　勃	杨英豪	1976-6	月刊	1003-5028	41-1114/R
河南中医学院学报	河南中医学院	河南中医学院	彭　勃	彭　勃	杨英豪	1986-1	双月	1006-3234	41-1191/R
中西医结合肝病杂志	湖北省教育厅	湖北中医学院、中国中西医结合学会	王伯祥	王伯祥	彭　萌	1991-6	双月	1005-0264	42-1322/R

单价（元）	开本	页数	地址	邮编	E-mail	电话	传真
3.2	32开	96	浙江省杭州市天目山路132号	310007	zjzz@chinajournal.net.cn	0571-88082214-3407	0571-88845196
3.5	大16开	92	浙江省杭州市天目山路132号	310007	zjzz@chinajournal.net.cn	0571-88082214-3407	0571-88845196
5.0	大16开	84	浙江省杭州市滨江区滨文路	310053	zjzyxb@163.com	0571-86613504	0571-86613500
5.0	大16开	66	浙江省杭州市环城东路20号	310003	zjzxyjhzz@yahoo.com.cn	0571-85186890	0571-85186890
8.0	大16开	64	安徽省芜湖市荆山西路16号	241000	jzzy@chinajournal.net.cn	0553-4836136	0553-3840419
3.0	大16开	64	安徽省合肥市梅山路103号	230038	xbbjb@ahtcm.edu.cn	0551-5169048	0551-5169046
6.0	大16开	96	安徽省合肥市大通路明光小区5幢	230011	cjtcm@163.com	0551-4475775	0551-4475734
7.0	大16开	60	安徽省安庆市孝肃路42号	246003	end93@hotmail.com	0556-5519852	0556-5545966
3.5	大16开	48	福建省福州市五四路282号	350003	sbbjb@sjtcm.edu.cn	0591-3570396	0591-3570396
4.0	大16开	64	福建省福州市五四路282号	350003	sbbjb@sjtcm.edu.cn	0591-3570396	0591-3570396
4.8	大16开	64	江西省南昌市阳明路56号	330006	jxzybjb@vip.sina.com.cn	0791-6814440	0791-6801645
5.0	大16开	80	江西省南昌市阳明路56号	330006	jxzybjb@vip.sina.com.cn	0791-6814440	0791-6801645
4.5	大16开	80	山东省济南市经十路53号	250014	xuebao@sdutcm.edu.cn	0531-2613123	0513-2613117
4.0	大16开	64	山东省济南市经十路53号	250014	xuebao@sdutcm.edu.cn	0531-2613123	0513-2613117
4.8	大16开	64	河南省郑州市城北路7号	450004	zgzyyj@tom.com	0371-6322705	0371-6331608
4.0	大16开	56	河南省南阳市卧龙路131号	473061	gyzzjb@eyou.com	0377-3529058	0377-3529580
4.8	大16开	64	河南省洛阳市启明南路1号	471002	zyzg@chinajournal.net.cn	0379-3553094	0379-3552102
4.0	大16开	88	河南省郑州市金水路1号	450008	hnzy@chinajournal.net.cn	0371-5962973	0371-5962973
6.0	大16开	88	河南省郑州市金水路1号	450008	ctcm@chinajournal.net.cn	0371-5962973	0371-5962973
5.0	大16开	64	湖北省武汉市花园山4号	430061	ZXYGBZZ@Public.WH.hb.cn	027-88854726	027-88854726

续表

名称	主管单位	主办单位	编委会主任	主编/副主编	编辑部主任	创刊	出刊周期	刊号	
								ISSN	CN
中国中西医结合消化杂志	国家教育部	华中科技大学同济医学院		危北海	李道本	1993-10	双月	1671-038X	42-1612/R
时珍国医国药	湖北省黄石市卫生局	时珍国医国药杂志社	肖培根	朱保华	雷葆青	1990	月刊	1008-0805	42-1436/R
中国中医骨伤科杂志	中国科学技术协会	中华中医药学会	施　杞	李同生	方苏亭	1993-2	双月	1005-0205	42-1340/R
湖北民族学院学报·医学版	湖北省教委	湖北民族学院		谭志松	雷　翔	1982	季刊	1008-8164	42-1590/R
湖北中医杂志	湖北省新闻出版局	湖北中医学院		张六通	冀振华	1979-7	月刊	1000-0704	42-1189/R
湖北中医学院学报	湖北省新闻出版局	湖北中医学院		张六通	冀振华	1979-7	季刊	1008-987X	42-1452/R
湖南中医杂志	湖南省卫生厅	湖南省中医药研究院	蔡光先	谢立奎	姚　勤	1985-5	双月	1003-7705	43-1105/R
湖南中医药导报	湖南省卫生厅	湖南省中医药学会	周绍明	袁长津	朱德湘	1994-4	月刊	1007-547X	43-1220/R
湖南中医学院学报	湖南中医学院	湖南中医学院		尤昭玲	徐爱良	1994-4	双月	1000-5633	43-1060/R
新中医	国家中医药管理局	广州中医药大学	冯新送	曾德环	曾德环	1969-12	月刊	1256-7415	44-1231/R
中药新药与临床药理	国家药品监督管理局	广州中医药大学	王宁生	王宁生	邓响潮	1990-6	双月	1003-9783	44-1308/R
广州中医药大学学报	广东省教育厅	广州中医药大学	冯新送	陈蔚文	邝幸华	1984	双月	1007-3213	44-1425/R
中药材	国家药品监督管理局	国家中医药管理局医政司	任德全	元四辉	元四辉	1978-1	月刊	1001-4454	44-1286/R
按摩与导引	广东省中医药管理局	广东省中医研究院、中国中医药学会推拿学会、中国盲人按摩学会		邝日建	罗　霖	1985-4	双月	1008-1879	44-1214/R
深圳中西医结合杂志	深圳市卫生局	深圳市中西医结合临床研究所	陈如山	陈如山	吴正治	1991	双月	1007-0893	44-1419/R
广西中医药	广西中医学院	中华中医药学会广西分会、广西中医学院	王乃平	王乃平	林　江	1977-8	双月	1003-0719	45-1123/R
中国中医急症	国家中医药管理局	中华中医药学会		王永炎	江　洪	1977-8	月刊	1004-745	50-1102/R
中药药理与临床	四川省中医药管理局	中国药理学会、四川省中药研究所		邓文龙	邓文龙	1985-10	双月	1001-859X	51-1188/R
实用中医药杂志	重庆市中医药管理局	重庆市中医药管理局	方明晶 刘路明	吴昌培	杨　昶	1978-3	月刊	1004-2814	50-1056/R

单价(元)	开本	页数	地址	邮编	E-mail	电话	传真
5.8	大16开	64	湖北省武汉市解放大道1277号	430022	无	027-85726835	无
6.0	大16开	80	湖北省黄石市黄石大道874号	435000	shizhenchina@163.com	0714-6224836	0714-6224836
6.0	大16开	64	湖北省武汉市珞瑜路856号	430074	cjtmto@public.wh.hb.cn fbmz@chinaourmal.net.cn	027-87409653	027-87409641
6.0	大16开	64	湖北省恩施市湖北中医学院	445000	e3myxbbjb@public.es.hb.cn	0718-8430535	0718-8431581
4.0	大16开	56	湖北省武汉市武昌区昙华林特1号	430061	hbzyz@public.wh.hb.cn	027-68889096	027-68889068
5.0	大16开	64	湖北省武汉市武昌区昙华林特1号	430061	hbzyz@public.wh.hb.cn	027-68889096	027-68889068
4.0	大16开	64	湖南省长沙市麓山路58号	410006	无	0731-8888572	0731-8854085
6.0	大16开	48	湖南省长沙市湘雅路30号	410008	hnzyydb@163.net	0731-4822174	无
5.0	大16开	64	湖南省长沙市韶山中路113号	410007	xuebaotcm@126.com	0731-5381063	无
6.0	大16开	80	广东省广州市机场路12号	510405	xzybjb@gzhtcm.edu.cn	020-36585485	020-36590326
10.0	大16开	72	广东省广州市机场路12号	510405	zyxylc@pub.guangzhou.gd.cn	020-36590367	020-36590367
8.0	大16开	80	广东省广州市机场路12号	510405	gzzyxb@gzhtcm.edu.cn	020-36585268	020-36585697
12.5	大16开	80	广东省广州市中山二路64号	510080	gdzycn@pub.guangzhou.gd.cn	020-87665465	020-87665465
5.8	大16开	64	广东省广州市恒福路60号	510095	wrht2319@sina.com	020-83582431	020-83592829
8.0	大16开	64	广东省深圳市笋岗西路市二医院中研所	518035	szzx@chinajournal.net.cn	0755-83228956	0755-83228956
4.5	大16开	62	广西壮族自治区南宁市明秀东路179号	530001	Gxzy@chinajournal.net.cn	0771-3137545	无
4.0	大16开	64	重庆市渝中区桥北区路1号	400013	zgzyjz@yahoo.com.cn	023-63521390	023-63534372
6.0	大16开	48	四川省成都市人民南路四段51号	610041	zyyl@chinajournal.net.cn	028-85234707	028-85224504
3.5	大16开	56	重庆市江北区桥北村270号	400020	zyao@chinajournal.net.cn	023-63846413	023-67761329

续表

名称	主管单位	主办单位	编委会主任	主编/副主编	编辑部主任	创刊	出刊周期	刊号	
								ISSN	CN
成都中医药大学学报	四川省教育厅	成都中医药大学		黄英志	陈　钢	1958-10	季刊	1004-0668	51-1162/R
四川中医	四川省卫生厅	四川省中医学会	邓明仲	方连举	方连举	1982-10	月刊	1000-3649	51-1186/R
贵阳中医学院学报	贵阳中医学院	贵阳中医学院		梁光义	吴园黔	1979-7	季刊	1002-1108	52-5011/R
中国民族民间医药杂志		中国民族民间医药研究会、云南省民族民间医药研究会、东方联合学院民族民间医药学院		曾育麟	廖龙祥	1992-8	双月	1007-8517	53-1102/R
云南中医学院学报	云南省教育厅	云南中医学院	郑　进	毕　云	毕　云	1978-3	季刊	1000-2723	53-1048/R
云南中医中药杂志	云南省卫生厅	云南省中医药研究所、云南省中医药学会、云南省针灸学会、云南省中西医结合学会		詹文涛	曹惠芬	1980-2	双月	1007-2349	53-1120/R
陕西中医学院学报	陕西中医学院	陕西中医学院	周永学	张喜德	张喜德	1978-1	双月	1002-168X	61-1083/R
现代中医药	陕西中医学院	陕西中医学院	周永学	张喜德	张喜德	2002-3	双月	1002-1523	61-1397/R
陕西中医	陕西省中医药管理局	陕西省中医药学会	杨世兴	杨世兴	王应歌	1980	月刊	1000-7369	61-1105/R
甘肃中医学院学报	甘肃省教育厅	甘肃中医学院		刘延祯	江葳葳	1984-7	季刊	1003-8450	62-1062/R
甘肃中医	甘肃省卫生厅	甘肃省卫生厅、甘肃省中医药管理局	侯志民	王自立	潘　文	1988	月刊	1004-6852	62-1089/R
新疆中医药	新疆维吾尔自治区卫生厅	新疆中医药学会	牟全胜	牟全胜	柯　岗	1981-1	双月	1009-3931	65-1067/R

单价(元)	开本	页数	地址	邮编	E-mail	电话	传真
5.0	大 16 开	64	四川省成都市十二桥路 37 号	610075	CDZY-xb@163.net	028-87779907	028-87763471
3.5	大 16 开	96	四川省成都市文庙街 80 号	610041	无	028-86136365	028-86136365
4.0	大 16 开	64	贵州省贵阳市市东路 50 号	550002	无	0851-5652096	0851-5652525
6.0	大 16 开	64	云南省昆明市虹山路 218 号	650033	cmmy@yunnan.cn	0871-5178417	无
4.0	大 16 开	64	云南省昆明市关上双桥路 201 号	650200	ynzyxyxb@yahoo.com.cn	0871-7150987	0871-7150987
5.0	大 16 开	56	云南省昆明市学府路 139 号	650223	yzyy@chinajournal.net.cn	0871-5183005	0871-5183005
5.0	大 16 开	72	陕西省咸阳市渭阳中路 1 号	710003	shanxizhongyi@sohu.com	029－87257807	029－87286383
5.0	大 16 开	72	陕西省咸阳市渭阳中路 1 号	712083	无	0910-3166150	0910-3166150
5.5	大 16 开	96	陕西省西安市西华门 2 号	710003	shanxizhongyi@sohu.com	029-87257807	029-87286383
5.0	大 16 开	64	甘肃省兰州市定西东路 35 号	730000	gszx@chinajournal.net.cn	0931-8761152	无
3.0	大 16 开	64	甘肃省兰州市七里河区安西路 354 号	730050	gszy@periodicals.com.cn	0931-2337364	0931-2337364
4.0	大 16 开	62	新疆维吾尔自治区乌鲁木齐市龙泉街 66 号	830001	无	0991-8561035	0991-8551838

（二）中医资源

2004 年全国卫生机构、中医机构的机构、人员情况

	机构数（个）	人员总数（人）	其中：卫生技术人员	内：中医执业医师	中医执业助理医师	执业中药师
全国卫生机构	**81 939**	**4 876 416**	**3 912 786**	**171 419**	**30 934**	**19 643**
其中：中医机构	3 785	456 902	368 312	67 721	6 084	5 571
中医机构/全国卫生机构（%）	4.62	9.37	9.41	39.51	19.67	28.36
卫生部门卫生机构	**64 681**	**4 052 897**	**3 268 086**	**150 157**	**27 741**	**16 363**
其中：中医机构	2 729	430 568	347 930	63 967	5 602	5 126
中医机构/卫生部门卫生机构（%）	4.22	10.62	10.65	42.60	20.19	31.33

注：此表不含诊所、卫生所、医务室、社区卫生服务站的统计数据。

2004 年全国诊所、卫生所、医务室、社区卫生服务站机构、人员情况

	机构数（个）	人员总数（人）	其中：中医执业医师	中医执业助理医师
总　　计	**214 553**	**477 212**	**30 841**	**8 913**
诊　所	146 006	285 478	22 096	7 063
其中：中医诊所	24 192	42 256	10 543	3 529
中西医结合诊所	9 301	22 152	2 457	593
民族医诊所	348	606	81	17
卫生所、医务室	55 708	143 422	6 768	1 430
社区卫生服务站	12 839	48 312	1 977	420

2004 年全国卫生机构中医药执业人员增减情况

	单位	2003 年	2004 年	增减数	增减（%）
全国卫生机构卫技人员数	**人**	**3 858 277**	**3 912 786**	**54 509**	**1.41**
其中：中医药执业人员数	人	226 046	221 996	−4 050	−1.79
内：中医执业医师	人	174 387	171 419	−2 968	−1.70
中医执业助理医师	人	32 571	30 934	−1 637	−5.03
执业中药师	人	19 088	19 643	555	2.91

注：此表不含诊所、卫生所、医务室、社区卫生服务站的统计数据。

2004年全国中医机构中医药执业人员增减情况

	单位	2003年	2004年	增减数	增减（%）
全国中医机构卫技人员数	**人**	**359 748**	**368 312**	**8 564**	**2.38**
其中：中医药执业人员数	人	78 731	79 376	645	0.82
内：中医执业医师	人	67 201	67 721	520	0.77
中医执业助理医师	人	6 279	6 084	－195	－3.11
执业中药师	人	5 251	5 571	320	6.09

注：此表不含诊所、卫生所、医务室、社区卫生服务站的统计数据。

2004年全国中医、中药人员历年基本情况

	单位	1997年	1998年	1999年	2000年	2001年
全国卫生技术人员数	**人**	**4 397 805**	**4 423 721**	**4 458 669**	**4 490 803**	**4 507 700**
其中：中医人员	人	345 733	339 666	337 503	337 156	334 034
中药人员	人	166 939	163 637	159 138	155 780	149 916

	单位	2002年	2003年	2004年
全国卫生技术人员数	**人**	**4 269 779**	**4 306 471**	**4 389 998**
其中：中医执业（助理）医师数	人	251 851	245 041	242 107
执业中药师数	人	18 304	19 088	19 643

注：此表包括诊所、卫生所、医务室、社区卫生服务站的统计数据。

2004年全国中医医疗机构的机构、床位、人员数

	机构数（个）	床位数（张）			人员总数（人）	其中：			
		编制床位	实有床位	标准床位		卫生技术人员	其他技术人员	管理人员	工勤人员
总　　计	**3 716**	**326 839**	**302 272**	**210 073**	**451 807**	**365 640**	**17 986**	**28 674**	**39 507**
医院合计	**2 973**	**325 700**	**301 178**	**209 492**	**443 793**	**359 241**	**17 648**	**27 976**	**38 928**
中医医院	2 610	296 416	274 999	191 637	405 889	329 366	16 069	25 400	35 054
中西医结合医院	167	20 333	18 252	13 619	26 217	20 798	998	1 869	2 552
民族医医院	196	8 951	7 927	4 236	11 687	9 077	581	707	1 322
门诊部合计	**743**	**1 139**	**1 094**	**581**	**8 014**	**6 399**	**338**	**698**	**579**
中医门诊部	**508**	**727**	**676**	**337**	**5 842**	**4 615**	**248**	**540**	**439**
中西医结合门诊部	**227**	**402**	**408**	**238**	**2 131**	**1 746**	**90**	**155**	**140**
民族医门诊部	**8**	**10**	**10**	**6**	**41**	**38**	**0**	**3**	**0**

注：2002年～2004年全国医院、妇幼保健院及疾病专科防治院中医科床位数资料请参阅下表："医院、妇幼保健院及疾病专科防治院中医科床位数"。

2004年全国医院、妇幼保健院及疾病专科防治院中医科床位数

单位：张

年份	分科名称	合计	医院	疾病专科防治院	妇幼保健院
2002年	**小计**	**305 869**	**305 808**	**61**	**0**
	中医科	292 444	292 383	61	0
	民族医学科	2 113	2 113	0	0
	中西医结合科	11 312	11 312	0	0
2003年	**小计**	**312 588**	**312 350**	**238**	**0**
	中医科	296 871	296 713	158	0
	民族医学科	2 235	2 235	0	0
	中西医结合科	13 482	13 402	80	0
2004年	**小计**	**329 544**	**329 544**	**0**	**0**
	中医科	304 061	304 061	0	0
	民族医学科	4 033	4 033	0	0
	中西医结合科	21 450	21 450	0	0

注：中医医院床位数全部计入“医院”栏的“中医科”中。

2004年全国中医医疗机构卫生技术人员数（一）

单位：人

	卫生技术人员	执业医师	其中：中医执业医师	执业助理医师	其中：中医执业助理医师
总　计	**365 640**	**136 789**	**66 842**	**22 405**	**6 070**
医院合计	**359 241**	**133 643**	**65 150**	**22 061**	**5 892**
中医医院	329 366	122 129	61 286	20 291	5 525
中西医结合医院	20 798	7 764	1 931	1 041	161
民族医医院	9 077	3 750	1 933	729	206
门诊部合计	**6 399**	**3 146**	**1 692**	**344**	**178**
中医门诊部	4 615	2 359	1 449	239	148
中西医结合门诊部	1 746	764	239	105	30
民族医门诊部	38	23	4	0	0

2004年全国中医医疗机构卫生技术人员数（二）

单位：人

	注册护士	药剂人员	其中：执业药师	其中：执业中药师	检验人员	其他卫生技术人员
总　计	**109 977**	**45 155**	**5 444**	**5 509**	**16 179**	**35 135**
医院合计	**108 952**	**44 208**	**5 325**	**5 298**	**15 917**	**34 460**
中医医院	99 497	41 204	4 859	4 933	14 638	31 607
中西医结合医院	7 385	1 814	371	203	945	1 849
民族医医院	2 070	1 190	95	162	334	1 004
门诊部合计	**1 025**	**947**	**119**	**211**	**262**	**675**
中医门诊部	639	714	72	176	157	507
中西医结合门诊部	384	227	47	35	104	162
民族医门诊部	2	6	0	0	1	6

2004 年全国中医医疗机构房屋建筑面积情况

单位：平方米

	合计	购建房屋	其中：业务用房面积	租房	其中：业务用房面积
总　　计	**33 726 898**	**32 914 888**	**23 734 653**	**812 010**	**645 205**
医院合计	**33 431 616**	**32 773 029**	**23 629 663**	**658 587**	**521 135**
中医医院	30 117 915	29 607 776	21 138 589	510 139	409 825
中西医结合医院	1 540 767	1 416 956	1 060 720	123 811	95 981
民族医医院	1 772 934	1 748 297	1 430 354	24 637	15 329
门诊部合计	**295 282**	**141 859**	**104 990**	**153 423**	**124 070**
中医门诊部	224 303	106 254	76 145	118 049	93 056
中西医结合门诊部	70 119	34 947	28 395	35 172	30 854
民族医门诊部	860	658	450	202	160

2004 年全国中医医疗机构万元以上设备拥有情况

单位：台（套）

	合计	50 万元以下	50～100 万元	100 万元以上
总　　计	**121 835**	**115 200**	**4 367**	**2 268**
医院合计	**120 701**	**114 099**	**4 335**	**2 267**
中医医院	109 194	103 122	3 983	2 089
中西医结合医院	9 313	8 865	295	153
民族医医院	2 194	2 112	57	25
门诊部合计	**1 134**	**1 101**	**32**	**1**
中医门诊部	838	812	25	1
中西医结合门诊部	292	285	7	0
民族医门诊部	4	4	0	0

2004 年全国中医医疗机构的机构、床位增减情况

	机构数（个）				床位数（张）			
	2003 年	2004 年	增减数	增减（%）	2003 年	2004 年	增减数	增减（%）
医院合计	**2 868**	**2 973**	**105**	**3.66**	**286 510**	**301 178**	**14 668**	**5.12**
中医医院	2 518	2 610	92	3.65	260 213	274 999	14 786	5.68
中西医结合医院	193	167	－26	－13.47	20 468	18 252	－2 216	－10.83
民族医医院	157	196	39	24.84	5 829	7 927	2 098	35.99
门诊部合计	**720**	**743**	**23**	**3.19**	**854**	**1 094**	**240**	**28.10**
中医门诊部	495	508	13	2.63	573	676	103	17.98
盅西医结合门诊部	216	227	11	5.09	248	408	160	64.52
民族医门诊部	9	8	－1	－11.11	33	10	－23	－69.70

2004 年全国中医医疗机构人员增减情况

单位：人

	2003 年	2004 年	增减数	增减（%）
医院合计	**434 023**	**443 793**	**9 770**	**2.25**
中医医院	396 224	405 889	9 665	2.44
中西医结合医院	29 087	26 217	−2 870	−9.87
民族医医院	8 712	11 687	2 975	34.15
门诊部合计	**7 896**	**8 014**	**118**	**1.49**
中医门诊部	6 029	5 842	−187	−3.10
中西医结合门诊部	1 780	2 131	351	19.72
民族医门诊部	87	41	−46	−52.87

2004 年分市、县中医、中西医结合、民族医医院机构、床位、人员数

	机构数（个）	床位数（张）			人员总数（人）	其中：			
		编制床位	实有床位	标准床位		卫生技术人员	其他技术人员	管理人员	工勤人员
总　计	2 973	325 700	301 178	209 492	443 793	359 241	17 648	27 976	38 928
市	1 485	208 273	191 881	141 542	282 740	226 389	11 402	18 501	26 448
县	1 488	117 427	109 297	67 950	161 053	132 852	6 246	9 475	12 480

2004 年分市、县中医、中西医结合、民族医医院卫生技术人员数

单位：人

	卫生技术人员	执业医师	其中：中医执业医师	执业助理医师	其中：中医执业助理医师	注册护士	药剂人员	其中：		检验人员	其他卫生技术人员
								执业药师	执业中药师		
总 计	**359 241**	**133 643**	**65 150**	**22 061**	**5 892**	**108 952**	**44 208**	**5 325**	**5 298**	**15 917**	**34 460**
市	226 389	86 575	44 751	10 656	3 016	73 231	27 588	3 497	3 645	9 736	18 603
县	132 852	47 068	20 399	11 405	2 876	35 721	16 620	1 828	1 653	6 181	15 857

2004 年分市、县中医、中西医结合、民族医医院房屋建筑面积情况

单位：平方米

	合计	购建房屋	其中：业务用房面积	租房	其中：业务用房面积
总　计	**33 431 616**	**32 773 029**	**23 629 663**	**658 587**	**521 135**
市	21 447 149	20 936 646	14 459 005	510 503	417 577
县	11 984 467	11 836 383	9 170 658	148 084	103 558

2004 年分市、县中医、中西医结合、民族医医院万元以上设备拥有情况

单位：台（套）

	合计	50 万元以下	50～100 万元	100 万元以上
总　　计	**120 701**	**114 099**	**4 335**	**2 267**
市	86 879	82 167	3 057	1 655
县	33 822	31 932	1 278	612

2004 年分市、县中医、中西医结合、民族医医院总资产情况

单位：千元

	合计	流动资产	对外投资	固定资产	无形资产及开办费
总　　计	**60 451 297**	**18 590 047**	**524 460**	**40 885 053**	**451 737**
市	48 038 723	15 222 375	475 106	32 036 402	304 840
县	12 412 574	3 367 672	49 354	8 848 651	146 897

2004 年按床位数分组的中医类医院机构数

单位：个

	总计	0～49 张	50～99 张	100～199 张	200～299 张	300～399 张	400～499 张	500～799 张	800 张及以上
总　计	**2 973**	**948**	**843**	**834**	**191**	**68**	**39**	**39**	**11**
中医医院	**2 610**	**729**	**769**	**793**	**178**	**66**	**35**	**31**	**9**
中西医结合医院	**167**	**82**	**28**	**30**	**12**	**2**	**4**	**7**	**2**
民族医医院	**196**	**137**	**46**	**11**	**1**	**0**	**0**	**1**	**0**

2004 年按等级分组的中医类医院机构数

单位：个

	合计	中医医院	中西医结合医院	民族医医院
总　计	**2 973**	**2 610**	**167**	**196**
三级	**157**	**138**	**16**	**3**
三级甲等	105	92	11	2
三级乙等	49	43	5	1
三级丙等	3	3	0	0
二级	**1 248**	**1 161**	**35**	**52**
二级甲等	731	687	27	17
二级乙等	479	440	7	32
二级丙等	38	34	1	3
一级	**136**	**110**	**16**	**10**
一级甲等	80	65	8	7
一级乙等	27	21	4	2
一级丙等	29	24	4	1
其他	**1 432**	**1 201**	**100**	**131**

2004 年中医医院等级情况

单位：个

	合计	中医(综合)医院	中医专科医院	其中：肛肠医院	骨伤医院	针灸医院	按摩医院	其他中医专科医院
总　计	**2 610**	**2 314**	**296**	**45**	**128**	**5**	**31**	**87**
三级	**138**	**137**	**1**	**0**	**1**	**0**	**0**	**0**
三级甲等	92	91	1	0	1	0	0	0
三级乙等	43	43	0	0	0	0	0	0
三级丙等	3	3	0	0	0	0	0	0
二级	**1 161**	**1 129**	**32**	**3**	**18**	**1**	**4**	**6**
二级甲等	687	669	18	0	13	1	0	4
二级乙等	440	428	12	2	4	0	4	2
二级丙等	34	32	2	1	1	0	0	0
一级	**110**	**83**	**27**	**4**	**14**	**1**	**2**	**6**
一级甲等	65	51	14	4	5	1	1	3
一级乙等	21	15	6	0	4	0	0	2
一级丙等	24	17	7	0	5	0	1	1
其他	**1 201**	**965**	**236**	**38**	**95**	**3**	**25**	**75**

2004 年民族医医院等级情况

单位：个

	合计	蒙医医院	藏医医院	维医医院	傣医医院	其他民族医院
总　计	**196**	**62**	**63**	**37**	**1**	**33**
三级	**3**	**1**	**1**	**1**	**0**	**0**
三级甲等	2	1	0	1	0	0
三级乙等	1	0	1	0	0	0
三级丙等	0	0	0	0	0	0
二级	**52**	**26**	**13**	**5**	**0**	**8**
二级甲等	17	7	8	0	0	2
二级乙等	32	17	4	5	0	6
二级丙等	3	2	1	0	0	0
一级	**10**	**4**	**0**	**2**	**0**	**4**
一级甲等	7	4	0	2	0	1
一级乙等	2	0	0	0	0	2
一级丙等	1	0	0	0	0	1
其他	**131**	**31**	**49**	**29**	**1**	**21**

2004年全国中医医院机构、床位、人员数

	机构数（个）	床位数（张）			人员总数（人）	其中：			
		编制床位	实有床位	标准床位		卫生技术人员	其他技术人员	管理人员	工勤人员
总　计	**2 610**	**296 416**	**274 999**	**191 637**	**405 889**	**329 366**	**16 069**	**25 400**	**35 054**
中医（综合）医院	**2 314**	**279 739**	**259 524**	**181 938**	**390 438**	**317 518**	**15 166**	**24 260**	**33 494**
中医专科医院	**296**	**16 677**	**15 475**	**9 699**	**15 451**	**11 848**	**903**	**1 140**	**1 560**
肛肠医院	45	2 154	2 050	1 190	1 647	1 284	86	119	158
骨伤医院	128	9 090	8 544	5 719	8 569	6 671	502	579	817
针灸医院	5	390	234	204	240	188	4	22	26
按摩医院	31	1 384	1 219	748	1 260	834	110	137	179
其他中医专科医院	87	3 659	3 428	1 838	3 735	2 871	201	283	380

2004年全国中医医院卫生技术人员数（一）

单位：人

	卫生技术人员	执业医师	其中：中医执业医师	执业助理医师	其中：中医执业助理医师
总　计	**329 366**	**122 129**	**61 286**	**20 291**	**5 525**
中医（综合）医院	**317 518**	**117 938**	**59 264**	**19 311**	**5 228**
中医专科医院	**11 848**	**4 191**	**2 022**	**980**	**297**
肛肠医院	1 284	425	89	107	17
骨伤医院	6 671	2 288	1 170	591	162
针灸医院	188	77	61	11	0
按摩医院	834	266	164	94	62
其他中医专科医院	2 871	1 135	538	177	56

2004年全国中医医院卫生技术人员数（二）

单位：人

	注册护士	药剂人员	其中：		检验人员	其他卫生技术人员
			执业药师	执业中药师		
总　计	**99 497**	**41 204**	**4 859**	**4 933**	**14 638**	**31 607**
中医（综合）医院	**96 469**	**39 970**	**4 673**	**4 744**	**14 096**	**29 734**
中医专科医院	**3 028**	**1 234**	**186**	**189**	**542**	**1 873**
肛肠医院	366	132	33	17	66	188
骨伤医院	1 886	686	98	112	281	939
针灸医院	42	18	3	8	17	23
按摩医院	97	39	3	3	19	319
其他中医专科医院	637	359	49	49	159	404

2004年民族医医院机构、床位、人员数

	机构数（个）	床位数（张）			人员总数（人）	其中：			
		编制床位	实有床位	标准床位		卫生技术人员	其他技术人员	管理人员	工勤人员
总　计	**196**	**8 951**	**7 927**	**4 236**	**11 687**	**9 077**	**581**	**707**	**1 322**
蒙医医院	62	3 250	2 994	1 597	4 813	3 858	196	324	435
藏医医院	63	2 279	1 823	1 149	2 525	1 906	112	181	326
维医医院	37	1 843	1 844	919	2 506	1 864	168	108	366
傣医医院	1	100	60	60	135	103	4	13	15
其他民族医院	33	1 479	1 206	511	1 708	1 346	101	81	180

2004年民族医医院卫生技术人员数

单位：人

	卫生技术人员	执业医师	其中：中医执业医师	执业助理医师	其中:中医执业助理医师	注册护士	药剂人员	其中：		检验人员	其他卫生技术人员
								执业药师	执业中药师		
总　计	**9 077**	**3 750**	**1 933**	**729**	**206**	**2 070**	**1 190**	**95**	**162**	**334**	**1 004**
蒙医医院	3 858	1 658	910	258	73	848	587	56	68	146	361
藏医医院	1 906	976	637	164	71	354	179	20	65	48	185
维医医院	1 864	622	257	167	33	420	279	4	10	78	298
傣医医院	103	26	11	13	5	39	16	–	9	3	6
其他民族医院	1 346	468	118	127	24	409	129	15	10	59	154

2004 年分地区中医类医院机构数

单位：个

地　　区	合计	中医医院	中西医结合医院	民族医医院
全 国 总 计	**2 973**	**2 610**	**167**	**196**
北 京 市	65	60	2	3
天 津 市	30	27	3	0
河 北 省	164	152	11	1
山 西 省	175	165	10	0
内蒙古自治区	97	46	3	48
辽 宁 省	111	99	9	3
吉 林 省	90	73	13	4
黑龙江省	124	109	8	7
上 海 市	20	16	4	0
江 苏 省	95	83	12	0
浙 江 省	97	91	6	0
安 徽 省	92	92	0	0
福 建 省	82	76	4	2
江 西 省	103	98	5	0
山 东 省	136	132	3	1
河 南 省	184	180	4	0
湖 北 省	87	83	4	0
湖 南 省	129	121	7	1
广 东 省	141	136	5	0
广西壮族自治区	88	77	6	5
海 南 省	20	18	2	0
重 庆 市	53	44	9	0
四 川 省	203	173	13	17
贵 州 省	74	66	5	3
云 南 省	116	102	8	6
西藏自治区	17	0	0	17
陕 西 省	157	150	6	1
甘 肃 省	82	71	1	10
青 海 省	38	14	0	24
宁夏回族自治区	21	18	2	1
新疆维吾尔自治区	82	38	2	42

2004年各地区中医、中西医结合、民族医医院机构、床位、人员数

地　区	机构数（个）	床位数（张）			人员总数（人）	其中：			
		编制床位	实有床位	标准床位		卫生技术人员	其他技术人员	管理人员	工勤人员
全国总计	**2 973**	**325 700**	**301 178**	**209 492**	**443 793**	**359 241**	**17 648**	**27 976**	**38 928**
北京市	65	7 655	6 881	6 398	12 505	9 712	608	850	1 335
天津市	30	5 052	4 819	4 474	7 964	6 331	74	847	712
河北省	164	17 365	16 283	13 934	23 647	19 199	1 212	1 342	1 894
山西省	175	9 925	8 779	5 216	12 239	10 155	587	653	844
内蒙古自治区	97	6 092	5 486	3 076	8 191	6 881	265	439	606
辽宁省	111	14 104	12 963	6 992	19 496	15 178	826	1 361	2 131
吉林省	90	9 270	8 283	3 603	14 564	11 624	592	948	1 400
黑龙江省	124	11 420	10 426	7 495	17 226	13 309	401	1 215	2 301
上海市	20	4 925	4 998	4 403	8 873	6 928	417	486	1 042
江苏省	95	16 535	16 198	14 765	26 181	20 861	893	1 928	2 499
浙江省	97	16 849	14 782	11 469	21 745	18 030	853	1 313	1 549
安徽省	92	10 764	8 857	6 088	13 101	10 999	430	752	920
福建省	82	9 999	8 652	4 522	10 442	8 721	336	474	911
江西省	103	9 369	8 562	3 744	12 977	10 599	607	856	915
山东省	136	21 556	20 270	16 396	29 561	24 981	1 365	1 545	1 670
河南省	184	23 637	22 716	16 170	32 913	25 820	1 792	2 247	3 054
湖北省	87	12 377	11 537	7 972	19 159	15 432	702	1 172	1 853
湖南省	129	18 049	16 579	10 750	25 439	20 501	1 170	1 559	2 209
广东省	141	19 539	19 289	15 977	31 265	25 548	1 131	1 796	2 790
广西壮族自治区	88	9 876	9 508	6 282	13 884	11 138	503	935	1 308
海南省	20	1 284	1 011	445	1 787	1 435	31	138	183
重庆市	53	6 731	5 636	3 898	7 331	5 984	168	589	590
四川省	203	19 372	17 535	9 937	22 405	18 313	670	1 550	1 872
贵州省	74	5 457	5 334	2 551	5 969	5 080	154	361	374
云南省	116	9 844	9 072	4 870	10 939	9 067	416	451	1 005
西藏自治区	17	783	601	498	1 053	726	16	113	198
陕西省	157	11 547	10 711	8 006	14 348	11 407	627	1 157	1 157
甘肃省	82	6 831	6 698	4 654	7 630	6 427	270	379	554
青海省	38	2 154	1 873	1 381	2 140	1 752	125	109	154
宁夏回族自治区	21	1 782	1 511	965	2 046	1 706	64	82	194
新疆维吾尔自治区	82	5 557	5 328	2 561	6 773	5 397	343	329	704

2004年各地区中医、中西医结合、民族医医院卫生技术人员数

单位：人

地区	卫生技术人员	执业医师	其中：中医执业医师	执业助理医师	其中：中医执业助理医师	注册护士	药剂人员	其中：执业药师	其中：执业中药师	检验人员	其他卫生技术人员
全国总计	**359 241**	**133 643**	**65 150**	**22 061**	**5 892**	**108 952**	**44 208**	**5 325**	**5 298**	**15 917**	**34 460**
北京市	9 712	4 178	2 664	153	57	2 984	1 109	179	218	391	897
天津市	6 331	2 520	1 371	292	77	1 961	752	77	44	273	533
河北省	19 199	7 229	3 488	1 879	423	4 324	1 958	218	148	968	2 841
山西省	10 155	4 114	1 653	907	248	2 536	1 082	144	124	501	1 015
内蒙古自治区	6 881	3 107	1 365	455	112	1 613	900	104	130	260	546
辽宁省	15 178	5 738	2 620	1 037	266	4 825	1 843	212	262	655	1 080
吉林省	11 624	4 765	2 378	777	288	3 408	1 377	128	109	434	863
黑龙江省	13 309	4 965	2 379	992	268	3 454	1 500	87	104	550	1 848
上海市	6 928	2 739	1 479	96	28	2 603	741	127	143	280	469
江苏省	20 861	8 117	3 612	611	152	7 037	2 357	301	323	879	1 860
浙江省	18 030	6 742	2 804	881	144	5 918	2 205	306	282	812	1 472
安徽省	10 999	4 191	2 010	641	166	3 159	1 285	212	174	538	1 185
福建省	8 721	3 424	1 778	400	107	3 004	1 040	147	230	355	498
江西省	10 599	4 036	2 014	396	99	3 277	1 623	121	141	515	752
山东省	24 981	9 666	4 009	1 586	407	7 893	2 879	397	351	1 094	1 863
河南省	25 820	8 537	4 622	1 985	656	6 721	3 212	463	440	1 235	4 130
湖北省	15 432	5 250	2 968	946	197	4 896	2 255	344	333	776	1 309
湖南省	20 501	6 406	3 502	1 581	504	6 728	3 085	368	409	974	1 727
广东省	25 548	8 366	3 987	1 323	354	8 974	3 616	427	353	1 072	2 197
广西壮族自治区	11 138	3 978	1 855	376	81	3 978	1 274	148	133	435	1 097
海南省	1 435	439	207	71	15	512	199	7	12	87	127
重庆市	5 984	2 291	1 094	352	108	1 757	706	24	47	249	629
四川省	18 313	7 117	3 406	1 287	328	5 326	2 281	195	201	804	1 498
贵州省	5 080	1 943	948	302	67	1 486	616	102	85	228	505
云南省	9 067	3 481	1 682	615	142	3 079	992	142	135	322	578
西藏自治区	726	383	314	28	13	131	97	9	52	20	67
陕西省	11 407	4 125	1 941	941	217	3 152	1 343	137	124	566	1 280
甘肃省	6 427	2 423	1 444	532	207	1 761	779	77	74	268	664
青海省	1 752	673	290	131	23	557	199	39	31	69	123
宁夏回族自治区	1 706	722	345	79	11	460	223	23	27	67	155
新疆维吾尔自治区	5 397	1 978	921	409	127	1 438	680	60	59	240	652

2004年各地区中医医院机构、床位、人员数

地　　区	机构数（个）	床位数（张）			人员总数（人）	其中：			
		编制床位	实有床位	标准床位		卫生技术人员	其他技术人员	管理人员	工勤人员
全国总计	**2 610**	**296 416**	**274 999**	**191 637**	**405 889**	**329 366**	**16 069**	**25 400**	**35 054**
北京市	60	7 165	6 478	5 995	11 798	9 155	579	804	1 260
天津市	27	4 289	4 166	3 821	6 595	5 340	61	607	587
河北省	152	15 810	14 793	12 784	21 531	17 541	1 081	1 201	1 708
山西省	165	9 127	8 111	4 650	11 406	9 484	580	572	770
内蒙古自治区	46	3 340	3 005	1 919	3 998	3 438	90	220	250
辽宁省	99	13 558	12 499	6 846	18 369	14 350	778	1 227	2 014
吉林省	73	8 137	7 178	2 946	12 833	10 241	496	875	1 221
黑龙江省	109	10 494	9 714	7 049	16 102	12 481	347	1 116	2 158
上海市	16	3 574	3 687	3 332	6 327	5 010	301	301	715
江苏省	83	14 545	14 411	13 028	23 877	18 990	816	1 778	2 293
浙江省	91	16 149	14 211	10 898	20 980	17 427	814	1 255	1 484
安徽省	92	10 764	8 857	6 088	13 101	10 999	430	752	920
福建省	76	9 111	7 783	3 712	9 283	7 795	298	366	824
江西省	98	8 740	8 002	3 264	12 054	9 851	557	822	824
山东省	132	21 436	20 150	16 338	29 392	24 842	1 352	1 530	1 668
河南省	180	23 047	22 148	15 895	32 151	25 223	1 735	2 204	2 989
湖北省	83	11 241	10 461	7 912	17 900	14 367	693	1 143	1 697
湖南省	121	17 146	15 738	10 281	24 418	19 665	1 120	1 493	2 140
广东省	136	18 909	18 589	15 319	29 801	24 407	1 063	1 722	2 609
广西壮族自治区	77	7 796	7 805	4 668	11 892	9 513	461	782	1 136
海南省	18	1 214	961	415	1 728	1 391	26	134	177
重庆市	44	5 781	4 969	3 363	6 337	5 207	154	509	467
四川省	173	17 225	15 676	8 866	20 271	16 546	574	1 436	1 715
贵州省	66	4 948	4 850	2 263	5 477	4 669	140	325	343
云南省	102	8 924	8 338	4 646	9 838	8 213	359	383	883
西藏自治区	0	0	0	0	0	0	0	0	0
陕西省	150	11 257	10 426	7 760	14 124	11 256	617	1 140	1 111
甘肃省	71	6 300	6 317	4 399	7 069	5 940	241	352	536
青海省	14	1 333	1 111	963	1 355	1 123	86	80	66
宁夏回族自治区	18	1 632	1 361	835	1 894	1 579	62	74	310
新疆维吾尔自治区	38	3 424	3 204	1 382	3 988	3 323	158	197	310

2004年各地区中医医院卫生技术人员数

单位：人

地区	卫生技术人员	执业医师	其中：中医执业医师	执业助理医师	其中：中医执业助理医师	注册护士	药剂人员	其中：执业药师	执业中药师	检验人员	其他卫生技术人员
全国总计	**329 366**	**122 129**	**61 286**	**20 291**	**5 525**	**99 497**	**41 204**	**4 859**	**4 933**	**14 638**	**31 607**
北京市	9 155	3 956	2 541	148	56	2 755	1 066	161	202	374	856
天津市	5 340	2 253	1 324	220	77	1 605	636	61	43	220	406
河北省	17 541	6 516	3 363	1 763	392	3 802	1 844	186	137	901	2 715
山西省	9 484	3 871	1 584	863	236	2 316	1 018	140	122	457	959
内蒙古自治区	3 438	1 562	514	232	52	826	415	54	68	138	265
辽宁省	14 350	5 408	2 524	972	251	4 616	1 738	208	256	624	992
吉林省	10 241	4 203	2 227	706	263	2 961	1 228	112	93	372	771
黑龙江省	12 481	4 667	2 269	927	260	3 249	1 414	72	98	520	1 704
上海市	5 010	2 028	1 216	79	24	1 809	577	111	132	194	323
江苏省	18 990	7 400	3 519	592	148	6 261	2 230	272	309	792	1 715
浙江省	17 427	6 491	2 739	853	142	5 722	2 146	284	264	780	1 435
安徽省	10 999	4 191	2 010	641	166	3 159	1 285	212	174	538	1 185
福建省	7 795	3 042	1 707	368	103	2 659	961	138	223	315	450
江西省	9 851	3 748	1 943	369	98	2 956	1 562	116	139	483	733
山东省	24 842	9 621	4 001	1 583	407	7 848	2 865	396	351	1 085	1 840
河南省	25 223	8 362	4 586	1 975	656	6 569	3 170	456	437	1 212	3 935
湖北省	14 367	4 926	2 912	754	197	4 557	2 165	290	324	719	1 246
湖南省	19 665	6 130	3 421	1 528	497	6 427	2 978	360	402	929	1 673
广东省	24 407	7 995	3 879	1 282	344	8 490	3 482	360	325	1 024	2 134
广西壮族自治区	9 513	3 366	1 625	351	72	3 431	1 152	126	116	374	839
海南省	1 391	422	205	70	14	498	193	6	12	81	127
重庆市	5 207	1 980	1 024	309	95	1 478	641	22	44	211	588
四川省	16 546	6 339	3 208	1 151	283	4 807	2 144	168	176	737	1 368
贵州省	4 669	1 809	924	259	54	1 359	585	96	84	212	445
云南省	8 213	3 190	1 624	529	129	2 790	929	135	122	288	487
西藏自治区	0	0	0	0	0	0	0	0	0	0	0
陕西省	11 256	4 075	1 912	922	215	3 116	1 325	135	122	553	1 265
甘肃省	5 940	2 179	1 311	488	188	1 654	738	75	61	252	629
青海省	1 123	428	198	72	3	400	134	31	24	45	44
宁夏回族自治区	1 579	684	339	66	9	410	212	22	26	61	146
新疆维吾尔自治区	3 323	1 287	637	219	94	967	371	54	47	147	332

2004 年各地区中西医结合医院机构、床位、人员数

地　区	机构数（个）	床位数（张）			人员总数（人）	其中：			
		编制床位	实有床位	标准床位		卫生技术人员	其他技术人员	管理人员	工勤人员
全国总计	**167**	**20 333**	**18 252**	**13 619**	**26 217**	**20 798**	**998**	**1 869**	**2 552**
北京市	2	370	288	288	535	427	15	25	68
天津市	3	763	653	653	1 369	991	13	240	125
河北省	11	1 505	1 440	1 100	2 043	1 602	119	136	186
山西省	10	798	668	566	833	671	7	81	74
内蒙古自治区	3	220	156	39	407	343	18	28	18
辽宁省	9	236	194	86	779	576	30	80	93
吉林省	13	945	967	619	1 363	1 078	88	52	145
黑龙江省	8	600	481	275	655	519	18	49	69
上海市	4	1 351	1 311	1 071	2 546	1 918	116	185	327
江苏省	12	1 990	1 787	1 737	2 304	1 871	77	150	206
浙江省	6	700	571	571	765	603	39	58	65
安徽省	0	0	0	0	0	0	0	0	0
福建省	4	770	781	772	1 051	840	33	100	78
江西省	5	629	560	480	923	748	50	34	91
山东省	3	70	70	40	79	65	9	5	0
河南省	4	590	568	275	762	597	57	43	65
湖北省	4	1 136	1 076	60	1 259	1 065	9	29	156
湖南省	7	883	821	469	1 007	826	50	64	67
广东省	5	630	700	658	1 464	1 141	68	74	181
广西壮族自治区	6	1 952	1 591	1 541	1 852	1 524	42	148	138
海南省	2	70	50	30	59	44	5	4	6
重庆市	9	950	667	535	994	777	14	80	123
四川省	13	1 762	1 588	955	1 712	1 424	63	107	118
贵州省	5	360	330	280	325	263	13	25	24
云南省	8	545	450	105	647	506	32	43	66
西藏自治区	0	0	0	0	0	0	0	0	0
陕西省	6	269	264	234	214	143	10	16	45
甘肃省	1	99	80	80	130	114	3	5	8
青海省	0	0	0	0	0	0	0	0	0
宁夏回族自治区	2	120	120	100	122	109	0	7	6
新疆维吾尔自治区	2	20	20	0	18	13	0	1	4

2004年各地区中西医结合医院卫生技术人员数

单位：人

地区	卫生技术人员	执业医师	其中：中医执业医师	执业助理医师	其中：中医执业助理医师	注册护士	药剂人员	其中：执业药师	其中：执业中药师	检验人员	其他卫生技术人员
全国总计	**20 798**	**7 764**	**1 931**	**1 041**	**161**	**7 385**	**1 814**	**371**	**203**	**945**	**1 849**
北京市	427	178	95	2	1	185	31	16	15	15	16
天津市	991	267	47	72	0	356	116	16	1	53	127
河北省	1 602	682	125	113	31	510	107	32	11	64	126
山西省	671	243	69	44	12	220	64	4	2	44	56
内蒙古自治区	343	140	56	38	5	86	27	3	2	15	37
辽宁省	576	225	33	53	7	174	47	2	4	20	57
吉林省	1 078	456	109	35	10	375	112	16	11	50	50
黑龙江省	519	197	86	37	6	153	48	9	4	13	71
上海市	1 918	711	263	17	4	794	164	16	11	86	146
江苏省	1 871	717	93	19	4	776	127	29	14	87	145
浙江省	603	251	65	28	2	196	59	22	18	32	37
安徽省	0	0	0	0	0	0	0	0	0	0	0
福建省	840	354	64	24	2	316	68	8	4	35	43
江西省	748	288	71	27	1	321	61	5	2	32	19
山东省	65	22	5	0	0	25	4	0	0	6	8
河南省	597	175	36	10	0	152	42	7	3	23	195
湖北省	1 065	324	56	192	0	339	90	54	9	57	63
湖南省	826	274	79	51	7	300	106	8	7	44	51
广东省	1 141	371	108	41	10	484	134	67	28	48	63
广西壮族自治区	1 524	571	216	17	7	516	116	21	17	57	247
海南省	44	17	2	1	1	14	6	1	0	6	0
重庆市	777	311	70	43	13	279	65	2	3	38	41
四川省	1 424	594	104	73	22	477	116	25	18	63	101
贵州省	263	84	18	29	11	63	25	2	1	10	52
云南省	506	182	30	44	1	159	29	4	3	23	69
西藏自治区	0	0	0	0	0	0	0	0	0	0	0
陕西省	143	46	28	18	2	35	17	1	2	12	15
甘肃省	114	52	0	0	0	30	22	0	12	7	3
青海省	0	0	0	0	0	0	0	0	0	0	0
宁夏回族自治区	109	29	3	11	2	46	10	1	1	4	9
新疆维吾尔自治区	13	3	0	2	0	4	1	0	0	1	2

2004 年各地区民族医医院机构、床位、人员数

地　　区	机构数（个）	床位数（张）			人员总数（人）	其中：			
		编制床位	实有床位	标准床位		卫生技术人员	其他技术人员	管理人员	工勤人员
全　国　总　计	**196**	**8 951**	**7 927**	**4 236**	**11 687**	**9 077**	**581**	**707**	**1 322**
北　京　市	3	120	115	115	172	130	14	21	7
河　北　省	1	50	50	50	73	56	12	5	0
内蒙古自治区	48	2 532	2 325	1 118	3 786	3 100	157	191	338
辽　宁　省	3	310	270	60	348	252	18	54	24
吉　林　省	4	188	138	38	368	305	8	21	34
黑 龙 江 省	7	326	231	171	469	309	36	50	74
福　建　省	2	118	88	38	108	86	5	8	9
山　东　省	1	50	50	18	90	74	4	10	2
湖　南　省	1	20	20	0	14	10	0	2	2
广西壮族自治区	5	128	112	73	140	101	0	5	34
四　川　省	17	385	271	116	422	343	33	7	39
贵　州　省	3	149	154	8	167	148	1	11	7
云　南　省	6	375	284	119	454	348	25	25	56
西藏自治区	17	783	601	498	1 053	726	16	113	198
陕　西　省	1	21	21	12	10	8	0	1	1
甘　肃　省	10	432	301	175	431	373	26	22	10
青　海　省	24	821	762	418	785	629	39	29	88
宁夏回族自治区	1	30	30	30	30	18	2	1	9
新疆维吾尔自治区	42	2 113	2 104	1 179	2 767	2 061	185	131	390

2004 年各地区民族医医院卫生技术人员数

单位：人

地　　区	卫生技术人员	执业医师	其中：中医执业医师	执业助理医师	其中：中医执业助理医师	注册护士	药剂人员	其中：		检验人员	其他卫生技术人员
								执业药师	执业中药师		
全　国　总　计	**9 077**	**3 750**	**1 933**	**729**	**206**	**2 070**	**1 190**	**95**	**162**	**334**	**1 004**
北　京　市	130	44	28	3	0	44	12	2	1	2	25
河　北　省	56	31	0	3	0	12	7	0	0	3	0
内蒙古自治区	3 100	1 405	795	185	55	701	458	47	60	107	244
辽　宁　省	252	105	63	12	8	35	58	2	2	11	31
吉　林　省	305	106	42	36	15	72	37	0	5	12	42
黑 龙 江 省	309	101	24	28	2	52	38	6	2	17	73
福　建　省	86	28	7	8	2	29	11	1	3	5	5
山　东　省	74	23	3	3	0	20	10	1	0	3	15
湖　南　省	10	2	2	2	0	1	1	0	0	1	3
广西壮族自治区	101	41	14	8	2	31	6	1	0	4	11
四　川　省	343	184	94	63	23	42	21	2	7	4	29
贵　州　省	148	50	6	14	2	64	6	4	0	6	8
云　南　省	348	109	28	42	12	130	34	3	10	11	22
西藏自治区	726	383	314	28	13	131	97	9	52	20	67
陕　西　省	8	4	1	1	0	1	1	1	0	1	0
甘　肃　省	373	192	133	44	19	77	19	2	1	9	32
青　海　省	629	245	92	59	20	157	65	8	7	24	79
宁夏回族自治区	18	9	3	2	0	4	1	0	0	2	0
新疆维吾尔自治区	2 061	688	284	188	33	467	308	6	12	92	318

2004年各地区万人口中医、中西医结合、民族医医院床位数万人口全国中医执业（助理）医师数

地　区	人口（万人）	床位数（张）	床位数/万人口（张）	全国位次	中医执业(助理)医师数(人)	中医执业(助理)医师数/万人口(人)	全国位次
全国总计	**129 415**	**301 178**	**2.33**	—	**242 107**	**1.87**	—
北京市	1 493	6 881	4.61	2	7 784	5.21	1
天津市	1 024	4 819	4.71	1	3 117	3.04	2
河北省	6 809	16 283	2.39	16	11 499	1.69	21
山西省	3 335	8 779	2.63	11	8 733	2.62	6
内蒙古自治区	2 384	5 486	2.30	19	6 759	2.84	3
辽宁省	4 217	12 963	3.07	5	8 879	2.11	13
吉林省	2 709	8 283	3.06	6	6 604	2.44	9
黑龙江省	3 817	10 426	2.73	9	6 812	1.78	18
上海市	1 742	4 998	2.87	8	4 259	2.44	8
江苏省	7 433	16 198	2.18	22	10 411	1.40	26
浙江省	4 720	14 782	3.13	4	9 159	1.94	16
安徽省	6 461	8 857	1.37	29	6 899	1.07	30
福建省	3 511	8 652	2.46	15	6 968	1.98	15
江西省	4 284	8 562	2.00	25	6 873	1.60	22
山东省	9 180	20 270	2.21	20	13 513	1.47	25
河南省	9 717	22 716	2.34	17	14 720	1.51	24
湖北省	6 016	11 537	1.92	27	10 706	1.78	19
湖南省	6 698	16 579	2.48	14	13 526	2.02	14
广东省	8 304	19 289	2.32	18	15 403	1.85	17
广西壮族自治区	4 889	9 508	1.94	26	5 412	1.11	29
海南省	818	1 011	1.24	31	910	1.11	28
重庆市	3 122	5 636	1.81	28	8 416	2.70	5
四川省	8 725	17 535	2.01	24	23 689	2.72	4
贵州省	3 904	5 334	1.37	30	4 158	1.07	31
云南省	4 415	9 072	2.05	23	5 756	1.30	27
西藏自治区	274	601	2.19	21	618	2.26	11
陕西省	3 705	10 711	2.89	7	8 547	2.31	10
甘肃省	2 619	6 698	2.56	13	6 481	2.47	7
青海省	539	1 873	3.47	3	822	1.53	23
宁夏回族自治区	588	1 511	2.57	12	1 286	2.19	12
新疆维吾尔自治区	1 963	5 328	2.71	10	3 388	1.73	20

（三）中医医疗机构运营与服务

2004年中医医疗机构年总收入

单位：千元

	机构数（个）	合计	财政补助收入		上级补助收入	业务收入	经营收入	其他收入
			小计	内：专项补助				
总　计	**3 716**	**43 191 258**	**3 279 977**	**786 277**	**204 014**	**38 098 963**	**335 447**	**1 272 857**
中医医院合计	**2 973**	**42 656 426**	**3 273 623**	**784 653**	**203 102**	**37 748 754**	**169 223**	**1 261 724**
中医医院	2 610	38 626 406	2 898 599	729 585	170 713	34 212 759	130 700	1 213 635
中西医结合医院	167	3 375 975	196 448	42 744	25 285	3 089 312	34 149	30 781
民族医医院	196	654 045	178 576	12 324	7 104	446 683	4 374	17 308
中医门诊部合计	**743**	**534 832**	**6 354**	**1 624**	**912**	**350 209**	**166 224**	**11 133**
中医门诊部	508	368 146	5 768	1 624	723	278 967	74 568	8 120
中西医结合门诊部	227	165 424	366	0	189	70 200	91 656	3 013
民族医门诊部	8	1 262	220	0	0	1 042	0	0

2004年中医医疗机构年总支出

单位：千元

	总支出				其中：人员经费支出
	合计	业务（事业）支出	财政专项支出	其他支出	
总　计	**42 382 208**	**39 077 478**	**831 774**	**2 472 956**	**11 430 993**
中医医院合计	**41 725 323**	**38 741 078**	**826 541**	**2 157 704**	**11 134 833**
中医医院	37 787 967	35 088 879	759 398	1 939 690	10 089 485
中西医结合医院	3 253 074	3 134 356	49 865	68 853	815 418
民族医医院	684 282	517 843	17 278	149 161	229 930
中医门诊部合计	**656 885**	**336 400**	**5 233**	**315 252**	**296 160**
中医门诊部	353 628	259 417	4 684	89 527	97 497
中西医结合门诊部	301 977	76 048	549	225 380	198 292
民族医门诊部	1 280	935	0	345	371

2004年分市、县中医、中西医结合、民族医医院年总收入、年总支出

单位：千元

	机构数（个）	合计	财政补助收入		上级补助收入	业务(事业)收入	经营收入	其他收入
			小计	内：专项补助				
总　计	**2 973**	**42 656 426**	**3 273 623**	**784 653**	**203 102**	**37 748 754**	**169 223**	**1 261 724**
市	1 485	33 735 068	2 496 991	700 259	174 038	29 715 299	149 387	1 199 353
县	1 488	8 921 358	776 632	84 394	29 064	8 033 455	19 836	62 371

续表

单位：千元

	总支出				其中：人员经费支出
	合计	业务（事业）支出	财政专项支出	其他支出	
总　计	**41 725 323**	**38 741 078**	**826 541**	**2 157 704**	**11 134 833**
市	32 818 883	30 442 989	736 473	1 639 421	8 375 415
县	8 906 440	8 298 089	90 068	518 283	2 759 418

2004 年全国综合医院、中医类医院门诊服务情况

	机构数（个）	诊疗人次数（人次）					观察室（人）		健康检查人数（人）	门急诊诊次占总诊次的比例（%）	急诊死亡率（%）	观察室死亡率（%）
		总计	其中：门急诊人次数				收容病人	其中：死亡				
			合计	门诊人次数	急诊人次数							
					小计	内：死亡人数						
综合医院	**12 742**	**995 181 552**	**947 716 867**	**870 927 249**	**76 789 618**	**94 544**	**22 480 628**	**36 629**	**44 727 124**	**95.23**	**0.12**	**0.16**
中医类医院	**2 944**	**220 563 155**	**211 610 057**	**199 830 645**	**11 779 412**	**9 427**	**3 723 335**	**4 149**	**6 853 237**	**95.94**	**0.08**	**0.11**
中医医院	2 586	202 188 249	194 246 211	183 620 065	10 626 146	8 195	3 451 534	3 670	6 262 525	96.07	0.08	0.11
中西医结合医院	163	13 333 668	12 984 429	11 942 705	1 041 724	1 130	246 738	423	537 453	97.38	0.11	0.17
民族医医院	195	5 041 238	4 379 417	4 267 875	111 542	102	25 063	56	53 259	86.87	0.09	0.22

注：①2004年综合医院中医科门诊人次5 753.44万人次；②部分机构总诊疗人次与入出院人次全为零，按卫生部统计口径，这些机构在运营部分应被剔除，故运营部分的机构数与前表机构数不一致。

2004 年全国综合医院、中医类医院住院服务情况

	入院人数（人）	出院人数（人）						住院病人手术人次（人次）	住院危重病人抢救人次数（人次）		治愈率（%）	好转率（%）	病死率（%）	住院危重病人抢救成功率（%）	每百门急诊的入院人数（人）
		总计	治愈	好转	未愈	死亡	其他		总计	其中：抢救成功人次数					
综合医院	**37 972 242**	**37 872 411**	**20 737 232**	**12 574 503**	**1 239 366**	**445 196**	**2 876 114**	**11 071 440**	**3 693 536**	**3 241 061**	**62.35**	**33.20**	**1.18**	**87.75**	**4.01**
中医类医院	**5 547 257**	**5 591 103**	**3 018 939**	**2 045 599**	**161 069**	**46 511**	**318 985**	**1 558 837**	**431 297**	**377 765**	**59.70**	**36.59**	**0.83**	**87.59**	**2.62**
中医医院	5 092 700	5 138 156	2 771 293	1 885 424	147 522	40 926	292 991	1 435 956	391 794	342 692	59.64	36.69	0.80	87.47	2.62
中西医结合医院	342 088	340 965	181 687	122 355	9 321	4 458	23 144	102 692	31 291	27 829	60.07	35.88	1.31	88.94	2.63
民族医医院	112 469	111 982	65 959	37 820	4 226	1 127	2 850	20 189	8 212	7 244	61.45	33.77	1.01	88.21	2.57

2004 年全国综合医院、中医类医院床位利用情况

	床位数（张）	实际开放总床日数（日）	平均开放病床数（张）	实际占用总床日数（日）	出院者占用总床日数（日）	病床周转次数（次）	病床工作日（日）	病床使用率（%）	出院者平均住院日（日）	每床与每日门急诊诊次之比
综合医院	**1 775 794**	**598 629 628**	**1 640 081**	**408 789 387**	**385 272 464**	**23.09**	**249.25**	**68.29**	**10.17**	**2.24**
中医类医院	**301 089**	**101 072 177**	**276 910**	**62 810 264**	**58 454 186**	**20.19**	**226.83**	**62.14**	**10.45**	**2.99**
中医医院	274 969	92 422 585	253 213	57 381 586	53 300 263	20.29	226.61	62.09	10.37	3.00
中西医结合医院	18 193	6 235 979	17 085	4 203 765	4 058 785	19.96	246.05	67.41	11.90	2.95
民族医医院	7 927	2 413 613	6 613	1 224 913	1 095 138	16.93	185.24	50.75	9.78	2.62

2004年分市、县中医、中西医结合、民族医医院门诊服务情况

	机构数（个）	诊疗人次数（人次）					观察室（人）		健康检查人数(人)	门急诊诊次占总诊次的(%)	急诊死亡率(%)	观察室死亡率(%)
		总计	其中：门急诊人次数				收容病人	其中：死亡				
			合计	门诊人次数	急诊人次数							
					小计	内：死亡人数						
总　计	**2 944**	**220 563 155**	**211 610 057**	**199 830 645**	**11 779 412**	**9 427**	**3 723 335**	**4 149**	**6 853 237**	**95.94**	**0.08**	**0.11**
市	1 461	148 212 416	143 028 977	134 852 694	8 176 283	6 450	2 319 291	3 248	4 768 830	96.50	0.08	0.14
县	1 483	72 350 739	68 581 080	64 977 951	3 603 129	2 977	1 404 044	901	2 084 407	94.79	0.08	0.06

2004年分市、县中医、中西医结合、民族医医院住院服务情况

	入院人数（人）	出院人数(人)						住院病人手术人次（人次）	住院危重病人抢救人次数(人次)		治愈率（%）	好转率（%）	病死率（%）	住院危重病人抢救成功率（%）	每百门急诊的入院人数（人）
		总计	治愈	好转	未愈	死亡	其他		总计	其中：抢救成功人次数					
总　计	**5 547 257**	**5 591 103**	**3 018 939**	**2 045 599**	**161 069**	**46 511**	**318 985**	**1 558 837**	**431 297**	**377 765**	**59.70**	**36.59**	**0.83**	**87.59**	**2.62**
市	3 353 507	3 388 116	1 703 810	1 348 594	95 899	35 512	204 301	978 500	258 699	225 967	56.32	39.80	1.05	87.35	2.34
县	2 193 750	2 202 987	1 315 129	697 005	65 170	10 999	114 684	580 337	172 598	151 798	64.90	31.64	0.50	87.95	3.20

2004年分市、县中医、中西医结合、民族医医院床位利用情况

	床位数（张）	实际开放总床日数(日)	平均开放病床数（张）	实际占用总床日数(日)	出院者占用总床日数(日)	病床周转次数(次)	病床工作日(日)	病床使用率(%)	出院者平均住院日（日）	每床与每日门急诊诊次之比
总　计	**301 089**	**101 072 177**	**276 910**	**62 810 264**	**58 454 186**	**20.19**	**226.83**	**62.14**	**10.45**	**2.99**
市	191 812	64 787 013	177 499	43 673 505	41 104 204	19.09	246.05	67.41	12.13	3.15
县	109 277	36 285 164	99 411	19 136 759	17 349 982	22.16	192.50	52.74	7.88	2.70

2004 年全国中医类门诊部所门诊服务情况

	机构数(个)	诊疗人次数(人次)					观察室(人)		健康检查人数(人)	门急诊诊次占总诊次的比例(%)	急诊死亡率(%)	观察室死亡率(%)
		总计	其中：门急诊人次数				收容病人	其中：死亡				
			合计	门诊人次数	急诊人次数							
					小计	内：死亡人数						
全国门诊部	**4 722**	**43 348 531**	**42 005 595**	**41 459 785**	**545 810**	**1 165**	**533 129**	**636**	**1 847 805**	**96.90**	**0.21**	**0.12**
其中:中医类门诊部	**601**	**5 860 590**	**5 767 256**	**5 704 191**	**63 065**	**0**	**57 981**	**0**	**35 588**	**98.41**	**0.00**	**0.00**
中医门诊部	412	4 606 752	4 529 270	4 477 995	51 275	0	10 908	0	24 365	98.32	0.00	0.00
中西医结合门诊部	183	1 233 721	1 218 809	1 207 019	11 790	0	47 073	0	11 223	98.79	0.00	0.00
民族医门诊部	6	20 117	19 177	19 177	0	0	0	0	0	95.33	0.00	0.00

2004 年全国中医类门诊部所住院服务情况

	入院人数(人)	出院人数(人)						住院病人手术人次(人次)	住院危重病人抢救人次数(人次)		治愈率(%)	好转率(%)	病死率(%)	住院危重病人抢救成功率(%)	每百门急诊的入院人数(人)
		总计	治愈	好转	未愈	死亡	其他		总计	其中：抢救成功人次数					
全国门诊部	**165 235**	**184 544**	**154 850**	**24 978**	**1 380**	**129**	**3 207**	**19 632**	**3 131**	**2 974**	**85.65**	**13.53**	**0.07**	**94.99**	**0.39**
其中:中医类门诊部	**3 665**	**22 723**	**21 167**	**1 465**	**68**	**0**	**23**	**699**	**1 356**	**1 349**	**93.25**	**6.45**	**0.00**	**99.48**	**0.06**
中医门诊部	1 041	1 099	799	292	0	0	8	72	0	0	73.43	26.57	0.00	0.00	0.02
中西医结合门诊部	2 624	21 624	20 368	1 173	68	0	15	627	1 356	1 349	94.26	5.42	0.00	99.48	0.22
民族医门诊部	0	0	0	0	0	0	0	0	0	0	0.00	0.00	0.00	0.00	0.00

2004 年全国中医类门诊部所床位利用情况

	床位数(张)	实际开放总床日数(日)	平均开放病床数(张)	实际占用总床日数(日)	出院者占用总床日数(日)	病床周转次数(次)	病床工作日(日)	病床使用率(%)	出院者平均住院日(日)	每床与每日门急诊诊次之比
全国门诊部	**13 809**	**2 805 125**	**7 685**	**1 023 399**	**905 246**	**24.01**	**133.16**	**36.48**	**4.91**	**21.69**
其中：中医类门诊部	**1 083**	**154 189**	**422**	**41 629**	**39 537**	**53.79**	**98.55**	**27.00**	**1.74**	**54.21**
中医门诊部	665	94 457	259	13 066	12 692	4.25	50.49	13.83	11.55	69.48
中西医结合门诊部	408	59 732	164	28 563	26 845	132.14	174.54	47.82	1.24	29.58
民族医门诊部	10	0	0	0	0	0.00	0.00	0.00	0.00	0.00

2004 年分市、县中医、中西医结合、民族医医院负债与净资产情况

单位：千元

	负债		净资产				
	小计	内：应交税金	小计	事业基金	固定基金	专用基金	其他
总　计	**18 920 877**	**37 684**	**41 530 420**	**3 645 547**	**34 096 550**	**2 740 325**	**1 047 998**
市	14 208 770	32 632	33 829 953	3 489 560	26 665 163	2 867 418	807 812
县	4 712 107	5 052	7 700 467	155 987	7 431 387	－127 093	240 186

2004 年全国卫生部门综合医院、中医（综合）医院院均总收支及病人欠费情况

	机构数（个）	总收入（千元）	总支出（千元）	病人累计欠费总额（千元）	内：年内病人欠费总额（千元）	欠费率（%）
综合医院合计	**4 946**	**47 908.01**	**46 367.83**	**2 048.22**	**537.72**	**1.23**
中央属	22	685 297.32	659 648.32	28 879.32	8 757.14	1.36
省属	243	224 452.89	211 678.51	9 724.99	3 456.53	1.65
省辖市属	1 015	86 416.91	84 575.07	4 357.89	1 010.60	1.31
地辖市属	1 367	29 684.21	29 051.68	1 139.31	237.64	0.88
县属	2 299	16 982.57	16 454.02	500.77	120.21	0.77
中医(综合)医院合计	**2 144**	**16 744.01**	**16 373.22**	**1 621.98**	**211.97**	**1.43**
中央属	5	216 519.20	203 204.80	1 734.00	1 206.60	0.63
省属	50	132 518.84	128 940.66	5 740.28	884.48	0.73
省辖市属	292	38 886.53	38 474.59	2 658.38	659.90	2.02
地辖市属	519	16 115.75	15 349.06	848.91	248.02	1.71
县属	1 278	6 628.85	6 604.37	1 537.56	64.78	1.07

2004 年全国卫生部门综合医院、中医（综合）医院院均业务收入情况

单位：千元

	业务收入	其中：医疗收入			药品收入			其他收入
		小计	门诊收入	住院收入	小计	门诊收入	住院收入	
综合医院	**43 676.90**	**22 558.23**	**7 827.69**	**14 730.54**	**20 103.51**	**8 667.59**	**11 435.92**	**1 015.15**
中央属	646 007.23	336 323.05	109 960.82	226 362.23	293 424.32	134 160.14	159 264.18	16 259.86
省属	209 558.64	110 074.81	34 485.28	75 589.53	94 683.91	40 363.60	54 320.31	4 799.92
省辖市属	76 935.20	39 891.84	13 505.59	26 386.25	35 552.48	15 404.13	20 148.35	1 490.88
地辖市属	27 032.09	13 739.38	5 365.78	8 373.59	12 597.09	5 615.05	6 982.04	695.62
县属	15 593.27	7 896.39	2 989.78	4 906.61	7 247.69	2 957.40	4 290.29	449.19
中医(综合)医院合计	**14 843.34**	**6 790.42**	**2 984.16**	**3 806.27**	**7 599.07**	**4 389.64**	**3 209.43**	**453.85**
中央属	191 243.20	71 727.80	28 438.60	43 289.20	113 453.80	69 775.20	43 678.60	6 061.60
省属	120 836.42	51 013.34	21 900.18	29 113.16	66 335.56	40 435.44	25 900.12	3 487.52
省辖市属	32 737.90	15 623.77	6 503.88	9 119.89	16 398.52	9 446.13	6 952.39	715.61
地辖市属	14 521.27	6 781.30	3 203.72	3 577.58	7 292.90	4 189.14	3 103.76	447.08
县属	6 048.58	2 791.65	1 251.14	1 540.50	3 000.76	1 649.69	1 351.07	256.17

2004年全国卫生部门综合医院、中医（综合）医院院均门诊收入情况

单位：千元

	门诊收入	内：			
		挂号收入	检查收入	治疗收入	手术收入
综合医院合计	**7 827.69**	**224.64**	**3 014.74**	**1 888.54**	**402.18**
中央属	109 960.82	4 692.45	38 010.77	25 258.77	4 204.73
省属	34 485.28	1 100.74	12 323.21	8 534.56	2 495.88
省辖市属	13 505.59	353.91	5 160.07	3 492.12	621.04
地辖市属	5 365.78	142.78	2 061.50	1 310.15	247.83
县属	2 989.78	80.89	1 315.62	598.36	139.64
中医（综合）医院合计	**2 984.16**	**113.48**	**990.72**	**872.66**	**132.46**
中央属	28 438.60	1 757.20 9	9 561.40	8 627.80	545.20
省属	21 900.18	1 006.14	6 046.30	6 916.98	569.24
省辖市属	6 503.88	261.75	2 028.09	2 113.01	290.43
地辖市属	3 203.72	106.14	1 105.61	919.49	134.54
县属	1 251.14	41.23	475.72	303.42	76.82

2004年全国卫生部门综合医院、中医（综合）医院院均住院收入情况

单位：千元

	住院收入	内：			
		床位收入	检查收入	治疗收入	手术收入
综合医院合计	**14 730.54**	**1 374.90**	**1 624.63**	**5 415.19**	**2 524.64**
中央属	226 362.23	17 089.27	25 630.36	78 825.82	36 340.14
省属	75 589.53	6 091.81	8 342.97	26 958.87	14 176.28
省辖市属	26 386.25	2 564.20	3 037.74	10 040.32	4 138.41
地辖市属	8 373.59	893.52	881.61	3 073.83	1 430.40
县属	4 906.61	487.12	502.72	1 785.79	907.66
中医（综合）医院合计	**3 806.27**	**448.58**	**395.22**	**1 406.22**	**617.17**
中央属	43 289.20	5 489.20	7 005.40	12 133.40	4 208.00
省属	29 113.16	3 807.16	3 350.20	11 185.98	2 907.34
省辖市属	9 119.89	1 090.67	916.09	3 652.89	1 393.76
地辖市属	3 577.58	402.76	334.64	1 319.09	625.13
县属	1 540.50	169.36	159.34	503.69	332.86

2004年全国卫生部门综合医院、中医（综合）医院院均药品收入情况

单位：千元

	药品收入	门诊收入	其中：		住院收入	其中：	
			西药收入	中药收入		西药收入	中药收入
综合医院合计	**20 103.51**	**8 667.59**	**6 915.95**	**1 751.65**	**11 435.92**	**10 984.39**	**451.53**
中央属	293 424.32	134 160.14	106 675.64	27 484.50	159 264.18	155 274.68	3 989.50
省属	94 683.91	40 363.60	31 173.32	9 190.28	54 320.31	52 199.72	2 120.59
省辖市属	35 552.48	15 404.13	12 285.89	3 118.25	20 148.35	19 299.61	848.75
地辖市属	12 597.09	5 615.05	4 573.16	1 041.89	6 982.04	6 704.15	277.89
县属	7 247.69	2 957.40	2 419.57	537.83	4 290.29	4 121.15	169.14
中医(综合)医院合计	**7 599.07**	**4 389.64**	**2 392.20**	**1 997.43**	**3 209.43**	**2 743.80**	**465.63**
中央属	113 453.80	69 775.20	26 118.40	43 656.80	43 678.60	37 596.60	6 082.00
省属	66 335.56	40 435.44	16 758.90	23 676.54	25 900.12	21 184.36	4 715.76
省辖市属	16 398.52	9 446.13	4 934.09	4 512.04	6 952.39	5 881.53	1 070.86
地辖市属	7 292.90	4 189.14	2 596.91	1 592.22	3 103.76	2 704.74	399.02
县属	3 000.76	1 649.69	1 073.39	576.30	1 351.07	1 184.93	166.14

2004年全国卫生部门综合医院、中医（综合）医院院均业务支出情况

单位：千元

	业务支出	医疗支出	药品支出	内：药品费	其中：西药费	中药费	其他支出
综合医院合计	**43 624.02**	**25 537.00**	**17 618.22**	**15 271.73**	**13 703.81**	**1 567.92**	**468.80**
中央属	644 694.82	389 664.18	247 653.45	232 524.41	207 644.09	24 880.32	7 377.18
省属	205 346.03	121 167.77	82 956.89	74 949.56	67 255.25	7 694.31	1 221.37
省辖市属	77 618.51	45 522.33	31 302.95	27 124.78	24 271.83	2 852.95	793.23
地辖市属	26 985.85	15 633.32	10 998.68	9 203.12	8 311.59	891.53	353.85
县属	15 663.14	9 009.88	6 405.01	5 260.28	4 728.14	532.14	248.26
中医(综合)医院合计	**15 217.32**	**8 193.25**	**6 898.74**	**5 553.30**	**3 808.82**	**1 744.48**	**125.33**
中央属	193 355.60	90 459.20	102 393.20	88 338.40	52 538.80	35 799.60	503.20
省属	124 582.86	63 744.04	60 352.64	50 751.98	30 652.74	20 099.24	486.18
省辖市属	33 756.30	18 719.62	14 843.36	12 246.10	8 235.10	4 011.01	193.32
地辖市属	14 727.39	7 944.42	6 665.54	5 166.22	3 731.87	1 434.35	117.43
县属	6 204.74	3 394.02	2 713.31	2 089.09	1 587.86	501.23	97.41

2004年全国卫生部门综合医院、中医（综合）医院服务效率情况

	平均每所医院每天门急诊人次（人次）	病床使用率（%）	病床周转次数（次）	出院者平均住院日（日）
综合医院合计	**524.13**	**74.48**	**26.12**	**9.89**
中央属	4 040.96	96.56	24.48	14.06
省属	1 621.27	88.59	23.74	13.24
省辖市属	868.57	82.68	24.18	11.80
地辖市属	414.80	69.00	27.52	8.72
县属	287.45	61.95	28.34	7.46
中医（综合）医院合计	**335.32**	**62.70**	**20.50**	**10.41**
中央属	2 249.30	90.16	13.54	24.34
省属	1 799.83	82.86	15.71	18.34
省辖市属	592.33	70.10	18.68	13.27
地辖市属	349.30	61.79	21.75	9.63
县属	206.14	53.30	22.19	7.91

2004年全国卫生部门综合医院、中医（综合）医院门诊患者负担情况

单位：元

	平均每诊疗人次医疗费	内：挂号费	药费	检查费	治疗费
综合医院合计	**117.68**	**1.60**	**61.84**	**21.51**	**13.47**
中央属	234.76	4.51	129.02	36.55	24.29
省属	174.52	2.57	94.11	28.73	19.90
省辖市属	123.33	1.51	65.71	22.01	14.90
地辖市属	99.30	1.29	50.78	18.64	11.85
县属	77.20	1.05	38.39	17.08	7.77
中医（综合）医院合计	**82.97**	**1.28**	**49.39**	**11.15**	**9.82**
中央属	171.04	3.06	121.51	16.65	15.03
省属	134.22	2.17	87.06	13.02	14.89
省辖市属	101.44	1.66	60.08	12.90	13.44
地辖市属	80.51	1.16	45.62	12.04	10.01
县属	52.30	0.74	29.74	8.58	5.47

2004 年全国卫生部门综合医院、中医（综合）医院住院患者负担情况

单位：元

	平均每一出院者住院医疗费	内：床位费	药费	检查费	治疗费	手术费	出院者平均每天住院医疗费
综合医院合计	**4 283.74**	**225.09**	**1 872.19**	**265.97**	**886.53**	**413.31**	**433.25**
中央属	12 414.75	550.17	5 127.31	825.14	2 537.70	1 169.92	883.19
省属	8 999.36	422.00	3 762.98	577.95	1 867.54	982.05	679.81
省辖市属	5 099.58	281.00	2 207.99	332.90	1 100.29	453.51	432.28
地辖市属	3 167.01	184.28	1 440.00	181.83	633.96	295.01	363.05
县属	2 087.15	110.55	973.64	114.09	405.27	205.99	279.69
中医(综合)医院合计	**3 125.18**	**199.82**	**1 429.66**	**176.05**	**626.41**	**274.92**	**300.33**
中央属	12 910.51	814.88	6 484.16	1 039.96	1 801.22	624.68	530.35
省属	7 835.35	542.24	3 688.87	477.16	1 593.18	414.08	427.31
省辖市属	4 425.97	300.35	1 914.54	252.27	1 005.93	383.81	333.53
地辖市属	2 831.53	170.69	1 315.36	141.82	559.03	264.93	294.04
县属	1 724.17	100.99	805.61	95.01	300.34	198.48	217.87

2004 年全国卫生部门综合医院、中医（综合）医院平均每一职工、医师产出情况

	平均每一职工产出情况			平均每一医师产出情况		
	全年负担的诊疗人次（人次）	全年负担的住院床日数（日）	年业务收入（元）	全年负担的诊疗人次（人次）	全年负担的住院床日数（日）	年业务收入（元）
综合医院合计	**350.29**	**159.10**	**109 148.27**	**1 201.65**	**545.79**	**374 427.47**
中央属	527.72	227.54	327 839.24	1 831.05	789.51	1 137 518.73
省属	469.87	213.41	229 584.45	1 547.67	702.94	756 214.82
省辖市属	419.93	203.60	137 820.25	1 289.86	625.38	423 332.74
地辖市属	338.46	137.92	82 738.01	1 096.56	446.83	268 057.98
县属	252.70	115.20	51 153.20	1 013.14	461.88	205 085.40
中医(综合)医院合计	**498.49**	**140.55**	**83 254.31**	**1 365.16**	**384.91**	**228 000.82**
中央属	743.22	211.83	247 531.97	2 324.75	662.60	774 263.97
省属	676.01	197.52	175 879.74	1 936.47	565.82	503 820.96
省辖市属	518.91	168.25	108 039.76	1 447.87	469.45	301 455.84
地辖市属	481.06	127.41	76 071.34	1 375.19	364.23	217 460.83
县属	452.96	118.94	49 398.55	1 181.67	310.28	128 869.08

2004 年政府办中医类医院*按地区分院均总收支及病人欠费情况

地区	机构数（个）	总收入（千元）	总支出（千元）	病人累计欠费总额（千元）	内：年内病人欠费总额（千元）	欠费率（%）
全国总计	**2 542**	**16 061.55**	**15 691.64**	**1 469.75**	**193.58**	**1.36**
北京市	29	78 416.83	76 191.72	637.97	247.52	0.36
天津市	23	45 636.96	45 774.30	1 710.22	143.00	0.33
河北省	145	8 164.21	7 964.47	409.18	46.98	0.62
山西省	130	2 490.26	2 519.10	89.11	10.76	0.60
内蒙古自治区	86	5 134.44	5 037.38	43.09	21.00	0.52
辽宁省	91	9 724.41	9 651.41	192.98	51.87	0.57
吉林省	71	9 124.00	9 096.92	348.56	67.13	0.90
黑龙江省	109	9 742.78	9 991.00	85.89	10.18	0.13
上海市	20	99 226.70	94 029.30	22 121.55	4 491.25	4.88
江苏省	82	54 459.28	57 772.88	1 812.84	489.74	1.11
浙江省	84	48 615.33	46 970.79	1 418.87	293.17	0.63
安徽省	84	11 923.74	11 431.23	403.02	119.38	1.29
福建省	77	17 749.78	16 550.86	761.48	313.99	1.90
江西省	94	8 717.55	8 582.76	293.48	61.50	0.77
山东省	118	17 484.37	16 941.98	270.18	79.21	0.48
河南省	152	10 644.07	10 755.79	402.83	93.28	0.94
湖北省	82	16 543.23	16 238.46	5 187.99	1 104.28	7.16
湖南省	124	11 930.19	11 663.45	732.93	226.61	2.03
广东省	127	44 969.27	40 921.57	763.79	191.80	0.48
广西壮族自治区	80	14 508.89	14 164.89	1 253.20	226.34	1.69
海南省	15	8 280.47	8 284.07	1 287.87	246.00	3.84
重庆市	45	14 876.78	14 427.29	309.49	131.91	1.00
四川省	175	9 835.32	9 568.02	369.06	128.00	1.45
贵州省	68	5 963.22	5 626.09	25 110.04	251.53	5.24
云南省	105	7 676.54	8 029.30	718.55	198.06	3.05
西藏自治区	17	3 931.76	3 884.41	0.00	0.00	0.00
陕西省	117	6 462.90	6 463.30	74.98	22.69	0.40
甘肃省	78	5 257.99	5 393.69	97.58	18.71	0.44
青海省	37	3 658.73	3 654.24	178.70	61.59	2.14
宁夏回族自治区	17	8 245.71	7 963.59	14.00	5.71	0.09
新疆维吾尔自治区	60	10 257.58	9 382.77	182.97	89.00	1.05

注：*中医类医院包括中医、中西医结合、民族医医院（下同）。

2004年政府办中医类医院按地区分院均业务收入情况

单位：千元

地区	业务收入	其中：				
		医疗收入		药品收入		其他收入
		门诊收入	住院收入	门诊收入	住院收入	
全国总计	**14 263.19**	**2 851.13**	**3 729.56**	**4 179.72**	**3 071.77**	**430.97**
北京市	69 170.48	11 456.90	13 936.28	28 426.21	13 855.45	1 495.66
天津市	43 171.26	9 852.35	9 806.22	12 662.78	9 140.96	1 708.96
河北省	7 619.82	1 695.50	2 029.79	1 846.92	1 780.96	266.66
山西省	1 778.92	418.98	463.90	524.45	292.84	78.74
内蒙古自治区	4 036.97	782.99	800.34	1 444.31	887.06	122.27
辽宁省	9 117.91	1 979.26	2 159.00	2 772.16	1 930.59	275.78
吉林省	7 431.30	1 773.28	1 528.38	2 078.35	1 579.44	471.85
黑龙江省	7 900.08	1 912.81	1 652.17	2 277.49	1 833.79	223.83
上海市	92 067.50	17 526.55	16 314.65	40 507.25	13 444.00	4 275.05
江苏省	44 240.46	8 323.72	10 698.01	13 784.37	10 438.88	995.49
浙江省	46 520.58	8 465.01	11 017.15	15 530.08	10 189.63	1 318.70
安徽省	9 278.00	1 776.82	2 393.64	2 468.42	2 267.48	371.64
福建省	16 509.94	3 721.22	4 436.78	4 483.12	3 506.73	362.09
江西省	7 940.17	1 552.00	1 971.62	2 267.88	1 850.74	297.93
山东省	16 397.93	3 040.86	4 757.58	3 719.03	4 139.07	741.41
河南省	9 905.12	1 958.57	2 808.95	2 430.60	2 419.51	287.49
湖北省	15 431.11	2 983.95	4 239.05	4 359.60	3 168.16	680.35
湖南省	11 175.03	1 954.10	3 631.52	2 240.75	3 035.68	312.99
广东省	39 608.30	9 348.63	12 152.13	10 903.93	6 523.30	680.31
广西壮族自治区	13 375.31	2 715.68	4 029.74	3 437.05	2 811.51	381.34
海南省	6 401.60	1 412.27	1 482.73	2 177.00	1 142.07	187.53
重庆市	13 219.93	2 588.00	3 296.07	3 968.71	3 048.56	318.60
四川省	8 797.82	1 835.38	2 776.99	2 085.88	1 782.83	316.74
贵州省	4 799.50	754.22	1 583.22	988.81	1 309.00	164.25
云南省	6 492.55	1 147.10	1 700.53	1 604.74	1 817.12	223.06
西藏自治区	1 835.41	206.00	670.41	426.29	442.00	90.71
陕西省	5 691.41	1 077.65	1 738.00	1 305.84	1 326.03	243.89
甘肃省	4 236.58	708.08	1 194.47	1 138.05	1 123.45	72.53
青海省	2 884.84	370.32	672.27	972.51	835.68	34.05
宁夏回族自治区	6 432.82	1 118.65	1 248.41	2 691.76	1 199.41	174.59
新疆维吾尔自治区	8 474.20	1 410.05	2 276.72	2 405.05	2 122.47	259.92

2004年政府办中医类医院按地区分院均门诊收入情况

单位：千元

地　区	门诊收入	内：挂号收入	检查收入	治疗收入	手术收入
全国总计	**2 851.13**	**111.34**	**934.00**	**857.14**	**130.39**
北京市	11 456.90	489.10	3 563.41	3 863.14	210.52
天津市	9 852.35	468.57	1 483.13	5 033.87	694.96
河北省	1 695.50	33.72	726.26	364.28	105.43
山西省	418.98	22.84	113.06	124.05	27.12
内蒙古自治区	782.99	22.66	318.52	217.80	19.06
辽宁省	1 979.26	50.90	678.38	590.07	57.42
吉林省	1 773.28	94.27	661.72	533.20	37.61
黑龙江省	1 912.81	54.26	713.48	541.55	64.88
上海市	17 526.55	1 531.85	3 487.50	3 812.70	1 150.90
江苏省	8 323.72	311.48	2 589.05	2 156.93	365.76
浙江省	8 465.01	401.65	3 179.01	1 864.40	646.80
安徽省	1 776.82	39.68	668.75	476.43	116.38
福建省	3 721.22	159.27	1 349.60	919.55	170.34
江西省	1 552.00	44.34	638.60	370.65	118.63
山东省	3 040.86	55.22	1 312.37	757.99	115.41
河南省	1 958.57	38.51	751.82	624.98	102.37
湖北省	2 983.95	121.20	969.10	1 035.44	120.07
湖南省	1 954.10	69.75	673.59	510.90	100.86
广东省	9 348.63	329.20	2 653.89	3 538.93	243.44
广西壮族自治区	2 715.68	54.21	805.29	1 092.06	80.11
海南省	1 412.27	80.20	415.80	408.80	55.73
重庆市	2 588.00	91.42	847.64	680.82	189.02
四川省	1 835.38	116.17	584.67	640.95	78.11
贵州省	754.22	20.60	232.10	238.31	46.16
云南省	1 147.10	22.30	309.40	365.06	36.76
西藏自治区	206.00	37.35	24.71	106.12	1.94
陕西省	1 077.65	55.00	385.56	304.04	65.15
甘肃省	708.08	41.31	229.28	169.21	29.51
青海省	370.32	19.57	106.24	104.73	16.76
宁夏回族自治区	1 118.65	44.12	302.18	414.00	37.12
新疆维吾尔自治区	1 410.05	51.43	543.83	382.02	41.30

2004年政府办中医类医院按地区分院均住院收入情况

单位：千元

地　区	住院收入	内：床位收入	检查收入	治疗收入	手术收入
全国总计	**3 729.56**	**436.10**	**383.20**	**1 358.36**	**619.81**
北京市	13 936.28	1 670.41	2 204.31	4 190.90	1 205.66
天津市	9 806.22	1 244.48	599.87	4 311.65	885.52
河北省	2 029.79	265.19	236.57	645.63	363.28
山西省	463.90	66.40	32.78	190.34	88.27
内蒙古自治区	800.34	124.53	103.88	284.94	117.00
辽宁省	2 159.00	270.00	248.22	617.96	392.22
吉林省	1 528.38	181.37	222.94	648.83	197.11
黑龙江省	1 652.17	239.15	190.17	569.18	241.48
上海市	16 314.65	2 944.20	1 813.55	1 664.15	3 158.85
江苏省	10 698.01	1 405.85	1 145.11	3 601.49	1 197.27
浙江省	11 017.15	1 220.40	929.49	2 919.63	3 033.04
安徽省	2 393.64	271.55	261.10	803.43	496.88
福建省	4 436.78	418.65	358.32	1 708.01	1 096.13
江西省	1 971.62	167.32	238.59	562.96	572.21
山东省	4 757.58	530.21	417.41	1 693.86	1 165.24
河南省	2 808.95	331.88	247.57	1 038.33	553.57
湖北省	4 239.05	367.43	508.05	1 851.17	603.39
湖南省	3 631.52	394.83	312.58	1 110.95	785.89
广东省	12 152.13	1 493.60	1 266.82	5 739.96	1 209.35
广西壮族自治区	4 029.74	333.75	459.43	1 875.59	365.25
海南省	1 482.73	224.33	132.40	455.73	196.73
重庆市	3 296.07	330.33	364.09	1 081.33	738.33
四川省	2 776.99	268.89	233.98	1 206.60	463.45
贵州省	1 583.22	160.37	155.72	659.65	280.47
云南省	1 700.53	208.43	152.46	787.42	144.84
西藏自治区	670.41	155.29	56.35	406.41	27.82
陕西省	1 738.00	201.27	163.91	513.36	356.68
甘肃省	1 194.47	137.28	166.95	421.42	148.10
青海省	672.27	78.57	81.16	280.84	91.05
宁夏回族自治区	1 248.41	151.65	93.35	501.88	125.59
新疆维吾尔自治区	2 276.72	229.98	348.88	1 000.47	196.05

2004年政府办中医类医院按地区分院均药品收入情况

单位：千元

地区	药品收入	门诊收入	其中：		住院收入	其中：	
			西药收入	中药收入		西药收入	中药收入
全国总计	**7 251.49**	**4 179.72**	**2 294.09**	**1 885.63**	**3 071.77**	**2 625.24**	**446.53**
北京市	42 281.66	28 426.21	10 896.86	17 529.34	13 855.45	11 394.48	2 460.97
天津市	21 803.74	12 662.78	5 758.52	6 904.26	9 140.96	7 892.30	1 248.65
河北省	3 627.88	1 846.92	1 039.94	806.97	1 780.96	1 484.88	296.08
山西省	817.29	524.45	299.92	224.54	292.84	242.88	49.96
内蒙古自治区	2 331.37	1 444.31	681.60	762.71	887.06	655.65	231.41
辽宁省	4 702.77	2 772.16	972.20	1 799.97	1 930.59	1 393.51	537.09
吉林省	3 657.79	2 078.35	888.13	1 190.23	1 579.44	1 279.08	300.35
黑龙江省	4 111.28	2 277.49	1 092.17	1 185.31	1 833.79	1 382.64	451.15
上海市	53 951.25	40 507.25	16 357.45	24 149.80	13 444.00	11 234.25	2 209.75
江苏省	24 223.24	13 784.37	7 484.18	6 300.18	10 438.88	9 182.30	1 256.57
浙江省	25 719.71	15 530.08	9 326.90	6 203.18	10 189.63	9 497.61	692.02
安徽省	4 735.89	2 468.42	1 414.42	1 054.00	2 267.48	1 887.81	379.67
福建省	7 989.84	4 483.12	2 854.65	1 628.47	3 506.73	3 219.82	286.91
江西省	4 118.63	2 267.88	1 385.97	881.91	1 850.74	1 588.35	262.39
山东省	7 858.09	3 719.03	2 512.06	1 206.97	4 139.07	3 827.33	311.74
河南省	4 850.11	2 430.60	1 166.61	1 263.99	2 419.51	2 023.12	396.39
湖北省	7 527.76	4 359.60	2 559.06	1 800.54	3 168.16	2 666.46	501.70
湖南省	5 276.43	2 240.75	1 260.16	980.59	3 035.68	2 517.57	518.10
广东省	17 427.23	10 903.93	6 941.77	3 962.16	6 523.30	5 304.80	1 218.50
广西壮族自治区	6 248.56	3 437.05	2 185.44	1 251.61	2 811.51	2 433.51	378.00
海南省	3 319.07	2 177.00	1 303.27	873.73	1 142.07	854.80	287.27
重庆市	7 017.27	3 968.71	2 954.22	1 014.49	3 048.56	2 895.82	152.73
四川省	3 868.71	2 085.88	1 272.29	813.59	1 782.83	1 524.60	258.23
贵州省	2 297.81	988.81	626.01	362.79	1 309.00	1 129.97	179.03
云南省	3 421.87	1 604.74	975.42	629.32	1 817.12	1 604.40	212.72
西藏自治区	868.29	426.29	31.59	394.71	442.00	203.35	238.65
陕西省	2 631.87	1 305.84	740.46	565.38	1 326.03	1 179.48	146.56
甘肃省	2 261.50	1 138.05	670.09	467.96	1 123.45	885.87	237.58
青海省	1 808.19	972.51	382.95	589.57	835.68	685.70	149.97
宁夏回族自治区	3 891.18	2 691.76	1 725.76	966.00	1 199.41	974.94	224.47
新疆维吾尔自治区	4 527.52	2 405.05	1 193.02	1 212.03	2 122.47	1 541.12	581.35

2004年政府办中医类医院按地区分院均业务支出情况

单位：千元

地 区	业务支出	医疗支出	药品支出	内：药品费	其中：西药费	中药费	其他支出
全国总计	**14 607.42**	**7 903.49**	**6 576.05**	**5 307.99**	**3 661.98**	**1 646.01**	**127.84**
北京市	72 176.59	34 906.14	37 145.00	32 404.38	17 681.69	14 722.69	125.45
天津市	44 812.57	24 852.83	19 669.09	16 947.91	10 806.22	6 141.70	290.65
河北省	7 590.83	4 285.19	3 232.78	2 575.68	1 802.66	773.02	72.86
山西省	2 023.75	1 153.75	805.95	592.72	414.60	178.12	64.05
内蒙古自治区	4 788.50	2 569.05	2 168.76	1 425.53	884.92	540.62	50.70
辽宁省	9 321.60	5 298.33	3 993.36	3 006.62	1 358.76	1 647.86	28.81
吉林省	8 641.86	5 106.25	3 453.04	2 812.27	1 435.73	1 376.54	82.56
黑龙江省	8 939.15	5 007.20	3 842.39	3 072.12	1 814.75	1 257.37	89.56
上海市	91 977.90	45 766.15	45 836.35	37 041.90	21 689.40	15 352.50	375.40
江苏省	43 750.39	23 502.05	20 030.80	16 142.77	10 864.74	5 278.02	217.54
浙江省	46 186.14	23 736.15	22 141.79	18 458.29	14 011.64	4 446.64	308.20
安徽省	9 741.14	5 260.90	4 397.46	3 355.51	2 254.38	1 101.13	82.77
福建省	15 873.00	8 240.10	7 381.65	6 345.21	4 862.32	1 482.88	251.25
江西省	8 240.20	4 179.52	3 959.57	3 020.36	2 210.69	809.67	101.11
山东省	16 521.40	9 653.41	6 629.35	5 279.26	4 352.49	926.77	238.64
河南省	10 325.37	5 590.51	4 627.05	3 637.88	2 363.91	1 273.97	107.80
湖北省	15 987.66	8 508.13	7 241.22	5 662.22	4 053.35	1 608.87	238.30
湖南省	11 200.27	6 535.39	4 542.90	3 473.35	2 443.16	1 030.19	121.98
广东省	39 599.72	21 795.00	17 584.09	14 181.33	10 200.86	3 980.47	220.63
广西壮族自治区	13 848.70	7 761.11	5 987.88	4 892.44	3 689.43	1 203.01	99.71
海南省	7 297.40	3 900.53	3 350.60	2 674.07	1 766.67	907.40	46.27
重庆市	13 874.11	7 372.73	6 321.62	4 652.44	3 917.93	734.51	179.76
四川省	9 191.65	5 380.09	3 749.35	2 864.53	2 140.70	723.83	62.21
贵州省	5 295.50	2 928.66	2 270.12	1 810.26	1 403.15	407.12	96.72
云南省	7 031.70	3 711.36	3 219.27	2 659.73	2 038.62	621.11	101.07
西藏自治区	2 755.06	1 948.29	731.41	600.76	162.18	438.59	75.35
陕西省	5 917.28	3 374.22	2 380.71	1 989.46	1 465.08	524.38	162.35
甘肃省	4 749.82	2 607.35	2 065.21	1 739.73	1 197.46	542.27	77.27
青海省	3 170.54	1 567.57	1 565.19	1 354.81	848.62	506.19	37.78
宁夏回族自治区	7 417.29	3 647.18	3 693.12	2 998.82	2 145.65	853.18	77.00
新疆维吾尔自治区	8 750.50	4 345.30	4 321.28	3 607.73	2 302.92	1 304.82	83.92

2004年政府办中医类医院按地区分服务效率情况

地　区	平均每所医院每天诊疗人次（人次）	病床使用率（%）	病床周转次数（次）	出院者平均住院日（日）
全　国　总　计	**314.80**	**62.99**	**20.51**	**10.44**
北　京　市	965.70	82.25	15.21	19.73
天　津　市	728.11	70.77	14.15	17.63
河　北　省	212.81	59.44	22.12	8.61
山　西　省	99.89	39.50	16.13	7.83
内蒙古自治区	142.09	48.95	16.36	9.51
辽　宁　省	209.30	44.38	14.48	9.74
吉　林　省	203.80	47.45	14.27	11.01
黑龙江省	173.45	50.92	15.09	11.18
上　海　市	1 534.01	89.04	16.96	16.46
江　苏　省	692.19	83.17	26.45	11.28
浙　江　省	795.73	80.55	23.58	12.16
安　徽　省	251.98	57.88	21.12	9.62
福　建　省	362.25	64.68	21.12	8.81
江　西　省	245.64	59.65	31.32	6.15
山　东　省	323.47	67.62	25.29	8.65
河　南　省	296.72	56.60	18.81	10.32
湖　北　省	327.42	62.41	19.88	11.00
湖　南　省	194.39	58.98	19.63	10.31
广　东　省	799.09	74.11	22.50	11.87
广西壮族自治区	406.23	60.71	20.68	10.46
海　南　省	200.11	46.30	16.49	9.83
重　庆　市	284.42	60.63	18.99	11.05
四　川　省	284.61	59.58	22.46	9.02
贵　州　省	136.79	59.58	20.53	9.80
云　南　省	241.07	69.30	18.82	12.59
西藏自治区	79.91	59.06	10.94	18.76
陕　西　省	147.91	53.58	18.39	10.13
甘　肃　省	177.43	52.08	17.42	9.63
青　海　省	94.39	54.32	15.83	9.91
宁夏回族自治区	262.00	61.59	20.54	9.95
新疆维吾尔自治区	185.79	77.57	22.22	11.63

2004年政府办中医类医院按地区分门诊患者负担情况

单位:元

地　区	平均每诊疗人次医疗费	内:挂号费	药费	检查费	治疗费
全国总计	**84.05**	**1.33**	**49.96**	**11.16**	**10.25**
北京市	159.59	1.96	113.74	14.26	15.46
天津市	120.89	2.52	67.99	7.96	27.03
河北省	61.42	0.58	32.02	12.59	6.32
山西省	36.07	0.87	20.05	4.32	4.74
内蒙古自治区	57.17	0.58	37.07	8.18	5.59
辽宁省	86.24	0.92	50.32	12.31	10.71
吉林省	69.92	1.71	37.73	12.01	9.68
黑龙江省	90.11	1.17	48.98	15.34	11.65
上海市	147.22	3.89	102.76	8.85	9.67
江苏省	121.20	1.71	75.57	14.19	11.82
浙江省	116.65	1.95	75.50	15.45	9.06
安徽省	64.31	0.60	37.39	10.13	7.22
福建省	86.05	1.67	47.02	14.15	9.64
江西省	59.84	0.69	35.53	10.00	5.81
山东省	79.15	0.65	43.54	15.37	8.87
河南省	56.60	0.50	31.34	9.70	8.06
湖北省	73.25	1.21	43.49	9.67	10.33
湖南省	81.42	1.35	43.49	13.07	9.92
广东省	93.96	1.53	50.59	12.31	16.42
广西壮族自治区	57.21	0.50	31.96	7.49	10.15
海南省	68.44	1.53	41.51	7.93	7.80
重庆市	89.04	1.24	53.89	11.51	9.25
四川省	52.22	1.55	27.78	7.79	8.54
贵州省	45.43	0.54	25.77	6.05	6.21
云南省	44.04	0.36	25.68	4.95	5.84
西藏自治区	27.64	1.63	18.64	1.08	4.64
陕西省	60.16	1.39	32.96	9.73	7.67
甘肃省	37.86	0.85	23.34	4.70	3.47
青海省	41.49	0.60	30.05	3.28	3.24
宁夏回族自治区	51.85	0.60	36.62	4.11	5.63
新疆维吾尔自治区	79.89	1.08	50.36	11.39	8.00

2004年政府办中医类医院按地区分住院患者负担情况

单位:元

地　区	平均每一出院者住院医疗费	内:床位费	药费	检查费	治疗费	手术费	出院者平均每天住院医疗费
全国总计	**3 199.05**	**205.12**	**1 444.83**	**180.24**	**638.91**	**291.53**	**306.48**
北京市	8 881.59	533.83	4 427.88	704.45	1 339.31	385.30	450.08
天津市	6 933.73	455.42	3 345.14	219.52	1 577.85	324.06	393.34
河北省	1 815.80	126.36	848.62	112.72	307.64	173.10	210.85
山西省	1 220.00	107.05	472.11	52.84	306.86	142.31	155.81
内蒙古自治区	1 765.17	130.27	927.94	108.67	298.07	122.39	185.61
辽宁省	2 502.39	165.21	1 181.32	151.88	378.12	240.00	257.03
吉林省	2 189.73	127.79	1 112.85	157.08	457.16	138.88	198.81
黑龙江省	2 677.90	183.71	1 408.71	146.08	437.24	185.50	239.55
上海市	8 336.11	824.74	3 765.98	508.02	466.17	884.87	506.52
江苏省	4 492.09	298.78	2 218.51	243.36	765.40	254.45	398.31
浙江省	5 530.49	318.27	2 657.34	242.40	761.41	790.98	454.69
安徽省	2 262.25	131.79	1 100.51	126.72	389.94	241.16	235.16
福建省	3 478.84	183.35	1 535.76	156.93	748.02	480.05	394.67
江西省	1 574.42	68.92	762.32	98.27	231.88	235.69	255.93
山东省	2 346.47	139.84	1 091.67	110.09	446.75	307.33	271.26
河南省	2 156.45	136.88	997.91	102.11	428.25	228.31	208.93
湖北省	2 835.78	140.67	1 212.90	194.50	708.70	231.00	257.79
湖南省	2 765.87	163.79	1 259.34	129.67	460.88	326.02	268.30
广东省	6 067.76	485.28	2 119.46	411.60	1 864.95	392.93	511.02
广西壮族自治区	2 889.00	140.94	1 187.28	194.01	792.04	154.24	276.29
海南省	2 623.40	224.21	1 141.46	132.33	455.49	196.63	266.81
重庆市	2 931.87	152.65	1 408.75	168.25	499.69	341.19	265.27
四川省	2 183.54	128.76	853.73	112.05	577.80	221.93	241.98
贵州省	2 026.03	112.34	916.97	109.08	462.09	196.47	206.78
云南省	2 540.07	150.50	1 312.13	110.09	568.59	104.59	201.80
西藏自治区	3 819.63	533.23	1 517.67	193.50	1 395.48	95.54	203.59
陕西省	2 207.38	145.00	955.30	118.09	369.83	256.96	217.97
甘肃省	1 792.62	106.17	868.84	129.11	325.92	114.54	186.12
青海省	2 628.69	136.96	1 456.77	141.48	489.56	158.73	265.26
宁夏回族自治区	1 703.29	105.52	834.60	64.96	349.23	87.39	171.16
新疆维吾尔自治区	2 859.52	149.49	1 379.63	226.78	650.32	127.43	245.93

2004年政府办中医类医院按地区分平均每一职工产出情况

地　区	全年负担的诊疗人次（人次）	全年负担的住院床日数（日）	年业务收入（元）
全国总计	**498.99**	**142.18**	**85 078.26**
北京市	659.04	162.83	182 408.29
天津市	564.45	151.19	130 839.24
河北省	377.28	134.64	49 845.44
山西省	321.41	68.13	21 860.19
内蒙古自治区	428.70	114.90	44 419.01
辽宁省	268.74	89.18	44 475.24
吉林省	226.66	70.88	30 577.92
黑龙江省	315.71	108.83	53 624.23
上海市	883.54	153.30	206 359.97
江苏省	602.72	178.47	146 178.75
浙江省	825.11	191.80	186 606.61
安徽省	437.85	136.69	61 540.75
福建省	711.20	190.36	123 148.79
江西省	502.95	132.96	62 557.71
山东省	372.57	161.42	71 529.92
河南省	382.18	131.26	48 817.42
湖北省	436.76	130.37	67 227.23
湖南省	251.77	129.18	54 606.87
广东省	898.46	154.22	165 099.58
广西壮族自治区	643.48	151.83	80 025.80
海南省	449.49	87.90	54 870.86
重庆市	457.89	156.79	82 202.16
四川省	585.33	157.64	68 576.86
贵州省	452.58	178.37	56 611.62
云南省	639.82	190.61	66 483.13
西藏自治区	413.23	103.72	33 158.34
陕西省	345.58	128.74	49 641.79
甘肃省	487.18	140.96	42 322.36
青海省	605.99	134.55	54 017.71
宁夏回族自治区	662.83	141.86	58 014.85
新疆维吾尔自治区	474.62	194.84	84 222.63

2004年政府办中医类医院按地区分平均每一医师产出情况

地　　区	全年负担的诊疗人次(人次)	全年负担的住院床日数(日)	年业务收入(元)
全国总计	**1 366.44**	**389.35**	**232 977.34**
北京市	1 872.74	462.69	518 331.78
天津市	1 537.01	411.70	356 275.21
河北省	937.74	334.64	123 892.58
山西省	725.29	153.75	49 329.99
内蒙古自治区	1 008.34	270.25	104 477.58
辽宁省	702.38	233.09	116 241.24
吉林省	715.64	223.81	96 545.65
黑龙江省	812.43	280.06	137 992.79
上海市	2 558.85	443.97	597 646.87
江苏省	1 690.72	500.63	410 050.64
浙江省	2 289.16	532.14	517 717.14
安徽省	1 104.56	344.84	155 249.40
福建省	1 868.60	500.15	323 559.43
江西省	1 306.21	345.30	162 467.57
山东省	917.71	397.62	176 193.41
河南省	1 213.51	416.78	155 006.49
湖北省	1 320.61	394.20	203 269.24
湖南省	764.69	392.35	165 853.26
广东省	2 865.51	491.86	526 562.76
广西壮族自治区	1 977.03	466.48	245 869.72
海南省	1 530.38	299.27	186 817.12
重庆市	1 170.53	400.82	210 136.70
四川省	1 582.89	426.31	185 451.58
贵州省	1 066.24	420.22	133 373.93
云南省	1 642.24	489.23	170 642.80
西藏自治区	1 034.19	259.59	82 984.04
陕西省	871.03	324.49	125 121.20
甘肃省	1 109.00	320.89	96 341.98
青海省	1 487.51	330.28	132 595.03
宁夏回族自治区	1 688.42	361.36	147 781.08
新疆维吾尔自治区	1 282.01	526.27	227 495.30

（四）中医教育

2004年全国高等中医药院校统招研究生、本科、专科毕业、招生、在校学生数

毕业名称	院校数（所）	毕业生数（人）	招生数（人）	在校生数（人）	预计毕业学生数（人）
高等中医药院校总计	—	**48 888**	**90 195**	**234 558**	**63 730**
博士生	14	516	882	2 344	640
硕士生	23	2 147	4 812	11 335	2 674
普通本科、专科生	42	23 473	55 438	186 029	34 865
成人本科、专科生	26	22 043	29 063	67 678	25 551
网络本科、专科生	1	709	0	6 031	0
其中：民族医院校	—	**2 804**	**6 234**	**16 031**	**4 046**
硕士生	1	12	20	34	10
普通本科、专科生	5	1 312	3 675	11 637	2 215
成人本科、专科生	3	1 480	2 539	4 360	1 821

注：2003年高等中医药院校中，成人本科、专科招生院校数为27所，共计毕业生数13603人、招生数31138人、在校生数93994人，预计毕业学生数21732人；其中：民族医院校成人本科、专科招生院校数为4所，共计毕业生数603人、招生数2584人、在校生数6043人，预计毕业学生数1688人。

2004年全国高等中医药院校在职教育、学历文凭、电大、自考毕（结）业、入学、在校学生数

	院校数(所)	毕(结)业生数(人)	入学数(人)	在校学生数(人)
高等中医药院校总计	—	**465**	**915**	**3 379**
在职攻读博士	4	8	9	17
在职攻读硕士	14	335	542	1 741
学历文凭、电大、自考	4	122	364	1 621
其中：民族医院校	—	**12**	**20**	**34**
在职攻读硕士	1	12	20	34

注：本表与去年统计范围不同，因教育部统计口径发生变化，单列"高等中医药院校其他学生情况"于下表。

2004年全国高等中医药院校其他学生情况

	院校数(所)	结业生数(人)	注册学生数(人)
高等中医药院校总计	—	**3 284**	**1 790**
研究生课程进修班	10	999	573
普通预科生	5	0	734
进修及培训	9	2285	483
其中：资格证书培训	4	740	97
岗位证书培训	2	224	0
其中：外语	1	71	0
其中：民族医院校	—	**0**	**306**
普通预科生	1	0	241
进修及培训	1	0	65

2004 年全国高等西医药院校中医药专业研究生、本科、专科毕业、招生、在校学生数

	院校数（所）	毕业生数（人）	招生数（人）	在校生数（人）	预计毕业学生数（人）
设置中医药专业的高等西医药院校总计	—	**6 179**	**15 594**	**40 144**	**10 167**
博士生	8	42	56	138	37
硕士生	28	128	374	815	180
普通本科、专科生	54	3 083	9 929	25 097	4 403
成人本专科生	21	2 926	5 375	14 316	5 597

注：2003 年高等西医药院校中，成人本科、专科招生院校数为 22 所，共计毕业生数 1644 人、招生数 5561 人、在校生数 18041 人，预计毕业学生数 3203 人。

2004 年全国高等非医药院校、研究院所中医药专业研究生、本科、专科毕业、招生、在校学生数

	机构数（所）	毕业生数（人）	招生数（人）	在校生数（人）	预计毕业学生数（人）
设置中医药专业的高等非医药院校、研究院所总计	—	**5 924**	**9 871**	**23 685**	**7 074**
博士生	10	68	84	203	57
硕士生	30	169	435	967	224
普通本科、专科生	74	3 302	6 300	16 236	4 255
成人本专科生	41	2 386	3 052	6 279	2 538

注：2003 年高等非医药院校中，成人本科、专科招生院校数为 41 所，共计毕业生数 1484 人、招生数 2771 人、在校生数 6863 人，预计毕业学生数 1745 人。

2004 年全国高等中医药院校攻读博士学位分专业毕业、招生、在校学生数

单位：人

专业名称	毕业生数		招生数	在校生数	预计毕业学生数
	小计	其中：授学位			
攻读博士学位人员总计	**516**	**509**	**882**	**2 344**	**640**
中医学	63	61	89	242	71
中医基础理论	36	35	61	162	38
中医临床基础	21	21	38	102	34
中医医史文献	8	8	20	59	16
方剂学	11	11	22	56	14
中医诊断学	6	6	11	31	8
中医内科学	119	117	170	478	125
中医外科学	9	9	26	74	15
中医骨伤科学	15	15	25	65	17
中医妇科学	15	14	25	67	18
中医儿科学	3	3	6	14	5
中医五官科学	6	6	12	33	11
针灸推拿学	54	54	82	245	71
中医学新专业	0	0	1	8	7
中西医结合	27	27	37	83	21
中西医结合基础	15	15	46	101	21
中西医结合临床	26	25	82	199	61
生药学	5	5	6	18	5
中药学	77	77	123	307	82

2004年全国高等中医药院校攻读硕士学位分专业毕业、招生、在校学生数

单位：人

专业名称	毕业生数		招生数	在校生数	预计毕业学生数
	小计	其中：授学位			
攻读硕士学位人员总计	**2 147**	**2 109**	**4 812**	**11 335**	**2 674**
科学技术哲学	2	2	3	8	3
生物医学工程	0	0	3	8	3
病理学与病理生理学	0	0	7	14	4
内科学	0	0	15	27	3
老年医学	0	0	2	2	0
影像医学与核医学	0	0	1	1	0
康复医学与理疗学	0	0	1	1	0
公共卫生与预防医学新专业	0	0	1	1	0
中医学	155	143	331	936	239
中医基础理论	95	94	175	484	118
中医临床基础	106	102	170	427	105
中医医史文献	46	45	81	192	49
方剂学	55	53	93	226	58
中医诊断学	34	34	62	162	52
中医内科学	389	384	803	1 866	428
中医外科学	85	83	198	419	91
中医骨伤科学	133	132	277	620	146
中医妇科学	100	100	214	455	111
中医儿科学	52	52	110	259	64
中医五官科学	55	54	119	271	61
针灸推拿学	179	177	357	885	212
中医学新专业	0	0	43	45	0
中西医结合	28	26	54	142	54
中西医结合基础	69	68	139	361	92
中西医结合临床	241	239	672	1 588	351
中西医结合新专业	0	0	0	1	0
药物化学	19	18	36	92	26
药剂学	29	29	95	188	34
生药学	26	26	83	169	38
药物分析学	0	0	30	39	3
药理学	14	14	80	163	26
中药学	234	233	545	1 256	298
管理学	1	1	10	25	5
社会医学与卫生事业管理	0	0	2	2	0

2004年全国高等中医药院校本科分专业毕业、招生、在校学生数

单位：人

专业名称	年制	毕业生数		招生数	在校生数	预计毕业学生数
		小计	其中：授学位			
本科总计	**—**	**16 290**	**15 213**	**34 891**	**133 345**	**21 214**
本硕连读7年制英语班	4	0	0	30	119	30
本硕连读信息工程班	4	0	0	28	115	0
本硕连读针灸班	4	0	0	29	29	0
本硕连读中西医结合班	4	0	0	31	118	29
本硕连读中药班	4	0	0	29	29	0
中医学	2	28	28	0	143	85
	3	94	94	0	1 535	298
	4	45	15	122	513	89
	5	5 760	5 351	5 655	31 025	6 267
	7	168	158	1 543	4 881	221
中医学（对外中医方向）	5	0	0	0	8	0
	6	0	0	97	341	0
中医学（壮医方向）	5	0	0	39	65	0
中医学国际交流	3	0	0	0	1	0
	5	0	0	0	137	0
中医学类新专业	4	82	76	132	401	67
	5	58	57	690	2 571	93
针灸推拿学	2	32	32	0	95	21
	3	1	1	0	222	33
	4	0	0	0	58	0
	5	1 450	1 365	2 277	9 152	1 566
	7	0	0	72	123	0
中医骨伤	3	0	0	0	129	4
	5	356	330	419	2 098	456
针灸骨伤	5	75	75	83	436	113
中医全科医学	5	0	0	0	254	58
中医外科学	5	86	86	49	260	71
中医五官科学	5	21	21	0	88	25
中医心理学	2	0	0	0	27	27
中医应用心理学	6	0	0	54	194	0
中医美容	5	40	37	129	246	28
中医营养与食疗	4	0	0	0	92	0

续表

专业名称	年制	毕业生数		招生数	在校生数	预计毕业学生数
		小计	其中：授学位			
中医护理学	4	0	0	0	166	166
	5	0	0	101	321	0
中医医事法律	5	0	0	0	31	0
中医计算机方向	5	0	0	0	101	0
中西医结合	3	0	0	0	114	18
	5	489	460	65	1 552	537
	7	37	35	92	300	37
中西医临床医学	2	0	0	0	3	3
	3	14	0	0	307	75
	5	1 239	1 182	4 247	13 316	1 718
藏药学	5	0	0	80	156	0
藏医学	5	27	0	146	396	10
	6	0	0	0	18	13
中医英语方向	5	0	0	43	156	0
	6	30	28	98	507	39
中医药国际交流	3	0	0	0	10	7
	4	0	0	37	140	0
	5	84	79	139	599	100
中医药翻译	4	0	0	43	85	0
中西医英语方向	6	0	0	44	141	0
英语（中医针灸推拿方向）	4	0	0	45	45	0
	6	0	0	28	28	0
	7	40	40	37	192	40
日语（中医针灸推拿方向）	4	0	0	42	42	0
	6	30	30	0	159	36
中药学	1	0	0	0	25	0
	2	14	14	0	122	42
	3	0	0	0	66	0
	4	2 066	1 927	3 302	11 123	2 281
	5	34	25	63	349	41
中药栽培与鉴定	4	0	0	52	117	0
中草药栽培与鉴定	2	0	0	0	12	0
	4	0	0	35	178	48
中药资源与开发	4	0	0	273	420	0

续表

专业名称	年制	毕业生数		招生数	在校生数	预计毕业学生数
		小计	其中：授学位			
中药制药	2	0	0	0	30	0
	4	115	111	107	466	134
中药经营与管理	2	0	0	0	52	20
	4	0	0	74	133	0
中药贸易	4	0	0	0	145	145
中药市场营销	4	48	48	42	174	51
中药营销	4	51	51	64	204	31
中药学国际交流	4	0	0	0	32	0
中药学英语班	5	38	34	61	253	40
中药学基地班	4	40	39	40	78	0
基础医学	5	23	19	0	1	1
全科医学	5	0	0	0	150	0
预防医学	4	0	0	102	102	0
临床医学	2	42	39	0	98	71
	3	0	0	0	6	0
	5	428	365	1 420	6 070	698
康复治疗学	4	0	0	61	175	55
	5	38	38	118	507	48
儿科	5	0	0	0	20	0
口腔医学	3	0	0	0	2	0
	5	0	0	230	593	0
听力学	4	0	0	59	178	30
医学影像学	4	0	0	36	94	0
	5	0	0	86	371	0
医学检验	3	0	0	0	123	0
	5	94	85	253	1 267	194
麻醉学	5	0	0	0	14	0
运动人体科学	5	0	0	43	92	0
老年医学	5	0	0	41	198	0
应用心理学	4	0	0	360	566	35
	5	0	0	184	489	0
医学英语	4	0	0	0	20	0

续表

专业名称	年制	毕业生数		招生数	在校生数	预计毕业学生数
		小计	其中：授学位			
护理学	2	44	42	0	201	55
	3	0	0	0	305	0
	4	587	563	1 775	5 094	812
	5	140	140	388	1 836	316
护理学类新专业	4	0	0	114	201	0
高级护理	5	0	0	30	89	0
涉外护理	5	0	0	53	115	0
英语护理	6	0	0	47	195	0
药学	2	89	86	0	683	228
	3	0	0	0	70	0
	4	854	782	1 599	5 438	878
制药工程	20	0	0	63	58	
	4	357	342	1 333	3 785	528
药学类新专业	4	39	39	194	506	70
药物制剂	2	0	0	0	29	0
	4	120	118	1 062	2 919	460
医药经营管理	4	66	66	76	301	86
医药营销	2	0	0	0	5	0
	4	36	35	131	271	41
药品营销	4	0	0	49	100	16
生物工程	2	0	0	0	1	1
	4	37	36	177	484	95
生物技术	4	0	0	145	145	0
生物科学	4	85	85	66	408	115
生物医学工程	4	0	0	41	123	0
食品科学与工程	4	0	0	106	153	0
保险	4	0	0	29	75	0
医疗保险与健康保险	2	0	0	0	4	0
	4	0	0	51	250	68
劳动与社会保障	4	0	0	94	149	0
法学	4	0	0	33	64	0
知识产权方向	4	0	0	26	60	0

续表

专业名称	年制	毕业生数		招生数	在校生数	预计毕业学生数
		小计	其中：授学位			
医事法律	3	0	0	0	16	0
	4	0	0	55	115	0
	5	0	0	176	642	0
信息管理与信息系统	2	0	0	0	5	0
	4	0	0	112	300	0
计算机科学与技术	2	0	0	0	15	0
	4	0	0	318	998	173
计算机软件开发	4	0	0	25	25	0
医药软件开发方向	2	0	0	0	4	3
	4	37	37	44	246	55
市场营销	1	0	0	0	35	0
	2	0	0	0	107	28
	4	116	116	358	1 275	127
公共管理	4	36	36	36	138	33
公共管理类新专业	4	0	0	87	383	36
公共事业管理	2	66	66	0	46	28
	4	147	139	440	1 309	247
	5	37	35	143	501	27
公共事业管理（卫生事业管理）	4	0	0	85	225	20
公共事业管理（药事管理）	4	0	0	37	102	0
医院管理	4	0	0	83	104	0
工商管理	4	34	34	77	218	38
国际经济与贸易	4	46	41	497	1 579	185
英语	4	0	0	392	511	0
	5	0	0	154	391	0
汉语言文学	4	0	0	107	205	0
对外汉语	4	0	0	38	38	0
环境科学	4	0	0	0	78	42
植物保护	4	0	0	47	47	0
体育教育	4	0	0	60	60	0

2004 年全国高等中医药院校专科分专业毕业、招生、在校学生数

单位：人

专业名称	年制	毕业生数	招生数	在校生数	预计毕业学生数
专科总计	—	**7 183**	**20 547**	**52 684**	**13 651**
中医学	2	0	168	344	40
	3	202	950	2 469	486
农村中医	2	80	257	579	322
中医学（师）	3	0	318	318	0
中医学类新专业	3	201	208	758	231
针灸推拿学	2	0	32	113	0
	3	604	1 431	3 534	890
针灸推拿学（师）	2	0	96	96	0
	3	0	27	27	0
针推康复	3	76	97	234	81
中医骨伤	2	0	47	47	0
	3	125	235	1 108	440
中医护理学	3	83	108	315	99
中医康复保健	3	43	188	280	46
中医美容	3	154	352	995	359
中医外科学	3	0	0	62	62
中医营养与食疗	3	57	27	59	32
中西医结合	3	0	385	1 133	335
中西医临床医学	2	0	179	229	50
	3	1 261	1 283	5 159	1 695
藏药学	3	0	37	37	0
藏医学	3	0	60	60	0
	4	20	0	0	0
维药学	3	44	91	477	122
维医学	3	90	179	708	207
中药学	2	0	27	94	0
	3	272	1 372	4 311	1 284
中药学（师）	2	0	99	99	0
	3	0	98	98	0
中西药	3	73	94	249	97
中草药栽培与鉴定	3	0	9	9	0
中药栽培与鉴定	2	32	0	0	0
中药材种植与养殖	3	0	0	71	34

续表

专业名称	年制	毕业生数	招生数	在校生数	预计毕业学生数
药用植物栽培与加工	3	0	31	73	21
中药资源与开发	3	49	219	374	55
中药制药	2	0	16	16	0
	3	138	374	956	222
中药炮制	3	0	104	184	0
中药管理	3	47	0	0	0
中药经营与管理	3	0	91	91	0
中药学信息专业	3	0	0	79	50
中药学贸易	3	20	29	83	30
临床医学	2	0	137	231	94
	3	275	1 175	3 685	837
临床医学与医学技术类新专业	3	39	53	93	40
基础医学类新专业	3	0	10	10	0
全科医学	2	0	0	50	50
	3	81	356	753	106
康复治疗学	3	101	138	342	70
妇幼保健医学	2	0	14	14	0
	3	42	55	136	81
高级助产	3	0	47	47	0
口腔医学	2	0	33	33	0
	3	303	643	1 786	587
旅游保健	3	0	36	121	46
卫生检验	3	67	99	282	87
医学工程	3	0	13	118	0
医学技术	3	0	22	52	0
医学检验	3	281	288	828	275
医学实验技术	3	0	33	74	0
医学影像学	3	64	104	168	36
应用营养技术	3	0	42	58	0
美容医疗技术	3	0	106	106	0
皮肤肛肠	3	43	0	0	0
护理学	2	0	435	649	167
	3	901	3 782	9 191	2 201
护理学（师）	2	0	54	54	0
	3	0	141	141	0

续表

专业名称	年制	毕业生数	招生数	在校生数	预计毕业学生数
高级护理	3	88	516	1 060	311
英语护理	2	0	29	29	0
	3	0	126	406	173
护理学类新专业	3	80	268	495	159
药学	3	437	801	1 586	204
应用药学	3	0	61	61	0
药学类新专业	3	290	411	1 052	228
制药工程	3	0	173	259	0
药物制剂	3	84	234	448	104
药剂与药品营销	2	0	0	44	44
	3	79	122	388	95
药品营销	3	92	110	320	48
医药经营管理	3	0	0	66	0
医药贸易	3	0	89	233	36
医药营销	3	24	231	572	31
医药生物技术	3	0	84	268	100
医药器械营销	3	0	17	39	0
医疗保险与健康保险	3	0	17	17	0
医事法律	3	0	22	22	0
卫生法学	3	55	43	149	68
信息管理与信息系统	3	0	34	170	58
计算机科学与技术	3	36	0	0	0
市场营销	3	50	0	0	0
文秘	3	0	25	50	25

2004 年全国高等西医药院校攻读中医类博士学位分专业毕业、招生、在校学生数

单位：人

专业名称	毕业生数		招生数	在校生数	预计毕业学生数
	小计	其中：授学位			
攻读博士学位人员总计	**42**	**36**	**56**	**138**	**37**
中医诊断学	0	0	1	1	0
中西医结合基础	10	10	11	13	0
中西医结合临床	30	24	30	93	29
中药学	2	2	14	31	8

2004 年全国高等西医药院校攻读中医类硕士学位分专业毕业、招生、在校学生数

单位：人

专业名称	毕业生数		招生数	在校生数	预计毕业学生数
	小计	其中：授学位			
攻读硕士学位人员总计	**128**	**127**	**374**	**815**	**180**
中医基础理论	5	5	8	21	7
中医临床基础	2	2	6	14	3
中医医史文献	0	0	1	3	2
中医诊断学	3	3	7	18	4
中医内科学	5	5	50	70	11
中医外科学	0	0	4	4	0
中医骨伤科学	2	2	1	2	0
中医儿科学	0	0	1	1	0
针灸推拿学	6	6	11	29	6
中医学新专业	4	4	15	44	15
中西医结合基础	27	27	39	93	24
中西医结合临床	53	52	157	367	80
中药学	21	21	38	113	28
中药学新专业	0	0	36	36	0

2004 年全国高等西医药院校本科中医药专业毕业、招生、在校学生数

单位：人

专业名称	年制	毕业生数		招生数	在校生数	预计毕业学生数
		小计	其中：授学位			
本科总计	**—**	**1 845**	**1 670**	**5 065**	**15 370**	**2 302**
中医学	3	65	57	0	210	17
	5	759	712	1 032	4 963	985
针灸推拿学	3	13	12	0	0	0
	5	185	173	179	692	72
中医骨伤	5	0	0	57	89	0
针灸骨伤	5	0	0	0	62	32
中西医临床医学	3	0	0	0	111	0
	5	165	146	1 537	4 094	381
藏医学	5	32	27	39	194	0
藏医药公共事业管理	4	0	0	29	29	0
藏药学	4	61	54	0	153	60
蒙医学	5	0	0	48	81	0
中维药学	4	0	0	36	36	0

续表

专业名称	年制	毕业生数		招生数	在校生数	预计毕业学生数
		小计	其中：授学位			
中药学	4	479	414	1 063	3 132	636
	5	29	25	51	141	25
中药学（日语）	5	0	0	31	115	29
中药保健	4	0	0	64	64	0
中药制药	4	57	50	126	250	65
中药制剂	4	0	0	168	235	0
现代中药技术	4	0	0	127	127	0
中药资源与开发	4	0	0	157	271	0
中药分析鉴定	4	0	0	65	65	0
中药营养学	4	0	0	123	123	0
中药国际贸易	4	0	0	133	133	0

2004年全国高等西医药院校专科中医药专业毕业、招生、在校学生数

单位：人

专业名称	年制	毕业生数	招生数	在校生数	预计毕业学生数
专科总计	**—**	**1 238**	**4 864**	**9 727**	**2 101**
中医学	3	168	282	692	179
	5	0	53	78	0
中医学类新专业	3	0	32	32	0
中医骨伤	2	0	0	50	50
	3	0	83	117	0
中医护理	3	52	38	95	29
中医营养保健	3	19	0	0	0
中西医结合	2	0	405	584	179
	3	516	1 258	2 632	469
中西医临床医学	3	301	1 834	3 590	703
针灸推拿学	2	0	1	1	0
	3	67	363	781	201
针灸推拿学（师）	2	30	79	127	48
藏医学	3	0	0	37	0
藏医药	2	0	80	125	45
	3	0	0	48	0
中药学	3	85	264	569	121
中药制剂	3	0	0	43	43
现代中药技术	3	0	92	126	34

2004 年全国高等非医药类院校、科研院所攻读博士学位分专业毕业、招生、在校学生数

单位：人

专业名称	毕业生数		招生数	在校生数	预计毕业学生数
	小计	其中：授学位			
攻读博士学位人员总计	**68**	**68**	**84**	**203**	**57**
中医基础理论	0	0	6	9	1
中医医史文献	4	4	4	12	4
中医内科学	10	10	11	25	8
中医外科学	0	0	1	3	1
中医骨伤科学	1	1	1	4	1
中医妇科学	2	2	1	1	0
中医五官科学	1	1	0	0	0
针灸推拿学	2	2	2	5	1
中西医结合基础	24	24	13	48	18
中西医结合临床	17	17	33	74	19
中药学	7	7	12	22	4

2004 年全国高等非医药类院校、科研院所攻读硕士学位分专业毕业、招生、在校学生数

单位：人

专业名称	毕业生数		招生数	在校生数	预计毕业学生数
	小计	其中：授学位			
攻读硕士学位人员总计	**168**	**169**	**435**	**967**	**224**
中医学	0	4	1	4	2
中医基础理论	5	5	10	28	6
中医临床基础	0	0	7	12	2
中医医史文献	6	6	9	23	6
中医内科学	29	29	66	138	34
中医外科学	1	1	1	6	1
中医骨伤科学	2	2	4	5	0
中医儿科学	0	0	1	1	0
中医五官科学	1	1	0	2	1
针灸推拿学	6	6	14	36	11
中医学新专业	0	0	12	27	6
中西医结合基础	20	20	32	79	17
中西医结合临床	65	62	179	427	105
中药学	33	33	99	179	33

2004年全国高等非医药类院校本科中医药专业毕业、招生、在校学生数

单位：人

专业名称	年制	毕业生数		招生数	在校生数	预计毕业学生数
		小计	其中：授学位			
本科总计	—	**745**	**669**	**1 568**	**5 081**	**865**
中医学	2	32	32	0	16	16
	4	24	24	91	162	0
	5	237	210	303	1 605	268
针灸推拿学	5	21	21	71	228	25
针灸推拿学（养生康复）	5	0	0	25	143	49
中西医临床医学	5	0	0	4	4	0
藏医学	4	0	0	0	17	0
蒙医学	3	1	0	0	58	0
	5	74	74	80	437	159
中药学	2	20	13	0	22	0
	4	336	295	855	2 199	348
中药资源与开发	4	0	0	139	190	0

2004年全国高等非医药类院校专科中医药专业毕业、招生、在校学生数

单位：人

专业名称	年制	毕业生数	招生数	在校生数	预计毕业学生数
专科总计	—	**2 557**	**4 732**	**11 155**	**3 390**
中医学	2	0	110	110	0
	3	1 327	484	3288	1 710
中医学（师）	3	0	72	72	0
中医学类新专业	3	15	23	86	40
针灸推拿学	3	116	307	854	311
	5	0	9	9	0
中医骨伤学	3	0	12	12	0
中医康复保健	2	0	14	14	0
中医美容	3	0	195	217	2
中西医结合	3	233	1634	2672	466
	5	0	81	81	0
中西医临床医学	2	0	95	95	0
	3	339	727	1465	316
蒙药学	3	0	0	34	34
蒙医学	3	12	0	6	6

续表

专业名称	年制	毕业生数	招生数	在校生数	预计毕业学生数
中药学	3	113	526	1409	323
	5	0	42	42	0
中药制药	2	0	117	141	24
	3	0	190	247	22
中药资源与开发	2	0	32	47	15
	3	0	6	6	0

2004 年全国高等中医药院校留学生基本情况

单位：人

项　　目	毕（结）业生数	授予学位数	招生数	在校学生数
总　计	**912**	**463**	**1 245**	**3 358**
其中：女	371	127	471	1 253
分层次统计：				
博士	30	30	77	226
硕士	101	101	136	437
本科	333	332	784	2 440
专科	0	0	6	8
培训	448	0	242	247
分大洲统计：				
亚洲	758	418	1 048	3 023
非洲	4	3	2	29
欧洲	67	10	84	138
北美洲	62	14	90	126
南美洲	4	2	9	15
澳洲	17	16	12	27
分资助类型统计：				
中国政府资助	32	11	45	119
本国政府资助	0	0	2	2
学校间交换	43	0	4	4
自费	837	452	1 194	3 233

2004 年全国高等中医药院校教职工数

单位：人

	教职工数									另有其他人员		
	合计	校本部教职工					科研机构人员	校办企业职工	其他附设机构人员	小计	聘请校外教师	离退休人员
		小计	专任教师	行政人员	教辅人员	工勤人员						
总　计	**24 041**	**21 812**	**13 279**	**3 408**	**2 585**	**2 540**	**566**	**766**	**897**	**11 650**	**3 564**	**7 983**
其中:女	11 217	10 096	6 115	1 520	1 539	922	257	337	527	5 192	1 471	3 658
聘任制	1 322	1 235	947	89	83	116	0	32	55	0	0	0
其中:女	563	529	421	25	40	43	0	13	21	0	0	0

2004 年全国高等中医药院校教职工数（分职称）

单位：人

	教职工数								
	合计	校本部教职工					科研机构人员	校办企业职工	其他附设机构人员
		小计	专任教师	行政人员	教辅人员	工勤人员			
总　计	**24 041**	**21 812**	**13 279**	**3 408**	**2 585**	**2 540**	**566**	**766**	**897**
正高级	2 099	1 980	1 828	110	39	3	94	7	18
副高级	5 611	5 275	4 285	565	345	80	161	84	91
中　级	7 085	6 423	3 810	1 275	1 242	96	174	165	323
初　级	4 577	4 119	2 530	793	695	101	110	120	228
无职称	4 669	4 015	826	665	264	2 260	27	390	237

2004 年全国高等中医药院校聘任制教职工数（分职称）

单位：人

	合计	校本部教职工					科研机构人员	校办企业职工	其他附设机构人员
		小计	专任教师	行政人员	教辅人员	工勤人员			
总　计	**1 322**	**1 235**	**947**	**89**	**83**	**116**	**0**	**32**	**55**
正高级	75	75	69	4	2	0	0	0	0
副高级	341	338	318	13	7	0	0	1	2
中　级	414	393	345	17	31	0	0	6	15
初　级	213	204	144	17	31	12	0	2	7
无职称	279	225	71	38	12	104	0	23	31

2004 年全国高等中医药院校专任、聘请校外教师岗位分类情况

单位：人

	专任教师中按授课内容分				聘请校外教师按授课内容分			
	合计	公共课基础课	专业课		合计	公共课基础课	专业课	
			小计	其中：双师型			小计	其中：双师型
总　计	**13 128**	**3 880**	**9 248**	**1 758**	**3 564**	**971**	**2 593**	**88**
其中：女	6 041	1 949	4 092	617	1 471	480	991	32
正高级	1 820	329	1 491	298	815	214	601	21
副高级	4 257	1 064	3 193	856	1 688	345	1 343	39
中　级	3 750	1 156	2 594	604	977	365	612	28
初　级	2 477	934	1 543	0	54	28	26	0
无职称	824	397	427	0	30	19	11	0

注：本表中专任教师数与其他表中的数据不完全一致，原因是专任教师中有部分因进修、科研、病休等原因不任课，因此按授课内容分的专任教师数偏小。

2004年全国高等中医药院校专任教师学历情况

单位：人

	总计	博士	硕士	本科	专科及以下
专任教师	**13 279**	**716**	**3 394**	**8 570**	**599**
其中：女	6 115	263	1 590	3 968	294
正高级	1 828	186	495	1 103	44
副高级	4 285	312	897	2 873	203
中　级	3 810	185	1 039	2 366	220
初　级	2 530	17	713	1 714	86
无职称	826	16	250	514	46

2004年全国高等中医药院校聘请校外教师学历情况

单位：人

	总计	博士	硕士	本科	专科及以下
聘请校外教师总计	**3 564**	**187**	**716**	**2 525**	**136**
其中：女	1 471	63	330	1 020	58
正高级	815	86	175	534	20
副高级	1 688	71	295	1 253	69
中　级	977	26	230	691	30
初　级	54	4	15	26	9
无职称	30	0	1	21	8
聘请校外教师中外教	55	5	7	43	0

2004年全国高等中医药院校专任教师年龄情况

单位：人

	合　计	30岁及以下	31～40岁	41～50岁	51～60岁	61岁及以上
总　计	**13 279**	**3 408**	**4 179**	**3 411**	**1 891**	**390**
其中:女	6 115	1 859	1 964	1 487	683	122
正高级	1 828	0	94	704	780	250
副高级	4 285	2	1 205	2 080	928	70
中　级	3 810	609	2 361	599	171	70
初　级	2 530	2 039	452	27	12	0
无职称	826	758	67	1	0	0

2004年全国高等中医药院校专任教师所教专业情况

单位：人

	总计	哲学	经济学	法学	教育学	文学	历史学	理学	工学	农学	医学	管理学
总　计	**13 279**	**301**	**105**	**138**	**744**	**880**	**31**	**574**	**557**	**9**	**9 780**	**160**
正高级	1 828	14	7	4	31	24	3	52	33	0	1 646	14
副高级	4 285	108	21	37	208	172	2	183	131	2	3 385	36
中　级	3 810	102	41	33	241	280	20	143	141	2	2 758	49
初　级	2 530	64	26	51	201	306	1	136	183	2	1 521	39
无职称	826	13	10	13	63	98	5	60	69	3	470	22

2004年全国高等中医药院校专任教师变动情况

单位：人

	上学年初报表专任教师数	本学年初报表专任教师数	减少教师数			
			合计	自然减员	调离教师岗位	其他
专任教师总计	**9 914**	**13 279**	**350**	**164**	**66**	**120**
其中：女	4 527	6 115	151	69	32	50

续表：

单位：人

	增加教师数							
	合计	录用毕业生			外单位教师调入		校内外非教师调入	
		小计	其中：研究生	其中：本科	小计	其中：高校调入	小计	其中：本校调整
专任教师总计	**3 715**	**1 417**	**742**	**630**	**801**	**128**	**1 497**	**1 148**
其中：女	1 739	694	342	326	369	62	676	500

2004年全国高等中医药院校研究生指导教师情况

单位：人

		合计	30岁及以下	31～35岁	36～40岁	41～45岁	46～50岁	51～55岁	56～60岁	61～65岁	66岁及以上
总　计		**4 083**	**1**	**61**	**594**	**1 057**	**893**	**677**	**431**	**245**	**124**
其中：女		1 346	0	31	190	398	311	230	119	53	14
分职称	正高级	2 187	0	3	109	415	523	467	328	224	118
	副高级	1 896	1	58	485	642	370	210	103	21	6
分指导关系	博士导师	298	0	0	9	20	48	49	39	71	62
	硕士导师	3 382	1	61	569	987	764	544	310	115	31
	博士、硕士导师	403	0	0	16	50	81	84	82	59	31

2004年全国高等中医药院校资产情况

	占地面积（平方米）	图书、资料				拥有教学用计算机（台）	固定资产总值（万元）		
		一般图书（万册）		电子图书（片）			合计	教学、科研仪器设备资产	
		合计	当年新增	合计	当年新增			小计	当年新增
学校产权	18 178 991	1 409.55	173.02	449.32	96.64	25 127	602 766.98	142 780.38	27 499.10
非学校产权	1 027 782	153.55	22.37	115.69	59.16	1 910	59 008.80	11 331.56	353.44
1. 独立使用	266 986	44.43	7.75	7.19	7.16	1 206	16 291.26	5 689.02	213.24
2. 共同使用	760 796	109.12	14.62	108.55	52.00	704	42 717.54	5 642.54	140.20

2004年全国高等中医药院校房屋面积情况

单位：平方米

	学校产权建筑面积				正在施工面积	非学校产权建筑面积		
	合计	其中：				小计	独立使用	共同使用
		危房	当年新增	被外单位借用				
总　计	**18 489 932**	**88 822**	**2 351 129**	**303 140**	**3 509 860**	**3 589 455**	**2 148 465**	**1 440 990**
一、教学及辅助用房	6 693 264	31 795	794 405	111 126	1 204 379	1 210 126	721 863	488 263
其中：教室	2 834 287	12 192	455 037	28 780	702 875	655 097	326 868	328 229
图书馆	1 012 379	6 663	150 208	14 785	142 378	230 075	155 056	75 019
实验室、实习场所	342 394	63	64 280	0	131 400	46 970	13 258	33 712
体育馆	1 288 457	5 466	188 434	13 495	348 572	353 693	149 219	204 474
会堂	125 313	0	48 671	500	49 340	12 966	2 792	10 174
二、行政办公用房	65 744	0	3 444	0	31 185	11 393	6 543	4 850
三、生活用房	2 269 117	13 040	307 282	52 108	398 227	514 106	377 871	136 235
其中：学生宿舍（公寓）	1 542 823	5 379	250 163	28 699	349 248	433 486	344 890	88 596
学生食堂	224 467	0	16 866	1 055	31 234	53 543	26 947	26 596
教工单身宿舍	64 363	848	6 498	0	8 166	6 056	1 156	4 900
教工食堂	19 431	0	0	0	0	4 846	168	4 678
生活福利及其他用房	418 033	6 813	33 755	22 354	9 579	16 175	4 710	11 465
四、教工住宅	1 207 540	2 494	16 841	26 438	53 363	0	0	0

2004年全国中等中医药学校招生、毕业、在校学生数

	学校数（所）	毕业生数（人）	招生数（人）	在校生数（人）	预计毕业学生数（人）
中等中医药学校	**61**	**24 642**	**30 050**	**83 009**	**23 340**
其中：					
民族医学校	3	805	288	1 274	482

2004 年全国中等中医药学校按学生类别分毕业、招生、在校学生数

	学校数（所）	毕业生数（人）	招生数（人）	在校生数（人）	预计毕业学生数（人）
中等中医药学校总计	—	**24 642**	**30 050**	**83 009**	**23 340**
调整后中职全日制学生	2	455	1 028	2 768	627
调整后中职非全日制学生	0	0	0	0	0
普通中专学生	42	21 092	26 919	73 743	20 233
成人中专全日制学生	8	1 290	1 220	3 777	1 279
成人中专非全日制学生	1	422	103	255	152
职业高中学生	13	1 383	780	2 466	1 049

2004 年全国中等中医药学校分专业毕业、招生、在校学生数

单位：人

专业名称	毕业生数	招生数	在校学生数					毕业班学生数
			小计	一年级	二年级	三年级	四年级	
总　计	**24 642**	**30 050**	**83 009**	**30 051**	**25 670**	**23 896**	**3 392**	**23 340**
中医	7 972	5 408	19 246	5 408	5 657	6 041	2 140	6 713
中医护理	2 289	1 722	5 600	1 722	1 742	1 825	311	1 753
中医骨伤	1 006	492	1 341	492	397	341	111	332
中医康复保健	585	501	1 492	501	334	606	51	444
中医五官科	0	0	15	0	15	0	0	0
针灸推拿	317	447	1 336	447	514	341	34	346
中西医结合	882	2 186	5 683	2 187	1 473	2 023	0	2 588
蒙医医疗与蒙药	33	2	55	2	24	29	0	29
蒙西医结合医士	34	0	23	0	23	0	0	0
中药	1 922	2 977	7 737	2 977	2 675	2 002	83	1 809
中药制药	143	216	494	216	133	145	0	145
中药营销	45	0	70	0	10	60	0	60
临床医学	0	29	29	29	0	0	0	0
卫生保健	846	1 491	3 064	1 491	861	712	0	712
医学检验	48	76	176	76	83	17	0	17

续表

专业名称	毕业生数	招生数	在校学生数					毕业班学生数
			小计	一年级	二年级	三年级	四年级	
医学美容	13	29	95	29	41	25	0	25
医学影像技术	0	92	103	92	11	0	0	0
口腔医学	138	191	645	191	153	152	149	149
口腔工艺技术	143	348	1047	348	385	314	0	314
药剂	748	759	2 468	759	1 019	690	0	690
社区医学	55	80	293	80	80	68	65	65
护理	3 081	7 189	16 715	7 189	5 301	3 892	333	3 018
康复技术	205	0	750	0	260	490	0	44
助产	444	320	1295	320	424	497	54	420
计划生育技术	101	0	0	0	0	0	0	0
麻醉	0	8	36	8	28	0	0	0
文秘与档案	33	0	0	0	0	0	0	0
商品经营	32	0	0	0	0	0	0	0
烹饪	8	10	38	10	4	24	0	24
工艺美术	9	16	44	16	13	15	0	15
其他专业	3 510	5 461	13 119	5 461	4 010	3 587	61	3 628

2004 年全国中等西医药学校中医药专业按学生类别分毕业、招生、在校学生数

	学校数（所）	毕业生数（人）	招生数（人）	在校生数（人）	预计毕业生数（人）
中等西医药学校总计	**—**	**24 834**	**36 242**	**115 475**	**34 294**
调整后中职全日制学生	15	893	864	2 255	622
调整后中职非全日制学生	1	273	179	2 928	460
普通中专学生	184	17 964	29 235	91 002	25 874
成人中专全日制学生	41	2 167	1 355	5 871	2 889
成人中专非全日制学生	11	551	1 430	3 863	1 183
职业高中学生	49	2 986	3 179	9 556	3 266

2004 年全国中等西医药学校中医药专业分专业毕业、招生、在校学生数

单位：人

专业名称	毕业生数	招生数	在校学生数					毕业班学生数
			小计	一年级	二年级	三年级	四年级	
总　计	**24 834**	**36 242**	**115 475**	**36 267**	**41 139**	**33 520**	**4 549**	**34 294**
中医	11 455	16 578	50 124	16 600	16 533	14 554	2 437	15 657
中医护理	1 075	257	1 755	257	588	738	172	790
中医康复保健	717	1 671	3 935	1 671	961	1 086	217	1 332
中医骨伤	441	255	1 196	255	249	602	90	664
中医美容	74	214	423	214	121	88	0	88
中西医结合	5 946	11 485	38 812	11 485	14 220	11 641	1 466	11 011
针灸推拿	40	289	779	289	302	188	0	188
中药	3 103	3 221	12 630	3 222	6 331	2 935	142	2 826
中药制药	1 605	2 094	5 147	2 096	1 709	1 342	0	1 367
维医医疗	175	18	149	18	12	119	0	119
藏医医疗	162	100	383	100	88	195	0	195
蒙医医疗与蒙药	41	60	142	60	25	32	25	57

2004 年全国中等非医药学校中医药专业按学生类别分毕业、招生、在校学生数

	学校数（所）	毕业生数（人）	招生数（人）	在校生数（人）	预计毕业生数（人）
中等非医药学校总计	**—**	**11 541**	**10 482**	**30 870**	**11 182**
调整后中职全日制学生	13	313	617	1 496	501
调整后中职非全日制学生	0	0	0	0	0
普通中专学生	49	3 691	2 671	8 837	3 256
成人中专全日制学生	24	2 141	1 199	4 600	2 484
成人中专非全日制学生	2	240	56	253	128
职业高中学生	101	5 156	5 939	15 684	4 813

2004 年全国中等非医药学校中医药专业分专业毕业、招生、在校学生数

单位：人

专业名称	毕业生数	招生数	在校学生数					毕业班学生数
			小计	一年级	二年级	三年级	四年级	
总　计	**11 541**	**10 482**	**30 870**	**10 603**	**9 555**	**10 161**	**551**	**11 182**
中医	5 848	4 066	14 258	4 186	4 066	5 675	331	6 232
中医康复保健	1 074	879	2 901	880	922	1 099	0	1 099
中医护理	716	677	1 790	677	668	395	50	445
中医骨伤	152	48	248	48	62	95	43	129
中西医结合	863	771	1 964	771	736	457	0	657
针灸推拿	87	92	319	92	125	102	0	102
中药	1 647	2 291	6 169	2 291	2 089	1 706	83	1 670
中药制药	869	1 092	2 415	1 092	786	537	0	718
藏医医疗	285	550	784	550	95	95	44	130
蒙医学	0	16	22	16	6	0	0	0

2004 年全国中等中医药学校培训学生情况

单位：人

	总计	其中：少数民族	1 周至 1 个月以下	1 个月至半年以下	半年以上	总计中		总计中			
						资格证书培训	岗位证书培训	外语	会计	计算机	农业技术
结业生数	4 621	426	1 950	872	1 799	2 008	658	1 481	0	1 752	0
注册学生数	5 022	49	636	932	3 454	224	110	0	0	565	0

2004 年全国中等中医药学校教职工数

单位：人

	教职工数								聘请校外教师
	合计	校本部教职工					校办企业职工	其他附设机构人员	
		小计	专任教师	行政人员	教辅人员	工勤人员			
总　计	**5 438**	**4 980**	**2 884**	**842**	**573**	**681**	**62**	**396**	**551**
其中：女	2 591	2 325	1 405	334	317	269	41	225	242
聘任制	2 212	1 985	1 136	341	269	239	20	207	0
其中：女	1 069	939	557	120	158	104	8	122	0

2004 年全国中等中医药学校教职工数（分职称）

单位：人

	教职工数								聘请校外教师
	合计	校本部教职工					校办企业职工	其他附设机构人员	
		小计	专任教师	行政人员	教辅人员	工勤人员			
总　计	**5 438**	**4 980**	**2 884**	**842**	**573**	**681**	**62**	**396**	**551**
正高级	197	193	144	47	2	0	0	4	197
副高级	913	885	747	115	15	8	0	28	192
中　级	1 619	1 521	1 062	182	253	24	4	94	135
初　级	1 342	1 187	730	209	209	39	5	150	17
无职称	1 367	1 194	201	289	94	610	53	120	10

2004年全国中等中医药学校聘任制教职工数（分职称）

单位：人

	教职工数								聘请校外教师
	合计	校本部教职工					校办企业职工	其他附设机构人员	
		小计	专任教师	行政人员	教辅人员	工勤人员			
总　计	**2 212**	**1 985**	**1 136**	**341**	**269**	**239**	**20**	**207**	**0**
正高级	162	159	120	39	0	0	0	3	0
副高级	409	389	328	53	8	0	0	20	0
中　级	572	533	351	40	142	0	4	35	0
初　级	439	348	213	61	73	1	3	88	0
无职称	630	556	124	148	46	238	13	61	0

2004年全国中等中医药学校不同职称专任教师的学历构成

单位：%

	合计	博士	硕士	本科	专科及以下
总　计	**100.00**	**1.11**	**5.10**	**70.98**	**22.82**
正高级	100.00	20.14	49.31	29.86	0.69
副高级	100.00	0.40	7.76	80.05	11.78
中　级	100.00	0.00	0.94	77.02	22.03
初　级	100.00	0.00	0.68	63.56	35.75
无职称	100.00	0.00	1.49	61.69	36.82
其中：实习指导课教师	100.00	0.00	2.07	55.96	41.97

2004年全国中等中医药学校不同职称专任教师的年龄构成

单位：%

	合　计	30岁及以下	31～40岁	41～50岁	51～60岁	61岁及以上
总　计	**100.00**	**23.82**	**37.76**	**24.38**	**12.86**	**1.18**
正高级	100.00	0.00	0.00	23.61	58.33	18.06
副高级	100.00	0.00	26.77	47.66	24.63	0.94
中　级	100.00	6.78	61.11	24.48	7.63	0.00
初　级	100.00	60.27	31.10	6.85	1.78	0.00
无职称	100.00	87.06	6.47	1.49	4.48	0.50

2004 年全国中等中医药学校资产情况

	占地面积（平方米）			图书、资料			
	合计	其中：绿化用地面积	其中：运动场地面积	图书（册）		电子图书（片）	
				合计	当年新增	合计	当年新增
学校产权	2 063 204	396 599	276 764	2 600 220	126 376	426 241	332 609
非学校产权	1 047 539	249 728	85 964	940 000	180 000	0	0
1. 独立使用	346 144	170 600	33 760	0	0	0	0
2. 共同使用	701 395	79 128	52 204	940 000	180 000	0	0

续表

	教学用计算机（台）	语音实验室座位数（个）	多媒体教室座位数（个）	网上教学课程数（种）	固定资产总值（万元）		
					合计	其中：教学、实习仪器设备资产	
						小计	当年新增
学校产权	6 443	2 368	15 775	69	95 216	22 598	3 346
非学校产权	1 362	540	2 951	55	49 238	7 548	750
1. 独立使用	9	0	0	0	1 070	1 070	0
2. 共同使用	1 353	540	2 951	55	48 168	6 478	750

2004 年全国中等中医药学校房屋面积情况

单位：平方米

	学校产权建筑面积				正在施工面积	非学校产权建筑面积		
	合计	其中：危房	当年新增	被外单位借用		小计	独立使用	共同使用
总　计	**1 313 193**	**5 608**	**26 351**	**3 000**	**31 301**	**362 303**	**120 892**	**241 411**
一、教学及辅助用房	470 940	5 078	13 194	0	21 189	204 604	42 180	162 424
其中：教室	222 692	5 078	1 094	0	6 510	64 006	21 580	42 426
图书馆	50 622	0	0	0	14 679	103 300	4 000	99 300
实验室、实习场所	165 231	0	7 370	0	0	17 342	4 000	13 342
体育馆	22 982	0	4 730	0	0	16 258	11 600	4 658
会堂	9 413	0	0	0	0	3 698	1 000	2 698
二、行政办公用房	66 131	0	198	0	0	17 408	5 170	12 238
三、生活用房	529 490	530	8 167	3 000	10 112	140 291	73 542	66 749
其中：学生宿舍（公寓）	356 365	120	4 200	0	3 715	110 966	60 075	50 891
学生食堂	56 787	0	860	0	6 397	15 178	9 178	6 000
教工单身宿舍	31 103	410	665	0	0	3 055	1 082	1 973
教工食堂	7 704	0	0	0	0	1 527	0	1 527
生活福利及其他用房	77 531	0	2 442	3 000	0	9 565	3 207	6 358
四、教工住宅	246 632	0	4 792	0	0	0	0	0

（五）中医药科研

2004 年全国中医药科研机构人员情况

单位：人

	机构数	从业人员		从事科技活动人员按工作性质分			
		合计	其中：专业技术人员	合计	科技管理人员	课题活动人员	科技服务人员
全　国	**97**	**12 901**	**8 095**	**5 383**	**1 204**	**5 065**	**1 826**
其中：							
中国中医研究院	10	3 421	1 718	978	271	1 063	384
中医省级科研机构	51	7 444	4 951	3 696	668	3 283	1 000
中医地、市级科研机构	36	2 036	1 426	709	265	719	442

注：今年科技部报表格式有变化，不再分“专业技术人员”，增加“科学家和工程师”项。

2004 年全国中医药科研机构从事科技活动人员按学历统计

单位：人

	学　位		学　历				
	博士	硕士	合计	研究生	大学	大专	其他
全　国	**232**	**711**	**8 095**	**938**	**3 129**	**2 237**	**1 791**
其中：							
中国中医研究院	164	265	1 718	433	590	363	332
中医省级科研机构	58	396	4 951	445	2 178	1 324	1 004
中医地、市级科研机构	10	50	1 426	60	361	550	455

2004 年全国中医药科研机构从事科技活动人员按职称统计

单位：人

	从业人员总数	专　业　技　术　职　称				
		合计	高级	中级	初级	其他
全　国	**12 901**	**8 095**	**2 478**	**2 991**	**2 192**	**434**
其中：						
中国中医研究院	3 421	1 718	608	693	303	114
专业技术人员分类比重(%)		100.00	35.39	40.34	17.64	6.64
中医省级科研机构	7 444	4 951	1 547	1 772	1 399	233
专业技术人员分类比重(%)		100.00	31.25	35.79	28.26	4.71
中医地、市级科研机构	2 036	1 426	323	526	490	87
专业技术人员分类比重(%)		100.00	22.65	36.89	34.36	6.10

2004 年全国中医药科研机构人员流动情况

单位：人

	本年新增人员	新增人员主要来源				新增人员接受教育情况			本年减少人员	其中：流出人员	流出人员主要流向			流出人员学历			本年不在岗人员*
		来自研究院所	来自企业	来自高等学校	来自国外	博士研究生	硕士研究生	大学本科毕业			流向政府部门	流向企业	出国	博士研究生	硕士研究生	本科毕业	
全　国	**559**	**32**	**13**	**15**	**1**	**10**	**2**	**50**	**514**	**148**	**36**	**27**	**8**	**9**	**20**	**78**	**390**
其中：																	
中国中医研究院	235	13	0	1	0	5	0	5	122	25	9	5	4	3	7	11	5
中医省级科研机构	275	19	12	13	1	4	2	33	327	106	23	22	4	6	11	61	305
中医地、市级科研机构	49	0	1	1	0	1	0	12	65	17	4	0	0	0	2	6	80

注：*指本年在册但基本上没有在本机构工作的人员。包括停薪留职、长期无故旷工、出国逾期不归、机构内部调整富余人员等。

2004 年全国中医药科研机构经常费收入情况

单位：千元

	本年收入总额	科技活动收入			生产经营活动收入	其他收入	非科技活动借贷款	出口创汇收入	政府资金				非政府资金				
		总计	其中：政府资金	其中：非政府资金					金额	其中：财政补助收入	其中：承担政府科研项目收入	其中：来自地方政府的资金	总计	技术性收入	用于科技活动的贷款	国外资金	其他资金
全国	**1 605 343**	**552 249**	**437 254**	**114 995**	**53 306**	**996 988**	**2 800**	**0**	**437 254**	**373 806**	**53 354**	**44 057**	**114 995**	**104 546**	**0**	**159**	**10 290**
其中：																	
中国中医研究院	787 153	216 686	176 759	39 927	0	570 467	0	0	176 759	140 456	34 785	1 480	39 927	35 600	0	0	4 327
中医省级科研机构	684 923	283 680	215 911	67 769	22 188	376 255	2 800	0	215 911	196 643	17 513	28 269	67 769	66 224	0	159	1 386
中医地、市级科研机构	133 267	51 883	44 584	7 299	31 118	50 266	0	0	44 584	36 707	1 056	14 308	7 299	2 722	0	0	4 577

续表

技术性收入						生产经营活动收入		其他收入				
总计	其中：来自企业	技术性收入按技术活动的形式分				金额	其中：产品销售收入	总计	其中：			其中：用于离退休人员的政府拨款
		技术开发收入	技术转收入	咨询、服务、培训、承包收入	学术活动和科普活动收入				医院的医疗活动收入	工程设计活动收入	教学培训活动收入	
104 546	35 560	46 992	15 430	38 895	3 229	53 306	2 409	996 988	904 742	0	4 715	69 227
35 600	12 592	10 700	1 856	21 212	1 832	0	0	570 467	523 768	0	4 378	40 394
66 224	22 968	36 142	13 574	15 111	1 397	22 188	284	376 255	333 951	0	300	25 808
2 722	0	150	0	2 572	0	31 118	2 125	50 266	47 023	0	37	3 025

2004 年全国中医药科研机构经常费支出情况

单位:千元

	本年内部支出*	科技活动经费内部支出					生产经营活动支出		其他支出							本年外部支出	
		金额	其中:国际科技交流与合作费	合计中:			金额	其中:人员费用	金额	其中:		合计中:				金额	其中:科技活动经费外部支出
				人员费用	设备购置费	其他日常支出				人员费用*	离退休人员费用	医院的医疗活动支出	工程设计活动支出	教学活动支出	其他		
全国	**1 507 109**	**476 487**	**842**	**211 974**	**53 173**	**211 340**	**56 852**	**25 515**	**973 770**	**106 823**	**94 306**	**800 927**	**3 068**	**394**	**169 381**	**1 305**	**1 304**
其中:																	
中国中医研究院	715 823	182 644	138	62 824	17 074	102 746	13 040	10 540	520 139	49 518	33 454	401 350	0	0	118 789	234	234
中医省级科研机构	659 748	240 456	430	113 644	31 147	95 665	19 570	8 165	399 722	46 791	51 151	357 662	3 068	394	38 598	1 067	1 067
中医地、市级科研机构	131 538	53 387	274	35 506	4 952	12 929	24 242	6 810	53 909	10 514	9 701	41 915	0	0	11 994	4	3

注:*①本年内部支出合计中不包括基建投资的支出;②人员费用与离退休人员费用含工资,下同。

2004 年全国中医药科研机构在研课题情况

单位:个

	课题数合计	其中:当年开题	基础研究	其中:当年开题	应用研究	其中:当年开题	试验发展	其中:当年开题	研究与试验发展成果应用	其中:当年开题	科技服务	其中:当年开题	生产性活动	其中:当年开题
全　国	**1 460**	**398**	**123**	**32**	**384**	**101**	**545**	**153**	**321**	**79**	**86**	**33**	**1**	**0**
其中:														
中国中医研究院	390	115	57	17	167	44	125	38	12	2	29	14	0	0
中医省级科研机构	943	249	48	7	193	54	396	109	261	65	44	14	1	0
中医地、市级科研机构	127	34	18	8	24	3	24	6	48	12	13	5	0	0

2004年全国中医药科研机构基本建设情况

单位：千元

	基本建设投资实际完成额					科研基建*				
	金额	按用途分				金额	按来源分			
		科研仪器设备	科研土建工程	生产经营土建与设备	生活土建与设备		政府拨款	企业资金	事业单位资金	其他资金
全　国	**39 301**	**9 383**	**24 718**	**4 000**	**1 200**	**34 101**	**18 557**	**0**	**6 928**	**8 616**
其中：										
中国中医研究院	11 956	2 766	7 990	0	1 200	10 756	8 990	0	750	1 016
中医省级科研机构	19 950	6 362	9 588	4 000	0	15 950	2 622	0	5 728	7 600
中医地、市级科研机构	7 395	255	7 140	0	0	7 395	6 945	0	450	0

注：*科研基建投资金额是指科研仪器设备投资与科研土建工程投资之和。

2004年全国中医药科研机构资产负债情况

单位：千元

	资产合计	其中：						负债合计
		流动资产	固定资产	其中：		无形资产	对外投资	
				科研房屋建筑物	科研仪器设备和图书资料			
全国	**2 985 226**	**1 134 527**	**1 736 953**	**414 166**	**545 981**	**8 873**	**104 873**	**783 274**
其中：								
中国中医研究院	1 134 379	459 367	633 772	168 663	262 991	0	41 240	151 526
中医省级科研机构	1 647 189	613 787	962 909	182 346	246 254	6 860	63 633	536 219
中医地、市级科研机构	203 658	61 373	140 272	63 157	36 736	2 013	0	95 529

2004年全国中医药科研机构科研仪器设备价值情况

单位：千元

	合计	其中：100千元以上金额	制造时间					
			2000年～		90年代		80年代	
			总额	100千元以上金额	总额	100千元以上金额	总额	100千元以上金额
全　国	**559 277**	**289 868**	**279 027**	**168 391**	**177 539**	**90 264**	**60 340**	**20 614**
其中：								
中国中医研究院	239 865	137 779	133 719	80 754	75 104	45 025	30 238	10 377
中医省级科研机构	287 052	143 029	125 394	82 987	92 885	42 057	28 125	9 787
中医地、市级科研机构	32 360	9 060	19 914	4 650	9 550	3 182	1 977	450

2004年全国中医药科研机构进口科研仪器设备价值情况

单位：千元

	合计	其中：100千元以上金额	制造时间					
			2000年～		90年代		80年代	
			总额	100千元以上金额	总额	100千元以上金额	总额	100千元以上金额
全　国	**347 210**	**230 679**	**178 973**	**132 000**	**114 292**	**68 958**	**38 773**	**16 129**
其中：								
中国中医研究院	183 301	118 816	103 761	70 603	55 756	31 157	23 076	7 844
中医省级科研机构	151 220	106 316	70 232	59 310	53 640	35 439	15 291	7 975
中医地、市级科研机构	12 689	5 547	4 980	2 087	4 896	2 362	406	310

2004年全国中医药科研机构办经济实体*情况

单位：千元

	实体数（个）	从业人员（人）	全年总收入	全年利润总额	上交院所金额	上缴税金	年末资产合计	年末负债合计	所有者权益合计
全　国	**109**	**1 490**	**217 458**	**6 770**	**3 735**	**8 610**	**513 569**	**269 483**	**244 086**
其中：									
中国中医研究院	17	468	124 273	7 061	2 828	3 244	194 770	70 207	124 563
中医省级科研机构	54	864	84 863	1 132	907	5 076	305 415	189 870	115 545
中医地、市级科研机构	38	158	8 322	－1 423	0	290	13 384	9 406	3 978

注：*机构办经济实体指由院所自办或与其他单位合办的经工商管理部门批准登记、具有法人地位的企业。

2004年全国中医药科研机构课题经费内部支出情况

单位：千元

	合计	基础研究	应用研究	试验发展	研究与试验发展成果应用	科技服务	生产性活动
全　国	**167 103.5**	**15 129.2**	**46 154.2**	**68 484.2**	**25 280.1**	**11 823.3**	**232.5**
其中：							
中国中医研究院	82 234.4	13 044.3	30 581.5	30 358.9	3 220.7	5 029.0	0.0
中医省级科研机构	74 715.6	1 540.1	13 363.4	36 853.7	19 865.0	2 860.9	232.5
中医地、市级科研机构	10 153.5	544.8	2 209.3	1 271.6	2 194.4	3 933.4	0.0

2004年全国中医药科研机构课题折合工作量统计

单位：人年

	合计	基础研究	应用研究	试验发展	研究与试验发展成果应用	科技服务	生产性活动
全　国	**3671.4**	**348.5**	**970.9**	**1362.8**	**763.8**	**221.0**	**4.4**
其中：							
中国中医研究院	1021.7	157.3	422.0	314.7	38.6	89.1	0.0
中医省级科研机构	2311.5	139.3	486.9	999.1	616.0	65.8	4.4
中医地、市级科研机构	338.2	51.9	62.0	49.0	109.2	66.1	0.0

2004年全国中医药科研机构买入技术情况

单位：千元

	技术获取当年实际支付金额	其中：			
		发明使用权（专利、许可证、商标等）	研究、研制成果（新知识和新技术、新产品原型）	含新技术（新工艺）的图纸、技术手册和软件	含新技术（新工艺）的设备和仪器
全　国	**—**	**—**	**—**	**—**	**—**
其中：					
中国中医研究院	—	—	—	—	—
中医省级科研机构	—	—	—	—	—
中医地、市级科研机构	—	—	—	—	—

2004年全国中医药科研机构卖出技术情况

单位：千元

	技术转让当年实收金额	其中：			
		发明使用权（专利、许可证、商标等）	研究、研制成果（新知识和新技术、新产品原型）	含新技术（新工艺）的图纸、技术手册和软件	含新技术（新工艺）的设备和仪器
全　国	**16 293**	**0**	**16 293**	**0**	**0**
其中：					
中国中医研究院	8 015	0	8 015	0	0
中医省级科研机构	8 278	0	8 278	0	0
中医地、市级科研机构	0	0	0	0	0

2004 年全国中医药科研机构科技成果情况

	发表科技论文（篇）	其中：国外发表（篇）	出版科技著作（种）	专利申请受理数（件）	专利授权数（件）	其中：发明专利（件）	国外授权（件）	拥有发明专利总数（件）
全　国	**2 862**	**130**	**129**	**41**	**17**	**15**	**0**	**51**
其中：								
中国中医研究院	1 014	109	62	5	5	5	0	11
中医省级科研机构	1 399	20	62	33	12	10	0	39
中医地、市级科研机构	449	1	5	3	0	0	0	1

2004 年全国中医药科研机构研究与发展* 人员情况

单位：人

	R&D人员合计	按学历分				按工作量分	
		博士毕业	硕士毕业	本科毕业	其他	R&D全时人员	R&D非全时人员
全　国	**4 211**	**209**	**553**	**2 006**	**1 443**	**2 422**	**1 789**
其中：							
中国中医研究院	1 224	155	229	433	407	717	507
中医省级科研机构	2 648	47	302	1 468	831	1 580	1 068
中医地、市级科研机构	339	7	22	105	205	125	214

注：* 研究与发展以下均称为 R&D。

2004 年全国中医药科研机构 R&D 工作量情况

单位：人年

	R&D人员折合全时工作量	其中：甲类	R&D人员折合全时工作量按人员工作岗位性质分		
			研究人员	技术人员	其他辅助人员
全　国	**3 201**	**2 412**	**1 806**	**1 017**	**378**
其中：					
中国中医研究院	1 012	795	589	312	111
中医省级科研机构	2 002	1 482	1 107	655	240
中医地、市级科研机构	187	135	110	50	27

注：由于统计口径变化，取消 R&D 人员中的“甲类”项，增加“科学家和工程师”项

2004 年全国中医药科研机构 R&D 经费

单位：千元

	R&D经费内部支出*	按费用类别分							R&D经费外部支出
		R&D经费支出	其中：劳务费	设备购置费	其他	R&D基本建设费	其中：仪器设备费	土建费	
全　国	**261 689**	**244 724**	**108 289**	**29 311**	**107 124**	**16 965**	**4 906**	**12 059**	**159**
其中：									
中国中医研究院	130 659	127 054	38 798	15 930	72 326	3 605	2 201	1 404	0
中医省级科研机构	120 825	109 723	63 680	12 973	33 070	11 102	2 700	8 402	159
中医地、市级科研机构	10 205	7 947	5 811	408	1 728	2 258	5	2 253	0

注：＊R&D 经费内部支出指当年为进行 R&D 活动而实际用于本机构内的全部支出，应按“全成本核算”的口径进行计量，不包括与外单位合作研究而拨给对方使用的经费。

2004年全国中医药科研机构R&D按来源分基本建设费

单位：千元

	政府资金	企业资金	事业单位资金	国外资金	其他资金
全　　国	**5 697**	**0**	**2 844**	**0**	**8 424**
其中：					
中国中医研究院	2 172	0	609	0	824
中医省级科研机构	1 330	0	2 172	0	7 600
中医地、市级科研机构	2 195	0	63	0	0

2004年全国中医药科研机构R&D经费支出*

单位：千元

	按来源分					按活动类型分		
	政府资金	企业资金	事业单位资金	国外资金	其他资金	基础研究	应用研究	试验发展
全　　国	**169 574**	**26 100**	**45 036**	**10**	**4 004**	**29 191**	**92 321**	**123 212**
其中：								
中国中医研究院	99 399	10	27 635	10	0	23 152	51 130	52 772
中医省级科研机构	63 784	25 980	16 338	0	3 621	4 258	38 250	67 215
中医地、市级科研机构	6 391	110	1 063	0	383	1 781	2 941	3 225

注：＊R&D经常费支出不包括基本建设费。

2004年全国中医药科研机构对外科技服务活动情况

单位：人年

	科技成果的示范性推广工作	为用户提供可行性报告、技术方案、建议及进行技术论证等技术咨询工作	为社会和公众提供的测试、标准化、计量、计算、质量和专利服务	科技信息文献服务	其他科技服务活动	科技培训工作
全　　国	**107**	**96**	**254**	**139**	**199**	**141**
其中：						
中国中医研究院	32	12	221	36	87	84
中医省级科研机构	63	73	33	102	90	30
中医地、市级科研机构	12	11	0	1	22	27

2004年县属研究与开发机构组织工作及人员情况

机构数（个）	当年举办各类技术培训班		已创办各类农村科技协作组织个数	从业人员（人）	其中：专业技术人员（人）	按工作性质分			
						从事科技活动人员	其中：		
	班次	人次					科技管理人员	课题活动人员	科技服务人员
22	68	7 418	8	938	756	490	77	313	100

2004 年县属研究与开发机构经费收入情况

单位：千元

本年总收入	科技活动收入	生产经营收入	其他收入			政府资金			技术性收入		用于科技活动的贷款	国外资金	其他资金
			金额	其中：用于离退休人员的政府拨款	科技活动收入	金额	其中：财政补助收入	其中：承担政府科研项目收入	金额	其中：来自企业			
55 879	7 857	47 096	926	286	7 857	6 937	5 967	263	875	100	45	0	0

2004 年县属研究与开发机构经费支出情况

单位：千元

本年内部支出总额	科技活动经费内部支出				生产经营活动支出			其他支出			本年外部支出总额		固定资产情况	
	金额	人员费用	设备购置费	其他日常支出	金额	人员费用	设备购置费	金额	人员费用	离退休人员费用	金额	其中：科技活动经费外部支出	年末固定资产原价	其中：科研仪器设备
45 605	18 082	7 090	339	10 653	20 131	6 172	6 016	7 392	4 590	1 932	157	51	56 515	12 006

2004 年县属研究与开发机构基本建设情况

单位：千元

基本建设投资实际完成额	按用途分				科研基建	按来源分			
	科研仪器设备	科研土建工程	生产经营土建与设备	生活土建与设备		政府拨款	企业资金	事业单位资金	其他资金
470	193	11	230	36	204	70	0	134	0

2004 年县属研究与开发机构课题综合情况

课题类型	课题数合计（个）	经费内部支出（千元）	其中：政府资金	课题人员折合全时工作量合计（人年）	其中1：		其中2：
					高中级职称	无高中级职称的大学本科及以上学历	研究人员
合　　计	**42**	**3 931**	**918**	**204.2**	**124.9**	**36.1**	**83.8**
试验发展	12	565	153	65	44	11	22
研究与试验发展成果应用	22	2 643	633	84.4	57.3	13.4	37.2
推广示范与科技服务	7	688	132	48.8	30.6	9.7	20.6
其他	1	35	0	6	4	2	4

附录

附　　录

（一）地方性学术团体与社会团体

1. 北京市

【北京中医药学会】

会　　长：张炳厚
副 会 长：刘殿永、杨明会、李俊德、姚乃礼、田大芳、王莒生、李乾构、刘冬立
秘 书 长：高丹枫
副秘书长：马　静、邸　峰、赵　静、翟胜利
地　　址：北京东单三条甲7号
邮　　编：100005
电　　话：010－65223477/65247704
电子信箱：bjtcm@public3.bta.net.cn

2004年学会工作概况

一、组织建设

完成学会所属各专业委员会的换届改选工作。2004年以来，学会着重抓了这项工作，新增设了肿瘤、肝病、感染、心血管、脑血管、现代化技术研究、科普等7个专业；在第9届会员代表大会前完成了37个专业委员会的换届改选，并将其与学术交流、科技咨询等日常工作结合起来，开展日常的学术活动。

筹备召开北京中医药学会第9届会员代表大会。2004年学会为筹备此次大会，做了大量准备工作。主要有：召开3次常务理事会，决定相关事宜；重新修订了学会会章；反复征求意见，商讨第9届理事会理事、常务理事、正副秘书长、正副会长候选人名单；撰写工作报告和今后5年发展规划；推选和表彰先进专业委员会、先进会员名单。

加强会员注册登记，发展新会员。全年共发展新会员563人。

二、学术交流

全国性学术会议。5月24日～28日，2004年全国中药研究暨中药房管理学术研讨会在黑龙江省首府哈尔滨市绿色大厦召开，会议代表72人。会议由北京中医药学会临床药学专业委员会筹备、组织。会前共收到来稿140篇，其中2篇为国家级科研课题，1篇为北京医保部门的重点研究项目。会上还聘请北京宣武医院药剂科林晓兰主任作了《美国及欧洲诸国医院药方工作情况简介》、《宣武医院中药房临床药学工作经验》的报告，受到与会代表的一致好评。

全年共举办各种专题性学术交流会22场。

学会配合市中医局，与北京中西医结合学会、针灸学会共同举办青年学术演讲比赛，主题是“人文奥运亮点中医药文化”。北京市16家医院的24名青年中医药工作者参加演讲预赛角逐。7月23日，北京市各中医医疗、科研、教学机构300余人汇聚保利大厦，获得决赛权的10名选手现场演讲，结果广安门医院宋坪获一等奖，昌平区中医院护士长、东直门医院张立山荣获二等奖，天坛医院中医科等3人荣获三等奖。大会一等奖、二等奖获得者3人被推荐参加了市科协举办的北京市第5届青年演讲比赛，分别获得了市科协演讲比赛一等奖1名，二等奖2名，为北京中医青年争得了荣誉。

厂会结合的中成药学术研讨会。2004年学会召开这类学术交流会7次，通过这种形式，学会帮助了有发展前途的企业，企业也支援了学会，为今后更好地开展各种学术活动提供了资助。

对外交流专业委员会积极开展祖国传统中医药文化的对外交流活动，利用同仁堂南城天汇旅游药店为窗口，向境外旅客宣传北京、宣传奥运、宣传中医药文化，力争使每一个到北京的客人都能够对中医药文化的历史渊源、主要理论架构、治疗原则和方法、中医养生保健以及中医教育、科研、生产等内容有所认识和了解。自2003年11月至今，共接待客人5万人次，服务半径涉及到台湾、香港、新加坡、印尼、泰国、马来西亚、菲律宾、越南、日本、美国、法国等国家和地区。另外，学会还与台湾中国医药大学的相关专家举办了参观GMP认证中药饮片厂的学术交流活动。

三、继续教育

2004年学会按期完成了下属各专业委员会拟定的学术讲座课程，共举行学术讲座47场，6000余人次参加。举办国家认可项目的全国高级研修班、学习班3个。全年举办专题讲座8场。

四、科普咨询工作

学会组织义诊4次。为响应“世界糖尿病日”活动，宣传“即刻”行动，预防肥胖与糖尿病的主题，糖尿病专业委员会11月13日赴昌平区中医院义诊1天。

10月12日，在中山公园启动全国中医药科普宣传周。同时学会举办“百名中医大型义诊咨询”活动，来自北京地区的31家中医、中西医结合、民族医医疗机构共274名工作人员参加，对15000人次的群众进行了现场咨询，发放有关宣传资料2万余份，整个活动规模大，气

氛热烈，营造出了宣传贯彻中医药条例的良好氛围。

学会与北京电视台《公益歌曲大擂台》栏目共同举办中医药条例宣传特别文艺晚会。

五、编辑出版工作

《北京中医》杂志2004年按期完成了6期正刊的组稿、审稿、编辑、出版、发行工作。全年共收稿件959篇，正刊刊登学术论文216篇，增刊出版63篇，全国中药学术会议论文汇编刊登论文91篇，退稿399篇，转入2005年度185篇。国内外共发行36500册。

编辑《2004年全国中药研究暨中药房管理学术研讨会论文汇编》1部，收录论文91篇，25万字。编辑出版2003～2004年年会论文集1部，收录论文143篇，62万字，印刷3000册。编辑出版《东城医药》杂志1部，论文65篇，22万字。

六、其他

完成市中医局《北京20世纪中医史略研究》等后勤工作。主办和协办北京名老中医刘弼臣行医65周年纪念会和名老中医宗祚民行医60周年纪念会。主持学会各项日常工作。

【北京针灸学会】

会　　长：贺普仁
常务副会长：杨宝琴
副 会 长：周德安、刘保延、刘德泉、邓良月
秘 书 长：马　静
常务副秘书长：程海英
副秘书长：裴玉珍、刘志顺
地　　址：北京市东城区东四十条27号中医药学院内
邮　　编：100007
电　　话：010－64059495/84020938
电子信箱：zah1110@yahoo.com.cn

2004年学会工作概况

一、继续教育工作

2004年北京针灸学会共举办继续教育讲座10次，参加人数为400人次左右，涉及的内容包括了针法、灸法、各科的治疗以及特殊病种的诊疗等内容，反映良好。

2004年举办国家中医药管理局针灸临床与科研高级研修班1期。

二、学术论坛

举办北京地区针灸学科建设与发展研讨会。2004年9月23日北京针灸学会、北京中西医结合学会、首都医科大学附属北京中医医院联合举办北京地区针灸学科建设与发展研讨会，在京中央、地方、区县级中医院的相关领导、针灸科主任以及针灸医师共50余人参加了会议。北京针灸学会会长贺普仁教授作总结性发言，他强调针灸的发展是很迫切的，北京地区针灸学科的发展要把握3点：1.要有政府、领导的支持；2.有一支技术精良的针灸专业队伍，这支队伍又分为科研、教学、临床3支。目前这支队伍中从事临床的比较多，科研队伍人数偏少，因此培养科研人员的工作要摆在议事日程上；3.要有群众的拥戴，有患者的信任和支持。有了这些，针灸发展的空间就会拓宽、深入。

北京针灸学会于2004年12月18日举办青年针灸学术论坛，论坛的主题是“北京针灸学术发展的方法与途径”，北京针灸学会的主要领导以及部分理事、各医院针灸科负责人共30余人出席了论坛。

三、参与网络教学

为配合北京市中医管理局继续教育委员会和21世纪网教中心开展网上教学，针灸学会自2004年开始共向网教中心提供课件23份，最后采用课件22份，扩大了针灸学科专家的知名度，为针灸网上教学开辟了先河。

四、举办演讲比赛

2004年8月，学会继续与北京中医药学会、北京中西医结合学会联合举办了第3届国讯杯科技演讲比赛。

五、科普活动

为配合中医药条例颁布1周年，在北京市中医管理局的直接领导下，该会和北京中医药学会、北京中西医结合学会于2004年10月联合举办了大型义诊活动和3天科普讲座活动，参加群众数千人次，受到了热烈欢迎，同时扩大了中医、中药的影响，推动了北京地区科普活动的开展。

【北京中西医结合学会】

会　　长：危北海
副 会 长（按姓氏笔画为序）：王书臣、王莒生、李　林、李曰庆、何惠宇、张淑文、杨明会、赵锡银、姜在旸
秘 书 长：马必生
副秘书长：马　静、于淑惠、赵　静、黄　毅
地　　址：北京市东单三条甲7号
邮　　编：100005
电　　话：010－65250460/65594125
网　　址：www.bjaim.ITCmedu.com
电子信箱：bjzhxyjhxh@263.cet.cn/bjzhxyjhxh@yahoo.com.cn

2004年学会工作概况

一、组织建设

2004年3月20日，在北京京东宾馆召开了北京中西医结合学会第5届第3次理事会，62名理事出席了会议。危北海会长作了《北京中西医结合学会2003年工作总结及2004年工作要点》的报告。与会理事审议并通过了学会2003年工作总结、2004年工作重点、关于专业委员会换届改选工作意见和要求及学会网站的建设方案，并就学会工作进行了讨论。

基础理论、肝病等专业委员会完成换届改选工作。

经北京市社会团体办公室批准，北京中西医结合学会临床营养治疗专业委员会、风湿性疾病专业委员会成立。

经学会常务理事会审议通过，北京市社团办批准，急腹症专业委员会正式更名为“普外科专业委员会”。

二、学术交流

2004年3月6日，与北京市血管外科协会共同举办了北京地区周围血管疾病专业学术研讨会暨第1届联合年会。5月13日举办了中西医结合在外科围手术期应用学术沙龙。8月11日举办了普外科临床营养支持与应用学术沙龙。10月28日

召开了北京地区中西医诊治糖尿病足学术沙龙。9月23日，与北京针灸学会、首都医科大学附属北京中医医院联合举办了针灸学科建设与发展现场研讨会。11月12日，组织召开亚健康状态多学科干预与应用前景学术研讨会。12月23日，组织召开肝病专业委员会学术座谈会。

三、继续医学教育

2004年组织、申报并完成北京市级继续医学教育学术讲座67场次，计划外项目15场次。

按计划完成了第4期全国中西医结合诊治肾病提高班、第2期全国中西医结合诊治男科病提高班、全国中西医结合诊治皮肤病新进展提高班、全国中西医结合诊治肛肠疾病提高班等4项国家级项目学习班培训工作，并与中日友好医院联合举办了风湿性疾病中西医结合诊治提高班。

组织申报并完成中西医结合心肺复苏急救培训班、医学影像临床诊断与应用提高班、临床营养支持、治疗基础与规范技术培训班等北京市级项目培训班。

四、科普宣传

2004年5月，荣获北京市科学技术委员会、北京市科学技术协会、北京市人事局授予的“北京市科学技术普及工作先进集体”光荣称号。

国际“爱耳日”前夕，耳鼻喉专家赴大兴区中医医院开展爱耳、护耳健康保健宣传和义诊、咨询活动；5月15日“北京科技周”期间，青年科普志愿者利用周末休息时间，赴门头沟区潭柘寺乡开展医学科普宣传、义诊、咨询活动。

2004年度组织专家参加了由中国科协、北京市科协等单位举办的以“科学发展、服务三农”为主题的各种科普宣传、下乡支农等活动5项。

五、青年人才培养工作

2004年度继续举办了医院中层干部管理知识培训系列讲座5场。

在北京市科协、北京市中医管理局的指导和各医疗单位的支持下，7月与北京中医药学会、北京针灸学会、21世纪中医药网络中心·北京中心联合举办了北京第3届中医、中西医结合青年学术演讲比赛，获得本届比赛前3名的选手推荐参加北京市第6届青年学术演讲比赛，分别以总分第1、第8、第9的成绩获一、二等奖。

12月8日与国家中医药管理局“中医现代化发展战略研究”课题组、中国中医研究院广安门医院联合举办了“21世纪中医新思维”青年学术研讨会。

六、科研工作

在北京市中医管理局的领导下，该会承担的北京市科委“中医药对亚健康状态的调整研究——北京地区亚健康状态中医干预措施及证治规律的研究”课题按照合同计划顺利开展。2004年9月17日通过了北京市科委对课题的中期评估。

完成了北京市中医管理局“20世纪北京中医发展史研究——北京中西医结合史”及“20世纪北京中医发展史研究——中医学术团体的发展概况——北京中西医结合学会史”有关内容的撰写工作。

在北京地区各级各类医疗、科研、教学机构的支持与配合下完成了由国家中医药管理局立项，中国中西医结合学会会长陈可冀教授为课题负责人的“‘结合医学’国内外研究现状及发展趋势的调查”课题的有关工作。

2．天津市

【天津市中西医结合学会】

会　　长：吴咸中
副 会 长：张伯礼、王今达、丁素先
秘 书 长：李继敏
副秘书长：张　河
地　　址：天津市河西区佟楼佟卫里19号
邮　　编：300074
电　　话：022－23330203
传　　真：022－23519619

2004年学会工作概况

一、新时期学会工作深化改革，与时俱进

随着社会发展和市场经济体制的逐步建立，各项体制改革深入发展，学术团体也面临着新的机遇与挑战，在认真学习中国科协、中国中西医结合学会有关“社会团体改革创新”指示精神的同时，吴会长充分发挥会员代表大会、理事会、常务理事会的作用，审时度势、与时俱进领导学会创新发展，及时建立了《天津市中西医结合学会及专业委员会工作评估体系》，进一步完善二级组织管理制度，进行定量定性的活动评价，使学会活动管理更加科学，要求活动形式上要结合市场经济情况下学会活动的形式和特点，推动学会活动逐步社会化、国际化、精品化、信息化；运行机制上要树立经营学会的观念，努力开辟多种渠道，增加经费来源，增强学会自主发展能力。

二、广泛开展学术活动，进一步提高学术水平

2004年以来，学会组织大型综合性学术年会1次。年会上将把全国获奖的优秀论文及各专业委员会推荐的优秀论文在年会上交流，积极鼓励有作为的青年学者在会议中做重点发言。吴会长亲临大会，在会议上发表重要讲话，高屋建瓴地为广大中西医结合专业工作者指明了发展方向。会议人数250人，收到论文140余篇，大会宣读论文30篇，评选优秀论文10篇，发放年会论文集200余册。

学会除一般性学术活动外，共举办3次大型学术报告会，主题为“中医药现代化”和“心血管疾病诊疗新进展”等，聘请北京、上海等全国著名专家与天津市著名专家同台交流，全市学者2000余人积极参加，收到良好的效果。另外，天津市科协和学会、天津南开医院联合举办了“通里攻下法在腹部外科疾病中的应用与基础研究荣获国家科技进步二等奖”的表彰大会。以吴咸中院士为首的研究组经过努力钻研，该课题一举荣获国家科技进步二等奖，本项活动在天津中西医结合学界产生了很大反响。

每年各专业委员会按期制定计划，其活动在专业委员会评估体系的规范引导下，使大多数专委会都适时开展活动。急救专业委员会举办2004年学术年会，发表论文50余篇，100余人参加，发行论文集150册。糖尿病专业委员会举办大型科普及义诊活动2次，200余人次受益；举行大型学术会议1次，200余人参加。外科专业委员会举办国际腔镜外科学术活动，国际学者10余人与国内专家百余人进行交流；召开全国学习班，近百人参加；与医学会联合举办外科年会，400余人参加。风湿专业委员会举办工作会1次；举办大型学术报告会4次，约400人次参加；开展科普宣传活动4次，全市近1000人受益。神经内科专业委员会举办学术活动2次，共约200人次参加；换届工作会1次；承担总会任务，参与制定《中西医结合诊疗脑血管病临床标准》工作。变态反应专业委员会举办全国变态反应专业委员会成立大会及学术会议，100余人参加。皮肤性病专业委员会举办工作会2次，与医学会联合举办年会1次。肾病专业委员会举办学术会议1次，聘请长江学者进行交流，近百人参加。肝病专业委员会举办年会，聘请外地知名专家来津交流，近200人参加。中青年专业委员会举办"消化系统疾病治疗新进展"大型学术报告会，老中青年学者共同交流，400人参加。心身专业委员会举办中西医结合诊疗提高班，全市30名专业人员参加；召开全国专委会工作会暨学术会议，近百人参加。护理专业委员会与天津护理学会联合举办大型年会，发表论文数10篇，发放论文集100余册，100余人参加。肿瘤专业委员会与中医药专业委员会联合举办学术交流活动。心血管病专业委员会举办学术交流会议，聘请西医知名专家与学会学术骨干进行专题交流，100余人参加。精神专业委员会举办学术年会，全市相关中西医结合专业人员近百人参加。儿科专业委员会举行学术交流会，进行专题研讨，近百人参加。

三、办好继续教育，注重人才培养

人才问题一直是困扰我国中西医结合发展的大问题，在这个问题上，吴咸中会长早就有明确指示：中西医结合医学发展的关键就是后继有人，而学科建设也离不开人才培养这一基础。中医理论强化班、中医急救提高班、中西医结合诊疗班都是天津市卫生局及学会共同举办的培养中西医结合青年骨干的主要学习班。其中前2个班每2年举办1次，全市有关医疗机构根据条件推荐从事中西医结合工作的临床骨干人员前来学习，形式为半脱产。第4届中医理论培训班针对当时"非典"及禽流感的流行情况，在中医四部经典中加大温病内容的学习。吴咸中会长以身作则把自己的研究生派来学习班学习，而且亲自授课，深受学员欢迎（总计200学时，本期人员50余人）。举办中西医结合诊疗学习班（心身疾病），充分发挥心身专业委员会作用，召集从事该专业的技术人员较为系统地进行学习，效果较好（总计72学时，本期人员30人）。举办中医中西医结合科研提高班，国家中医药管理局科技教育司中医科技处杨龙会处长、张伯礼院长、丁小翔处长前来授课（总计28学时，本期人员60人）。充分发挥急救专业委员会作用，举办中医急救学习班，学员为各中医医院急诊医生，总计80学时，13人参加学习。

根据会长"理论学习要有较强的领先性、实用性，管理要严格避免走形式"的要求，在管理上制定了严格的考勤制度及考核制度，学员学成后通过考试及撰写论文，合格后由市局颁发结业证书，学会授予相应继续教育学分。

四、充分发挥老中青专家集体作用，壮大中西医结合队伍

学会在会长及理事会的带领下，本着"团结、稳定、求实、发展"的原则，坚持民主办会，全会上下团结一致，共同发展。如学会举办学术活动，老专家坐镇指挥，同时做好传帮带工作，年轻专家虚心学习，大胆实践，不断创新，使各学科的学术活动形式多样，内容丰富多彩，会议质量进一步提高。

在组织建设中，近2年来全会28各专业委员会中，多数委员会进行了不同的调整，为专业委员会的建设发展注入了活力。2004年学会发展会员150余人，其中外籍会员1名；中医临床药理、血液学专业委员会分别举行成立大会，场面热烈、隆重，学术气氛浓郁；本会积极向全国学会推荐理事2名，副主任委员1名，天津各专业会委员10余名，进一步巩固提高天津在全国中西医结合学界的地位。

五、产学研活动进一步发展

产学研活动是学会创新活动的重要项目，其内容为学会、企业、专家三者联系起来，运用学术研讨提高医疗专业人员的学术水平，提高企业产品的科技内涵，提高各自的科研能力，是一举多得的好事。2004年通过本项活动开展，带动了农村专业委员会的学术活动，该委员会举行相关活动10余次，参加人数近百人。

六、做好科普宣传，积极为社会服务

科普宣传在学会各项工作中占有一定比重，2003年学会以提高全市市民健康防病意识为目的，充分利用学会自身优势，联合社会有关力量，启动"关爱生命，提高生存质量，与健康同行"为主题的健康巡讲活动。2004年，中国科协科普宣传月的主题是"科学、文明、健康"，学会积极配合天津科协开展工作，其中遴选专家10名，举办讲座5场，共计3000人受益。定期举行"防治糖尿病和高血压病"健康讲座4次，全市市民共有5000余人次受益，在全市产生较大反响。

天津市中西医结合学会是天津市中西医结合科技工作者的学术团体，多年来，在吴咸中会长及全体理事的共同努力下，各项工作正在认真有序地开展，得到天津市科协及天津市卫生局的认可，2004年被天津市科协评为天津市先进学会。

【天津市中医药学会】

名誉会长：赵藕善

会　　长：戴锡孟

副 会 长：张大宁、高金亮、林

立军、刁跃池
秘 书 长：苗富来（专职）
副秘书长：陈宝贵、闫国章
地 址：天津市河西区马场道佟卫里19号三楼
邮 编：300074
电 话：022－23340702
电子信箱：TJZYYXH@sina.com

2004年学会工作概况

学会于2004年1月举办了中国天津张大宁学术思想研讨会，市卫生局、市科协领导出席会议并讲话。

学会于2004年5月召开了中医药国际标准化研讨会，学会正副会长及中国农工民主党和市委统战部领导及专家出席会议并讲话。

学会于2004年11月与农工民主党天津市委员会、天津中医学院、天津市中医药研究院联合召开了中国天津中药现代化国际高层研讨会，全国政协副主席李蒙出席会议。会前，中共中央政治局委员、天津市委书记张立昌同志会见了李蒙同志，市委副书记邢元敏、市人大常委会副主任俞海潮、副市长张俊芳、市政协副主席赵克正、中华中医药学会秘书长李俊德出席了开幕式，中国工程院院士桑国卫教授和来自美国、法国、日本的中医药专家作了精彩的学术报告。

学会于2004年成立了天津市中医药学会心血管病专业委员会、呼吸病专业委员会，一批高学历、高职称、长期工作在临床一线的中青年专业技术人员担任学会主要工作。

学会于2004年向中华中医药学会推荐全国委员30余名，担任全国学会的副主任委员、常委、委员职务。

学会于2004年向中华中医药学会推荐中华中医药科学技术进步奖11项，其中5项分别获得一、二、三等奖。

学会于2004年举办了国家级、省市级继续医学教育培训班5次，受益人数800人次。

3．河北省

【河北省中医药学会】

会 长：孙万珍
常务副会长：王彦田
副 会 长：宗全和、杨牧祥、赵玉庸、李佃贵、刘亚娴、吴以岭、王振邦、任凤蓝
秘 书 长：武 智
副 秘 书 长：张 锐、奚正隆、陈振山
地 址：河北省石家庄市富强大街68号
邮 编：050011
电 话：0311—85804846
电 子 信 箱：zjxh20050310@tom.com

2004年学会工作概况

一、新成立5个二级专业委员会

2004年3月19日～21日在平山西苑温泉度假村成立了糖尿病专业委员会，参会代表50余人，选举石家庄糖尿病医院王钢柱为主任委员。

2004年7月22日～25日在平山西苑温泉度假村成立了风湿骨病专业委员会，选举省中医药研究院风湿骨病研究所张国恩主任医师为主任委员，参会代表130余人。

2004年7月24日～26日在石家庄东开发区凯旋门大酒店成立了痿痹病专业委员会，选举河北以岭医院陈金亮为主任委员，河北医科大学第二医院李春岩院士、河北以岭医药集团董事长吴以岭教授为名誉主任委员，参会代表30余人。

2004年8月6日～8日在金谷大厦成立了肝胆病专业委员会，参会代表108人，选举省中医院薄敬华教授为主任委员。

2004年9月24日～26日在石家庄东开发区凯旋门大酒店成立了心脑血管病专业委员会，选举河北以岭医药集团吴以岭教授为主任委员，参会代表210人。

二、二级专业委员会进行改选换届

2004年7月30日～8月1日在石家庄东开发区凯旋门大酒店对中药专业委员会进行了改选换届，参会代表130余人，选举河北以岭医药研究所田书彦教授为主任委员，河北医科大学中医学院中药系许占民教授为名誉主任委员。

第2届肾病专业委员会改选换届暨学术研讨会于2004年11月5日～7日在石家庄市新世隆宾馆顺利召开，来自省会及各地市60余位代表参加了本次会议。大会通过选举产生了第2届肾病专业委员会新一任领导班子，河北医科大学赵玉庸教授为主任委员。

三、加强继续教育培养

眼科专业委员会于2004年6月12日在石家庄北站宾馆举行了学术研讨会暨表彰2003年分会先进个人大会，参会代表50余人。

糖尿病专业委员会于2004年9月24日～26日在保定东方大酒店召开了第2次学术研讨会，参加代表75人。大会交流学术论文48篇，邀请了中华中医药学会糖尿病分会副主任委员、北京中医药大学东直门医院内分泌科主任赵进喜博士作了专题学术报告。

青年中医专业委员会于2004年11月5日～7日在石家庄新世隆宾馆召开了第2次学术研讨会，参会代表30余人。

妇科专业委员会于2004年8月21日～22日在国税局税务中心（石家庄）举办了妇科疑难病中西医诊治培训班，参会30余人。培训班主要对内科中的不孕症、绝经期综合征等疾病的病机、诊断手段、治疗方法等方面的内容举行了专题讲座。

第3届全国儿童多动症专题学术会议于2004年8月23日～26日在北戴河召开。出席会议的代表来自北京、天津、河北、山西、上海、广东、浙江、福建、湖北、辽宁、广西、海南、四川、山东、安徽、贵州、江苏、陕西共17个省、市、自治区的代表139人。

四、搞好科普知识宣传活动

2004年10月16日～24日中国科学画画家白云露先生中医养生个人书画展在石家庄世纪公园世纪美术馆展出，由河北省中医药学会、河北省针灸学会主办，河北河洛医院管理咨询有限公司、河北医科大学中医学院门诊部协办，世纪美术馆承办，免费向广大群众展出，属

公益性的科普知识宣传。

肝胆病分会在10月22日世界传统医药日期间，在石家庄举行了义诊活动，为广大群众进行了咨询服务，对肝炎的预防、治疗、饮食等进行了详细的解答，受到了广大群众的欢迎。

五、争取政府部门的职能工作任务

根据上级有关政策，政府的职能逐渐向社会团体转移，学会抓住了这个机会，多次找有关领导与单位进行请示，让主管领导与主管单位了解学会人才的优势和学会学术的权威性，原省中医药管理局评审的科技奖已交给了省中医药学会评审。

承办科技奖的评审工作，通过1年多的运转，本着认真、公正、公平、合理的原则，2004年3月对全省申报的中医、中西医结合课题，组织专家进行了评审，评出一等奖9名，二等奖16名，三等奖6名。

承办了省中医药管理局的工作，组织召集了省中医院、石家庄市中医院、沧州中西医结合医院、新乐市中医院的专家，制定了《河北省中医、中西医结合医疗机构病历表格样表（试行）标准》。

【河北省针灸学会】

名誉会长：王振邦
副 会 长：王艳君、诸云龙、王盛增、段云波、贾春生、李永方、李炳茂
秘 书 长：武　智
地　　址：河北省石家庄市富强大街68号
邮　　编：050011
电　　话：0311—85804846
电子信箱：zjxh20050310@tom.com

2004年学会工作概况

一、召开第2次会员代表大会

2004年在省民政厅和省科协的直接领导与支持下，在常务理事的共同配合下，为了第2次会员代表大会的如期召开，共召开常务理事会3次，办公会议数次。

二、召开第4届海峡两岸学术交流会

河北省针灸学会第4届海峡两岸学术会议于2004年10月27日下午在石家庄市河北科技宾馆召开，72人参加了会议。

三、精神科专业委员会召开第1届第2次学术研讨会

与会代表共71人，全体与会代表充分交流了各自的经验体会。

四、举办首次中医养生书画展

2004年10月16日～24日中国科学画画家白云露先生中医养生个人书画展在石家庄世纪公园世纪美术馆展出。本次画展由河北省中医药学会、河北省针灸学会主办，河北河洛医院管理咨询有限公司、河北医科大学中医学院门诊部协办。

【河北省中西医结合学会】

会　　长：李　恩
副 会 长：李采瑞、陈巽昭、李申、毕庚年、纪民育、郭纪生、李志华
秘 书 长：李志华
副秘书长：董淑萍（专职）、刘月林、高长玉、赵之漳、叶增茂
地　　址：河北省石家庄市富强大街68号
邮　　编：050011
电　　话：0311－85814762
电子信箱：dsp542000@yahoo.com.cn

2004年学会工作概况

3月在石家庄市召开了省直属医疗单位参加的学会改革和各专业委员会换届的动员会。

在2003年的基础上，2004年又分别对活血化瘀、微循环、外科、老年医学、不孕不育、周围血管疾病、妇产科、神经科、呼吸、肾病、内分泌、心血管、儿科、眼科、肛肠15个专业委员会召开了改选换届会议；骨伤、疮疡、耳鼻喉、精神心理卫生、口腔、消化、肝病、皮肤性病8个专业委员会的换届筹备会议已经结束，2005年完成换届工作；骨质疏松、基层2个专业委员会的筹备工作正在进行当中。

承担政府委托任务，积极配合学会完成国家中医药管理局下达“结合医学国内外现状与发展趋势调研”的中医药政策及管理研究类专项课题，为制定有关传统医学、现代医学及结合医学发展方针政策和决策提供理论和实践依据及建议。

召开了肿瘤、血液、类风湿疾病、妇产科、肛肠、神经科6个学术会议和讲习班，邀请省内外知名专家进行了61人次学术讲座。

组织专家于12月11日～12日到邢台市临城县开展扶贫义诊活动。

4．山西省

【山西省中医药学会】

理 事 长：周　然
副理事长：文　渊、王晞星、冯五金、冯前进、白兆芝、乔连厚、齐炳义、张广文、李先荣、杨恩建、徐生旺、柴瑞霭、贾汉章
秘 书 长：文　渊（兼）
副秘书长：任光荣、李明奎、邹本贵
地　　址：山西省太原市东华门23号
邮　　编：030013
电　　话：0351－3580330

【山西省中西医结合学会】

理 事 长：王裕颐
副理事长：张　才、李文学、李秀莲、杨　波、赵通理、柴瑞霎、陶功定、冯五金、宋明锁
秘 书 长：宋明锁（兼）
副秘书长：李静萍、赵建平、郭媛媛
地　　址：山西省太原市并州西街46号
邮　　编：030012
电　　话：0351－4091118

【山西省针灸学会】

理 事 长：焦顺发
副理事长：祁　越、李建仲、李济春、杨恩来、施土生、郭耀炕、冀来喜
秘 书 长：冀来喜（兼）
副秘书长：燕　平、李明磊
地　　址：山西省太原市并州西街46号
邮　　编：030006
电　　话：0351－7240217

5．内蒙古自治区

【内蒙古自治区蒙医药学会】

会　　长：乌　兰（女）
副 会 长：于连云（女）、乌力吉·特古斯、巴特尔、巴根

那、巴雅尔、布仁达来、黄志刚、毅　和
秘 书 长：巴特尔
副秘书长：阿古拉、杭盖巴特尔
地　　址：内蒙古自治区呼和浩特市中山东路78号
电　　话：0471－6293321
电子信箱：nmgshy@yahoo.com.cn

2004年学会工作概况

内蒙古蒙医药学会是蒙医药人才聚集、知识密集型群众团体。多年来在自治区卫生厅和理事长、理事会的直接领导下发挥了党和政府相关部门联系专业技术人员的桥梁纽带作用，促进蒙医药事业发展。积极参与由卫生厅、科技厅、科协多次召集蒙医药专业技术人员参加的论证会，讨论有关蒙医药产业化、蒙药开发及存在的问题等，发挥了蒙医药专家的业务技术优势。在中蒙医药应对突发公共卫生事件能力方面，蒙医药学会充分发挥学会人才聚集的优势，积极开展蒙医药防治重大传染性疾病的作用研究和探讨，并且面向广大公众开展重大传染性疾病防治科普知识宣传，提倡科学文明、健康的生活方式。2004年召开了学会理事会换届大会，完善了学会组织管理机构，并在自治区卫生厅中蒙医处的领导下，组织各专业蒙医药人员编写了继续医学教育读本，为全区继续教育工作和学术水平的提高作出了积极贡献。蒙医药学会主办的《蒙医药》杂志，不断总结经验，不断创新，依靠专家办刊，提高刊物质量，以发表理论、临床经验、学术研究的文章为主，并兼顾地区、基层文章，并结合专业特长，开设专栏。刊物稿源也随着学会学术活动的繁荣逐年增多，为学术交流活动发挥了积极的作用，已成为深受国内外广大作者、读者喜爱的学术刊物。

【内蒙古自治区中医药学会】

会　　长：乌　兰（女）
副 会 长：于连云（女）、云　梁、白永和、苏根元、赵青树、桂　忠
秘 书 长：于连云（女）
副秘书长：陈玉华（女）、赵青树
地　　址：内蒙古自治区呼和浩特市中山东路78号
电　　话：0471－6293321
电子信箱：nmgshy@yahoo.com.cn

2004年学会工作概况

2004年内蒙古自治区中医药学会举行了换届大会，改选了理事会成员，并召开了常务理事会会议，决定在中医内科、外科、中药、针灸、中西医结合、护理、管理等7个专业委员会的基础上，增加基础理论研究专业委员会，在内科专业委员会中增设脾胃病学组。不断完善学会组织机构，促进学术交流。各专业委员会根据自身专业特点，拓宽办会思路，开展了形式多样的学术交流活动。特别是在中医药应对突发公共卫生事件能力方面，中医药学会充分发挥人才优势，组织专家学者进行中医药防治重大传染性疾病的研究，征集临床研究论文，广泛采纳不同层次、不同专业的学术观点，并且积极与北京、河南、山西等省市中医专家联系，开展学术讲座和义诊活动。2004年，中医药学会协助内蒙古自治区卫生厅中蒙医处，组织近百名中医药专家编写了《内蒙古自治区中医药继续教育读本》，以一流的专业水平和认真负责的工作态度得到了自治区卫生厅的高度赞扬和充分肯定，受到了广大中医药工作者的欢迎和好评。学会主办的《内蒙古中医药》杂志，全年出刊7期，刊登论文近300篇，是广大中医药工作者学术交流的阵地和提高学术水平的平台。杂志社通过举办优秀论文评选等形式，激发广大医务工作者的创作热情，更加广泛地开展学术交流，为进一步繁荣该区中医药学术、活跃中医药学术气氛发挥了重要作用。

6. 辽宁省

【辽宁省中医药学会】

会　　长：龙济瀛
副 会 长：马　骥、袁家麟、杨关林、郭振武、田振国、王保民、柳兴印、王　杰
秘 书 长：丛丹江
副秘书长：韩首章
地　　址：沈阳市和平区砂阳路25号
邮　　编：110005
电　　话：024－23397508

7. 吉林省

【吉林省中医药学会】

会　　长：苗洪范
副 会 长：杨世忠、周建民、南　征、张桂芝、王之虹、相世和、隋殿军
秘 书 长：王黎君
地　　址：吉林省长春市工农大路1745号
邮　　编：130021
电　　话：0431－6816984
网　　站：www.jlszyyxh.com
电子信箱：jlszyyxh@163.com

2004年学会工作概况

一、学术交流与继续教育

2004年吉林省中医药学会共组织召开全省学术会议7次；共举办中医药继续教育培训班43项，其中，国家级培训班1项，省级培训班42项。全国肛肠病新进展及疑难重症研修班（国家级）得到了来自北京、上海、青海、陕西、云南等18个省（市）50多位专家的高度评价，参加学员560人，期间共邀请国内、省内著名专家举办专题讲座60余场，编发学术会议论文汇编资料4本。

二、网络信息管理

省中医药学会建立了吉林省中医药学会网站，设有学会信息、学会动态、老中医在线等16个版块。其中以任继学为首的18位名老中医均收录入专家数据库，所有重新登记的会员均收录入会员数据库，为会员建立了现代化之家。

三、组织建设

2004年召开7次学术会议，共收到学术论文200余篇；学会对各专业委员会实行专账管理；2004年还成立了科普专业委员会、护理专业委员会及针刀专业委员会；筹备第6届理事会换届改选工作，积极吸纳有能力、有专长的会员入会，对原学会的会员进行了重新登记和收缴会员会费的工作。

四、科普宣传义诊活动

为贯彻宣传《中华人民共和国中医药条例》，吉林省中医药学会在吉林省双辽市举行了义诊活动，共有10名专家参加，印发资料5万份，就医患者达500人次。同时在全国科普宣传周期间，推荐5名中医专家参加省科协科普宣传服务志愿团。

与吉林大学联合举办了《女性卫生健康知识讲座》，提高在校女大学生卫生健康保健意识，培养良好的心理素质及健康的体魄。

五、评选表彰

2004年对基层中医药发展作出显著贡献的县级以下医疗单位、民营医疗机构的优秀中医药工作者进行表彰。骨科专科、肝病专科、非药物疗法专科、中医院管理专科、中药专科被评为吉林省中医药学会先进专科，经推荐、初选、专家评议、常委会审定，共评选出30名基层优秀中医药工作者。

8．上海市

【上海市中西医结合学会】

会　　长：王文健
副 会 长：刘　平、凌昌全、施　杞
秘 书 长：陈可君
副秘书长：程祖龙
地　　址：上海市北京西路1623号402室
邮　　编：200040
电　　话：021－62581714
电子信箱：zxyjhxh@sohu.com

2004年学会工作概况

一、学术交流

2004年上海市中西医结合学会共组织全国性学术会议4次（肝病、呼吸病、皮肤性病、妇产科），市级学术会议38次，年会2次（肿瘤、肛肠）。

由上海、天津、广州、大连4个城市科协联合举办学术研讨会，2004年6月在上海市召开传染病控制和预防学术研讨会，上海市中西医结合学会积极配合参与，编写论文4篇，2位专家在交流会上作了学术报告。

二、科普工作

肿瘤专业委员会的专家到天山、奉贤等地为社区、郊区的肿瘤患者进行医疗咨询，约350人次受益。

三、继续教育

举办第3届中西医结合诊治胰腺疾病提高班，参加学员368人；举办中西医结合临床新理论新技术内科高级学习班，参加学员279人。

四、参谋咨询工作

为了庆祝《中华人民共和国中医药条例》颁布实施1周年和《上海市发展中医条例》颁布实施6周年，由上海市卫生局主办、上海市中西医结合学会和其他学会联合承办的上海市名中医大型义诊活动于9月25日在上海中医药大学附属岳阳中西医结合医院青海路门诊部举行，上海市副市长杨晓渡到现场看望并慰问了参加义诊活动的名中医。此次活动有近1200名患者接受咨询和诊治，深受患者的欢迎。

五、组织建设

发展新会员88名，其中高级会员37名。收缴会费115838元，作为学会活动经费的一部分来源。

六、其他

在上海市科协第2届学术年会上，上海市中西医结合学会的《中西医结合学报》被评为上海市优秀科技期刊。

【上海市针灸学会】

会　　长：张　仁
副 会 长：沈雪勇、吴根诚、葛林宝
秘 书 长：单永华
副秘书长：祁妙国
地　　址：上海市北京西路1623号402室
邮　　编：200040
电　　话：021－62676864

2004年学会工作概况

一、加强学会建设，分工合作，团结进取

本届理事会注意抓组织建设，常务理事既有分工又有合作，及时沟通信息，形成制度。1年召开2次全体理事会，定期召开理事长会，不定期召开常务理事会，全年（1～11月）召开全体理事会2次，常务理事会4次，理事长工作会议10次。

二、发挥学会功能，为政府决策献计献策

近年来，随着社会需求的增加，应用针灸技术进行美容、减肥等以保健为主的商业机构日益增多，为了规范管理，学会在充分调研的基础上，向卫生主管部门提交《对规范本市针灸美容、针灸减肥市场的几点建议》，并制定《上海市针灸学会关于吸收非医疗机构团体会员的规定》，分别上报有关主管部门审批。

为了贯彻落实《中华人民共和国中医药条例》，学会在全市范围内开展了针灸医生问卷调查，并分别召开6次座谈会，对上海市的针灸界进行了全面的调查、分析，然后向市政府呈交反映该市针灸界现状的调查报告《上海市针灸发展概况、问题与建议》。

多次组织讨论使用一次性针灸针问题，并向政府建议，争取尽快落实。

多次组织学习讨论《中华人民共和国中医药条例》，积极参与《中华人民共和国中医药条例》颁布1周年纪念活动的组织和筹备工作，作好名中医义诊和中医药知识竞赛活动。

三、加强学术交流，营造学术氛围

2004年5月17日～19日，举办上海市针灸学会首届针灸美容保健学术研讨会，来自全国各地的代表100多人参加会议。

2004年6月20日～30日，召开第7届全国针灸器材学术研讨会暨换届改选大会，来自全国各地的代表140多人参加会议，收到论文70篇。杨华元理事当选中国针灸学会器材专业委员会主任委员。

2004年8月11日～14日，针灸实验专业委员会、上海经络研究所、上海针灸杂志社在银川市召开第9届针灸对机体功能的调节机制及针灸临床独特经验学术研讨会，来自全国各地的代表100多人参加会议。

2004 年 9 月 19 日～22 日，针麻专业委员会在杭州市召开第 8 届全国针刺麻醉、针刺镇痛和针刺调整效应学术研讨会，有 80 多位专家、学者出席。

2004 年 11 月 27 日～28 日，上海中医药大学、上海市现代生物医药与产业办公室主办，上海市针灸学会与上海市针灸经络研究所、上海经络研究中心等单位承办了第 5 届上海国际针灸临床与科研学术研讨会。

四、加强对针灸科技人员的业务培训和继续教育

2004 年组织国家级继续教育项目 2 项和各种形式的学习班、培训班 5 次，参加者 500 余人；申报 2005 年国家继续教育项目 3 项。

五、荣誉称号与获奖情况

吴焕淦教授获“2003～2004 年度卫生部有突出贡献中青年专家”荣誉称号，其课题“隔药灸治疗溃疡性结肠炎的疗效与相关基础研究”荣获 2003～2004 年度教育部提名国家科技进步奖二等奖。

杨华元教授的“针刺手法参数测定及数据处理系统的研究”荣获 2003～2004 年度教育部提名国家科技进步奖二等奖。

六、发挥各专业委员会的作用

1 年来，各专业委员会分别开展各种学术活动、座谈会、研讨会等，为 2004 年的调研工作发挥了很大作用。

七、学会部分针灸专家参与上海市针灸经络研究中心的技术评估、成果鉴定等工作

八、11 月举办上海市针灸学会 2004 年度年会

九、办好针灸杂志，提高学术质量

《上海针灸杂志》的编辑们在人员少、工作量大的情况下，努力办好《上海针灸杂志》，全年接收稿件 800 余篇，录用 300 多篇。

【上海市中医药学会】

会　　长：施　杞
秘 书 长：石关桐
地　　址：上海市北京西路 1623 号
邮　　编：200040
电　　话：021－62532271
传　　真：021－62532271

2004 年学会工作概况

一、学术交流、继续教育

2004 年上海市中医药学会共组织召开全国性学术会议 2 次（中华中医药学会妇科专业学会、中华中医药学会外科专业学会）。全年共举办国家级中医药继续教育学习班 7 次（已举办了 6 次）。

此外，还申报了 12 项 2005 年全国中医药继续教育项目。

二、组织建设

2004 年进行了第 7 届理事会换届工作。新的一届理事会加强了集体领导的地位，每季度召开 1 次会长、秘书长办公会议，讨论和研究具体事务。同时加强学会与各分会之间的联系，召开了 1 次各分会的主任会议。

2004 年，还新成立了皮肤病分会、中医基础分会、中医医院管理分会，并正在筹备成立中医神经病分会。至今学会已有 30 个专业委员会。

对学会的会员进行重新登记和换发新的会员证。

三、协助政府工作

配合中医处落实中医诊疗常规的培训工作，参加培训的有管理人员、各科主任和专业人员 400 余人。

配合学习、宣传、贯彻、落实《中华人民共和国中医药条例》颁布、实施 1 周年和《上海市发展中医条例》6 周年，9 月 25 日由学会负责承办了上海市名中医大型义诊活动，有近 50 名名中医参加。10 月 21 日召开了上海市中医药界学习宣传贯彻《中华人民共和国中医药条例》部分专家座谈会，近百名专家、领导参加座谈。同时学会组织了大型的中医知识竞赛活动，25 个中医医疗机构和综合性医院的中医科参加，通过预赛决出 6 个医院进入电视决赛。

四、科普、咨询、义诊活动

2004 年共组织了 2 次义诊活动；参与了 2004 年上海中医药博览会的组织、筹备和参展工作；与雷允上药业有限公司共同主办 2004 年中医保健节和中医膏方节的活动。

向总会各专业委员会推荐专家。

9．江苏省

【江苏省中医药学会】

会　　长：吴坤平
副 会 长：张华强、刘沈林、吴勉华、邵荣世、徐镜人
秘 书 长：黄亚博
副秘书长：成建山
办事机构：江苏省中医药系统四会一刊机关
地　　址：江苏省南京市汉中路 282 号
邮　　编：210029
网　　址：www.jstcm.com
办公室电话：025－86798926/86617283
办公室传真：025－86617283
办公室电子信箱：zyxh@jswst.gov.cn
学术部电话：025－86510525/86617284
学术部传真：025－86510525
学术部电子信箱：jstcm2003@sohu.com
编辑部电话：025－86617285/86612950
编辑部传真：025－86556817
编辑部电子信箱：jstcm@sohu.com

2004 年学会工作概况

一、加强分支机构管理，完成专业委员会换届

专业委员会是学会的重要组成部分，2004 年 6 月将任期已满 4 年的外科、儿科、骨伤科、护理、心系疾病、肝病、脾胃病、肾病、脑病、风湿病、基础理论与文献研究、青年工作、新药研究与开发等 13 个专业委员会进行换届，新成立了针刀医学分会、中医药信息专业委员会。换届会议集中召开，同时举办专业委员会委员学习班，邀请省民政厅、省科协的领导进行社团管理知识讲座；举办专业委员会管理办法的讲座，进一步明确专业委员会的历史任务、职责和工作方向。换届结束后还出版了 1 期有关新一届专业委员会成立大会的纪实画册。

此外，学会还向中华中医药学会的皮肤科、急诊、风湿病、药房管理等分会进行委员候选人推荐。

二、加强组织建设，积极发展

会员

会员是学会工作的基础，根据《会章》规定，2002年启动了会员重新登记缴纳会费工作，2004年新增会员249名，会员总数已达3008名，进一步壮大了队伍。通过收缴会费，增强了会员的组织观念，加强了学会的向心力和凝聚力。

三、加速网站建设步伐，引进信息管理系统

江苏中医药信息网2003年3月9日正式开通，2004年申请了网络实名"中医网"，网站内容逐渐丰富，信息更新周期缩短，方便了广大会员的应用。

随着学会会员、专业委员会委员的数据不断的增多，原有的Access数据库管理的相关信息已经难以适应信息管理的需要。2004年学会引进了一套学会信息管理系统软件，具备查询、统计、网页发布等功能。在原有数据基础上，将会员、专业委员会委员以及推荐的全国总会的委员信息全部录入管理系统，使得学会的数据管理更为高效便捷。

四、举办学术大会

2004年，召开了江苏省中医药学术大会暨江苏名中医高层论坛，这次会议是省科协重点资助的项目，特邀各科省内外著名的中医药专家12名，就深入探讨中医药学所面临的一系列热点和难点问题、促进学术的繁荣和良性发展等为大会作专题报告，到会代表近250人。

五、评优表彰工作

2004年举办第2届优秀青年中医药工作者评选活动，对各医疗、教学、科研单位不断涌现的优秀青年中医药工作者进行表彰，本着公平、公正、公开的原则，经推荐、初选、专家评议、常委会审定，共评选出60名优秀青年中医药工作者，在2004年江苏省中医药学术大会上进行了大会颁奖。

六、积极开展学术交流，办好继续教育学习班

2004年共组织举办了31次学术活动，其中包括8次国家级中医药继续教育项目和全国性的学术会议，共收到学术论文1500余篇，到会代表3160余人，邀请了国内、省内著名的专家作了220余场次专题报告，编辑出版学习班专题报告、学术会议论文资料汇编27本，约700余万字。

按时对国家级、省级中医药继续教育项目、学术活动有关材料进行审核并上报备案。总共上报中医药继续教育项目、学术活动33项，其中包括国家级中医药继续教育项目13项、全国学术活动4项。

七、举办海峡两岸学术交流大会，增进友谊

由省中医药学会和台湾省台中市中医师公会联合举办的"海峡两岸中医药学术交流大会"于8月26日～9月2日在台湾省台中市召开。会议内容涉及中医药科研、教学、管理以及中医药产业化、标准化、国际化等议题，并着重就运用中医药手段诊断治疗SARS的相关内容进行探讨。江苏省中医药学会组成了以黄亚博秘书长任团长的学术交流团，与台湾地区的代表进行了广泛深入的学术交流。

八、科普咨询、义诊活动

2004年3月8日，举行"三八"妇女节爱心专家义诊，有20名中医妇科专家参加了义诊，接诊3500名群众。

5月15日在全国第4届科技活动周、省第16届科普宣传周期间，在全省13个省辖市统一举行了第2届中医、中西医结合百名专家大型义诊活动，印发科普宣传资料5万多份，直接受益群众达3万多人。南京山西路主场有18位专家参加了义诊咨询活动。5月17日组织了高级中医专家赴仪征革命老区举行了送医下乡义诊活动。单兆伟、徐福松、金实、奚兆庆、杨桂云等著名专家参加了义诊。省科协王安宁部长、章丽文主任，仪征市政府韩兰芬副市长等有关单位的领导视察了义诊现场，看望了专家。当地电台、电视台、报纸等媒介作了现场报道。

6月20日全国科普宣传日期间，在《会讯》和江苏中医药信息网上发出通知，要求各地学会广泛开展科普宣传活动。

由于学会在组织科普咨询、义诊活动中成绩突出，学会再次荣获省政府科普工作大会先进集体奖和省科协先进集体奖。

九、出版会讯，加强会员沟通

江苏省中医药学会作为《江苏中医药杂志》的主办单位，2004年共出版杂志12期，发表文章500余篇，字数总计150多万字。

编辑出版4期《会讯》，3期《会讯·理事版》，1期《会讯·会员版》，约30万字，发行8000册。加强了学会工作与学会理事会和会员的信息沟通，使学会工作得到了理事会的理解与支持，进一步融洽了学会机关与会员之间的关系。

【江苏省中西医结合学会】

会　　长：吴坤平
副 会 长：任光荣、左言富、蔡宝昌、段金廒、张朝纯
秘 书 长：黄亚博
副秘书长：李　华
办事机构：江苏省中医药系统四会一刊机关
地　　址：江苏省南京市汉中路282号
邮　　编：210029
网　　址：www.jstcm.com
办公室电话：025－86798926/86617283
办公室传真：025－86617283
办公室电子信箱：zyxh@jswst.gov.cn
学术部电话：025－86510525/86617284
学术部传真：025－86510525
学术部电子信箱：jstcm2003@sohu.com
编辑部电话：025－86617285/86612950
编辑部传真：025－86556817
编辑部电子信箱：jstcm@sohu.com

2004年学会工作概况

一、加强分支机构管理，完成专业委员会换届

2004年6月将任期已满4年的中西医结合学会的外科、妇产科、耳鼻喉科、皮肤科、骨伤科、消化系统、呼吸系统、外治法、实验医学、青年工作护理等10个专业委员

会进行换届。换届会议集中召开，同时举办专业委员会委员学习班，邀请省民政厅、省科协的领导进行社团管理知识讲座；由学会作学术会议、专业委员会管理办法的讲座，进一步明确专业委员会的历史任务、职责和工作方向。换届结束后还出版了1期有关新一届专业委员会成立大会的纪实画册。

此外，学会还对中国中西结合学会的周围血管、中药、医学影像、实验医学等分会进行委员候选人推荐。

二、加强组织建设，积极发展会员

会员发展工作在2002～2003年重新登记和发展会员的基础上，2004年新增会员345名。截至2004年底省，中西医结合学会的会员总数已达2596名，进一步壮大了队伍。通过收取会费，增强了会员的组织观念，加强了学会的向心力和凝聚力。

三、加速网站建设步伐，引进信息管理系统

江苏省中医药信息网自2003年3月9日正式开通以来，2004年申请了网络实名"中医网"，网站内容逐渐丰富，信息更新周期缩短，与多家提供中医药服务的网站以及一些大型门户网站、搜索引擎等建立了超级连接，并提供查询、留言等服务功能，方便了广大会员和网友的应用。

2004年3月，学会引进了一套信息管理系统软件，并要求软件设计单位根据学会的实际情况对软件进行了量身定制，具备查询、统计、网页发布等功能。在原有数据基础上，将会员、专业委员会委员以及推荐的全国总会的委员信息全部录入管理系统，使得学会的数据管理更为高效便捷。

四、举办学术大会

2004年11月，学会召开了江苏省中西医结合学术大会，特邀28名省内外著名的中西医结合专家就深入探讨中西医结合学术领域所面临的一系列热点和难点问题、促进学术的繁荣和良性发展等为大会作专题报告，到会代表近220人。

五、评优表彰工作

2004年举办第2届优秀青年中医药工作者评选活动，对各医疗、教学、科研单位不断涌现的优秀青年中医药工作者进行表彰，本着公平、公正、公开的原则，经推荐、初选、专家评议、常委会审定，共评选出60名优秀青年中医药工作者，在2004年江苏省中医药学术大会上进行了表彰。

六、积极开展学术交流，办好继续教育学习班

2004年共组织举办了31次学术活动，其中包括8次国家级中医药继续教育项目和全国性的学术会议；共收到学术论文1500余篇；到会代表3160余人；邀请了国内、省内著名专家作了220余场次专题报告；编辑出版学习班专题报告、学术会议论文资料汇编等27本，约700余万字。2005年，共上报中医药继续教育项目、学术活动33项，其中包括国家级中医药继续教育项目13项、全国学术活动4项。

七、举办海峡两岸学术交流活动，增进友谊

由省中医药学会、中西医结合学会和台湾省台中市中医师公会联合举办的"海峡两岸中医药学术交流大会"于8月26日～9月2日在台湾省台中市召开。以黄亚博秘书长任团长的江苏省中医学术交流团与台湾地区的代表进行了广泛深入的学术交流，这是继"2002年海峡两岸中医疑难病症学术交流大会"之后，由江苏省中医药学会与台中市中医师公会第2次在台中市联合举办的中医药学术交流大会。

八、科普咨询、义诊活动

2004年3月8日，举行"三八"妇女节爱心专家义诊，有20名中西医结合妇科专家参加了义诊，接诊3500名群众。

5月15日在全国第4届科技活动周、省第16届科普宣传周期间，在全省13个省辖市统一举行了第2届中医、中西医结合百名专家大型义诊活动，印发科普宣传资料5万多份，直接受益群众达3万多人。南京山西路主场有18位专家参加了义诊咨询活动。5月17日组织高级中西医结合专家赴仪征革命老区举行了送医下乡义诊活动，单兆伟、徐福松、金实、奚兆庆、杨桂云等著名专家参加了义诊。

九、出版会讯，加强会员沟通

2004年共完成《江苏中医药信息》1～12月的12期、5000册、30万字的编辑出版工作。

编辑出版4期《会讯》，3期《会讯·理事版》，1期《会讯·会员版》，约30万字，发行8000册。加强了学会工作与学会理事会和会员的信息沟通，使学会工作得到了理事会的理解与支持，进一步融洽了学会机关与会员之间的关系。

【江苏省针灸学会】

会　　长：吴坤平
副 会 长：吴　旭、柳鹏楠、徐恒泽、蒋挺康
秘 书 长：黄亚博
副秘书长：成建山（兼）
办事机构：江苏省中医药系统四会一刊机关
地　　址：江苏省南京市汉中路282号
邮　　编：210029
网　　址：www.jstcm.com
办公室电话：025－86798926/86617283
办公室传真：025－86617283
办公室电子信箱：zyxh@jswst.gov.cn
学术部电话：025－86510525/86617284
学术部传真：025－86510525
学术部电子信箱：jstcm2003@sohu.com
编辑部电话：025－86617285/86612950
编辑部传真：025－86556817
编辑部电子信箱 jstcm@sohu.com

2004年学会工作概况

一、发展会员，建立会员数据库

重新登记缴纳会费的会员共508名，并全部办理了中国针灸学会会员证，其中2004年新发展会员64人。

建立会员数据库，记录每个会员信息20多条，包括个人基本信息、学历、职务、职称、专业、主要业绩、发表论文、论著、获奖等情况。

二、加强专业委员会建设

专业委员会是学会的基础，经学会常务理事会研究，对学会下属的临床、耳针、器材、科研等4个专业委员会进行调整，保留临床、耳针、器材等3个专业委员会，撤销科研专业委员会，为了发挥学会学术发展的指导作用，新成立了针灸急症专业委员会，并定于2004年召开换届和成立大会。

11月20日在无锡市召开了省针灸学会临床、耳针、器材专业委员会换届和急症专业委员会成立大会，筹备工作经历酝酿调研、拟订方案、布置推荐、催报整理、文件制作、审核初定、终审确定7个阶段，先后用了9个月时间。

新一届专业委员会委员共127人（155人次），其中临床专业委员会51人，耳针专业委员会31人（含顾问、名誉主任委员），器材专业委员会42人，急症专业委员会31人。这些委员均经各市学会、原专业委员会、各有关单位3个渠道推荐，并经省学会组织工作委员会资格审核，在反复听取各方面意见的基础上确定的，推选工作做到了公开、公平、公正。新当选的委员普遍呈现“三高一低”的现象，即学历高（大学以上学历占70%）、职称高（高级职称占71%）、参与热情高、年龄低（平均年龄43.2岁）。

三、召开2004年度江苏省针灸学术大会

2004年江苏省针灸学术大会于11月19日～21日在无锡市召开，参加会议的有江苏省针灸学会第4届理事会理事，临床、耳针、器材、急症4个专业委员会委员候选人及年会、学习班代表共170余人，江苏省卫生厅副厅长、省中医药局局长吴坤平及中国针灸学会副秘书长马纯芳、中国针灸学会临床分会主任委员王玲玲、无锡市卫生局副局长方佩英、无锡市中医院院长王彬夫参加了开幕式，并作了讲话。

会议期间同时举办了全国耳针新进展学习班，特邀上海、安徽及本省的著名专家为参会代表作了精彩的专题学术报告，共15场，有杜晓山的《针刺手法》、李湘授的《刮痧疗法》、蔡圣朝的《灸法的临床应用》、徐恒泽的《传统针灸手法的应用》、苏尔亮的《头针疗法》、陶昆的《灸法》、陈朝明的《针刺“镇痛排石”穴治疗肾绞痛及其促排石作用的临床研究》、蒋彩云的《针灸美容》、陈巩荪的《耳针》、仲远明的《耳穴毫针法的临床运用体会》、许瑞征的《论耳穴特异性》等。学术水平较高，代表认真聆听，认真交流，获益匪浅。

四、分别召开第4届第3次理事扩大会议和第4届第6次、第7次常务理事会议

2004年11月19日召开了省针灸学会第4届第3次理事扩大会议，参加会议的有学会全体理事、各市针灸学会秘书长，吴旭副会长主持会议，黄亚博秘书长从进一步加强组织建设、制度建设、规范工作程序、加强学术交流、增强学会的凝聚力和向心力等5个方面对江苏省针灸学会第4届理事会成立以来的工作情况进行了重点汇报。与会理事对本届理事会工作给予充分的肯定，并重点对2005年工作计划进行了讨论。成建山副秘书长向理事会汇报了新一届专业委员会的筹备情况。

2004年2月10日与9月16日分别召开了江苏省针灸学会第4届第6次、第7次常务理事会，对学会重大工作进行了讨论，保证了2004年度学术年会和专业委员会换届工作的正常进行。

2004年因工作需要，召开部分理事和专家参加的小型工作会议2次。

五、积极推荐人才

根据中国针灸学会中针器字［2004］第001号文件，经常务理事会研究，推荐吴旭副会长、曹炀常务理事为中国针灸学会针灸器材专业委员会第3届委员候选人。

经会长会议研究，同意在原推荐王玲玲、孙建华、仲远明、向谊、曹炀为中国针灸学会理事候选人的基础上，再增补吴旭、马小平为理事候选人，其中吴旭为常务理事人选。

【江苏省医疗气功协会】

会　　长：褚瑞明
副 会 长：周士枋、徐荷芬、王旭东、殷　明
秘 书 长：黄亚博
办事机构：江苏省中医药系统四会一刊机关
地　　址：江苏省南京市汉中路282号
邮　　编：210029
网　　址：www.jstcm.com
办公室电话：025－86798926/86617283
办公室传真：025－86617283
办公室电子信箱：zyxh@jswst.gov.cn
学术部电话：025－86510525/86617284
学术部传真：025－86510525
学术部电子信箱：jstcm2003@sohu.com
编辑部电话：025－86617285/86612950
编辑部传真：025－86556817
编辑部电子信箱：jstcm@sohu.com

10．浙江省

【浙江省中西医结合学会】

会　　长：叶　真
副 会 长：王坤根、王明法、王泽时、刘克州、何　超、吴章穆、肖鲁伟、沃兴德、金　伟、沈汉澄、沈庆堂、樊良卿
秘 书 长：樊良卿
副秘书长：裘昌林、曹启峰、张剑令、徐泉玉、钟达锦
地　　址：浙江省杭州市天目山路132号
邮　　编：310007
电　　话：0571－88082214－3410/3415
电子信箱：zjzxyxh@sohu.com

2004年学会工作概况

2004年学会共举办省级学术会议13次，参加会议人数1560人次，交流论文324篇；举办各种类型继续教育培训班13个，其中国家级7个；组织专家讲座103个，有1101人经考试合格取得Ⅰ类学分证；承办全国性学术会议1个。

全年新发展个人会员286人，

团体会员21个，至2004年底，学会个人会员已达2189人，团体会员61个。目前学会有专业委员会29个，2004年有3个专业委员会任期已满进行换届，新成立医学美容、糖尿病、周围血管疾病、风湿病4个专业委员会筹备组。

学会主办的《浙江中西医结合杂志》全年发行42000册，发表论文686篇，月刊，大16开，67页。

2004年举办各种科普活动4次，参加人数1500余人，制作及印刷《乙肝健康防治》彩色大型张贴画200份，并分发各医院、诊所张贴。出版科普读物《皮肤病调养》，由浙江省科技出版社出版。

【浙江省中医药学会】

会　　长：张承烈

副 会 长：张　平（常务）、肖鲁伟、王绪鳌、于诗俊、葛琳仪（女）、范永升、王坤根、沈汉澄、王锡贞（女）、王　晖、王永钧、冯根生、吕圭源、沈堂彪、熊国治

秘 书 长：熊国治（兼）

副秘书长：陈学奇、朱鹏飞、徐素先（女）、陈勇毅、孙　炜（女）

地　　址：浙江省杭州市环城北路47号

邮　　编：310003

电　　话：0571－85165041/85166805

2004年学会工作概况

2004年浙江省中医药学会在张承烈为会长的学会理事会的领导下，全面贯彻党的“十六大”精神，面对学会工作的新形势、新情况，在浙江省卫生厅、省民政厅、省科协等上级部门的领导下，紧紧依靠广大学会专家、会员和专职干部职工，团结协作，积极进取，学会工作取得了一定的成绩，概括有以下5个方面：一是承担上级部门下达的任务，反映专家会员的意见；二是开展多层次、多形式的学术活动及继续教育工作；三是积极开展科普宣传、“三下乡”活动和对外交流合作；四是学会组织建设、制度建设不断加强；五是门诊部工作出现崭新的面貌。

2004年，浙江省中医药学会共组织开展国家级学术活动及继续教育项目2项，省级各类学术活动及继续教育项目14项。参加人次1000余人。与杭州市中医院等联合举办了全国中药气雾透皮（熏蒸）疗法学术研讨会，与中华中医药学会针刀学会联合会组织举办了全国针刀医学诊疗技术培训班。

为支持浙南山区农村卫生工作，该学会组织了12名专家组成的“三下乡”医疗队，由会长张承烈亲自带队，副会长葛琳仪、沈汉澄、熊国治均参加了“三下乡”活动，义诊病人700余人，受到山区农村患者的热烈欢迎。学会还在张承烈会长的牵头下，与正大青春宝药业有限公司、《今日早报》合作，联合推出“浙江省中医药界专家精英”栏目，为宣传中医药起到了积极的推动作用，为广大患者提供了中医求医指南。

在11月24日～26日，学会协助接待了印度尼西亚中医协会一行20位医生，并在浙江中医学院举办了1次学术讲座，与印尼中医界的朋友进行了广泛的交流。

2004年，学会共召开常务理事会2次，分别于年初和8月召开，一是通报上年度工作情况及2004年的工作任务安排；二是检查上半年工作情况，督促和推动下半年工作。

学会加强了秘书处干部职工队伍建设，在浙江省医学学术交流管理中心和党总支的布置下，组织学会干部定期进行政治学习和讨论，提高干部队伍的思想理论水平。积极响应浙江省民政厅、省卫生厅、省医学学术交流管理中心的倡议，向浙江省台州地区受特大台风灾害侵袭的灾区人民捐款，向浙江省残疾人联合会捐款。鼓励学会专职工作人员参加工会、妇女委员会组织的多项活动。

学会组织专职干部、职工学习贯彻中共浙江省纪委［2004］13号文件精神，积极开展机关效能建设，切实转变工作作风，加快卫生改革。

学会成立至今（2004年12月）已逾25年，现有分会、专业委员会24个（内科、妇科、肿瘤、推拿、儿科、医史、眼科、中药、医古文、骨伤、肛肠、外科、耳鼻喉科、中医院管理、蛇类医药、基础理论、康复17个分会；护理、老年病、男性病、肾病、博士、脾胃病、肝病7个专业委员会）。现有个人会员近3000人，专职人员4人，学会在全省设学会联络员网络，有联络员85人。

【浙江省针灸学会】

会　　长：王绪鳌

副 会 长：王昆根、阮少南、许文波、盛燮荪

秘 书 长：吴士高

副秘书长：王樟连、孔尧其、王　颖、陈松泉、李祖德

地　　址：浙江省杭州市凯旋路431号

邮　　编：310020

电　　话：0571－86951620

网　　址：www.zjhwyyqx.com

电子信箱：zhenjin@zjhwyyqx.com

2004年学会工作概况

一、组织建设工作

加强理事会领导。全年召开常务理事会3次，对学会工作进行研讨，发挥常务理事的领导带头作用。召开全体理事会议1次，总结全年工作，拟定下一年工作计划，听取理事的意见和建议，坚持民主办会。召开会长办公会议2次，讨论决定学会紧急事宜和办事机构中的有关重大事务。春节、中秋节举办相聚会，并慰问住院理事，增强了学会的凝聚力。召开秘书长会议1次，为开好年会工作进行了分工。

发展会员。全年发展团体会员单位3个，至今已有团体会员单位24个。发展个人会员67名。

充实加强理事会。根据各市的建议和学会自身发展的需要，及时补充了6名理事为本会第4届理事会理事。

加强分科学会的组织建设。

针刀委员会在成立10周年的学术会议期间依照民主办会的原则，

增补了6个委员。向总会耳穴专业委员会推荐1名委员为全国第3届专业委员会委员。向全国针灸器材专业委员会第3届会员代表大会推荐候选人2名，加上该专业委员会自行确定的2名候选人，该省共有4名人员出席会议，并被选为第3届中国针灸学会器材专业委员会委员。

根据中国针灸学会第4届会员代表大会通知的换届方案和理事分配名额，充分考虑了省级、市级单位的平衡和代表性，经由会长办公会议讨论决定，向中国针灸学会上报代表8名，理事候选人5名，并要求增加2名理事，以促进该省针灸事业的发展。

依法管理。根据浙江省民政厅民间组织管理局的要求，进行了社团年检年审工作。2004年，年检对学会及各专业委员会都有严格的要求。省针灸学会于2004年5月首批通过年检，并顺利换发证书。

会员管理。根据总会和省协会的要求建立数据库，针灸学会购置了电脑，将所有会员的基本情况输入电脑并制成软盘上报。为建立会员数据库做了积极准备，拟定2004年底将建立学会的网站。

二、反映会员的正当利益和要求

向有关上级部门提出了针灸学会会员所迫切需要解决的几个问题。一是针灸收费过低。针灸学会已2次向有关部门报告，要求提高针灸收费标准；二是向省卫生厅有关部门要求把《中国针灸》列为国家一类杂志，以利于会员晋升。

三、学术交流和继续教育工作

为加强学术交流活动，克服人员和经费不足问题，促进和带动市（地）学术发展，2004年2月19日～22日，由省针灸学会针法灸法专业委员会与温州市针灸学会、温州医学院附属第二医院联合举办针刺机理和临床应用省级继续教育学习班暨研讨会。

5月13日～17日，学会所属耳穴专业委员会与杭州市针灸推拿学会联合举办了1期省级继续教育项目——耳穴医学知识讲习班。

6月25日～28日，学会所属针刀专业委员会与舟山市针灸学会在舟山市中医骨伤联合医院的支持下召开了浙江省针灸学会针刀专业委员会成立10周年暨学术交流会。

11月9日，由杨米雄主任委员为首的代表团到首都参加了首届世界中医药联合会针刀专业委员会成立大会暨学术交流大会。

9月19日～22日，学会所属实验针灸专业委员会在主任委员方剑乔教授和副委员郑健副教授的支持下，承办了第8届全国针刺麻醉、针刺镇痛及针刺调整效应学术研讨会。

9月22日～25日，学会所属头穴专业委员会举办了1期国家级继续教育项目——头针导引法治疗精神神经系统疾病的应用和推广学习班。学会还完成了省级继续教育项目——头皮针针疗法，分别在宁波市、建德市、杭州市举办。

11月19日～23日，召开浙江省针灸学会2004年年会暨学术交流会，实到代表151名，收到论文61余篇。

四、科普宣传，下乡诊疗

按照省、市科协的统一布置，省针灸学会组织10名杭州针灸专业骨干参加了首届长三角科技论坛开幕式暨特邀报告会，还与各市学会一起积极参与科普宣传和义诊。

五、加强国际交流，促进学术发展

学会有20余名理事应邀赴美国、澳大利亚、日本、韩国、加拿大、瑞士、奥地利、德国等10多个国家进行交流学习、讲学及医疗技术服务。2004年，学会会员单位已培训国外学生100余名。

六、科研活动

方剑乔、陈华德、孔尧其、韩崇华、叶德宝、杨楣良6名医生为主的课题组完成了6个国家中医药管理局中医诊疗技术研究整理项目课题，并于4月23日通过国家中医药管理局的验收与鉴定，完成了操作规范文本和多媒体数码光盘教育课件的制作，并通过国家中医药管理局的鉴定。

以“头针导引法”为核心技术的浙江省中医重点专科建设项目——中风后遗症针灸专科，已于10月29日通过浙江省中医药管理局的验收，得到较高的评价。

江凌川、孔尧其合作完成了省中医药管理局的研究课题——针灸治疗中风专题数据库的开发研究。

申请并承担了省中医药管理局的课题——头皮针抽提法对急性病灶脑缺血大鼠的治疗作用及皮质TNF-2的影响，由李新伟、孔尧其等承担。

建立了杭州、温州、金华、东阳、永康等头皮针抽提法治疗中风偏瘫的技术网络中心。

11．安徽省

【安徽省中医药学会】

理事长：金树滋
副理事长：高尔鑫、邓大学、徐光升、徐宝圻、刘中本、李济仁、张琼林、韩明向
常务副理事长：高尔鑫、邓大学
秘书长：邓大学（兼）
地址：安徽省合肥市亳州路亳州城
邮编：230041
电话：0551-5543646

12．福建省

【福建省中医药学会】

会长：阮诗玮
副会长：杜建、陈杨荣、陈立典、杨叔禹、薛金发、许志福
秘书长：陈端生
副秘书长：崔晓榕、林于雄
地址：福建省福州市鼓屏路61号
邮编：350003
电话：0591-87824528/87818827

13．江西省

【江西省中医药学会】

会长：王鱼门

副 会 长：陶　曦、刘红宁、刘晓庄、杨扶国、洪广祥、陈瑞春、陈明仁、熊墨年、程兆盛
秘 书 长：熊墨年
副秘书长：张　进、刘希伟
地　　址：江西省南昌市文教路221号
邮　　编：330077
电　　话：0791－8708890
电子信箱：zyxhjx@21cn.com

2004 年学会工作概况

2004年江西省中医药学会管理局认真学习贯彻党和国家中医药的方针、政策，认真实践“三个代表”的重要思想。按照学会的特点，积极开展学会活动。坚持民主办会的原则，进一步健全和完善了学会的组织机构、办事机构和各项规章制度。形成了以会长办公会、常务理事会、理事会、会员代表大会等多种形式的会议议事制度。理事会和常务理事会积极促进和提高中医药学术水平，加强政府与广大会员和中医药工作者的联系，维护中医药工作者合法权益，推动了学会的各项工作发展。

学会的组织建设进一步加强，重新进行了个人会员登记，并新发展会员1000多名，发展中医院、中医药院校、中药企业团体会员80多个，有力地壮大了中医药队伍的力量。18个分会、专业委员会全部进行了换届，充实了许多热爱学会工作的中青年学术带头人，并指导、完成了8个设区市中医药学会的换届工作，推荐100多位省中医药专家参加了中华中医药学会各专业委员会，为做好中医药学会的工作打下良好的基础。

学术活动进一步活跃，学会和各专业委员会按要求定期召开学术会议，参加会议的中青年作者不断增加。积极组织省内中医药专家和学者参加全国和国际中医药学术会议，成功承办了中华中医药学会主办的喻嘉言学术思想及现代临床诊疗技术发展研讨会。积极发展中医药科技，组织会员参加科技攻关，推荐和推广科技成果，向江西省科学技术奖励委员会申请，登记江西省中医药学会科学技术奖，可望在年内获准。2004年在时间紧、任务重、缺乏经验的情况下，成功承办了由中华中医药学会主办的中医药、中西医结合医护人员专业技术资格晋升考试考前培训工作，参加培训人员考试合格率达到95%以上，受到广大会员的好评。2004年组织医务人员下乡义诊，开展社会咨询、科普宣传20余次。

学会主办的《江西中医药》进一步革新了版面和栏目，提高了质量，2004年发行量较上年提高了20%，成为省内外中医药人员喜爱的学术刊物。

学会以改革的精神认真抓好管理，认真办好《会讯》，加强学会通联，定期召开秘书长会议，及时表扬先进，2004年召开了表彰大会，对先进团体会员单位、先进会员、先进学会干部进行了表彰，努力提高学会的活力、凝聚力和实力。搞好所属门诊部的工作，广泛外引内联，加强与会员、中医药团体、社会各界的联系，不断提高学会的社会效益和经济效益。配合中医药管理局做好中医条例的宣传工作。使广大会员都关心和支持学会工作，素质不断提高，多次受到省卫生厅、省科协和省中医药管理局的好评。被江西省民政厅评为省级先进民间组织；被江西省科协授予先进学会称号。

【江西省中西医结合学会】

会　　长：曹　麒
副 会 长：徐炽度、汤益明、龚琼模、程兆盛、李国贤、江长波、陈明人、左铮云、李志刚
秘 书 长：李志刚（兼）
副秘书长：伊　凡、吴跃进（常务）、张欣霞
地　　址：江西省南昌市文教路221号省中医药研究院内
电　　话：0791－8511741
电子信箱：jxszxh@126.com

2004 年学会工作概况

江西省中西医结合学会成立于1981年12月9日，现为第4届理事会，会长曹麒，秘书长李志刚。办事机构为秘书处。现有活血化瘀、急腹症、骨伤科、急救医学、眼科、妇产科、皮肤性病、耳鼻喉科、结石病、消化系统疾病、心血管、神经科等专业委员会，学会挂靠江西省中医药研究院。

2004年度，该会依靠各专业委员会、工作委员会，依靠广大专家和会员，坚持学会宗旨，积极推动学会各项活动的开展，使学会工作呈现良好的发展局面。

积极开展学术活动，增强学会的影响力。先后组织召开了全省中西医结合皮肤性病、眼科、生殖内分泌、心血管学术交流会等全省性学术会议4次，并邀请了6名北京、上海等地知名专家分别到会作专题学术报告，共有专业技术人员480人（次）参加会议，交流论文192篇，促进了省内中西医结合医务工作者的相互学习、交流、合作与提高；举办了3期省级继续医学教育学习班，4次省级继续医学教育讲座。

加强组织队伍建设，对任期届满的专业委员会及时进行换届，对未到任期的专业委员会也根据具体情况适时补充新生力量，积极吸收和发展热衷于中西医结合事业的有关专业技术人员加入学会。对耳鼻喉科、眼科专业委员会等任期届满的专业委员会进行了换届，成立了以谢强主任医师为主任委员的第2届耳鼻喉科专业委员会，挂靠单位为江西中医学院附属医院；成立了以罗兴中主任医师为主任委员的第4届眼科专业委员会，挂靠单位为江西省人民医院。经过近3年的组织筹备，成立了以熊友生主任医师为主任委员的第1届神经科专业委员会，挂靠单位为江西医学院第二附属医院。皮肤性病、心血管等专业委员会根据工作需要及时调整补充了专业委员会委员、常委。

开展学科发展研究，在江西省卫生厅、江西省科学技术协会支持下，学会组织开展了“2020年江西

省中西医结合医学发展研究”的课题研究，对江西省中西医结合现状进行了抽样调查与分析，发放了近2万份各类调查表；所属各专业委员会也围绕着主题进行相关研究，初步完成了“2020年江西省中西医结合医学发展研究”的研究报告。

开展送医药到基层等社会服务活动，各专业委员会先后组织专家23人次下基层开展义诊、手术指导、学术报告、科普讲座等活动。活血化瘀专业委员会组织了11名专家和医护人员，由副会长李国贤教授带队，赴丰城开展支农义诊和“四送”活动，“四送”即送医、送知识、送药、送健康，得到当地政府、医务人员、群众的热烈欢迎和高度赞扬，当地政府赠给“大力支持，无私援助”的锦旗一面，江西电视台对此次活动给予了报道。妇产科专业委员会由主任委员舒宽勇带队，组织了7位专家赴新干县开展支农义诊活动，并与当地医疗卫生人员进行了学术和业务交流。

在江西省科学技术协会主办的首届江西省青年科学家学术年会上，该会会员吕爱平研究员、刘月辉教授、高国兰主任医师、吴晓牧教授等被授予“江西青年科学家”称号，谭布珍教授受到“江西青年科学家提名”表彰，舒宽勇主任医师、陈丽教授、王建主任医师、幸志强主任医师、徐宜兵主任中医师等被授予“江西优秀青年学者”称号，万小明主任医师的论文被评为年会“优秀论文”。

由省卫生厅主管、学会与挂靠单位省中医药研究院主办的《实用中西医结合临床》，2004年全年出刊7期（含批准增刊1期），发表文章530余篇，稿源遍布全国各个省、市、自治区，杂志论文被中国中医药数据库等多种现代化数据库录入，并收入《中国核心期刊（遴选）数据库》。发行量在省内医药杂志中名列前茅，期刊稿源较充足，刊物质量逐渐提高，影响不断扩大。

【江西省针灸学会】

会　　长：魏　稼
副 会 长：黄延龄、陈日新、张志钧（已故）
秘 书 长：黄延龄
副秘书长：宗重阳
地　　址：江西中医学院针骨系
邮　　编：330006
电　　话：0791－6818908

2004年学会工作概况

一、组织建设

继续发展新会员。随着江西省中医事业的发展，各地市县青年针灸工作者不断增加，2004年发展了9名新会员，壮大了力量。

根据中国针灸学会有关会员登记的文件精神，江西省针灸学会已做好前期工作，为正式按新方法登记做好了准备。

扶持市级针灸学会的发展，促进工作。2004年9月和10月，江西省针灸学会先后在江西省萍乡市和赣州市召开了针灸学会年会和全国性学术会议，提高了2个市级针灸学会的知名度，促进了工作。

二、学术活动

2004年10月在江西省赣州市召开了针灸文献暨无创痛针灸学术研讨会，进行了学术交流和针刺手法演示，同时还邀请了北京、上海等地专家进行义诊，受到当地各界的高度评价。

2004年5月江西省针灸学会与中国针灸学会针灸文献专业委员会共同在广西壮族自治区南宁市召开了针灸文献暨临床学术研讨会，全国各地50多名代表参加了会议。

举办了针灸减肥瘦身培训班。

14．山东省

【山东中医药学会】

会　　长：包文辉
副 会 长：于淑芳、蔡剑前、张洪斌、李长华、杨传华、尹常健、李安源、田景振、谭远超
秘 书 长：于淑芳
副秘书长：刘昭强
地　　址：山东省济南市健康路11号
邮　　编：250014
电子信箱：sdtcma@126.com

2004年学会工作概况

2004年，山东中医药学会坚持正确办会方向，紧密围绕学会工作重点和中医行业中心任务，加速改革，加强管理，充分利用学会的人才资源的优势，采取了一系列的新举措，主动适应中医药发展和学术繁荣的新形势、新任务的要求，积极开展各项工作和学术活动，较好地完成了年内工作。

一是充分发挥学会的桥梁和纽带作用。学会根据年度工作计划和山东省中医管理局重点工作，积极组织专家会员，配合省中医管理局50项中医药适宜技术推广工作，面向全省举办了40个县的中医适宜技术推广学习班，培训乡村医生2万余人。同时采取现场指导、巡回讲座等多种形式，为基层和农村乡医送去了中医适宜技术，促进了农村中医工作的发展。同时，学会还积极开展中医药科普宣传，面向城市社区推行简便易行且效果显著的中医药养生保健科普知识和诊疗技术，收到了良好的效果。2004年10月学会与山东省中医管理局在济南联合承办了由山东省卫生厅和山东省科学技术厅联合主办的首届山东中医药现代化发展论坛暨科技成果展示洽谈会，出席论坛的专家、学者及代表300余人，参展单位50个，受到国家中医药管理局和省领导的好评，从而进一步扩大了学会的社会影响。

二是加强组织建设。2004年按照学会章程的要求对各专业委员会进行了换届改选工作。原设有的25个专业委员会中，目前已经有7个专业委员会（分会）完成了换届改选工作，10个专业委员会已经完成换届准备工作，新增设9个专业委员会，其中4个已经完成组建。同时继续进行会员发展工作，扩大会员的覆盖面，加强与市级中医药学会联系，协调市学会会员集体入会事宜。

三是积极开展学术活动。2004年全年共开展学术研讨、交流、培训、现场指导等不同形式的省级学术活动20余项，举办了2次国际学

术讨论会，参加人数800余人，交流论文近500篇。同时还举办了10期国家和省级继续教育学习班，60余名省内外专家授课，培训学员近700人。

四是开展科技评奖工作。圆满完成了首届山东中医药科学技术奖的评审工作。本年度受理109项申报项目，共评出获奖项目27项，其中一等奖2项、二等奖7项、三等奖18项，总获奖率24.8%。学会还完成了2004年“中华中医药学会科学技术奖”的推荐工作。

五是深化学会管理和改革，推进民主办会。学会遵守国家法律和法规，在组织建设、学术活动管理、财务制度等方面都按照学会章程进行严格管理。建立了与学会的决策目标、执行责任相联系的监督考核机制，对学会的各级机构都提出了明确的要求，制定下发了切实可行的考核、考评办法。

【山东针灸学会】

会　　长：吴富东
副 会 长：乞蔚国、刘继明
秘 书 长：高树中
地　　址：山东省济南市健康路11号
邮　　编：250014
电子信箱：sdtcma@126.com

2004年学会工作概况

山东针灸学会按照中国针灸学会的工作计划和总体要求，加强组织和制度建设，结合山东针灸学会实际，围绕全省中医药中心工作，积极开展各项工作和学术活动，完成了工作任务。

一是加强组织建设。2004年学会召开了第2次会员代表大会，选举产生了山东针灸学会第2届理事会及常务理事会，同时产生了学会新一届领导班子，通过了学会的新章程、新规章制度及学会工作的5年规划。

按照学会制定的5年工作规划要求，积极做好会员发展工作，在对老会员进行重新登记的基础上，发展新会员。2004年下半年进行了各专业委员会换届改选的筹备工作。目前已经有5个专业委员会完成了换届改选前的各项准备工作。

二是积极配合中医主管部门的中心工作。学会充分发挥学术团体的桥梁和纽带作用，组织有关专业委员会积极配合山东省中医管理局开展50项中医适宜技术推广工作，面向全省40个县举办中医适宜技术推广学习班，培训乡村医生2万余人。针灸适宜技术在农村基层的普及推广，深受乡村医生的欢迎，同时也使农民群众得到了简、便、验、廉的医疗服务。

三是广泛开展多种形式的学术活动。2004年举行省级学术活动1项，20余名专家进行了专题讲座，交流学术论文近百篇。各专业委员会还根据具体情况，充分发挥专家技术资源优势，积极组织会员做好学术交流、科普宣传以及继续教育项目申报等工作。有关专家担任副主编的全国高等中医院校新世纪规划教材《针灸治疗学》、《针灸治疗学习题集》、《针灸治疗学教学参考资料》等的编写任务已经完成并出版。学会还积极组织会员申报并协助山东中医药学会圆满完成了首届山东中医药科学技术奖的评审工作。在2004年度的获奖项目中，针灸专业获奖项目占获奖总数的10%以上。

四是加强学会的制度建设。新一届理事会建立后，学会按照民主化、法制化、规范化的要求制定了一系列规章制度，对组织建设、学术活动、财务体系等方面进行严格管理。此外，还改善了电子网络化无纸办公条件，提高了学会工作效率。

【山东中西医结合学会】

会　　长：王新陆
副 会 长：刘绍绪、高海青、高　毅、武继彪、曹晓岚、赵家军
秘 书 长：曹晓岚
地　　址：山东省济南市健康路11号
邮　　编：250014
电子信箱：sdtcma@126.com

2004年学会工作概况

学会认真贯彻执行党的中西医结合政策，坚持学会宗旨，紧密依靠广大专家和全体会员，组织全省中西医结合工作者，团结其他医药卫生工作者，充分发挥了桥梁和纽带作用，围绕医药卫生行业的中心工作，广泛开展中西医结合学术交流，促进了该省中西医结合学术水平的提高，完成了学会的工作任务。

一是积极进行组织建设。学会召开了第3次会员代表大会，选举产生了第3届理事会及常务理事会，通过了学会的新章程、新规章制度及学会工作的5年规划。2004年按照学会章程进行了各专业委员会新建和换届改选工作。原设有的9个专业委员会中，目前已经有5个专业委员会完成了换届改选的准备工作，拟新增设的5个专业委员会中的4个已经完成组建准备。

进行了会员重新登记和新会员发展工作，扩大了会员的覆盖面，工作中注意加强了与各市级中西医结合学会的联系，共同发展学会会员。新登记会员近千名，原有的2000余名会员的重新登记及换证工作正在进行之中。

二是积极配合政府主管部门的中心工作，在山东省中医药管理局的统一领导及安排下，举办面向全省40个县的中医药适宜技术推广学习班，学会组织中西医结合专家参加巡回讲学，为全省基层中西医结合及其他医药工作者进行学术讲座。学会还协助山东中医药学会组织中西医结合项目参加申报，完成了首届山东中医药科学技术奖的评审工作。在所有的获奖项目中中西医结合项目占到了40%左右。

三是加强了学会的制度建设。随着新一届理事会的建立，按照国家有关部门对学术性社会团体的具体要求，建立健全了各种规章制度。学会在组织建设、学术活动、财务制度等方面都进行了严格管理，使学会的各项工作都有章可循。同时，学会也努力改善办公条件，特别是加强了电子无纸办公和网络化建设，改善了工作条件，提高了工作效率。

学会还建立了监督考核机制，对学会的各级机构都提出了明确的要

求，制定下发了切实可行的考核、考评办法。

15. 河南省

【河南省中医药学会】

会　　长：夏祖昌
副 会 长：彭　勃、冯明清
秘 书 长：张重刚
副秘书长：冯喜如（常务）、田元生、陈德宇
地　　址：河南省郑州市城北路7号
邮　　编：450004
电　　话：0371－66348703/66331768
网　　址：hnszyyxh@sina.com
电子信箱：hnszyyxh@sina.com

2004年学会工作概况

积极配合上级领导部门工作，圆满完成交办的各项任务。全年共组织15个专业委员会召开了省级学术会议，协办国家级会议3次；举办和协办全国中医药继续教育学习班12项（其中国家级2项，省级10项），参加学习班学员约903人，学习班期间邀请了国内及省内知名专家作了近90场专题讲座。会议共收到学术论文1800余篇，学术会议录用论文1400余篇，编辑论文汇编、学习班汇编计15本，约26017余万字，印制1530余册。转发国家中医药管理局、总会、全国二级分会及省卫生厅、省中医管理局和省科协有关文件及征文通知共28600多封。向国家总会等上级部门推荐专家、理事、会议代表和科技成果奖共20余次，近百名专家教授。学会联合办公室根据有关社团自查自检以及清理整顿社会团体审定和换发证书的文件精神，按时完成了学会的年检、注册、审计和换证工作。

不断提高学术质量，推进中医药学术发展。2004年4月在郑州市黄河迎宾馆召开了由中华中医药学会、河南省中医管理局主办，由河南省中医药学会协办的全国著名中医药专家高层论坛。

6月在国际饭店召开了呼吸系统感染性疾病治疗进展学术交流会，与会代表400多人，通过专题讲座和学术交流，加强了对呼吸系统感染性疾病的认识，规范了对抗生素的使用。

全国中医儿科疑难病症诊疗技术学习班暨河南省中医药学会儿科专业委员会换届工作会议于8月在郑州市召开。

9月召开了呼吸系统疾病暨抗生素合理使用学术交流会，被省科协列入重点学术活动。来自省市级医疗、教学及科研单位的近50名代表和省中医药学会呼吸病专业学组近40名委员参加了会议。

10月针灸学会邀请北京中医药大学的3名教授进行了专题学术讲座，受到了与会代表的一致好评。

11月中西医结合学会虚证与老年医学专业委员会在湖北省宜阳召开了中南六省区老年医学会议，大会交流文章20余篇。

中西医结合学会神经内科专业委员会，召开了3次学术会议，交流学术论文近百篇。

10月针灸学会在安阳市成功举办了全国针法专题讲座。

10月脑病专业委员会在郑州市召开学术大会，并成立专业委员会，来自省市县的90余家医疗单位的省脑病专业委员会委员候选人及会员130余人参加了本次会议。会长夏祖昌同志到会并作重要讲话。

护理、肝胆、呼吸病、心血管病、血液病、医古文、仲景学说、中医基础等专业委员会的学术年会暨换届工作会议12月在郑州市商城饭店召开。

学会多次组织专家、教授积极开展大型义诊活动及科技卫生“三下乡”活动，利用讲学、义诊、医疗咨询等方法共接待各种病人数十万人次，受到了基层广大医务工作者和人民群众的热烈欢迎，取得了良好的社会效益。

学会主办的《河南中医》杂志共出版12期，发行15万余册，收到稿件5000余篇，录用刊出840余篇。在全国科技期刊优秀评比活动中，荣获一等奖，并被评为河南省优秀期刊。

16. 湖北省

【湖北省中医药学会】

会　　长：李今庸
副 会 长：张六通、陈振中、梅国强、杜家经、涂晋文、贺昌木
秘 书 长：袁思芳
地　　址：湖北省武汉市武昌区昙华林特1号湖北中医学院综合楼203室
邮　　编：430061
电　　话：027－68889067
电子信箱：hnliufengzi@sina.com

2004年学会工作概况

一、学术交流、继续教育

2004年湖北省中医药学会共组织召开全省性学术会议4次，包括全省中医医院院长、学会常务理事联席会议、湖北省中医医院生存发展与发扬中医药学特色辨证关系研讨会、湖北省中医药学会青年中医药分会继续教育暨学术研讨会、湖北省中医药学会儿科专业委员会第3届第2次会议暨继续教育学习班。承办全国性学术会议1次，即李今庸教授80华诞庆典暨李今庸教授从医80周年、执教80周年学术思想研讨会。

二、学习、宣传、科普咨询、义诊

学会继2003年编印《中医药文化有关资料选编》后，又在2004年8月编印《中医药文化有关资料选编》续集。针对目前国家中医药文化相关政策，收集整理部分国内中医药界学者、专家的不同学术观点并汇集成册，供会员学习研究，以期达到统一认识、提高思想的目的。2004年6月5日，湖北省中医医院生存发展与发扬中医药学特色辨证关系研讨会期间，组织专家在荆州中心医院义诊，受到当地群众的热烈欢迎。

三、举办全省中医药发展高级论坛

2004年6月5日，在湖北省荆州市召开了由学会主办、荆州市中心医院承办的湖北省中医医院生存发展与发扬中医药学特色辨证关系研讨会，为了更深层次的研究和探讨中医医院生存发展与发扬中医药学特色两者之间的辨证关系，在荆州会议基础上，2004年11月12日

～14日，又在武汉市召开了全省部分中医医院院长、学会常务理事联席会议。

四、组织建设

每年召开各专业委员会主任委员、秘书会，通报当年工作和制定下一年工作计划。2004年11月，对任期满4年的青年中医药分会进行换届改选，对2年没有开展学术活动的中医基础专业委员会予以注销，并根据学会工作发展需要，拟筹备组建民族医药分会。积极发展新会员，按时收缴会费。截至12月，学会共有会员3386名；推荐3名学会专家到中华中医药学会皮肤分会担任委员；推荐10名学会专家到中华中医药学会科技奖评审专家组任评委。

五、评选表彰

2004年中华中医药学会科学技术奖湖北省推荐申报工作顺利完成。向中华中医药学会推荐6项成果，其中1项入选参加国家科技奖的评选。2004年第10届湖北省自然科学优秀学术论文评选工作中，共收到28篇论文，其中7篇由学会推荐到湖北省科协参加全省评选。

【湖北省中医管理学会】

会　　长：黄利鸣
副 会 长：杨　燕、丁顺清、王华、赵映前
秘 书 长：杨　燕（法人代表）
副秘书长：邓小川、付源业、陈世峰、陈重阳
地　　址：湖北省武汉市洪山区珞瑜路856号
邮　　编：430074
电　　话：027－87172190

2004年学会工作概况

湖北省中医管理学会于2004年6月16日经湖北省民政厅批准筹备，10月27日召开第1次会员代表大会，选举产生了第1届理事会理事、常务理事、会长、副会长、秘书长、副秘书长。2005年3月3日经湖北省民政厅批准成立。

17. 湖南省

【湖南省中医药学会】

会　　长：周绍明
副 会 长：朱文锋、陈大舜、李芳、袁长津、潘敏求、谭新华
秘 书 长：谭同元
地　　址：湖南省长沙市湘雅路30号
邮　　编：410008
电　　话：0731－4822174
传　　真：0731－4822174

2004年学会工作概况

一、积极开展学术交流活动

2004年，湖南省中医药学会共组织召开学术会议18次，收到学术论文720篇，与会代表1200人。特别是2004年湖南省中医药学会学术年会，参加会议代表200余人，省卫生厅厅长兼党组书记刘家望、副厅长黄顺玲、省科协副主席王笃达出席了会议并讲话。会议还特邀中国工程院院士、全国著名中医学家石学敏教授作了“醒脑开窍针刺法治疗中风”的专题报告。该会还与台湾手足按摩学会合作，成功举办了2004年海峡两岸推拿学术会议。学会承办了全国侗族医药学术研讨会，到会代表230人，收到论文170篇。

二、认真抓好继续教育工作

2004年，该学会共组织申报省级中医药继续教育项目28项，其中25项获得批准，占89.3%。继续承担了全省中医临床住院医师规范化培训与考试，全省共有451人参加了考试，及格者325人，及格率为72.1%。全年共举办继续教育学习班8期，参加学习者达500余人。

三、不断促进科技进步

2004年，该学会首次组织实施了湖南省中医药科技奖评奖工作，全省共推荐上报各类中医药科研成果26个，共评出获奖项目16项，获奖率为54%。其中一等奖2项，二等奖6项，三等奖8项。由该学会组织推荐的2004年度中华中医药学会中医药科技奖项目8项，其中3项获二等奖，2项获三等奖。全年共组织科技下乡3次，免费诊治病人900余人。

四、切实做好杂志编辑出版工作

由该学会主办的《湖南中医药导报》杂志，2004年共出版发行12期，发表论文620篇。2004年5月，该刊经国家新闻出版总署批准，现更名为《中医药导报》。

【湖南省中西医结合学会】

会　　长：龙森泉
副 会 长：蔡光先、尤昭玲、卢岳华、孙材江、金益强、李家邦、杨寿松
秘 书 长：刘祖贞
副秘书长：何清湖
地　　址：湖南省长沙市湘雅路30号
邮　　编：410008
电　　话：0731－4812722
电子信箱：cfanm644@sina.com

2004年学会工作概况

一、认真学习贯彻国家中医药管理局《关于进一步加强中西医结合工作的指导意见》

2003年12月25日，国家中医药管理局印发了《关于进一步加强中西医结合工作的指导意见》（以下简称《指导意见》）。2004年4月，学会专门召开了1次理事长会和1次常务理事会，研究部署贯彻国家中医药管理局《指导意见》，同时向省卫生行政部门提出了贯彻国家中医药管理局《指导意见》的建议，各专业委员会也先后组织委员学习《指导意见》，并作为今后工作的指南。

二、积极促进学术发展

全年共召开各种学术会议32次，有2601多人参加会议；举办各种学习班33次，培训了1840人。

湖南省中西医结合学会医学影像专业委员会坚持以开展学术活动为中心，树立医学影像工作者新形象，积极开展各种形式的学术活动，全年举办了3期国家级医学影像学术会议。9月在张家界举办了2004年学术年会，共收到学术论文204篇，300多人参加了会议。同时，还为全省基层医疗单位培养医学影像实用人才，先后举办了17期短期培训班，有871人参加培训。

湖南省中西医结合学会民族医药专业委员会召开2次学术交流会，

10月20日～23日，在怀化市通道侗族自治县承办了全国侗族医药学术研讨会，来自全国10多个省市自治区的专家、学者230多人参加了会议，会议收到学术论文320多篇。为了加强会员之间的学术交流，该专业委员会还编印了《三湘民族医药通讯》，出版了3期，共1000多册，无偿发给会员学习交流，同时还开通了《三湘民族医药通讯》网站，在网上不断地宣传该省土家族、苗族、侗族、瑶族医药特色和民族风情，深受社会欢迎。

此外，骨伤科专业委员会2004年5月在长沙市召开了中西医结合骨伤科第6届学术年会，会议收到220篇学术论文，有300多人参加了会议。风湿病专业委员会、儿科专业委员会、虚证与老年病专业委员会、耳鼻喉科专业委员会、神经科专业委员会都相继召开了大型学术活动。

三、科研和科普工作成效显著

各专业委员会把科研工作放在重要位置，以科研促学术，以学术促进学会的全面发展。该会科研立项课题共73项，已完成37项，获得科研成果奖24项，推广科研成果21项。其中虚证与老年病专业委员会2004年科研立项15项，获得科研成果奖5项，推广科研成果11项；儿科专业委员会立题8项，已完成11项。

该会把科学普及工作作为学会一项职能性和长期性的工作来抓，2004年共举办科普讲座68次，有4451多人听取了科普宣传。急救医学专业委员会共举办了23次的科普讲座，有1500多人参加科普宣传活动。

四、不断建立健全组织机构

该会新成立了泌尿外科专业委员会、自然医学专业委员会、神经医学专业委员会和烧伤创疡专业委员会，还有几个新的专业委员会正在积极筹备当中。

2004年发展新会员737人，截至目前，该会共有会员4739多人。为了加强学会横向联系和内部交流，增进会员之间的联系和友谊，该会在《湖南中医药在线》中开辟了湖南省中西医结合学会网页，为了方便会员申请入会，还开发了湖南省中西医结合学会申请入会的网络软件，会员可随时入会。

18. 广东省

【广东省中医药学会】

名誉会长：邓铁涛
会　　长：张孝娟
副 会 长：冯新送、吕玉波、邝日建、吕志平、麦奇杰、金世明
秘 书 长：金世明（兼）
副秘书长：周岱翰、施少斌、刘佩弘
法人代表：金世明
地　　址：广东省广州市淘金北路77号（麓湖阁南塔）404室
电　　话：020－83600105/83600103
传　　真：020－83600103
电子信箱：gdzyyxh@163.com

现有个人会员7365人，团体会员27个，下设38个专业委员会。本会现为第6届理事会，理事169人，常务理事43人。

2004年学会工作概况

2004年，学会再次被广东省科学技术协会评为先进学会。自1992年以来，广东省中医药学会已经连续13年被广东省科协授予先进学会称号。

一、积极开展中医、中西医结合防治急性传染病的学术研究，成功召开中西医结合防治传染病（热病）学术研讨会

广东省中医药学会在2003年抗击SARS的战斗中表现突出，被中国科协授予“中国科协防治非典型肺炎先进学会”，被中华中医药学会评为“全国先进中医药学会”。学会从2004年1月1日起，就将中医、中西医结合防治急性传染病的学术研究列为学会的重点工作。基于这种认识，经过近9个月的认真筹备，由广东省中医药学会热病专业委员会和香港中西医结合学会主办、广东省中医药学会、香港医院管理局等单位协办的中西医结合防治传染病（热病）学术研讨会于2004年9月18日～19日在香港医院管理局学术会议厅成功召开。国家中医药管理局副局长房书亭、香港医院管理局行政总裁何兆炜、广东省卫生厅副厅长兼省中医药局局长彭炜、香港卫生署防护中心总监梁柏贤、中国科学院院士兼中国中西医结合学会会长陈可冀、广东省政协科教文卫委员会副主任兼广东省中医药学会会长张孝娟、香港中西医结合学会会长高永文等与近400名来自广东、北京、上海、吉林、四川、台湾等省、市及香港、澳门特别行政区的代表出席了会议。全国著名中医学家邓铁涛、任继学教授及在传染病防治工作中有丰富经验的24位专家到会作了专题演讲。此次会议收到学术论文109篇，计53万字，编辑成论文集500册。会议报告和交流了中医、中西医结合防治非典型肺炎、流行性感冒、流行性脑炎、传染性肝炎、恶性疟疾、登革热、艾滋病等传染性疾病的研究现状、治疗思路、临床经验及中医理论的继承和发掘等，是对近年来内地与香港中医、中西医结合防治传染病的临床及实验研究、中医热病理论探讨的全面总结，为内地与港澳联手深入开展中医、中西医结合防治传染性疾病的学术研究搭建起一个新的合作平台。

二、寄希望于21世纪的青年中医，成功举办邓铁涛学术思想国际研讨会

广东省中医药学会名誉会长邓铁涛教授十分重视青年中医的培养，曾多次强调：20世纪80年代已重新站在腾飞起点的中医药学，正需要一大批有真才实学的青年中医做振兴中医的先锋。由广州中医药大学、广东省中医药管理局、广东省中医药学会共同举办的邓铁涛学术思想国际研讨会于2004年11月18日～20日在广州举行。卫生部副部长兼国家中医药管理局局长佘靖发来贺信。广东省人民政府副省长许德立，国家中医药管理局副局长吴刚，广东省政协副主席姚志彬、陈蔚文与来自12个国家和地区的近300名代表出席会议。“寄希望于21世纪的青年中医”是此次国际研讨会的重

要议题，故大会组织了众多的国内外青年中医出席会议。由邓中光、郑洪、陈安琳编写，人民卫生出版社出版的《邓铁涛寄语青年中医》一书在本次国际研讨会上深受青年中医的青睐。邓铁涛教授语重心长的教诲使青年中医深受启迪。广东省中医药学会决定以此为新的起点，大力推进青年中医的培养工作。

三、联系实际开展中医心理学研究，成功召开关注青年学生心理健康问题专家座谈会

2004年3月25日，广东省中医药学会中医心理学专业委员会与广东省高等学校思想政治工作研究会心理健康教育与咨询专业委员会、广东省心理卫生协会心理咨询专业委员会在广东科学馆联合召开了关于青年学生心理健康专家座谈会，以云南大学马家爵事件为线索，分析讨论当代青年学生中存在的心理问题及其社会原因，研究如何加强和改进中小学生和大学生的心理健康教育工作，引起全社会对学生心理问题的关注。广东省中医药学会张孝娟会长主持会议。广东省人大、省政协、省科协、省教育厅、省卫生厅、省中医药管理局有关负责人出席会议。《中国青年报》以显著的版面给予报道，《南方日报》、《广州日报》、《南方都市报》等媒体也从不同的角度对本次座谈会给予报道与肯定。

四、开创学会工作新局面，成功召开广东省中医药学会第6次全省会员代表大会

广东省中医药学会第6次全省会员代表大会于2004年11月17日在广州召开。广东省人大副主任李兰芳，省政协副主席陈蔚文，省科协副主席汤世华，省卫生厅党组书记、副厅长黄小玲，省卫生厅副厅长、省中医药管理局局长彭炜，中华中医药学会秘书长李俊德，与来自全省21个地市的250多名代表出席会议。北京、重庆、江苏、湖南、湖北、广西、云南、河北、山东、安徽、成都等14个省市中医药学会分别发来贺信、贺词。广东省中医药学会会长张孝娟教授代表第5届理事会作了题为《团结务实，改革创新，开创中医药学会工作新局面》的工作报告。会议讨论并通过了《广东省中医药学会章程（修改草案）》、《1999～2003年财务报告》和第5届理事会工作报告。大会授予护理等17个专业委员会“先进专业委员会”称号，授予区伟雄等68位会员“先进会员”称号，授予于汇泉等29位专兼职干部“先进专兼职干部”称号。大会还对多年来对广东省中医药学术发展和学会工作做出突出贡献的邓铁涛等31位专家颁发特别贡献奖，并聘为该学会终身理事。

代表大会选举产生了第6届理事会、常务理事会及会长、副会长、秘书长。第6届理事会由169人组成（本次大会选举通过147人，保留名额22人），其中女性理事37人，占25%；50岁以下81人，占55%，50～59岁50人，占34%，60～63岁16人，占11%；拥有高级职称者占94%（其中正高职称者85人，占58%）。这些数字显示，新一届理事会人才荟萃，结构合理，为该会的可持续发展奠定了坚实的基础。

五、其他重要工作

2004年，在中国科协与学会杂志社主办的全国“省级学会之星”评比活动中，广东省中医药学会连续3年（2001～2003年）被评为“学会之星”，从而获得“学会之星三连冠”称号。

2004年7月6日～7日，由国际中医药学会（澳门）主办，广东省中医药学会协办的中医循证医学专家论坛在澳门召开。来自北京、上海、广东、四川、重庆、澳门、香港、台湾及美国、加拿大、澳大利亚的38名专家学者出席会议，大会就中医药循证医学研究现状及中医药疗效评价体系等若干问题进行了认真的研讨。

2004年9月广东省中医药学会呼吸病专业委员会副主任委员、广东省中医院呼吸科主任林琳教授荣获全国妇联、中国科协、中国联合国教科文组织全国委员会等单位设立的“首届中国青年女科学家奖”，是全国4位获奖者之一。

2004年度广东省中医急症、中医热病、中西医结合急救学术交流会于2004年12月10日～12日在广东省东莞市举行。502名代表出席会议，对深入开展中医、中西医结合防治急性传染病进行了广泛的学术交流与研讨。大会同期举行了广东省中医药学会急诊医学专业委员会成立10周年庆典活动，表扬了一批在学术上和学会工作中有显著成绩的个人与集体。

广东省中医药学会中医心理学专业委员会成立3周年暨学术研讨会于2004年12月12日在深圳市召开。会议在认真总结3年工作的基础上对今后广东省中医心理学的各项学术研究工作进行了认真的部署。

广东省中医药学会推荐的2004年“中华中医药学会科学技术奖”项目中，有3个项目获奖，其中刘茂才、黄培新、梁伟雄、黄燕等15人研究的课题“高血压性中、大量脑出血中西医结合综合救治方案的研究”被评为一等奖。

2004年，广东省中医药学会围绕学科建设和科技发展的主要趋向、社会热点问题，组织开展了多种形式的学术交流活动。召开脑病、呼吸病、急诊、内科、护理、肛肠、眼科、肾病、骨伤科、男性学、中医心理学、风湿病、消化病、皮肤病、医院器械管理等全省性学术会议15个，举办中医药继续教育项目23项，其中国家级11项，省级12项。这些学术交流会和学习班共征集论文与讲义稿1755篇，编辑论文集和讲义28本，计518万字，共6500册，有4135人次参加了学术交流与继续教育班学习。

19．海南省

【海南省针灸学会】

会　　长：辜孔进

副 会 长：林天东、吕　珍、孙　畅、廖军芳
秘 书 长：罗和平
地　　址：海南省海口市和平北路47号省中医院针灸科
邮　　编：570203
电　　话：0898－68354609/66118657

2004年学会工作概况

一、召开学术年会，举办省级继续教育项目

该学会于2004年8月20日～22日在海南澄迈县召开了2004年学术年会。来自全省各地的会员及针灸工作者参加了大会。大会交流了针刺神经干治疗三叉神经痛、针灸加火罐治疗肾绞痛、穴位注射治疗颈椎病及慢性前列腺炎、醒脑开窍针法治疗假性延髓麻痹、针灸治疗腰肌劳损和急性乳腺炎等临症经验，并就经络实质、经络循行规律的临床指导价值、经络诊断、针刺疗法与系统康复训练的结合等问题开展了讨论。吕珍副会长在会上通报了第11届全国针灸临床学术研讨会的学术信息。会议同时举办省级继续医学教育项目“针灸临床治疗新进展”学习班，介绍了针灸治疗中风、面瘫、面肌痉挛、三叉神经痛、颈椎病等神经系统疾病和针灸治疗消化系统疾病、心血管疾病的最新进展。

二、其他工作

一是加强组织建设工作。为便于学会工作的开展，加强常务理事会的力量，学会增聘省卫生厅黄轩、海口市中医院郭桂琴为常务理事。本年度学会还发展了3名新会员；二是申办省科协科技沙龙活动。按照海南省科协学会部的要求，递交了申办科技沙龙活动的文件，确定了学术沙龙活动的主题为“海南省中医现状和科技发展前景”；三是其他方面：会长辜孔进教授等出版了《中医药适用技术》、《辜孔进医学新传》、《必效218方》3部著作。辜孔进会长和吕珍副会长参加了海南省卫生厅系列高级职称晋升面试题库的命题工作，辜会长与罗和平秘书长参与2004年全国中医、中西医结合医师资格实践技能考试的考务工作。2004年10月2日～6日学会在青岛市参加了由中国针灸学会临床分会举办的针灸减肥与美容高级研修班。学会会员在临床工作中继续开展三伏天“天灸”，蜂针，小儿脑瘫康复，针灸、牵引、离子导入综合治疗腰椎间盘突出症，针灸减肥等富有特色的项目，取得了较好的效益。

【海南省中医药学会】

会　　长：陆　清
副 会 长：华良才、韩星光、许声宏、张永杰
秘 书 长：林天东
常务工作人员：黄显勋
地　　址：海南省海口市和平北路47号海南省中医院院内
邮　　编：570203
电　　话：0898－66210255
电子信箱：huangye007@126.com

2004年学会工作概况

一、积极开展各种学术交流活动

2004年该学会积极组织学术交流活动，主办和承办国际性学术会议2次。2004年11月18日～21日与国际华夏医药学会在海口联合主办了国际华夏中医药现代论坛，来自美国、韩国、新加坡、德国、马来西亚及我国港澳台、各省市区的代表203人参加了会议，就中医、中西医结合的最新研究成果进行了学术交流。2004年12月9日～12日与国际养生保健学会在海口承办了第2届国际养生保健学术大会暨21世纪医药保健品与健康生活相关产业博览会，来自美国、法国、泰国、澳大利亚及我国香港、澳门和各省市区的300多名代表参加了大会，就中医养生保健进行了学术交流。学会还举办了中医药保健品、美容产品、性保健品、医疗器械、保健食品等博览会，有10多个国家的厂商携产品参会。

各专业委员会分别开展了各种形式的学术交流活动。护理专业委员会组织了4次学术交流讲座，参加人员200余人次；中药专业委员会举办了题为“中药毒副反应及其处理对策”的讲座，参加人员60余人；肝病专业委员会举办了“乙型肝炎防治的最新研究进展”的讲座，46人参加；内科专业委员会组织了“糖尿病的中医药治疗最新进展”讲座，50余人参加；急症专业委员会举办了“中医药在急救医学中的应用概况及前景”，有40余人参加。

二、其他工作

一是积极宣传《中华人民共和国中医药条例》，普及中医药知识。2004年，《中华人民共和国中医药条例》颁布实施1周年，该学会积极组织学习、宣传《中华人民共和国中医药条例》，并派出多名专家参加大型宣传和义诊活动，受到广大市民的热烈欢迎；二是配合上级学会认真完成各项工作。2004年该学会积极参加中华中医药学会、海南省科协等组织的各项活动，积极配合完成上级部门布置的各项工作。全年向中华中医药学会推荐了各分会委员26名；三是多方合作，积极创收，弥补了学会经费的不足。学会作为非营利性学术团体，经费完全依靠自筹，比较紧张。经费短缺影响到学会各种活动的开展。该学会积极响应海南省科协提出的“经营学会”的理念，与洋浦医学研究会合作，协助审编《中华临床医药杂志》，由洋浦医学研究会每月支付一定报酬，以补充学会经费。本年度学会财务状况有了明显好转，资产增加了50%，使不足40000元的资产增加到60000元。

【海南省中西医结合学会】

会　　长：林志成
副 会 长：郑健超、李运珊、叶炯阳
秘 书 长：罗亲伟
副秘书长：韩　平
地　　址：海南省海口市龙华路海南医学院附属医院中医科
邮　　编：570102
电　　话：13907595311
电子信箱：hanping88@126.com

2004年学会工作概况

一、积极开展学术活动

开展学术活动是该学会的中心工作。2004年9月在海口市组织了“上消化道出血的诊断与治疗”学术讲座，副会长郑健超教授主讲，60多人参加了本次讲座，可授予继续教育二类学分。协助总会在海口市

成功举办了 2 个全国性学术会议：一是 2004 年 7 月 17 日～19 日召开了中国中西医结合学会医学美容专业委员会首届学术交流大会，参加本次会议的代表近 200 人。会议期间成立了中国中西医结合学会医学专业委员会，该学会副秘书长韩平副教授当选为委员；二是 2004 年 12 月 3 日～8 日协助中国中西医结合学会时间生物医学专业委员会召开了 2004 年全国时间生物医学学术会议。会议邀请了多名国内外著名时间生物专家作专题报告。参加本次大会的代表有 100 多人。本次学术会议层次高、学术气氛浓厚。参加学习的专家学者均可获得国家级继续教育学分。

二、其他工作

一是加强学会组织建设。该学会无专职人员，由于全体常务理事团结一致，密切配合，工作还是正常有序地运转。全年共召开常务理事会议 1 次，会长扩大会议 14 次。发展 6 名会员，其中海口市人民医院中医科主任王德被推荐为中国中西医结合学会心身疾病专业委员会委员；二是加强学会经济实体的管理。海南省中西医结合学会门诊部是该学会的经济实体，法人代表变更为该学会会长林志成主任医师，门诊部乔迁新址，于 8 月 1 日正式接诊病人；三是积极开展科普咨询和义诊服务活动。全年开展 3 次义诊咨询活动，共义诊咨询近 800 人次。

20. 重庆市

【重庆市中医药学会】

会　　长：马有度

副 会 长：王辉武、曾定伦、黄吉庆、戴裕光、张渝生、罗本清、魏　尔、钟国跃、周天寒

秘 书 长：雷正荣

副秘书长：杨国汉、李　进、王俊、漆　敏

地　　址：重庆市渝中区北区路 1 号

邮　　编：400013

电　　话：023－63533757

2004 年学会工作概况

重庆市中医药学会在重庆市科协、重庆市卫生局和重庆市民政局的领导和支持下，坚持“奉献、团结、奋进、实干”的办会宗旨，实施“一手抓学术，一手抓市场；一手抓科研，一手抓科普；一手抓管理，一手抓发展；一手抓专业委员会，一手抓区县学会”的办会方针。在马有度会长的带领和全体理事的努力下，团结广大会员，紧紧依靠各专业委员会，积极认真地开展工作，荣获重庆市科协“科普工作先进集体”、“宣传工作先进集体”等称号。

该学会在组织建设方面，开拓求实，做到了组织机构健全，规章制度完善。学会重点抓了各专业委员会组织建设，对各专业委员会进行了换届改选工作，同时对专业委员会的管理办法进行了修改。

学会在重庆市科协隆重召开了重庆市中医药学会第 2 次会员代表大会暨百岁著名中医专家熊寥笙学术思想研讨会。会员代表、理事候选人和特邀嘉宾共计 300 余人出席了大会。会议出版《百岁著名中医专家熊寥笙学术思想研讨会专集》1 册，表彰“第 2 届优秀青年中医”8 名，首次表彰了“建言献策，民主监督先进个人”30 名。大会选举产生了第 2 届正副会长、正副秘书长、常务理事、理事。

学会组织本市中医专家编撰重庆市中医药继续医学教育自学丛书《中医内科专题讲座精选》，由重庆市卫生局中医处审定，已出版。学会在重庆医科大学中医药学院学术厅举办了为期 2 天的重庆市中医药继续医学教育培训班，到会学员 46 名。授课专家以《中医内科专题讲座精选》为主要教材，结合自己丰富的临床实践经验，以多媒体演示授课，同时进行了书面考试，按规定给予了继续教育学分。

学会与中国中医急症杂志社联合举办学术研讨会。到会代表 160 人，出版论文集 1 册。为了活跃学术气氛，大会还采用了专题讲座与集体交流、会上交流与会下交流、理论交流与临床交流等多种形式，大大地激发了与会者的学术热情。同时，大会还举办了大型的专家义诊咨询和查房示教活动，深受当地群众的欢迎和好评。

学会十分重视科普工作，据不完全统计，2004 年开展科普活动 46 场次，发表科普文章 90 余篇，编写出版科普书籍 2 本，举办专题科普讲座 20 余场。特别是学会会长马有度教授主编出版了《健康人生·快乐百年》一书，受到很好的评价，并在重庆大学、黔江区作了题为《生存智慧、生命质量新理念》科普报告，受到欢迎和好评。

重庆市中医专家门诊部是学会主办的经济实体。门诊部在高新区社会发展局的指导下，在学会财经委员会的直接领导下，不断强化服务意识，规范管理，制定有效的激励政策，开展优质服务，在市区内树立了良好的形象，获得了较好的社会效益和经济效益。

【重庆市中西医结合学会】

会　　长：吴昌培

副 会 长：周英杰、雷　寒、戴溱慧、贾学海

秘 书 长：戴溱慧

副秘书长：刘克佳、罗长坤、罗勇、廖　震

地　　址：重庆市渝中区道门口 40 号

邮　　编：400011

电　　话：023－63815494

电子信箱：mali8218@126.com

2004 年学会工作概况

2004 年学会根据重庆地区临床、科研、教学的需要，新成立了中西医结合麻醉、疼痛、急诊、妇产科、耳鼻咽喉科 5 个专业委员会，吸收了 300 多名新会员。目前，学会共有会员 2800 余人，专业委员会 20 个。

2004 年 5 月学会与卫生部科技开发中心联合举办了全国第 3 期三维正脊技术培训班及学术交流会，来自全国各地 20 多个省市的骨科、疼痛科、理疗科的医生 120 多人参加了会议。学会还与四川泸州医学

院、四川省中西医结合学会联合举办了中国西部首届中西医结合皮肤性病学术会，来自西部各省、市250多位代表与会。

2004年有关专业委员会举办了中西医结合消化系统疾病诊治进展继续教育学习班、中西结合疼痛疾病诊治继续教育学习班、宫颈癌早期诊治及治疗新技术学习班。2004年各专业委员会共举办了60余场次专题讲座和学术交流活动，参加人员达到5000余人次。

据不完全统计，2004年学会共有580余篇学术论文被全国及省市学术会议录用，在各专业杂志上发表论文120余篇。2004年学会被重庆市科协评为先进学会。

【重庆市针灸学会】

会　　长：熊　念

副 会 长：陈永忠、郭剑华、王毅刚、杜长志、余朋千

副秘书长：王竹行、何文先

地　　址：重庆市渝中区民族路88号

邮　　编：400011

电　　话：023－63833171

2004年学会工作概况

一年来，重庆市针灸学会在重庆市卫生局和重庆市科协的领导下，取了一定的成绩，被重庆市民政局和重庆市科协评为2004年市级优秀社团和先进学会。按市科协、市民政局的要求，认真按时报送财务审计报告和活动计划，按有关文件精神，学会年审获免检资格。为促进针刀事业的发展，于10月24日成立了针刀专业委员会，由罗建成任主任委员、陈剑任副主任委员。

学会积极为广大会员及临床医务工作者创造学习机会，开展多种形式的学术交流。2月举办了重庆市针刀医学学术报告会，特邀了中国中医研究院朱汉章教授亲临大会授课，60余人参会；5月举办了重庆市针灸、推拿、耳穴学术交流会，120余人参会；8月承办了第9届全国耳穴诊治学术研讨会，来自全国20余个省、直辖市、自治区及美国、新加坡、港台的专家和代表140余人出席了会议，同时举办手穴耳穴双向诊疗培训班，共30余人参加；10月举办了西南片区针灸学术研讨会，参加人数68人，同时举办了针刀医学培训班，成立了针刀专业委员会。

2004年学会编印《重庆针灸文献新讯》4期、《耳穴研究》2期，分发给学会理事和相关单位，因其信息量大、短小精悍、内容丰富而受到各方面好评。2004年会员发表论文24篇，在各报刊杂志发表科普文章60余篇，副会长郭剑华为报刊杂志撰写中医针灸科普文章40余篇，常务理事温木生等撰写科普文章10余篇，深受读者喜爱。组织义诊咨询服务活动3次，发宣传资料300份，收集文献资料50篇，推荐参加市级以上学术论文80篇，编印学术论文集2本。

在“三个代表”思想指引下，学会有5名同志被评为医院和区县卫生系统的先进个人，副会长郭剑华被人事部、卫生部、国家中医药管理局评为全国卫生系统先进工作者和重庆市卫生系统十佳优秀医务工作者，有14名会员晋升副主任中医师，有7个在研的科研课题即将完成。

根据重庆市科协有关“千厂千会”文件精神，学会积极开展这方面的工作，继续与重庆市康立职业学校联合协作，签订了有关业务项目协议，如办学、义诊、咨询、产品销售等。重庆市针灸学会门诊部在上级领导和理事会的领导、关心和支持下，得到了很好的发展，根据有关规定，完善了税务相关手续，按期缴纳税费。目前正在筹备建立针刀培训基地。

21．贵州省

【贵州省中医药学会】

会　　长：赵　松

副 会 长：董湘玉（常务）、沈冯君、刘尚义、凌湘力

秘 书 长：凌湘力

副秘书长：周　茜、徐学义、张光富、刘学义、唐仕勇、庄田畋

地　　址：贵州省贵阳市市北路11号

邮　　编：550004

电　　话：0851－6827446

2004年学会工作概况

一、宣传、贯彻《中华人民共和国中医药条例》

2004年10月12日，贵州省卫生厅和贵州省中医药管理局在贵阳市人民广场隆重举行《中华人民共和国中医药条例》实施1周年纪念大会，贵州省中医药学会、兄弟学会、有关医疗单位等均派出专家参加了纪念活动，并开展了义诊服务。

9月12日，贵州省中医药管理局为了更好地完善《贵州省中医药条例》，贵州省中医药学会理事会主要人员和部分专家再次参加了对该条例的修改，并提出了合符贵州具体情况的切实可行的参考意见。

二、学术交流、继续教育

11月23日～26日，在毕节地区第5届中医药学会换届会期间，学会会长亲自带队，与凌湘力秘书长和徐学义、庄畋畋副秘书长前往毕节现场指导，进行了学术交流。

2004年学会部分中医和中西医结合专家又培养了多名硕士研究生。部分专家被贵阳中医学院研究生部聘用为硕士论文答辩委员会专家，参与了研究生的答辩工作。部分专家被聘为省科技厅的评审专家，参加了科研成果的评审。

三、数据库

2004年8月，贵州省中医药学会把学会1978年8月成立以来历届主要负责人的有关重要资料、第5次会员代表大会代表及理事会成员的详细资料和1500名重新登记的会员的信息收录入学会数据库。

四、组织建设

学会于2003年12月12日和6月11日、7月30日、8月7日，召开了4次常务理事扩大会，讨论换届筹备事宜，经过与会人员的充分酝酿和精心筹备，贵州省中医药学会第5次会员代表大会于2004年8月8日得以顺利召开，并选举产生了新一届理事会、常务理事会、会长、名誉会长、秘书长和副秘书长。

学术工作委员会已作出初步规划，除肛肠病专业委员会因工作开展得较好仅作适当调整外，对开展工作较差的肾病专业委员会、伤寒专业委员会以及未开展工作的内科专业委员会，将进行大幅度的调整和换届改选。

对原学会的会员进行重新登记，并适当收缴会费。

五、科普咨询义诊活动

6月27日，学会组织了14名中医和中西医结合专家参加了贵州省科协在贵阳市人民广场举办的大型科技、义诊服务活动，接受诊治、咨询服务的人数达400多人次。

六、内部建设

在8月8日召开的贵州省中医药第5次会员代表大会上，赵松受理事会委托作了题为《继往开来，与时俱进，开创学会工作新局面》的工作报告，对第4届理事会6年来的工作进行了总结，并提出了学会今后的工作任务。凌湘力作了《贵州省中医药学会章程》（讨论稿）的修改说明，代表们对《贵州省中医药学会章程》进行了充分地讨论和修改。

【贵州省民族医药学会】

会　　长：龙瑞敏
副 会 长：杜　江
秘 书 长：潘炉台
副秘书长：李志伟、文明昌、胡成刚
地　　址：贵州省贵阳市沙冲南路196号（省中药研究所内）
邮　　编：550002
电　　话：0851－3847340
电子信箱：dujang.gz@163.com

2004年学会工作概况

一、学术活动

继续加强贵州省各民族医药基础理论研究工作。贵州省是一个多民族省份，以苗族医药为代表的民族医药基础理论研究工作的开展，将极大地推动苗药产业化的发展。因此，学会大力开展苗族医药基础理论的研究工作，与各地学会会员加强联系，并通过与外省各学会及有关单位联系，调查、挖掘、整理以苗族医药为主的民族医药理论，丰富、发展、提高贵州省的民族医药事业。

获得国家级基础研究课题1项。通过对贵州省各世居少数民族医药情况的调研，在贵州省民族医药学会的大力支持及帮助下，该会会员、贵阳中医学院药学系孙济平副教授获得国家中医药管理局基础理论研究课题“毛南族医药调研及《毛南族医药》专著的编写”。该课题将对世居在贵州省、广西壮族自治区的毛南族医药进行系统调查研究，并完成《毛南族医药》专著的编著，这将进一步增强贵州各民族的团结，形成贵州省少数民族医药系统工程之一，丰富和发展贵州民族医药文化，填补毛南族文化中无医药文化的空白。

筹备贵州省苗医药发展战略研讨会。为扩大苗医药的影响，加快苗药的发展。由贵州省科技厅主办，贵阳中医学院和贵州省民族医药学会参与承办的2005年贵州省苗医药发展战略研讨会正在紧张地筹备中。本次会议将邀请国内外知名学者到会，为贵州的中药产业现代化、苗族医药的进一步发展献计献策，使贵州省委、省政府提出的“以医药产业成为地方经济新的增长点”的目标落到实处，扩大贵州医药产业的知名度及影响力。为此，学会经研究决定，2004年积极筹备该发展战略研讨会，为提升苗医药的国际影响力，为苗医药全面走向世界而努力，也使学会成为企业与专家、学者之间联系的桥梁，为贵州地方经济发展做好服务工作。

二、完成学会年检工作（包括财务审计等）

三、大力发展会员，做好会费的收支工作

交纳会费是每一个会员的义务，也是学会正常开展工作的基础。因此，在扩大学会影响、大力发展会员的同时，要做好收取会费工作，并合理使用会费，使账目公开透明。

四、加强与各会员的联系

及时为会员办理了新会员证，建立了会员的情况登记表。在召开了2004年贵州省民族医药学会秘书长会议、2005年全国苗医药学术研讨会筹备会议等会议后，都及时向各位会员寄发了会议纪要，使会员了解学会开展的工作，并提出自己的意见和建议。

五、办理省科协、中国民族医药学会会员证工作

学会作为中国民族医药学会的基层单位，将加强与总会的联系，为会员办理中国民族医药学会会员证，做好会员的登记、备案、管理工作。年初，省科协要求各学会做好会员登记工作，为省科协发放新的统一的会员证做好准备，该学会已按要求做好了该项工作。

六、搞好学会日常工作

努力做好中国民族医药学会（北京）、省科协、省民政厅等有关单位交给的各项任务。2004年学会参加了省科协主办的“科技三下乡”、“科技一条街”、省中医管理局主办的“庆祝《中华人民共和国中医药条例》实施1周年”等活动，参加活动的学会工作人员有30多人次，发放宣传资料500多份，参观观众达到1000多人，较好地完成了各级主管部门下达的各项任务。在学会工作中，认真听取各学会理事、会员的意见和建议，争取把学会工作做好、做扎实。

【贵州省针灸学会】

会　　长：吕明庄
副 会 长：路绍祖、朱广旗、崔　谨、申云龙、陈学农、周佐涛、王光义
秘 书 长：申云龙
副秘书长：张　军、李丽红、付有春
地　　址：贵州省贵阳市市北路11号
邮　　编：550004
电　　话：0851－6827446

2004年学会工作概况

2004年10月12日参加了贵州省卫生厅、贵州省政府法规办公室、贵州省中医药管理局联合举办的《中华人民共和国中医药条例》实施1周年宣传活动周开幕式活动，并开展了义诊。

中国针灸学会第12届全国针灸临床治疗学术研讨会于2004年7月18日～22日在贵阳市召开，来自全国各地的共160多名代表出席了会议。该省共有50多名代表参加会议，吕明庄会长的论文《耳针延缓衰老防治老年期疾病的实验研究和临床观察》在大会上进行了交流。

2004年11月贵州省针灸学会会长吕明庄教授作为中国针灸学会会员国代表出席在澳大利亚召开的世界针联第6次会员大会暨澳大利亚世界针灸学术大会，并在大会发言，交流了论文《耳针、中药对衰老大鼠松果腺细胞凋亡相关蛋白Bcl－2，bax及血清褪黑素含量的影响》。

贵州省针灸学会中风专业委员会于2004年12月4日正式成立，该专业委员会成立的同时开展了学术交流活动。中风专业委员会挂靠贵阳中医学院第二附属医院全国针灸临床研究中心贵州分中心。

贵州省针灸学会于2004年12月10日～13日召开了贵州省针灸学会第4届会员代表大会，来自全省各州市县的38个单位的65名代表出席了大会。副会长兼秘书长贺志光教授主持了大会；副会长路绍祖教授致开幕词；会长吕明庄教授作第3届理事会工作报告；副秘书长申云龙作贵州省针灸学会章程修改报告；大会同时进行了学术讲座和学术交流。会员代表大会选举产生了贵州省针灸学会第4届理事会，选出了由会长吕明庄和副会长路绍祖、朱广旗、崔瑾、王光义、申云龙、陈学农、周佐涛等20人组成的常务理事会，申云龙为副会长兼秘书长，付有春、张军、李丽红为副秘书长。

会长吕明庄、副会长贺志光等的课题《耳针延缓衰老防治老年期疾病的实验研究和临床观察》荣获2004年贵州省科技进步三等奖。

会长、副会长、常务理事、理事中有16人担任硕士研究生导师，有31人攻读硕士学位。

积极组织专家参加省政府、省科协、省卫生厅、省中医药管理局组织的各种科技纪念日活动，学会理事、常务理事等20多人次参加了贵阳市"科技一条街"、"科技三下乡"活动。

积极发展会员，壮大针灸队伍，现有会员426名。

【贵州省中西医结合学会】

会　　长：孔德明

副 会 长：石承先、江　超、李志伟、李良栋、沈寅初、张光奇、张美心、凌湘力

秘 书 长：李志伟（兼）

副秘书长：刘三都、吴家驹、徐学义、黄秉枢

地　　址：贵州省贵阳市市东路50号贵阳中医学院内

邮　　编：550002

电　　话：0851－5652069

2004年学会工作概况

一、学术活动

11月4日～6日，肛肠学会成立大会暨学术交流会在贵阳举行，大会举办了专题学术报告和PPH手术演示。

12月3日～5日，眼科专业委员会成立大会暨学术交流会在贵阳举行，会上举办了专题学术报告会，成立了贵州省中西医结合学会眼科专业委员会。

11月13日～14日，诊断专业委员会与遵义市中西医结合学会在遵义联合举办专题报告会。

9月17日～19日，神经内科专业委员会与贵州省医学会神经病分会联合召开2004年学术年会。

第5次中西医结合青年学术会议和全国中西医结合心脑血管病临床与药学高级进修班在贵阳召开，学会积极协助总会工作，并组织该省30多人参加进修班。

2004年举办学术报告会共20次，听讲人数达1300人次。

二、科普工作

在全国科技周、科技日和《中华人民共和国中医药条例》颁布实施1周年活动中，组织28名专家参加活动，义诊、咨询1000多人次，发放科普资料3000多份，还举办了4场科普报告会，400人次参加了报告会。

三、扶持农村基层中医院工作

5月6日～18日由孔德明会长牵头，由会长、副会长、秘书长及中医第一、第二附院负责人组成了2个组，分别到三穗县、石阡县等地中医院进行实地考察，并与当地县政府、卫生局、中医院等负责人进行了座谈。考察后，学会决定重点培养技术骨干，对专业人员的培养由省学会会长单位实行包干，并定期派专家实地指导，扶持2～3年。

【贵州省中医多学科研究会】

会　　长：邱德文

副 会 长：李俊辉、黄自元

秘 书 长：李星民

副秘书长：吴元黔、周学智、张曼诚、柴　立

地　　址：贵州省贵阳市贵阳中医学院学报编辑部

邮　　编：550002

网　　址：www.gyctcm.edu.cn

电子信箱：zywb@gyctcm.edu.cn

2004年学会工作概况

2004年学会组织召开了学术年会，共80余人出席会议并交流了论文。学会参与组织编写了部分中医专业教材，其中《中医心理学》（贵州科技出版社）获2004年贵州省第6届高等学校优秀教学成果奖。该学会历时8年组织完成的《中国名老中医药专家学术经验集》1～5集，2004年获中华中医药科学技术奖（学术专著奖）二等奖。此外，该学会参与的《中华本草·苗药卷》编纂工作顺利完成并通过专家鉴定。

22. 云南省

【云南省针灸学会】

会　　长：詹文涛

副 会 长：管遵惠、黄禾生、马碧辉、郑　进

秘 书 长：冯琼华

副秘书长：林忆平、曹少鸣、徐杰、李锦鸣

地　　址：云南省昆明市光华街120号

邮　　编：650021

电　　话：0871－3613387

2004 年学会工作概况

一、组织建设，目标管理

继续按照会章规定，发展会员，在中国针灸学会指导下，做好会员重新登记、编码管理工作，并提交总会。

完成了社团的年度审查工作，2004 年 2 月云南省民政厅民间组织管理局授予“云南省优秀社团”光荣称号。

2004 年元月获得云南省科协 2003 年目标管理优秀学会一等奖。

2004 年 10 月获得云南省科协 2003 年度统计工作先进单位奖。

二、学术交流

2004 年 5 月在云南省昆明市社院宾馆召开了 2004 年中美（云南）中医药国际学术研讨会。这次会议由云南省科协、省卫生厅、省中医学会、针灸学会、省中西医结合学会、省中医医疗集团、美国加州执照针灸医师公会、美国中国医学研究院、美国夏威夷州中医药师针灸师科研学会、美国跌打伤科协会共同主办。大会共收到论文 116 篇，入编论文集 93 篇，来自美国加州、新加坡、台湾、中国等 118 人出席会议。

2004 年 9 月 20 日在开远市交警培训中心召开 2004 年云南省针灸学术研讨会暨 2004 年云南省针灸学术年会；云南省第 2 期特殊针法技术学习班，由云南省针灸学会主办，开远市中医院承办。大会共收到论文 114 篇，分别按名医经验、临床研究、论文探讨、文献评论、临床心得、康复护理等 6 方面汇编成册，90 余人出席会议，会后接着举行了为期 4 天的特殊针法班。

三、科普宣传

为改变该省针灸事业较落后的现状，提高群众对针灸医学的认识，云南省针灸学会科学普及专业委员会经多方努力，与《云南老年报》共同开办的“中华一绝针灸”专栏，于 8 月 16 日见报。专栏介绍针灸的有关基础知识、常见多发病的针灸临床治疗方法、针灸验案等。文章短小精悍，通俗易懂。专栏每周一在《云南老年报》医疗卫生版刊登。

2004 年 8 月 9 日～16 日，由学会郑进副会长亲自率领的云南省科普专业委员会，到怒江州贡山独龙族自治县进行针灸科普宣传活动，有针对性地进行了针灸基本知识、针灸疗效及针灸适应症等宣传，并在贡山县及丙中洛乡进行义诊，共诊治病人 120 余人。

2004 年 5 月 15 日，云南省委宣传部、省科委、省科协组织各有关部门及各所属省级学会在昆明圆通山进行科技普及活动，义诊 1 天，诊治病人 420 人，健康咨询 165 人次。

2004 年 6 月 27 日，参加了由省科协组织的科普宣传活动，共诊治病人及健康咨询患者 200 余人次。

四、学术活动

与中医药学会、中西医结合学会，每月定期举行学术报告会 1 次，报告会由该省国家级导师、云南省名中医讲授，也兼讲一些西医知识，如影像学、检验学及激素、抗生素应用的注意事项等。学员为省级、国家级继承人及相关科室的医生。

五、继续教育

每年组织全省住院医师规范化培训的考务工作，2004 年共组织 300 多人参加考试。

【云南省中医药学会】

会　　长：詹文涛
副 会 长：吴生元、孟　如、李庆生、袁文成、苏宣纯、杨万泽 、朱兆云
秘 书 长：杨万泽（兼）
副秘书长：葛元靖（常务）、詹文国、秦国政
地　　址：云南省昆明市光华街 120 号
邮　　编：650021
电　　话：0871－3613387

2004 年学会工作概况

在组织建设方面，继续按学会章程规定，发展新会员。发展会员 56 人，团体会员 2 个。完成了云南省民政厅民间组织管理局 2004 年年审注册工作和云南省质量技术监督局组织机构代码年检工作。

2004 年召开全省性学术会议 7 次、国际性学术会议 1 次、区域性学术会议 1 次，主办学术专题讲座 11 次，举办继续医学教育培训班、学习班 6 个（共 9 期）。学会始终坚持“三主一家”的办会宗旨，增强学会凝聚力，开展科学技术学术交流活动，通过活动提高办会的活力和水平。

2004 年 5 月学会具体承办了由省科协、省卫生厅、美国夏威夷州中医药针灸医师科研学会、美国跌打伤科协会主办的 2004 年中美（云南）中医药国际学术研讨会。大会收到论文 116 篇，入编论文集 93 篇，来自美国加州、夏威夷州、新加坡、台湾及国内的 118 名代表出席了会议，会议取得了圆满的成功。

组织科普宣传及专家义诊活动。2004 年 5 月 15 日学会组织科普宣传周活动，进行中医药科技知识的宣传普及活动及义诊，诊治病人 420 人次，咨询 1000 多人次。2004 年 6 月 27 日参加省科协组织的科普宣传活动，共诊治病人及咨询患者 200 多人次。

学会还承担省卫生厅委托的工作。承担云南省中医住院医师规范化培训分阶段考试工作，2004 年组织全省 300 多人参加了中医住院医师规范化培训的考试。完成了云南省中医名院、名科、名医评选办法和标准（讨论稿）的制定工作。完成了省卫生厅 2005 年国家级、省级中医药继续医学教育项目的申报和评审工作。完成了省卫生厅下达的全国第 3 批名老中医学术经验继承工作中每月组织 1 次高层次专家讲学的组织工作。

2004 年，学会被云南省民政厅评为 2004 年度优秀社会团体，被云南省科协评为 2004 年目标管理优秀学会一等奖，被云南省科协评为 2004 年云南科普大行动先进集体。

【云南省中西医结合学会】

会　　长：郭永章
副 会 长：程小床、陆家龙、赵永祥、

李树清、李南高
秘 书 长：葛元靖
副秘书长：吕 琳 何莉平
地 址：云南省昆明市光华街120号
邮 编：650021
电 话：0871－3613387

2004 年学会工作概况

在组织建设方面，按学会章程规定发展新会员57人。完成了云南省民政厅民间组织管理局规定的2004年年检工作。完成了云南省质量技术监督局规定的组织机构代码年检工作。

在学术活动方面，按学会章程，召开学术会议8次，举办1次国际中医药学术交流活动，举办1次中国西部眼科中西医结合论坛学术活动，举办学术（科普）专题报告会11场。

学会主办和承办了中国西部眼科中西医结合论坛和全国部分省市区中西医结合学会改革与发展研讨会。

按照学会章程、制度，召开理事会3次，常务理事会3次，研究学会各项工作。重新聘任了14个专业委员会的主任委员、副主任委员。

组织大型中西医结合学会迎新春茶话会1次。出版《会讯》3期。接待美国中国医学研究院陈熊博士一行来访。编辑学术论文集和讲义6种。与步长集团共同组织“步长稳心颗粒”药品推广学术报告会1次。按省卫生厅和中国中西医结合学会的要求，推选云南省知名中西医结合专家入选专家库和人才库，并推荐9人担任全国性中西医结合学会组织的结合医学现状调查研究工作。完成了省卫生厅2005年中西医结合继续教育项目的评审工作。

2004年学会获云南省科协目标管理考核优秀学会二等奖。

23. 西藏自治区

【西藏自治区藏医药学会】

会 长：强巴赤列
副 会 长：占 堆
秘 书 长：扎 桑
副秘书长：洛桑门郎
地 址：西藏拉萨娘热路26号区藏医院
邮 编：850000
电 话：0891－6322621/6322351
传 真：0891－6322621

2004 年学会工作总结

一、结合专业特点、开展多种形式的有益活动

为贯彻落实立党为公、执政为民的“三个代表”重要思想的本质，在积极认真完成区科协组织的“科普一条街活动”的同时，先后调动组织43名医务人员前往拉萨，在街道、墨竹贡卡、堆龙、曲水、达孜等4个县开展义诊活动共5次，免费义诊3009人次，送药价值达52600元。

二、积极开展学术交流活动，促进学术水平的提高

6月9日～11日，由国家民族医药学会主办，云南德庆州藏医院承办的2004年全国藏医药学术研讨会上，学会作为协办单位之一参加本次研讨会。学会共有45篇论文被录入研讨会论文集中，其中4篇论文进行了大会交流。

8月26日～28日，由藏医药学会主办和区藏药厂承办的第3届“甘露杯”藏药材知识竞赛在拉萨举行，12家医院和制药企业的60名代表参加竞赛。

8月8日，在拉萨召开的第6届国际高原医学大会研讨会暨闭幕会上，学会选送的2篇论文进行大会交流。

9月11日～15日，根据民政厅、发改委和国资委共同举办全国行业协会成就汇报展览会的通知精神，自治区民政厅推荐学会参加本次成就展。学会在展示藏医药学会成就的同时，还发放宣传册400本，药品介绍200册。

11月5日～7日，由西藏尼玛学会出资，区卫生厅、藏医药学会联合举办了2004年全区藏医药学术会议，会议共收到69篇论文，10篇论文分别在大会、分组会议上进行交流。

2004年学会荣获由国家民政厅颁发的全国优秀民间组织奖。10月19日～21日，西藏自治区科学技术协会第4次全区科协代表大会上，学会荣获先进学会奖，学会副秘书长被评为学会先进工作者。

24. 陕西省

【陕西省中医药学会】

会 长：杨世兴
副 会 长：范 兵、金志甲、乔宝璋、张立成、杨 震、杨培君、乔成林、张德兴
秘 书 长：张德兴（兼）
副秘书长：袁瑞华、许建秦
地 址：陕西省西安市西华门2号
邮 编：710003
电 话：029－88128252/88128094

【陕西省中西医结合学会】

会 长：刘绍国
副 会 长：魏少阳、刘勤社、王静怡、何志茂、王宗仁、赵步长、董协良
秘 书 长：张德兴
副秘书长：黄 熙、蒋宏伟
地 址：陕西省西安市西华门2号
邮 编：710003
电 话：029－88128252/88128094

【陕西省针灸学会】

会 长：苏荣彪
副 会 长：刘少明、周志杰、吴锡强、贾成文、王长海、张文军
秘 书 长：张德兴
副秘书长：毕玉峰
地 址：陕西省西安市西华门2号
邮 编：710003
电 话：029－88128252/88128094

2004 年陕西省中医药学会、中西医结合学会、针灸学会工作概况

2004年陕西省中医药学会、中西医结合学会、针灸学会先后筹备召开了全省中华医祖岐伯学术思想学术会议，中医、中西医结合第5届肛肠大会，第2届肾病、糖尿病、脾胃病大会，首届草医药大会，PPH痔上黏膜环切吻合术学术会议，会议共征集交流论文220余篇，有380多名中医药专业人员参加了会议。学会先后主办或委托陕西省中

医院、陕西中医学院、西安市中医院等单位分别举办了全省针刀医学临床诊治技术、药物临床试验方法、皮肤性病诊治、中医院管理、中医专题系列讲座、糖尿病、肾病、特种针法、防治肝硬化进展、妇科、针灸专家经验、中医护理管理、消化病、脾胃病诊治进展等14期中医、中西医结合、针灸学习班。配合2004年职称晋升考试，举办了1期《医古文》辅导提高班，参加学习的共有600多人。3个学会在办好《陕西中医》杂志的同时，还积极编印了不少学术资料。《陕西中医》杂志共出版12期，发行10万多册，其中向国外发行2000多册；编印《学会工作通讯》1期200册，印发和转发各种学术会议征文通知及资料4000多份，编印2004年度学术会议《论文集》300多册。编印《陕西针灸通讯》1期150册。3个学会重新制定了《会员管理办法》。省中医药、中西医结合学会重新登记和换发新会员证37人，新发展会员70人。3个学会先后推荐20多人分别担任了全国中医药、中西医结合、针灸学会有关专业委员会委员等职务。另外对3个学会所属的肛肠、肾病、糖尿病、脾胃病等专业委员会进行了改选换届，并成立了草药专业委员会。

25．甘肃省

【甘肃省中医药学会】

会　　长：侯志民
秘 书 长：鄢卫东
副秘书长：赵文鼎、李应寿、何天有
地　　址：甘肃省兰州市畅家巷57号
邮　　编：730030
电　　话：0931－8822028
传　　真：0931－8735260
电子信箱：wzh5000@sina.com

2004年学会工作概况

一、学习宣传和贯彻实施《中华人民共和国中医药条例》和《甘肃省发展中医条例》

甘肃省中医药学会将学习宣传、贯彻实施《中华人民共和国中医药条例》和《甘肃省发展中医条例》作为做好学会工作的主线，努力在学会工作中落实条例的有关规定，加快中医药学术的继承和创新，推动中医药事业的持续发展。省中医药学会在学会的常务理事会和会长会议上学习2个条例，并为贯彻2个条例、落实吴仪副总理讲话精神、加快甘肃省中医药事业的发展献计献策。省中医药学会召开专门会议，讨论修改《甘肃省人民政府关于加快中医事业改革与发展的决定（讨论稿）》。在《中华人民共和国中医药条例》实施1周年和《甘肃省发展中医条例》实施3周年之际，根据卫生部、国务院法制办公室、国家中医药管理局的统一部署和甘肃省中医工作的安排，为了进一步加强对条例的学习宣传，促进条例的贯彻实施，由省、市、县卫生、中医行政部门牵头，各级中医药学会和有关单位密切配合，开展了内容丰富、形式多样的中医药宣传周活动。各级中医药学会积极组织学会会员和中医药专家参加宣传、义诊、咨询等活动。如10月11日在省会兰州举行了《中华人民共和国中医药条例》实施1周年中医药宣传周活动启动仪式及宣传义诊咨询活动，省市21家卫生、中医单位的500多人参加了活动，义诊、咨询的群众人数达1万余人，发放宣传品5万余份。其中省中医药学会组织百名中医药专家参与了义诊咨询活动，共义诊咨询300余人次，发放宣传资料10000余份。

二、举办继续教育项目，开展各种学术活动

省中医药学会将学术活动视为学会生命力和凝聚力的重要标志，积极组织和开展各种学术活动和中医药继续教育项目。2004年省、市两级中医药学会主办学术会议和中医药继续教育项目有20多个，许多中医药继续教育项目班邀请省内、外知名专家授课和举办专题讲座，2000多人参加了会议并接受了培训。

省中医药学会中医内科专业委员会在甘肃省成县召开了中医内科学术会议及内科专业委员会换届会议，会议主要内容有中医理论的探讨、中医内科临床和基础研究、名老中医临床经验讲座、中医科研思路及试验方法研究、中医师带徒经验总结等内容，有110多人参加会议，共收到全省各地论文70余篇。与会代表畅所欲言，对学会的发展和今后的工作目标提出了许多中肯意见。

省中医药学会中医护理专业委员会在兰州市召开了中医护理学术研讨会，会议交流了各科中医和中西医结合护理及护理管理等方面的经验体会、研究成果及学术论文，并进行了学术讲座和中医护理技能培训。50余名护理工作者参加了会议，会议收到论文32篇。

甘肃省中医药学会与甘肃省中医院联合举办了全省中医医院中药制剂中药炮制加工研讨会，主要研讨了中医医院院内中药制剂和中药炮制方面的学术进展和研究成果，并传授了相关知识与技能，实地参观了省中医院制剂生产、中药加工炮制等实际操作。有70余名中医药工作者参加了研讨会，会议共收到论文40余篇。

此外，省中医药学会中医儿科、中医药文化和中医肾病等专业委员会还分别组织召开了学术会议，收到了良好的效果。天水市、武威市、张掖市等市中医药学会举行学术会议，交流了中医药学术和经验。

三、认真组织学会各专业委员会的换届改选和学会会员的发展工作

省中医药学会的部分专业委员会任期已满，为了及时做好这些专业委员会的换届工作，经省中医学会常务理事会研究，作出了2004年部分专业委员会换届工作的具体安排。在各市县推荐代表的基础上，选举产生了省中医药学会新一届中医内科、中医儿科、中医护理、中医肾病、中医药文化等专业委员会的委员、副主任委员和主任委员，经省中医药学会常务理事会批准，成立了新一届专业委员会。王自立主任医师当选为中医内科专业委员会主任委员；张士卿主任医师当选为中医儿科专业委员会主任委员；李秀敏主任护师当选为中医护理专业委员会主任委员；刘新主任医师当选为中医肾病专业委员会主任委员；赵文鼎高级讲师当选为中医药文化专业委员会主任委员。

2004年省中医药学会继续开展了会员的重新登记和发展工作，目前重新登记并缴纳会费的会员共有235名。学会还为会员购买了《思考中医》一书，免费发放阅读。此外，省中医药学会积极配合中华中医药学会部分专业委员会换届改选工作，向中华中医药学会部分专业委员会推荐候选人21人。

四、组织开展了2004年度中医药科研课题立项和成果评奖工作

省中医药学会受省中医管理局的委托，组织了省卫生厅中医药科研课题立项评审工作，有20项课题被确定为省卫生厅中医药科研课题项目并得到经费资助。省中医药学会设立了甘肃省皇甫谧中医药科技奖，在全国省级中医药学会属于首家。自2002年省科技厅批准同意设立该奖项以来，已开展了3个年度的评奖工作。经甘肃省皇甫谧中医药科技奖评审委员会认真评审，共评出2004年度甘肃省皇甫谧中医药科技奖一等奖1项，二等奖10项，三等奖14项，省中医学会向省科技厅推荐了7项获奖项目，有2项被评为甘肃省科技进步奖二等奖，2项被评为甘肃省科技进步奖三等奖。

此外，为了加强中医药科研思路和方法的培养，提高中医药科研水平，2004年5月，甘肃省中医药学会协助省中医管理局举办了为期1周的全省中医药科研方法提高班，邀请全国著名的中医药专家、天津中医学院张伯礼教授和中国中医研究院翁维良教授及省内10名知名专家为学员授课，100多名中医药科技人员参加了培训。

26. 青海省

【青海省藏医学会】

名誉会长：尼　玛
会　　长：艾措千
常务副会长：昂青才旦
副秘书长：多　杰、李先加
副 会 长：黄立成、旦正加、昂青才旦、李先加、完德才让、多　杰、李先加
地　　址：青海省西宁市南山东路97号
邮　　编：810007
电　　话：0971－8147376
电子信箱：kunku79@yahoo.com.cn

2004年学会工作概况

2004年青海省藏医学会理事会在青海省科协、民间组织管理局、省卫生厅、学会联合办公室的领导和支持下，为青海省藏医的学术交流、宣传、科研、教学等方面做了大量工作。

2004年学会开展了广泛的学术宣传及对外交流活动。共接待美国、日本、印度等国外来访学术团体11个，共201人次；接待港、澳地区来访学术团体3个，共64人；接待国内机关、民间团体、医院、学校等来访团体44个，共计1669多人次；派出国外学术团体2个，共9人次。先后向来自不同国家和地区的多批国内外学者宣传了青海省藏医药学的发展及学术工作情况，有力地推动了青海省藏医药学的学术工作。

2004年1月10日，青海省藏医学会第4届理事会第5次常务理事会扩大会议在青海省藏医院召开，学会理事长艾措千，名誉会长尼玛，常务理事桑杰，理事完德才让、多杰、端智，秘书长星全章，副秘书长昂青才旦、李先加等参加了会议。学会副秘书长昂青才旦汇报了学会2003年的工作情况，会议对2004年度学会要开展的各项工作做了布置。

2004年度，新申请加入学会的团体会员有6个，个人会员有43人。

学会加大了藏医药学的学术交流力度。来自西藏、四川、甘肃等地区和青海省的藏医药专家在青海省举办了学术讲座及报告会共11场，58人次参加。

2004年，学会组织青海藏医学院、青海省藏医院、青海省藏医药研究所等单位完成了全国藏医学专业本科教材的编写，历时3年，共40余位专家参加编写，同时在青海、西藏、甘肃、四川、云南等省区多位藏医学专家的共同努力和大力协助下，于2004年7月正式出版发行，首次发行4000册。

2004年2月13日，学会组织青海藏医学院副教授尕玛措尼和会员拉朗多杰、卓玛才旦赴日本ARURA藏医学交流中心进行学术交流。

2004年全省藏蒙医执业医师实践技能考试的考前培训和考试在藏医学会的安排和统一部署下，于2004年6月15日～16日在青海省藏医院进行，共有181名考生参加了考试，考试成绩经专家评定后上报有关部门。

2004年6月28日，第8届中国青年科技奖表彰大会在北京召开。学会常务理事长多杰参加了大会，他是青海省该荣誉的唯一获得者。

2004年8月12日～16日，学会理事长艾措千分别参加了在西宁和拉萨召开的第6届高原医学大会暨第5届中华医学会高原医学分会年会，学会会员万玛才旦的论文《藏医对急性高山病（AMS）的疗效观察》进行了大会交流。

2004年9月11日～12日，青海省藏医学会第5届会员代表大会暨全省藏医学术研讨会在青海省藏医院隆重召开，来自全省各藏医医疗单位的200多位会员代表、专家教授及有关领导参加了大会。会议邀请了省卫生厅副厅长王炼、省科协、省民政厅等多位领导和青海省藏医学院名誉院长旦正加等多位国内著名专家。此次学术研讨会共收到论文102篇，选举产生了新一届理事会。

2004年10月18日～29日，学会组织青海省藏医药高新技术考察团赴日本进行了为期2周的学术考察及交流活动，为青海省藏医药学术国际交流及青藏高原优势资源在国外的开发研究进行了卓有成效的调研。

2004年11月16日，卫生部有突出贡献中青年专家表彰大会在北京举行。该会理事艾措千等全国80名中青年专家获此殊荣。

学会还办理发票等有关手续，完成财务年度检查。完成《青海藏医药杂志》的征稿、审稿、封面设计等相关出版前的各项准备工作。

27. 宁夏回族自治区

【宁夏中西医结合学会】

会　　长：李玉幸
副 会 长：蒋和定、马浩亮、刘定汉、赵　峰
秘 书 长：王忠和
地　　址：宁夏回族自治区银川市解放西街101号
邮　　编：750001
电　　话：0951－5022124

2004年学会工作概况

一、认真贯彻办会宗旨，积极落实上级交办的各项任务

宣传贯彻《中华人民共和国中医药条例》、《宁夏发展中医条例》，严格按照《学会章程》开展活动，遵纪守法，依法办会；积极投身中西医结合科研、临床与中医药宣传工作。圆满完成了自治区科协交办的各项任务，顺利通过了2003年度学会年检和学会代码年审工作，重新办理了《社团法人登记证书》，较好地完成了中国中医药信息杂志社推荐理事单位的工作。

二、机构健全，制度完善，会员队伍不断壮大

一是建立和完善了学会日常办事机构和各专业委员会；二是建立学会工作委员会、组织工作委员会、科学普及工作委员会、青年工作委员会等；三是制定并修改《宁夏中西医结合学会章程》，建立健全学会各项规章制度，保证学会工作的程序化、制度化；四是积极帮助各市、县成立中西医结合分支机构，指导制定相应的工作制度。

三、加强信息学术交流，扩大学会影响

2004年4月，学会秘书长王忠和带领银川市中医医院田丰年院长和刘本臣书记一行，本着“洗脑、取经、交流、提高”的原则，到广东、上海、北京、天津4省市的8家医院进行全方位、多层次、广泛深入的参观、考察、学习和交流。

与自治区中医药管理局联合举办了宁夏中西医结合防治高致病性人禽流感学习班。与自治区中医药管理局联合举办了全区中医系统信息化建设学习班。与自治区宁夏中医药医院联合举办了第2期全区中西医结合肾病高级讲习班。邀请国内著名肾脏病专家前来讲学，受到人事厅继续教育培训处的重视和支持，给予1.5万元经费支持。

协助自治区中医药管理局组织中医、中西医结合专家做好国家中医药管理局中医药科学技术研究专项2004～2005年度课题的申报审核工作，共上报课题11项，中标1项。协助中医药管理局组织中医、中西医结合专家做好卫生部、科技部和国家中医药管理局农村中医药适宜技术推广项目筛选工作，共选出中医药适宜推广项目13项，经国家科技部、国家中医药管理局审核全部通过，并在灵武市予以推广。

四、开展义诊咨询服务，加强科普宣传活动

2004年5月15日，组织有关中西医结合专家参加了在光明广场举办的科技活动周咨询宣传活动，共发放宣传资料2000余份，义诊咨询600余人次。

协同自治区中医药管理局组织工作经验丰富、业务能力强的专家参加了大型义诊咨询宣传活动，来自全区医疗系统近200名中医、西医及中西医结合专家参加了活动。据统计，活动中共发放宣传资料56000余册，展出宣传展板50块，制作宣传横幅100余条，接待义诊咨询人员2600余人次。举行《中华人民共和国中医药条例》座谈会，在电台黄金时段发布《中华人民共和国中医药条例》宣传广告。

积极开展卫生下乡活动，进行咨询服务，解答群众对防病治病知识的需求。据统计，1年来共组织各种卫生下乡活动10余次，接待咨询人数达1000余人次，免费义诊2000余人次。

组织专家到基层开展业务联合、科技协作活动，进行讲学和义诊，提高基层卫生技术人员的业务素质，推动中西医结合事业的发展。

【宁夏中医药学会】

会　　长：常　青
副 会 长：蒋和定、赵子强、卢化平
副秘书长：陈卫川、高如宏
地　　址：宁夏回族自治区西夏区北京东路68号
邮　　编：750021
电　　话：0951－2024646

2004年学会工作概况

一、积极开展学术交流活动，推进中医药科技进步

2004年，学会共组织召开学术会议2次；举办中医药继续教育学习班1次，参加人员190人，参加交流论文12篇；邀请自治区内、外专家做专题讲座18次。新立自治区科研项目3项，指导开展和引用新成果15项，组织专家评审自治区科研成果3项。

二、围绕学会中心工作广泛开展科普宣传和科技扶贫

围绕“中医药科技与发展”这个主题，开展形式多样、内容丰富的科普与科技咨询活动。共举办科普宣传14场次，参加中医药科技培训人员186人次，为群众服务近2000余人次；安排定点医院免费培训基层专业技术人员4人；举办各类专题科普讲座16场次，听讲人数达1400人，制作科普展板4块，印发资料5000余份；宁夏医药电视栏目宣传5次，空中健康广播咨询10场次；编著回族医药学术著作2部。

三、认真学习和宣传贯彻《中华人民共和国中医药条例》

组织部分中医药专家召开《中华人民共和国中医药条例》、《宁夏回族自治区中医药发展条例》座谈会，进行宣传义诊，发放宣传材料1万余份，达到了预期的学习宣传效果。

四、充分发挥学会技术优势，积极防治禽流感等传染性疾病

一是组成专家技术组和技术攻关组开展临床诊断和鉴别诊断，研究有效的防治措施，以应对禽流感等传染性疾病的侵袭；二是采用多种形式，开展禽流感防治知识讲座、科普宣传、技术咨询服务、展板黑板报宣传等活动；三是学习新《传染病防治法》和《突发性公共卫生事件应急条例》，组织宣传、义诊活

动；四是制定相关防治规章制度，按照“早发现、早报告、早隔离、早治疗”的原则，主动做好消毒隔离及预防工作。

五、注重队伍建设，组织建设得到进一步加强

受市场经济利益驱动，一些会员参与市场调节离会较多，学会一方面积极稳妥地做好思想劝解工作，一方面积极吸纳新会员，使会员队伍得到稳固和加强。年内，协助成立了吴忠市中医药学会，办理和吊销了离会会员资格，推荐1名理事为中华中医药学会男性病专业委员会委员，推荐1名会员为宁夏医学会美容专业委员会常务理事。学会有6名会员受到了各级组织的表彰和奖励，学会被自治区科协评为先进学会。学会现有专业学术机构6个，常设组织机构5个，会员677人。

【宁夏针灸学会】

名誉会长：徐彦振
顾　　问：戴玉勤
会　　长：李遇春
副 会 长：陈　达、牛　阳、张凤武、高如宏、胡雨华
秘 书 长：牛　阳（兼）
副秘书长：杨丽美、王宇国、刘　瑛

2004年学会工作概况

针灸学会第3届会员代表大会2004年12月10日在银川市召开。自治区卫生厅、科协、民政厅、医学院等单位的领导出席会议并讲话。医学院联合办公室、中医药学会、中西医结合学会的代表及针灸学会新老理事和会员代表约50人参加了会议。会议审议通过了《宁夏针灸学会章程》和《宁夏针灸学会第2届理事会工作报告》，选举产生了第3届针灸学会理事、常务理事及会长、副会长、秘书长、副秘书长。多次召开常务理事会，认真研究宁夏针灸学会的发展问题。完成自治区科协年度学会统计报表的填写上报工作。组织协助2004年7月15日～19日在银川市举办的第5届全国医学院校中医中西医结合教育教学研讨会。8月22日参加了中国针灸学会实验针灸分会在银川举办的第9届针灸对机体功能的调节机制及针灸临床独特经验学术研讨会。组织专家参加2004年10月14日举办的中医药宣传周大型义诊咨询服务活动。2005年5月学会一批中青年拿到了在职针推专业研究生的课程结业证，并有1人获得硕士学位。

28. 新疆维吾尔自治区

【新疆维吾尔自治区中西医结合学会】

代 会 长：张震环
副 会 长：火树华、杨文广、周云霄、洪秀芳、张泳南、李全智
秘 书 长：李全智
副秘书长：宋鸿奎、杨春年
地　　址：新疆乌鲁木齐市黄河路53号自治区中医医院内
邮　　编：830000
电　　话：0991－5817719

2004年学会工作概况

2004年学会按照中国中西医结合学会和自治区科协的统一安排，在自治区卫生厅和民政厅的领导和关心下，发挥广大会员的主观能动性，积极参与卫生系统的各项改革，在各单位发挥了重要作用。此外，还直接参加了自治区《中药、民族药发展行动计划》的制定工作，积极参加了《中华人民共和国中医发展条例》的宣传和“纪念国际传统医药日”、“自治区科技宣传周”、“糖尿病防治”、“爱牙日”等多次科普活动以及“三下乡”工作，与自治区中医医院共同主办继续教育学习班7期，受到好评。

随着新疆医科大学中西医结合第3届本科班学员的毕业，该会增加了新的血液，攻读中西医结合硕士学位的人员也在不断增加，目前已有2个本硕连读班和4批硕士研究生，一些获得博士学位和高级职称的医疗、药学、生物学骨干也加入到学会队伍中，为学会的发展注入了活力。骨科、糖尿病分会的筹备工作进展顺利。

由学会和自治区中医医院共同承办的中西医结合治疗心血管病和活血化瘀高级论坛暨学习班8月成功在乌鲁木齐市举行，自治区卫生厅副厅长王小燕、新疆医科大学校长买买提·牙生教授、自治区科协副主席魏生贵教授及来自全国各地的100余名代表、学员听取了陈可冀院士等专家有关中西医结合最新成果的报告，开展了学术交流，增进了社会对中西医结合事业的了解，增强了广大会员搞好中西医结合工作的信心。会后，新疆维吾尔自治区副主席库热西·买合苏提、人大常委会副主任杜秦瑞亲切会见了陈可冀院士。陈可冀院士、史载祥教授等专家还到自治区中医医院进行了考察并发表了演讲，受到了热烈欢迎。

由该会会员围绕糖尿病开展的“中医药对2型糖尿病血管并发症的干预研究”、“络必通胶囊的临床前研究”、“糖脂益片的临床前研究”等自治区级课题正在积极研究之中，针对糖尿病周围神经病变研制的温通活血乳膏已取得了医院制剂批号。骨伤熏洗液的研制已通过自治区科技成果鉴定。

【新疆维吾尔自治区民族医药学会】

会　　长：哈木拉提·吾甫尔
副 会 长：斯拉甫·艾白
秘 书 长：伊河山·伊明
副秘书长：亚尔买买提
地　　址：新疆乌鲁木齐市延安路36号附1号
邮　　编：830001
电　　话：0991－2565663

2004年学会工作概况

一、积极开展继续教育和学术交流活动

为强化医疗单位配制制剂的管理，使区内维吾尔医医疗单位制剂的生产和使用工作进一步法制化、规范化，2004年4月7日～10日在乌鲁木齐市举办了维医院内制剂研究与申报学习班，并授予了继续医学教育学分。来自全疆各级维吾尔医医院的65名专业人员参加了学习。

加深各维医医疗单位和医务人员对特色疗法和专科专病建设的认识，培养挖掘、发展、研究维医特

色疗法的人才，开展更深层次的特色疗法研究，6月初～7月底在吐鲁番、阿克苏、喀什、和田分别举办了维吾尔医特色疗法及研究学习班，共8期，授课专业人员200余名。

9月22日～24日，在库尔勒市召开了新疆维吾尔自治区民族医药学会2004年学术会议暨第5届理事会第3次会议。会上进行了广泛、深入的学术交流，对学会发挥桥梁作用和推动维吾尔医药事业的发展提出了创造性的意见。会议期间代表们参观了库尔勒市维吾尔医医院，进行了多方面的交流。自治区卫生厅有关领导和来自全疆维医、蒙医、哈医医疗、教学、科研单位的15名代表参加了会议。会议收到215篇论文，其中104篇论文进行了交流，评出了15篇优秀论文，并向参会者授予了继续教育学分。

二、各级分会学术活动日益活跃

在自治区民族医药学会的积极指导和配合下，各级分会召开了多次学术会议，如阿克苏地区维吾尔医药分会、伊犁哈萨克自治州哈萨克医药分会、巴州蒙医药分会、博州蒙医药分会等学会相继召开了全国性、全区性和地区性的学术会议，加深了学术交流，推动了专业人员学术水平的提高。吐鲁蕃地区维吾尔医药分会计划近期召开代表大会暨学术交流会议。库尔勒市维吾尔医医院在卫生行政管理部门的支持下，正在筹建巴州维吾尔医药分会。

三、编辑出版工作取得了可喜的成绩

学会学术刊物工作有了较大进步，编辑、发行了6期《维吾尔医药》杂志。其发行量稳步增长，在编辑出版、丰富杂志内容、提高印刷质量等方面有了较大进步。2004年该杂志荣获新疆出版行业最高奖“新疆期刊奖”，为交流学术思想、探讨理论观点、宣传维吾尔医药、提高专业人员的学术水平和进行广泛地维吾尔医药科普知识提供了强有力的平台。目前正在筹办该杂志的汉文版。除此之外，学会科技人员正在编著《维、汉、英维吾尔医药辞典》和《维吾尔医药学》一书的维、汉、英文版。学会会员还参加了《新疆第5届青年学术年会论文集》的编审工作，为青年学术年会的顺利召开做出了贡献。

四、积极参加和开展了科普活动

由自治区科协主办，自治区民族医药学会等7家单位组成的“科技下乡团”于2004年4月6日～28日赴南疆2个州3个地区12个县12个乡开展了农村科技、医学等内容的讲课、咨询、义诊、发放科普资料、放映科普电影、展出科普展板、培训当地有关人员、进行座谈等活动，行程7千多公里。学会选派1名主任医师参加了此次“科技下乡”活动，义诊1000人次，进行了24次科技咨询，发放了1000本《维吾尔医药》杂志。到各级维吾尔医医院了解情况，主要对基层医务人员继续医学教育情况进行了摸底。征求了对学会工作和刊物出版工作的意见，为强化基层学会工作起到了良好的推进作用。

除此之外，为加强维吾尔医药科技水平，学会专家通过多种途径积极争取科研项目和经费，以学会挂靠单位自治区维吾尔医研究所为龙头开展了一系列应用研究和基础研究工作，并有一部分科研成果有效转化，为维药生产企业增加了活力，增加了经济效益，加快了维药生产现代化进程。2004年广泛争取理事意见后，向各级维医药分会和维医医疗单位发出了增设学会各专业工作委员会和负责人的通知。为健全学会职能，开展高水平的学术活动打好了基础。候选名单近期上报卫生厅学会办，经批准后开展专业性强、水平高的各类学术交流活动和继续医学教育活动。

29. 大连市

【大连市中医药学会】

会　　长：李春梅
副 会 长：王保民、姜松鹤、张天文、张洪恩、刘效家、谢　平
副秘书长：李　毅、孟庆刚、解建国、原所贤
地　　址：辽宁省大连市中山区解放路321号
邮　　编：116013
电　　话：0411－82681738－2014
电子信箱：tcmdl-kj@online.ln.cn

2004年学会工作概况

经过一系列的前期准备工作，中医药学会门诊部5月7日正式开业。

发挥学术团体的专家资源优势，搞好学术交流和继续医学教育活动。中药专业技术委员会主办了省级继续医学教育项目班——中药不良反应研究新进展培训班，全市120名专业人员接受了培训。为了帮助庄河市中医院完成继续医学教育工作，学会选派了3名专家赴庄河市中医院进行授课，旨在提高当地医生的专科专病水平，取得了很好的效果。

中医药学会各专业委员会根据自己的学科特点开展各种形式的学术活动。针刀医学专业委员会主办了第6届针刀学术论坛，特聘全国专家，包括中国小针刀学会秘书长等进行专业培训，并在大连医科大学、大连大学、大连铁路医院等单位的解剖实验室进行了现场操作，全国各地100多位专家学者参加了此次论坛，扩大了针刀医学的影响。

大连市中医药学会肿瘤专业委员会承办了辽宁省中医药学会肿瘤专业委员会的学术年会，会议总结了肿瘤学会1年来的工作，并交流了学术论文，40多位专家学者参加了此次会议。学会吕燕然、彭丽君、孔志凤、尹小星、史艳伶分别参加了各专业委员会的换届会议。在辽宁省中医药学会的统一部署下，学会组织专家举行了义诊活动，有100余人次的社区居民接受了专家的治疗和咨询。

学会交流工作取得了很大的成绩，学会顾问李寿山参加了中华中医药学会科技奖（著作奖）学术论坛。他的著作《中国百年百名中医临床专家丛书·李寿山》获优秀奖；学会副理事长张天文赴香港参加东华三院举办的第5届东华三院王定一中西医药治疗研讨会，扩大了中

医药在国际上的影响力。

中医药学会的会员在各自的岗位上建功立业，在专科专病建设、人才培养等方面做出了诸多的成绩。学会向中华中医药学会各专业委员会推荐委员，推荐孔志凤、史月君、周升平为皮肤专业委员会委员，推荐王利为急诊专业委员会委员，推荐文蕾为络病专业委员会委员。学会常务理事周升平获国家中医药管理局科技进步三等奖，并获得大连市医师学会“新型杯”优秀奖。

30. 宁波市

【宁波市中医药学会】

会　　长：王　晖
秘 书 长：沈树恩
地　　址：浙江省宁波市孝闻巷64号
邮　　编：315010
电　　话：0574－87282470
传　　真：0574－87242750
电子信箱：zkk3366@vip.sina.com

2004年学会工作概况

一、突出学术，提高业务

全年举行学术年会1次，学术沙龙2次，专题学术研讨会3次，参加人数410人次，收到论文237篇。承办省、市继续教育项目“中西医结合治疗糖尿病及其并发症”、“慢性肝病中西医诊治新进展”等学习班4期，邀请国内、省内18名著名专家莅会作专题学术报告。

二、弘扬国粹，服务群众

组织本会常务理事认真学习吴仪副总理在2004年全国中医药工作会议上的讲话，联系实际，就如何振兴宁波中医药，每人撰写1篇学习心得和建议，提供给市卫生行政领导部门参考。先后组织5次大型义诊咨询活动，还通过电台、电视台等新闻媒体和老年大学，开展中医药科普宣传，指导广大群众正确认识和应用中医药。

三、创造品牌，提高品位

根据几年来实践经验和深化卫生改革的要求，及时将中央和中华中医药学会的有关精神传达贯彻到基层和广大会员中，激发爱岗敬业的热情。当2004年全国中医药学会秘书长工作会议结束后，召开各县（市）区中医药学会秘书长、专业委员会秘书以及团体会员单位联络员参加的会议，传达会议精神，要求各团体会员单位和全体会员积极参与“学术质量年”和“人才年”活动，更好地做好学会工作。

与此同时，努力打造学术年会和学术沙龙2个品牌，以营造科学、创新、求实的学术氛围。2004年学术年会邀请了中国工程院院士、中国人民解放军全军消化病研究所所长、博士生导师樊代明教授，全国老中医药专家继承工作指导老师、上海中医药大学博士生导师黄吉庚教授，著名肾病专家、杭州市中医院博士生导师王永钧教授等分别作了《胃癌的基础与临床》、《两种辨证方案治疗IgA肾病的临床对比研究》、《肺系病中西医结合诊断和证治》等学术报告，使大家获益匪浅。2004年举办的2次学术沙龙，分别为“小儿泄泻”和“抑郁症的防治”，通过活动，扩大了学会影响，增强了学会凝聚力。

四、搭建平台，活跃氛围

在活动中，学会还重视为中青年中医药工作者创造条件，提供施展才华的平台。在学术沙龙和各次专题学术研讨会上，安排他们作中心发言，促使他们认真学习钻研，从中得到锻炼提高。

此外，2004年还加强了同国际和境外的学术交流。接受德国、加拿大等国家10余人来学习进修，4名会员去德国访问。10月还接待了香港港九中华药业商会和国际中医中药总会29位同仁来访。双方就学会工作进行了交流，在今后进一步加强两地中医药界学术交流、互派人员、互通信息、合作办会、共同提高等方面达成意向。

五、团结会员，民主办会

全年召开3次常务理事会，2次全体理事会和2次各县（市）中医药学会秘书长、各专业学会秘书以及团体会员单位联络员会议。坚持每周三下午的会长办公会议制度，同时编发《宁波中医药动态》6期，以加强信息交流。

充分依靠团体会员单位的支持，使之成为学会活动经费来源的重要渠道和正常运转的有力支柱。如每年的学术年会、学术沙龙均采取轮流做东的办法，由11个县（市）区中医药学会和团体会员单位轮流举办。

学会名誉会长钟一棠获得中华中医药学会成就奖，并被授予终身理事的称号。2004年学会组织了隆重的庆贺活动，省中医药学会会长张承烈教授等一行冒着酷暑，专程到场祝贺。

六、摆正位置，当好参谋

学会还充分发挥人才荟萃的优势，积极当好卫生行政领导部门的参谋和助手。参与《中华人民共和国中医药条例》和《宁波市中医药事业发展规划》的贯彻落实，协助做好中医重点学科建设、人才培养、科技成果鉴定、职称考核评审等工作，并认真完成市科协、民政局等有关领导部门交办的各项任务，得到充分的肯定。

【宁波市中西医结合学会】

会　　长：杨国栋
秘 书 长：缪正秋
地　　址：浙江省宁波市西北街42号
邮　　编：315010
电　　话：0574－87282446

2004年学会工作概况

在市科协、市民政局、市卫生局的领导下，在挂靠单位市微循环与莨菪类药研究所的支持下，2004年学会工作按照原定的计划已圆满完成。特别是学会的组织发展工作有较大进步，被市科协评为2004年度先进学会。

一、学术交流

11月17日～21日“海洛因依赖的机制与生物学防治”国家级继教班和第7届全国中西医结合戒毒学术研讨会在宁波市召开，北京大学中国药物依赖性研究所刘志民教授等作了专题报告，学会杨国栋研究员专门就“网络成瘾”作了专论，来自北京、西安等地的共28位代表在会上作了交流发言，70余名代表参加了会议和学习。

肝病专业委员会举办了3次学术交流活动。2月27日召开肝病治疗专题学术报告会，112名专业医务人员参加了会议；4月24日举办乙肝治疗学术报告会，50余名代表参加了会议；12月24日～25日召开2004年中西医结合肝病学术年会，90余名代表参加了会议。

皮肤性病专业委员会于11月26日召开皮肤性病专业委员会成立暨首次学术研讨会、浙江省中西医结合学会皮肤性病专业委员会主任委员邬成霖教授等在会上作了发言，80余名代表参加了会议。

在本会协助下，市卫生局中医基妇处举办医学基础研究协作研讨会。为充分利用宁波市现有几家研究所的基础研究设施和技术（如基因测序、细胞因子、神经介质等检查），加强协作，资源共享，提高临床科研水平做出贡献。

为了交流戒毒经验，先后有印尼（4人）、韩国（2人）、美国（1人）、香港（2人）等国专业医务人员来戒毒中心参观考察，并先后派出6名医务人员去澳大利亚、印尼考察交流、学习，1名医务人员去美国参加学术会议。

二、深入基层进行学术指导

10月14日，学会组织4位传染病专家赴慈溪人民医院，为住在隔离病房的登革热病人现场进行诊疗指导，接受病人咨询，并于当天晚上为该市200余名医务人员作登革热防治知识的报告。

10月25日，副会长缪正秋主任医师等2人到北仑区为该区内科医务人员作乙型肝炎诊疗和登革热防治讲座，到会医务人员31人。

肛肠专业委员会于8月、9月、10月先后深入到北仑（含镇海、慈溪）、宁海（含奉化、余姚）、象山、以片等单位，为基层从事肛肠专业医务人员辅导便秘外科诊治及PPH新技术治疗的临床应用，参加人员共达50余人。

三、积极开展科普宣教

4月10日参加市科协组织的2004年科普宣传周活动，在市会展中心参加开幕式和科技咨询服务，宣传分发传染病防治及毒品危害的知识和资料，学会派出专业医务人员2名。

9月18日参加市民政局在中山广场组织的宁波市民间组织“真情献社会、诚信促发展”义务咨询活动。学会专门制作宣传版面，介绍学会发展简史、宗旨、专业特色、主要成果，并解答市民有关戒毒方面的问题。

1年中，学会先后在百丈街道朱雀社区、文教街道、江北翠东社区、江东民安社区和东郊街道为居民进行5场科普报告，内容分别为“肝病防治”、“非典防治”、“脂肪肝防治”、“艾滋病防治”等，累计到会居民达370余人。

4月，学会副会长周宏奎主任医师在鼓楼医院设点为哮喘病人开展科普教育，对每个门诊病人指导自我医护知识与技术。

四、学会组织建设

4月2日学会在北仑大港工业区召开第3届第10次理事扩大会，总结2003年工作，讨论2004年计划，并根据工作需要，讨论通过增补2位同志为理事，使学会理事增至32人。会上杨国栋会长、市卫生局中医基妇处处长高巍同志作了发言。参加会议理事及团体会员单位代表共21人，会后参观了发展建设中的北仑港集装箱码头和三环自然疗法研究所制剂室。

经常务理事会讨论、市卫生局审核、市民政局批准，2004年10月学会皮肤性病专业委员会正式成立，由11位委员组成，市一院施天宁副主任医师任主任委员，许素珍（市三院）副主任医师任秘书，并于11月26日召开成立大会。

2004年学会先后4次召开常务理事会，讨论工作计划，增补理事，推荐省第6届中西结合学会理事候选人6名，推荐省学会呼吸、神经内科、肿瘤、皮肤性病、医学美容、风湿等专业委员会人选，推荐市科协优秀学会工作者人选，总结工作等。2004年学会共新发展省级会员60人，新增市级会员49人。

五、努力办好《宁波市中西医结合通讯》

在主编和副主编的努力下，学会积极做好《宁波市中西医结合通讯》的采编和分发工作。2004年共出刊4期，刊登学术资料24篇，各类信息15则。该通讯内容在学术上能反映最新进展，紧贴实际并充分体现学会特色，如“禽流感防治方案及诊治知识”、“高血压”、“糖尿病”、“原因不明肺炎监测”、“中西医结合国家级成果介绍”、“非神经性胆碱能系统研究进展”以及对古代名医葛洪的研究等。

【宁波市针灸学会】

会　　长：施永正
秘 书 长：王序海
地　　址：浙江省宁波市孝闻巷74号
邮　　编：315010
电　　话：0574－87089063

2004年学会工作概况

一、组织建设

积极发展新会员，把具备会员资格的针灸医生吸收入会，使学会不断强大，2004年增加会员6人，会员总数达210名。建立了会员技术档案，可供查阅。学会召开常务理事会3次，理事会1次，会员代表大会1次。

二、学术活动

2005年5月学会在余姚市召开学术年会，交流论文28篇，参加代表34人。

三、社会服务

学会组织多次义诊、咨询及送医下乡活动，在世界传统医学日期间，学会派出多名针灸专家参加义诊，得到广大群众的欢迎。在送医下乡活动中，学会的一些理事先后3人次下乡义诊、咨询，加强了传统针灸在广大群众中的地位。

四、对外交流

2004年学会会员施曼华、陈雷去德国亚琛市进行针灸学术交流，为期6个月。

德国亚琛马克思医生于2004年3月～4月在市一院针灸科学习针灸，为期1个月半，取得满意成效。

2004年1月～4月，卫生局派学会施永正理事长赴香港会诊，取得显著效果，获得高度评价。

31. 深圳市

【深圳市中医药学会】

会　　长：肖劲夫
副 会 长：杨卓欣
秘 书 长：杨卓欣
副秘书长：黄剑虹
地　　址：深圳市福华路1号深圳市中医院内
邮　　编：0755－518033
电子信箱：Jianhong－h@21cn.com

【深圳市针灸学会】

会　　长：杨卓欣
秘 书 长：于海波
副秘书长：皮　敏
地　　址：深圳市福田区福华路1号深圳市中医院内
邮　　编：518033
电子信箱：yhbsz@public.szptt.net.cn/szpimin@sohu.com

2004年学会工作概况

一、积极开展针灸学术交流活动，充分发挥学会功能

长期以来，学会始终把学术为本的思想贯穿在学会的各项工作之中，把积极开展针灸教育放在学会各项工作的首位，坚持不懈，持之以恒，形式多样地开展多层次、多途径的针灸学术交流活动，不断提高学术交流水平、质量和档次。

继续加强学会同中国针灸学会临床分会的联系，充分利用临床分会的资源优势，共同举办国家级继续教育项目，扩大本学会的社会影响力。继2003年学会与中国针灸临床分会共同举办了国家级继续教育项目“针灸减肥与美容”学习班并取得了巨大成功后，2004年12月25日～31日，学会再次与中国针灸临床分会共同举办了中国针灸学会2004年度国家级继续教育项目“神经、精神疾病的针灸治疗及研究”高级研修班。该学习班面向全国以及香港招生。学习班由中国针灸学会临床分会会长王玲玲教授、秘书长王启才教授、深圳市针灸学会会长杨卓欣教授以及深圳市针灸学会多位理事授课，受到了学员的一致好评。为进一步加强深圳与香港区域性针灸学术交流，扩大针灸影响力做出了贡献。积极申办继续教育项目。2004年学会申报2005年度广东省继续教育项目1项，获批准。

二、加强学会同本市中医药学会的合作，共同办好本市年度传统中医药活动

2004年10月深圳市针灸学会和深圳市中医药学会在深圳银湖举办了2004年深圳市纪念世界传统医药日13周年大会暨首次名中医论坛。此次论坛吸引了来自社会各界的200多位中医人士，其中香港代表20多人。论坛邀请了6名被授予广东省名中医的医学专家。会上，他们阐述的学术观点和临床经验使到场的各位中医人士得到了启发，并引来与会人员积极的提问和热烈讨论。此次论坛的举办将为中医事业在深圳得以继承和发扬提供丰富经验，有利于推进深圳中医事业的发展。

三、重视学会临床基地建设

作为针灸学会的临床基地，深圳市中医院针灸科经过2年的不懈努力，针灸科先后被授予“深圳市青年科技创新示范基地”和“国家青年科技创新示范基地”，8月以最高分顺利通过了广东省中医药管理局组织的广东省中医重点专科评审，成为“广东省中医重点专科”。2004年11月顺利通过了深圳市重点医学专科建设中期评审。2004年度获广东省中医药管理局立项课题2项，深圳市科技局课题立项2项。获广东省科技进步奖三等奖1项，深圳市科技进步二等奖1项，广州中医药大学科技进步奖一等奖1项，深圳市科技成果1项。新增博士生导师1名，硕士生导师1名，招收博士研究生1名，硕士研究生3名；新增广州中医药大学兼职教授3名，副教授1名，讲师1名。2004年底首名博士后人员进站。

四、依法加强针灸学会规范管理

学会在各项活动中严格执行上级和深圳市社团组织管理的一系列政策与法规，目前个人会员总数已达120余人。学会依照国务院颁布的《社团组织登记管理条例》有关规定，及时地进行了年审并严格地按照学会章程开展管理活动。

学会于2004年5月派皮敏副秘书长参加了广东省针灸学会年会。

学会经费管理逐年加强，学会建立了独立的账户以及收支账目，并配备具有专业资格的财会人员管理。经费使用的计划、审批工作也逐步做到程序化、制度化、规范化。学会自成立以来，无非法赞助、强制摊派费用的现象。目前学会经费主要依靠挂靠单位拨入。学会原有经费20000元，2004年度支出会务费2935元，办班支出5000元，利息收入108元，本年度末结余为12065元。

五、建立学会网站，搭建学会工作平台

2004年下半年，学会开始着手计划建立学会网站。利用挂靠单位信息科人员技术优势，资源共享，逐步建立学会的中英文网站，从而加强学会同会员、学会同兄弟学会、学会同港澳人员的联系。该计划为免费制作，预计2005年8月正式启用。

【深圳市中西医结合学会】

会　　长：陈如山
秘 书 长：孟庆春
副秘书长：吴正治
地　　址：深圳市笋岗西路3002号
邮　　编：518033
电子信箱：Mengqc@21cn.com / ericwu001@hotmail.com

32. 厦门市

【厦门市中医药学会】

会　　长：卢太坤
常务副会长：杨叔禹
副 会 长：杜锦海、林钦钦
秘 书 长：孙　健
副秘书长：张瑞良

2004年学会工作概况

一、组织工作

坚持理事会、常务理事会会议制度。2004年召开全体理事会1次，常务理事会2次，对学会工作进行总结并制定下一步计划，对重大事宜进行讨论，根据工作需要及时调整常委会领导班子；做好2004年中华中医药学会理事推荐及评选先进学会干部、优秀会员工作。积极做好发展会员工作。2004年发展新会员18名，目前学会拥有会员196人，均为国家级会员。

二、学术活动

开展经常性学术活动，2004年共举办11场学术讲座，对于参加学术活动的会员按规定授予继续教育学分。为及时了解科技进展，积极组织国内知名专家来厦门讲课，如邀请湖南省中医研究院潘敏裘院长为该市医务人员作《中医药治疗肿瘤新进展》的专场学术报告会。

与福建省中医药学会、龙岩市中医药学会联合举办第2届“山海”中医药学术研讨会，收到论文100多篇，参加会议人数100多人。

与厦门国际中医培训交流中心联合举办国家级继续医学教育项目，如中西医结合治疗糖尿病新进展学习班、中西医结合治疗肝病新进展学习班、肛肠病治疗提高班。

三、科普宣传

积极参加市科协组织的科技宣传周活动及“科技三下乡”活动。发动会员撰写中医药科普文章，先后发表在《厦门日报》、《厦门晚报》共计有20多篇。

四、2004年受卫生行政部门委托，承担执业中医师的考务工作，共计143人，其中师承人员73人。

【厦门市针灸学会】

会　　长：陆　汎

副 会 长：王金英、吴家庆

秘 书 长：谢俊杰

2004年学会工作概况

一、加强组织建设

坚持执行理事会制度，定期召开理事会、常务理事会，做好学会自身建设，并根据学会工作实际需要及时作好年初的工作计划总体安排、阶段规划及年度工作总结，为学会的各项工作顺利开展奠定基础。在组织建设方面，学会根据市针灸队伍人员的变化情况，及时做好老会员重新登记和新会员的发展工作，根据学会章程，认真审核发展对象，不断补充新生力量。一年来，发展新会员12名，海外名誉会员6名。

二、开展学术活动

开展学术交流是学会工作的主要任务。1年来，学会努力开展形式多样的学术活动，除邀请市针灸专家黄建军、张水生、程绍鲁、王朝霞等同志在学术交流会上介绍参加全国针灸会议精神、交流学习心得和临床经验外，介绍并组织会员参加了在厦门举办的现代针灸提高班。召开学会第7届学术年会，有10篇论文在会上交流，使广大会员有机会聆听来自全国的针灸名家介绍国内外针灸动态及针灸临床经验，开阔了眼界，增长了专业知识。

学会积极鼓励会员撰写论文，总结教学、科研及临床经验，不断提高会员的专业技术水平。据不完全统计，1年以来，学会会员在省级、国家级刊物上发表论文近30篇。黄建军教授等开发的网上课程《中国针灸学》课件在全国提交的1558件参赛作品中获奖。

三、增进对外交流

厦门大学海外教育学院中医系的老师们，长期活跃在培训海外学员的第一线，他们每年派人到印尼、美国、马来西亚和香港等地讲授针灸医学，为传播中华传统文化，推广中医和针灸教育做出了不懈的努力。市中医院、174医院等医院的针灸科多年来也配合厦门大学海外教育学院，努力做好海外学员的临床带教工作。中医院针灸科也多次接待来自台湾、香港、美国、马来西亚的针灸工作者来厦门交流学习。

四、开展科普宣传和送医药下乡

学会配合市科协组织的科技宣传活动，开展科普宣传，普及科学知识，推广卫生教育，为提高市民素质做出了努力。学会组织部分理事、会员到公园南门进行义诊咨询、出版科普宣传栏，宣传针灸医学和医疗卫生知识，让市民进一步了解、体会针灸医学，增长卫生保健常识。组织全体理事配合市科协的科技下乡活动，到同安新圩镇开展医疗咨询、送医送药工作，共免费诊治村民300余人次，受到当地群众的热烈欢迎和好评。

五、募集善款，为学会开展各项活动创造条件

由于学会为非赢利性学术团体，行政经费有限。为了更好地弘扬针灸医学，造福一方，学会积极寻求社会支持，向海外企业界慈善人士募集善款，用于聘请外地专家来厦门讲学、筹办学术会议、购买送医送药所需药品等。如香港慈善家温金海先生慷慨解囊捐资，为学会的各项工作得以顺利开展打下了良好的基础；一些马来西亚、香港、台湾、新加坡人士也先后捐资支持学会的义诊和送医送药活动，另外，学会的工作也得到上级主管部门的大力支持，特别是2004年卫生局领导班子大力支持学会工作，为学会拨款1万元；市科协为学会的义诊下乡活动拨款1000元。正是有了上级领导部门和友好人士的关心，才使学会的工作能得以更好地开展。

六、存在的不足

几年来，在全体会员的共同努力下，学会工作取得了一些成绩，但也存在一些不足，需要学会不断改进和加强。问题主要有2个方面：第一，学会理事多为兼职干部，无法腾出更多的时间与会员建立更为密切的联系，使学会服务于会员的能力不足；第二，学会在支持会员申报课题和开展科研活动等方面的工作还有待进一步加强。

【厦门市中西医结合学会】

会　　长：董亦明

副 会 长：陈治卿、何其昌、杨叔禹

秘 书 长：陈国源

（二）香港、澳门特别行政区和台湾省中医药

【香港浸会大学授予陈可冀荣誉博士学位】 香港浸会大学于11月9日举行的第45届毕业暨颁授荣誉博士学位典礼上，向中国科学院院士陈可冀教授颁授荣誉理学博士学位，以表彰他在中西医结合研究领域杰出的学术成就和对社会的贡献。这

不仅是陈可冀教授的荣誉，也反映了中西医结合医学已经得到医学界的广泛重视，今后必将对人类的健康做出更大的贡献。（秦　秋）

【香港禁售含马兜铃酸的中药材】 香港卫生署4月24日宣布：从2004年6月1日起，停止进口和销售含有马兜铃酸的中药材及其制剂。

根据病人服用含马兜铃酸的中药材后出现不良反应的调查结果，香港卫生署认为中药市场上含马兜铃酸的中药材品种确实存在一些不明朗因素。文献表明，长期过量服用含有马兜铃酸的中药，会导致肾衰竭、尿道癌等药物不良反应。含马兜铃酸药材虽然品种众多，但较常用药材只有数种，包括关木通、广防己、马兜铃、青木香和天仙藤。

为保障市民健康及用药安全，香港中医药管理委员会中药组经讨论后决定，从2004年6月1日起，停止进口、销售含马兜铃酸的中药材及制剂，有关药物名单可在香港中医药管理委员会网页查询(www.cmchk.org.hk)。

此外，中药组还决定停止销售含马兜铃酸的中成药，将来在审核中成药注册申请时，也不会批准含马兜铃酸的中成药注册。这项措施将列作中药材零售商、批发商和中成药制造商、批发商的发牌条件。

【香港大学设立中医教研中心】 香港大学中医学院中医教研中心5月18日成立。香港大学中医学院执行院长陈廷汉表示，香港大学中医药学院的教学理念是以中医理论与临床实践为课程主干，针对香港对中医药人才的需求，旨在培养高素质的中医专业人才。目前在香港公立医院医疗体系内，中医被视为是西医的补充疗法或是一种另类医疗，这不但压抑了中医在医疗界的地位，也阻碍了中医在香港公共医疗架构内作用的发挥。该中医教研中心的建立旨在加强人才培养，使中医在香港的社会地位和在公立医院中的角色有所改善。（张雅诗）

【香港大学完成针灸治声线病变研究】 香港大学完成了1项探讨针灸对治疗声线病变效用的研究。研究发现，在3个与声线有关的穴位进行针灸治疗，疗程只需20天，病人声线便有明显改善。

研究人员在南京大学第一附属医院随机抽样选出54名患有声线病变、年龄在19岁～55岁间的女性参与研究，其中7名接受针灸治疗。治疗期间针刺人迎穴、照海穴、列缺穴，隔日1次，共治疗10次。

调查结果显示，接受针灸治疗的病人声线状况大有改善，只需20天治疗，病人的声线功能、沙哑程度和日常说话的困难程度相对于对照组有明显的改善。另外，病人接受针灸治疗后，最高音高增多20%。

【香港大学与内地共同研制治疗糖尿病的新中药】 香港大学专家11月发现2种中药能改善身体对胰岛素的反应，降低血糖水平，从而减轻糖尿病病情。经动物实验证实，这2种中药能够把肥胖老鼠的血糖水平由80%降至约65%或67%。香港大学正与中国科学院上海药物研究所共同研制治疗糖尿病的新中药，预计2005年完成专科注册后再进行人体测试，2006年可正式推向市场。

【香港恢复销售白英中药材】 香港特区政府卫生署宣布，从6月14日起恢复销售白英，但维持停止进口和销售指定的马兜铃属中药材，而细辛属药材则只可使用根部。

【香港进一步促进中西药事业发展】 5月13日，香港浸会大学与香港医院药剂师学会药物教育资源中心5月13日签署合作备忘录，为促进中西药事业的发展合作。

近年来，随着中医药需求在香港迅速发展，香港许多公立医院也设立了中医门诊部，市民采用中医药治病日渐普遍，需求不断增加。这一发展要求香港的医院药剂师也必须掌握基本的中药知识，同时学习中药课程的学生也需要认识医院药房的现代化管理和西药药理。鉴于此，香港浸会大学和香港医院药剂师学会均认为，有必要进一步协力发展中西药事业，为业界培训专门人才。双方携手举办了一系列活动，包括研讨会、研习班、学术交流和出版刊物等，加强对中西药专门人才的训练，并向社会推广中西药知识。（张雅诗）

【香港中文大学获国外资助进行中医药研究】 2004年2月，香港中文大学获得美国国家卫生局补充替代医学中心的科研经费资助，发展2项中医药研究项目。

香港中文大学中医中药研究所，连同中国中医研究院、美国哈佛大学医学院和日本庆应大学，获得规划基金共26万多美元，合作研究中草药项目。该项目将致力于研究已被广泛使用的中草药的品质、安全和功效，并对其基本科学理论作系统性的评估，并以成立国际补充替代医学中心为目标。该项目研究还进行治疗疑难疾病的中草药研制，以先进的手段进行系统的组方、提炼、特性分类和测验等。

此外，中文大学内科及药物治疗学系与美国马里兰大学巴尔的摩分校、伊利诺大学芝加哥分校，也获得25多万美元的资助，合作成立肠功能失调与中医药研究中心。这项合作研究有多个不同专业的研究队伍参与，包括香港的中医中药专家和美国的基础科学与临床研究专家，他们将首次就使用补充替代医学治疗肠易激综合征的效能进行基础和临床研究。

【中药全球化联盟在香港正式成立】 香港大学联同海外15所院校及研究机构签署成立“中药全球化联盟”，旨在提高中医药的国际认同性及促进中医药全球化的步伐。

联盟主席为美国耶鲁大学药理系教授郑永齐。联盟成员主要来自全球最顶尖的16所中医药研究学术机构。联盟成立的主要目的是希望建立一个研究的平台，让各研究机构利用有关平台进行各自有优势的研究。

联盟现在没有研究资金，主要是依靠各学院的研究基金，故希望能获得私人机构捐助或政府资助。中药全球化联盟的创办成员包括：中央研究院、中国医学科学院、中国协和医科大学、中国中医研究院、香港中文大学、香港浸会大学、香港科技大学、国家卫生研究院、北京大学、PhytoCeutica公司、上海中药创新研究中心、中国科学院上海生命科学研究院、上海中药标准化研究院、上海中医药大学、清华大学、香港大学及耶鲁大学。

【“2004澳门国际中医药学术研讨会”在澳门举行】　“2004澳门国际中医药学术研讨会”8月28日在澳门举行。超过250名来自世界各地的中医药专家、学者、卫生部门代表等齐聚澳门，商讨世界中医药事业的发展大计。

国家卫生部副部长兼国家中医药管理局局长、世界中医药学会联合会主席余靖在致词中表示，中医药是中华文化的重要组成部分，对人类健康和世界的文明进步做出了贡献。在澳门举办此次会议，既是为庆祝澳门回归祖国5周年，也是为了促进世界中医药学术交流和发展。澳门特区社会文化司司长崔士安表示，中医药在疾病的预防、保健、辅助治疗等方面发挥着积极的作用，澳门特区政府努力推动中医药的发展，重视中医药专业人员的进修和培训，澳门大专院校也引进中医药研究开发课题，并开设中医药学课程，以提高澳门的中医药业水平。

【台湾建成300种中药材鉴定资料库】　台湾地区财团法人工业技术研究院历时2年多建成包含115种台湾特用和185种祖国大陆常用的中药材鉴定资料库。资料库利用植物物种间染色体DNA多型性的特性来鉴定药材的基源，可以避免中草药的造假、误用或混掺西药。该资料库的建成是台湾推动中草药科学化的具体成果。未来资料库可以根据厂商需求陆续扩增，朝600种药材的资料库目标迈进。　（印高乐）

【北京同仁堂台湾旗舰店开张】　300年国药老字号北京同仁堂在台湾的旗舰店1月7日正式开张营业。该店面积800多平方米，以“养生文化”为主题，设有野山参区、八珍区、六品区、地道药材区、古医药文化区以及北京同仁堂文化区等8大区域。

由于台湾仍禁止大陆药品进口，因此北京同仁堂太丰公司现在主要销售冬虫夏草、野山参、红景天等200多种“单方”养生药材，并将选定重点产品，申请台湾卫生部门的健康食品认证。公司有3个经营重点：拓展加盟与连锁店，开发胶囊剂型的保健品以及与饮料厂商合作开发保健饮品。　（顾钱江、胡创伟）

（三）国外中医药

【中医药在国外发展现状】　中医药是中国的“国粹”与“瑰宝”，是开发新药的“金矿”。据世界卫生组织统计，目前在全世界有40亿人使用中草药治病，占世界总人口的80%。中草药的开发利用在未来的10年内将在世界上全面兴起。2003年，中国中药出口克服困难，8年之后再次突破7亿美元大关，出口总值达7.12亿美元，同比增长6.11%。

亚洲、北美和欧洲是中药出口的主要市场，尤其是亚洲市场，约占中药出口总值的2/3。近几年，这几个市场的中药出口都稳步增长。2004年中药对亚洲出口4.86亿美元，占出口总额的68.19%，同比增长5.71%；对北美出口1.05亿美元，同比增长3.64%；对欧洲出口9270万美元，同比增长12.58%；对非洲出口1049万美元，同比增长8.16%；对大洋洲出口889万美元，同比增长2.19%；对南美洲的出口975万美元，同比下降了1.72%。目前，全球4个主要中药市场为东南亚及华裔市场、日韩市场、西方市场、非洲及阿拉伯市场。这是一个发展中的庞大市场，也是我国中草药、中成药、保健品的主要出口市场，值得研究和开拓。

一、东南亚及华裔市场

该市场主要包括东南亚诸国及港、澳、台地区，占世界草药市场的26%。

新加坡的中医药有悠久历史和良好的群众基础。有中医医疗机构30余家，中药店开设的中医诊室有1000余家。该国卫生部成立了中医药管理局，成立了“新加坡中医团体协调委员会，进一步加强中医药管理。开设中医学院、中医师注册工作也在进行之中。政府对含汞、铅、砷等重金属的中药或中成药则明令严格控制，禁止销售黄连、黄柏、川乌等有毒药品。进口的中药材多数是补药。

马来西亚经营中药的店铺约3000余家，有中医师工会会员800余人，多数开店兼诊病，以祖传药店为多。马来西亚卫生部向来对中医十分关注和支持，但仍未接受中医师的注册，在那里甚至不注册也可行医。政府对药物重金属含量有控制标准，对有毒品及濒危野生动物药品一律禁售。

泰国政府承认了中医药的合法地位，只给考试及格的中医师发临时执照。早在1987年政府就正式通过和批准了中草药议案。泰国现有中药店800余家，多有坐堂中医师诊病，也有许多私立中医院广泛应用中草药和针灸治病。较大的中药批发商约为10家，中小型批发商约为40家。

越南提出中医与西医相结合，规模较大的中药店有近200家，中小药店更是遍布城乡。现从我国出口到越南的中成药就有180种。中药材种类繁多，品种齐全，无论植物类、动物类、矿物类药应有尽有。目前，我国共有16家药品生产企业获得在越南的经营许可证。

此外，在菲律宾、印尼、缅甸、柬埔寨等由于受亚裔、华裔文化的影响，中医药都有浓厚的民众信仰基础。

二、日韩市场

日韩是我国中草药出口稳步发展的市场，也是竞争国际草药市场的主要对手，约占世界草药市场的21%。

日本中草药市场的汉方制剂纳入医疗保险，近几年来汉方制剂生产每年以50%～60%的速度递增，汉方药处方每年以15%的速度增长，年销售额已达15亿美元。人均中药消费额为7.3美元，与日本人均医疗费412美元相比，仅占1.77%。目前，日本有60多家汉方制剂生产企业达到了世界一流水平。日本从中国进口的中药材以甘草、野山参和圆参为主，进口较多的中成药有蜂王精、银翘片、银翘丸、六神丸等。日本厚生省批准生产的汉方药仅限于张仲景的210种经方，其中147种批准为“医疗用医药品”，可以在医院中使用，其余63种为“一般用医药品”，只能在药店柜台销售。目前用药开发重点主要在难治病、心脏病、癌症和老年病方面。

韩国对我国中医中药情有独钟，中医药与当地医药相互结合，形成了当地的传统医药学，古代称之为“东医”。1980年韩国政府颁布法令，统称为“韩医”。韩国政府保健卫生部允许东、西方两种医药均可享受到医疗保险。1969年韩国保健卫生部规定11种古典医籍上的处方可由药厂生产而无须做临床等各种试验，其中有4种是我国古典文献：《景岳全书》、《医学入门》、《寿世保元》、《本草纲目》。韩国目前共有56个成方制剂、68个单方制剂作为药品进入健康保险。上世纪80年代末，共建成中药厂80个，占全部中西药厂总数的22.2%。自1992年以来，已逐步实施了中药制剂生产的GMP标准，韩国中药市场总值已达10亿美元以上。我国对韩出口的中药材种类逐年增加，目前接近300种，其中甘草、桂皮、半夏、茯苓、黄芩、红花、远志等出口金额较大，如每年对韩出口的甘草额高达400万美元左右。

三、西方草药市场

主要包括西欧和北美各国的草药市场。为了进一步加强在欧洲范围内的植物药标准化以及加强对植物药的研究，德国、法国、比利时、瑞士、英国的植物疗法协会现已联合成立了欧洲植物疗法联合会，并以德国药典内的药用植物专题资料作为欧洲药典的依据。在北美，大部分的植物药只能在保健品商店、药房、超市和邮购商店中出售。

美国早在20世纪初期，植物药就与化学合成药物一同被列入美国药典。不少美国医药人员和民众开始认识并信服中医药的疗效。美国是我国中药出口的主要市场之一。目前，美国将植物药列为饮食补充剂进行管理。与欧盟各国的管制相比较，美国对植物药的控制在西方是较为宽松的。美国FDA不再要求中草药是单体纯品，而可以是安全、有效、可控的混合物。1998年白宫成立了补充与替代医学中心，2002年白宫补充与替代医学政策委员会向布什总统、参众两院递交了最终报告，将中医列为替代医学保健系统之一。FDA在网上公布美国《植物药研究指导原则》，并在世界范围内征求意见。美国一部分保险公司正在计划对中草药的开发和研究投入庞大资金。目前，分布在全美的中医院校已达46所。

1961年，德国在第1部药品法令中正式列入植物药。1976年第2部药品法令要求任何药物包括植物药都要通过特定专委会评审。1978年卫生部内设专门负责审查植物药的委员会，审查修订近400条草药及复方制剂的标准条款。德国是在西欧国家中使用中草药最多的国家，占了德国和欧盟70%的市场，服用中草药的德国人超过58%。在德国的任何一家药店里都可以买到中草药。德国的银杏制剂年销售额已超过1亿美元。用甘草、穿山甲、知母、茯苓等中药制成的止喘药和用大蒜、山楂、芦丁制成的青春活力片等在欧盟国家中的年销售额已达22亿美元。目前，德国有7万家药店，20%无处方亦可出售。植物药在魁茨汀示范医院已纳入医疗保险体系之中。

法国是欧共体第二大草药市场。1952年法国医学科学院承认针灸疗法是一种医疗行为。1985年法国卫生部成立针刺治疗诸问题研究委员会，并已决定将中医学教育纳入高等医学院校课程。法国最大的草药制造商是阿科菲阿麦公司。法国市场上有23000家药店，其中有1万多家药店是草药与天然药物的主要销售渠道。在法国草药市场上有印度、中国、非洲、德国和本国的草药。最受欢迎的是用于减肥、催眠、治疗紧张、循环及消化系统疾病、疼痛、便秘及风湿病的草药。中草药已于1999年列入国家医疗保险。

英国草药市场值估计为6500万英镑，是欧共体第三大草药市场，整个市场值可达2.25亿英镑，包括人参、大蒜、食品添加剂和顺势疗法药物。已有175年历史的波特斯公司有很高声誉，产品多达150种，除6种草药外，余均获产品许可证。在英国增长最快的是保护心脏健康的鱼油，其增长率为33%。其他增长较快的产品有月见草油、止痛药、止咳药、治疗风湿痛及皮肤病的药物。英国有药店1200多家，以布茨药店影响最大，该药店是中药销售的主渠道。英国医生处方使用草药可享有补贴。与欧洲其他市场一样，草药与天然药物制品主要用于缓泻剂、感冒和咳嗽用药、胃药和镇静剂等。现在英国城市的社区医院里，大部分采用各种草药制成的药物治病。英国有100万人患耳鸣症，用银杏制剂收到较好效果。

澳大利亚每年至少有280万人次看中医，由于中医药的广泛应用，中草药的进口量自1992年以来增长了4倍，并逐渐成为澳洲医药市场的重要组成部分。在悉尼和墨尔本等大都市，目前分别有2000多名中医师开业行医，其他州首府如布里斯班、阿得雷德和帕斯也都有数百名中医师。各地都成立了中医学会，也有全国性的组织，如澳大利亚全国中医针灸学会联合会。澳大利亚每年中医医疗保健的营业额达到8400万澳元。维多利亚州率先于2000年5月完成了中医立法，是西方第1个对中医药立法的国家。澳大利亚也是第1个在正规大学设立中医本科教育工作的国家，皇家墨尔本理工大学与南京中医药大学合作创办中医教育已有10年历史。

此外，加拿大、意大利、荷兰、罗马尼亚、波兰、奥地利、保加利亚、俄罗斯及前苏联各国、阿根廷、墨西哥等西方国家的政府和民众对中医药越来越重视，特别是在拉美地区，与中国建交的19个国家资源丰富，地域辽阔，是中医药的潜在大市场。

四、非洲、阿拉伯市场

上世纪60年代初，我国派遣了多批医疗队前往非洲，中医药和当地草药治病的热潮正在形成，是一个正在崛起的中草药国际市场。我国的一般药品、保健品，如六神丸、牛黄解毒丸、红花油、清凉油、风油精、十滴水、花粉制剂、风湿膏以及六味地黄丸、藿香正气水等，市场需求量较大。此外，一些芳香除臭、消炎镇痛的产品，如空气清新剂和保健沐浴剂更受欢迎。

坦桑尼亚较受欢迎的中成药为有治疟平喘、减肥美容、强壮止痛功能的药物，如青蒿琥酯片、平喘膏、红花油、麝香风湿膏、减肥茶、六味地黄丸、全鹿丸、金鸡虎丸、止咳糖浆、五子衍宗丸、十滴水、藿香正气水、冰硼散等。这些药品质量可靠，价格便宜，受到青睐。政府每年从中国进口的中药将近100万美元，但由于贫穷，中药食品、滋补品较难销售。莫桑比克地处南部非洲，中国针灸疗法在那里取得很好的疗效，被称为“神奇的中国针灸医术”。头针、耳针治疗偏瘫，体针加拔罐治疗腰腿疼痛，体针治疗高血压、性功能不全症，电针治疗胃下垂、神经性头痛、失眠以及一些运动神经性疾病皆取得了很好疗效。近年来，又利用中草药、中成药治疗哮喘、肝炎、心脑血管系统疾病、性病获得良效。目前在中药店里有中药出售。

南非政府于2002年2月22日发布了为期6个月的中成药注册登记通告，准许其进入南非市场，这在世界各国尚属首次。目前我国已有100多家企业的300多个品种的中成药利用这个机会进行申请登记，取得合法进入南非补充药物市场的机会。但目前，市场开发力度不够。

多数非洲国家卫生事业较为落后，是正在崛起的中草药国际市场。1960年以来，中国援非医疗队活跃在坦桑尼亚、赞比亚、莫桑比克、扎伊尔、马里、几内亚比绍等国，不少人了解中医中药与针灸，为中医药在非洲的发展打下了基础。

阿拉伯地区早在上世纪50～60年代，中国援外医疗队就把中医药带到了中东地区，在中东地区，保健、强壮、减肥、美容的中成药很受欢迎。治疗中东地区的高发病、传染性肝炎、糖尿病、高血压等病症的中成药也很畅销。中东地区大小药店里咳嗽糖浆、正红花油、清凉油、风油精等中成药到处有售，售价高出国内许多倍，但产品大多来自港台、东南亚、日、韩，甚至欧美国家。我国产品打入该市场有巨大开发潜力，但必须在剂型改造、包装和广告宣传上下工夫，才能抢占份额。目前，21个阿拉伯国家中，几乎都开设了数量不等的中医诊所和中草药店。1988年，阿联酋成立了中国中医药治疗中心，沙特、阿曼、也门相继商讨引进中医药专家。阿拉伯市场国家政府间的合作刚刚起步，较难理顺，但阿拉伯世界也将会出现一个应用中医药的新纪元。

（*左言富*）

【中医药在欧洲】 欧盟政府颁布的《传统药品法案》和英国中医药立法的起步和推进，引起欧洲甚至全世界中医药界的热切关注。

就中医药的相关立法问题，全欧洲中医药学会联合会曾向英国和欧盟政府递交了有关意见，并积极促成世界卫生组织和中国政府主管传统医药部门通过官方渠道多次与英国和欧盟政府交换了意见。2003年4月29日由全欧洲中医药学会联合会发起、英国多个学术团体联合承办的“中医药立法论坛”在伦敦成功召开，在一定程度上对立法的方向产生了积极的影响，但目前情况仍然十分严峻。

据不完全统计，欧洲目前有中医师、针灸师12万之多，每年应诊的欧洲患者已超过500万人次。欧洲现有中医教学机构300多所，每年向各国输送5000多名中医药人员。中药及其制品已遍布欧洲各国，而且需求量正在不断增加，这不仅增强了传统药物与化学药物的互补性，治愈了许多西方医药难以治疗的疑难病、慢性病，同时也减轻了欧洲各国沉重的医疗费用，并给社会创造了大量的就业机会。

中医药在欧洲的发展虽然十分迅速，但也应该看到它所存在的问题：

一、中医药尚未得到欧洲各国政府的足够重视，还无应有的法律保护

目前，中医只能作为民间的一种替代疗法而生存和发展，中草药也只能作为食品、营养品或食品添加剂、化妆品等进入欧洲市场。虽然针灸费用能在大部分国家医疗保险公司报销，但中草药及其制品的费用仍由患者本人承担，因此导致一部分低收入或慢性疾病的病患者负担过重而中途放弃治疗，影响了他们的健康。

欧盟政府颁发的《传统药品法案》，将对传统草药制品的推广使用作了严格的规定和限制：从2004年开始，在欧盟成员国境内已使用超过了30年以上的传统草药制品，或在欧洲已使用15年以上，同时能提供该产品在欧盟以外的国家或地区应用了30年以上的证明，才能通过登记注册，作为传统草药制品在欧洲销售和使用。欧盟政府这一措施，虽然有利于传统草药制品更安全、有效的使用，但其规定年限过长，同时不包括动物药和矿物药在内，这不但影响中国传统药品的完整性，也将阻碍欧盟的传统药品向世界各国发展。

据不完全统计，欧盟市场目前共有1272种植物药在流通，平均有60%以上的欧洲人在使用传统药品。欧洲市场上非处方药年销售总额已高达160多亿欧元。随着自然疗法的风靡，传统草药在欧洲的需求还会不断地增加，若以全世界草药市场600亿美元的销售总额而论，欧洲市场占全世界44.5%。

如果欧盟以外的国家也采用同样的方法，以30年和15年作为界限对传统药品进行登记注册，将导致欧盟的传统药品无法及时进入他国市场，必将影响欧盟自身的利益。同时，欧盟企业在欧盟境外生产的传统药品就无法及时返销本土，进出口贸易将迅速滑坡，失业率将不断增加，甚至影响到欧洲的经济发展。

法令法案的颁发是保护大多数人的健康利益，促进生产力发展的，欧洲议会提出了相应的建议：

1.传统药品在欧盟市场连续流通10年以上，未出任何事故的，这就充分说明此产品是安全有效的，应该给以注册登记。

2.在许多国家的传统药中均使用动物药和矿物药来防病治病，效果显著，很少报道有副作用，它是传统药品中的一个重要组成部分。为了维护传统医药的完整性，以使其更有效地为病人服务，建议欧盟同时接纳动物药和矿物药的注册。至于它的安全性和产品的质量控制，除了欧盟自己的管理方法外，同时建议参考进口国的法律及科学依据。如中国在植物药、动物药及矿物药的安全质量控制方面有着悠久的历史和经验，可加以借鉴。

二、英国的中医药立法

2002年初，英国卫生部成立了草药师立法管理工作小组，其初衷是为了保证草药的安全使用，但其做法是把一种完全独立于其他医学模式之外的中国传统医学与西方传统草药及印度传统草药等混淆在一起，注册成“草药师”，并把中医药中的“针灸”单独分开注册。这种做法不仅对中医学的整体构成了威胁，而且势必对各国的传统草药安全性和有效性带来严重的影响。英国对中医的立法管理虽然是地区性的，但对欧洲必将有举足轻重的影响。

英国卫生部对草药师的立法模式不利于患者安全有效的使用传统药，不符合中医药学科和其他国家传统医学的发展规律。这种定位势必会产生以下弊端：

首先，中医师与其他草药师混合注册后，他们各自的文化背景不同，理论体系不同，草药的来源和制品的形成不同，用药方法不同，根本无法沟通与交流，严重影响到使用传统草药的安全性和有效性。尤其只允许中医师用草药看病，至于其他非草药的自然药物，如动物药、矿物药将不在考虑之列，这将对疗效和中医的生存和继续发展产生非常不利的影响。

其次，注册为针灸师者，不可以开中草药、中成药给病人，除非同时注册为草药师后才可给病人开药。同样道理，注册为草药师的中药人员不能用针灸治疗病人，除非同时注册为针灸师方可。中医师应包括中草药、针灸、推拿。毕业于中国中医药院校的中医师，一般均能掌握这3门专业技术。鉴于目前在欧洲有些专业人员仅学针灸或推拿，建议根据欧洲实际情况，可以在中医师下面设置中草药师、针灸师、推拿师。如果开业人员具有掌握以上3门专业技术的资格，就可以注册成为中医师。

另外，英国要求中医师注册英语水平必须达到雅思7级，其难度可想而知。

三、欧洲各国中医药开业人员的学术水平、技术素质和职业准则等存在着较大差距

不少开业人员严重违背了中医辨证施治的原则，不但降低了治疗的效果；甚至由于没有正确使用中药制品，造成严重的后果。如在比利时发生的中草药中毒案就是一起典型的用错药及滥用药事例。

除英国有3～5年制的正规中医药教学外，欧洲各国的中医药学校的教学大都利用业余时间学习。因此，师资、教材和各种教学设备都比较欠缺，直接影响了教学质量和人才的培养，其主要原因是得不到政府的资助和支持，教育经费不足，很难开展中医药的正规教育。

提高教学的质量，关系到中医师的业务水平。目前，要尽快规划欧盟中医药教学的总体计划，投入一定的精力和财力，编写统一的教学大纲和统一的教材。每个学生或会员必须达到政府或行业学会所规定的中医药的学习时数。对已毕业的、但仍不够规定学时的中医师也要分期分批进行继续教育，争取在2～3年内达到预期的轮训目标。同时，行业学会应对入会资格应做适当的调整。

四、欧洲中医药立法所需要解决的问题

中医药源地是在中国，中国有着数千年管理规范的中医药经验。建议欧盟政府成立一个中医药管理委员会，欧盟各国政府分别成立中医药管理局，参考中国的现有中医药管理模式，同时也可参照中医药已立法的国家和地区的立法经验，如澳大利亚、美国、加拿大、新加坡、泰国、香港特别行政区等，制定欧盟中医药法规：

1.确认中医药专业人员的资格；

2.制定中医药的教学标准；

3.注册登记安全有效的中医药制品；

4.制定对中医药治疗和产品安全的监测办法；

5.编制常用中药安全手册；

6.把中医药全面纳入医疗保险之中；

7.开展普及中医药的科普教育，使消费者增加安全合理使用传统医药的常识；

8.支持利用中医药治疗常见病和慢性病的临床研究；

9.加强中医学提供者与其他卫生保健提供者之间的合作；

10.增加卫生保健提供者与其病人之间在使用中医学方面的沟通。

（董志林）

【美国中药贸易现状】 近年来，我国对美国的中药出口呈逐年上升趋势，但和美国进口中药的上升幅度相比，我国对美出口中药的上升幅度要小于美国进口中药总的上升幅度。

一、美国中药需求增长，中国出口逐年趋升

我国是中药资源大国，也是中药生产的主要国家，在当今全球回归大自然的热潮中，我国中医药在国际上十分受欢迎。2003年，我国中药出口额达7.12亿美元，占医药保健品出口总额的8.9%，接近我国中药出口的最好水平。其中，中药材出口额为4.2亿美元，占我国出口美国中药总额的58.99%；其次是提取物，出口额为1.8亿美元，占出口总额的25.28%；还有中成药，出口额为1.12亿美元，占出口总额的15.73%。

美国有关统计资料显示，美国从世界上140多个国家和地区进口中药。印度、中国、墨西哥、法国、澳大利亚、西班牙、土耳其是美国中药的主要进口国，我国列在印度之后，位居第二。

从近3年统计资料看，美国每年中药的进口额平均在8.4亿美元左右。其中，2001年进口额为7.92亿美元；2002年进口额为8.02亿美元，比2001年增长了1000万美元，增长幅度为1.26%；2003年进口额为9.29亿美元，比2002年增长了1.27亿美元，增长幅度为15.84%。

近3年来，美国每年从中国进口中药的金额平均在1.18亿美元左右，其中：2001年进口额为1.066亿美元，占美国中药进口总额的13.46%，占我国中药出口总额的16.56%；2002年，美国从中国进口中药额为1.147亿美元，占美国中药进口总额的14.30%，占我国中药出口总额的15.97%；2003年，美国从中国进口中药额为1.344亿美元，占美国中药进口总额的14.47%，占我国中药出口总额的18.88%。

从总趋势来看，我国出口美国的中药呈逐年上升趋势，但是，和美国近年来进口中药总的上升幅度相比，我国出口美国中药的上升幅度要小于美国进口中药的上升幅度，比如：美国2002年进口中药总额比2001年增长1.26%，而我国2002年出口美国中药的总额只比2001年增长了0.84%；美国2003进口中药总额比2002年增长15.84%，而我国2003年出口美国中药的总额只比2002年增长了0.17%。

目前，我国出口美国的中药有近60种商品（按我国海关编码），占我国出口中药品种的88.24%。我国出口美国的中药以中药材为主，主要有人参、虫胶、甘草、甘草制品、枸杞、当归、鹿茸、菊花等。

二、对美价格总体上升，出口数量有所下降

从我国出口到美国的中药价格来看，总体呈上升趋势。2003年，我国出口到美国的中药有55个品种，其中平均价格上升的有29个品种，占出口品种的52.73%。2003年平均价格上升的商品主要有：姜黄价格平均上升了292.31%；胆汁价格平均上升了189.22%；龟壳、鲸须、其他兽角、蹄价格平均上升了164.13%；贝母价格平均上升了150.69%。价格上升幅度较大的商品还有枸杞、当归、黄连、苦杏仁、甘草、中药酒等。平均价格下降的商品主要有：乳香价格平均下降了97.24%；天麻平均价格下降了85.35%；已磨肉桂及肉桂花价格平均下降了44.37%；价格下降幅度较大的商品还有清凉油、大黄、子黄、杜仲、丁香等。

从我国出口美国中药的数量来看，总体呈下降趋势。2003年，我国出口到美国的55个中药商品中，有28个商品的出口数量有所减少，占出口品种的50.91%。其中：已磨肉桂及肉桂花出口减少了90.13%；姜黄出口减少了58.2%；龟壳、鲸须、其他兽角、蹄减少86.91%；出口数量减少幅度较多的商品还有白术、鲜人参、田七、西洋参、黄连等。出口数量增加的商品主要有：丁香出口数量增加了641.59%；天麻出口数量增加了505.12%；矿物性药材出口数量增加了466%；出口数量增加较多的商品还有槐米、半夏、清凉油、鲜蜂王浆等。

通过对2003年我国出口到美国的55种中药商品的价格和数量分析，可以看出，在出口数量减少的28种商品中，有20种商品的出口价格均有不同程度的增长，而出口数量减少越多的商品，其价格大部分都增长较多；反之，出口数量增加的27种商品中，有10种商品的价格出现了下降，出口越多的商品，其价格下降得越多。

三、美国甘草需求广阔，扩大出口仍有空间

美国的甘草市场需求广阔，根据美国海关统计，近3年来，美国每年从国外进口甘草（干的或新鲜的，下同）约12000吨，金额大约在500万美元左右。其中，2001年进口甘草11295吨，进口金额570万美元；2002年进口甘草12116吨，进口金额670万美元；2003年进口甘草11759吨，进口金额623.3万美元。

美国每年从国外进口甘草提取物（包括部分甘草制品，下同）约4500吨，进口金额大约1200万美元。其中，2001年进口甘草提取物4562吨，进口金额为1244万美元；2002年进口甘草提取物5016吨，进口金额为1289.4万美元；2003年进口甘草提取物4548吨，进口金额为1189.6万美元。

美国主要从中国、阿塞拜疆、乌兹别克斯坦、土库曼斯坦、巴基斯坦、阿富汗等国家和地区进口甘草及甘草提取物。近3年来，我国出口美国的甘草占美国进口甘草数量总额的1.24%，列第6位；我国出口美国的甘草提取物占美国进口甘草提取物的63.27%，列第1位。美国进口的甘草和甘草提取物主要用于制药、制造香水、制造杀虫剂等。

我国出口的甘草以人工种植和野生为主。近年来，我国出口人工种植甘草的数量和比例不断提高，并且出口甘草原材料的数量和比例在不断减少，出口甘草提取物的数量和比例不断增加。从发展趋势看，随着我国人工种植甘草科研技术的提高和科学化生产管理的加强，人工种植的甘草将逐步替代野生甘草。另外，随着我国中药材加工技术的不断提高，甘草制品的品种也由简单的切片、甘草粉逐步向甘草浸膏、甘草制剂过渡，甘草制品由简单加工向高科技、深加工、高附加值的方向发展。

从最近3年中美甘草、甘草提取物贸易的数量和金额对比情况来看，一是进出口的数量和金额起伏较大，不太稳定；二是2003年我国出口的数量和金额呈下降趋势。如：我国出口到美国的甘草，2001年出口数量为126吨，出口额为21.4万美元；2002年出口183吨，比上年增长了57吨，增长幅度为45.24%，出口额为47.5万美元，比上年增加了26.1万美元，增长幅度为121.96%；2003年出口126吨，比上年减少了57吨，减少幅度为31.15%，出口额为21.7万美元，比上年减少了25.8万美元，减少幅度为54.32%。

我国出口到美国的甘草提取物，2001年出口数量为2743吨，出口额为661.7万美元；2002年出口3412吨，比上年增加了669吨，增长幅度为24.39%，出口额为809.9万美元，比上年增加了148.2万美元，增长幅度为22.4%；2003年出口数量为2783吨，比上年减少了629吨，减少幅度为18.43%，出口额为706万美元，比上年减少了103.9万美元，减少幅度为12.83%。

随着我国人工种植甘草的发展和甘草加工技术的不断提高，为甘草、甘草制品、甘草提取物的出口奠定了良好的基础。另外，我国甘草和甘草提取物的质量和所含成分与中亚等其他国家有所不同。根据美国有关统计资料显示，我国出口的价格居中，销售价格方面仍有一定的上升空间。因此，出口企业应结合我国的资源优势和技术优势，深入研究美国市场，及时收集美国市场对甘草需求的有关信息，种植和生产适合在美国市场销售的甘草和甘草提取物，稳定和提高我国甘草和甘草提取物对美国的出口率。

（石永昌、何春红）

【中药准入欧盟“门槛”大幅降低】 针对2004年欧盟放宽了植物药市场准入条件，中药进入欧盟“门槛”大幅降低。中国商务部科技司官员表示，此举意味着欧盟对中药进口的政策出现了重大变化，首度承认符合条件的中药可获得药品的合法“身份”，这将对中国的中药出口产生积极影响。

多年来，中国中草药制成品只能以食品和医药原料的名义进入欧盟市场，一直未在欧盟市场获得药品的合法“身份”。这不仅使中药难以进入欧盟市场，也使不少欧洲患者失去了有效治愈病痛的机会。

4月30日，欧盟在官方网站公布《欧洲传统植物药注册程序指令》（以下简称《指令》），并宣布自公布之日起生效。这与2年前《指令（草案）》的内容相比，该“指令”大幅降低了植物药市场准入条件。

近年来，欧洲对中药的需求呈上升趋势，2003年中国中药出口7.12亿美元，同比增长6.11%，其中对欧出口0.972亿美元，占13%，同比增长12.58%。

商务部科技司副司长单庆江认为，欧盟做出了如下修改：扩展了注册程序的适用范围，将适用注册程序的传统植物药的成分，从单纯植物药活性成分扩展到也可以含有维生素、矿物质和其他非生物成分；放宽了植物药注册的传统应用年限；修改了标志上的歧视性文字。将原来必须在药品标签、说明书和广告上注明的“该植物药的效力未经临床证明”，改为“产品的安全性和功效仅依赖于长期的应用和经验所获得的信息”等较为客观的说明。

欧盟国家对药品进口一直都采取比较严格的管理政策。欧盟曾于2002年1月对外公布《欧洲传统植物药注册程序指令（草案）》，为中药以药品身份进入欧洲市场提供了可能，但同时又规定了一系列很苛刻的条件。这一新措施虽比原先的草案“门槛”大幅降低，但“门缝”开得并不大。

中药如果能在欧盟取得药品“身份”，从长期看将有很大好处。首先，一旦有中药在欧盟成功注册为“传统植物药”，它在欧盟市场的价格将大幅上升。与原先作为食品和医药原料相比，价格“可成倍增加”；中药在欧盟市场获得药品“身份”，其要满足的农药残留、重金属含量等检验检疫标准有所放宽，这就有效降低了技术壁垒；如果一种中药能成功注册成为“传统植物药”，将有资格进入欧盟各国的医疗保险体系。由此带来的商机，要比作为食品和医药原料等大得多。另外，欧盟承认中药的药品“身份”，将对美国等其他尚未承认中药药品“身份”的国家产生示范效应，有利于今后有效降低中药出口所遭遇壁垒中的不合理部分等。

【中医在瑞士逐渐走俏】 中国传统医学目前已在瑞士的许多私人诊所和公立医院占有了一席之地，甚至在一些地区医院中还专门设立了中医科。

目前瑞士共有700名从事中医的医生。传统中医中心的宗旨是“推广中国医学和医药，提高瑞士中医水准”。中医治疗中心的经营都不错，赢利通常都在10%～30%之间。

很多瑞士医生及病人相信中医的疗效，认为中医对慢性疼痛、过敏症和精神忧郁症的疗效尤其明显。中医逐渐成为瑞士大学生偏爱的科目，许多学生希望能前往中国学习正宗中医。

西医治疗带来的不适使许多瑞士人开始转向中医治疗，他们称中医药理来源于自然平衡原理，是一种“柔和、无痛和无副作用的”医学。

在伯尔尼最大的医院中对产妇进行“高科技针灸”，即用激光射线代替细针，帮助孕妇在怀孕的最后1周调节身体平衡以帮助生产。孕妇们对此反应很好，进行针灸后感觉非常轻松。

瑞士官方也对中医越来越认可，允许在瑞士开设中医诊所，也准许中国医生到瑞士从医和授课，但条件是必须拥有中国政府承认的中医结业证书及若干年的实践经验。瑞士联邦为中医规定的最低年薪为7.8

万瑞士法郎（约合 54 万人民币），相当于有 3 年工作经验的瑞士助理医师的工资。

【中药在马来西亚市场份额具有上升趋势】 马来西亚近年来把目光越来越多的投向传统天然药物（包括中药及保健品），目前市场份额约为 20%，而且大有上升的趋势。

2002 年起东盟自由贸易区正式启动，文莱、印度尼西亚、马来西亚、菲律宾、新加坡和泰国等东盟 6 个创始国已将区域内绝大多数产品关税降低为 0%～5%。我国中药生产企业应充分利用这一有利时机，在当地设厂，生产适销对路产品，通过马来西亚向周边国家辐射，利用自由贸易区的各项优惠措施逐步占领东盟 5 亿人口的大市场。

【美国禁售中草药种类繁多】 美国卫生部宣布食品和药物管理局将禁售含有麻黄成分的保健食品，虽然这是美国有关部门第 1 次针对营养补充类食品作出禁令，但却不是第 1 次对中草药进行管制。

2004 年年底，美国食品和药物管理局公布了 1 项针对中国草药的进口警告，除了麻黄外，含有马兜铃酸、铁线莲、木防己以及西诺美宁（汉防己素）等的草药类都被限制进口；其中含有马兜铃酸的中草药包括关木通、广防己、天仙藤、草木香；含铁线莲的有威灵仙。此外，除了美国加州卫生部门公布的受进口管制的中草药名单中明确禁止进口的蟾酥、麻子仁等，美国地方政府机构也列出其他上百种可能被限制或禁止进口的中草药。

【美国威州将 10 月 24 日定为“针灸与东方医学日”】 2004 年 10 月 11 日，美国威斯康星州州长詹姆·多利（Jim·Doyle）正式签署命令，宣布从 2004 年起，每年的 10 月 24 日将是威州的“针灸与东方医学日”。

【针灸治疗在德国日益风行】 针灸近年来在德国日益风行，目前还在保险公司评估疗效的阶段，绝大多数患者必须全额负担医疗费。

德国公立医学院目前没有提供完整的中医训练，但许多已经受过正式医学教育的医生仍然学习针灸，从而为患者提供了更多的选择。

据统计，全德国目前共有约 2 万名医生施行针灸，也就是每 6 位执业医生中就有 1 人。针灸在德国的应用主要是抑制周期性疼痛如背痛、头痛与膝盖痛，减轻牙痛，乃至埋针减肥与戒烟。在德国接受针灸治疗，1 次的费用是 25～80 欧元。

2000 年，在德国联邦医生与保险公司大会上，决定不将针灸列为健康保险给付项目，理由是学术上无法证明其疗效。所以全国 90% 人口参加的法定医疗保险中，除了少数临床试验性质的疗程，患者需要全额负担医疗费用；而在保险费昂贵的私人保险中，只有在西医疗效不佳的前提下，才有可能为针灸治疗支付费用。

目前在有关研究机构的合作下，德国各大保险公司正委托全国针灸医师进行临床实验。其中 2001 年开始的“德国针灸研究”计划，对照针灸与西医在治疗周期性疼痛的临床疗效，总共有 100 万名患者参与，是目前全世界规模最大的针灸临床研究计划，预计 2005 年中将公布最后的研究结果。

天津中医学院

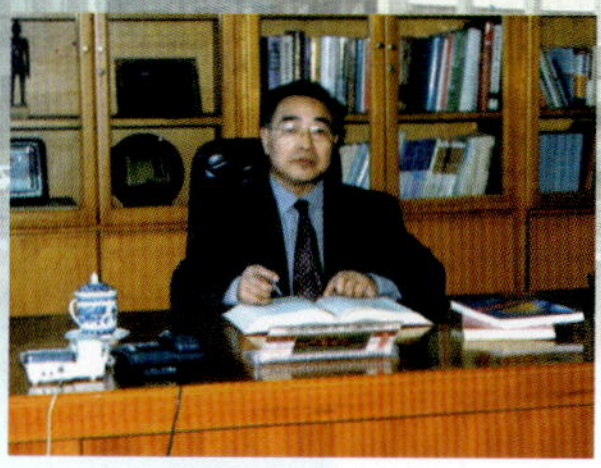

张伯礼　院长

张伯礼，天津中医学院院长、教授、博士生导师。任中国中西医结合学会副会长，中华中医药学会内科分会副主任委员等职务。先后任国家重点基础研究规划（973）项目《方剂关键科学问题研究》、《方剂配伍规律研究》首席科学家，科技部“创新药物和中药现代化”重大专项专家组成员。多年来承担了国家重大攻关项目40余项；发表论文180余篇。

主要从事心脑血管病、中医药现代化基础研究。主持“益肾化浊法治疗老年期血管性痴呆”课题，首次制定了血管性痴呆证类分型标准和分期证治方案；创建脑脊液药理学方法，揭示了中药对神经细胞保护的作用机制；开展了中风病急性期常用治疗方案的比较研究，建立了以辨证论治为特色的综合治疗方案，获国家科学技术一等奖。在中药现代化研究中，开拓了以中药有效组分组方研制现代中药的模式和设计方法，搭建了中药方剂有效组分提取分离和活性筛选技术平台，研究成果获国家科技进步二等奖。开拓了中医工程学研究新领域，开展了中医舌诊客观化研究，获国家科技进步奖三等奖。

天津中医学院始建于1958年。1992年经国家教委批准，成立中国传统医药国际学院。现有全日制本科及以上在校生6018人，港、澳、台及留学学历生526人。

学院现占地670.7亩，建筑面积25.6万平方米。目前又征地1000亩进行新校区建设。

学院设有医学、理学、人文、管理4个学科门类，拥有16个本科专业，24个硕士点，12个博士点，1个一级学科博士学位授权点，1个博士后科研流动站。1个国家级重点学科，7个省部级重点学科。1个省部共建教育部重点实验室，7个省部级重点实验室。建有6个二级学院和9个系部，3所附属医院，13所教学医院（内含1所预防医学教学基地），4个省部级科研医疗中心，2个国家药品临床研究基地，6个研究所，3个研究中心，1个制剂中心和制药厂。教学科研仪器设备总值1.5亿元。

全院有教职工3200余人，博士、硕士生导师343人，有高级专业技术职务者629人，工程院院士1人，突出贡献专家3人，授衔专家9人，国务院特殊津贴专家37人。

图书馆藏书62万册。出版有《天津中医学院学报》、《天津中医药》等学术刊物。

经过47年的发展建设，学院现已发展成为以中医药学为主体，医、理、文、管多学科协调发展，立足天津，服务环渤海，辐射全国，面向世界，居全国同类院校先进水平，在国内有较大影响，在国际有较高知名度，教学、科研、国际教育并重，对外开放的教学研究型高等中医药院校。

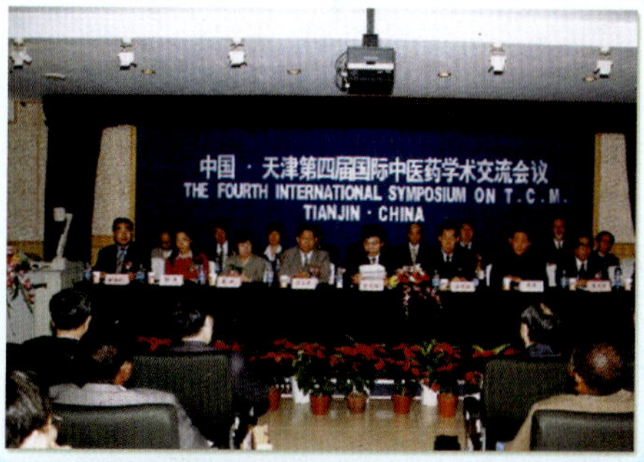
中国·天津第四届国际中医药学术交流会议
THE FOURTH INTERNATIONAL SYMPOSIUM ON T.C.M.
TIANJIN·CHINA

中医药学术交流会

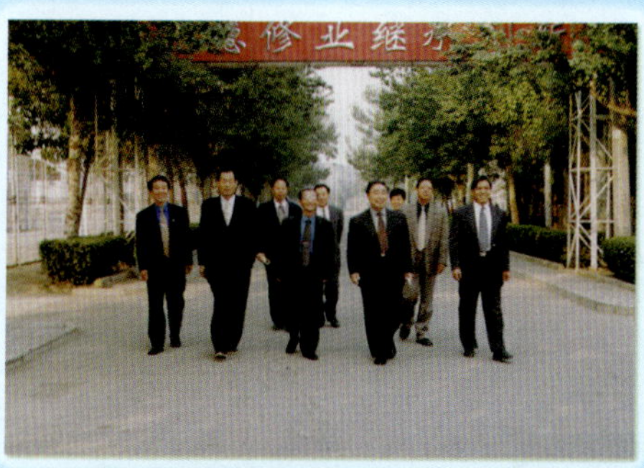

团结奋进的领导班子

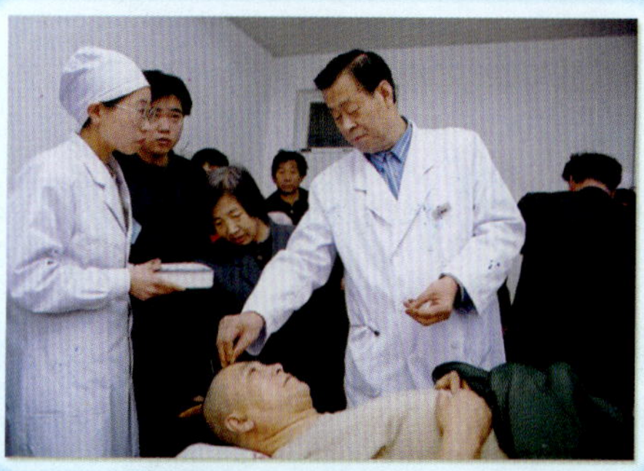

石学敏创立醒脑开窍法治疗中风

前进中的山西中医学院

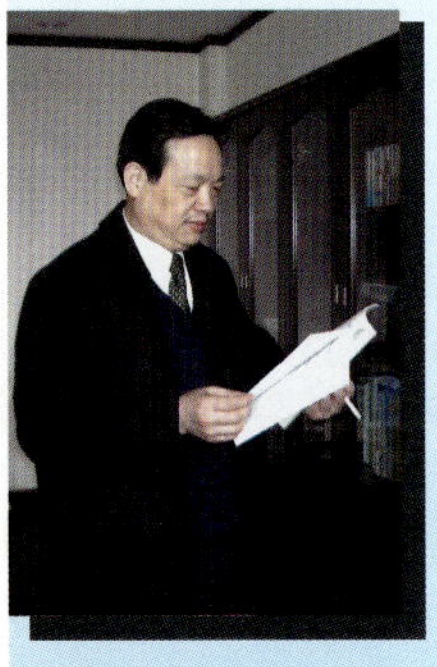

陶功定　院长

山西中医学院是山西省唯一一所培养高级中医、针推、中药、中西医结合临床及中医护理人才的高等学府，是山西省中医药教学、科研、医疗中心。学院1989年正式挂牌成立，1999年通过原国家教委评估。

学院现有研究生、本科生、留学生等各类全日制在校生7000余人。半数以上专任教师具有副高以上职称，有博士生导师、硕士生导师15人。学院设有15个教学单位，6个研究所，39个教研室，9个综合实验室，有4所附属医院，其中第一附属医院（山西省中医药研究院）是硕士授予单位，是山西省唯一的三级甲等中医院。2004年，学院又顺利地接收了拥有600张病床和1.4亿元资产的太原铁路中心医院为附属中西医结合医院，办学实力增强。学院图书馆藏书近60万册，是山西省中医药信息中心。

学院秉承“求真”的校训精神，坚持以教学为中心，以质量为生命，不断拓宽办学渠道，以本科教育为主体，职业技术教育、成人教育、研究生教育、留学生教育相互衔接，协调发展，医、药、针、管、护等专业门类已基本齐全，其中中医、针灸专业为省级品牌专业。学院应届毕业生考研率连续5年位居全省前列。近年来，共在省级以上杂志发表科研论文600余篇，出版论著近200部，组织编写《中医药成人教育教材》31部。中标省级以上课题104项，其中10项课题获国家中医药管理局立项，6项课题获国家自然科学基金立项，取得科研经费620万元。2004年，又中标国家“十五”科技攻关重大项目1项。

当前，全院正以科学发展观为指导，向着创建新型中医药大学的目标奋进！

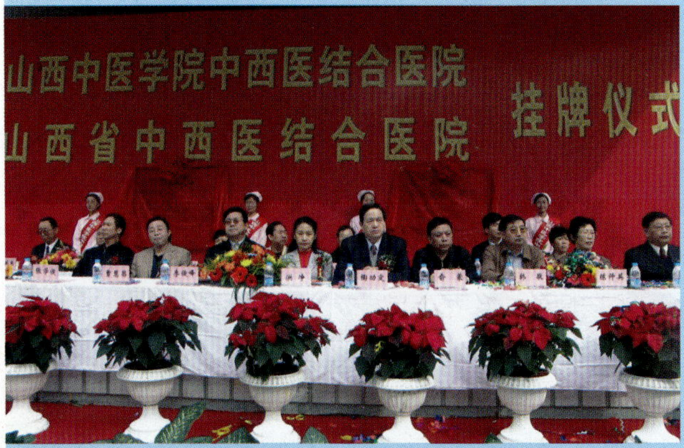

10月18日，山西中医学院中西医结合医院举行隆重的挂牌仪式

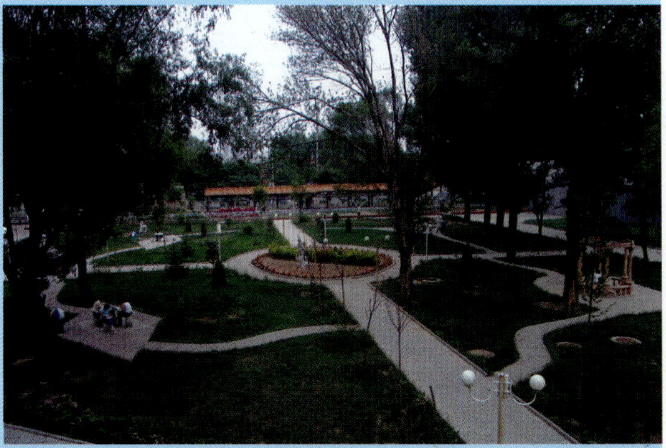

学院一角

内蒙古医学院中蒙医学院

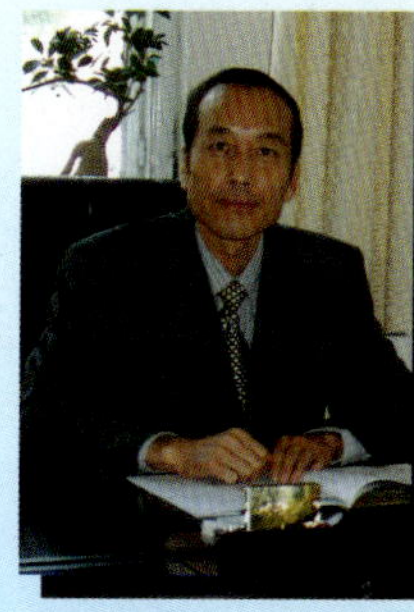

赵清树 院长

内蒙古医学院中蒙医学院的前身是内蒙古医学院中蒙医系。中蒙医系成立于1958年，是全国西医院校中设置民族医学专业较早的系部之一。2004年7月经上级批准更名为“内蒙古医学院中蒙医学院”。

目前该院有在编教职工111名，其中专任教师72人，具有高级职称人员50人，博士生导师3人，硕士生导师17人，有4名教师入选自治区“321”人才工程，3名教师被确定为自治区医疗卫生学科技术带头人，1名教师为自治区有突出贡献的中青年专家，4名教授享受政府特殊津贴。

该院设有3个系、18个教研室、6个行政科室以及附属医院机构。现有本科注册全日制学生875人，硕士研究生40人，蒙古国留学生53人，是内蒙古自治区培养中蒙医药高级人才的主要教学基地。47年来一直以中医和蒙医本科教学为主，并结合地区特点，积极发展研究生教育，兼顾成人教育，现有4个硕士学位授予点。

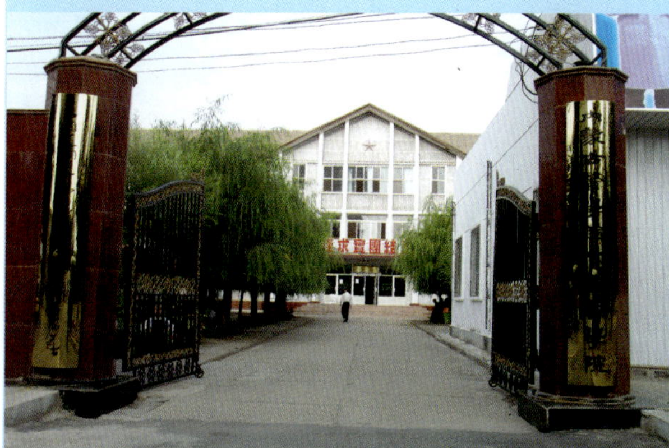

蒙医药学是学院的特色专业，教学和科研技术力量雄厚，成果卓著。2004年经北京中医药大学遴选，2名教授被聘为博士生导师，2005年首次招收了3名蒙医学博士生。

该院现有20余名教师主持或参与国家级、省部级科研课题，近3年获得省部级教学成果奖3项，科研成果奖6项，出版专著20余部，主编或参编教材15部，发表学术论文300余篇，参加国内外学术会议30余人次。近年来积极与全国各中医院校及部分西医院校进行广泛交流并建立了良好的协作关系。

单位名称：内蒙古医学院中蒙医学院

理事姓名：赵清树　　现任职务：中蒙医学院院长

地　　址：内蒙古呼和浩特市锡林南路56号　　邮　　编：010020

电　　话：0471-3392188　　传　　真：0471-6929063

网　　址：www.immc.edu.cn　　电子信箱：hhzxm@sina.com

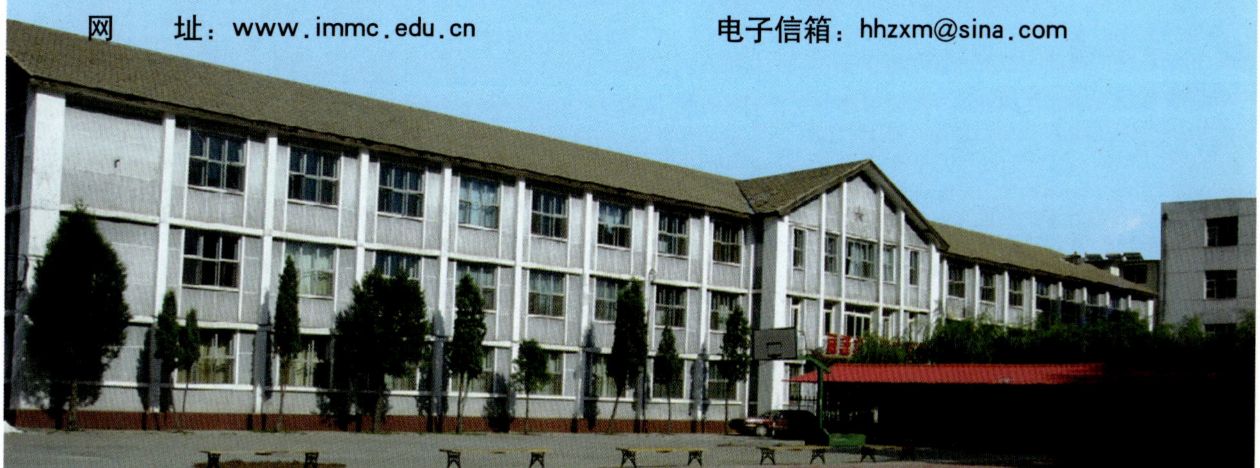

安徽中医学院

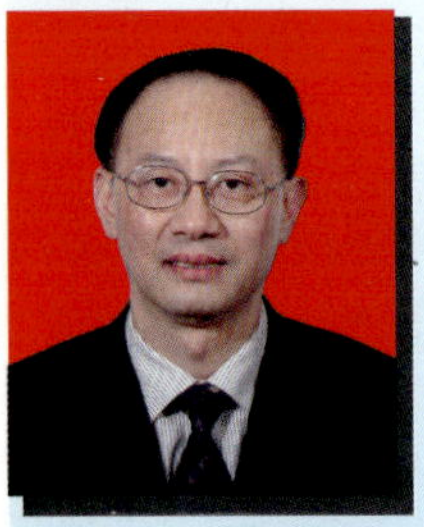

王键　副院长

安徽中医学院创建于1959年，是安徽省唯一培养高级中医中药和中西医结合人才的高等本科院校，是安徽省乃至全国中医药高等教育、科学研究、社会服务和国际交流的重要基地。占地总面积286401平方米，校舍面积204805平方米。

学校现有10个教学院(部)，2所省级附属中医院，10个中医药研究机构和140余家省内外临床实践教学基地。有本专科专业（方向）33个，基本形成以医药学科为主体，理学、工学、经济学等医药相关学科协调发展的学科专业体系。现有全日制本专科生7763人，硕士生295人，国外留学生70多人，各类继续教育学生近2000人。学校现有教职工885人（不含两所附院），其中教师507人，教授及其他正高级专业技术职称人员69人，副教授及其他副高专业技术职称人员201人，博士生导师（联合培养）5人，硕士生导师93人。

学校有16个硕士点，4个博士生联合培养基地；有2个省级教改示范专业，1个国家中医药管理局重点建设学科，3个省级重点建设学科，5个国家中医药管理局重点建设专科，5个省级重点专科，2个省级重点实验室，2个省级基础课实验教学示范中心，6门省级重点课程，5门省级精品课程。

学校共承担国家级、省部级、厅局级各类研究课题及横向合作研究课题324项、省校两级教研项目60项，科研经费3540万元，获研究成果107项；在省级以上专业杂志发表学术论文1551篇，编写出版论著和教材193部。《安徽中医学院学报》为中国科技核心期刊和中国科技论文等大型数据库统计源期刊，办刊水平位于全国中医药院校学报的前列。

学校与境外缔结的友好姊妹学校（单位）有13所。1996年，学校获准招收国外留学生。2001年，开始招收硕士学位国外留学生。2002～2005年共选拔了44名学生赴韩国韩瑞大学留学。

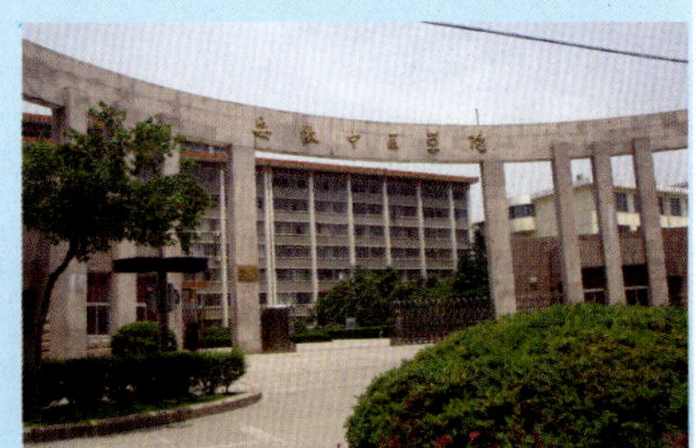

学校大门

单位名称：安徽中医学院
地　　址：安徽省合肥市梅山路103号　邮　　编：230038
电　　话：0551-5169009　　传　　真：0551-2819950
网　　址：www.ahtcm.edu.cn　　电子信箱：wjian@mail.hf.ah.cn

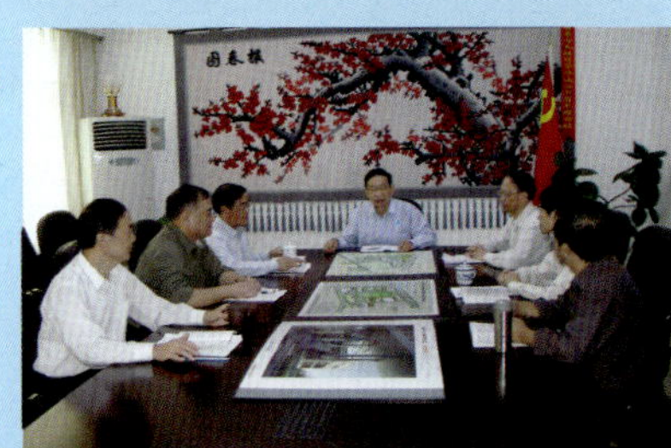

学校党政领导在研究工作

王键同志简介

王键，1956年11月出生，男，安徽歙县人，中共党员，汉族。1983年安徽中医学院中医基础理论专业硕士研究生毕业。现任安徽中医学院法人代表，党委副书记、副院长（主持行政工作），教授，博士研究生导师。

1993年被评为全国优秀教师，1995年被评为首届中国百名杰出青年中医专家并获银奖。1996年被遴选为安徽省高校首批学科带头人。1997年被确定为安徽省首批跨世纪学科与技术带头人。1999年享受政府特殊津贴。1999年被北京中医药大学聘为博士研究生导师。

现兼任国家人事部专家顾问委员会委员，国家中医药重点学科建设与指导委员会委员，中国中医药学会理事，中国针灸学会理事，中国中西医结合学会基础理论研究专业委员会副主任委员，全国高等中医药教材建设研究会副理事长，中国高等医学教育学会常务理事，中国养生康复与保健专业委员会委员，安徽省中医药学会副理事长，安徽省学位委员会委员，安徽省科学技术协会常委，安徽省戒毒康复研究会主任委员。同时受聘担任国家核心期刊《中国中医基础医学杂志》、《中国实验方剂学杂志》、《中国中医药学刊》、《中医文献杂志》编委。

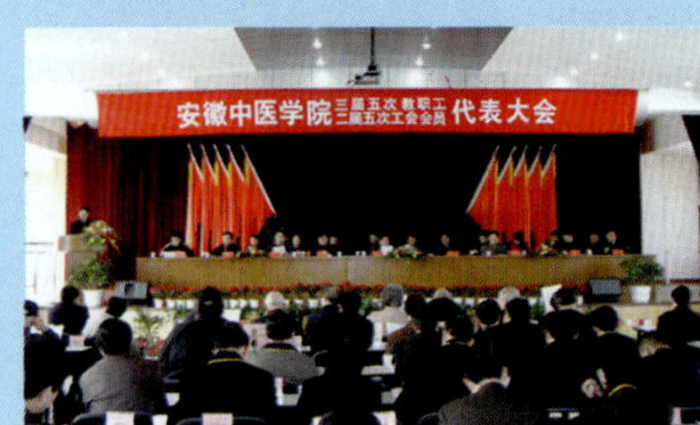

学校每年都召开教职工代表大会

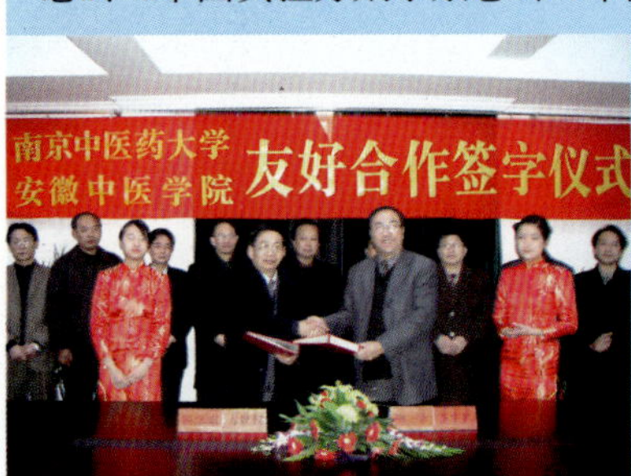

与南京中医药大学开展友好合作

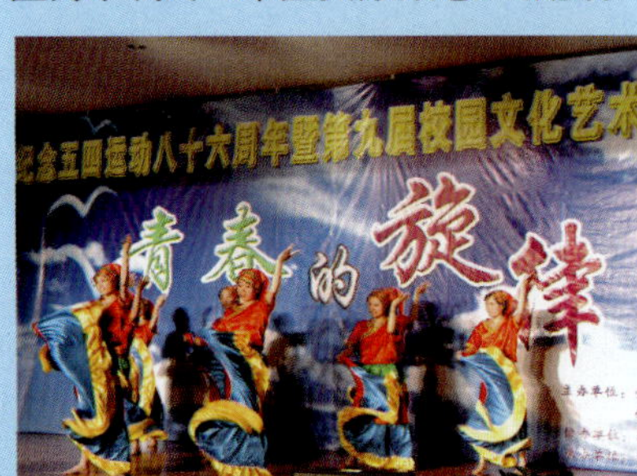

学生在校园文化艺术节上载歌载舞

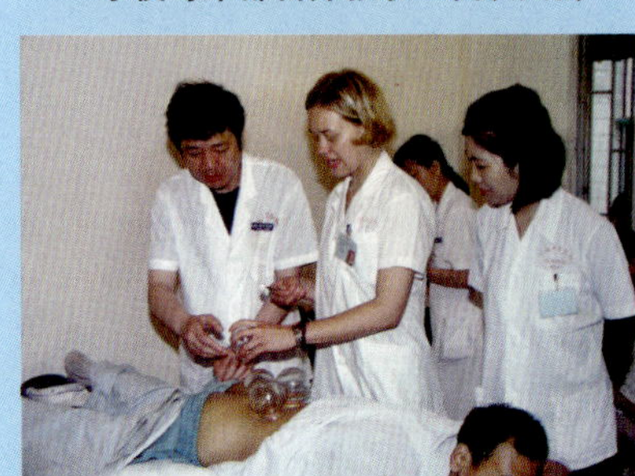

留学生临床实习

天津市武清区中医医院

ZHONG YI YI YUAN
TIAN JIN WU QING

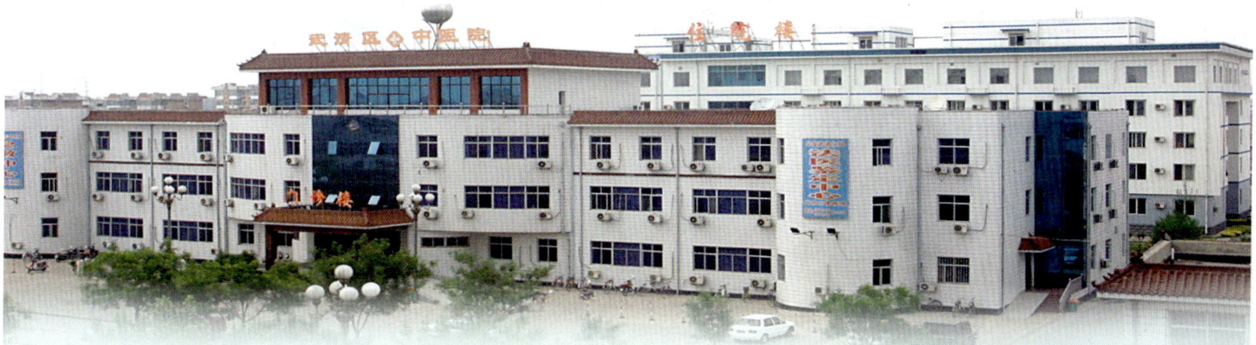

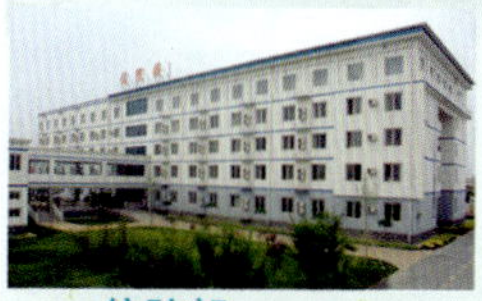

住院部

天津市武清区中医医院始建于1989年，现已发展成为集医疗、教学、科研、预防、保健于一体的综合性中医二级甲等医院，是天津市中医学院临床教学基地、研究生实习基地。目前，医院占地面积75亩，建筑面积2.5万平方米；现有职工500余人，博士生导师1人，硕士生导师7人，中高级技术人员200人，开放病床420张；设有内、外、妇、儿等临床科室18个，中医特色科室7个，医技科室12个，国家级重点科研基地1个。在老年期血管性痴呆和原发性及创伤性脑损伤的研究方面取得重大突破，深得国内外同行的关注。几年来，医院投资上千万元购置了螺旋CT、CR、贝克曼CX7全自动生化分析仪、肿瘤标志物检测设备、C型臂X光机、GE大型X光拍片机、胃肠X光机、电子内窥镜、远红外热扫描成像系统、飞利浦HDI4000彩超、低温等离子刀、晶体超声乳化、血液透析机、医用制氧机等大型设备。

医院始终坚持“以业务为中心，一切为病人着想”和“以人为本，以德治院，人才兴院，环境立院”的办院方针，注重医学技术人才的培养和引进，突出中医专科特色。医院内外科成立了技术高超的中西医结合专家治疗组，在急性心脑肾疾病及各种创伤的救治上有独特治疗方案。

科学的医院管理模式。医院实行了“医护一体化捆绑式”工作、“首诊负责到底制”，接诊、检查、处方、取药、送诊的一条龙服务，实行“一日清单制”，是社会公认的无红包医院。

为弘扬中医药文化，使中医走向世界，以陈宝贵院长为核心的中医院人积极开展对外交流合作。近几年，武清中医院分别与瑞士、马来西亚、澳大利亚、德国等建立友好合作关系，共同开发中医药资源。2001年在马来西亚成立了“中国天津武清中医院分院”，外派中医人才进行涉外医疗工作，增强了国际友人对传统中医药文化的认识。

发展中的武清中医院将继续以“内强素质，外塑形象，团结拼搏，开拓创新”的中医院精神锐意进取，以独具特色的中医药文化为根本，以一流的技术、先进的设备、科学的管理和真诚的服务为人类的健康事业做出贡献。

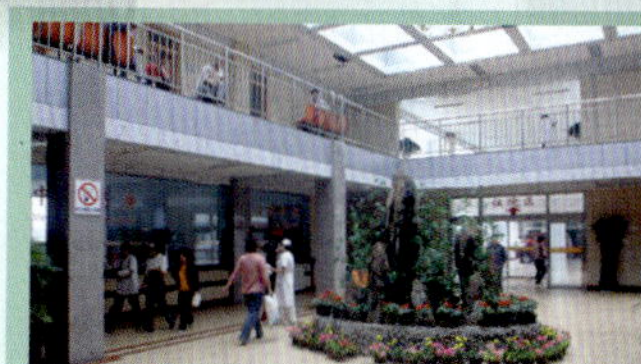

门诊大厅

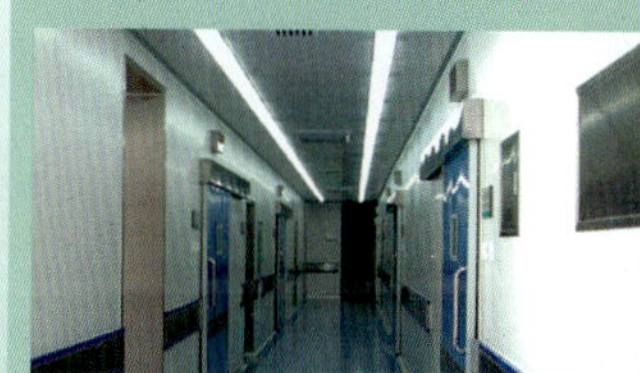

手术间走廊

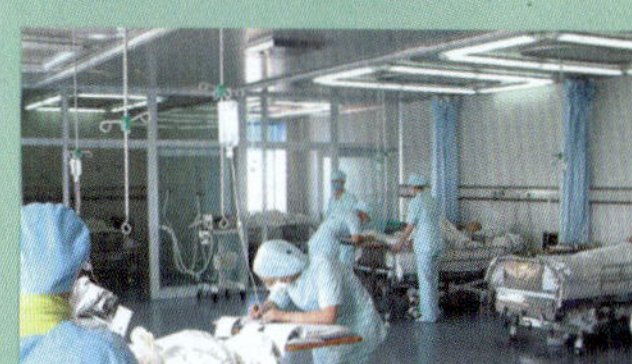

ICU(重症监护室)病房

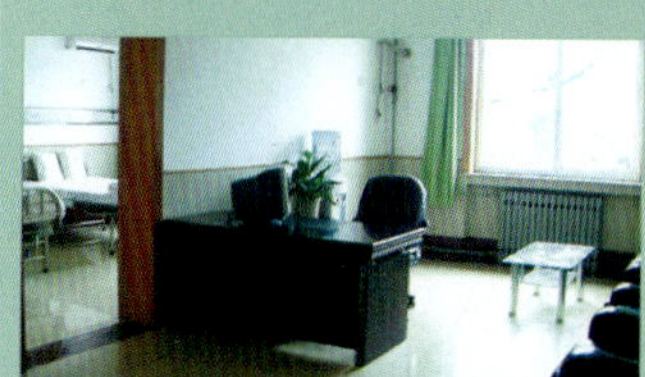

高级病房

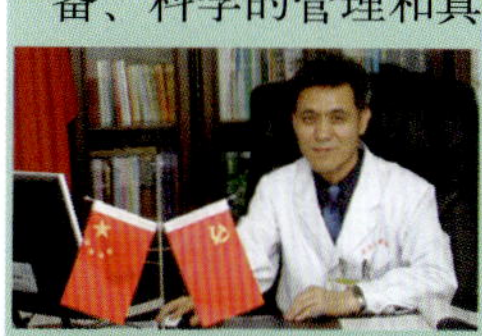

党委书记、院长 陈宝贵主任医师

天津市武清区中医医院院长陈宝贵教授，现为主任医师、博士生导师、享受国务院特殊津贴专家、全国第三批名老中医经验继承工作指导老师。他毕业于北京中医学院，从医40年，年门诊量超过1万余人次，对老年性痴呆的预防与治疗和慢性萎缩性胃炎等疾病有独到的研究。他研制开发了“回神颗粒”、“补肾安神胶囊”、“珍珠多效面露”等中成药，经过多年临床验证，疗效显著。

陈院长科研成果显著，主持2项市级科研项目。1993～1995年完成了天津市科研立项“寿胎加味丸治疗习惯性流产的临床研究”。1995～2001年完成了市级科研立项“回神丹颗粒剂治疗老年期血管性痴呆的临床与实验研究”，经专家组评审鉴定为国内领先水平。目前，他正在主持回神颗粒预防神经细胞凋亡及周围神经损伤修复2项实验研究。陈院长获4项天津市科学技术成果证书，6项国家专利，提出了“五脏神的病变是导致老年性痴呆主要原因”和“重建胃肠生理功能”即治胃八法的医学论点。

他在国内外杂志上发表论文27篇，主编和参编了医学著作9部，共计1300万字。2004年新修订的《天津市中医图书联合目录》获国家级科技优秀奖－中华中医药学会科学技术奖（学术著作奖）优秀奖。

他现任中华中医药学会理事、中华中医药学会老年病分会副主任委员、天津中医药学会副会长等职。先后当选为天津市第十四届人大代表、天津市第六届科协大会代表、天津市劳动模范，荣获天津市第四届“十佳医务工作者”光荣称号。

河北省黄骅市中医院

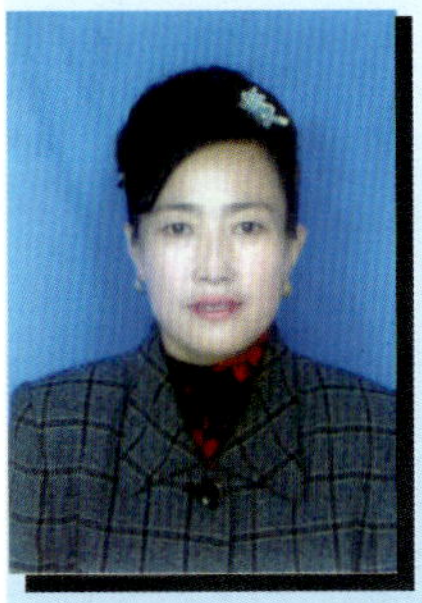

张淑琴 院长、董事长

黄骅市中医院始建于1989年，在不断发展中医、中药的基础上，逐步向中西医结合的方向发展。中医院原来固定资产不足50万，占地面积不足500平方米，现已发展为占地面积达2500平方米，拥有458万元固定资产的中医院；过去医务人员不足20人，现已发展到68人，拥有一支技术力量较强的中西医结合的医师队伍，其中高级职称3人，中级职称28人。医院设科室22个，特色科室3个，其中心理卫生科、风湿类风湿科、疑难病科已成为医院的龙头科室。全院的医疗水平发展较快，特别是张淑琴院长利用中医、中医药、针灸等传统医学治疗手段疑难病症及风湿、类风湿性关节炎，取得了非常好的疗效，治愈率达98%以上，在我国风湿、类风湿的治疗领域处于领先地位。目前，由于社会竞争和人们的心理压力不断增加，精神卫生问题表现的越来越突出，精神抑郁患者越来越多，给社会、家庭造成巨大的影响。张淑琴院长经过精心研究，将心理学与中医、中药、针灸相结合，采用疏肝散结、疏经通络疗法，使一批又一批的患者得到治愈，回归社会。现在，通过人才培养、增加设备投资，医院面貌一新，事业兴旺，深受广大患者及社会各界的好评。黄骅市中医院的兴旺必将给河北省中医事业带来生机和希望。

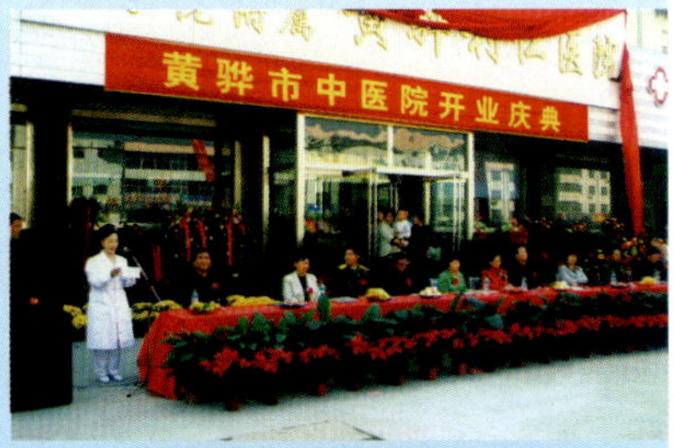

张淑琴院长在黄骅市中医院开业庆典仪式上讲话

地址：河北省黄骅市南环路中段汽车站东300米 邮编：061100

电话：0317-5328300 传真：0317-5328300

张淑琴简介

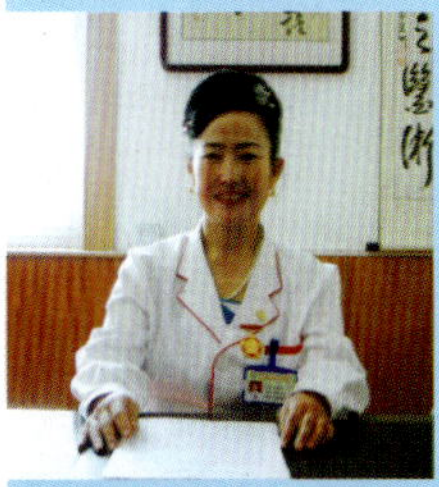

黄骅市中医院院长张淑琴

张淑琴，女，生于1959年3月，原籍河北省孟村县赵石桥村人，大专文化，主治医师。现任河北省黄骅市中医院院长，系黄骅市政协第5届委员会委员。

张淑琴幼年时期，其父被打成右派，她随父去东北吉林敦化落户。60年代初，3年自然灾害造成广大民众生活极度困难，患者遍地都是，却无条件医治。这给年幼的张淑琴留下了深刻的印象，立志长大后做一名好大夫。初中毕业后，她以优异的成绩考入延边卫生学校，3年的刻苦学习为今后的事业打下了良好的基础。1980年毕业后，她被分配到敦化县官地医院做护理工作，在基层卫生单位工作了9年。9年中，她白天坚守岗位，积极工作，晚上自学中医，利用业余时间先后通读了《中医诊断学》、《本草纲目》、《精神病学》、《癫痫病学》、《功能诊断学》等中医药书籍。为练好针灸本领，她反复将银针在自己身上试扎，每次都是几个小时。她把自学的中医基本知识用于西医护理工作实践中，从而摸索出了一套中西医结合治疗疑难病症的本领。1989年她又考入石家庄白求恩医学院大专班继续学习深造4年，毕业后她重新回到敦化，被调到江东卫生院，从事中医工作。此时，她把自己的本领用于工作实践中，很快在当地医疗界名声远扬，很多久治不愈的患者经张淑琴治疗后，都一一康复如初。3年间，她为江东卫生院赢得了无数面锦旗和镜匾，使江东卫生院名声大振。

1995年，张淑琴停薪留职后返回老家居住，后被黄骅市卫生局领导请到黄骅市开办了利仁堂中医诊所。9年来，她的足迹走遍了黄骅市及周边县、市的广大乡村，她的名字深深地印在了广大民众的心中。9年来，经她手治愈的疑难病症患者成千上万，她用几根小小的银针，加上几付简单的草药，竟从死神的手中夺回了上百条生命。9年来，被她治愈的患者给她敬送锦旗、牌匾200余件。她视患者如亲人的崇高敬业精神，深深打动了周边地区广大民众的心。2004年，她被白求恩医学院评为白求恩式优秀毕业生，并授予锦旗和勋章。2005年，她又和白求恩医学院联合兼并了黄骅市中医院，把黄骅市中医院建成了白求恩医学院附属黄骅利仁医院。相信，在她的努力下，在不久的将来，一所崭新的黄骅市中医院必将矗立在渤海之滨的黄骅大地上。

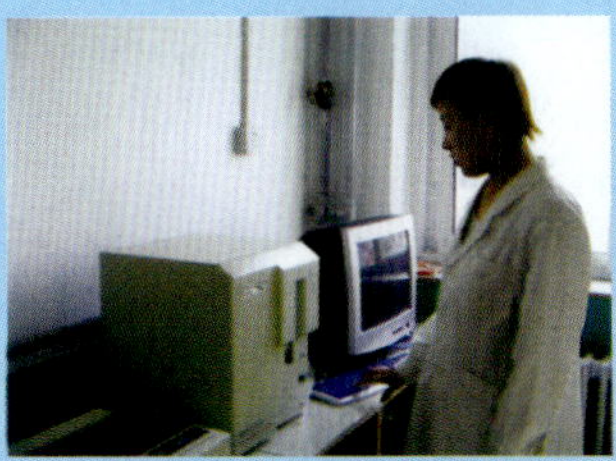

黄骅市中医院检验科血流变室

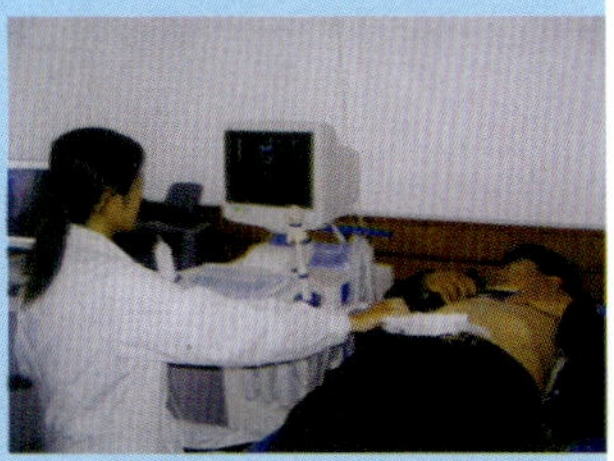

黄骅市中医院全数字B型超声诊断仪

辽宁中医学院附属医院

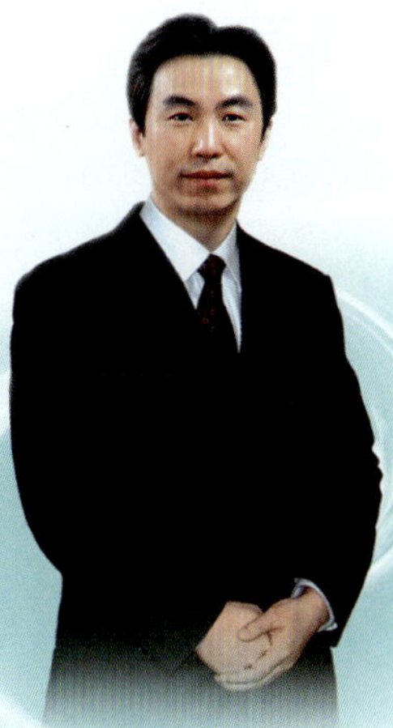

杨关林院长

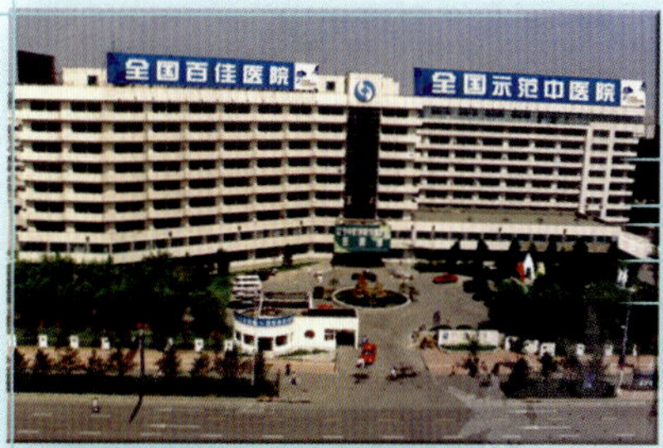

病房楼

医院现拥有国家级名医8位，辽宁省名中医19位，9名医师入围国家中医药管理局优秀中医临床人才，为全国入围人数最多的一家医院。这一年我们顺利通过了国家“863”项目的结题验收；获得国家“十五”攻关课题2项；荣获省科技进步一等奖1项，二等奖2项。

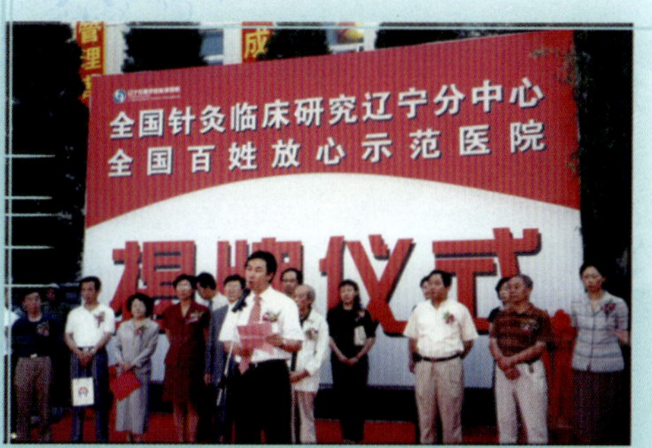

百姓放心医院揭牌仪式

在全院职工共同努力下，2004年复名“辽宁省中医医院”；正式成立辽宁省中医医疗集团，打造了全省首支“中医航母”；喜获“全国首批百姓放心示范医院”称号，院长杨关林被授予全国首批百姓放心示范医院优秀管理者；接收苏家屯铁路中心医院，成立中西医结合分院。在“新理念、新举措、新作风、新形象”的四新精神鼓舞下，每个人竭尽全力，不但让医院走出困境，更激发了广大职工的爱院热情，各项工作全面开花，全院人气指数不断攀升，共同表达出一个心声“我爱我的辽宁中医”。这些成绩足以说明2004年是我院振兴的一年，快速发展的一年，是披荆斩棘、锐意进取的一年，是完全可以载入辽宁中医史册并为之增辉的一年。

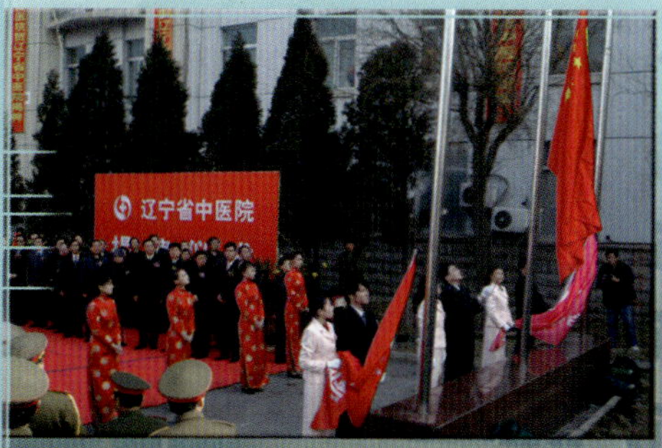

.辽宁省中医院揭牌仪式

江苏省中医院
南京中医药大学附属医院

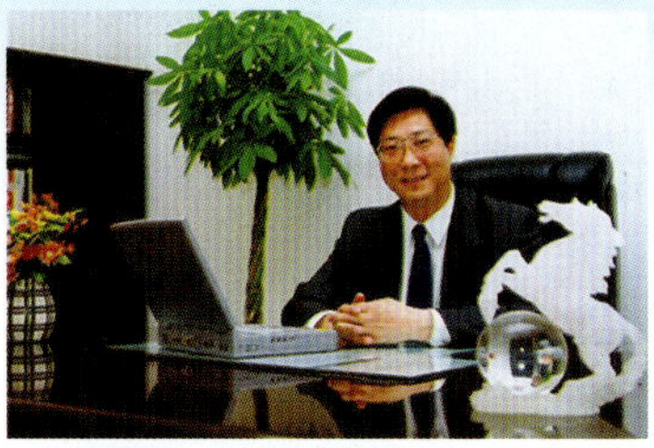

院长　刘沈林教授

江苏省中医院、南京中医药大学附属医院是一所集医、教、研、预防、保健于一体的综合性三级甲等中医医院，是江苏省委、省政府重点建设的省级医院，在江苏乃至全国享有较高声誉。医院实际开放病床1100张，2004年门急诊量达152万人次，年住院病人数2.1万人次，综合实力在全国同级中医医院中名列前茅。

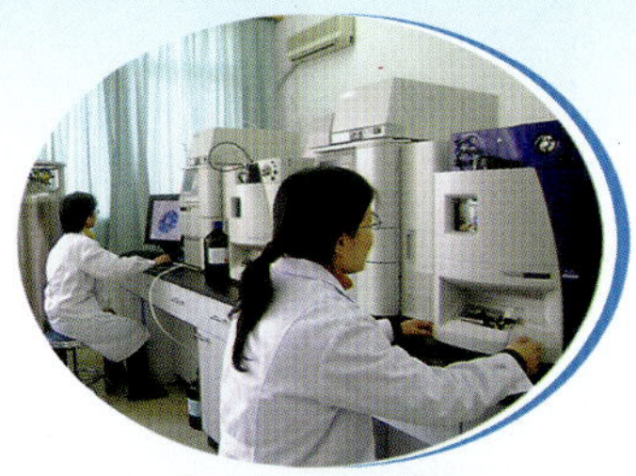

临床药理实验室

医院现有职工1500余名，其中医技人员占77%，在职主任医师、教授82名(其中省名中医、名中西医结合专家56名，博士生导师20名，享受政府特殊津贴专家27名)。设有32个临床科室，其中国家级中医重点专科7个，省级重点专科11个。配备十六排CT、核磁共振、高压氧舱等先进医疗设备，目前设备总值已达2亿多元。医院制剂部常年制备或配制20余种剂型200多个品种的中药特色制剂，其中许多品种源于院内名医验方，特色鲜明，疗效显著，深受广大病员欢迎。多年来医院始终坚持中医医院办院方向，努力发挥中医特色优势，创建现代化中医医院，不断加强人才队伍建设，大力提升医院综合处理能力，积极注重中医科研工作。5年来，中标各级科研课题117项，其中国家级课题9项，获成果奖21项，并相继开展了肾、肝、心脏移植和骨髓移植等重大医疗技术项目。

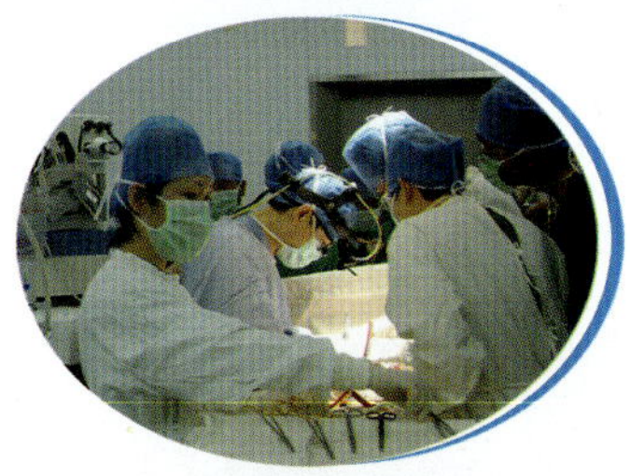

心脏微创手术

医院先后被定为国际针灸培训中心、世界卫生组织传统医学合作中心临床基地、全国中医临床进修基地、国家药品临床研究基地、国家中药临床试验研究(GCP)中心(南京)。医院先后多次获全国省级示范中医院、全国卫生系统先进集体、省卫生行风先进集体，省市“十佳医院”、江苏省文明单位、全国“百佳医院”等荣誉称号。

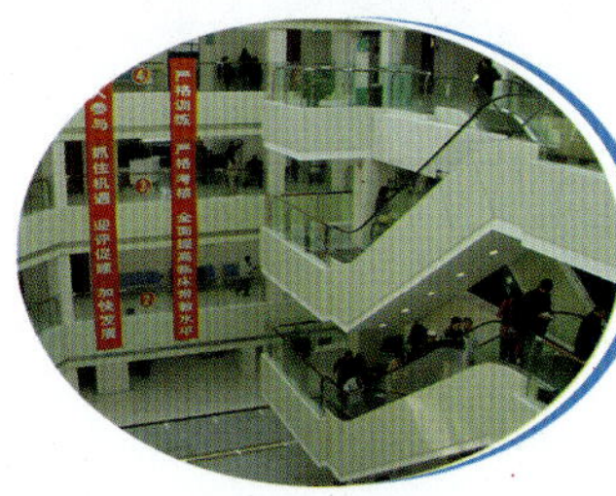

新门诊楼

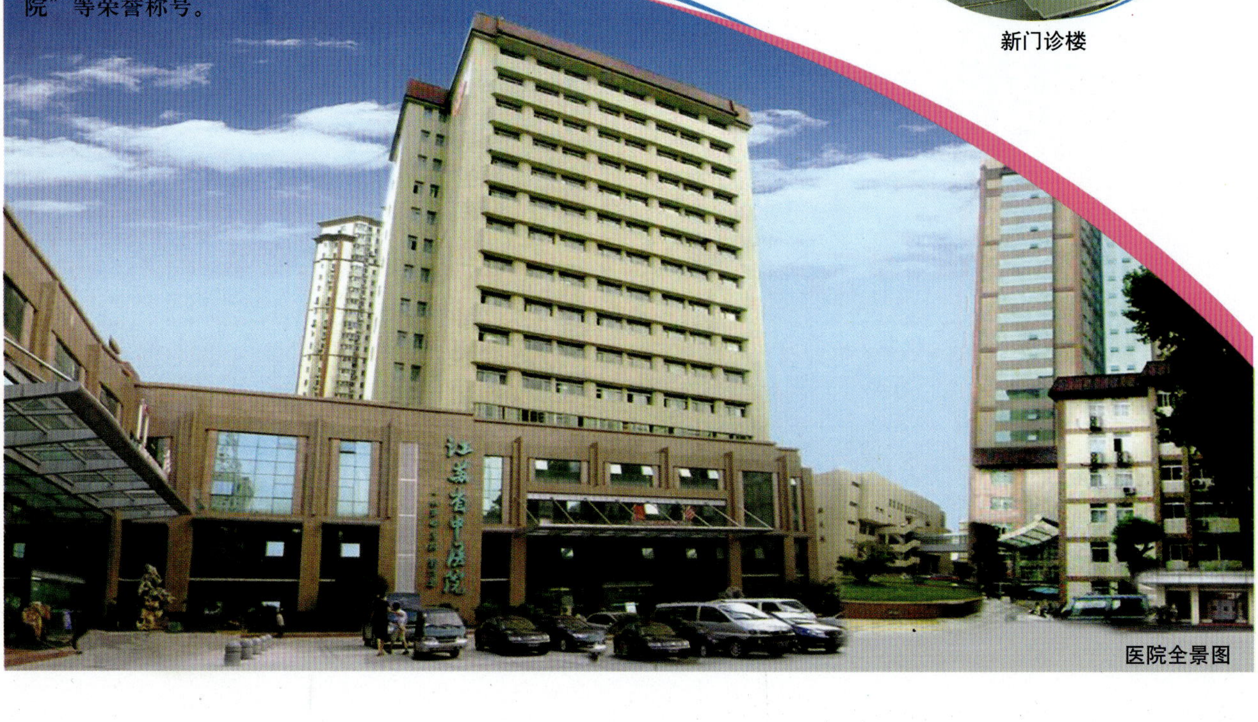

医院全景图

杭州市余杭区中医院

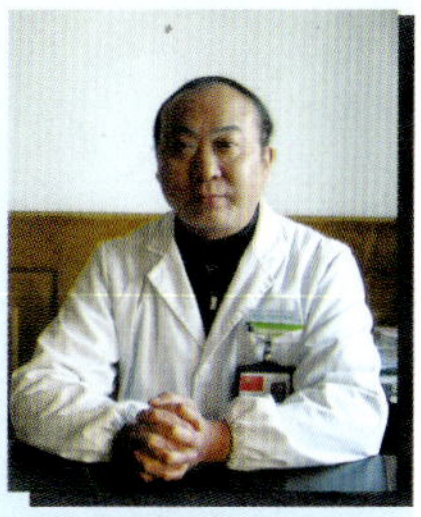

王建敏 院长

杭州市余杭区中医院是一所有着53年历史的二级甲等全国示范中医医院，现已发展成为一家集医疗、预防、教学、科研、康复为一体的综合性中医院。该院是杭师院医学院、浙江中医学院的教学和实习基地。目前，医院占地10933m^2，固定资产4800万元，核定床位250张，在编职工337人，曾先后获全国示范中医医院、省先进中医院等荣誉称号，今年9月顺利通过二级甲等中医医院复评。

杭州市余杭区中医院坚持"科教兴院，人才强院"的方针，引进和培养高层次有用人才，拥有区内事业单位首位自己培养的博士生。今年5月，医院与被誉为"中医界最高权威机构"的中国中医研究院签订了医学合作项目，就中医疑难杂症治疗、康复治疗、中医眼科嫁接、人才培养、科研合作等多方面展开广泛深入合作，并开设名医馆，邀请中国中医研究院等全国知名专家及省、市名医名家定期或不定期坐诊名医馆。

杭州市余杭区中医院将坚持"中西医并重，中西医结合，融祖国医学之特色，贯现代医学之精华，建现代化中医院"的办院方向，在前进中不断寻找新的发展契机，使医疗质量和服务水平再上一个新台阶，更好地为人民群众健康服务。

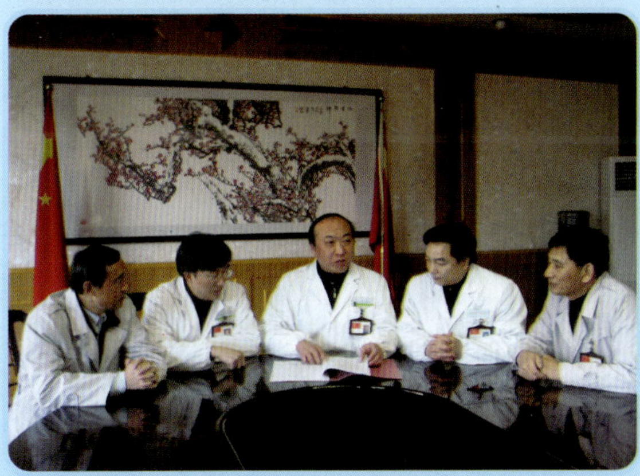

余杭区中医院领导班子

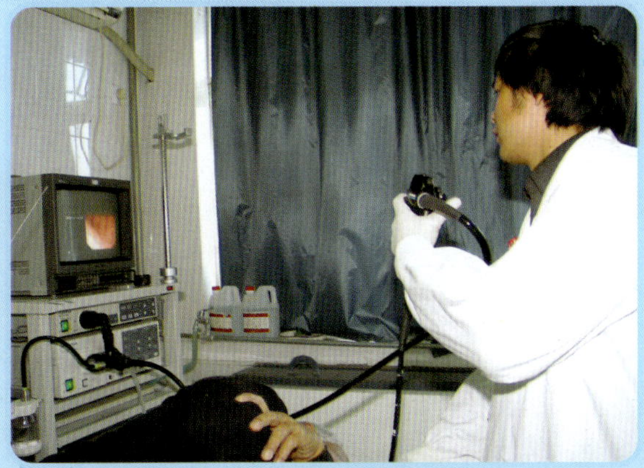

无痛胃镜检查

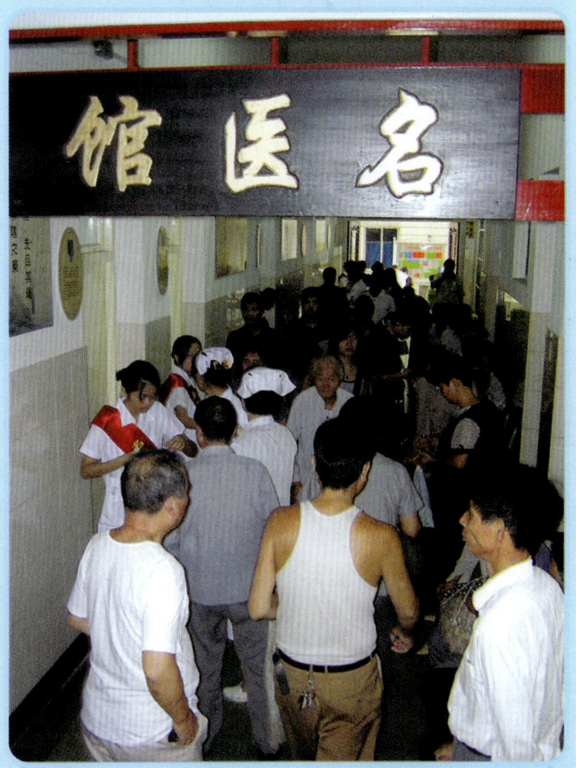

名医馆

潍坊市中医院

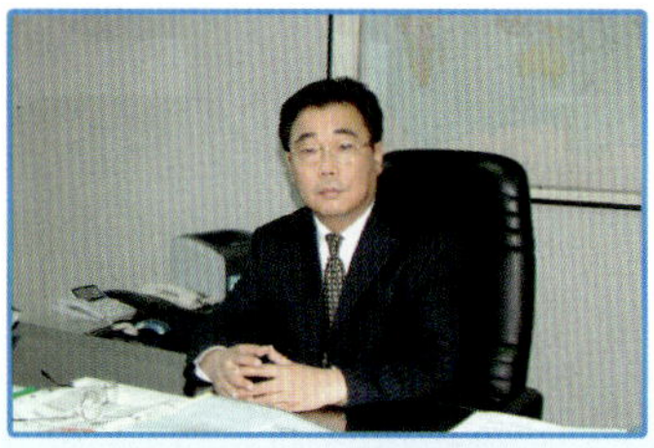

院长、党委书记黄进

潍坊市中医院位于美丽的世界风筝之都——潍坊市市区中心。医院始建于1955年6月，是集医疗、教学、科研、康复保健为一体的综合性三级甲等中医院和山东省中医药大学附属医院。现任院长、党委书记黄进，主任医师，中华医学会山东省超声专业委员会副主任委员，山东省超声医学工程学会副会长。他精通超声专业基础理论和专业知识，具有丰富的临床工作经验，多次到国外著名医疗机构进修学习，负责引进创建了潍坊彩色多普勒技术培训及研修业务。自1994年走上管理岗位后，他积极探索现代医院经营管理模式，并于1998年～2002年参加了中欧国际工商学院的现代医院管理班学习，取得EMBA学位。他先后被评为潍坊市跨世纪人才、潍坊市专业技术拔尖人才，被省委、省政府授予抗击“非典”先进个人，并荣立三等功。他带领新一届领导班子继承发扬了“全方位发展、突出中医特色、走中西医结合之路”的办院方针，创新实施了“膨胀规模、重点突破、提升品位、打造一流”的发展战略。医院现有职工796人，专业技术人员731人，其中副高级以上职称107人，中级职称199人，山东省名中医药专家2人，潍坊市专业技术拔尖人才4人，潍坊市名医名护12人。开放床位550张，年门、急诊量近20万人次。医院专业设置齐全，拥有临床、医技、职能科室64个，专病门诊30个，并设有高强聚焦超声刀治疗中心、外科微创中心、心脏介入治疗中心，资产总值达2.3亿元。潍坊市中医院采用传统中医与现代医学相结合，发展特色医疗，开展特需服务，不断拓展医疗服务领域。在中西医结合治疗心脑血管病、骨伤、痔瘘、肾病、肝病、妇儿疾病、肿瘤等方面都形成了独特优势，医院的核心竞争力和综合服务能力明显提高。以全国中医重点专科建设单位中风科、省医药卫生A级特色专科骨伤科、市级重点中医专科针灸科、肛肠科、心内科为代表的重点发展科室和专业，在市内外享有较高的声誉。医院已有109项科研课题立项，61项科研成果获省、市科技进步奖，发表国家、省级学术论文600余篇。先后荣获“国家级爱婴医院”、“全省百佳医院”、“山东省卫生文明单位”、“全省中医工作先进集体”、“山东省消费者满意单位”等荣誉。

医院坚持以科技进步求发展，先后配备了美国GE1.5T核磁共振、GE16层螺旋CT、GE2100全数字平板血管造影兼容机、阿洛卡彩超、德国腹腔镜等系列内窥镜、AGFA计算机X线成像系统（CR）、飞利普数字多功能X光机、美国产绿激光PVP、日立全自动生化分析仪等大型医疗设备，总值已过亿元，位居全省同级中医院首位。为满足多元化、多层次人民群众医疗保健的需求，医院先后启用了现代化的病房大楼；成立了“名老中医专家门诊暨健康会所”；40000平方米的外科病房大楼将于2006年底建成并投入使用；规划中占地400亩、拥有800张床位的“潍坊市中医院新区医院”将建成一座现代化气息浓郁、高技术、高品位、功能齐全的三级甲等综合性医院。跨入新的世纪，面临新的机遇和挑战，全院干部职工将在院党委的带领下，坚持走中医院特色发展之路，树品牌医院形象，昂首阔步向一流中医院迈进。

院　　址：山东省潍坊市潍州路666号
咨询电话：0536－8190000

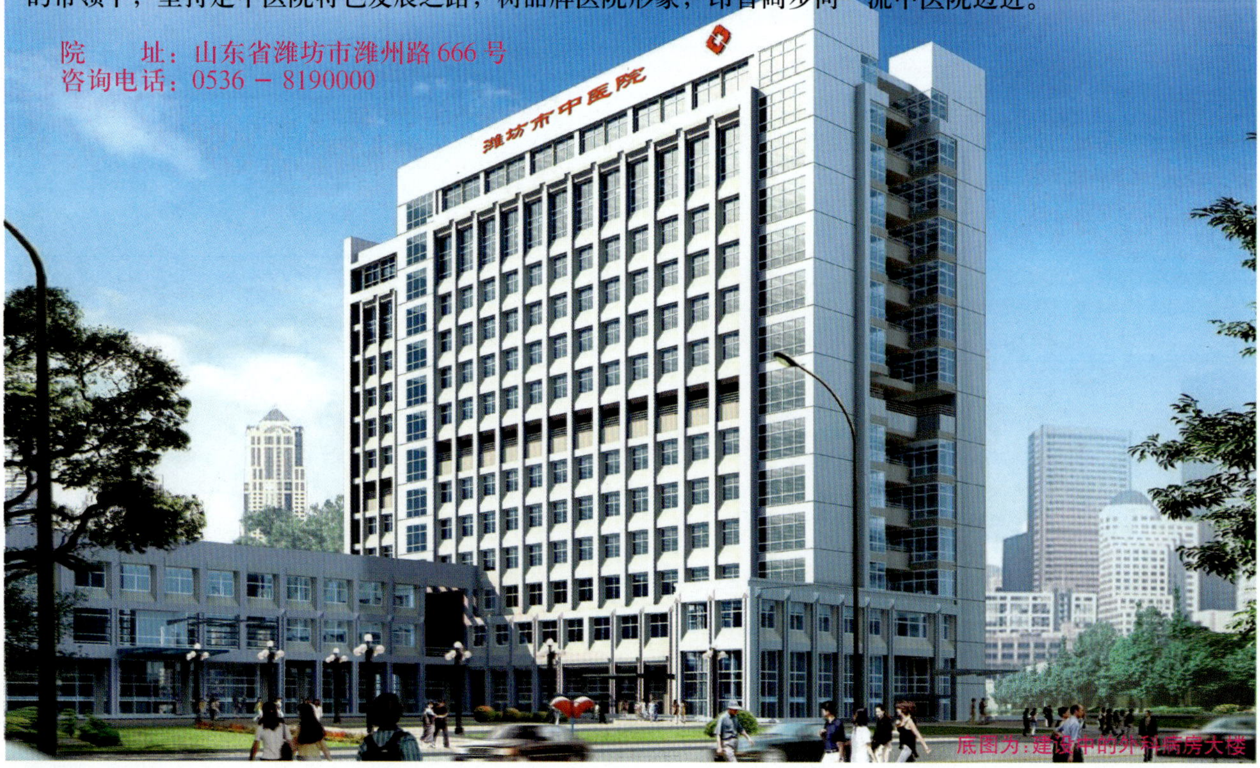

底图为：建设中的外科病房大楼

河南省中医药研究院

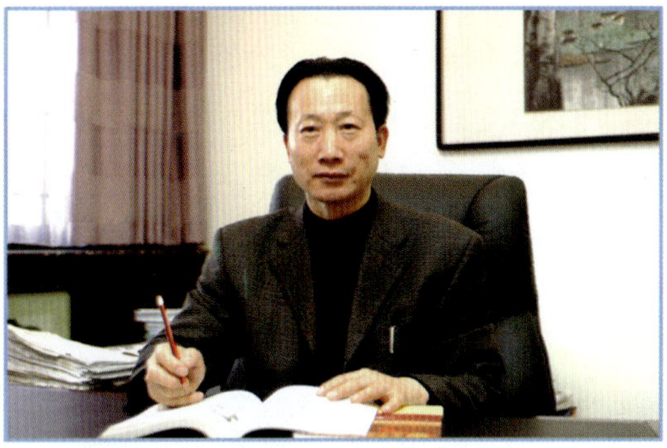

党委书记　石鹤峰

石鹤峰，男，汉族，中共党员，主任医师，省管优秀专家。1953年8月出生，1978年毕业于河南中医学院中医系本科。现任河南省中医药研究院党委书记，兼任中华中医药学会理事、全国中医体质学会副秘书长等职。擅长治疗内科疑难杂病，尤其是在糖尿病、肝胆病、不育症等方面有独到建树和独特疗效。科研上主持研究了多个项目：妇康消肿丹治疗乳腺囊性增生的临床与实验研究、"灰色文献"在新药开发中的作用等。获省政府科技进步二等奖2项，三等奖2项，地厅级奖6项。主编《中西医药临床便览》、《中医新秀文萃》等多部著作，主编《中医研究》杂志，发表论文30余篇。该同志治学严谨，工作扎实，为学科带头人，在同行中享有较高声誉。

河南省中医药研究院成立于1959年，是一所应用现代科技手段和传统中医药理论进行中医、中药研究及中西医结合防治疾病的科研医疗机构。46年来，该院坚持以科研为龙头、医疗工贸为两翼的发展格局，取得了可喜的成绩，被国家中医药管理局确定为国家"十五"高血压重点专科专病建设单位、国家中医内科心血管重点学科建设单位。1998年国家中医药管理局对全国同类同级44所中医科研院所评估中，该院综合实力位列第三位。

该院有职工500余名，拥有1个附属医院，3个研究所，5个中心，16个专业研究室，1个学术杂志社（《中医研究》杂志），1个省级制药厂（河南省奥林特制药厂）和1个公司（河南省中达中医药科技开发公司）。"八五"以来，该院共获省部厅级科研成果200多项，开发新药及各种新产品百余种。

该院附属医院设有高血压、心血管、中风、呼吸、消化、肾病、肝病、糖尿病、老年病、泌尿、肿瘤、妇科、儿科等专科门诊，拥有6个病区，并于2003年创办了河南名医馆。高血压专科突出中医特色，立足同病异治的原则，在防治高血压病方面首创了一套个体化诊疗方案和配套系列药物，做到一证一方、一型一药，效果显著，分别被国家中医药管理局、河南省卫生厅确定为全国中医高血压病医疗中心、河南省高血压病医院。同时，医院在中西医结合治疗肝胆病、呼吸病、糖尿病、肾病、心脑血管疾病、不孕症、脾胃病、银屑病等方面已形成特色优势。

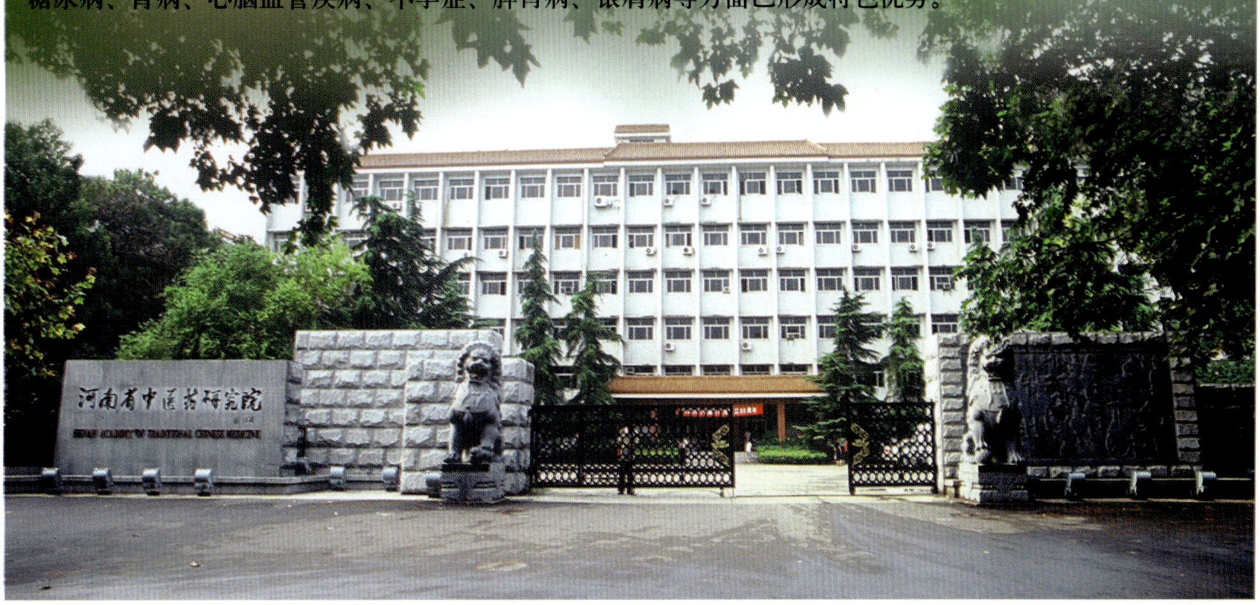

常德市第一中医院

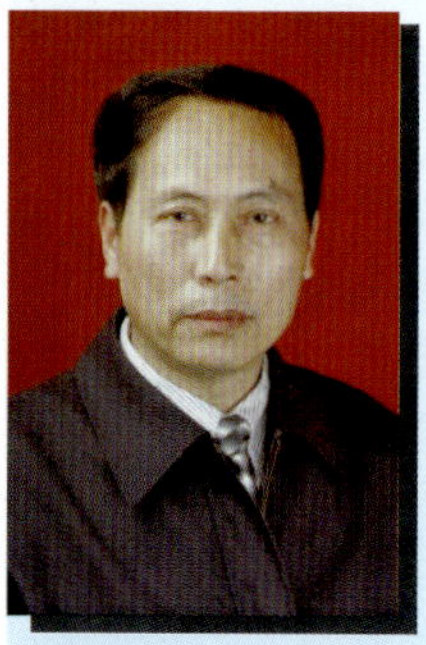

樊方桂 院长、党委书记

常德市第一中医院始建于1953年，是全省建立最早的中医院之一，现已发展成为集医疗、科研、教学于一体的中西医结合综合性中医院，是全国首批示范中医院、湖南中医学院附属常德医院、常德市120急救中心。

医院占地3万平方米，医疗建筑面积2.3万平方米。医院设置病床358张，现有干部职工411人，其中高中级医疗技术人员169名。目前，医院设内科、心血管内科、普外科、胸心外科、神经外科、骨伤科、妇科、产科、儿科、乳腺专科、泌尿腔镜外科、肛肠科、五官科、口腔科、针灸按摩科、麻醉科等临床科室和核磁共振、CT、放射、超声、检验、病理、内镜、心脑电图等医技科室，另设急救中心、创伤骨科治疗中心、微创腔镜外科中心、颈肩腰腿痛治疗中心。

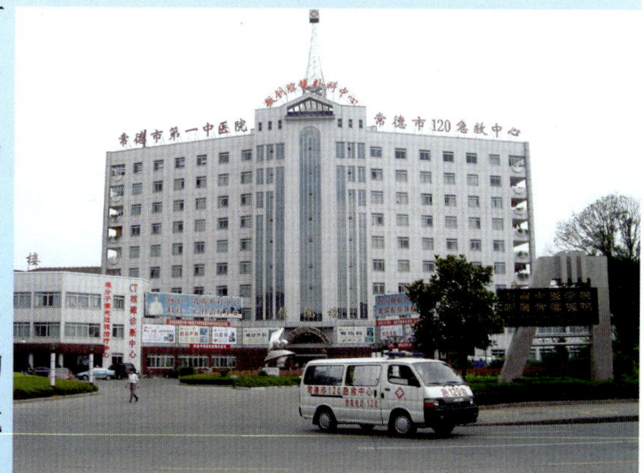

医院外景

医院能开展颅脑、心脏、胸腔、腹腔、骨科、妇产、泌尿、五官及各类微创腔镜外科手术和各科常见病、多发病、急危重症、疑难疾病诊治与抢救。创伤骨科、胸心外科、妇科、产科、神经外科、乳腺专科、泌尿腔镜外科及麻醉科均由本市医学界学科带头人主持工作。

医院现有核磁共振、螺旋CT、CR、进口彩超、500mA电视数字X光机、大型全自动生化仪、C型臂X光机、乳腺X光机、血透仪、体外循环心肺机、腹腔镜、宫腔镜、电子阴道镜、阴道B超、血气分析仪、纤维支气管镜、肺功能仪、胎心监护仪、心电监护仪、四分类血球分析仪、电子胃镜、电子肠镜、双极等离子前列腺汽化电切镜、多功能麻醉机、呼吸机、手术显微镜、经颅多普勒、红外线乳腺扫描仪、高压氧舱、电视膀胱镜、输尿管镜、激光碎石机、准分子激光近视治疗仪等各种先进高精医疗设备。

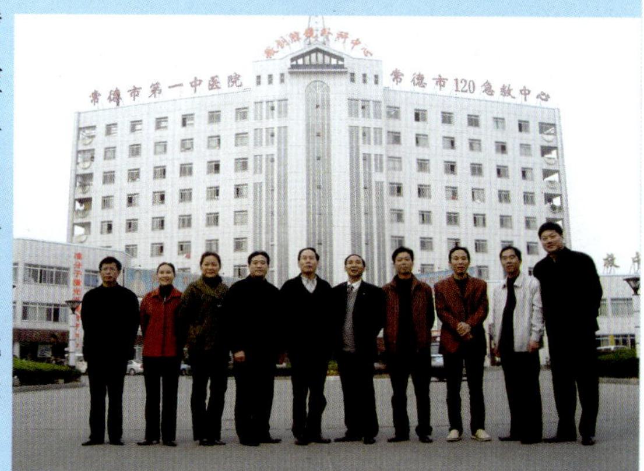

领导班子

医院环境优美，就医条件舒适，病房配有中央空调、中心给氧、吸痰、电视、电话、专用卫生间等。

医院遵循“崇病人至上，重职业道德，靠科技兴院，以质量为本，一切以病人为中心”的服务理念，相继被评为省市“群众满意医院”、“百姓放心医院 ”、“消费者信得过单位”称号。

理事姓名：樊方桂

单位名称：湖南省常德市第一中医院

地　　址：湖南省常德市湖滨中路　　邮　　编：415000

电　　话：0736-7893501　　传　　真：0736-7893888

网　　址：www.cd120.com.cn　　电子信箱：cdyzy@21.cn.com

甘肃省中医院

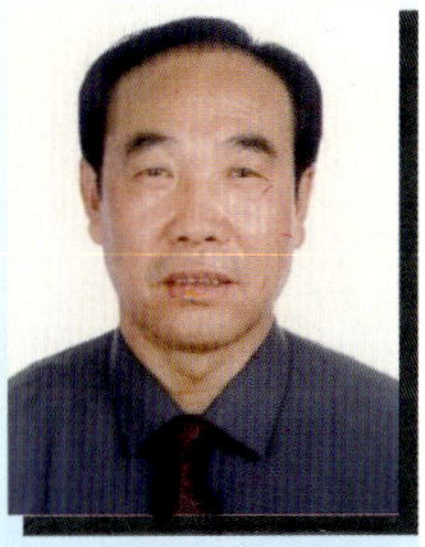

李强 院长

甘肃省中医院始建于1953年12月，是甘肃省唯一的三级甲等中医院。医院隶属于省卫生厅，同时又是甘肃中医学院附属医院，甘肃省中医学校教学医院，省、市、区城镇职工基本医疗保险定点医院，是甘肃省中医医疗、教学、科研、预防的重要基地。

医院现有职工718人，其中高级职称人员95名，省级优秀专家3名，国务院特殊津贴享受者7名，卫生部有突出贡献中青年专家1名，甘肃省名中医4名，省级“333”人才和“555”人才各1名，厅级学术技术带头人13名。

医院开放病床587张，拥有国家中医药管理局重点专科建设单位1个，省级重点学科5个，省级重点中医专科3个。设有43个各具特色的中医专病专科门诊，研究所3个，诊疗中心4个，实验室2个。省级重点学科和国家级重点学科建设单位中医骨科设有350张病床，有8个二级分科，即微创骨科、脊柱颅脑骨科、颈腰椎病骨科、胸部下肢骨科、老年骨科、上肢小儿骨科、显微关节骨科、康复骨科，能治疗各种复杂的骨折、脱位、骨病，矫治各种骨骼、肌肉畸形、断指（趾、肢）再植、人工关节置换及游离血管的肌瓣、肌皮瓣、骨瓣移植治疗各种组织缺损、骨外露、骨髓炎和骨不愈合等达到省内先进水平。省级重点学科中医脑病科、中医消化科、中医老年病科、中医药剂科，省级重点专科心脑科、消化科、药剂科以及中医传统科室针灸科、痔瘘科、推拿科、皮肤科等，运用中医理论与方法，并结合现代医学手段，形成了一套专科疾病的诊疗方案，疗效显著。自制药品损伤散、消定膏、中风膏、补脑膏、制萎扶胃丸、清宁胶囊等100余种，疗效确切，深受广大患者的喜爱，在国内外有着一定的影响。

院　　长：李　强

地　　址：甘肃省兰州市七里河区安西路518号　邮　　编：730050

电　　话：0931-2333062　传　　真：0931-2314730

网　　址：gsszyyhospital@sina.com　电子信箱：Lqgszy@Tom.com

天水市中医医院

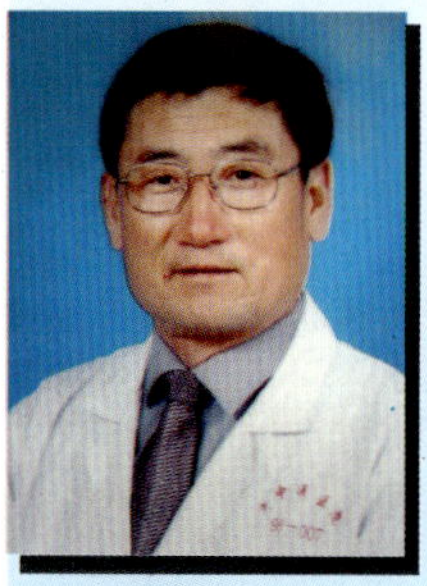

崔朝阳 院长

天水市中医医院是一所以中医中药为主、中西医结合的集医疗、康复、教学、科研、预防、保健为一体的二级甲等综合中医医院，为甘肃中医学院、天水市卫生学校的教学医院。

医院创建于1984年，占地23亩，建筑面积18964平方米。现有职工286人，设置床位330张。拥有中西医内科、外科、妇科、儿科、眼科、耳鼻喉、骨伤、口腔、肛肠、皮肤、针灸、按摩等21个临床科室。近年来创建了血栓病专科、糖尿病专科、中医妇科、中西医结合肝病专科、哮喘病专科等5个中医特色专科和微创外科。医院有CT机、数字胃肠X光机、C型臂、微生物药敏测试系统、动态心电监测仪、动态血压分析系统、肺功能检测仪、全自动生化分析仪、彩超、彩色经颅多普勒血流分析仪、电子胃镜、腹腔镜、膀胱镜、宫腔镜、多功能呼吸机、白内障超声乳化仪、眼底照相机等先进诊疗设备，并投资建成了医院计算机网络管理系统、多媒体教学系统、电子阅览室等信息化设施。

近年来，医院坚持以中医为主，中西医结合，走“大专科、小综合”的道路，加强了基础设施建设、高素质人才培养、中医专病专科建设、文化建设、科学管理等方面的工作，倡导人性化服务理念，以人为本，一切以病人为中心，用文化来转变职工的思想、观念、道德、行为，自觉地遵守医院的规章制度，约束、规范自己的医疗行为，使医院的各项工作都跃上了一个新的台阶，医院的整体服务功能和综合素质有了较大的提高，业务收入大幅增长，门诊和住院病人逐年增多，社会信誉也迅速提升。

单位名称：甘肃省天水市中医医院

地　　址：甘肃省天水市秦州区环城西路6号　　邮　　编：741000

电　　话：0938-8212475　　传　　真：0938-8212475

新疆兵团奎屯中医院

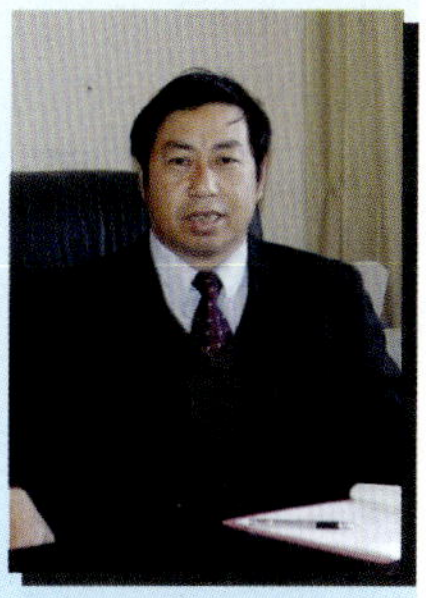
宋广军 院长

新疆兵团奎屯中医院位于天山以北经济带的交通枢纽——奎屯市。该中医院是兵团系统唯一的一所中医院，始建于2003年3月20日。目前医院还在建设当中，总占地面积130亩，总建设周期5年，总建筑面积约9万平方米。建设完成后的中医院总床位数约800张，各类专业技术人员达到500余人。重点建设肿瘤诊疗中心、中医肝病治疗中心、中医软组织损伤疼痛治疗中心、心脑特色治疗中心、残疾人康复治疗中心等5个中心。

该院由兵团正式批准成立，国家投资兴建，是集医疗、医技、康复、科研、教学为一体的综合性中医院。门诊采用全仿古式建筑，体现了中国古代文化的深厚内涵。住院楼、医技楼、康复楼为完全现代化建筑，建筑风格集中体现了中西医的完美结合。该院外环境分为功能区、休闲区、疗养区、运动区和观赏区，院内绿化均为可入草药的花草树木、古色古香的中式园林。病房实行宾馆式配置、人性化服务、高水平享受、低水平消费的综合性服务。兵团奎屯中医院为金三角地区的人民群众带来了福音。

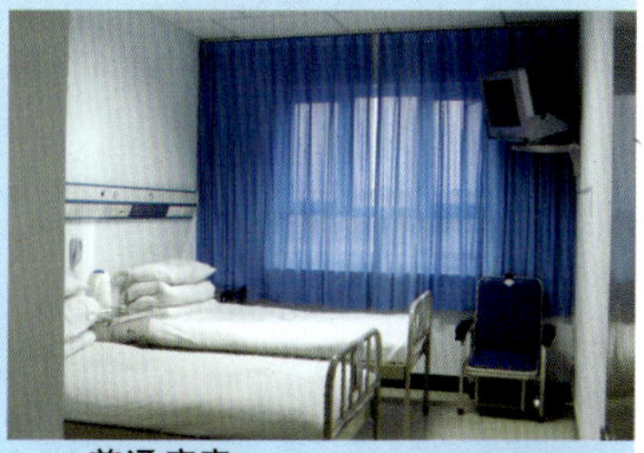
普通病房

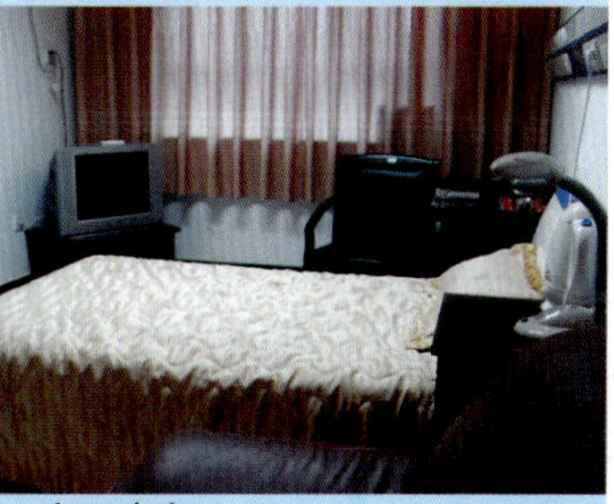
高干病房

该院实行全自动化计算机管理，拥有各种大型医疗设备，如双排螺旋CT、直线加速器、X刀、美国贝克曼全自动生化分析仪、全自动凝血分析仪、全自动血细胞分析仪、全自动微粒子化学发光系统，德国拜耳血气分析仪、意大利DAS酶标仪、染色体图像分析系统、精子质量自动分析系统、PCR、血流变、尿十项等先进的检验设备和500mAX光机、飞利浦彩超、24小时动态心电分析系统、24小时动态血压、彩色脑电图、脑血流分析系统、多功能牵引床、多功能麻醉机、多功能监护仪、多功能前列腺治疗仪和骨密度检测仪、红外线乳腺诊断治疗仪、电子阴道镜、胃镜、肛肠治疗仪以及各种康复理疗设备等国内外先进的诊疗设备。

该院汲取中医之长、西医之优，融中西医为一体，设内科、外科两大科室10个特色专科。

中医内科主治：糖尿病、肝病、心脑血管病、风湿病、肿瘤、胃肠病、肾病、哮喘以及其他内分泌系统疾病等慢性疑难杂症。

中医外科主治：骨伤、肛肠、妇科、软组织损伤、耳鼻喉、口腔、皮肤、男女不育不孕、生殖保健等专科疾病。

兵团奎屯中医院全体职工“用心呵护，用爱心奉献”，为各族人民提供高效、低廉、安全、便捷、满意的优质服务！

我院的宗旨是“以病人为中心，努力提高医疗服务质量”。

院办电话：0992-3225008　　医务部电话：0992-3222688

地址：新疆奎屯市伊犁路1号

宋广军简历

宋广军，男，汉族，1959年7月23日出生，中国共产党党员，管理副主任医师，在职研究生学历。现任兵团奎屯医院副院长、兵团奎屯中医院院长，申报管理主任医师技术职务。

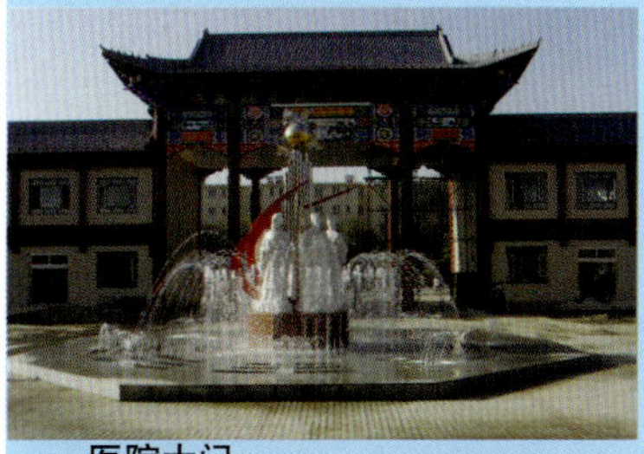
医院大门

一、工作业绩、成果

任职以来先后发表论文5篇，出版专著1本，成果1项。

1.《超声导向下经皮穿刺治疗肝囊肿》在《农星医学》2000年第4期上发表；

2.《86起医疗纠纷原因分析》在《中国卫生经济》2002年第5期上发表；

3.《试论市场经济理论在医院管理中的应用》在《兵团医学》2004年第1期上发表；

4.《建立医院科宣经营管理绩效评价体系的探讨》在《中医药管理杂志》2004年第1期上发表；

5.《应用中医理论进行心理治疗的探讨》在《中国医药研究》2004年第4期上发表；

6.《新时期医院经营管理初探》专著在2004年6月出版，任主编；

7.《奎屯地区右冠窦瘤的临床研究》2002年获农七师科学技术成果奖，排名第6位。

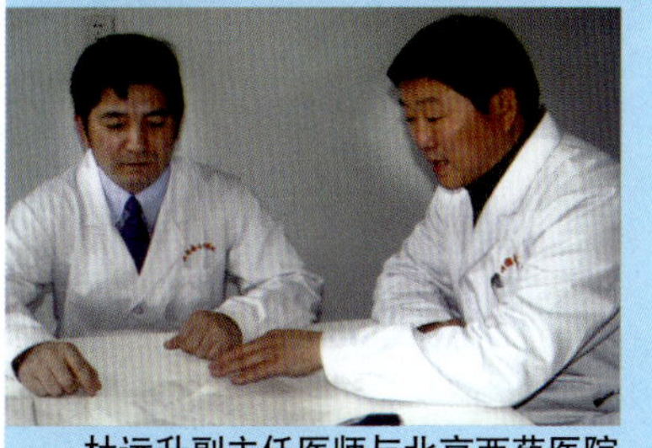
杜远升副主任医师与北京西苑医院吴显文副主任医师在讨论病人化疗方案

二、社会兼职

1.新疆老年学学会骨质疏松委员会常务委员，奎屯骨质疏松委员会秘书长；

2.兵团医学会、医院管理学会理事、农七师医学会、医院管理学会秘书长；

3.中国管理科学研究院人文科学研究所研究员；

4.成都未来人文化研究院特邀研究员；

5.国际人才研究院院士；

6.《中国饮食卫生与健康》杂志编委。

济宁医学院附属医院

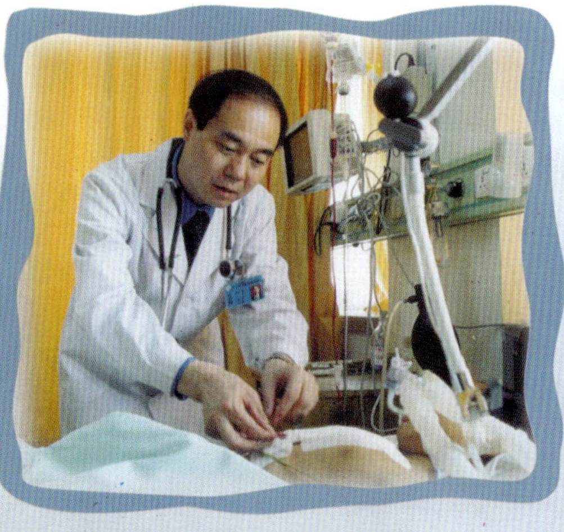

济宁医学院副院长、附属医院院长武广华教授在查房

济宁医学院附属医院是一所专业设置齐全，医疗设备先进，技术力量雄厚，处理急危重症和疑难复杂病人经验丰富、效果显著，组织协调重大临床应用课题攻关能力强，服务设施完备的集医疗、教学、科研、预防保健和康复为一体的省级现代化综合性医院。医院占地面积近百亩，开放床位700张，有45个临床、医技科室，6个省市级重点学科，其中心血管疾病研究诊疗中心、神经内科为省级医药卫生重点学科，呼吸内科、内分泌科为市级重点学科。现有职工1108人，卫生技术人员879人，固定资产总值达2.79亿元，其中专业设备总值达1.18亿元。经过十余年对中青年的大力培养，现已经形成了一批由资深教授及高学历中青年骨干为主体的医疗队伍。目前正在建设中的门诊医技病房综合楼总面积6万余平方米，由澳大利亚世界著名建筑设计师设计，建成后将成为鲁西南最大、功能最齐全、最人性化的医疗大楼。

医院现拥有GE公司16排螺旋CT、西门子1000mAC型臂X光机、西门子1.5T磁共振、美国瓦里安高能双光子直线加速器、美国数字彩色多普勒超声诊断仪、ECT、多功能监护系统、日本和德国人工肾机、大型高压氧舱等具有世界先进水平的万元以上医疗设备485台(件)。

医院坚持以病人为中心、实行单病种限价收费，降低了病人的住院医疗费用；采取了各种便民服务措施，受到社会普遍赞扬。医院被山东省确定为全省文明行业示范点；获全省卫生系统先进集体和职业道德建设先进单位等荣誉称号；被中华医院管理学会推荐为全国首批“百姓放心示范医院”；被济宁市评为“职业道德建设十佳集体”。院长武广华被评为全国优秀院长、全国卫生系统先进工作者，荣获山东省“富民兴鲁”劳动奖章，2004年因在单病种限价工作中做出突出成绩，被山东电视台评为“2004情义山东”十大新闻人物，被誉为“让群众看得起病的院长”；党委书记朱玉久被评为全国卫生系统思想政治工作成绩突出的优秀党委书记。

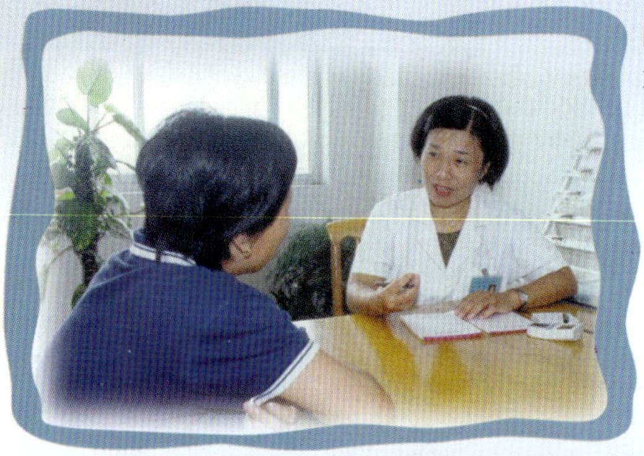

副院长、内分泌科主任班博教授诊治糖尿病病人

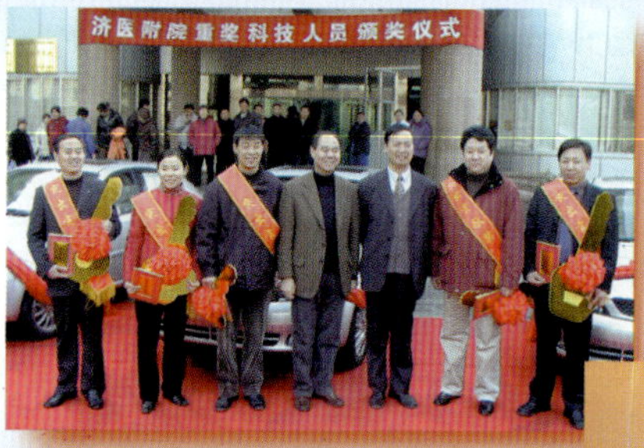

武广华院长、朱玉久书记与获重奖科技人员合影

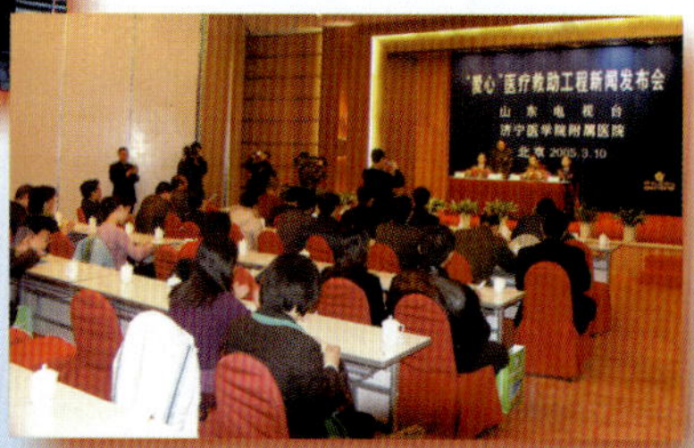

“爱心医疗救助工程”新闻发布会

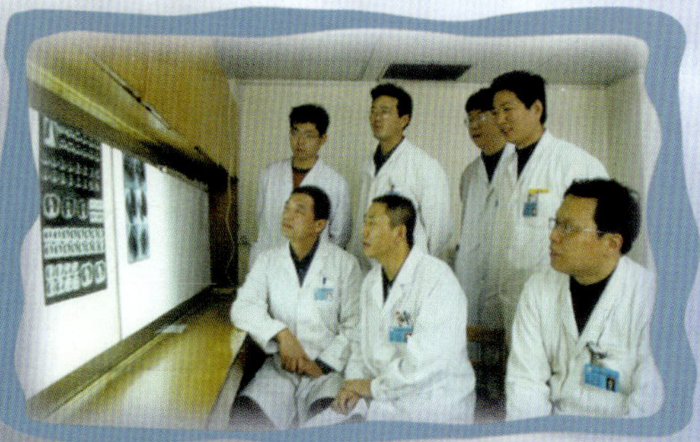

心脏外科徐向明主任主持病历讨论

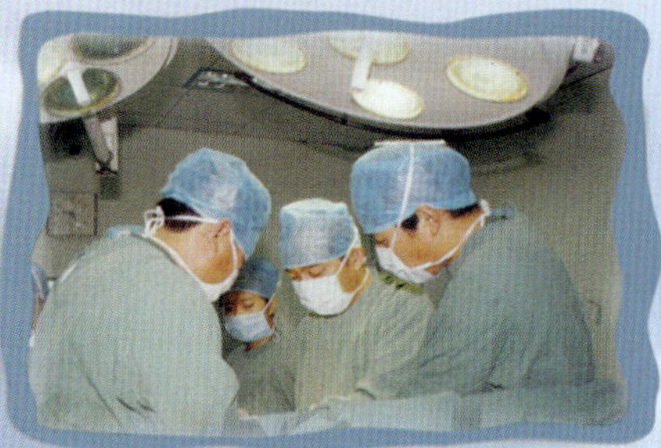

骨科蔡国强主任为患者做脊柱侧弯前后路矫形手术

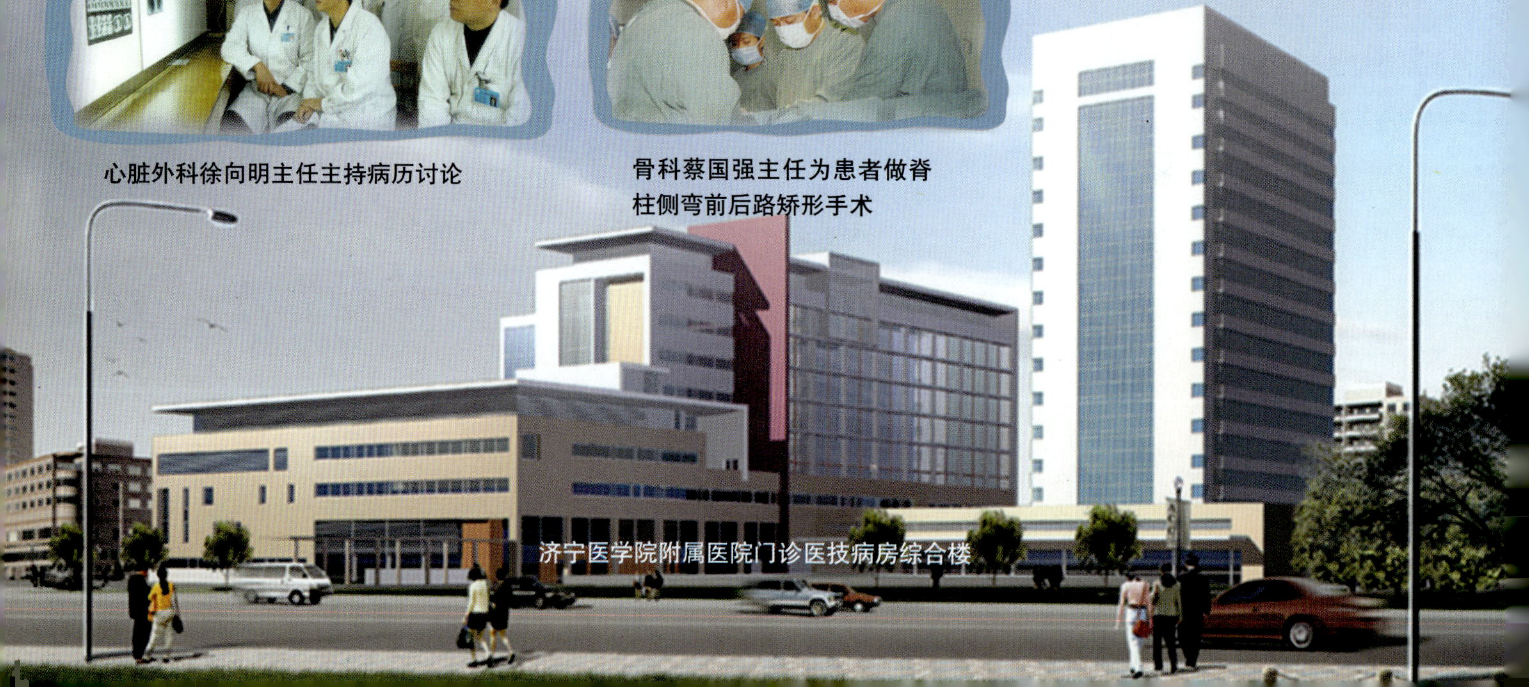

济宁医学院附属医院门诊医技病房综合楼

山东文登整骨医院

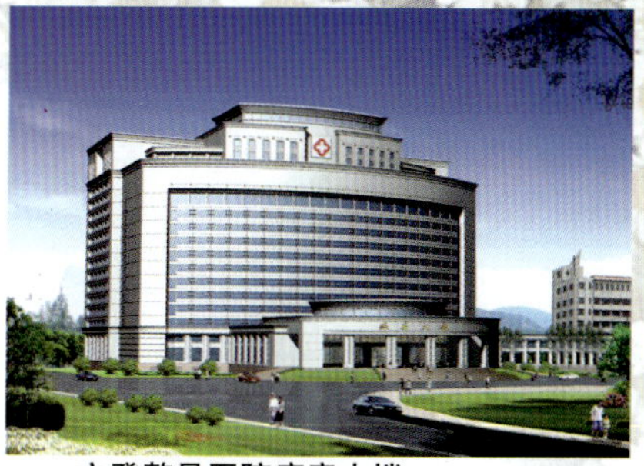

文登整骨医院病房大楼

山东文登整骨医院创建于1958年，迄今走过了47个年头。47年来，在各级党委、政府及卫生主管部门的关心支持和正确领导下，经几代人辛勤努力，医院各项工作得到空前发展，被国家中医药管理局确定为"全国中医骨伤专科医疗中心"、"全国重点学科建设单位"、"全国组织工程（骨伤）三级实验室"，被山东省卫生厅确定为"特色专科A级"。医院先后获得全国"卫生系统先进集体"、"首批百姓放心示范医院"，山东省"文明单位"，威海市"人才工作先进单位"、"科研工作先进单位"、"行风建设先进单位"等荣誉称号。

47年来，医院牢牢把握"中西医结合、以中医为主、能中不西、突出中医特色"的办院方向，为整理、发扬、提高中医整骨技术而努力，促进了骨伤医疗技术的较快发展。特别是改革开放以来，历任领导更是把眼睛盯在国内外先进整骨技术上，坚持"科技兴院"的方针，建立起"人无我有，人有我精"的专科优势，在"整骨八法"的基础上结合现代解剖学和生物力学的理论，创造出"正骨十二法"，使中医闭合治疗骨折脱位的范围和治愈率大大提高，手法复位成功率达到95%，减少了病人的痛苦，提高了临床治愈率，且并发症少，功能恢复好，医疗费用低，极大地提高了医疗质量。

47年来，历任领导十分注重教学工作。自1991年以来，医院先后承担了山东中医药大学、北京针灸骨伤学院、山东省中医药高等专科学校等6所院校的教学任务；2001年起又成为安徽中医学院、泰山医学院的教学医院，并成为硕士研究生培养基地；2002年成为山东中医药大学附属医院；2003年与山东中医药大学联合举办硕士研究生课程进修班；2005年又荣幸地成为福建中医学院博士研究生临床培养基地。每年接受实习医师、实习护士100余人次，为医院专业技术人员整体素质的不断提高创造了有利平台。

47年来，医院把学术发展、科技兴院摆在重要位置。至今共取得科研成果31项，其中国家科技发明三等奖1项，国家科技进步二等奖、三等奖各1项；国家中医药管理局一等奖1项，二等奖5项，三等奖2项；山东省科技进步一等奖1项，二等奖13项，三等奖6项。

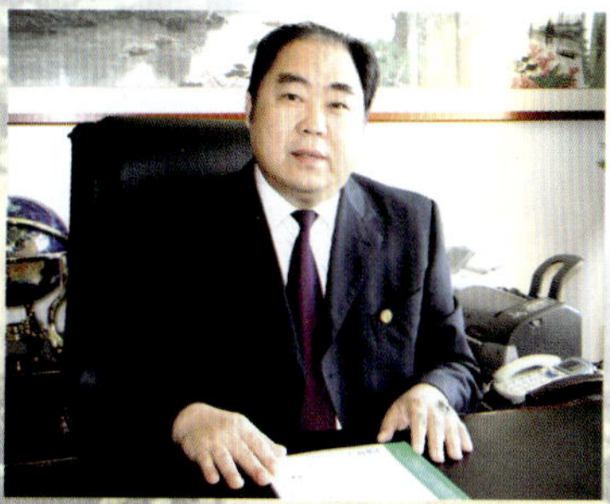

院长、主任医师、博士生导师谭远超

47年来，医院始终把人才队伍建设作为一项战略任务来抓，制定了总体目标，大力倡导尊重知识、尊重人才，出台了一系列配套文件，在人才培养和引进方面制定了优惠政策，努力营造"培养人、吸引人、用好人"的良好氛围，吸引了一批各地优秀人才慕名而来。现有8人享受国务院特殊津贴，国家有突出贡献的中青年专家2人，山东省有突出贡献的中青年专家2人，山东省科技拔尖人才3人，山东省有突出贡献名老中医药专家1人，名中医药专家3人，地级科技拔尖人才8人，在全国和省医学会学术团体担任副主任委员、副理事长、理事、会长、副会长的有12人，兼任省级以上杂志编委的有9人。

47年来，医院的医、教、研工作得到了协调、健康、长足发展，硬件建设也在一定程度上得到较快发展。为营造舒适的就医环境，最大限度满足病人的求医愿望，2000年医院新的领导班子成立后，经过反复考察论证，在各级党委政府及相关部门的大力支持下，特别是威海市、文登市委市政府的极大关怀、支持和鼓励下，广大干部职工共同努力，先后征地50亩，拆迁76户，拆除面积12000m²,自筹资金于2002年9月28日动工建设一幢设有720张床位、建筑面积45000m²的现代化病房大楼。经广大建设者2年多的辛勤劳动，于2005年3月竣工落成。这座大楼的投入使用，从根本上改变了文登整骨医院的就医环境，更成为一座具有划时代意义的历史丰碑，这必将为医院驶入发展的快车道打下坚实基础。

重庆医科大学中医药学院

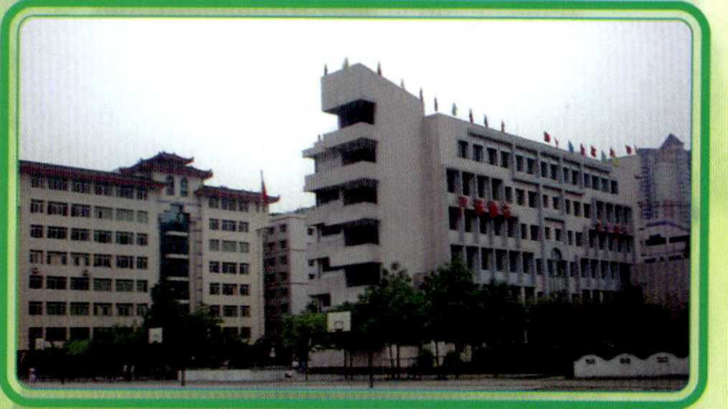

学院全景

重庆医科大学中医药学院是由1951年创办的重庆中医学校于2002年整体并入重庆医科大学组建而成。学院占地面积4万平方米，建筑面积3.6万平方米，大学城新院区正在建设中。拥有固定资产7466余万元，教学科研仪器设备总值1500余万元。藏书12余万册，各类期刊杂志200余种。计算机网络信息交流系统完备。现有2个省级重点学科（中西医结合临床、中医内科学），3个二级学科硕士学位授权点（中西医结合基础、中西医结合临床、针灸推拿学），1个博士学位授权点（挂靠学校药理学博士点招收中药药理学博士生），4个本科专业（中医学、中药学、中西医临床医学、针灸推拿学），6个专科专业（中医学、中药学、中西医临床医学、针灸推拿学、中医骨伤科学、中医护理学），2个成人教育本科与专科专业（中药学、中西医临床医学），已形成博士、硕士、本科、专科等多种层次的中医药高等教育体系。设有3所附属医院、20个中医药临床与实践教学基地、2个重庆市级职业技能培训中心。主办专业期刊《实用中医药杂志》。学院教学、科研、医疗设施先进，中医临床科室设施齐全，拥有一批知名的中医药教学、科研和临床专家。3年来，学院获得包括国家自然科学基金在内的各级科研课题59项，省级、厅级科研成果6项，发表学术论文160余篇。在校生2500余人，研究生30余人。

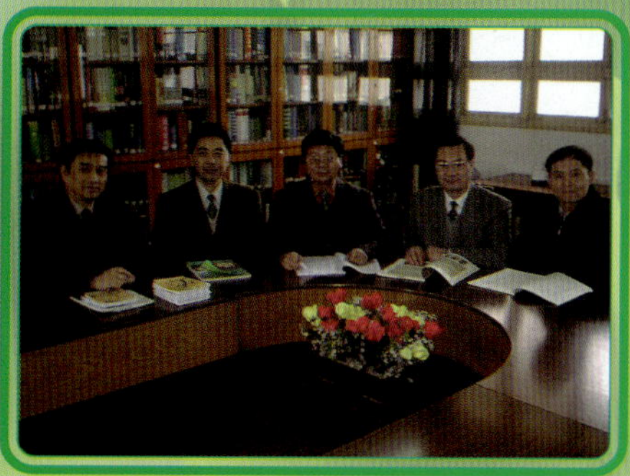

学院领导班子

学院教职员工207人，其中教师104人，博士生导师1人，硕士生导师10人，教授4人，副教授38人，具有硕士学位的教师24人，在职攻读硕士学位的教师12人。学院设有院长办公室、党委办公室、教务科、学生科、保卫科、后勤管理科等职能部门；设有文科、理科、中医基础、中医临床基础、中医临床、中医骨伤、针灸推拿、方剂、中药、西医基础、西医临床、护理、体育13个教研室；设有1个实验室管理中心，15个基础实验室，包括1个动物实验室、1个细胞实验室和1个分子生物学实验室。学院制定了宏伟的发展规划，力争2010年把学院建设成为西部一流的中医药学院。

学院电话:023-68422183　　传　　真:023-68422183

地　　址:重庆市九龙坡区西郊支路18号　　邮　　编:400050

电子信箱:zhongyixy@163.com　　人才引进联系电话:023-68409907

招生咨询电话:023-68423727/89085687　　研究生招生咨询电话:023-68485368

上海中医药大学附属龙华医院

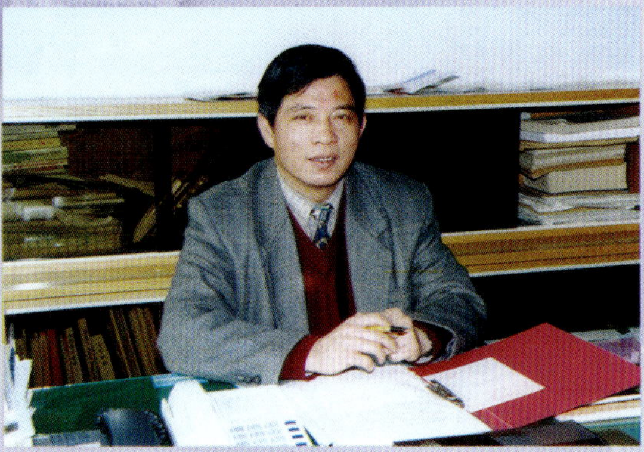
陆金根　院长

上海中医药大学附属龙华医院创建于1960年7月，是全国最早建立的四大中医临床基地之一。40多年来，医院规模不断扩大，中医药学术地位不断提升，已成为集医疗、教学、科研为一体，中医优势和中医特色鲜明的全国示范中医院、上海市三级甲等医院，是上海市“十大”综合性医院之一。

龙华医院占地53亩，位于上海城区西南面，毗邻繁华的徐家汇商业区。医院总建筑面积7.5万平方米，现有床位802张，其中浦东分院开放床位152张，在编职工1349人，其中卫技人员占80.38%。医院技术力量雄厚，拥有高级职称医务人员179人，主管、主治级医务人员278人，硕博士占医师总数的35.01%；医院有全国老中医学术经验继承工作导师11名，上海市名中医16名，均居上海市同级同类医院之首；医院还有全国专业学会主任、副主任委员16名，上海市专业学会主任、副主任委员37名，上海市各级各类人才培养计划的青年骨干33名。

医院拥有先进完备的医疗设施和设备，包括螺旋CT、DSA、DR、系列电子内窥镜、腹腔镜、超声刀、彩色多普勒超声诊断仪、血浆置换仪、流式细胞仪等先进的医疗设备，医疗设备的质和量均走在同类医院的前列。

医院在40余年的探索中，丰富和发展了祖国传统医学的理论和技术，获得了一大批在国内具有广泛影响的原创性贡献。医院目前有上海市临床医学中心2个，上海市医学重点学科1个，国家中医药管理局全国重点专病专科3个，上海市中医特色专科9个，上海市名老中医经验工作研究室8个，上海中医药大学名中医工作室12个，特色专科床位数占全院总床位的70.93%。

医院目前有国家教育部重点学科2个，上海市重点学科1个，上海市教委重点学科1个，是SFDA认定的国家药品临床研究机构；有国家中医药管理局三级实验室2个，上海市中医药研究院研究所3个，科研实验中心1个。

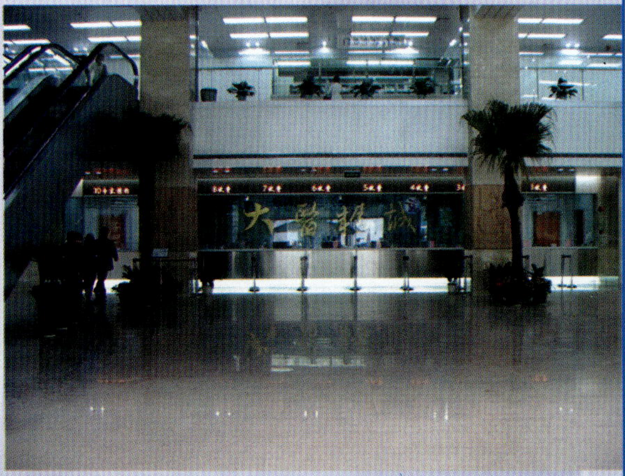
门诊大厅

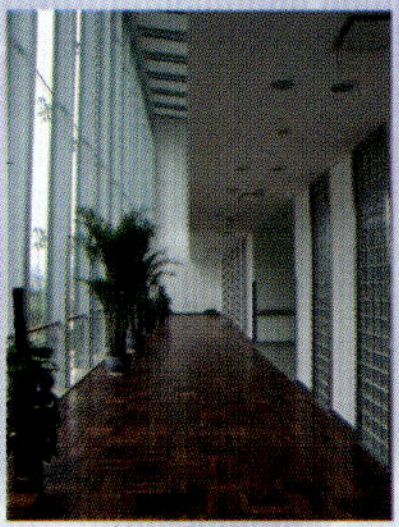
病人休息区

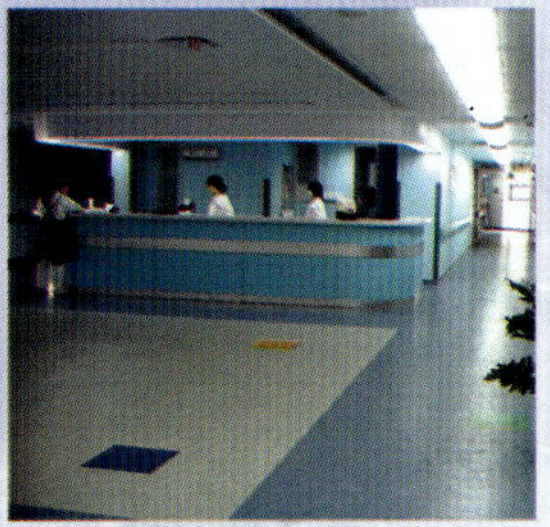
病房一景

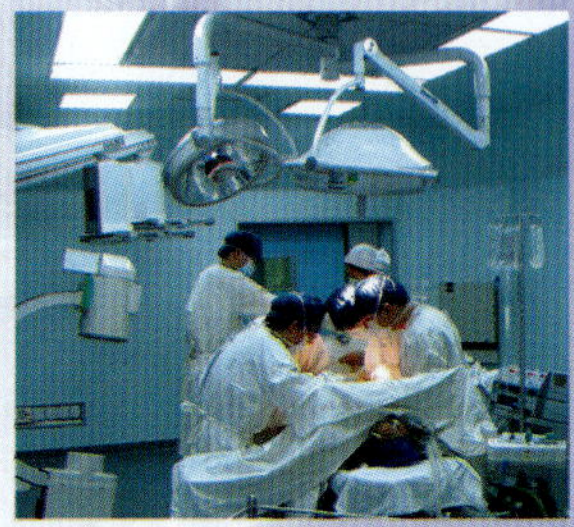
手术室

开封市第一中医院

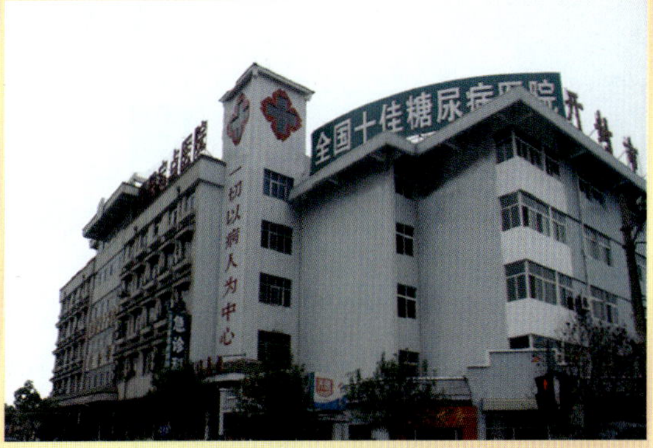

开封市第一中医院主楼

医院始建于1959年，座落在历史文化名城、七朝古都开封市中心。目前已发展成为一所集医疗、教学、科研、预防、康复为一体的豫东地区首家“二级甲等”综合性中医院。医院占地15亩，建筑面积10523平方米，固定资产1610万元，设备总值900余万元。现有职工448人，在职职工306人，专业技术人员223人。医院编制床位273张，实际开放床位200张。设有1个急救中心，6个病区，6个门诊部，3个市级专业研究所，2个市级专科医院，1个市级防治研究中心。门诊部设有一级科室22个，二级科室18个。医院医技科齐全，设备先进，拥有美国产2800型螺旋CT、彩色多普勒等先进的诊疗设备60余件，能开展100多种检查项目。近年来，医院以加强学术学科和专科专病建设为中心，实施品牌带动和人才强院战略，积极拓宽中医药市场，取得了显著成效，省级重点专科糖尿病医院被评为全国十佳糖尿病专科医院。同时，还先后获得省、市级科研成果奖13项，发表学术论文1000余篇，出版专著80余部，先后获得河南省卫生系统先进集体、河南省文明中医院、河南省医药科技先进单位、河南省中医工作先进集体、开封市文明单位标兵、河南省中医学院先进教学基地、开封市优秀医院等数十项殊荣，出现了科技兴院、品牌带动的良好局面，探索出了一条在新形势下健康快速发展的道路。

地址：河南省开封市东司门　　咨询电话：0378—2870489/2870015

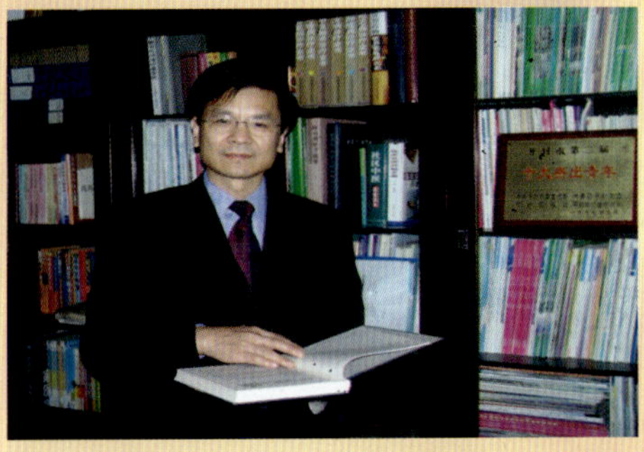

学者型带头人
——庞国明

庞国明，河南长垣县人。硕士研究生，主任医师，教授，硕士生导师。

现任开封市第一中医院院长，河南省中医学院附属开封医院院长，开封市糖尿病医院院长，开封市糖尿病研究所所长，开封市糖尿病防治研究中心主任。主要学术兼职有：中华中医药学会第四届理事会理事、中国医促会糖尿病研究会常务副会长兼秘书长、中华中医药学会糖尿病专业委员会副主任委员等10余个。

先后获得各种殊荣数十项：1995年获“中国首届百名杰出青年中医”、第五届“专业技术拔尖人才”；1996年获“开封市跨世纪学科带头人”、“开封市‘五一’劳动奖章”；1997年获“开封市十大优秀青年”、开封市首届、第三届“青年科技奖”；1998年获开封市第四届、第五届“专业技术拔尖人才”，河南省中医管理局“112”人才工程培养对象；2001年获“开封市劳动模范”称号；2002年获河南省第五批“省管优秀专家”称号；2003年获河南省首届“优秀院长”称号；2004年获河南省“劳动模范”称号；2005年享受国务院“政府特殊津贴”。

先后发表学术论文30余篇；主编学术专著60余部；主持研究的十余项科技成果获省市科技进步奖；主持研制的“糖尿病脐腰治疗带”等6项研究获国家新型专利。

开封市糖尿病医院
——全国十佳糖尿病专科医院

开封市糖尿病医院是我省成立最早、规模最大、最具权威的糖尿病专业防治机构，省级重点专科医院，省中医药管理局重点专科建设单位，河南中医学院硕士生培养基地，百姓满意专科。拥有3名硕士生导师和阵容强大的专业技术队伍，省内一流的诊查设备，科学规范的诊疗方案和系列高效的专科药物；传统中医疗法与现代科技有机结合，相得益彰，防治并重，疗效显著。目前，该院除设有专科门诊和住院病区外，还设有糖尿病肾病、糖尿病坏疽、糖尿病眼病、糖尿病心脑血管病、糖尿病皮肤病等并发症研究室及糖尿病健康教育、营养膳食指导、糖尿病制剂、糖尿病实验室等相关科室。在省内率先开展动态血糖监测及胰岛素、糖化血红蛋白、C肽、尿微量蛋白等检查，糖尿病及其并发症的诊疗达到国内领先水平；2004年被评为“全国十佳糖尿病专科医院”，已成为全省中医系统专科建设的一面旗帜。

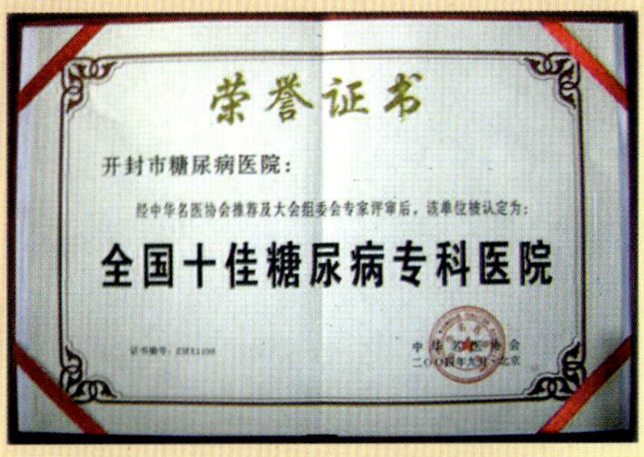
荣誉证书
开封市糖尿病医院：
全国十佳糖尿病专科医院

咨询电话：0378—2873065/2870049

黄梅县中医医院

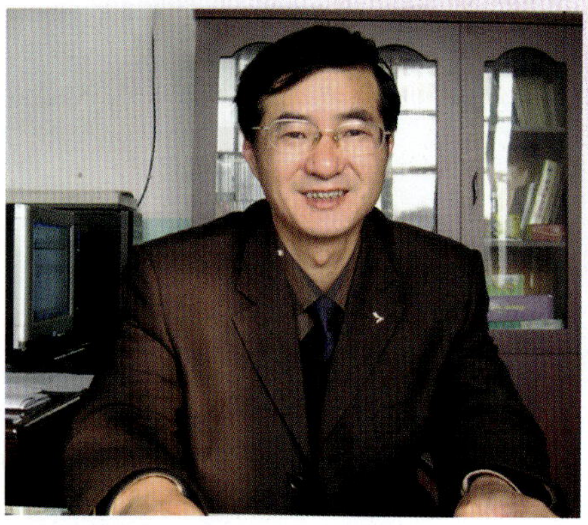

马梅生　院长

黄梅县中医院始建于1958年，扩建于1975年，经过40余年的艰苦创业，尤其是近20年来的快速发展，现已成为科室齐全、专科专病特色明显，集医、教、研和康复为一体的区域性中医药技术指导中心，湖北中医学院教学基地，国家“二级甲等中医医院”。

现拥有德国西门子亚秒螺旋CT机、美国GE彩超、日本奥林巴斯V70型电子胃镜、日本阿洛卡630B超、万向定位体外冲击波碎石机、进口全自动血球分析仪、血流变仪、血凝仪、血液分析仪、脑电地形图机、C型臂X线机、麻醉机、自动煎药机、长程血压及心电分析仪、心电监护等万元以上设备40多台（套）。住院大楼设施完善，配有空调、闭路电视、卫生间、床头传呼系统，为广大患者提供了优美舒适的就医环境。

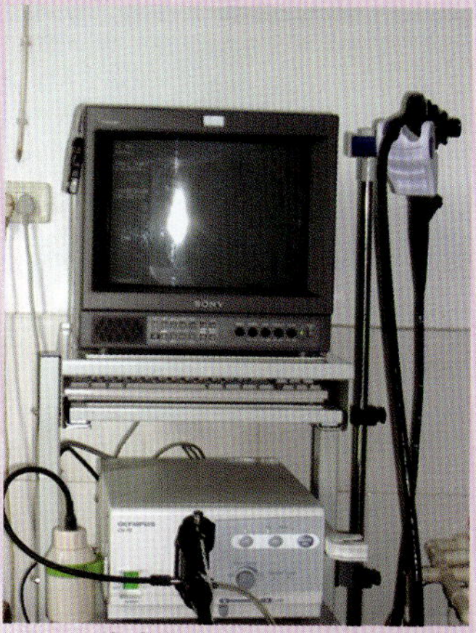

日本奥林巴斯电子胃镜

医院坚持“中医为主，中西结合，注重特色，全面发展”的办院方向。设有7个住院病区、14个门诊临床科室、3个专家门诊、4个特色专科（骨伤科、针灸科、肝病专科、心脑血管病专科），开放床位180张，其中骨伤治疗中心和肝病专科在鄂东地区享有盛誉。

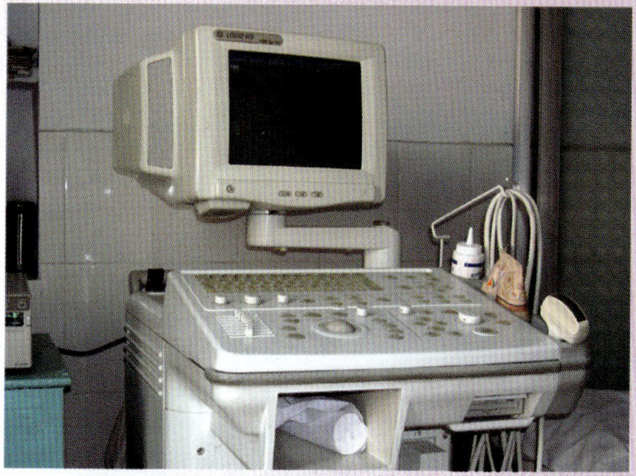

美国GE彩超机

医院技术力量雄厚，现有主任医师7人，副主任医师25人，中级医务人员101人；共发表学术论文140余篇，出版医学专著3部；3人次出国讲学并获国际金奖，现已取得国家实用新型医学发明专利4项；多次获县政府科技进步奖。

医院坚持“科技兴院，人才兴院”的方针，奉行“病人至上，质量第一”、“面向农民群众，面向工薪阶层”的办院宗旨，在突出中医特色的同时，加强中西医结合的临床研究，急诊急救能力不断提高，急诊科24小时为患者服务，急救电话“0713-3330999”全天开通，救护车24小时待命，在本县境内免费接诊住院病人。实行病人选择医生制度，并制作选医宣传栏，医疗质量显著提高。

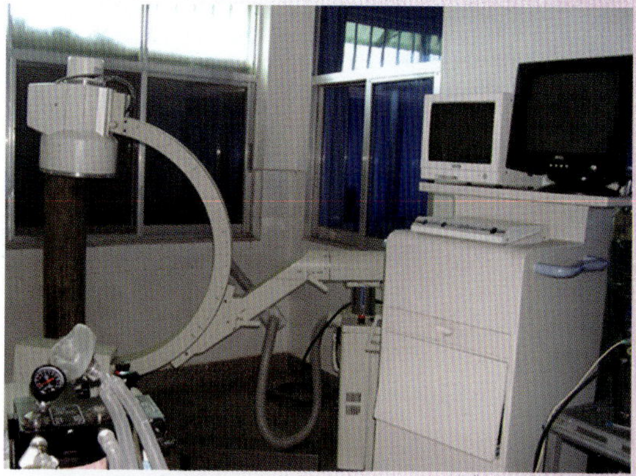

C型臂X线机

地　　址：湖北省人民大道262号（东门口）
急救电话：0713-3330999
咨询电话：0713-3324431

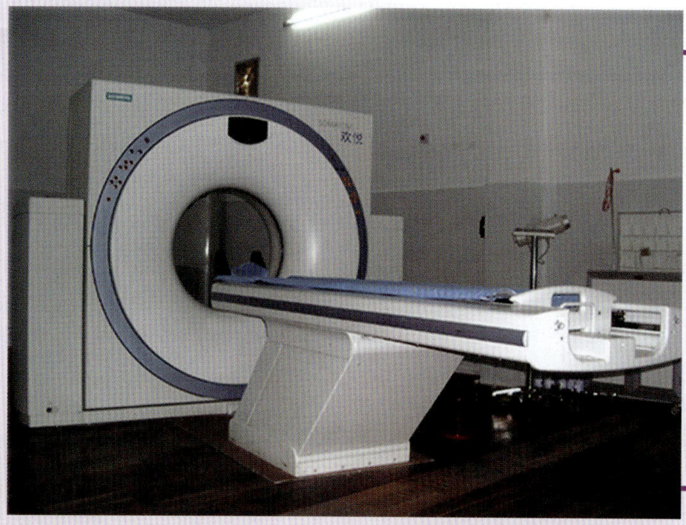

德国西门子亚秒螺旋CT机

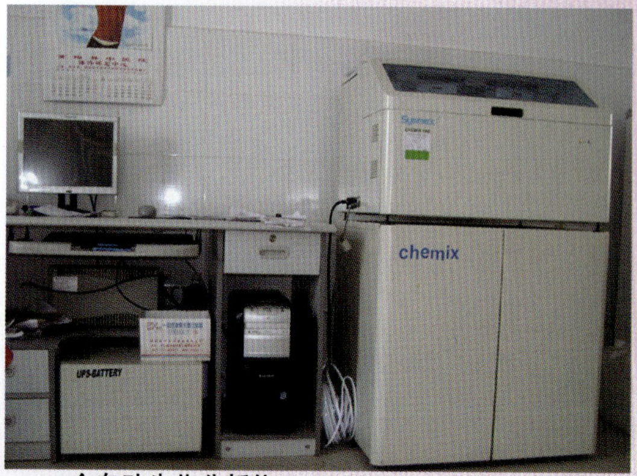

全自动生化分析仪

常州市中西医结合医院

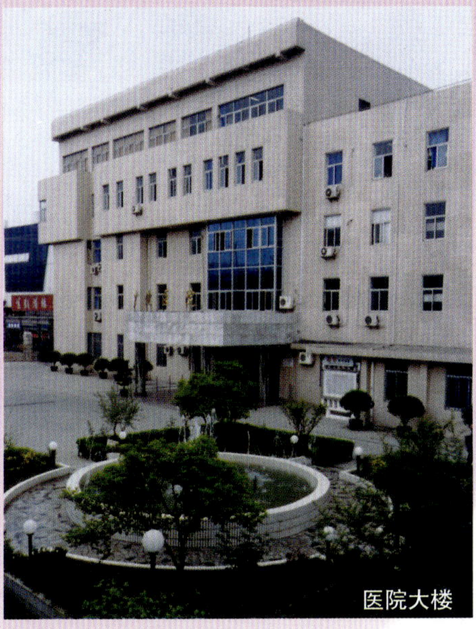

医院大楼

常州市中西医结合医院，始建于1958年，是二级甲等中西医结合医院，系南京中医药大学实习医院。医院有病床200张，临床科室28个，专科门诊18个，拥有上海瑞金医院和眼耳鼻喉科医院、省中医院3个专家会诊中心。眼科系江苏省中医重点临床专科、省中西医结合眼科研究中心、常州市医学重点学科建设单位、常州市眼科诊疗中心。眼科门急诊人次占全市眼科总诊疗人次的65%，享誉省内外。耳鼻咽喉科被批准为省中医重点临床专科建设单位，被授予常州市中医重点临床专科称号。医院涌现了省名中医、市百名人才工程、市“831”人才工程等一批精英，承担省、市级科研项目10多项。医院系沪宁线上集医疗、教学、科研于一体的以眼耳鼻咽喉科称著的特色医院。2005年，经常州市卫生局批准，批准“常州市眼耳鼻咽喉科医院”为医院的第二名称，并正式挂牌。医院获得江苏省文明单位、常州市文明单位标兵、常州市先进集体、常州市卫生系统先进集体、常州市十佳医院等殊荣。

地　址：江苏省常州市兰陵路5号

电　话：0519-6642906

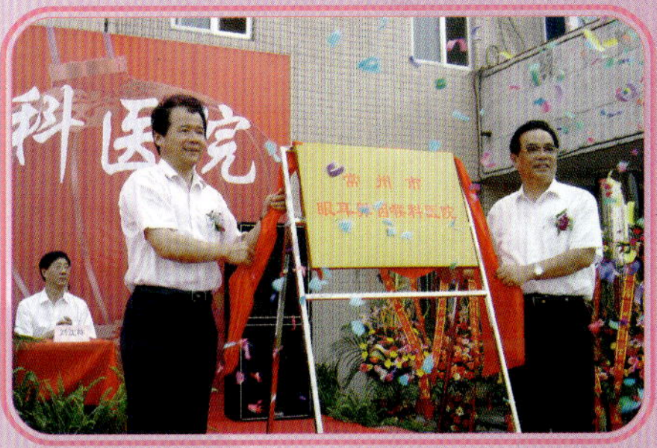

常州市政府周亚瑜副市长（右一）、天宁区政府刘国仁区长（前左一）为医院揭牌

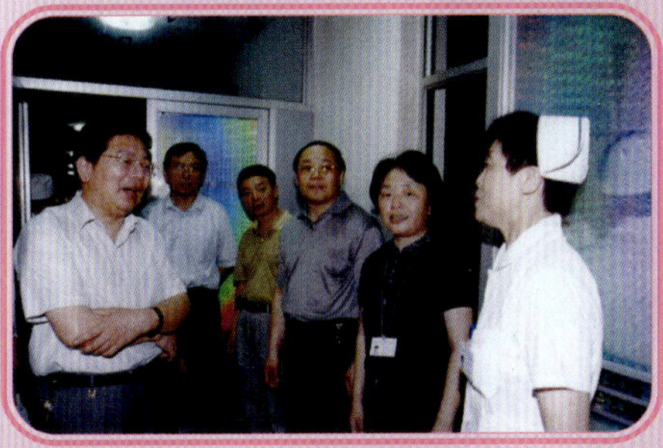

江苏省卫生厅副厅长吴坤平（左一）来院视察省重点专科

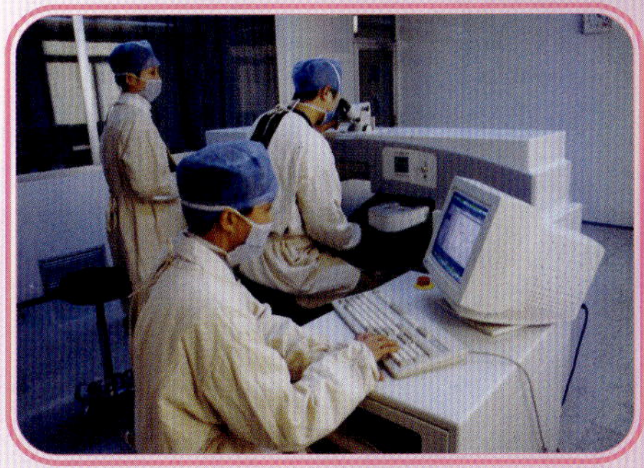

国内领先的准分子激光治疗屈光不正

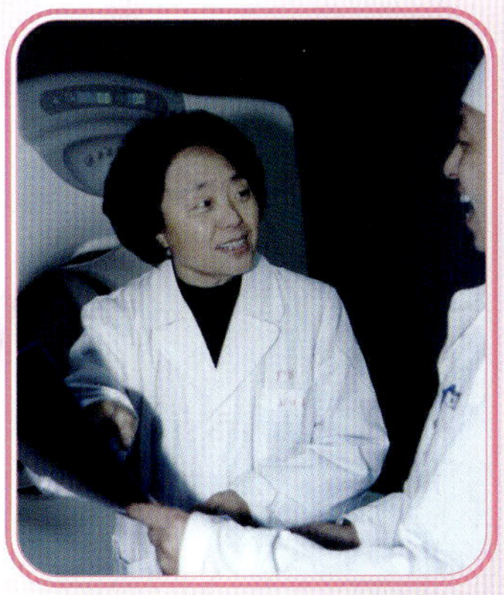

党总支书记曹菊萍指导业务

中山中医院

广东省中山市中医院创建于1957年，是一所集医疗、教学、科研、预防保健于一体的综合性三级甲等中医医院、国家示范中医院、“广东省百家文明医院”。2001年被省委、省政府授予“广东省文明窗口单位”称号，2003年成为广州中医药大学中山附属医院。

医院分设2个门诊部和13个病区，开放床位650张。现有职工800多人，其中高级职称的医务人员近100多人，年门急诊量约100多万人次。

医院拥有核磁共振、16层螺旋CT、1000mA数字减影血管X光机等价值1.1亿元的医疗设备。骨伤科、康复科为中山市重点专科，附设骨伤科研究所，中医急诊科是省级重点专科。

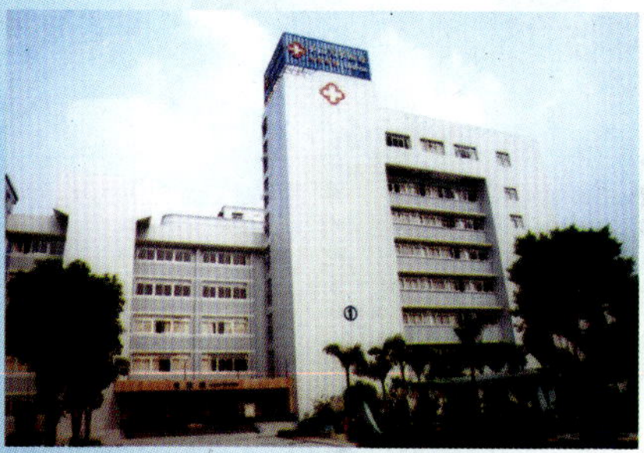

住院大楼

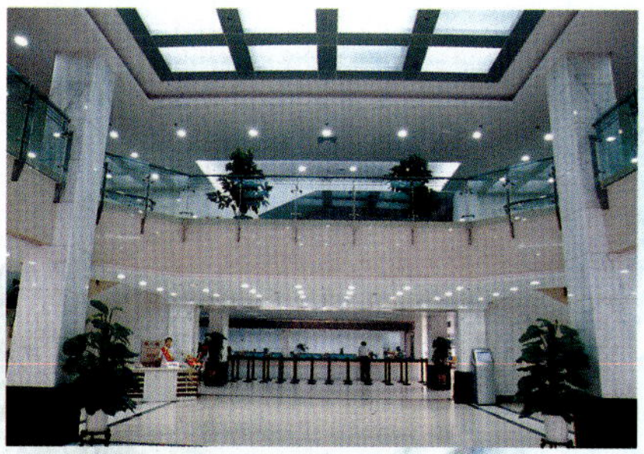

酒店式的门诊大堂

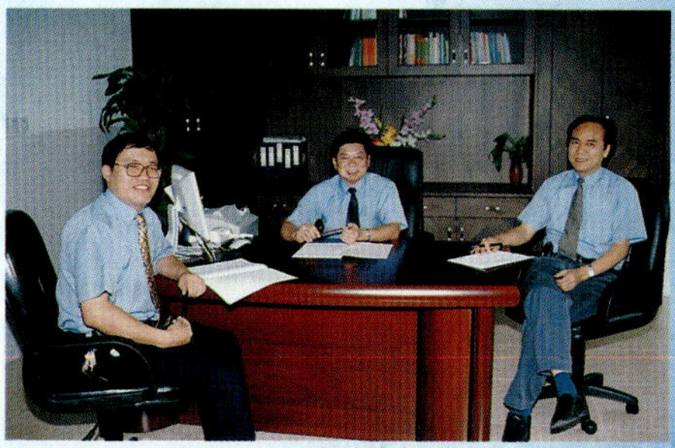

医院的领导班子

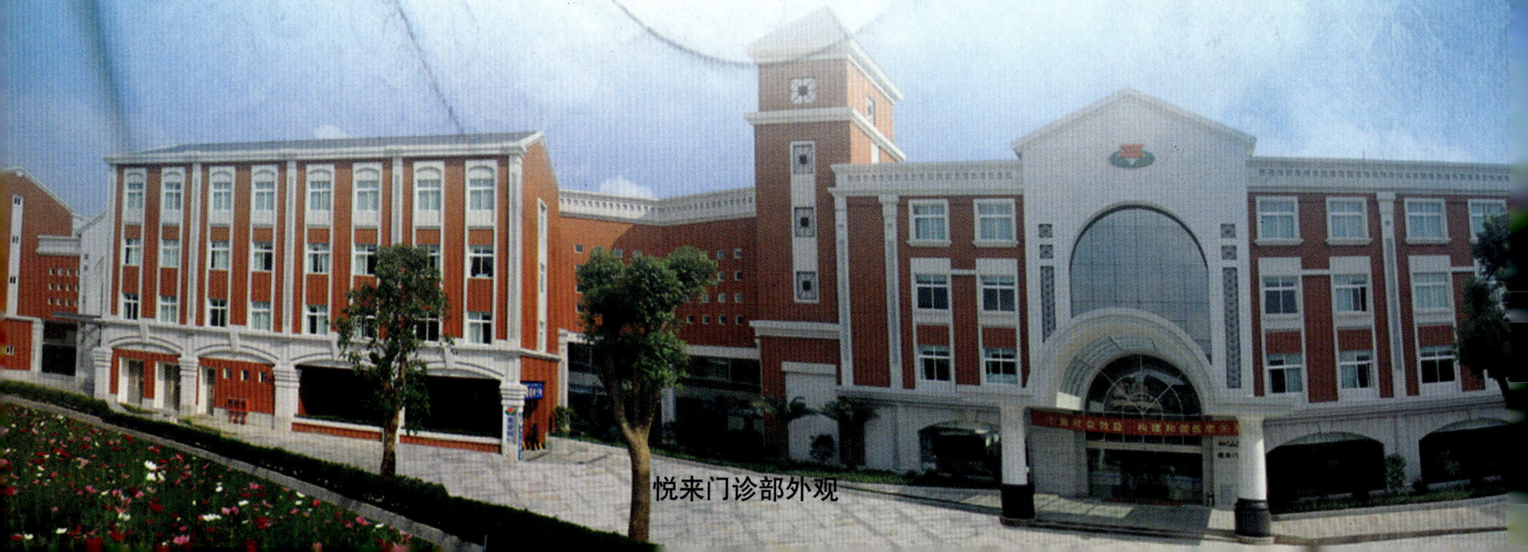

悦来门诊部外观

曹開鏞中醫男科醫院

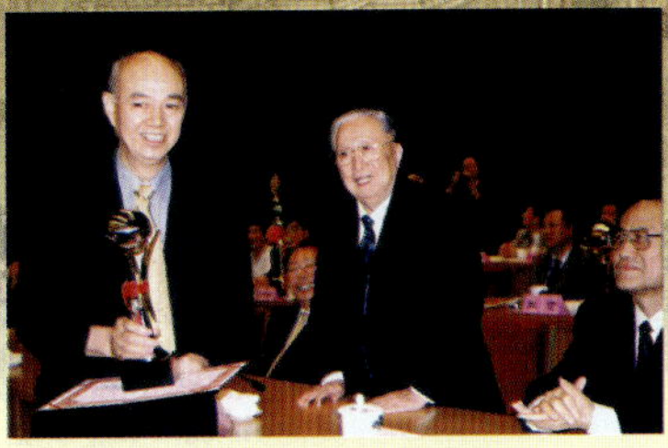

在第二届国际中医男科学术大会上，吴阶平院士为曹开镛教授颁发“发展中医男科特殊贡献”奖

曹开镛中医男科医院拥有众多中医男科专家。有着四十余年从医经验、在男科领域知名度很高的国际中医男科学会委员们济济一堂，在诊疗手段上，开创了中医男科诊疗新纪元。自行开发研制并使用的曹开镛专家诊疗信息系统，以曹教授数十年男科临床经验为核心，将曹教授的经验精髓和传统中医男科治法完美地结合在一起，确保了每位专家与曹开镛教授诊疗思路的一致性和诊疗效果的准确性，真正做到科技手段为先，辨证施治为本。

在治疗用药上，曹开镛中医男科医院二十余种系列中成药系采用现代化生物科学手段，提取中药有效成分，对症治疗不育不孕、前列腺疾病、性功能障碍、男科杂症等各类男科病症。该系列中成药为纯中药制剂，无任何毒副作用，并通过有关专家鉴定和临床验证，疗效显著。

在护理服务上，我们拥有一批高素质、专业化的护理人员。经过十几年的发展，曹开镛中医男科医院已逐步成为集临床、科研、医药、保健品开发为一体，传统医学和现代化高科技相结合的高质量、有特色、现代化的大型专科医院。

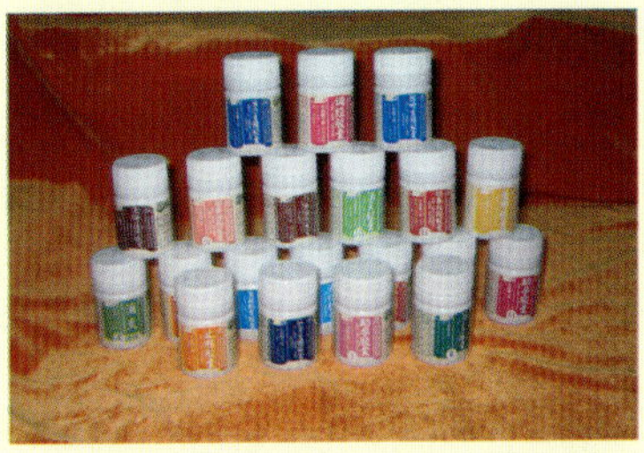

曹开镛教授研制的20余种男科系列药品

天津曹开镛中医男科医院

地　址：天津市河西区解放南路447号　　邮　编：300210
电　话：022-28033001/28317576　　传　真：022-28033006

北京曹开镛中医医院

地　址：北京市朝阳区幸福村中路锦绣园公寓A座105-108室
电　话：010-84533265/84533267　　邮　编：100027

哈尔滨曹开镛中医医院

地　址：哈尔滨市南岗区先锋路286号　　邮　编：150090
电　话：0451-87002890/87002811　　传　真：0451-87002890

众多国际中医男科学会委员，中医男科专家周一至周日全天应诊

网　站：www.doctorcao.com　　E-mail：drcao@doctorcao.com

全国免费咨询电话：8008186188

健康每一位男人　幸福每一个家庭

山东省中医药研究所

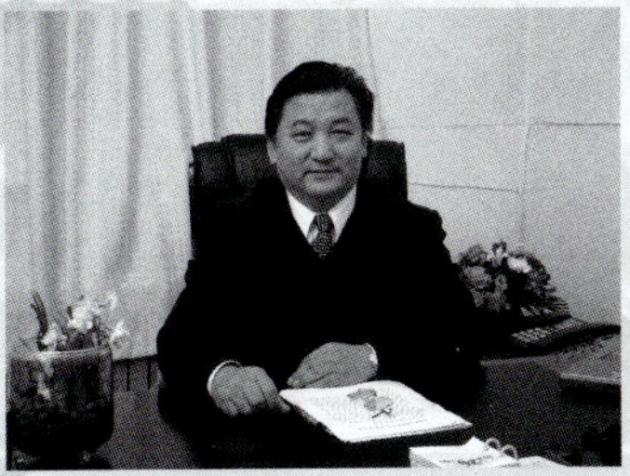

院长　李长华

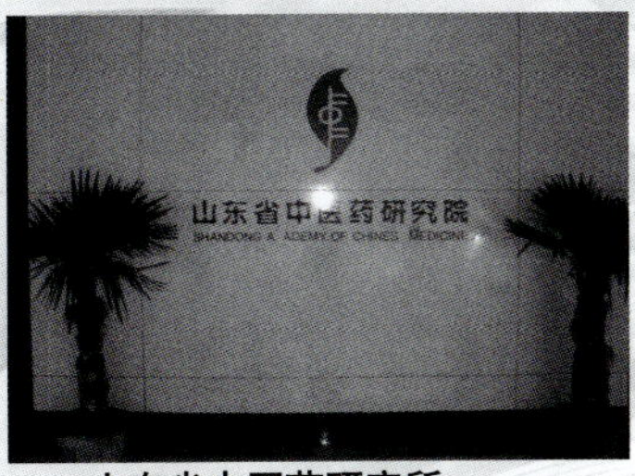

山东省中医药研究所

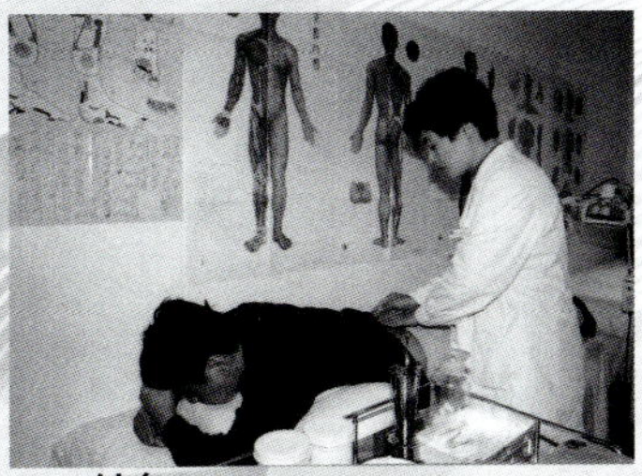

针灸

山东省中医药研究院位于济南市东部，由原山东省中医药研究所和山东省针灸科学研究所于2003年1月18日合并组建而成，隶属于山东省卫生厅，是集科研、临床、开发于一体的非营利性全额事业单位。该院占地面积40多亩，科研医疗办公楼建筑面积2万多平方米；现有在职职工142人，其中专业技术人员占80%，高、中级技术人员88人，省厅级拔尖人才及享受国务院特殊津贴专家16人，国家新药审评委员2人；固定资产2200多万元；下设山东省中医药研究院附属医院、山东省针灸医院2个临床基地，中药化学、中药炮制、中药制剂、中药药理、中药资源开发、动物观察、信息中心、中心实验室、中试基地等多个科室。

山东省中医药研究院是省科技厅一类科研院所，拥有中药制剂、中药药理2个国家三级实验室及省级医药卫生重点学科，1个省级重点实验室（山东省药物载体工程重点实验室），1个厅级重点实验室（中药质量标准规范化研究重点实验室）及符合国家GMP要求的山东省中药研究开发中试基地。“七五”以来，承担上级计划课题180多项，获奖40余项。承担企业委托科研项目300多项，取得新药证书10余项，转让新药20多项。在70年代“青蒿素”研制工作中贡献突出，为青蒿素生产工艺专利持有法人，创造了较大的社会效益和经济效益。到目前，该院科技人员在中药成分提取研究、中药制剂研究、中药质量标准规范化研究、中药品种鉴别及炮制规范化研究、中药药理毒理研究等方面积累了较为丰富的经验。

山东省中医药研究院附属医院和山东省针灸医院为综合医疗卫生机构，设有数个专科专病门诊，有多名专家名医坐诊，拥有先进的医疗及检测设备，对多种常见病、疑难病均有独到的治疗方法，广泛为社会提供健康查体、理疗、针灸、推拿等多种医疗服务。

2004年上海中医工作

【召开2004年上海市中医工作会议】 2004年3月22日，在上海市中西医结合医院召开“2004年上海市中医工作会议”。上海市卫生局局长刘俊出席会议并讲话。会上，上海市卫生局副局长刘国华传达了全国中医药厅局长会议的精神，并总结上海市2003年中医工作，并部署了2004年中医工作。上海市副市长杨晓渡出席会议并作了题为《大力支持中医药事业发展》的重要讲话。

【开展上海市名中医增补工作】 为贯彻落实中央和上海市人才会议精神，继承和发扬中医药学，培养和造就一大批中医药领军人才，形成中医名家不断涌现的氛围和机制，进一步调动和发挥“上海市名中医”的作用，在总结1995年第一批评选工作的基础上，2004年上半年上海市卫生局和上海市人事局制定了《上海市名中医评选条件》、《上海市名中医评选方案》。在评选程序上注重提高透明度，经推荐共申报63名，符合条件的28名进入复审，经专家评审小组无记名投票评选出入选人后，送领导小组审核，经市卫生局和市人事局网上公示，正式发文公布，授予20名“上海市名中医”荣誉称号，并颁发荣誉证书。

【开展《中华人民共和国中医药条例》贯彻实施一周年系列活动】 为了庆祝《中华人民共和国中医药条例》贯彻实施一周年和《上海市发展中医条例》实施六周年，配合国家中医药管理局“关于在全国开展中医药科普宣传周”系列活动的要求，9月25日，上海市卫生局在上海中医药大学附属岳阳中西医结合医院青海路门诊部举行了有50多名“上海市名中医”参加的大型义诊活动。杨晓渡副市长到现场看望慰问了参加义诊的名中医。

10月26日，在上海市中医医院隆重举行“上海市中医药界庆祝《中华人民共和国中医药条例》颁布实施一周年座谈会”，来自全市中医药各专业委员会的专家学者及各区县卫生局有关领导80多人出席会议。

为了更好地宣传《中医药条例》，让更多的人了解中医，开展中医药知识智力竞赛活动。10月18日，来自全市中医、中西医结合医院、复旦大学、同济大学、第二军医大学及部分综合性医院的26支参赛队伍，100多位参赛人员，经过初赛、复赛，龙华医院、长海医院、岳阳中西医结合医院、曙光医院、普陀区中心医院进入电视决赛。宣传周系列活动期间，上海市卫生局印发各种科普宣传资料2万多份（册）。

【开展名老中医学术经验研究工作室创建工作】 根据《上海市中医药事业发展“十五”计划》，2004年上海市卫生局在总结龙华医院、曙光医院等开展此项工作经验的基础上，制定了《上海市名老中医学术经验研究工作室建设方案》和《上海市名老中医学术经验研究工作室建设标准》，经各单位推荐申报，按照审核程序，组织有关专家进行初审、复审，确定张镜人、颜德馨、朱南孙等23位专家为上海市首批名老中医学术经验研究工作室建设项目（其中张镜人、颜德馨、朱南孙为首席名老中医工作室），2004年第三季度开始全面实施。

【施行《上海市中医病证诊疗常规》和《上海市中医病证护理常规》（第二版）】 为了使上海市已实施五年的《上海市中医病证诊疗常规》和《上海市中医病证护理常规》适应国务院新颁布的《医疗事故处理条例》实施后的新形势，推动中医药事业规范化、标准化建设，在广泛听取各方面意见基础上，针对执行五年来发现的问题，对原275种常见病证进行逐条复议、论证和完善，分别新增加87个和76个病证。该常规共11个科别，分病证名、诊断依据、证候分类、治疗方案、疗效评定、注意事项6个部分，除治疗方案外其余均参照国家中医药管理局颁布的《中医病证诊断疗效标准》制定。同时按国家中医药管理局制定的《中医药病证分类编码》所列病证原则进行编码，以便于中医病案的管理，促进中医诊疗和护理质量的提高。

【成立上海市中医医疗质量控制中心】 印发沪卫中医[2004]27号文件《关于成立上海市中医医疗质量控制中心的通知》。该中心受上海市卫生局领导，承担对全市中医医疗质量的管理工作，挂靠单位经招标、专家评审和主管部门审核等程序，中心设置在上海中医药大学附属曙光医院，中心主任沈远东，副主任周华、赵燕燕，设置周期为三年。

【启动上海市中医药服务社区（郊区）示范点创建工作】 在全市范围内选择33个社区卫生服务中心（乡镇卫生院）作为示范点建设单位，经过为期2年的建设工作，争取做到各区县都有示范点建设单位，达到以点带面逐步推进中医药服务社区（郊区）工作，带动各区县中医药事业在社区卫生服务中的整体发展。

【上海市中医紧缺专科临床人才班结业】 为解决上海市中医眼科、耳鼻喉科、皮肤科等紧缺专科人才短缺、断层问题，2002年上海市卫生局制定并实施《上海市中医紧缺专科临床人才培养计划实施方案》。全市共有22名年龄在40岁以下的高年资主治医师以上级的中医医师或具有一定中医基础的西医医师入选该计划。经过系统的理论学习和临床训练，18名学员于2004年6月顺利通过结业考核。

【启动上海市2004年高级西学中研修人才培养计划】 上海市卫生局于2004年制定并启动了《上海市高级西学中研修人才培养计划实施方案》。在全市符合条件的54名申报者中，经过层层筛选，最后有32名同志入选。培养期3年。

【课题与计划】 2004年2月12日，进行国家中医药管理局科研项目的组织和初审工作。上海市共受理申报课题247项，经初审共上报标书172项，最后中标19项（含军队3项），其中基础研究7项，临床研究9项，中药研究3项。

组织国家中医药管理局临床诊疗技术研究项目招标初审和管理工作，上海市共申报30项，立项7项。

4月，组织了多次专家研讨会，就上海市卫生局中医药课题工作征求各学科专家的意见，并制定《上海市卫生局中医药科研基金2004～2005年度课题招标指南》。7月10日，上海市卫生局中医药科研基金课题招标工作正式启动，同时举办了上海市课题招标情况通报会暨电子标书填写培训讲座，全市共有60余家单位百余位人员参加。此次招标共受理项目216项（其中普通课题143项，青年课题40项，重点项目33项）。9月28日，组织专家对104项通过初审的课题进行复审，最后确定64项为立项项目。其中上海市卫生局资助项目39项（临床14项、基础12项、诊疗特色项目5项、药学3项、新药4项、管理1项），青年课题项目13项（临床3项、基础8项、诊疗特色项目1项、管理1项），立项不资助项目12项（临床6项、基础3项、诊疗特色项目1项、药学2项）。

7月～8月，组织专家对2002～2003年度立项的中医药课题开展了中期检查。共考核评估中医药科研基金课题52项，新药开发13项。对3个完成情况欠佳的项目提出整改意见，加强管理；对1项未达到要求的项目，根据专家意见予以撤销。

2005年，重点对1996～2000年经国家中医药管理局和市卫生局立项的历史课题进行清理。通过督促、登记、录入、整理，初步理清了课题完成情况。于10月组织专家对历史课题进行集中验收结题，共申请结题50多项，已通过鉴定9项，验收26项。

【新药研究项目】 组织上海市项目申报国家中医药管理局新药研究专项资助，共3个项目获得资助。继续进行医院制剂新药研发工作，2004年经过筛选，共有4项立项。在上海市卫生局资助的中药新药项目中，有1项国家一类新药项目完成临床前全部研究工作，于3月通过上海市食品药品监督管理局审查，上报国家食品药品监督管理局，申请临床批文。1项国家六类新药项目获国家食品药品监督管理局临床批文，并实现技术转让。

【成立上海市中医药科技服务中心】 2002年成立了上海市中医药科技服务中心（以下简称中心）。2004年6月中心正式运行。中心是上海市卫生局批准成立的，市民政局登记的上海市第一个具有中医药专业服务功能的科技中介机构。它的诞生标志着上海市中医药科技事业从单纯的政府管理模式向政府宏观管理、社会中介组织提供支持服务的模式转变。

根据上海市卫生局部署，中心主要工作是接受市卫生局委托，对中医药科研项目进行全过程管理及相关服务，为中医药科研成果转化提供平台，做好产业化工作，具体工作包括：(1) 为国家中医药管理局和上海市卫生局中医药科研项目招标、中期管理、鉴定、验收等提供服务；(2) 开展国家中医药管理局及上海市中医、中西医结合优秀科研成果推广应用工作；(3) 进行中医药科技成果转化的中介服务；(4) 开展与中医药科研工作有关的培训及其他服务。

局　长：陈志荣　　　　副局长：刘国华

中医处处长：季伟苹

地　址：上海市汉口路223号上海市卫生局中医处　　　　邮　编：200002

电　话：021-63214497　　　　传　真：021-63214497

利川市民族中医院发展探微

4年前，利川市民族中医院一位主治医师申请添置一台价值3万元的心电监护仪，医院开会研究时一致反对，原因是资金紧张。4年后的今天，数字显示：全院新添置设备30多台（套），价值1600多万元，2005年业务收入再上新台阶，涨幅达43%。在收费不断下调、药价不断缩水、竞争不断升级的医疗界，该院年业务收入平均以40%以上的速度递增，4年"四级跳"，着实令人称羡。走过50多年艰难历程的利川市民族中医院，如今已成为全国县（市）级中医事业的一面旗帜。2003年，该院院长何本红荣获"全国百佳优秀医院院长"称号；该院被授予"全国首批医德、医术、信誉百姓三满意示范单位"称号。是什么力量使这所曾奄奄一息的医院焕发生机？

变化，始于职工献计献策

2001年初，该院新的领导班子成立。此时，全院年业务收入仅440万元，职工对医院前景满怀忧虑。新上任的院领导班子审时度势，完善各种规章制度，建立起有责任、有激励、有约束、有活力的运行机制。自此，医院兴土木、添设备、扩规模，并与多家大医院、科研所开展技术合作。在当年召开的职代会上，讨论通过设立医院合理化建议奖，院领导班子发动职工献计献策。于是，由下至上，建议频出：有的提出转变服务方式，组织医护人员到外地学习先进经验；有的提出"亲情护理"，要象对待自己的亲人一样对待患者；有的提出建立医患连心卡，把印着医生电话、科室特色、祝福病人康复痊愈等内容的卡片送到出院患者手中；有的建议成立社区服务小组，为离退休干部、福利院老人义务体检，建立健康档案；有的针对目前医疗行业多发的医疗纠纷现状，建议全院开展医疗质量医疗安全教育活动，狠抓医疗质量，排查医疗隐患，防止医疗纠纷。多项建议很快被采纳，当年11月，院领导先后带领医生、护士等40多人到北京、武汉、成都、重庆等地的医院参观学习，借鉴外地经验。如今，该院的"护理文件"简化了，护士从繁锁的抄、记中解放出来，投入更多的精力做基础护理工作，"把护士还给患者"的情感疗法在这里成为现实；医患连心卡发出后，医患的感情增加了。2003年夏季的一天，一位糖尿病患者出现反常现象，家属在凌晨3点打电话到糖尿病专科医生家里，医院马上组织救治，使患者脱险。2005年的医院管理年活动中，该院在6月举行了医疗质量医疗安全教育月活动，在1个月的医疗安全教育活动中，通过组织学习、查找问题、整改提高3个阶段，全体医务人员对临床、医技各科所实施的各种诊疗、护理方法、措施、医疗隐患、设备隐患、高危区域进行大清查，并开展专题讲座，制定防范措施，使医疗质量、医疗安全管理措施更具前瞻性、规范性、科学性。

合理建议被付诸实践，带来的是职工主人翁意识的增强，配合管理意识逐日增强。该院根据职工建议，在全市范围内选择群众发放惠民卡，凡持此卡的困难群众做CT、彩超、拍片、胃镜、脑超、心电图等检查及电视腹腔镜手术、椎间盘突出胶原酶溶解手术，均可享受不同程度的优惠。据统计，该院每年发放优惠卡3000张，为贫困患者减免医药费用近20万元。该院还实行一日清单制度，公开收费标准、药品价格、监督电话，让病人明明白白看病。

采纳合理化建议，带来的是业务收入大幅攀升，社会效益俱增，2001年～2005年，业务收入从630万元达到2500万元，门诊量从7万余人次发展到15万人次，入出院病人从2453人次发展到7000余人次。从业务数字的跳跃中，我们看到了该院美好的前景。

形象，蕴于人性化服务

当你趋车驶入"3.18"国道利川市境内时，一道亮丽的风景呈现在你的眼前：一块块清新醒目的牌子立在公路边，一面写着"免费接急、危、重住院病人"及联系电话，一面写着"祝您健康"及健康咨询热线电话。2005年7月2日凌晨1时，该院接到急诊电话，汪营乡白洋塘村村民杨某突发脑溢血，医生和护士迅速出发，2小时后，患者被接到医院接受治疗。这是该院2004年9月1日以来第905次免收救护车费和出诊费所抢救的急、危、重住院病人。手术后，专家、医护人员对他精心治疗和护理，院领导也多次去病房看望、安慰他。目前，患者饮食正常，活动自如，脸上露出了笑容。为帮助他度过生活难关，全院200余名医务人员伸出援助之手，慷慨解囊捐款3000余元。

形象是医院生命所系、力量所在。近年来，该院通过人性化的服务模式，医务人员一切以病人为中心，把以人为本的护理理念贯穿于整个护理过程，在病人心中，在社会上树立了良好的形象。出院病人退休教师李长顺写下了十余首赞扬该院医德医风的打油诗，住院40余天的74岁外伤病人向仁界还请来乐队，为该院送去了"妙手回春、医德高尚"的锦旗，离退休慢性病人刘金波更是觉得医护人员胜似儿女，出院回家后还念念不忘每天一个电话，舍不得医护人员。

2003年10月1日，该院启动了以医扶贫工程，对沙溪乡黄泥塘村的1635名村民和团堡镇朱砂屯村、梅家湾村的2100多名村民实行优惠政策，该院规定，凡是属于这3个村的病人来院住院治疗，按住院总费用的30%给予优惠，解决了困难群众"看病难"、"住院难"、被扶贫人员"因病返贫"等问题。2003年5月，朱砂屯村一位姓谭的村民在医院做阑尾炎手术，住院14天顺利出院后，该院按规定优惠了540元。以医扶贫工程实施3年来，共给贫困就诊病人优惠金额达12万余元。

多年来，医务人员已形成了这样一个习惯，病人出院后，1周内打电话询问恢复情况，1个月后寄出医患连心卡慰问病人；2003年冬天，院长何本红到武汉开会，发现所住的房间里没有一份报刊杂志。他顿然想起，医院的病人和家属不是更需要这些东西吗！回到医院后，他立即吩咐办公室为每个病室征订1份《恩施日报》、1份《楚天都市报》、1份医院自办刊物《杏林苑》。这种人性化服务在患者心中刻下了深深烙印。深入利川市民族中医院采访，我们深切地感受到，医院里处处流淌着"视病人如亲人"的暖流。品牌源于特色专科。面对激烈的医疗市场，该院大力实施名医工程，做到院有专科、科攻专病、病有专药。从2001年起，该院以名老中医为学科带头人，建立了胃病、针灸、康复等专科。利川市五中学生周某全身皮肤剥脱，持续高烧，经过多家医院治疗效果不佳，武汉同济、协合医院网上会诊为"继发性腐生葡萄球菌败血症、药物性肝炎、严重肺部感染、剥脱性皮炎"，此病在国内罕见，多家医院宣布救治无望。患者的家属把他送到该院治疗，经彭代谷、王映中等专家用纯中药外敷、内服、灌肠等方法治疗，28天后周某逐渐康复，如今周某已回学校正常学习。

随着社会经济的发展，群众对医疗保健的要求越来越高，利川市民族中医院把中医特色专科建设纳入规范化、科学化、现代化轨道。为加大特色专科宣传，4年来，医院先后购进CT、彩超、全自动生化分析仪、C臂X光机、血液透析治疗仪、骨伤治疗仪等专科必备医疗设备，配备了中药煎药机、薄膜浓缩机、胶囊填装机等制剂设备。2004年7月，该院胃病、针灸推拿、中医骨伤、心血管、肝病5个专科被评为恩施州首批重点中医特色专科。

过去，当地群众患了疑难病症多到外地诊治。如今，利川市及周边地区流传这样一种说法：看病到中医院，价格低，服务好，疑难病症也不怕。去年7月8日，重庆市石柱县一位心血管患者经该院精心治疗康复出院，他感慨地说："跑了这么多的地方，还是被这里的医生治好了！"中医特色专科已成为该院的特色品牌，在专科的建设上该院达到了有经费投入、有政策倾斜、有长远规划、有人才梯队。该院专科年接诊量达8万余人次。

在利川市民族中医院采访了20多名医务人员、近40名患者，一些医务人员动情地说，中医院是我们的家，在这个大家庭里，用人机制、经营体制灵活，能够人尽其才、物尽其用，我们工作起来有劲。与之相应的是众多患者的亲身感受：来到中医院，不但能享受到家人一样的体贴照料，还可以享受到低廉的收费、精湛的医术。

家的感觉，恰恰是利川市民族中医院凝聚力和向心力的体现；家的力量，使这所医院焕发勃勃生机。（郭普东、李丰华、廖 熙）

博宁配合中药治疗63例肿瘤性骨溶解性骨破坏的临床研究

新疆兵团奎屯中医院　杜远升

肿瘤性骨溶解性骨破坏大多由恶性肿瘤骨转移所致，也可以是原发于骨骼的恶性肿瘤，如多发性骨髓瘤等。其中前列腺癌、乳腺癌、甲状腺癌、肺癌等骨转移的发生率较高，而多发性骨髓瘤溶骨性破坏是原发性的，发展速度更快，临床事件更严重。近年来发表了大量有关双磷酸盐制剂治疗肿瘤性骨溶解的报道，但配合中药应用的不多。1997年7月～2001年12月，我们对63例肿瘤性骨溶解性骨破坏患者进行随机对照研究，以比较单用博宁及博宁配合中药补肾活血方对肿瘤性骨溶解性骨破坏骨痛及骨质修复的疗效，现将研究结果报告如下。

骨痛缓解：治疗组30例骨痛患者中，治疗前Ⅱ级骨痛18例，Ⅲ级骨痛12例，治疗后显效8例（26.67%），有效15例（50%），无效7例（23.33%），总有效率76.67%；对照组33例骨痛患者中，治疗前Ⅱ级骨痛20例，Ⅲ级骨痛13例，治疗后显效4例（12.13%），有效16例（48.48%），无效13例（39.39%），总有效率60.61%。骨痛缓解显效时间及持续时间：治疗组30例骨痛患者中，23例疼痛缓解，显效时间2～20天，中位显效时间为5天，全部病例停药后均出现疼痛复发，疼痛持续缓解时间为9～167天，中位缓解期为68天；对照组33例骨痛患者中，20例疼痛缓解，显效时间2～17天，中位显效时间为4天，全部病例停药后均出现疼痛复发，疼痛持续缓解时间为12～114天，中位缓解期为48天。两组比较，显效时间无明显差别，但疼痛中位缓解期有差别。骨质修复：治疗组30例患者中，8周后复查溶骨性病灶完全修复1例，部分修复且病灶缩小大于50%者7例，有效率26.67%；对照组33例患者中，8周后复查溶骨性病灶无完全修复者，部分修复且病灶缩小大于50%者2例，有效率6.06%。经χ^2检验，$P < 0.05$。不良反应：两组病例未出现与博宁治疗明确相关的不良反应，包括恶心、食欲下降、发热、皮疹等。

综上所述，博宁对于肿瘤性溶骨性骨破坏具有良好的治疗作用，能缓解骨痛、促进骨质修复，耐受性好。配合补肾活血方治疗能进一步增强博宁对骨痛的缓解作用、延长缓解时间以及增强博宁的骨质修复作用，有一定的临床应用前景。

内蒙古通辽市中医院

旗帜不变　道路不改　坚持不移地发展祖国中医事业

内蒙古通辽市中医院始建于1978年，是内蒙古自治区百佳医院和示范中医院，是通辽地区唯一一家以中医中药为主体的国家级二级甲等中医院。医院总占地面积为1.6万平方米，其中建筑面积6600平方米，有职工320人，开放病床110张，18个临床科室中以中风病、肛肠病为龙头的中医特色科室共有8个。

多年来，在党的中医政策关怀和指导下，通辽中医人高举中医大旗，通过采取强化医院管理，构建高质量的中医人才体系，营造文明优质服务氛围等“六抓六促”措施，使医院各项事业得到了不断的发展和壮大，提升了利用祖国医学为人民健康服务的能力，走出了一条具有自身特色、具有自身品牌优势的中医强院之路。

一、抓思想观念更新，促工作思路转变，引导职工牢固树立依靠中医做强做大医院的发展理念

随着改革的不断深入，面对越来越激烈的市场竞争，由于中医诊疗“以药养医”的特点，致使医院的利润空间越来越小，使得中医院在发展过程中面临更大的压力。发展中所遇到的困难让人想到了放弃中医。但是，为了发展祖国传统医学事业，领导班子果断决定，高举中医大旗，坚定不移地走中医现代化的强院之路，全力依靠中医提升为人民健康服务的能力。

思路确定之后，医院开始全面引导广大职工摒弃中医落后的观念，培养和鼓舞全院职工相信中医，热爱中医的工作热情和干劲，凝聚全院职工共同为医院的发展献计献策。多年来，医院通过召开中医院理论研讨会、请国内资深中医专家赵步长教授到医院讲学义诊等形式，使职工亲身感受到了中医的魅力，从而增长了对中医事业发展的信心和勇气，形成了发展中医事业的巨大力量，这种力量为中医院发展提供了强大的支持，汇成了中医院发展过程中的特色文化，成为推动中医事业发展的主要动力源泉。

二、抓医院内部管理，促运行机制科学，通过不断改革全面推进医院整体格局的更新和转变

面对医疗市场的竞争，深化医院改革，加强医院管理势在必行。一方面，立足深化医院人事制度改革，促进医院增收。医院全面推行了岗位聘任制，单科结算制、科（护士）长负责制和工作月考核制等制度。另一方面，立足强化医院后勤供应管理促进节支。医院制定了严格的物资购入审批制度、物资采购责任追究制度等，从而全面规范了后勤采购供应工作。同时强化日常管理和监督，最大限度的堵塞管理漏洞和减少浪费，促进节支。

这些管理，使得医院各项工作健康发展，并取得了良好的社会效益和经济效益。近几年来，医院的年业务收入均以10%的速度增长。2003年还首次突破了年收入1000万元的大关。2004年又创新高，达1500万元之多，再次刷新了历史记录。

三、抓品牌专科建设，促医院影响提高，用特色来赢得市场，从而全面提升医院核心竞争力

几年来，医院致力于特色专科建设，确定了“院有专科、科有专病、病有专人、人有专长”的发展目标，从资金、项目、人员和广告宣传等几个方面进行支持，努力打造医院发展的龙头科室。目前，医院内科在治疗心血管疾病方面成果显著，尤其在治疗中风病方面更是独树一帜，享誉通辽，得到了市内外广大患者的肯定。此外，医院的肛肠科、中医骨科、风湿病科、中医儿科等专科在近几年也得到了较好的发展，成为通辽地区颇具影响的品牌科室。

四、抓人才体系建设，促人员结构合理，为医院的长远发展打造一流的技术团队

为了在未来的竞争中取得主动权，医院将人才体系建设纳入到重要内容来抓，高度重视中医药人员的培养，通过采取“送出去”、“引进来”、“压担子内部培养”等方式全力打造高质量的中医人才体系。

一是立足改变人才的单一、片面、静止的知识结构，着眼于目前和未来中医诊疗的发展水平，采取多途径、多层次、多渠道的培训方法，除了派出人员到上级医院进修外，医院还加强了在职职工的继续教育工作，坚持轮流讲课、讲座，聘请外地著名专家作学术报告等方式进行培养，努力提高职工的整体素质，促进人员结构的更新和改善。

二是制定了鼓励职工钻研医疗技术的措施，将医疗技术成果和医疗技术更新与其本人的职务、职称晋升及调资挂钩，促使职工把有限的时间利用到看书和钻研业务上，建设了一支拿得出、叫得响的人才队伍。几年来，医院共培养博士研究生1名，硕士研究生8名，不少人员还多次在全国、省、地级以上刊物上发表论文，多次参加全国性的学术会议。目前，医院已经成为通辽地区中医人才最为密集、中医知识结构层次最高的医疗单位。

五、抓服务质量提高，促医德医风改进，努力打造患者满意放心的健康家园

医院在医疗服务、质量控制和医德医风建设等方面也高度重视，专门成立了纠风办公室和医疗质量控制办公室，确保医院“医疗质量一流、医疗服务优质、医德医风正派”，通过精湛技术、高尚医德和良好服务，赢得患者，赢得市场，赢得竞争。

一是从医疗服务入手，引导职工牢固树立“以病人为中心”的服务理念，坚决杜绝“生、冷、硬、推”现象的发生，杜绝与病人吵骂现象的发生。二是将设备建设和人才成长同步发展，确保诊疗手段的科学化、准确化和无偏差。多年来，医院未发生一起重大医疗事故，临床诊断符合率达95%以上，打造了文明优质服务的黄金环境，得到了患者的普遍好评。

六、抓诊疗环境改善，促整体形象提升，努力为患者营造舒适舒心的诊疗氛围

经过多年努力，医院终于在激烈的竞争中站稳了脚跟。通过争取上级支持和职工集资等方式筹集资金500多万元，计划新建总建筑面积为6000平方米的现代化病房楼，下大决心对医院硬环境进行改善，全力打造患者寻医问药的黄金环境。

成绩只能说明过去，未来的蓝图已经绘就，医院将继续发扬艰苦奋斗、勇于拼搏的创业精神，继续发扬与时俱进、开拓创新的进取精神，争取在以后的工作中为中医事业的发展、为人民群众的健康做出我们新的更大的贡献！

湖北中医药高等专科学校

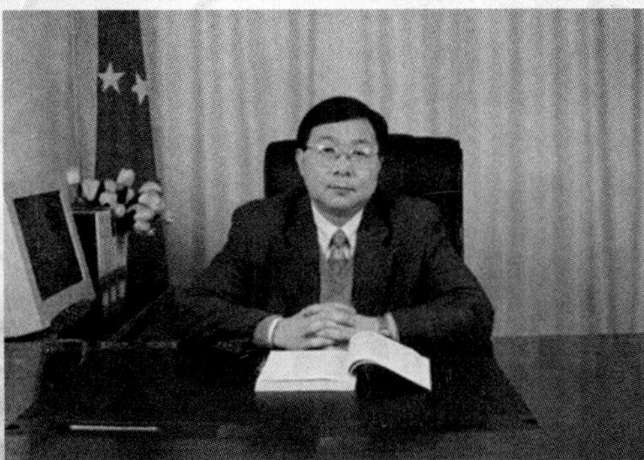

校长　高勇

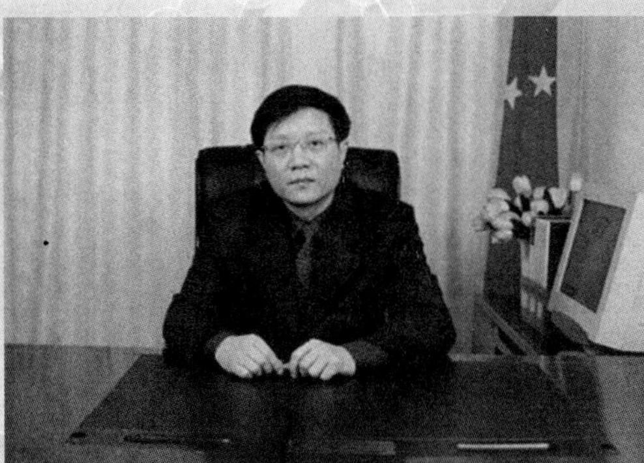

党委书记　邱平

湖北中医药高等专科学校于2002年3月经国家教育部（教发函〔2002〕43号）和湖北省人民政府（鄂政函〔2002〕67号）批准成立，由原湖北省中医药学校（始建于1958年，国家级重点中专、全国重点中医药学校）和原湖北省荆州卫生学校（始建于1953年，国家级重点中专）整体合并建立。学校实行国家中医药管理局、湖北省卫生厅、荆州市人民政府三方共建，以荆州市人民政府为主的管理体制。

2003年6月，经湖北省机构编制委员会（鄂编发〔2003〕26号）和荆州市委机构编制委员会（荆编〔2003〕41号）批准学校为副厅级事业单位，实行以荆州市人民政府管理为主的办学体制，教育教学业务接受省教育厅的指导和管理。

学校本部占地面积800余亩（东、西两个校区，新校区500亩），建筑面积11.63万平方米，固定资产8991万元，教学设备总值1340万元，拥有31个专业实验室，图书馆藏书26万册，建有卫星远程教学中心和校园网。在岗教职工497人，在308名专职教师中，高级职称89人。

学校实行校系两级管理体制，设有公共基础部、医学基础部、中医药系、医疗系、护理系和继续教育部。学校拥有荆州市古城医院和开发区三板桥医院2所附属医院，建有1所省级医学实验动物中心。“湖北省乡村医生培训中心”设在学校，承担着全省乡村医生培训的任务。

学校以医学类教育为主体，突出中医药特色，开设了临床医学、高级护理、高级助产、中医学、中西医结合、中医骨伤科学、针灸推拿学、中药学、口腔医学、医用电子仪器与维护等10个专业，面向全国招生。现有来自全国31个省市区的普通专科学生11817人。

学校在长期的教学实践中，注重基本理论、基础知识、基本技能的“三基”教育，大力开展素质教育和丰富多彩的学生社团活动，促进学生全面发展。50年来培养大中专毕业生4万余人。学校毕业生大多数已成为医疗卫生系统的业务骨干，为服务地方经济做出了突出贡献。

学校办学历史悠久，教学质量较高，成绩显著，多次受到上级部门表彰，曾先后被国家卫生部、教育部、人事部、国家中医药管理局、湖北省委高校工委、省教育厅、省卫生厅、荆州市委、市政府授予“全国卫生系统先进集体”、“全国乡村医生教育先进单位”、“省级文明单位”、“卫生财务管理先进集体”、“省级红旗团委”、“湖北省高校理论学习先进单位”、“市级最佳文明单位”等荣誉称号。

学校学术氛围浓厚，教改科研成果丰硕，教职工年均在各级各类学术刊物上发表论文200篇以上，省级科研课题立项达10项以上，有2项科研项目获国家卫生部、省教育厅奖励。近年来有133名教师主编、参编教材117部，其中有56部为卫生部规划教材。

学校抓住新的发展机遇，以“三个代表”重要思想为指导，继续秉承和发扬“勤奋、严谨、团结、创新”的优良校风，坚持以教学、科研为中心，以继承为基础，以发扬为指导，艰苦创业，勤俭治校，以高昂的工作热情，忘我的敬业精神，团结奋进，为振兴祖国的中医药事业而努力拼搏。

平湖市中医院

平湖市中医院座落于东海之滨，杭州湾畔，距上海、杭州、苏州各1小时路程。目前医院占地27209平方米，建筑面积20000平方米。

医院现有职工318名（其中在编职工223名），卫技人员占80%，在卫技人员中正高级职称人员2人，副高级职称人员19人，中级职称人员80人。

医院科室设置齐全，拥有先进的医疗仪器。

医院专科专病发展迅速。骨伤科是本院的中医特色专科，在本市及周边县（市）享有一定的声誉，目前该科有临床医生14名，其中高级职称4名，中级职称6名，门诊设有4个诊室，病区设床位50张。

中西医结合肾病科是浙江省中医重点专科和嘉兴市首批10个重点学科之一，也是当时全市唯一的县（市）级医院重点学科，运用中西医结合方法治疗慢性肾脏疾病方面在嘉兴市中医系统属领先地位。

坚持科技兴院，加强临床科研。2000年以来，医院科研立项15项，其中嘉兴市级4项，平湖市级11项，有9项通过评审，有8项获奖，其中嘉兴市级4项。鼓励和支持医务人员撰写论文，5年来共发表论文182篇，其中国家级46篇，省级95篇。

总之，二十多年来，特别是医院搬迁6年来，医院加强内涵建设，努力发展专科专病，重视人才培养和人才引进，狠抓基本建设和设备投入，认真搞好行风职业道德建设和深化改革，使医院发生了翻天覆地的变化。2004年，接待门诊病人194030人次，出院病人4258人次，业务总收入5742.4万元，分别比1999年增长73.88%、197.55%和339.76%，固定资产达5516万元。

梨乡明珠

——莱阳市中医医院

莱阳市中医医院始建于1959年，1995年被国家卫生部评为“二级甲等”中医院，1998年被世界卫生组织评为“爱婴医院”，是一所集医疗、保健、康复、教研、急救于一体的实力雄厚的综合性中医医院。

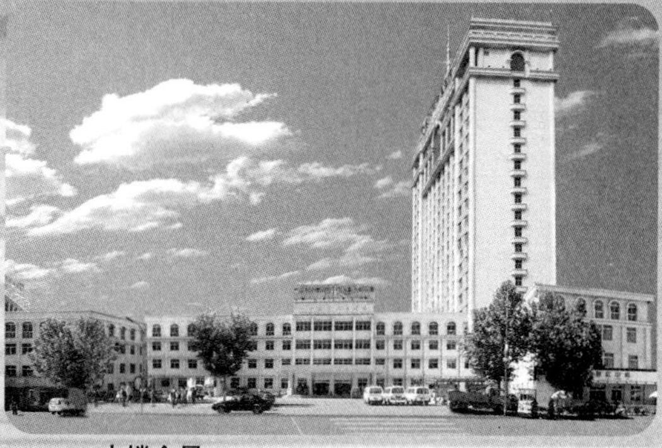

大楼全景

医院位于市区中心，建筑面积38600平方米，固定资产6500余万元，开放床位360张，设有科室42个，其中含18个一级临床科室，4个医技检查科室，4个社区服务站。年门诊总量13万余人次，收治入院病人1万余人次，手术病人3000余例，收入6000余万元。

医院坚持突出“发展”这一主题，高起点、高标准、高科技装备科室。

医院实施科技兴院战略，与上海复旦大学联合组建“上海医科大学莱阳市中医医院心脑血管疾病防治中心”。

医院把推行全方位、多形式的优质文明服务作为精神文明建设的切入点。

医院坚持科学管理，高起点定位，跨越发展，努力打造一所质量高、服务优、有特色的现代化中医院，三大效益更为显著，医院驶向了全面发展的快车道，先后获得了“烟台市先进基层党组织、烟台市中医工作先进集体、莱阳市最佳医院”等荣誉称号，连年被评为“烟台市级文明单位”。

山东中医药高级技工学校

山东中医药高级技工学校于1977年9月建立，直属山东省劳动和社会保障厅管理，为国家级重点技工学校。

学校位于泰安市高新技术开发区，占地380亩，建筑面积90000平方米。开设中药经营、医药经营、中药制剂、建材生产、现代中药技术、现代生物医药、药物制剂技术、药品质量检测技术、食品保健品、针灸推拿等10个专业。学校设有山东中医药大学泰安函授站、山东中医药大学及泰山医学院教学基地、职工中专教育、全日制大专及函授教育和职业技术鉴定，是一所综合性学校，建校以来共为社会培养各类毕业生15000人。

学校师资力量雄厚，现有教师96名，其中高级讲师及高级实习指导教师49人，讲师及一级实习指导教师23人。

学校有先进的多媒体教学系统和实验实习设备，建立了以泰山为依托的泰山药用植物野外实习基地，有中药饮片车间、泰安延生堂药械公司、延生堂药店、五方中西药房等实习基地，同时在全省各地的医药工商企业建立了校外定点实习基地。

学校先后被上级有关部门评为“全国医药教育先进集体”、“山东职业技术培训先进单位”、“山东省技工学校教学质量优秀单位”、“山东省医药行业教育工作先进集体”、“全省技工学校招生先进单位”、“全省职业技能鉴定先进单位”、“山东省劳动和社会保障厅先进集体”、泰安市“文明单位”和“花园式单位”等，多次受到表彰和奖励。

常州市武进中医医院

常州市武进中医医院服务内容：预防保健、内科、外科、妇产科、围产期保健专业、儿童保健、眼科、耳鼻咽喉科、口腔科、皮肤科、肿瘤科、急诊医学科、康复医学科、麻醉科、医学检验科、病理科、医学影像科、中医科（内科、外科、妇产科、儿科、眼科、皮肤科、肛肠科、针灸科、推拿科）、中西医结合科。

单位名称：江苏省常州市武进中医医院　　地　址：江苏省常州市武进湖塘人民西路6号
法人代表：庄德成　　邮　编：213161
电　话：0519-6551490　　传　真：0519-6551490

赵县中医院

赵县中医院是赵县唯一一家中西医结合综合性二级甲等医院，是赵县医保定点医院、消费者信得过单位。医院开放病床150张。现有职工206人，其中专业技术人员173人，副主任医师5人，主治医师27人，执业医师30人。近几年，医院为了提高综合诊治能力，累计投资308万元购置了一批先进的医疗仪器和设备，还投资76万元建成了一批服务设施，增加了服务范围和质量，全方位提升了医院服务等级。医院坚持“以病人为中心，以质量为生命”的办院原则，努力建设“精中通西、中西合璧”的现代化综合性中医院。坚持定期开展业务技术大练兵活动，开展各科业务培训，技术操作竞赛和病历质量评比等活动，使全院医疗质量得到全方位提高。目前，医院各检验科都能在规定的时间内出具报告，择期手术病人术前平均住院时间均控制在72小时之内。各项感染控制指标均能达到标准要求，入出院诊断符合率达到99.8%，无菌手术感染率为零。通过调查，患者及患者家属对医院的满意度均达到99%以上。医院连续4年被市爱国卫生运动委员会授予“市级卫生先进单位”，被赵县县委、赵县人民政府授予“实绩突出单位”等荣誉称号。

法人代表：李素华
地　址：河北省赵县平棘大街066号　　邮　编：051530
电　话：0311-84941932　　传　真：0311-84952309

溧阳市中医院

溧阳市中医院创建于1956年，占地面积11358平方米，建筑面积23000平方米，固定资产总值达9000万元，拥有较完备的先进诊疗设备；现有在编职工380人，拥有高级职称人员35人，中高级职称人员占卫技人员总数的47.6%；开设8个病区，开放床位254张，门诊临床一级科室12个，专科门诊10个，专病门诊13个，下属分院1个，其中中医骨伤科为常州市重点专科，眼科为本市重点专科。医院是全市中医、中药、中西医结合的治疗中心。

医院已具备现代化医院的雏形，中医有特色，西医也一流，技术力量雄厚，在本地区逐步形成具有特色和影响的十大诊疗中心。

1.急救中心：具备抢救急危重症、外伤、中毒、突发性事件等能力，可紧急安装心脏起搏器。

2.断肢再植骨伤治疗中心：常州市重点专科。广泛开展胸椎、腰椎骨折、脱位椎弓根系统复位内固定术、断肢再植、腰椎间盘突出症电脑三维牵引术或髓核摘除术、人工关节置换术、手外伤带蒂植皮术，带蒂皮瓣转移治疗骨外露、钢板外露等各类手术。髋关节置换术获市卫生局科技进步三等奖。

3.颅内血肿治疗中心：开展微创颅内血肿清除术治疗颅脑外伤及重症高血压颅内出血病人，该项技术不开颅、创伤小、风险小、死残率低，开创了脑溢血、脑外伤病人抢救的新局面，获市科技进步二等奖。

4.微创介入治疗中心：能开展食道抗癌化疗支架植入术，肝癌、肺癌、肾癌、直肠癌、胃癌的介入治疗，肺、消化道大出血的介入栓塞治疗，股骨头无菌坏死的介入治疗，经皮切吸腰椎间盘突出髓核摘除术，子宫肌瘤动脉栓塞非手术治疗，动静脉血栓的介入溶栓治疗等。

5.腔镜治疗中心：开展电子腹腔镜胆囊切除，卵巢囊肿切除，支气管镜、膀胱镜、前列腺电切等镜下的诊断与治疗。

6.眼科中心：市重点专科。开展角膜移植，超声乳化治疗白内障，准分子激光治疗近视、远视、散光等。

7.肾病治疗中心：开展血液透析、滤过，肾穿刺活检，动静脉内瘘手术等，中西医治疗慢性肾炎。

8.肿瘤治疗中心：对中晚期恶性肿瘤采用个体化差异性化疗与生物治疗相结合的方法，开展化学治疗、免疫治疗、生物治疗、介入治疗及中医中药治疗。主治肺癌、食管癌、大肠癌、肝癌、胰腺癌、乳腺癌、卵巢癌、宫颈癌、头颈部肿瘤等。

9.口腔病防治中心：全市规模最大的洁牙烤瓷中心，治疗规范。

10.针灸推拿理疗中心：对慢性疼痛、面瘫、肢残等康复有独特的治疗手段和效果。

近几年来，通过引进人才、内部人才培训，医院业务快速发展，社会声誉迅速提高。业务收入连续3年增幅保持全市第一，已从2002年的3200万元发展到2005年的7200万元。医院将更加努力适应社会主义市场经济，开拓进取，遵循“尊重生命，爱我同胞，扬我华魂”的精神，运用中西医结合治疗方法，造福当地百姓。

盘县中医院

盘县中医院始建于1992年，十余年来始终把“以病人为中心，优质服务”作为医院宗旨。医院现已发展成为一所集内科、外科、妇科、儿科、骨伤、针灸、推拿、防疫、科研、教学为一体的中西医结合综合性医院。

盘县中医院现有病床120张，拥有进口B超、电视X光机、高档三维正脊仪、全自动生化分析仪、进口麻醉机、心电监护仪、体外碎石仪、电子胃镜等大型设备。医院现有正式职工104人，其中卫生技术人员94名，副主任医师4名，主治医师21名，医师39名，主管护师1名，护士36名。

医院重视人才培养，不断提高医护技术质量，加强医德医风建设，增强服务意识，实行“救死扶伤”的人道主义精神。

盘县中医院将不断努力，加强自身建设，引进新技术，竭诚为广大患者服务。

吉林省中医药学校

吉林省中医药学校座落在风景秀丽的长白山脚下，位于吉林省白山市内，前身为浑江卫生职工中专，始建于1984年，1987年更名为浑江中医药学校，为普通中等中医药学校，1995年更名为吉林省中医药学校，是吉林省唯一的一所面向全省招生的培养中医药卫生技术人才的普通中等专业学校。学校占地面积70亩，建筑面积3万平方米。学校实行校长负责制的管理体制，有教职工146人，其中有研究生、本科生学历的专任教师93人，有20个教研室，34个实验室，28个教学班，1400名学生。学校设有中医、中药、中西医结合、护理、针灸推拿、口腔、美容、药剂等20个专业，办学层次有中专、“3+2”高职，与高校合办成人专科、本科，并有一个拥有200多张床位的临床附属医院，目前已成为一所集教学、临床、科研为一体的多功能学校。多年来，学校以“精心培养人才，振兴中医药事业”为宗旨，以“培养优秀的中医药人才”为己任，坚持“全面发展，特色办学”的方针，加大了教学设备投入，改善了办学环境，增强了师资队伍，教学质量稳步提高。学校先后通过国家中医药管理局全国中等中医药专业教育建设检查、省教育厅办学水平评估，先后被授予“省精神文明建设先进单位”、“白山市花园式校园”、“省五四红旗团委”、“省文保系统创甲级标兵单位”，1992年被国家中医药管理局列为19所重点装备学校之一，2002年10月被国家中医药管理局列为全国中等中医药学校重点建设学校。

地址：吉林省白山市浑江大街43号　　邮编：134300

电话：0439-3398753（招生办）　　传真：0439-3310170

福建省南平市人民医院

福建省南平市人民医院是一座具有47年历史的综合性中医院，是全国百家示范中医院、二级甲等中医院、省高等医学院校教学基地、省临床药理研究基地、省道路交通事故施救定点医院。福建省中医药剂改中心、南平市中医学会检验分会、中国高血压联盟南平市协作中心均设在该院。

全院编制床位400张，职工476人，其中高级职称人员45人（含中医学院教授3人，副教授10人，享受国务院政府津贴者1人），中级职称人员85人，在读研究生12名。医院设有门诊部及内科、外科、妇产、骨伤、肿瘤、肛肠、五官、蛇伤等10余个临床科室；配备有德国西门子CT、C型臂X光机、日本阿洛卡心（腹）腔镜、关节镜、胸腔镜、胆道镜、前列腺汽化电切镜等大中型医疗设备，总值达2500万元。医院开展了普外、肝胆微创外科、泌尿外科、骨科、妇科微创、肛肠、耳鼻喉、颅脑等大中型手术，是闽北地区一所集医疗、教学、科研、预防和康复于一体的综合性中医医院。中医院中西医、门急诊并举，内、外、妇、儿多学科共同发展，拥有住院病房、医学检验、医学影像、健康管理、药业公司、院内制剂、管理咨询等服务机构，是传统与现代结合、科室齐全、设备先进的综合性中医院。

院　　长：董良瀚

电　　话：0599-8856679　　传　　真：0599-8851809

网　　址：www.nprmyy.com　　电子信箱：main@phn.cn

西藏昌都藏药厂

西藏昌都藏药厂位于誉有“藏药材之乡”的西藏昌都镇内，历史悠久，其历史可追溯到1957年，是在地区人民医院藏医科的基础上发展而来的。西藏昌都藏药厂原名为昌都地区藏医院藏药厂，于1987年正式建厂，属藏医院院办企业，其性质为全民所有制法人企业，注册资金1255万元，注册商标为“仙露”。1997年投资300万元对药厂的生产区进行了扩建，与此同时更名为西藏昌都藏药厂，2002年总投资500万元按国家GMP要求对厂房进行改造，于2003年顺利通过国家GMP认证。

西藏昌都藏药厂是一家集研制、开发、生产、销售为一体的专业藏药生产厂家。现有职工60人，其中专业技术人员38人。目前，药厂按GMP要求设有生产部、质量部、物料部、市场部、财务部和厂办公室6个职能部门，下设十几个业务科室。药厂年产250多个藏药品种，其中国药准字号21种。年生产藏药成品30多吨，产值达1000万元左右。

药厂注册商标为“仙露”，知名度高，尤其在全国的藏药市场中，“仙露”藏药已成为驰名品牌。2003年9月“仙露”商标被评为自治区著名商标，使得“仙露”商标的知名度更高、更广泛。2004年，国家食品药品监督管理局推荐该厂为药品监督质量信誉名优(品牌)企业。

镇安县中医院

镇安县中医院位于镇安县城迎宾路中段，1988年6月经县政府批准成立。1988年8月开始营业，初始有流动资金2.5万元，卫技人员4人。2000年12月，医院向银行贷款150万元建成新院，并被确定为正科级事业单位，编制床位100张。医院现有3200平方米的门诊部、住院部及辅检部大楼各一幢，开设病床60张。医院现有职工68人，其中卫技人员61人，中高级职称人员16人，是该县中医院及中西医结合医、教、研中心及城镇职工医疗保险、人寿医疗保险、新型农村合作医疗住院医疗定点单位。开设内科、外科、妇科、儿科、五官科、中医科等一级临床科室10个，创办中西医结合心血管病、糖尿病、肝病、肛肠、肿瘤化疗、小针刀等二级临床专科8个。装备有美国产尿分析仪、惠普彩色B超、经颅多普勒彩色脑超、200mAX光机、日产全自动血球仪、12导同步心电图、24小时动态心电图(Holter)、胃肠镜、芬兰产全自动酶标仪以及血、尿、骨髓、病理、染色体显微图像分析系统、荧光PCR检验系统等大中型医疗设备40余台（件），资产达到600万元，是建院初期资产的300倍。

医院坚持“德法治院、科技兴院、人才立院、特色强院”的发展战略，以中医药为基础，走中西医结合的发展之路，推动中西医全面发展。作为医院三大骨干科室之一的中西医结合内科，开展心、脑、肝、肾各系统危重症的诊治和慢性疑难病的康复治疗，取得令人瞩目的成绩，并运用中草药和现代溶栓、连续无线心电监护技术，对糖尿病、冠心病、心肌病、肾炎、心包炎、脑梗塞的诊治尤为见长，尤其是肝病专科引进卫生部推广的抗HBV特异性主动免疫疗法，实施西医辨病、中医辨证、中西结合、疏泄保肝的独特技术，治疗肝炎、肝硬化、酒精肝、脂肪肝疗效显著。另一骨干科室骨外科在常规开展四肢骨折内固定及肝、胆、胃、肠、胰腺、肾脏、甲状腺常规手术基础上，对椎板减压、人工髋关节置换、断指再植等疑难疾病配合术后中药康复治疗，疗程短，费用低，恢复好。第三大骨干科室口腔科配备有全电脑牙科综合治疗仪、洁牙机、口腔内窥镜成像系统、进口牙科消毒炉、根管长度测量仪等大中型设备10余台(件)，开展各种牙病防治、镶牙、牙颌面畸形矫治、口腔颌面部良恶性肿瘤手术治疗及化疗，设备和技术在全县处于领先水平。

医院全面致力于提高科学管理水平和医疗服务质量，各科学术水平和医院服务质量稳步提升，使全院诊疗人次和业务收入平均每年以20%的速度增长，受到社会各界好评。2000年被商洛市人劳局、卫生局授予“创佳评差最佳单位”，2002年被商洛市人劳局、卫生局授予“白求恩精神奖”先进集体，2003年商洛市委、市政府授予该院市级“文明单位”，并连续多年被县卫生局授予“卫生工作先进集体”。

法人代表：刘立智

大竹县中医院

大竹县中医院隶属于大竹县卫生局，1980年8月大竹县机构编制委员会批准由大竹县城关镇中医院改建而成，为全民所有制事业单位。1996年10月接收原中国航天工业总公司7328医院，医院规模扩大，1999年建成国家二级甲等中医院，2001年建成省级文明单位。现有编制人员190人，编制病床150张，医院占地面积5.24万m^2，建筑面积3.5万m^2；卫技人员211名，其中高级人才21名，中级人才71名，市名中医3名；有3个门诊部、8个住院病区、5个医技科室和11个职能科室。

该院为全县人民提供中西医医疗、预防、保健、康复、心理服务，系全县中医医、教、研技术指导中心，开设有中西医内科、外科、妇产科、儿科、骨伤科、康复科、肛肠科、心理科、口腔科、眼科、耳鼻喉科、中医妇科、乳腺专科、皮肤科等临床科室及检验科、病理科、放射科、功能科、CT室、电子胃镜室等医技科室，业务科室齐全。

该院坚持“小综合、大专科”的发展模式，突出中医特色，发挥专科优势。骨伤科为省级重点专科，康复科为市级重点专科和省级重点专科建设单位，心理科为省级重点建设项目，五官科、肛肠科、中医妇科、口腔科为县级重点专科。

该院坚持“科技兴院、人才立院、质量建院、特色强院、改革活院、作风护院”的经营理念，以“服务病员、奉献社会”为宗旨，以“诚信、敬业、求实、创新”为院训，以“艰苦创业、团结协作、求真务实、争创一流”为医院精神，制作了院歌、院徽、院旗，编发了院报。医院文化内容丰富。该院系大竹县医疗保险、人寿保险、农村合作医疗及道路交通事故急救定点医院，是达州市唯一的“全省县级中医院发展中心”和“全省县级精品中医医院”建设单位。

该院引进了德国西门子全身CT机、美国百胜AU5彩超机、日本富士能250型电子胃镜、人体信息仪和碎石机等现代高科技大中型医疗设备。

该院是达州市首家国家二级甲等中医院、省级文明单位、四川省卫生系统“讲文明、树新风”先进集体、国际爱婴医院、国家二级档案管理单位、市卫生工作先进单位、市级抗击“非典”先进集体、市级党员先锋工程示范岗、市级青年文明号、市级最佳巾帼文明示范岗、县级园林式单位、县级社会治安综合治理模范单位，建成放心药房，是达州中医学校教学实习医院。2001年推动全县成功创建了全省农村中医工作先进县。

医院各科简介

科别	项目	联系电话
急诊科	各类危急重症急救	6221999
心理科	心理保健、心理测量、心理咨询与治疗、催眠与心理调节、指导临床心理护理	2894999
外科	脑外、胸外、烧伤、肝胆、泌尿、普外	6231293
骨外科	骨伤、骨病、整形、医疗美容	6231090
内二科	神内、儿科、消化、泌尿、血液	6240220
妇产科	妇科、产科、计划生育	6231260
五官科	眼科、耳鼻喉科	6233802
肛肠科	各型痔疮及直肠疾病	6240219
口腔科	各类口腔疾病、镶牙、洁牙、种植牙	6240105
中医妇科	月经病、带下病、胎孕保健、产后病	6240062
放射科	CT、透视、摄片、钡餐、造影	6231262
功能科	彩超、黑白B超、心电图、脑地形图、经颅彩色多普勒、碎石	6231092
检验科	常规、生化、病理、细菌、血液检查	6231261
电子胃镜室	食道、胃、十二指肠炎症、溃疡、肿瘤检查	6240223
皮肤科	尖锐湿疣、腋臭、包皮过长、色斑痣、鸡眼疣、白癜风、湿疹、带状疱疹	2895113 6240219
一门诊	中、西结合内科	6227124
二门诊	中、西结合内科	6231091
院门诊	中、西医结合内科	6240107
麻醉科、手术室	各科手术	6231265
农村合作医疗办公室	农村合作医疗报销工作	6239202
城镇医疗保险办公室	城镇职工医疗保险工作	6235863

地址及电话

总　　院：大竹县竹阳镇竹海东段1178号(大竹县城北门转盘处，原7328医院)　0818-6221803/6221999

分　　院：大竹县竹阳镇竹海西段292号(大竹县车站相邻，原大竹县中医院本部)　0818-6240220/6240209

一门诊部：大竹县竹阳镇中心十字街处　0818-6227124

山东烟台中医药专修学院

单位名称：山东烟台中医药专修学院　　地　　址：山东省莱阳市军民路中段
邮　　编：265232　　电　　话：0535-7188977/2920302/7188395
传　　真：0535-7187810　　法人代表：柳少逸
网　　址：www.bianque.net　　电子信箱：lybianque@163.com

山东烟台中医药专修学院（原莱阳市扁鹊国医学校）始建于1987年，为烟台市社会办学先进单位、山东省优秀民办高校。

学院占地7万平方米，建筑面积8000余平方米，学院配有较齐全的专业图书资料馆、多媒体教室、微机室、语音室、中药标本室、人体解剖标本室、护理示教室、药物制剂室、篮球场和乒乓球室，并设有实训基地3处，实习医院16处，中药栽培基地百余亩，种植药用植物300余种。

目前学院已发展成为基础设施完善，教学设备先进，师资力量雄厚，图书资料齐全，具有本科、专科、中专、短训四种教育层次的医学专业院校。学院有医学、药学、保健、机电四个教育门类，全日制、函授夜大、短期培训三种教育形式，有中医、中西医结合、中药、护理、临床医学、影像、检验、计生技术、预防、麻醉、口腔、机电等十多个专业，在籍学生千余人。

学院有专兼职教师45名，其中高级职称人员30名，占67%；“双师型”教师占40%以上。学校注重学生文化基础课教学和专业实践能力的培养，毕业生合格率100%，当年就业率100%，对口高考录取率100%，烟台市医学类高考“状元”连续4年出自该校。

学院先后与山东省菏泽卫生学校、青岛机械中专、泰山医学院、济宁医学院、潍坊医学院、山东莱阳永康制药有限公司等实现了联合办学，拓展专业设置，增加办学层次，拓宽就业渠道，加大办学力度，并成立了保健按摩师职业技能培训部，为社会培训技术力量发挥了积极作用。

院长柳少逸，中共党员。1969年毕业于山东中医学院，原为中医界知名学者。1987年创办中医教育机构，出任院长。他治学态度严谨，责任心和使命感影响着学院的办学理念和发展。其学术思想由天人相应的系统整体观、形神统一的生命观、太极思维的辨证观组成。他先后多次出国进行学术交流，获得国际医学界的高度评价。他对中国医学有两大杰出贡献：一，根据中医学的内在规律，结合中国数术学中的道论、数论和象论等理论，创建了中国象数医学。1992年中国中医药学会专门召开“中国象数医学研讨会”，肯定他的中国象数医学概念及其以“医道蜒医术蜒医学（狭义）”为核心的理论体系。二，在太极思维辨证的基础上，运用医学系统方法，通过大量的医学实践建立了病机四论体系：老年、退行性疾病的虚损论，功能失调性疾病的枢机论，器质性疾病的气化论，有形痼疾的痰瘀论。该理论体系是对慢性内伤性疾病的发病机理的高度归纳和精炼，是认识和治疗慢性内伤性疾病的思辨纲领。

作为学科带头人，现任中国中医药学会中医药文化研究会理事、山东中医药学会半岛中医药委员会主任委员、山东中医药学会肾病专业委员会委员、山东中医药学会心脑病专业委员会委员、烟台市中医药学会理事等职。先后出版《人癌之战与三十六计》、《少阳之宗》、《中国象数医学概论》、《中国象数医学研究荟萃》、《中医非药物疗法荟萃》、《中医外治法荟萃》、《中医康复疗法荟萃》、《杏苑耕耘录》等医学著作9部，约300万字。有50余篇学术论文在各级杂志上发表交流。

办学近20年来，大批毕业生走出校园造福社会，他们以踏实的理论基础和良好的工作素质赢得了社会好评，为学院树立了良好形象。山东烟台中医药专修学院正沿着正确的道路蓬勃发展！

黑龙江省齐齐哈尔市中医医院

地　　址：黑龙江省齐齐哈尔市铁锋区平安南街机关48号
黑龙江省齐齐哈尔市铁锋区平安南街机关23号（门诊）
黑龙江省齐齐哈尔市铁锋区平安南街机关8号（肝肠分院）
法人代表：陈　宏　　邮政编码：161000
电　　话：0452-2123282/8980000/8923400　　传　　真：0452-2123529
网　　址：www.qszyyy.com　　电子信箱：zyyoffice@126.com

经营与服务内容：齐齐哈尔市中医医院（市第三医院）是国家级示范中医医院暨三级甲等中医医院，是黑龙江省西部地区集中医、中西医结合、预防保健、科研、教学、技术指导、咨询服务为一体的，具有中医特色和优势的现代化大型综合性医院。

江苏省海安针灸推拿学校

江苏省海安针灸推拿学校座落在省级文明城市海安县城内，是经省人民政府批准、全省唯一的一所培养针灸推拿、中医医疗、中医康复保健、中药等专门人才的中医类全日制普通中专学校。

学校创办于1958年，占地62亩，校舍建筑面积3万多平方米。校园绿草如茵，环境怡人。教学楼宽敞明亮，学生公寓、餐厅、礼堂、浴室清洁卫生，在校生1200人。

学校有教职员工109人，其中专任教师61人，主任医师2人，高级讲师9人，中级以上职称人员占80%。先后有15人主编、参编专业书籍14本，并主编了国家“九五”重点大型图书《中国推拿全书》。

学校设有针灸推拿、中医骨伤、中医康复保健、中西医结合、中医医疗、中医护理、中药等7个专业，针灸推拿、中医康复保健、中药为主干专业。同时设有成人高等教育针灸推拿、临床医学、护理学专业（专科、本科）。

针灸推拿专业是培养从事针灸、推拿医疗中级技术人才及康复、保健人才的医学类专业。学生除掌握传统中医基础理论和技术外，还系统掌握现代医学的基本理论和诊断技能，具有熟练运用针灸推拿、中西药物等治疗疾病的能力。毕业后在各级医疗卫生机构从事针灸推拿医疗和康复保健工作。

学校注重教学现代化建设，投资兴建与Internet相联的校园网，拥有微机房和2个多媒体电教室以及各类实验室19个，配有针灸推拿多媒体光感人体经络腧穴模型等现代化教学实验设备；附属医院除具备综合医疗服务能力外，有针灸科、推拿科、男性科等特色科室，为学生职业技能的训练提供了良好的条件。

学校校风严谨，实行全封闭式管理。多年的实践形成了一整套行之有效的管理制度，树立“学会做人、学会生活、学会学习、学会创新”的教育理念，开展丰富多彩的“第二课堂”活动，培养学生“三自管理”能力。教学上遵循现代教育规律，以提高学生未来岗位需求的技能为突破口，在获取各种“第二证书”的同时鼓励学生提高学历层次，全面提高学生的职业能力和就业竞争能力。

学校先后向全省各医疗卫生、社区保健机构输送了3000多名各类专业合格人才，一部分人现已成为市、县级中医医院针灸科、推拿科骨干力量和学科带头人。由于学生基础知识扎实，毕业生中有600多人通过成人高考、自学考试或对口高考取得了大学文凭，其中有6人考取南京中医药大学硕士研究生。88届毕业生马庆林同学取得多项临床科研成果，被收录入《中国现代名医录》。94届毕业生魏利俊同学东渡日本创办了日本奥雄整体（推拿）学院，促进了中国传统推拿的国际交流和发展。

学校坚持按市场需求办学，专业设置贴近医疗、卫生保健市场，突出学生实践能力和创新能力的培养，学生就业率一直保持在98%以上。

地　　址：海安县海安镇新桥东路12号　　邮政编码：226600　　电　　话：0513-8833706
电子邮箱：haztxx@163.com　　网　　址：www.js-tuina.com

河南省南阳市康正医药有限公司

法人代表：邹灵芳
单位名称：河南省南阳市康正医药有限公司
地　　址：河南省南阳市北京大道中段
邮　　编：473000
电　　话：0377-63068018
传　　真：0377-63072188
经营内容：中药材、中药饮片、中成药、西药、医疗器械、输液器

泰州市中医院

泰州市中医院位于泰州市区东侧美丽的东城河畔。医院组建于1959年，现为国家三级甲等中医医院、南京中医药大学附属医院。医院环境优美、设备精良、服务周到、技术精湛，是泰州地区最大的现代化中医院，也是卫生部国际紧急救援中心网络医院、扬州大学医学院的教学医院、江苏省高校教学实习基地。医院多次被泰州市委、市政府和省中医药局评为文明单位。日本、美国、澳大利亚、韩国等国家的医学代表团多次来到泰州市中医院参观、访问和学术交流。

医院占地面积23356平方米，建筑面积2028平方米，医疗用房15755平方米。全院现有在职职工624人，正高职称人员11人，副高职称人员79人，中级职称人员204人，其中省名中医2人，市名中医8人。全院共有12个病区，编制床位400张，目前开放床位300张，涵盖内科、外科、妇产、儿科、骨伤、眼科、耳鼻喉科、口腔、针灸、肛肠、脑病、康复等十余个临床一级科室。现代化手术室可以同时开展多台手术，满足各科不同的手术需求。

鲜明的中医特色和创新的专病专科是泰州市中医院几十年创造和发展起来的品牌。四十多年来，医院始终坚持以中医为主、中西医结合的办院方向，紧紧围绕“名、优、特、新”做文章。在医院的发展史上，全国名老中医、许氏骨伤十九代传人许钜材老先生的“许氏骨科”，善于调理脾胃的省名中医徐汉江老先生，治疗糖尿病颇具心得的省内名中医朱则如老先生以及久负盛名的儿科王继安老先生、妇科张述璜老先生等在苏北里下河地区颇具影响，如今在医院得到了发扬光大。眼科中心是省重点专科，骨伤科、妇产科、脑病诊治中心是市重点专科。精湛的医术，独特的疗效，赢得了泰州及苏北里下河地区乃至全省广大病员的赞誉与信赖。脾胃病、糖尿病、气管炎、肝胆病、中医脑病等三十多个中医专家专科门诊及“癌复康”、“滋泉丸”、“许氏膏药”、“破抗合剂”、“止咳祛痰灵”等百余种几十年来形成的院内独特制剂受到省内外患者的青睐。

2005年6月，泰州市中医院顺利通过省中医药局组织的三级甲等中医院评审验收，被国家中医药管理局确定为国家三级甲等中医医院，医院工作已经步入了快速发展的良性循环轨道。

地　　址：江苏泰州市邑庙街6号　　　邮　　编：225300
电　　话：0523-6222828　　　传　　真：0523-6222828
法　　人：陈园桃

山东省交通医院

山东省交通医院位于济南市无影山中路，始建于1950年，隶属于山东省交通厅，是集医疗、教学、科研、预防为一体规模较大的综合性医院，占地面积5.7万平方米，总建筑面积8万平方米。在职人员536人，高级职称人员72人，中级职称人员256人。医院开放床位360张，设置28个临床、医技科室。固定资产1.2亿元，拥有万元以上医疗设备115台。

每年门诊量19万人次，收治住院病人4600人次。医院实行微机化管理，包括2个大型服务器、光纤网络、近120个微机终端。医院实施“科技兴院，质量建院”的战略方针，形成了“医院有特色、科室有重点、个人有专长”的发展格局。在重视常见病、多发病诊治的同时，着重发展专业特长。山东省交通急救中心、省血栓病防治工程技术研究中心、北京协和医院心血管专家会诊中心、内镜外科治疗中心、介入放射治疗中心、康复中心等特色项目应运而生。近5年，医院的科研课题有69项通过省内外专家鉴定，其中达到国内先进水平的有39项。医院人员发表学术论文680篇，其中国家级292篇。医院的许多特色项目在全省乃至全国达到领先水平。医院在抓特色、抓发展的同时，始终坚持“以病人为中心，以质量为核心”。1994年被省卫生厅授予二级甲等医院，同年被评为国际爱婴医院；1995年被评为济南市文明单位、省直系统文明单位、全省卫生系统先进单位；自1999年以来，连续6年保持了省级文明单位的光荣称号；2003年10月，成为济南市首家通过ISO9001质量管理体系认证的综合性医院。

地　　址：山东省济南市无影山中路12号　　　邮　　编：250031
总机电话：0531-85953277—转各科　　　医疗信息台：1602120
网　　址：www.sdsjtyy.com

贵州省安顺市普定县中医医院（普定县120急救中心）

普定县中医医院成立于1984年，历经20余年，已发展成为一家集医疗、急救、教学、科研为一体，以创伤急救为龙头、中医康复为重点、中西医结合为特色的二级乙等综合性医院。

医院现有正式职工85人，其中副主任医师2名，主治医师7名，主管护师2名，是一支起点高、技术过硬的医疗队伍。医院开设病床120张，分设门诊部和住院部，拥有CT诊断仪、血液净化生物平衡治疗仪、全电脑煎药包装机等大型医疗设备。

1999年9月，普定县120急救中心在该院成立；1999年11月，医院药房获省中医管理局首批命名“放心药房”；2000年12月，全省县级中医院第一台CT机在中医院安装成功，并投入使用，使普定县的医疗诊断水平迈上了一个新的台阶；2001年8月，普定县储血供血中心在中医院成立，极大方便了全县各医疗单位的临床用血，为危急重症患者的抢救赢得了时间；2001年11月，率先在全市成为第一家县级“贵州省医学高等院校临床教学实习基地”；2003年8月，启动“母亲健康快车”和“降消”项目，一定程度上提高了贫困妇女的健康水平；2003年8月，正式运行“天使工程”计算机管理软件系统，提高了医院的管理水平；2004年10月，在安顺市首家引进血液净化生物平衡治疗仪，满足患者就地诊疗的需要；2005年在普定县首家引进无痛分娩设备及技术，为产妇提供了无痛分娩条件。

该院作为普定县120急救中心，承担着各种创伤急救任务。医院每年均派出医务人员到省级以上医院进修相关专业，广泛开展脑外、胸外、骨伤等各种疑难手术。以中西医并重，突出中医特色，为广大患者提供优质的中医药服务，为进一步做好“全国农村中医工作先进县”项目建设起到了带头作用。

医院始终坚持的服务理念和办院宗旨是“一切以病人为中心”、“关爱生命，关注健康”、“以人为本，科技兴院”。

贵阳中医学院第二附属医院

贵阳中医学院第二附属医院位于贵阳市飞山街，占地面积10000平方米，是一所集医疗、教学、科研、康复和预防保健为一体的三级甲等中西医结合医院，是贵州省培养高级中医药和中西医结合人才的重要临床基地。

医院拥有编制病床400张，拥有总价值约4000万元的医疗设备，包括大型螺旋CT、彩超、1000mAX光机、500mA胃肠X线机、进口经颅多普勒、腹腔镜、气压弹道碎石镜、关节镜、全自动生化仪、血透机等，并有完整的教学闭路电视设备和医院网络信息管理系统。

医院1995年通过卫生部“爱婴医院”验收；1997年11月被国家中医药管理局评为“三级甲等中医院”；1998年，与贵阳中医学院实施了“院系合一”的重大改革举措，医院成为中西医结合临床医学二部，包含中西医结合专业及针灸推拿专业；1999年通过贵州省“高等医学院校临床教学基地”评审；同年成为中西医结合医院；2004年2月，荣获人事部、卫生部和国家中医药管理局颁发的“全国卫生系统先进单位”称号。

医院注重人才培养，加大学科建设力度，先后建立了国家级中西医结合重点专科（肺病专科），5个省级中西医结合重点专科（消化内科、泌尿、针灸、肝胆、骨伤），3个院级中西医结合重点专科（内分泌、神经内科、急诊）。医院每年承担研究生、本科、专科及成人教育等不同层次的教学任务，还承担了第一、二批名老中医学术经验继承的培养指导工作。医院现有硕士导师50余名，在读中医、中西医结合各专业研究生50余名。医院每年承担学院各专业学生的临床实习任务，已形成医院确定的小综合大专科、多特色、建一流中西医结合医院的发展框架。

法人代表：凌湘柱

地　　址：贵州省飞山街83号　　　邮　　编：550003

电　　话：0851-5282687　　　传　　真：0851-5283533

北京市石景山区中医医院

石景山区中医医院（八角社区卫生服务中心），位于石景山区八角北路，是一所以中医为主、中西医结合的综合性医院，现为一级甲等综合医院，为北京市医疗保险定点医院，医保病人不用选择，直接到医院就诊就可以报销。

医院设有内科、外科、妇科、儿科、肛肠科、儿保科等26个专业科室、5个职能科室和4个后勤保障科室，拥有住院病床60张。配有西门子彩色超声诊断仪、日立X光胃肠机、激光、电脑中频、光量子等先进检查治疗设备。医院的中医经络治疗、冬病夏治、肛肠、针灸、按摩、中医皮科等特色门诊独具风格。中医皮科有冷冻、经络综合疗法、中药膜导入、痤疮治疗、病损封闭等多种治疗方法。医院可进行真菌、沙眼衣原体及支原体、螨虫、接触性过敏源等化验。

医院下设14个社区卫生服务站，设有中西医门诊，开展预防、治疗、保健、康复、健康教育、计划生育六位一体工作，有针灸、拔罐、理疗、心电图检查、化验等服务项目，开设家庭病床并进行上门服务。

石景山区中医医院注重内涵建设，加强技术交流与合作，重视人才队伍建设，坚持科教兴院、人才兴院的宗旨，坚持以人为本，努力提高医疗水平和服务质量，始终如一的为病人提供方便、快捷、满意的医疗服务。

法　　人：孙力光

单位地址：北京市石景山区中医医院（八角北路）

邮　　编：100043

电　　话：010-68875852

电子信箱：bjsjszzzy@sohu.com

湛江中医学校

1988年3月，湛江中医学校经广东省人民政府批准成立，现为国家级重点中等职业学校、国家中医药管理局局级重点中医药学校、湛江市文明单位、湛江市花园式单位。

学校占地面积126亩，拥有设施完善的教学大楼、图书馆实验综合楼、公寓式学生宿舍楼、学生饭堂大楼。有适应各专业教学的实验室30多个，配备有各种先进的实验仪器设备。建有拥有200多种的中草药的生态植物园。图书馆藏书近13万册。学校设有附属医院。

学校办校历史悠久，拥有一支教学经验丰富、业务能力强、综合素质高的师资队伍。现任教师中，85%以上为本科学历，高级职称占45%，50%以上为双师型教师。学生实习基地有70余个，主要设在广东、广西、海南等地的市（县）级医院，教学质量可靠。毕业生就业率达95%以上，为社会输送了各种卫生专业技术人才10000多人，遍布全省各医疗卫生单位，不少人已成为医疗卫生骨干。他们以素质高、业务能力强受到用人单位和社会的普遍欢迎。

近几年来，学校逐步形成了以全日制中专教育为主，集普通中专、成人中专、成人大专为主的多层次、多形式的办学机制。普通中专开设了中医医疗、中医骨伤、中医护理、中医康复、针灸推拿、妇幼卫生、口腔医学、护理、中医护理等专业。并与广州中医药大学、广东医学院联合办学，大专开办了中医学、护理学、口腔医学（中西医结合）、中西医临床医学、临床医学等专业，同时还开办农村基层卫生技术人员学历培训班。学校现有在校生3000多人。学校办学水平日益提高，有着良好的社会效益。

法　　人：林康球

地　　址：广东省湛江麻章城区瑞平路

电　　话：0759-2705348

电子信箱：zjzyxxbgs@sina.com.cn

单位名称：湛江中医学校

邮　　编：524094

传　　真：0759-3303081

网　　址：www.zjzyxx.com

河南辉县市中医院

近年来，辉县市中医院从人才、技术、设备、培训等环节着手，多策并举，大力推进科技兴院工作，增强了活力和竞争力。

一是抓人才，注重引进人才和梯队建设。每年到中医学院等高等院校招聘优秀毕业生，招聘当地知名专家来院长期出诊；聘请省级专家坐诊、手术等。目前，全院有副高职称以上专家21名，有16人被命名为拔尖或优秀人才。

二是抓技术，注重开展新项目和临床科研。共引进包括湿润暴露疗法、椎体成型术在内的新技术20多项；在全市首家开展了显微外科技术；检验科新开展不孕不育症系列检查项目11项，开展甲状腺等系列检验项目近50项；骨伤科等专科曾先后完成获奖成果14项。

三是抓设备，丰富诊疗手段，提高诊疗效果。在拥有全身CT、彩色B超、电子胃镜、碎石机等设备基础上，今年又投入40多万元，购置了微量元素分析仪、耳鼻喉综合诊断治疗仪、肛肠病治疗仪等设备，总值逾千万。

四是抓培训，注重“送出去”和继续医学教育。去年开始了“学习型医院”建设和学分制管理，今年派往北京、山东等地进修6人，还通过专家讲课、承办学术会等途径提高素质。此外，有14人新报考了成人教育，获得高一级学历，有1人考取了研究生。

急救电话：0373-6255999　　咨询电话：0373-6278279/6278201

监督电话：0373-6291464

南通市良春中医药临床研究所

本所建于1992年11月，是全国首家依托名老中医精湛医术和社会声誉建立的中医药医疗科研机构，由国务院授予“杰出高级专家”称号的全国名老中医朱良春教授任董事长，学术继承人朱琬华主任医师担任所长。国务院研究发展中心于1996年1月授予本所“中华之最”荣誉称号。13年艰苦创业，本所已从初创时租用的几间平房，发展为现在拥有各类用房6000余间、员工40余人的规模，集中医诊疗、新药研发、人才培训为一体，坚持中医中药诊治特色，中医药的使用率达98%。开发出治疗风湿病、肿瘤病等疑难病的20多种医院制剂，凸显“名医、名科、名院”优势。本所诊治病种130余种，每年诊治病人近3万人次，历年被市卫生局、市事业管理协会评为先进集体。著名中医学家邓铁涛、颜德馨教授赞誉为“朱家军”、“生女当如朱琬华”、“中医界的骄傲”，2002年12月2日《中国中医药报》报道“朱良春现象”。

2005年4月，“朱良春学术思想及临证经验研究”已列入“十五”国家科技攻关计划项目——“名老中医临床诊疗经验及传承方法研究”纵向课题，所长朱琬华担当课题组长之一。同月，年近九旬的董事长朱良春获国家中医药管理局无偿献方奖。6月，由本所和广东省中医院发起、承办的“2005全国首届中医药学家学术传承高层论坛”在南通成功举办。主编《名师与高徒》，并已出版，达到承接岐黄薪火，传承中医衣钵的目的。9月，本所推荐的“益肾蠲痹法”治疗风湿病成果被国家中医药管理局列为2005年度7项中医药科技成果推广项目之一。在南通开发区，占地30亩的南通虫类药工程技术研究中心（筹）已经建成。占地70亩的良春中医专科医院预计2008年竣工。

理事姓名：朱琬华　　单位名称：南通市良春中医药临床研究所

地　　址：南通市环西路华威园6号楼　　邮　　编：226001

电　　话：0513-5529628　　传　　真：0513-5525155

网　　址：www.jszic.com　　电子信箱：zwh@jszlc.com

奋进中的山东省中医药研究院

山东省中医药研究院由原山东省中医药研究所和山东省针灸科学研究所于2003年1月18日合并组建而成，隶属于山东省卫生厅，是集科研、临床、开发于一体的全额事业单位。全院占地面积40多亩，科研、医疗、办公楼建筑面积2万多平方米；现有在职职工142人，其中专业技术人员占80%以上，高、中级技术人员88人，省厅级拔尖人才及享受国务院特殊津贴专家16人，国家新药审评委员2人。

该院是省科技厅一类科研院所，拥有中药制剂、中药药理2个国家级三级实验室及省级医药卫生重点学科，1个省科技厅重点实验室（山东省药物载体工程重点实验室），1个省医药卫生重点实验室（中药质量标准规范化研究重点实验室）及符合GMP要求的山东省中药研究开发中试基地。另外还下设山东省中医药研究院附属医院、山东省针灸医院2个临床基地和山东省中医药科技开发交流中心、中医药信息中心和中心实验室。学科设置包括：中药制剂、中药药理、中药化学、中药炮制、中药资源以及脑血管病中医康复、椎间盘综合治疗、糖尿病、针灸减肥、临床心理干预等。

故城县中医院——曹立彬

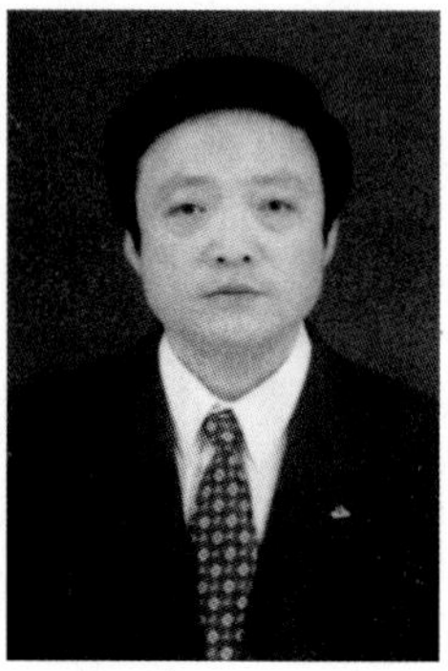

曹立彬，故城县中医院院长兼党支部书记，男，51岁，大学学历，主治医师。历任县医院外科医生、外科主任、副院长。

1999年12月，他临危受命担任现职以来，迎难而上，百折不挠，凭着一身正气和坚忍不拔的进取精神，积极组织，带领全院干部职工锐意改革，顽强拼搏，扎实工作，一步一个脚印，一年一个新台阶。短短5年时间，医院发生了翻天覆地的变化，使一个房屋破旧、设备匮乏、收不抵支、频临倒闭的中医院建成楼房新、设备全、技术精、服务好的全县卫生系统的先进单位，被评为全国二级甲等医院。固定资产由原来的80万元增加到现在的345万元，业务收入连年翻番，5年增长了8倍多，实现了他上任前立下的“1年初见成效，2年大见成效，3～5年彻底改变中医院面貌”的承诺，走出了一条健康、稳步、持续发展的成功之路。

医院连续5年被县卫生局评为卫生系统先进单位，2001年跻身于全市中医院先进行列，2003年代表衡水市参加了全省中医工作年审，为市、县争得了荣誉。曹立彬同志连续5年荣记市、县二等功、三等功，并多次被授予“优秀共产党”、“先进工作者”、“模范工作者”等荣誉称号。2005年10月，又被中华医院管理学会授予“全国县（市）区医院优秀院长”荣誉称号。

河北省中医院——李佃贵

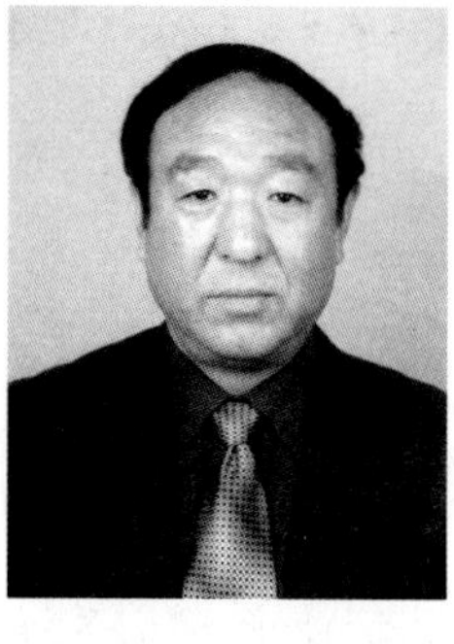

李佃贵，男，汉族，中共党员，1950年8月出生，河北省蔚县涧岔村人。现任河北医科大学党委副书记、副校长（正校级），兼任河北省中医院院长；现为教授、主任医师、博士研究生导师、全国名老中医学术经验继承工作导师；被先后评为全国劳动模范、河北省有突出贡献中青年专家、河北省优秀科技标兵、河北省优秀教师；历任第十届河北省人大代表，第六、七、八届河北省政协委员，第六、七届河北省青联副主席，全国青联常委；任18个国家级、省级学术团体及社会团体副理事长、常务理事，6个国家级、省级杂志的主编、副主编、编委。

他从事医疗、教学、科研工作近40年，尤其在中医胃肠病、肝胆病研究方面造诣颇深，理论建树独特，疗效显著，在全国处于领先地位。先后主研了国家级、省级、市级科研项目20余项，获省、市科技进步奖10余项。在国内外发表高水平论文60余篇，编撰医学专著10余部，主编卫生部大专院校规划教材及国家中医职业医师考试教材8部。他撰写的《中华外科麻醉术的创始人—华佗族（国）籍的考辨》一文在国际上产生了广泛的影响，有力地驳斥了国外一些人所谓“华佗不是中国人”的谬论。

新疆生产建设兵团奎屯中医院——杜远升

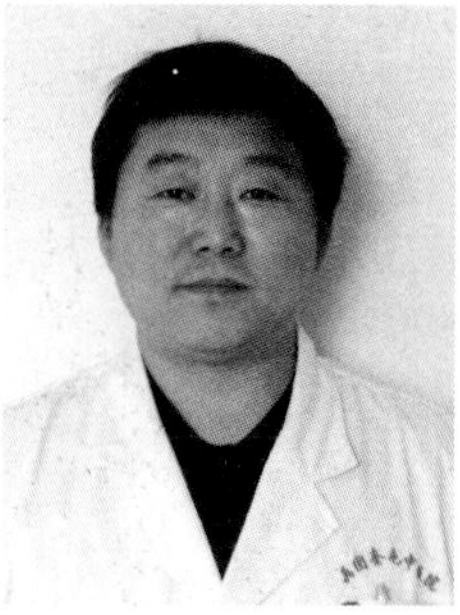

杜远升副主任医师，1991年毕业于河南中医学院临床系，学士学位。毕业后在新疆中医学院针灸系任教。1995年调入兵团奎屯医院筹建中医科。1997年中共中央党校政法专业本科毕业。2004年北京师范大学医院管理研究生毕业。2002～2003年在中国中医研究院西苑医院进修肿瘤病的临床综合治疗。2003年3月参加卫生部举办的全国中西部地区院长培训班。2003年4月开始着手筹建兵团奎屯中医院的具体工作，任兵团奎屯中医院筹建办主任。2004年2月，任兵团奎屯中医院医护部主任，兼任肿瘤科主任。

目前除了医疗行政管理工作以外，主要从事实体肿瘤的临床与实验研究。现正致力于中医药治疗骨转移癌的系统评价、中医药提高晚期肺癌、胃癌及食道癌、乳腺癌的生存期和生存质量的临床研究。

国内一级杂志发表文章2篇，二级杂志发表文章4篇，出版专著2部（任副主编）。现任职如下：

1994年参加中国针灸协会；

1999年参加奎屯市外语翻译协会；

2002年成为中国抗癌协会临床肿瘤协作中心（CSCO）会员；

2004年任中国抗癌协会新疆分会化疗专业委员会委员。

擅治各系统恶性肿瘤，对中西医治疗时机把握准确，运用纯中医治疗早期肿瘤术后抗转移复发有很好的疗效，能结合国际最新化疗方法进行中西医结合治疗，中医治疗对自身免疫性疾病、血小板减少及增多症有很好疗效。此外，运用中西医结合诊治各种中医杂病、心血管疾病及脑血管病后遗症有较丰富的临床经验。

赵县中医院——李素华

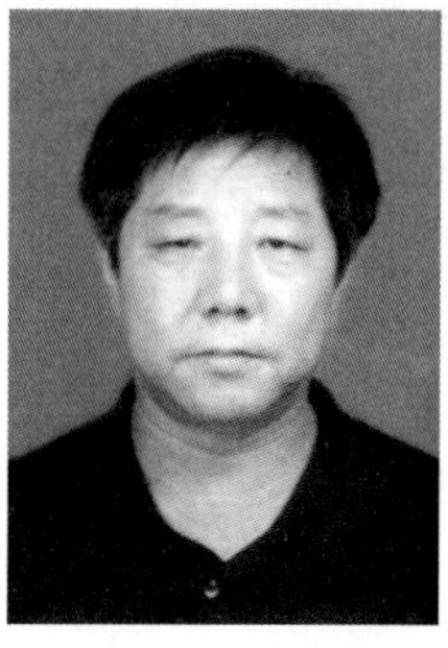

李素华，男，生于1955年，1982年毕业于河北医学院医学系，医学学士学位，副主任医师，中共党员，赵县政协委员。1987年任赵县人民医院内科主任；1996年任赵县人民医院副院长；2002年4月经赵县三家县级医院中层以上干部民主选举成为赵县中医院院长。李素华同志忠于党的卫生事业，有坚定的理想信念，践行“三代个表”重要思想。几年来，为了提高医院的整体素质，投资308万元购置了一批科技含量高的医疗器械和设备，投资76万元进行了基础设施建设，使医疗服务质量大大提升，优化了医院环境。他不惜重金培养人才，每年投入6万多元进修费，选派人员进修空白高尖难技术项目。该同志勤奋好学、知识渊博，在国家级杂志上发表论文7篇、省级杂志上发表论文2篇。他医德高尚，视患者如亲人，视同事如弟兄。医院各项指标年年创新，业务收入连年增长。李素华同志被市委、市政府授予“优秀知识分子”、“卫生工作先进个人”、“优秀共产党员”、“县管专业技术拔尖人才”、“市级文明标兵”、“优秀人民公仆”。他出色的管理才能、精湛的医疗技术和全心全意为患者服务的高尚道德情操，赢得了全院乃至全县人民的拥戴，为医院的发展做出了突出贡献。

成都中医药大学附属医院——罗才贵

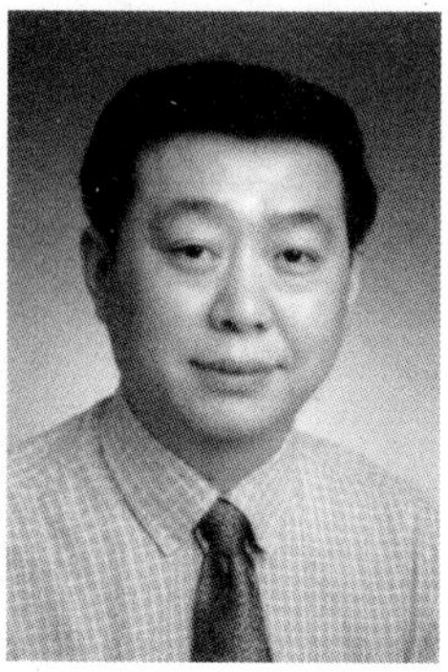

罗才贵，男，52岁，中共党员，现任成都中医药大学副校长、成都中医药大学附属医院院长、四川省中医院院长、临床医学院院长、党委书记、临床研究所所长，主任医师、教授、博士生导师、四川省首届名中医、优秀中青年专家，享受国务院特殊津贴，兼任中华医学会成都分会管理委员会委员、中华医学会成都分会理事、中华医学会成都针灸学会推拿专业委员会主任、全国高等中医药院校临床教育副理事、成都市医院管理委员会副主任、四川省城市医院管理委员会副主任、四川省针灸学会副理事、四川省名中医、四川省科学技术顾问、四川省中医药管理局中医工作专家咨询委员会委员。

罗才贵毕业于成都中医药大学医学系，留校任医学系骨伤教研室教师并在附属医院从事骨科临床工作。他从医20余年，博览医书，崇尚实践，主张医疗、教学、科研相结合，在继承的基础上不断开拓创新。擅长推拿针灸、中西医结合骨伤，借鉴中医、针灸、骨伤理论，结合推拿按摩手法，强调局部与整体、内治与外治兼顾，荟萃隋唐以来的手法精华，总结名老中医经验，推拿手法娴熟，技巧独特，自成体系，对腰椎间盘脱出症、腰腿痛、颈椎病、骨与关节损伤、软组织损伤的治疗有深入的研究，临床疗效显著。1983年选派赴阿联酋从事医疗工作2年，并担任酋长的医疗保健工作，1991年至今分别担任中央领导人和省、市领导人的保健工作。1994年1月由卫生部、外交部选派赴南非为曼德拉总统担任医疗保健工作，为中南建交做出了贡献。

近期出版著作《推拿手法学》、《推拿治法学》等7部，参研国家级、省级课题8项。

东阳市孙氏本草中医药研究所——孙传正

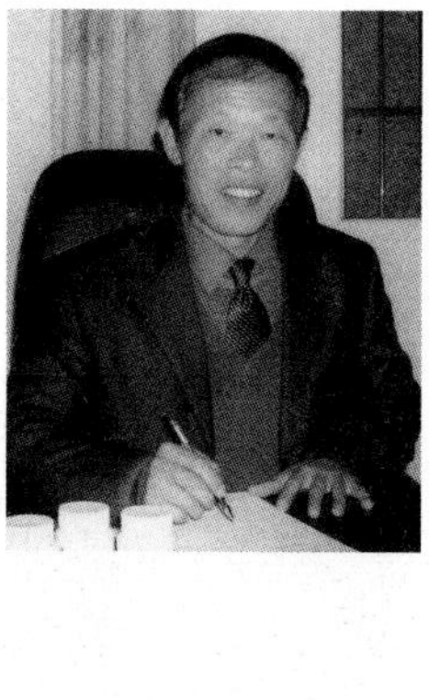

东阳市孙氏本草中医药研究所注册于2003年9月，其前身为世界医药研究中心本草艾滋病研究所，所长孙传正。该研究所主要从事中医基础理论及中药新药的研究与开发，为国家医药采购资质合格生产单位、合格经营单位，其主导产品"艾立康"、"脑醒宝"胶囊已被编入由国家卫生部主编的《中国医疗救治体系装备物资汇集》一书。

孙传正，男，汉族，1946年10月出生，浙江义乌人，毕业于齐鲁中医函授大学与北京万寿山中医药科学研究院，现为中华中医药学会会员、中华名医协会理事、国际卫生医学研究院博士、教授。他三十年如一日，致力于中医医古文和疑难病研究，主攻人类大脑优化、肿瘤、肝病、艾滋病、中药美白、药物滥用依赖治疗（戒毒）等，注重理论创新与实践检验相结合，荣获"华夏医魂"全国百名优秀人物奖、国际医学发展终身成就奖、共和国改革英模荣誉金奖。

地　　址：东阳市人民路203号（药监局内）
电　　话：0579-5088890/6690181　　传　　真：0579-5085390/6690082
网　　址：www.zjsunshi.com　　电子邮箱：sunchuanzheng@hotmail.com

溧阳市中医院——潘荣华

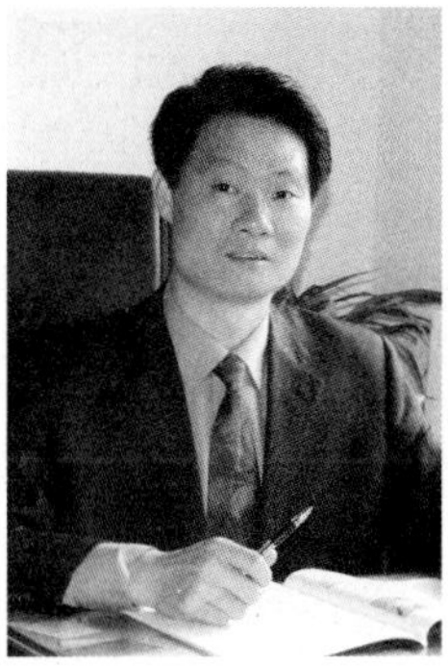

1964年11月生；

1985年毕业于苏州医学院医疗系，医学管理硕士研究生在读；

2001年任江苏省溧阳市人民医院副院长；

2003年任江苏省溧阳市中医院院长；

现任主任医师，享受市政府津贴，获全国“五一”劳动奖章，被评为市杰出贡献科技人才。

江苏省海安针灸推拿学校——吉传旺

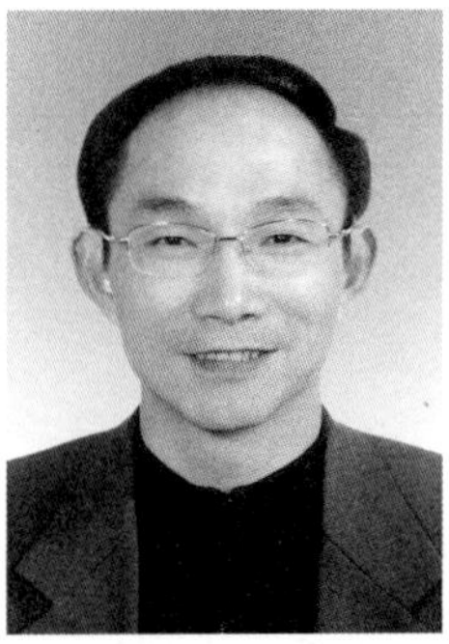

吉传旺，副校长，全国中等中医药规划教材建设指导委员会委员，江苏省中医学会中医教育委员会委员。从事中等医学职业教育20年，近年为针灸推拿学校专业建设倾注大量心血，提出了加强模块综合化课程建设，综合了部分课程，探索目标教学模式，加强能力培养，尤其是推拿手法的训练，对大幅度提高学生技能起到了很好的作用。在办学思路上，开展多层次教学，除开办普通中专学历教育外，还开办了南京中医药大学函授大专班、南通医学院夜大班、南通医学院成人脱产班等多种班级，开拓了职业中专、成人教育、高职教育等多种办学渠道。在教学科研方面，着重于推拿手法研究，主编了《中国推拿全书》和《实用临床针灸推拿学》两部针灸推拿大型图书，《中国推拿全书》为“九五”国家重点图书，同时参加统编教材《推拿学》编写；在教学管理方面，较早推行教师工作量制，后勤较早实行经费切块包干，企业化管理，促进了学校发展。由于成绩突出，县政府曾给予两次记功奖励，1998年被评为“优秀知识分子”，2003年被评为“市优秀教育工作者”，2004年被评为“省优秀教育工作者”。

荣昌县中医院——雷建

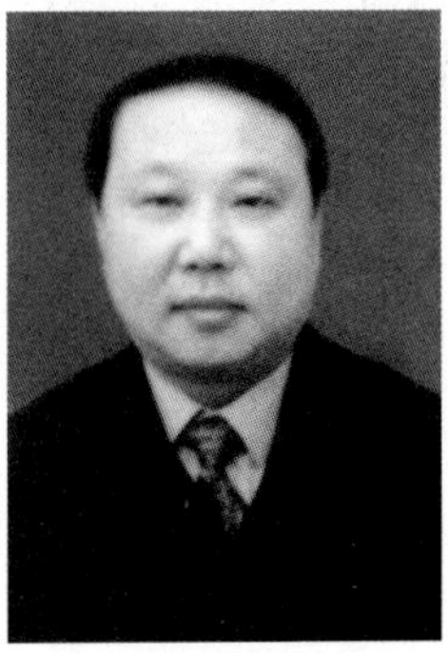

雷建，男，中共党员，1961年1月生，荣昌县中医院党委书记、院长。1982年9月～1984年8月，在荣昌县安富中心卫生院从事临床医疗工作；1984年9月～2001年2月，在荣昌县人民医院任临床医生；2001年3月～2003年7月，任荣昌县广顾镇卫生院院长；2003年8月至今，任荣昌县中医院党委书记、院长。2001年～2004年，连续被评为荣昌县优秀共产党员；2004年被荣昌县直机关党委评为荣昌县优秀党务工作者。

石家庄傅山中医肿瘤医院——易南勋

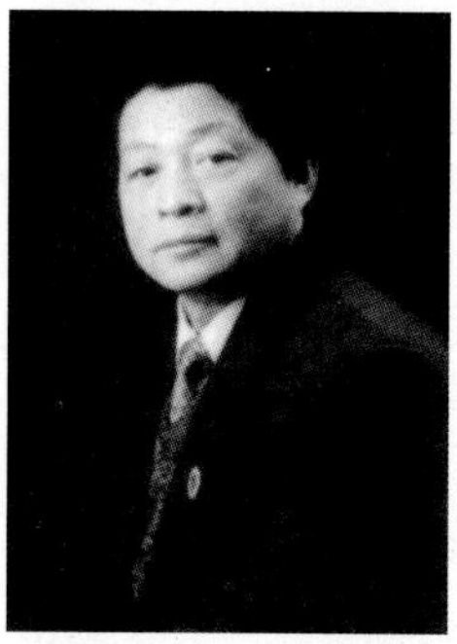

易南勋，男，1946年出生于湖南益阳的中医世家。现为主任中医师，著名中医肿瘤专家，曾任原中央首长王首道将军的特邀保健医师。石家庄市第10届人大代表；现任石家庄傅山中医肿瘤医院院长，兼任河北省中西医结合肿瘤专业委员会副主任委员、石家庄协和抗癌止痛研究所所长、鹿泉市人大常委。他自上世纪80年代就致力于中医治疗肿瘤的研究工作，在肿瘤的认识和治疗上颇有建树，多年来形成了独特的治癌理论。他把中医药学与现代分子细胞学原理相结合，开创了“一分为三，定性治癌”的治癌观，并率先提出“富营养致病”新学说和“靶向效应，饿死癌细胞”的治癌方法。先后发表论文10篇，获有关部门各类奖项30多种，其中《我的中药治癌观及临床显效30例》多次获得国家级论文评比一等奖。他运用集微生物学、中医药学、营养学为一体的论治思想，成功地研制出傅山系列抗肿瘤中药制剂。经河北省医科学院急毒、长毒、药效学、免疫和体外细胞培养试验验证，结论为：该药有明显的抗癌作用，无任何毒副作用，并可显著提高细胞免疫功能。从根本上解决了传统医学治癌过程中产生的“扶正邪更盛、祛邪正亦衰”的矛盾。该药物不仅获得了国家发明专利及河北省优秀发明奖，而且经香港卫生署检验合格后已批准上市，是理想的广谱抗癌中药。1994年易南勋创办了石家庄傅山中医肿瘤医院。该院是一所以中医治疗肿瘤和疑难病症为主，集医疗、科研、预防、制剂为一体的大型现代化特色专科医院。自建院以来已治疗早、中、晚期各类肿瘤患者数万名，使众多癌病患者重获新生。

电　话：0311-83980150/83980151
地　址：河北省石家庄市鹿泉高新区龙泉东路287号
邮　编：050200

重庆医科大学中医药学院——曹文富

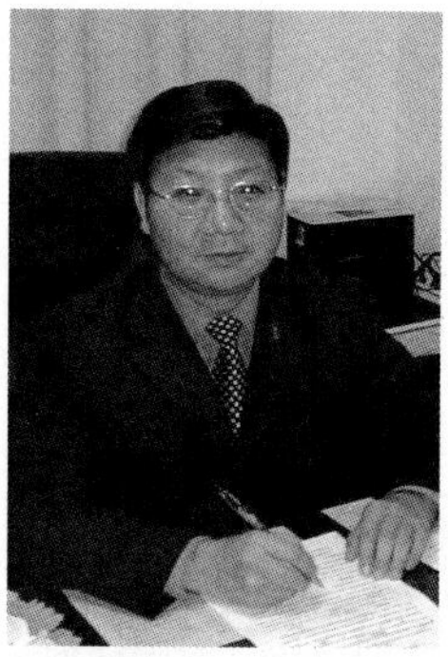

曹文富，1962年生，四川省盐边县人，教授，主任医师，医学博士，硕士生导师，重庆市名中医，重庆医科大学中医药学院院长。1981年7月参加工作。大学毕业于成都中医药大学医学系，硕士研究生毕业于重庆医科大学内科学（肾脏病）专业，博士研究生毕业于重庆医科大学内科学（内分泌代谢病）专业。现任卫生部全国中医药高职高专教材建设指导委员会副主任委员，中国中西医结合学会基础理论研究专业委员会委员，重庆市中西医结合学会肾脏病专业委员会、糖尿病专业委员会、风湿病专业委员会副主任委员，《实用中医药杂志》编委会副主任，重庆市医疗技术事故鉴定专家。从事中西医结合内科医疗工作25年，临床经验丰富。主持和参与省部级科研课题9项，其中获重庆市科技进步二等奖和三等奖课题各1项，获重庆市卫生局科技进步三等奖1项，获国家食品药品监督管理局新药证书课题4项，发表科技论文51篇。

电　话:023-68422183
传　真:023-68422183
地　址:重庆市九龙坡区西郊支路18号
邮　编:400050
电子信箱:zhongyixy@163.com
人才引进联系电话:023-68409907
招生咨询电话:023-68423727/89085687
研究生招生咨询电话:023-68485368

靖江市中医院——吴芳

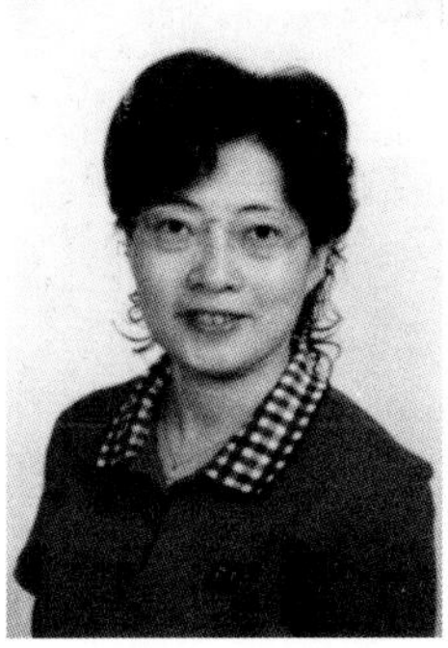

吴芳，女，1962年4月出生，1983年毕业于南京医科大学，中共党员，靖江市政协委员。现任靖江市卫生局副局长、靖江市中医院院长。曾获江苏省农村中医工作先进个人称号。

上任伊始，吴局长便着手在人事制度上进行改革。一是在职人员实行全员人事代理制度，重新签订聘用合同。二是医院新进人员，根据工作需要，采取公开招聘、择优录用等方式聘用。三是中层干部竞聘按照党管干部的原则，坚持民主集中制，通过公开、公平、公正、择优的竞聘方式，组建了一支适应基本现代化医院建设和发展需要的、充满生机和活力的管理队伍。

其次是发掘人才，培养人才，合理使用人才。吴局长深知人才的重要性，一上任她就着手建立医院内部人才部，把工作经验丰富、解决实际问题能力突出、组织管理能力强的人员尽纳其中。同时在政策上给予倾斜：一是投资培养，二是给他们提供一片施展才能的天空，三是提高经济分配待遇。

在分配制度上完善了科室成本核算方案，加大了向临床一线和重要岗位倾斜的力度，着重体现了绩效优先、按劳分配、兼顾公平的原则，极大地调动了全院职工的积极性。

医院形象关系到医院的兴盛和发展。吴局长重塑医院形象，包括医院环境、就医条件、服务态度、服务项目等。服务理念更新，医生、护士“一切为了病人”，行政、后勤还要“一切为了临床”。医院的宣传工作更是活跃，宣传力度进一步加强。投资3000万元建造的一幢门诊综合大楼即将竣工投入使用。

科学技术是第一发展力。吴局长加强重点专科建设，投资上千万元的先进医疗设备迅速到位，这些既为病人得以快捷准确地获取诊断提供了保障，又为医院投入激烈的市场竞争增强了实力。

在吴局长的带领下，靖江市中医院成为本市卫生事业改革的一面旗帜，社会效益与经济效益都较以往有很大的增长。

新疆巴州蒙医院库尔勒分院——哈希巴特尔

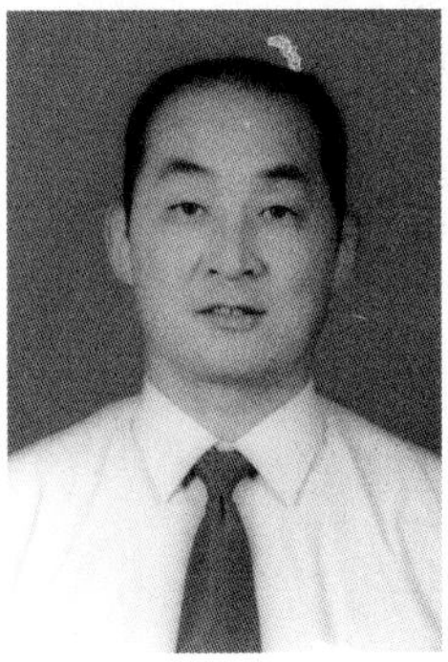

哈希巴特尔，男，蒙古族，40岁，新疆巴州蒙医院库尔勒分院院长，蒙中医副主任医师，党员。1987年毕业于新疆中医学院，曾先后在北京中医药大学“疼痛新疗法学习班”及中国传统“针刀学习班”进修，并在中国中医研究院“高级针灸进修班”学习。随着临床经验的不断丰富，对治疗风湿、类风湿、心脑血管疾病、消化系统疾病、肾病、男科泌尿系统等疾病有一定的建树。著有论文《蒙西医结合前列腺按摩治疗慢性前列腺炎》，《蒙西医结合治疗肾病综合征的经验》等。在分院发展过程中，作为分院院长，哈希巴特尔注重将教学、科研与临床相结合共同发展，在蒙医药的开发研制方面做出了一定贡献。分院建立以来的短短5年时间里，他所负责的蒙药科研项目小组曾先后3次向新疆维吾尔自治区科委及新疆巴音郭楞蒙古自治州科委上报蒙药的开发研制项目，并于2004年向国家中医药管理局申报1个蒙药项目，哈希巴特尔是以上项目主要负责人。另有1个项目“库尔勒香梨粉”获国家专利局初步审查通过，目前正进入实质性审查阶段。

在哈希巴特尔的领导下，新疆巴州蒙医院库尔勒分院已发展成一家集蒙、中、西医为一体的综合性的二级医院，今后医院的发展前景将越来越开阔。

吉林省中医中药研究院——周建民

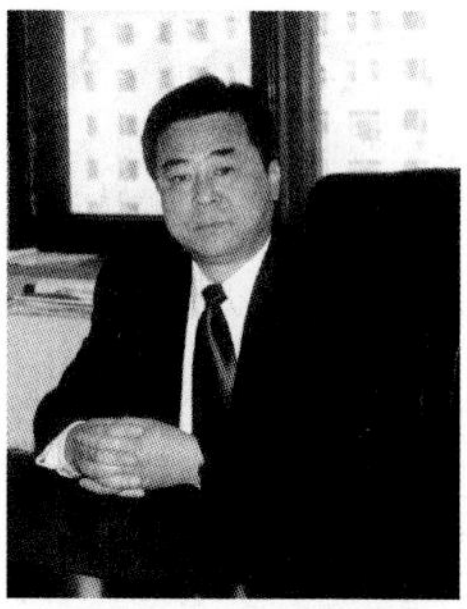

周建民，男，49岁，主任医师、教授，1982年毕业于长春中医学院中医专业，现任吉林省中医中药研究院院长，中华中医药学会理事，中国中医药报编委，中国药科大学天然药物杂志编委，吉林省中医医院管理学会副主任委员，吉林省医学工程学会常务理事，吉林省卫生经济学会常务理事，吉林省中医继续教育委员，吉林省医师协会委员，长春市中医学会副理事长、享受国务院特殊津贴专家，国家食品药品监督管理局保健食品审评专家，吉林省中医药学会副会长、秘书长，吉林省中西医结合学会副会长，吉林省药品监督管理学会副会长，吉林省药品再评价协会副会长，吉林省中医院管理委员会副主任委员。

在从事临床及科研工作的同时，积极总结自己的经验，撰写论文30余篇发表在国家级、省级杂志上，主编著作18部，副主编著作15部，参编著作10部。

根据自己多年的临床经验，研制出“前列宝颗粒剂”，于1999年获得了吉林省科技进步四等奖，“三七叶总皂甙的制备工艺及生理活性研究”获2004年省科技进步二等奖；“中药复方二类新药——心痛宁胶囊的研制”获2005年省科技进步二等奖第一名；“蟾酥药理作用的物质基础及应用研究”获2005年省科技进步二等奖第二名。另有8项参研课题获奖或通过成果鉴定，5项在研项目中，省科技厅重大项目1项，国家级项目2项。几年来，获转让费500余万元。

2003年度被评为“吉林省系统防治非典型肺炎工作先进个人”及“全省中医医疗机构优秀院长”。2004年度被市卫生局评为“十佳公仆”、吉林省享受政府特殊津贴人员。2005年获“五·一”劳动奖章。

新疆医科大学——周铭心

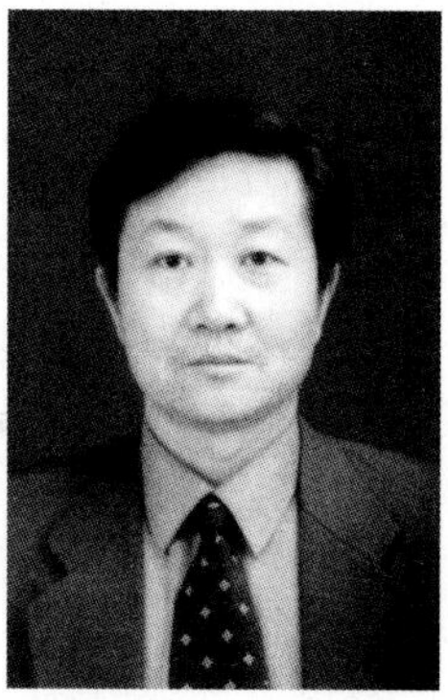

周铭心，男，56岁，山东省安丘县人。现任新疆医科大学副校长兼中医学院院长、中医内科主任医师、中医方剂学教授、博士导师。1948年4月出生，1975年毕业于北京中医学院；1975年3月～1978年10月，在新疆和田地区人民医院中医科任中医师；1978年10月～1981年4月，在中国中医研究院攻读研究生；1981年4月～1993年4月，在原新疆医学院一附院中医科先后任住院医师、主治医师、讲师、副主任医师；1993年4月～1998年6月，在原新疆中医学院先后任副主任医师、副教授、主任医师，兼任基础部副主任、主任、副院长；1998年6月，两院合并成立新疆医科大学后，任新疆医科大学副校长兼中医学院院长、主任医师、教授至今。在社会工作中，兼任新疆中医药学会会长，中华中医药学会第四届常务理事，中国中医药高等教育学会常务理事、中华中医药学会方剂专业委员会常务委员，中华中医药学会内科疑难病症专业委员，以及中国中医基础医学杂志、中国医药学报、中国中医药学刊、中华中西医杂志、新疆中医药等期刊编委，新疆医科大学学报汉文主编等。从事中医医疗、科研、教学28年。在中医基础理论、临床诊疗方面做出有益探索，取得一定成绩。主要贡献有：创制干支万年历和万年子午流注取穴卡，开创中医时间医学学科；提出“旁治法”和“西北多燥”的辨证论治思想；探索并实施方药计量、辨证论治计量、文献计量等中医计量学研究；提出沙漠燥症概念，并对该证进行研究。现主持国家自然科学基金项目西北燥证研究，并主持中医方剂临床运用影响因素研究、中医文献计量学研究、中医方剂计量学研究等。发表学术论文70余篇，撰写专著和主编、参编著作10余部。主要著述：《中医时间医学》、《运气学说的研究与考察》、《中医脾病临床实践》；主要学术论文：《五十营探疑》、《干支万年历》、《旁治法初探》、《不同诊治策略的评价》、《傅青主女科方药特色浅探与作者考识》、《张绚邦教授治疗过敏性疾病方药特色分析》、《西北多燥说》、《暑咳证治 》、《内经南北证问题解析》、《中医学期刊论文语句学数分析》、《方剂计量学研究指标体系概论》等。有2项研究获自治区科技进步奖，1项获自治区发明奖。

洪湖市中医医院——周祖山

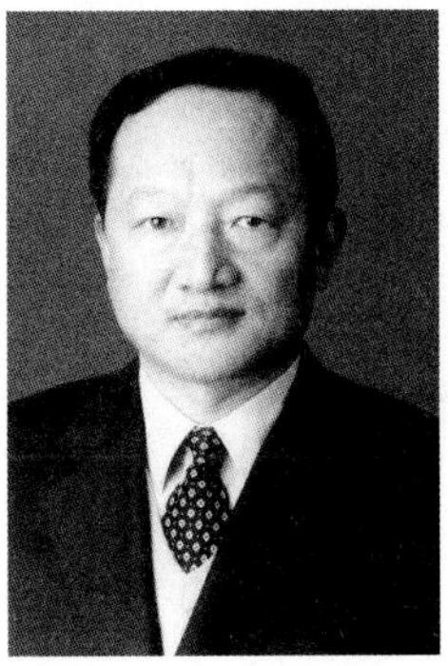

周祖山，男，汉族，1963年6月出生，大学学历，湖北洪湖人，类风湿病专家，现任洪湖市中医医院院长，党委书记，兼任中华中医药学会风湿病分会常委、湖北省中医药学会风湿病分会主任委员、湖北省医学学会风湿病分会委员。

周祖山1980年开始从事类风湿疾病的临床医疗工作，在传统黄藤制剂的基础上主持研制开发了痹康宁Ⅱ号片、周氏关节止痛膏等新制剂产品，大大提高了对风湿疾病的疗效，尤其对幼年类风湿关节炎、强直性脊柱炎的诊治颇有研究。编写了《风湿病诊疗常规》、《类风湿关节炎与强直性脊柱炎》等著作，发表相关论文20余篇，2项科研课题获湖北省科技进步二等奖。

1995以来，他先后荣获“湖北省劳动模范”、“湖北省知名中医”、“湖北省首届优秀院长”等荣誉称号。

地　址：湖北省洪湖市文泉西路6号
网　址：www.fszxw.com
电　话：0716-2203758/2216918

台州理森皮肤病医院——陈理森

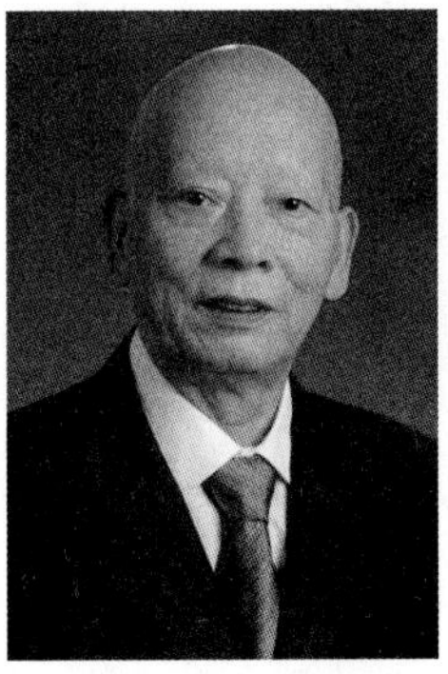

陈理森，男，1933年生于浙江省台州市路桥区峰江街道。

经历40年研究，通过几十万病例治疗实践，陈理森揭开了中草药治疗皮肤病的奥妙，发明6801、7302、7501等多种专治皮肤科常见病、传染病、多种顽固性皮肤病的外用药。经科学测试、动物试验、调查统计，这些外用药治愈率高、复发率低、副作用少，凡药物适应者，长用对人体无害，并有美化皮肤等优点。其中银屑病，据反馈资料证明，治愈率80%，复发率20%以下，少数复发者，经再次治疗后则少见复发。1993年，浙江省原副省长徐志钝、省卫生厅厅长张承烈对该院极为重视。

在卫生厅领导指示下，该院于1994年在杭州市开设陈理森专科诊所。

1996年在各级领导关怀下，医院征地13000m^2，建门诊大楼及病房7000 m^2。经省卫生厅批准，在台州市路桥区峰江街道开设台州理森皮肤病医院及研究所，单位设备先进、服务好，获得了国内外患者、多国来访专家的好评。

陈氏皮肤膏（系列）1993年来获联合国（TIPS）发明创新科技之星奖、世界传统卫生组织学术委员会评为圣塔莫妮卡科学奖等国内外10多项大奖。

陈理森有多篇论文、论著获奖，其中5篇在《世界传统医药》及医学书报中刊出。为此新华社、《人民日报》、中央电视台、《浙江年鉴》、奥地利电视台、《新世界时报》等国内外数家新闻媒体相继报道。

总　机：0576-2670888　　手　机：13706567888
传　真：0576-2670123
地　址：浙江省台州市路桥区峰江街道桥洋二区18号　　邮　编：318054
网　址：www.cntzls.com　　E-mail: info@cntzls.com

普定县中医医院——高凤云

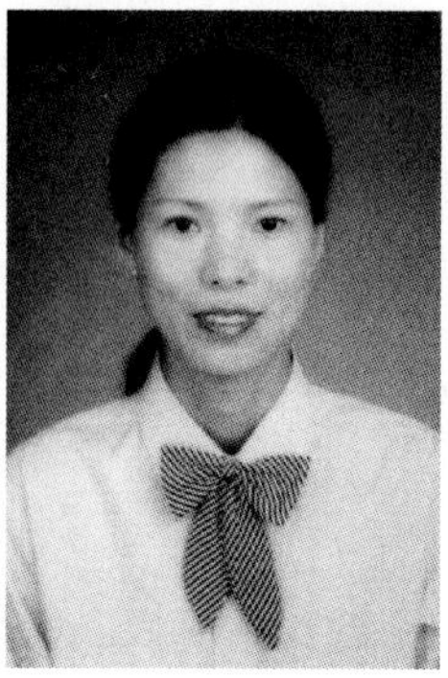

高凤云，女，白族，中共党员，研究生学历，中医副主任医师，37岁。1990年7月毕业于贵州省贵阳中医学院中医系；1990年8月～1999年6月在普定县人民医院工作；1999年7月调入普定县中医医院工作至今；2001年7月～2003年9月进修于北京师范大学医院管理研究生班。现任贵州省安顺市普定县中医医院院长、党支部书记。

自走上管理岗位以来，高凤云院长深知自己任重而道远。面对困难，她没有退缩，也没有犹豫，而是勇于探索，大胆改革，针对医院工作实际作出了一系列加强医院管理的重大举措，同时注重“两个文明”的建设，坚持“以人为本、科技兴院”的办院宗旨，坚持“一切以病人为中心”的服务理念，加强职工职业道德教育，努力提高医疗服务质量，为病人创造了一个舒适、温馨的就医环境。

因高院长的不懈努力，医院取得了长足的发展，收到了良好的社会效益和经济效益。我们相信，在高凤云院长的领导下，普定县中医医院将像一只搏击长空的雄鹰，在医疗卫生市场的天空中展翅翱翔。

利川市民族中医院——何本红

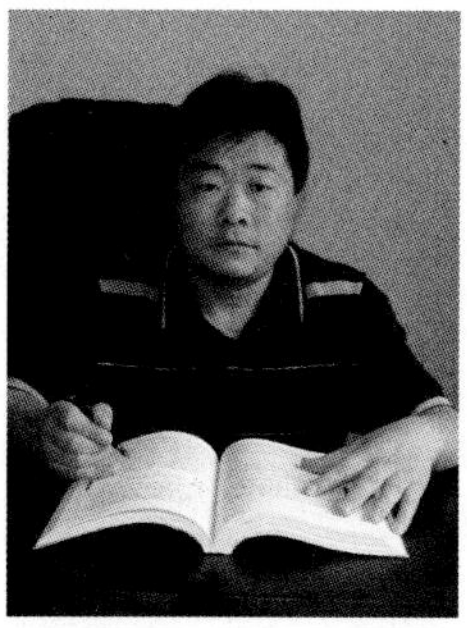

何本红，男，中国共产党党员，土家族，现年38岁，中医内科副主任医师。1989年毕业于湖北省中医学院中医系，获学士学位，曾在同济医科大学进修内科。1998年7月～2001年3月任湖北省利川市民族中医院业务副院长，擅于利用中西医结合理论诊疗内科、儿科疾病，特别是利用中西医结合方法治疗呼吸系统疾病、急慢性肾病、痛风等疗效显著，有《补中益气汤治疗慢性肾功能衰竭》等十余篇文章发表。2001年3月至今任湖北省利川市民族中医院院长、党总支书记，湖北省恩施州中医学会、中西医结合学会副理事长，湖北民族学院副教授，湖北省中医药学会理事，全国医疗保健促进协会专业委员。2004年被评为全国百佳优秀医院院长、中华之魂年度百名优秀人物。

北京市房山区中医院——刘文宽

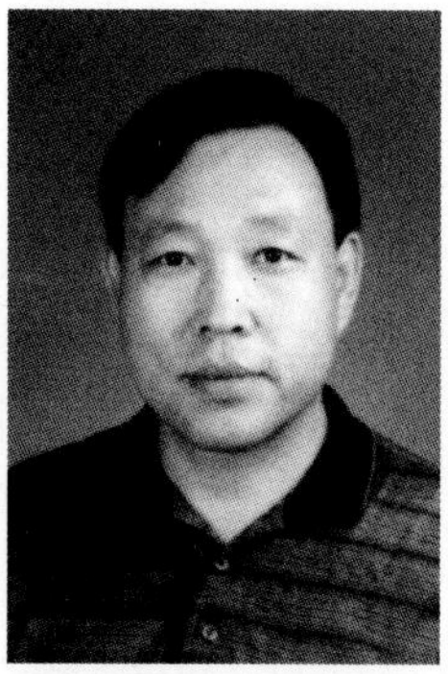

刘文宽，男，1952年4月5日出生，中共党员，现任北京市房山区中医院院长。

从事医疗防疫卫生工作多年，最早在部队基层从事医疗工作，退任后先后任北京房山区防疫站科长、卫生院院长、房山卫生防疫站站长等职务。

曾获得“全国优秀卫生院院长”光荣称号，首都“五一”劳动奖章获得者光荣称号，全国抗“非典”先进工作者称号。

刘文宽在医院医疗、医药、卫生防疫方面拥有非常丰富的管理经验，为北京市房山区的中医药事业做出了卓越的贡献。

肇庆市中医院——梁宏正

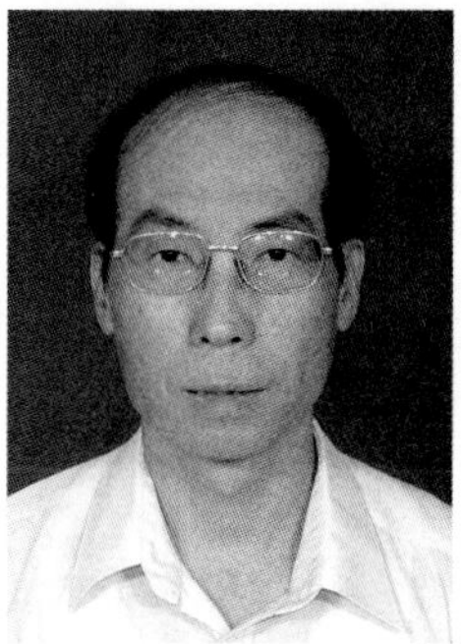

梁宏正，男，1948年6月出身于中医世家，广州中医药大学大专毕业，主任中医师。现任肇庆市中医院梁剑波学术研究中心主任，肇庆市疑难杂病医疗中心主任、学科带头人、广东省中医肾病医疗中心主任、广州中医药大学兼职教授，被广东省人民政府授予"广东省名中医"，被肇庆市人民政府授予"肇庆市名中医"、"肇庆市专业技术拔尖人才"、"肇庆市劳动模范"；兼任广东省九届政协委员、广东省中西医结合学会肾病专业委员会常务委员、广东省中医药学会岭南医学专业委员会委员、广东省中西医结合学会虚证与老年病专业委员会常委、肇庆市中医药学会副会长、肇庆市中西医结合学会常务理事、肇庆市中西医结合肾病专业委员会主任委员、肇庆市科技专家库专家、肇庆市医药卫生专家委员会委员、肇庆市医学会医疗事故技术鉴定专家库成员，被确定为全国首批名老中医药专家学术经验继承工作学术继承人。

他从事医、教、研工作30余年，学有专长，术有专攻，临床经验丰富，治疗独具特色。擅长治疗中医内科疑难杂病，如癫痫、哮喘、郁证、肝病、红斑狼疮、痛风症、慢性肾炎、肿瘤、小儿夏季热及男性专科等多种疾病。研制成功"痫得安丸"、"益肾涤浊丸"等多种中成药。历年主持省、市科研课题9项，其中《梁剑波学术思想辨证论治方法研究》获1998年度广东省中医药科技进步一等奖。编著出版《随诊馀墨》、《梁剑波学术研究》、《中国百年百名中医临床家丛书梁剑波》著作3本。在国家、省、市级医学刊物撰写发表学术论文50余篇，并经常入选参加国家、省市学术交流会议。

南通市良春中医药临床研究所——朱琬华

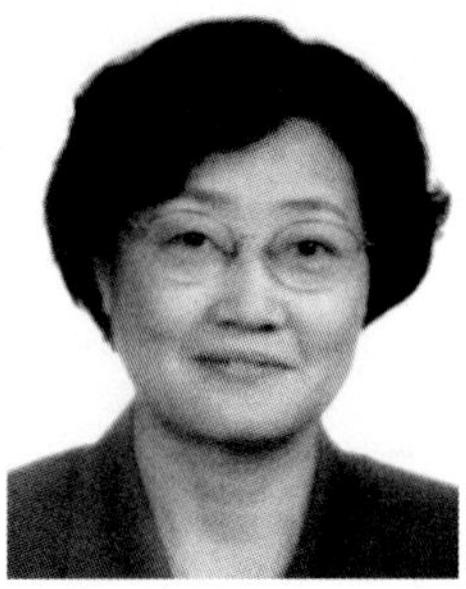

朱琬华，女，主任中医师，1949年生，毕业于南京中医学院，师从我国著名中医学家朱良春，尽得真传，被评为1991年度南通市中青年技术拔尖人才。现任南通市良春中医药临床研究所所长、江苏省第十届人大代表、江苏省南通市名中医、中华中医药学会风湿病分会常委、江苏省中医学会风湿病专业委员会副主任、江苏省中西医结合学会风湿病专业委员会副主任。

主要业绩：1992年创办我国首家由全国名老中医自办的中医药临床研究所。1996年国务院发展研究中心授予"中华之最"荣誉称号。擅长中医内科疾病，尤其对类风湿关节炎、强直性脊柱炎、红斑狼疮、干燥综合症、硬皮病、骨质增生、痛风、肿瘤有独特疗效。获4项科研成果："顽痹从肾论治"、"朱良春主任医师痹证诊疗软件"分别获1987年、1988年江苏省科技进步奖；"益肾蠲痹丸治疗顽痹（类风湿关节炎）的临床和实验研究"获国家中医管理局科技进步奖，新药转让两家药厂生产；2003年"痛风冲剂治疗痛风的临床和实验研究"获南通市科技进步奖。近年来承担的课题主要有：科技部"十五"科技重点攻关课题"类风湿性关节炎临床治疗方案的研究"和南通市社会科技发展计划"扶正蠲痹Ⅰ、Ⅱ治疗SARS肺部遗留病灶的研究"。任4部大型工具书《中西医结合治疗风湿类疾病》、《现代中医内科学》、《实用中医风湿病学》、《中国中西医结合风湿病学》编委，著作有《朱良春用药经验》、《类风湿性关节炎中西医结合应用基础研究》等，并在国内外杂志发表论文50余篇。

广西中医学院壮医药学院——庞宇舟

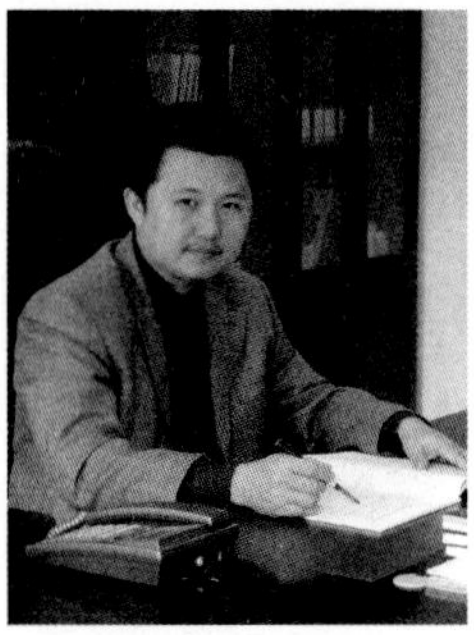

广西中医学院壮医药学院原名为广西中医学院壮医药系。壮医药系是2005年4月在原广西中医学院壮医药研究所、壮医药教研室的基础上正式成立的二级教学单位，是广西中医学院挖掘、整理、研究和继承壮医药优秀遗产以及培养壮医药高级专门人才的教学、科研基地。

广西中医学院壮医药学院首任院长庞宇舟，男，1963年出生，广西博白县人，医学学士、卫生事业管理研究生，副教授，广西民族医药协会副会长。1981年9月就读于广西中医学院中医医疗专业，1986年7月毕业后留校任教，长期从事《中医内科学》教学、科研与临床工作。1998年开始参与国家中医药管理局立项课题“广西民族地区中医人才（含壮医人才）培养模式的研究”和全国教育科学“十五”规划课题“具有壮医药特色中医药人才培养模式的探索与实践”的研究，2000年后以壮医药、壮医药高等教育作为主要研究方向。担任广西中医学院高等学校壮医药专业系列教材编写委员会副总主编，《壮医药学概论》主编。先后公开发表学术论文30余篇（其中壮医药理论、壮医药文化、壮医药临床以及壮医药教育论文10篇）。近年主持和参与国家级、省部级科研课题7项（其中有1项获广西高等教育自治区级优秀教学成果二等奖）。2005年9月曾应邀参加由国家科技部、卫生部、中医药管理局、国家中国科学院、中国工程院、四川省人民政府主办的第二届中医药现代化国际科技大会，并在大会上作壮医药学专题学术发言。

潍坊市中医院——王法德

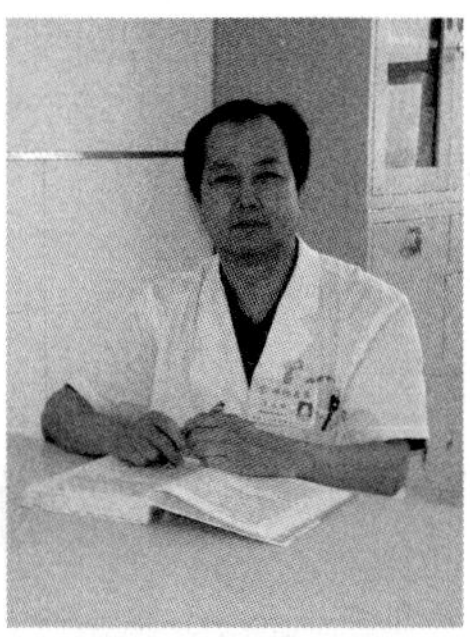

王法德，1982年山东中医药大学硕士研究生毕业。现任潍坊市中医院中风科主任，主任医师，学科带头人，兼任山东中医药大学教授、硕士研究生导师、山东省中医药学会脑病专业委员会主任委员、山东省中医肾病专业委员会副主任委员、潍坊市中医药学会副会长、潍坊市中风病专业委员会主任委员、潍坊市肾病专业委员会副主任委员、潍坊市高血压病专业委员会副主任委员、潍坊市神经内科专业委员会委员。他先后被评为潍坊市专业技术拔尖人才、潍坊名医、山东省名老中医药专家、全国第三批名老中医学术经验继承工作指导老师。

王法德从事中医临床、教学、科研37年，既有较深的中医理论内涵，又有丰富的临床经验，工作严谨，医德高尚，所在科室为山东省重点中医专科、国家级重点中医专科建设单位。现指导培养硕士研究生6人，学术经验继承人2人。王法德业绩曾2次在《山东中医杂志》“齐鲁名医”栏目介绍。他临床以治疗中风病、糖尿病、肾脏病为主，尤擅长治疗中风病。对中风病的治疗主张5个结合，即：急性期中西医结合；恢复期或后遗症期中药与针灸、推拿相结合；治疗与早期康复相结合；内服与外治相结合；治疗与预防相结合。针对中风病不同时期、不同证型，研制了6种中风系列自制剂，经临床十余年的应用，收到了良好的社会效益和经济效益，深受患者欢迎。对糖尿病的治疗，针对其病机为气阴两虚兼有血瘀的特点，主张以益气养阴、活血化瘀为主治方法，但临床以气虚痰瘀型为表现者亦为常见，因此补气化瘀祛痰法亦较为常用，临床辨证不能拘泥。对急、慢性肾小球炎、尿路感染、尿路结石及慢性肾功能不全的治疗，亦积累了丰富的经验，收到了满意的效果，受到了群众的赞誉。

王法德先后在国家级、省级等专业刊物上发表论文28篇，获得国家专利1项，参加编写医学著作5部，主持和参与科研课题9项，其中获山东省医学科技进步二等奖1项，三等奖1项，获潍坊市科技进步二等奖1项，三等奖3项。1995年被评为山东省卫生系统先进工作者，1998年被评为山东省劳模。

潍坊市中医院——王景彦

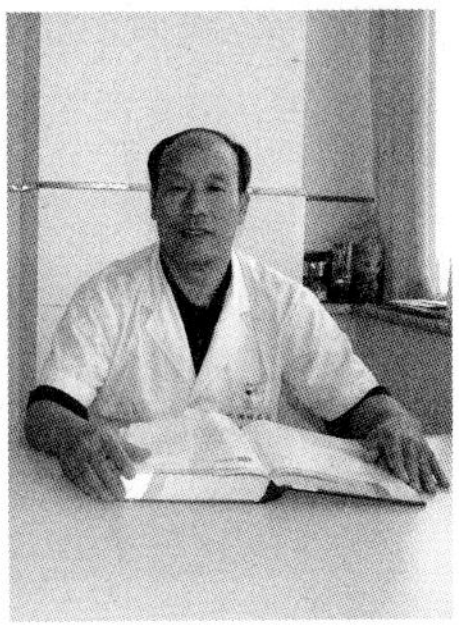

王景彦，1983年山东中医药大学毕业。现任潍坊市中医院骨科主任、主任医师、山东中医药大学兼职教授、硕士生导师；为省医药卫生A级特色专科学术带头人、山东省名中医药专家、潍坊市专业技术拔尖人才、潍坊名医。兼职《中国中医骨伤杂志》特邀编委、山东省骨伤学会副会长、山东省四肢创伤委员会主任委员、山东省修复重建外科学会委员、潍坊市中医骨伤学会主任委员。从事骨伤、脊柱和骨关节外科专业工作30年，带领骨科由过去单一的手法整骨发展到现在的骨伤、脊柱、骨关节外科、修复重建、手外、骨病、骨肿瘤7个专业组，使该院骨科真正成为山东省集医疗、教学、科研于一体的骨伤基地，骨伤、脊柱、骨关节外科走在全省的前列。

王景彦在四肢骨关节损伤的诊治方面，突出手法整骨、闭合穿针、经皮内固定，达到集手法整骨、器械外固定、功能锻炼于一体的特色治疗。对陈旧性四肢骨不连或骨不愈合，采用小切口局限性清理加植骨术，并以外固定架加压固定。带锁髓内钉技术、四肢骨折的治疗在山东省处于先进水平。在脊柱病方面，开展了枕颈融合术，改良的双开门手术治疗脊髓型颈椎病、原位回植治疗青壮年腰椎管狭窄症均属国内先进水平。对于腰椎间盘病，根据突出的不同类型，分别采用了骶管封闭下三维牵引床快速牵引复位加手法推拿治疗、胶原酶溶盘术、经皮穿刺抽吸术、激光汽化术，使85%的患者免除开刀手术的痛苦。对部分重症患者则进行开窗微创手术治疗，既能去除病灶，又能防止脊柱失稳。近几年开展了经皮椎体成形术，微创治疗椎体血管瘤、胸腰椎压缩骨折、骨质疏松症、骨肿瘤、转移瘤等，临床效果显著。在骨关节外科方面，从中药熏洗、外敷、离子导入，到关节镜下清理、粘连松解，成功地开展了膝关节镜下的半月板修复、切除，软骨骨瘤滑膜病变，前交叉韧带修复重建等手术，注重微创，突出中西医结合治疗特色。对于晚期病人则进行人工髋、膝置换，并成功地开展了技术要求高难度大的双全髋、双全膝一次性置换及髋、膝翻修术。成功为102岁高龄老人进行髋关节置换，手术难度创国内之最。采用微创减压、股骨头内循环重建、三联针灌注，配合自拟中药汤剂治疗早中期股骨头无菌坏死，取得了良好的临床疗效。

近几年，他先后在全国专业刊物发表论文20余篇，5项科研获山东省科技进步三等奖，9项获省厅或市科技进步奖。

潍坊市中医院——张伦忠

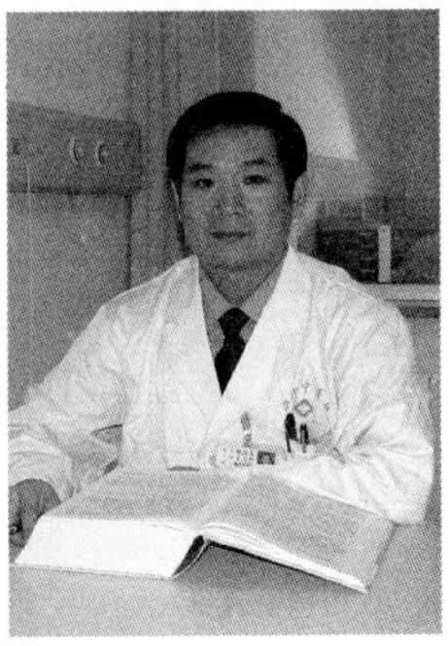

张伦忠，1985年山东中医学院中医系毕业，曾于1996～1997年在北京中日友好医院神经内科进修学习。现任山东省重点中医专科、国家中医药管理局重点中医专科建设单位潍坊市中医院中风一科主任、副主任中医师，兼任山东中医药大学临床副教授、潍坊医学院副教授、山东中医药学会脑病专业委员会委员兼秘书、潍坊市中医药学会脑病专业委员会副主任委员、潍坊市老年病专业委员会委员。

张伦忠从事内科医疗、教学和科研工作20余年，对临床各种内科疾病的诊疗积累了丰富的临床经验，尤其是在中西医结合防治脑血管病和高脂血症等方面有自己独到的见解。通过不断地研读大量中医经典和积极的参加全国各种学习班、进修班和提高班，他把中医的精髓和现代医学先进的诊疗技术有机地结合起来，治疗上强调中西医并举与中医针灸、推拿和现代康复医学相结合，努力把握本专业的学术前沿技术，刻苦学习本专业及相关专业国内外的新理论、新方法，不断引进新技术，积极倡导并努力与相关科室合作开展缺血性脑血管病超早期动、静脉溶栓、介入治疗和支架放置等技术，大大提高了脑血管病的治愈率和好转率，降低了致残率和病死率。在教学上，一贯重视中医病案的书写，以身作则，率先垂范，书写的中医病案曾被评为全国优秀示范病案，对中医病案的规范化起到了一定的推动作用。注重对下级医师基本功的培养，强调仔细诊治疾病，规范各种操作，带出了数十名品质优秀的医师，多次被评为优秀带教老师。注重临床经验总结和科研工作，历年来在国内各种刊物上发表论文、综述十余篇；主编著作1部，参编1部；获山东省医学进步奖二等奖1项，潍坊市科学技术进步奖二等奖2项，三等奖3项。

潍坊市中医院——田 立

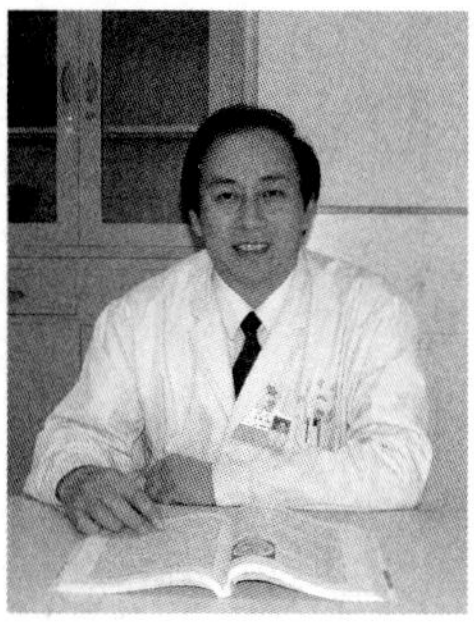

田立，1984年毕业于山东中医药大学，现任潍坊市中医院中风二科主任、主任医师，山东中医药大学兼职教授、潍坊医学院内科学教授、山东省中医学会脑病专业委员会副主任委员、潍坊市中医药学会理事、中风病专业委员会副主任委员。临床工作20余年积累了丰富的经验，主要从事脑血管疾病及其他神经内科疾病的临床、科研、教学工作。勤奋研读古训，博采众家之长，为山东省名老中医学术经验继承人，师承潍坊名医王宝光主任医师。积极将名老中医个体化具体诊断思维和辨证治疗方法的临床特征以及疾病转归、证候演变的关系，结合现代医学理论进行分析总结，取得一定的成绩。曾在北京协和医院、山东大学齐鲁医院神经内科进修学习，多次参加中华医学会、中国中医学会、北京协和医院等主办的专业研修班；系统地掌握了脑血管病的中西医基础理论和专业技术，不断学习掌握国内外中西医结合治疗脑血管病的新技术、新理论、新方法。刻苦钻研业务，注意总结经验，在中西医结合治疗中风病、各种头痛、眩晕、痴呆、癫痫等，具有较深的造诣和独到的见解。与科内专家总结中医院几代专家几十年的临床经验，经过科学设计、归纳总结、筛选研制出中风病系列方药，科室开通了中风绿色通道，为开展超早期的各项治疗赢得了时间，成立了具有较高水平的康复中心，突出中医特色为主，走中西医结合之路，开展了中风病房整体辨治法治疗脑卒中的临床研究。所在科室被评为山东省重点中医专科、全国重点中医专科建设单位。

负责及参与完成科研课题《脑通口服液治疗脑梗死的临床与实验研究》、《牛黄熄风胶囊治疗脑出血的临床与实验研究》等8项科研课题，分获山东省医学科技进步二、三等奖各1项，潍坊市科技进步二、三等奖各3项；撰写的《中风病治疗思路及用药特点》、《中风病各期病机变化浅析》等27篇专业论文在省级以上杂志发表。曾多次被评为潍坊市直卫生系统优秀共产党员，山东中医药大学优秀带教老师。

潍坊市中医院——牟方波

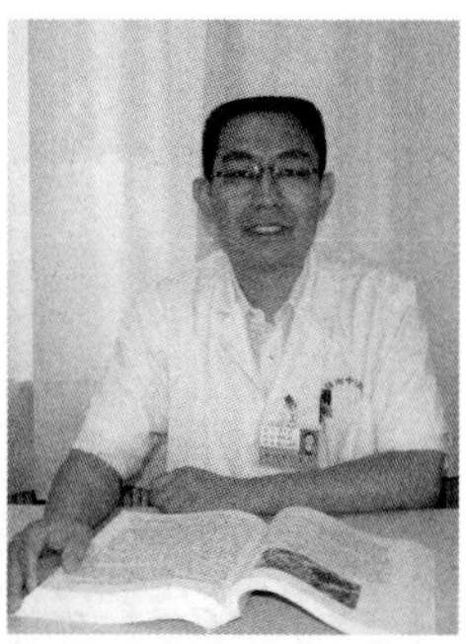

牟方波，1987年毕业于山东中医药大学，现任潍坊市中医院中风三科副主任，副主任医师，兼任山东中医药大学副教授、潍坊医学院副教授。

从事神经内科脑血管病专业近20年，全面系统地掌握了脑血管病中西医基础理论和临床知识。数次参加全国神经内科高级医师研修班，1997年被医院选派到著名的北京天坛医院神经内科进修学习。对神经内科各种疾病具有较高的诊治水平，尤其擅长中西医结合诊治中风（脑梗死、脑出血、短暂性脑缺血发作）、高血压病、糖尿病等疾病，积累了丰富的临床经验。在治疗中风方面，主张中药与西药相结合，药物与针灸、推拿相接合，药物与早期康复相结合，内治与外治相结合；在辨证分析方面，认为风痰瘀阻经络是导致中风的主要病因病机。在治疗方面，涤痰化瘀祛风法贯彻治疗始终，急性期、恢复期以祛风涤痰化瘀为主，兼用平肝潜阳、泻腹通便等法，后遗症期以补气、滋补肝肾为主，兼用涤痰化瘀；主张早期康复治疗，康复与药物治疗同等重要。在具体用药方面，缺血性中风导致的半身不遂重用活血涤痰的药物；缺血性中风导致的言语不利重用化痰开窍之药；出血性中风治疗重视润肠通便，发病3天以内患者必须通便，以防止加重脑水肿；主张早期应用中药，即使昏迷病人也要鼻饲给药。在治疗高血压病方面，认为肝肾不足，肝阳上亢为主要病因病机，治疗以滋补肝肾，平肝潜阳为主，身体肥胖者，兼用健脾化湿；抑郁失眠者，予以疏肝解郁安神之剂。在治疗糖尿病方面，认为气阴两虚是主要病因，治疗以补气养阴为主，兼用祛瘀、健脾、化湿之剂。

近几年共发表论文11篇，其中撰写的《分期论治脑梗死50例》、《中药外治法治疗中风病肢体疼痛的近况》、《基底动脉尖综合征1例》等文章在国家级刊物上发表，主持研究的《活血通络擦剂治疗中风后肢体疼痛的临床研究》获潍坊市科技进步三等奖，参与的《纳洛酮客观评价脑梗死功能预后的临床研究》获潍坊市科技进步二等奖。所在科室被评为山东省重点中医专科、全国重点中医专科建设单位。

潍坊市中医院——赵铭

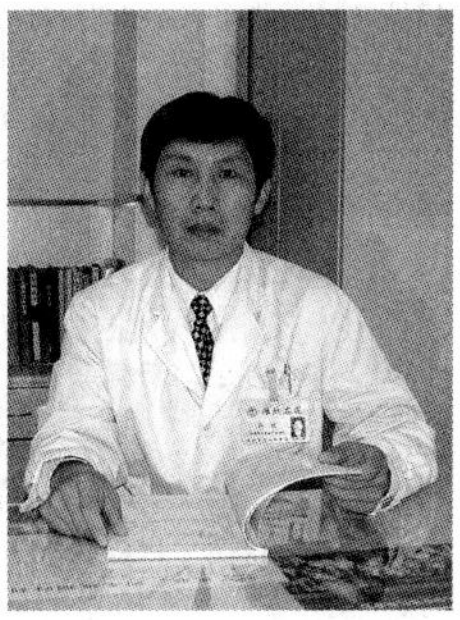

赵铭，1983年山东中医药大学毕业，现任潍坊市中医院骨科主任、山东中医药大学教授、潍坊医学院兼职教授，潍坊市跨世纪学术技术带头人、山东省工会优秀青年，山东省骨伤专业委员会委员、山东省骨伤专业创伤分会副主任委员、秘书长，潍坊市骨伤专业委员会理事、潍坊市医疗事故鉴定专家库成员，潍坊名医。他系统掌握了骨科的基础理论和专业知识，了解国外骨科新进展及发展方向，并不断学习和引进国内外新技术、新理论，创新、提高、完善各种治疗技术及治疗方案，获得了多项国家专利，在骨科创伤、关节外科、脊柱外科、手外科、骨病、骨肿瘤方面积累了丰富的经验，所在的骨科被省卫生厅评为省A级重点专科。

80年代股骨干骨折早期锻炼存在着断端向外呈角并发症，为解决这一难题，他设计出髋关节外展功能夹板，临床使用后，未再发生此类并发症。设计出同小夹板共用的改良式孟氏支架，在临床使用收到良好的效果。腰椎间盘突出症的保守治疗，卧床牵引治疗是保守治疗的重要一环，临床70%的病人经保守治疗效果满意。经潜心研究设计出国内第1台在牵引下能旋转复位的多功能牵引床，并申请了国家专利，经临床应用效果良好。经十几年临床验证，这种牵引复位法有很好的治疗效果，为无数患者解除了痛苦。

骨折的迟愈合及不愈合是骨科治疗过程中常见的并发症，病人往往需要2次或3次手术才能治愈。该同志经过分析研究认为，对于大多数四肢骨折部的迟愈合及骨不连，特别是肥大性骨不连，不一定需要切开植骨重新内固定的方法去治疗，而是采用单板植入式脉冲微电流刺激治疗骨折迟愈合及骨不连，收到良好效果，使病人避免了再次手术的痛苦，减轻了病人的负担。

股骨头缺血性坏死是骨科难题之一，患此病最终将丧失关节功能致残，失去劳动能力。该同志通过对股骨头缺血性坏死疾病的专心研究，首先提出了股骨头内循环重建、钻除死骨、植入有生命力的松植骨加中药灌注治疗等系列方法治疗股骨头缺血性坏死，取得了良好的治疗结果，经国内专家会议鉴定，属国内首创，达到国内先进水平，为此设计了专用手术器械，申请了国家专利，并在国家级、省级学术会议上交流。近几年来，针对骨科领域的一些疑难重点问题，先后组织科研攻关，有3项科研课题获市科技成果进步奖，4项获省科技成果进步奖。

新沂市中医医院——王永林

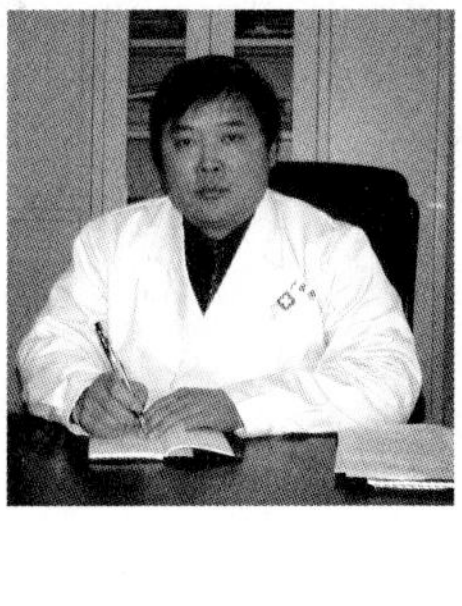

王永林，男，1961年生，1987年毕业于南京中医学院中医专业，现任新沂市中医医院党总支书记、院长，副主任中医师。

面对激烈的医疗竞争，王永林同志坚持走发挥中医特色优势、中西医结合的发展之路，高瞻远瞩，勇于创新，一方面充分发挥传统医学优势，加强中医专科建设，肛肠科、心脑血管科成为徐州市重点专科，肝胆、脾胃、中医妇科等在本地区形成优势。另一方面积极引进和开展新技术，拓展新业务。2003年率先引进和应用微创技术，全面开展各类腔镜手术，现已初步形成地区技术高地，个别病种的治疗新术式填补了地区空白。在王永林同志科学管理下，中医院步入迅猛发展快车道，成为饮誉苏鲁、具有跨地区影响、独具特色的医院。

“业不精不得行医，术不精不得随意用药”，在加强医院管理同时，时刻不忘服务病人。他精心研读古典医籍，广泛搜集民间验方，刻苦钻研医学理论，在中医治疗结石方面形成独特疗法，其研制的“结石袋泡剂”获国家发明专利。

在王永林同志带领下，新沂市中医院以昂扬斗志，奋发图强，为建设现代化中医院而努力奋斗！

呼伦贝尔蒙医学校——宝音

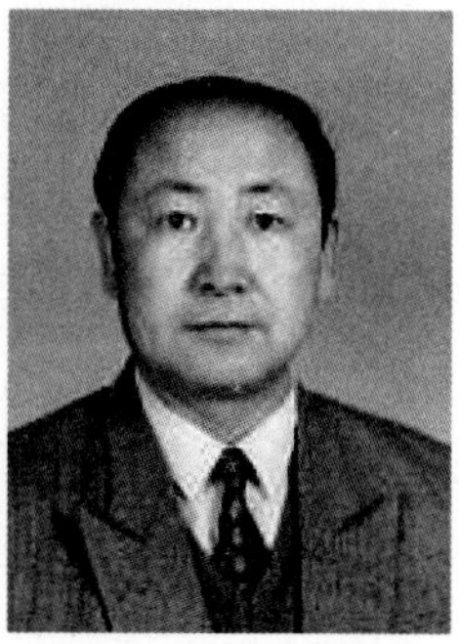

宝音，男，蒙古族，1952年6月出生，大学本科学历，呼伦贝尔蒙医学校校长，中国中医药学会理事，内蒙古自治区中医药学会常务理事，呼伦贝尔市中医药学会理事长、蒙医主任医师。1971年参加工作后，他在呼伦贝尔市医院从事蒙医医疗工作，先后担任蒙医医士、医师、主治医师。1994年晋升为蒙医副主任医师。2003年被评为蒙医主任医师。他用蒙药治疗再生障碍性贫血曾获呼伦贝尔市科学技术三等奖、内蒙古自治区科研一等奖。他撰写的论文《蒙药壮西普立塔拉散治疗50例中晚期食管癌患者》发表在《中华医学肿瘤杂志》上并获一等奖。1996年至今在呼伦贝尔蒙医学校任校长，因其带领教职工不懈奋斗，经过近10年的发展，将呼伦贝尔蒙医学校变为省部级重点中专学校，连续多年被市委评为优秀中专学校校长。